サプリメントと医薬品の
相互作用ハンドブック
機能性食品の適正使用情報

蒲 原 聖 可 著
編集協力
DHC医薬食品相談部

医学出版社

はじめに

　日本では，超高齢社会の到来と医療の高度化により，医療費の高騰が課題となっています。また，平均寿命では主要先進国の中で最長寿国となっていますが，健康寿命と平均寿命の差が拡大しつつあることから，健康寿命の延伸が政策目標に掲げられています。

　サプリメント（健康食品）・機能性食品は，健康保持や疾病予防に有用であり，疾病に対する補完療法としても有効です。つまり，病気を発症した後に，医療機関を受診するよりも，適切なライフスタイルに留意しつつ，サプリメント・機能性食品を，保健のために，あるいは未病対策として用いることができます。ただし，安全性・有効性・経済性の3点を考慮して，適切な製品を選び，正しく使用することが条件となります。

　サプリメント・機能性食品は，超高齢社会におけるセルフケアとして臨床的意義があり，健康寿命の延伸，健康長寿社会の実現という目標において，社会的意義を有しています。

　従来，有効性や安全性を示すための科学的根拠に関して，サプリメントは，医療用医薬品よりも十分ではないとされてきました。しかし，この10年ほどの間に，サプリメント・機能性食品成分に関する研究報告は顕著に増加しており，安全性や有効性に関する一定の知見が集積されています。かつて，サプリメントは，「安全かどうか」や「効果があるかどうか」を議論する時期がありました。現在では，「どのような健康状態や病態・病気の人に，どのサプリメント製品を投与するのが適切か」という適正使用に関するエビデンスを提供する段階にあります。

　サプリメント・機能性食品あるいは健康食品は，日本では，医薬品ではなく，食品として扱われます。その範囲には，通常の食品・食材に由来する機能性成分から，ハーブ・薬草，生薬にいたるまで，さまざまな成分が含まれます。一方，食品であるため，有効性や効能・効果の表示ができず，使い方や選び方がわかり

にくいという課題があります。（なお，トクホ・特定保健用食品や機能性表示食品など，一定の範囲内での健康強調表示や機能性の訴求が可能な食品もあります。）

　現在，サプリメントに関して，医療従事者を対象にした学術的な情報提供，特に臨床での適正使用情報が，質および量ともに十分ではないため，日常診療での的確な判断が容易ではないと推察されます。

　著者の日課は，米国国立医学図書館の医学データベース（'PubMed'）に収載されるサプリメント・機能性食品素材の研究論文を読むことです。サプリメント研究が盛んになるにつれ，最近では1年間に数千本以上の論文が載るようになりました。著者は，それらの抄録はすべて読み，必要に応じて，論文全体にも目を通しています。また，論文を読むだけではわからない情報，つまり，論文の行間や研究の背景などについては，欧米で開催される学会やカンファレンスにおいて一次情報を得ています。

　本書では，これらの知見と研究データを網羅して，サプリメント・機能性食品の適正使用のための情報をまとめました。

　現在，日本では，消費者の半数以上が，何らかの健康食品・機能性食品を利用していると報告されています。例えば，『消費者の「健康食品」の利用に関する実態調査』（内閣府　2012年）では，1万人を対象にした調査の結果，「消費者の6割が健康食品を利用しており，6割が満足している」という現状が示されました。また，『機能性食品に関する消費者の意識調査報告書』（経済産業省，2011年）では，全国の男女5,316名を対象に「機能性食品」の利用状況が調べられ，約半数の51.8％が利用していると回答し，過去の利用経験を含めると76.5％に機能性食品の利用経験があると報告されました。なお，同調査では，「現在利用している（利用したい）機能性食品のメーカー名」が自由回答で集計され，DHCが第一位となっています。

　現在，サプリメント・機能性食品は，健常者における健康増進や疾病予防といった目的だけではなく，がん，高血圧，糖尿病，脂質異常症といった生活習慣病，各種の難治性疾患に対しても利用されるようになりました。医療機関の受診者や有病者において，サプリメントの利用，標準治療との併用が報告されており，臨床現場では有効性，安全性，経済性（費用対効果）といった適正使用に関する情報が求められています。

臨床現場では，医薬品とサプリメント・健康食品の相互作用による有害事象が懸念されており，相互作用に関する適正使用情報が求められています。

前述の内閣府の調査では，①健康食品の現在利用者のうち，34%は病院からもらった処方薬と健康食品を併用，②肥満・生活習慣病（その予備軍を含む）・アレルギー体質の者の46%が処方薬と健康食品を併用，③医薬品の処方にあたり，健康食品の利用者のうち通院をしている者の約8割が医師等から健康食品の利用状況に関する確認を受けていない，と報告されています。

医薬品とサプリメントの相互作用に関する科学的根拠では，薬剤代謝酵素の活性への影響といった作用機序に基づく理論上の議論から，実際の症例報告がある場合，さらに，医療用医薬品の添付文書に，相互作用に注意として記載されている場合などが混在しています。医薬品とサプリメント・健康食品の相互作用を検討するための適切なガイドラインがないことから，臨床現場では，理論的な相互作用のリスクを避けるために，一律に，医薬品とサプリメントとの併用を行わないという対応も考えられます。しかし，実際には，医薬品とサプリメントの相互作用による有害事象は稀であることが，最新の系統的レビューによって報告されています。さらに，例えば，スタチン薬とコエンザイムQ10（CoQ10）のように，併用が推奨されることもあります。

本書は，サプリメント・機能性食品の安全性と有効性に関する適正使用情報の提供，医薬品との相互作用に関する科学的根拠の提供を目的としたハンドブックです。現在，広く利用されているサプリメントの成分を選び，医薬品との相互作用に関連する科学的根拠を中心に解説しました。

まず，本書では，相互作用に関して，これまでの報告を網羅的に紹介しています。ただし，因果関係を問わず，有害事象としての相互作用や，理論的な可能性のみの相互作用も含めたため，臨床的意義については慎重に判断すべきです。

医療用医薬品とは異なり，サプリメントの成分に関して，医療従事者向けの情報は限られています。現在，サプリメント・健康食品を解説した複数のデータベースやモノグラフ，解説書が作成され，それらの中には，相互作用に関する情報も記載されています。ただし，*in vitro* でのデータや特定の製品に認められた相互作用も収載されるため，実際の臨床における判断は容易ではありません。そこで，本書の特徴として，医薬品との併用に際して，「臨床における対応」を示しています。

サプリメント・機能性食品の利用が，健康寿命の延伸に寄与するためには，安全性・有効性・経済性を考慮した上で，適切な製品を選択し，適正使用情報に基づいて利用することが条件となります。

　本書の網羅的な情報を臨床現場において適切に生かすには，各分野の専門家である読者の英知と経験に基づく臨床判断が求められます。サプリメント・機能性食品の適正使用を介した健康長寿社会の実現に向けて，本書の情報が何らかの形でお役に立てば幸いです。

2015 年 7 月吉日

著　者

謝　辞

　本書の執筆にあたり，次の方々にお世話になりました。

　日本統合医療学会名誉理事長の渥美和彦先生，公益財団法人骨粗鬆症財団理事長の折茂　肇先生，東北大学名誉教授の仁田新一先生，MOA 健康科学センター理事長の鈴木清志先生，国際個別化医療学会理事長の阿部博幸先生，統合医療学院学院長の渡邊　昌先生，日本薬科大学学長の丁　宗鐵先生には，サプリメント・機能性食品の適正使用のための研究に関して，専門家の立場からのご指導をいただいております。

　DHC の吉田嘉明会長には，サプリメント・機能性食品に関する研究の推進，科学的根拠の構築，医療従事者への情報提供の必要性についてご理解いただき，今日に至るまで激励とご助言を頂いています。DHC 医薬食品相談部の堀越逸子氏，寺崎美子氏，吉本智子氏，飯尾亜紀氏，今高優佳氏には，本書の草稿をご覧いただき，専門家の立場から，貴重なご意見・ご助言をいただきました。

　最後に，本書の作成に際して丁寧なご配慮をいただいた医学出版社の七海英子氏，七海正博氏，著者のアシスタントとして原稿調整を行ってくださった河原礼子氏に感謝申し上げます。

目　次

はじめに

謝　辞

第 1 部　サプリメントの基本情報

1. サプリメント利用の現状 —————————————— 3
「消費者の 6 割が健康食品を利用しており，6 割が満足している」……… 3
米国では 7 割以上が利用 ……………………………………………… 5
医療関係者の「健康食品」への対応に関する調査 ………………… 6

2.「サプリメント」の定義と制度 —————————————— 7
「サプリメント」等の名称と定義 …………………………………… 7
保健機能食品制度 …………………………………………………… 8
食品の新たな機能性表示食品制度 ………………………………… 10

3. サプリメントの現状と科学的根拠 ————————————— 11
サプリメントの科学的根拠の構築 ………………………………… 11
厚生労働省の施策 …………………………………………………… 12
サプリメントの有効性を示す具体例 ……………………………… 13
サプリメントの用法・用量と安全性 ……………………………… 15
サプリメントと有害事象報告 ……………………………………… 16
有害事象の分類 ……………………………………………………… 17
サプリメントと医薬品の相互作用 ………………………………… 18
サプリメントと医薬品の併用——Positive Interaction ……………… 19
サプリメントに関連する課題 ……………………………………… 19
利用可能なモノグラフ ……………………………………………… 20
個別化医療におけるサプリメントの意義 ………………………… 21
【参考文献】 ………………………………………………………… 22

7

第2部 サプリメントと医薬品の相互作用

1. 相互作用に関する情報の利用法 ——————————— 25
サプリメントと医薬品の相互作用を考える際の課題 ················· 25
相互作用に関する研究の限界 ···································· 25
相互作用に関する論文の信頼性 ·································· 27
医薬品はワルファリン，サプリメントは SJW に注意 ············· 28
薬剤代謝の個人差と相互作用——ワルファリンの場合 ·········· 28
性差医療と相互作用 ·· 28
製造規範の相違 ·· 28
成分解析の必要性 ·· 29
臨床試験における製品の情報 ···································· 31
相互作用についての臨床判断 ···································· 32
【参考文献】 ·· 33

2. 相互作用・診療マニュアル ——————————————— 34
本マニュアルの情報源 ·· 34
本マニュアルの構成 ·· 35
名称　概要　用途・適用　相互作用チェックリスト　解説:相互作用のメカニズム

〈サプリメントと医薬品の相互作用〉

アーティチョーク　*Cynara cardunculus* ·························· 36
　　RNA—▶核酸
　　アイヌネギ—▶ギョウジャニンニク
　　IPA—▶EPA
亜鉛　Zinc ·· 39
　　青ジソ—▶シソ
青汁　vegetable concentrate ·································· 55
赤ガウクルア　*Butea superba* ································ 59
　　赤ジソ—▶シソ

8

アカツメクサ ──► レッドクローバー

アカニレ　Slippery Elm ································· 61
　アカハルニレ ──► アカニレ

アガリクス　*Agaricus blazei* ····················· 63
　アガリクス・ブラゼイ・ムリル ──► アガリクス
　赤ワインエキス ──► 赤ワイン抽出物

赤ワイン抽出物　red wine extract ············· 68
　秋ウコン ──► ウコン
　アキノワスレグサ ──► クワンソウ
　アサイ ──► アサイー

アサイー　açaí ······································· 73
　アサイヤシ ──► アサイー

アシタバ　*Angelica keiskei* ····················· 75
　明日葉 ──► アシタバ，青汁
　アシュワガンダ ──► インド人参
　アスコルビン酸 ──► ビタミンC

アスタキサンチン　astaxanthin ··················· 77
アセチル-L-カルニチン　acetyl-L-carnitine ······· 80
アセロラ　acerola ································· 85
アニス　*Pimpinella anisum* ····················· 87
　アニス種子 ──► アニス
　アニスム ──► アニス
　アフリカマンゴー ──► アフリカマンゴノキ

アフリカマンゴノキ　*Irvingia gabonensis* ······· 89
アミノ酸　amino acid ······························· 92
アラビノキシラン　arabinoxylane ··················· 94
α-リポ酸　α-lipoic acid ····························· 96
アロエ　*Aloe* species ····························· 99
　アロエ ──► アロエベラ
　アロエバルバデンシス ──► アロエ，アロエベラ
　アロエフェロックス ──► アロエ

アロエベラ　*Aloe barbadensis* ··················· 101
　アロエベラ ──► アロエ

9

アロエ類 ⟶ アロエ

アンセリン　anserine ……………………………………… 104

EPA　eicosapentaenoic acid ……………………………… 106

イエルバ・マテ ⟶ マテ

イグサ ⟶ 青汁

イコサペンタエン酸 ⟶ EPA

イコサペント酸 ⟶ EPA

イザヨイバラ ⟶ 刺梨

異性化リノール酸 ⟶ 共役リノール酸

イソフラボン ⟶ 大豆イソフラボン

イソフラボン ⟶ プエラリア・ミリフィカ

イソフラボン ⟶ レッドクローバー

イソマルトオリゴ糖　isomalto-oligosaccharide …………… 109

イソロイシン　isoleucine ………………………………… 110

イソロイシン ⟶ 分岐鎖アミノ酸

イタリアニンジンボク ⟶ チェストツリー

イチョウ葉　*Ginkgo biloba* ……………………………… 112

イペ ⟶ タベブイア

イミダゾールペプチド　imidazole peptide ………………… 123

イミダゾールジペプチド ⟶ イミダゾールペプチド

イワシペプチド　sardine peptide ………………………… 127

イワベンケイ ⟶ ロディオラ・ロゼア

インドナガコショウ ⟶ ヒハツ

インド乳香 ⟶ ボスウェリア・セラータ

インド人参　*Withania somnifera* ………………………… 128

インドニンジン ⟶ インド人参

ウーロン（烏龍）茶 ⟶ 茶

ウィタニア ⟶ インド人参

ヴォークルシアン種 ⟶ オキシカイン

ウコン　*Curcuma longa* ………………………………… 132

ウバイ ⟶ 梅（ウメ）

梅　*Prunus mume* ………………………………………… 137

ウメ ⟶ 梅

梅エキス━━▶梅

烏霊菌━━▶ザイラリア

烏霊参（うれいじん）━━▶ザイラリア

烏霊茸━━▶ザイラリア

エイコサペンタエン酸━━▶EPA

エキナシア━━▶エキナセア

S-アデノシル-L-メチオニン━━▶サム・イー（SAMe）

エキナセア　*Echinacea* species ⋯⋯⋯⋯⋯⋯⋯⋯⋯⋯⋯ 139

エゾウコギ　*Eleutherococcus senticosus* ⋯⋯⋯⋯⋯⋯ 144

MSM━━▶メチル・スルフォニル・メタン

MGN-3━━▶アラビノキシラン

n-3系必須脂肪酸━━▶DHA

エラスチン　elastin ⋯⋯⋯⋯⋯⋯⋯⋯⋯⋯⋯⋯⋯⋯⋯⋯⋯⋯⋯ 149

エリオシトリン━━▶ビタミンP

L-カルニチン　L-carnitine ⋯⋯⋯⋯⋯⋯⋯⋯⋯⋯⋯⋯⋯⋯ 151

エルゴカルシフェロール━━▶ビタミンD

L-シスチン━━▶シスチン

L-システイン━━▶システイン

L-シトルリン━━▶シトルリン

エレファントガーリック━━▶ジャンボリーキ

塩酸グルコサミン━━▶グルコサミン

オオアザミ━━▶マリアアザミ

オオバナサルスベリ━━▶バナバ

オオヒレアザミ━━▶マリアアザミ

OPC━━▶ピクノジェノール

大麦━━▶青汁

大麦若葉━━▶青汁

オキアミ油━━▶クリルオイル

オキシカイン　Oxykine ⋯⋯⋯⋯⋯⋯⋯⋯⋯⋯⋯⋯⋯⋯⋯⋯ 155

オクタコサノール　octacosanol ⋯⋯⋯⋯⋯⋯⋯⋯⋯⋯⋯ 158

御種人参━━▶高麗人参

オビルピーハ━━▶サージ

オメガ3系必須脂肪酸━━▶DHA

オリービオレユペロン──→オリーブ葉

オリーブ葉 *Olea europaea* ················· 161

オリゴ糖 oligosaccharide ················· 163

オルニチン ornithine ················· 165

オレユペロン──→オリーブ葉

海岸松──→ピクノジェノール

ガウクルア──→赤ガウクルア

ガウクルア──→プエラリア・ミリフィカ

カカオ *Theobroma cacao* ················· 167

カカオ種子抽出物──→カカオ

カカオポリフェノール──→カカオ

核酸 nucleic acid ················· 173

カシアシナモン──→シナモン

カシス *Ribes nigrum* ················· 175

カシフェロール──→ビタミン D

ガジュツ（莪蒁）──→ムラサキウコン

カゼイン加水分解物──→カゼイントリプシン加水分解物

カゼイントリプシン加水分解物 Casein tryptic hydrolysate ······· 177

カゼインホスホペプチド casein phosphopeptide ················· 180

かつお節オリゴペプチド dried bonito oligo peptide ················· 182

カテキン catechin ················· 184

門出茸──→霊芝

カバノアナタケ──→チャーガ

カボチャ種子 pumpkin seed ················· 188

カボチャ種子抽出物──→カボチャ種子

ガラクトオリゴ糖 galacto-oligosaccharide ················· 190

カラマツマイタケ──→ハナビラタケ

ガーリック──→ニンニク

カリフラワー・マッシュルーム──→ハナビラタケ

カルシウム calcium ················· 192

ガルシニア・カンボジア *Garcinia cambogia* ················· 198

カルシフェロール──→ビタミン D

カルノシン carnosine ················· 201

12

カワリハラタケ━━━アガリクス

カンカ *Cistanche tubulosa* ································ 204

カンカチセイ（管花地精）━━━カンカ

カンカニクジュヨウ（管花肉従蓉）━━━カンカ

カンペステロール━━━植物ステロール

ガンマ(γ) アミノ酪酸（GABA） *γ-amino butyric acid* ······· 206

ガンマ(γ)-トコフェロール *γ-tocopherol* ···················· 208

ガンマ(γ)-リノレン酸 *γ-linolenic acid* ···················· 210

肝油エキス━━━サメ肝油エキス

菊花 Chrysanthemum flower ································ 213

キクカ，キッカ━━━菊花

キサントフィル━━━ルテイン

キシリトール Xylitol ··· 215

キシロオリゴ糖 Xylo-oligosaccharide ···················· 217

キダチアロエ *Aloe arborescens* ···························· 219

木立アロエ━━━キダチアロエ

吉祥茸━━━霊芝

キトグルカン chitoglucan ·································· 221

キトサン chitosan ··· 223

キノコキトサン━━━キトグルカン

黍（キビ）━━━ミレット

ギムネマ *Gymnema sylvestre* ···························· 227

キャッツクロー *Uncaria tomentosa* ···················· 230

GABA，ギャバ━━━ガンマ(γ)アミノ酪酸

キュラソーアロエ━━━アロエ，アロエベラ

共役リノール酸 conjugated linoleic acid ················ 233

キョウオウ（姜黄）━━━ハルウコン

ギョウジャニンニク *Allium victorialis* var. *platyphyllum* ······· 237

行者ニンニク━━━ギョウジャニンニク

魚油━━━DHA，EPA，フィッシュオイル

キンセンカ━━━マリーゴールド

グァウクルア━━━プエラリア・ミリフィカ

グアガム guar gum ··· 238

13

グァガム，グアーガム，グァーガム，グァーフラワー，グァルガム
　　──→グアガム

グァバ　*Psidium guajava* ··· 242
　　グアバ──→グァバ

　　クアンソー，クゥンソウ──→クワンソウ

クエン酸　citric acid ··· 245
　　苦灰岩，苦灰石──→ドロマイト

　　クスリウコン──→ジャワウコン

グッグル　*Commiphora wightii* ······································ 247
　　グッグルー，ググル，グーグル──→グッグル

　　クニッツ──→ジャワウコン

クランベリー　*Vaccinium macrocarpon* ·························· 252

クリルオイル　krill oil ·· 258

クルクミン　curcumin ·· 260

グルコサミン　glucosamine ··· 265
　　グルコサミン塩酸塩，グルコサミン硫酸塩──→グルコサミン

クレアチン　creatine ·· 273
　　黒胡椒──→コショウ

　　クロサイワイタケ（黒幸茸）──→ザイラリア

黒酢　black vinegar ··· 277
　　クロスグリ（黒酸塊）──→カシス

クロセチン　crocetin ·· 280
　　黒大豆──→黒大豆種皮抽出物

黒大豆種皮抽出物　black soybean extract ····························· 282
　　クロフサスグリ（黒房酸塊）──→カシス

　　クロミウム，クロミウムピコリネート──→クロム

クロム　chromium ··· 284

クロレラ　*Chlorella* species ·· 287

桑　*Morus* species ·· 290

クワンソウ　*Hemerocallis fulva* var. *sempervirens* ············ 293
　　クァンソー，クゥンソウ──→クワンソウ

　　ケープアロエ──→アロエ

ケフィア　kefir ·· 296

ケール━━▶青汁

ケルセチン quercetin 298

ケルセチン━━▶ビタミン P

ゲルマニウム germanium 303

コーヒー coffee 305

珈琲，コーヒーノキ，コーヒーの木━━▶コーヒー

紅景天━━▶ロディオラ・ロゼア

香酢 Chinese black rice vinegar 311

香醋━━▶香酢

コウスイハッカ━━▶メリッサ

紅茶━━▶茶

紅麻（コウマ），紅麻葉━━▶羅布麻

高麗人参 *Panax ginseng* 312

コエンザイム Q10 coenzyme Q10 321

コーキュー・テン━━▶コエンザイム Q10

ココア━━▶カカオ

コショウ *Piperaceae nigrum* 330

骨砕補 Rhizoma drynaria 333

コバラミン━━▶ビタミン B_{12}

ゴマ *Sesamum indicum* 335

胡麻━━▶ゴマ

ゴマペプチド sesame peptide 337

小麦，小麦若葉━━▶青汁

米糠アラビノキラシン誘導体━━▶アラビノキシラン

米糠ヘミセルロース誘導体━━▶アラビノキシラン

ゴーヤ━━▶苦瓜

コラーゲン collagen 339

コレウス・フォルスコリ *Coleus forskohlii* 341

コレカルシフェロール━━▶ビタミン D

コロハ *Trigonella foenum-graecum* 348

胡蘆巴（コロハ）━━▶コロハ

コンドロイチン chondroitin 354

コンドロイチン硫酸塩━━▶コンドロイチン

コンフリー *Symphytum officinale* ⋯⋯⋯⋯⋯⋯⋯⋯⋯⋯⋯⋯⋯⋯⋯ 358

サージ *Hippophae rhamnoides* ⋯⋯⋯⋯⋯⋯⋯⋯⋯⋯⋯⋯⋯⋯ 359

 沙刺，サジ，サジー → サージ

 サーディンペプチド，サーデンペプチド → イワシペプチド

ザイラリア *Xylaria* species ⋯⋯⋯⋯⋯⋯⋯⋯⋯⋯⋯⋯⋯⋯⋯⋯ 361

 酢酸 → 食酢

 サクナ → ボタンボウフウ

ザクロ *Punica granatum* ⋯⋯⋯⋯⋯⋯⋯⋯⋯⋯⋯⋯⋯⋯⋯⋯⋯ 363

 沙棘，サシ，サジ → サージ

 サーディンペプチド，サーデンペプチド → イワシペプチド

 サトウキビ粕 → 発酵バガス

サム・イー（SAMe）（S-adenosyl-L-methionine）⋯⋯⋯⋯ 369

サメ肝油エキス shark liver oil ⋯⋯⋯⋯⋯⋯⋯⋯⋯⋯⋯⋯⋯ 374

サメ軟骨 shark cartilage ⋯⋯⋯⋯⋯⋯⋯⋯⋯⋯⋯⋯⋯⋯⋯⋯ 376

 三価クロム → クロム

 ザンシゲン → フコキサンチン

 三七人参 → 田七人参

 サンセキュウリ → ザクロ

 シアノコバラミン → ビタミン B_{12}

 CLA → 共役リノール酸

 CBEX → イミダゾールペプチド

 GU-sui-bu → 骨砕補

CBP（シー・ビー・ピー）⋯⋯⋯⋯⋯⋯⋯⋯⋯⋯⋯⋯⋯⋯⋯⋯ 379

 CPP → カゼインホスホペプチド

シスチン cystine ⋯⋯⋯⋯⋯⋯⋯⋯⋯⋯⋯⋯⋯⋯⋯⋯⋯⋯⋯ 381

システイン cysteine ⋯⋯⋯⋯⋯⋯⋯⋯⋯⋯⋯⋯⋯⋯⋯⋯⋯ 383

シソ *Perilla frutescens* var. *crispa* ⋯⋯⋯⋯⋯⋯⋯⋯⋯ 386

 しそ，紫蘇 → シソ

 シソシ（紫蘇子）→ シソ

 シソヨウ（紫蘇葉）→ シソ

 シドケ，シドキ → モミジガサ

 シトステロール → 植物ステロール

シトラス・アランチウム *Citrus aurantium* ⋯⋯⋯⋯⋯⋯ 389

シトルリン citrulline ··················· 397

シナモン cinnamon ··················· 399

　シベリア人参──►エゾウコギ

　ジャガイモ──►ジャガイモ抽出物

ジャガイモ抽出物 Potato Extract ··················· 402

ジャワウコン *Curcuma xanthorrhiza* ··················· 404

シャンピニオン champignon ··················· 406

ジャンボリーキ *Allium ampeloprasum* ··················· 408

脂溶性ビタミン lipid-soluble vitamins ··················· 409

　皺紫蘇（シュウシソ）──►シソ

食酢 vinegar ··················· 410

植物ステロール phytosterol ··················· 412

　白樺茸──►チャーガ

刺梨 *Rosa roxburghii* ··················· 416

　シリ──►刺梨

白インゲン豆 *Phaseolus vulgaris* ··················· 417

　白隠元豆──►白インゲン豆

　白ガウクルア──►プエラリア・ミリフィカ

　白胡椒──►コショウ

　深海鮫肝油エキス──►サメ肝油エキス

　Zinc──►亜鉛

　酢──►食酢

水溶性ビタミン water-soluble vitamins ··················· 420

　スクワラン，スクワレン──►サメ肝油エキス

　スナヂグミ──►サージ

スピルリナ *Spirulina* species ··················· 421

　スリッパリーエルム──►アカニレ

　スレンデスタ®──►ジャガイモ抽出物

　ゼアキサンチン──►ルテイン

　セイヨウエビラハギ──►メリロート

　セイヨウオトギリソウ──►セントジョーンズワート

　セイヨウカノコソウ──►バレリアン

西洋シロヤナギ *Salix alba* ··················· 424

17

セイヨウスモモ（西洋すもも）──→プルーン

西洋タンポポ　*Taraxacum officinale* ························· 427
　セイヨウタンポポ──→西洋タンポポ
　セイヨウニンジンボク──→チェストツリー
　セイヨウニンニク──→ニンニク
　セイヨウマツタケ──→シャンピニオン
　セイヨウヤマハッカ──→メリッサ
　セイロンシナモン──→シナモン
　赤蘇──→シソ
　セキリョウ──→ザクロ

セサミン　sesamin ··· 429
セラミド　ceramide ·· 431
セレン　selenium ··· 433
　セレニウム──→セレン

セントジョーンズワート　*Hypericum perforatum* ········· 436
　尖紫蘇──→シソ
　仙草──→霊芝
　ソヨウ（蘇葉）──→シソ
　ソー・パルメット──→ノコギリヤシ

大豆イソフラボン　soy isoflavones ···················· 471
大豆オリゴ糖　soya-oligosaccharide ················· 477
　ダイダイ（橙）──→シトラス・アランチウム
　胎盤──→プラセンタ
　タイワンツナソ──→モロヘイヤ
　多価フェノール──→ポリフェノール
　ダークチョコレート──→カカオ
　タヒボ──→タベブイア
　ターメリック──→ウコン

タベブイア　Tabebuia ··· 480
タモギタケ　*Pleurotus cornucopiae* ·················· 483
　たもぎ茸──→タモギタケ
　タモキノコ──→タモギタケ
　炭酸カルシウムマグネシウム──→ドロマイト

タンパク質分解酵素　proteolytic enzyme ················ 485

　　蒲公英（タンポポ）──→西洋タンポポ

　　チアミン──→ビタミン B_1

チェストツリー　*Vitex agnus-castus* ················ 488

　　チェストベリー──→チェストツリー

　　チオクト酸──→α-リポ酸

　　チキンエキス──→イミダゾールペプチド

茶　*Camellia sinensis* ················ 493

チャーガ　*Inonotus obliquus* ················ 498

　　チョウセンアザミ──→アーティチョーク

　　朝鮮人参──→高麗人参

　　長命草──→ボタンボウフウ

　　チョコレート──→カカオ

　　縮緬紫蘇（チリメンジソ）──→シソ

チロソール　tyrosol ················ 501

月見草　*Oenothera biennis* ················ 503

　　ツクリタケ──→シャンピニオン

　　ツルコケモモ──→クランベリー

　　ツルハナモツヤクノキ──→赤ガウクルア

　　ツルレイシ──→苦瓜

テアニン　theanine ················ 507

DHA　docosahexaenoic acid ················ 510

　　DNA──→核酸

　　デオキリボ核酸（DNA）──→核酸

鉄　iron ················ 513

　　テムラワク──→ジャワウコン

デュナリエラ　*Dunaliella* ················ 522

　　デュナリエラカロテン──→デュナリエラ

　　デュナリエラ抽出物──→デュナリエラ

田七人参　*Panax notoginseng* ················ 524

甜茶　*Rubus suavissimus* ················ 527

銅　copper ················ 529

　　トウキンセンカ──→マリーゴールド

19

冬虫夏草　*Cordyceps sinensis* ････････････････････････････････････ 532
　　　トキワカンゾウ（常葉萱草）━━━➤クワンソウ
　　　とげなし━━━➤刺梨
　　　ドコサヘキサエン酸━━━➤DHA
トコトリエノール　tocotrienol ････････････････････････････････ 534
　　　トコトリエノール━━━➤ビタミンE
　　　トコフェロール━━━➤ビタミンE
杜仲　*Eucommia ulmoides* ･･････････････････････････････････････ 537
　　　ドナリエラ━━━➤デュナリエラ
　　　トリ胸肉抽出物（CBEX）━━━➤イミダゾールペプチド
ドロマイト　dolomite ･･ 539
トンカット・アリ　*Eurycoma longifolia* ･･････････････････ 541
　　　トンカットアリ━━━➤トンカット・アリ
ナイアシン　niacin ･･ 544
　　　ナイアシンアミド━━━➤ナイアシン
　　　ナガエカサ━━━➤トンカット・アリ
　　　ナガコショー━━━➤ヒハツ
　　　夏白菊━━━➤フィーバーフュー
ナットウキナーゼ　nattokinase ･･････････････････････････････ 549
　　　南瓜仁（ナンガニン，ナンカニン）━━━➤カボチャ種子
難消化性デキストリン　indigestible dextrin ･････････････････ 552
苦瓜　*Momordica charantia* ･･････････････････････････････････ 554
　　　苦瓜（ニガウリ）━━━➤苦瓜，青汁
　　　ニコチン酸━━━➤ナイアシン
　　　ニコチン酸アミド━━━➤ナイアシン
　　　乳タンパク加水分解物━━━➤カゼイントリプシン加水分解物
乳果オリゴ糖　lactosucrose ･･････････････････････････････････ 556
　　　乳酸桿菌━━━➤乳酸菌
　　　乳酸球菌━━━➤乳酸菌
乳酸菌　*Lactobacillus* species ･･････････････････････････････ 558
　　　ニレタケ（楡茸）━━━➤タモギタケ
ニンニク　*Allium sativum* ･･････････････････････････････････ 561
ニンニク＋卵黄　egg yolk-enriched garlic extract ･････････ 568

ニンニク・卵黄複合食品 —▶ ニンニク＋卵黄

濃縮乳清活性タンパク —▶ CBP

ノコギリヤシ *Serenoa repens* ……………………………… 570

ノコギリ椰子 —▶ ノコギリヤシ

ノニ *Morinda citrifolia* ………………………………………… 576

バイオフラボノイド複合体 —▶ ビタミンP

バイオフラボノイド類 —▶ ビタミンP

バイオブラン® —▶ アラビノキシラン

梅肉エキス —▶ 梅

パウ・ダルコ —▶ タベブイア

バガス —▶ 発酵バガス

ハカマウラボシ(袴裏星)の根茎 —▶ 骨砕補

白雲石 —▶ ドロマイト

パセリ *Petroselinum crispum* …………………………… 580

ハタケシメジ *Lyophyllum decastes* ……………………… 583

発芽玄米 germinated brown rice ………………………… 586

白金ナノコロイド colloidal platinum ……………………… 588

白金ナノ粒子 —▶ 白金ナノコロイド

ハチジョウソウ（八丈草）—▶ アシタバ

発酵バガス sugar cane bagasse ………………………… 590

はとむぎ *Coix lacryma-jobi* ……………………………… 592

鳩麦（ハトムギ）—▶ はとむぎ

バナバ *Lagerstroemia speciosa* ………………………… 595

ハナビラタケ *Sparassis crispa* …………………………… 597

パパイア *Carica papaya* …………………………………… 600

パパイア濃縮物 —▶ パパイア

バラ（薔薇）—▶ バラ花弁

バラ花弁 *Rosa centifolia* ………………………………… 604

バラ花弁(花びら)抽出物 —▶ バラ花弁

バラの花エキス —▶ バラ花弁

バリルチロシン —▶ イワシペプチド

バリン valine ………………………………………………… 606

バリン —▶ 分岐鎖アミノ酸

ハルウコン　*Curcuma aromatica* ⋯⋯⋯⋯⋯⋯⋯⋯⋯⋯⋯⋯⋯⋯ 609

　　春ウコン ──▶ ハルウコン

　　バルバドスサクラ ──▶ アセロラ

バレリアン　*Valeriana officinalis* ⋯⋯⋯⋯⋯⋯⋯⋯⋯⋯⋯⋯⋯ 611

　　バンカ（番果），バンザクロ，バンジロウ，バンセキリュウ

　　（蕃石榴）──▶ グァバ

パントテン酸　pantothenic acid ⋯⋯⋯⋯⋯⋯⋯⋯⋯⋯⋯⋯⋯⋯ 617

　　バンヨウ（番葉）──▶ グァバ

ヒアルロン酸　hyaluronic acid ⋯⋯⋯⋯⋯⋯⋯⋯⋯⋯⋯⋯⋯⋯ 619

ビール酵母　brewer's yeast ⋯⋯⋯⋯⋯⋯⋯⋯⋯⋯⋯⋯⋯⋯⋯ 621

ビオチン　biotin ⋯⋯⋯⋯⋯⋯⋯⋯⋯⋯⋯⋯⋯⋯⋯⋯⋯⋯⋯⋯ 624

ピクノジェノール　pycnogenol ⋯⋯⋯⋯⋯⋯⋯⋯⋯⋯⋯⋯⋯⋯ 626

　　ピコリン酸クロム ──▶ クロム

　　ビターオレンジ ──▶ シトラス・アランチウム

ビタミン A　vitamin A ⋯⋯⋯⋯⋯⋯⋯⋯⋯⋯⋯⋯⋯⋯⋯⋯⋯⋯ 630

ビタミン B 群　vitamin B complex ⋯⋯⋯⋯⋯⋯⋯⋯⋯⋯⋯⋯ 637

ビタミン B₁　vitamin B₁ ⋯⋯⋯⋯⋯⋯⋯⋯⋯⋯⋯⋯⋯⋯⋯⋯⋯ 639

ビタミン B₂　vitamin B₂ ⋯⋯⋯⋯⋯⋯⋯⋯⋯⋯⋯⋯⋯⋯⋯⋯⋯ 644

ビタミン B₆　vitamin B₆ ⋯⋯⋯⋯⋯⋯⋯⋯⋯⋯⋯⋯⋯⋯⋯⋯⋯ 648

ビタミン B₁₂　vitamin B₁₂ ⋯⋯⋯⋯⋯⋯⋯⋯⋯⋯⋯⋯⋯⋯⋯⋯ 653

ビタミン C　vitamin C ⋯⋯⋯⋯⋯⋯⋯⋯⋯⋯⋯⋯⋯⋯⋯⋯⋯⋯ 657

ビタミン D　vitamin D ⋯⋯⋯⋯⋯⋯⋯⋯⋯⋯⋯⋯⋯⋯⋯⋯⋯⋯ 665

ビタミン E　vitamin E ⋯⋯⋯⋯⋯⋯⋯⋯⋯⋯⋯⋯⋯⋯⋯⋯⋯⋯ 674

　　ビタミン H ──▶ ビオチン

ビタミン K　vitamin K ⋯⋯⋯⋯⋯⋯⋯⋯⋯⋯⋯⋯⋯⋯⋯⋯⋯⋯ 684

ビタミン P　vitamin P ⋯⋯⋯⋯⋯⋯⋯⋯⋯⋯⋯⋯⋯⋯⋯⋯⋯⋯ 687

　　ビタミン Q ──▶ コエンザイム Q10

ヒハツ　*Piperaceae longum* ⋯⋯⋯⋯⋯⋯⋯⋯⋯⋯⋯⋯⋯⋯⋯ 693

　　ビフィズス菌 ──▶ 乳酸菌

　　ヒメマツタケ ──▶ アガリクス

　　ピリドキシン ──▶ ビタミン B₆

ビルベリー　*Vaccinium myrtillus* ⋯⋯⋯⋯⋯⋯⋯⋯⋯⋯⋯⋯ 695

　　ヒレハリソウ ──▶ コンフリー

ビワ（枇杷）　*Eriobotrya japonica* ················· 699

　びわ —→ ビワ

　ファイトステロール —→ 植物ステロール

　ファセオリン —→ 白インゲン豆

フィーバーフュー　*Tanacetum parthenium* ················· 703

フィッシュオイル（魚油）　fish oil ················· 706

　フィッシュオイル —→ DHA，EPA

　フィロキノン —→ ビタミンK

　フェヌグリーク —→ コロハ

プエラリア・ミリフィカ　*Pueraria mirifica* ················· 709

フコイダン　fucoidan ················· 713

フコキサンチン　fucoxanthin ················· 716

フーディア　*Hoodia gordonii* ················· 718

　フーディア・ゴードニー —→ フーディア

　プテア・スペルバ —→ 赤ガウクルア

　プテロイモノグルタミン酸 —→ 葉酸

ブドウ種子エキス　grape seed extract ················· 721

フラクトオリゴ糖　fructooligosaccharide ················· 730

　ブラゼイ・ムリル —→ アガリクス

プラセンタ　placenta ················· 733

　ブラックカラント —→ カシス

ブラック・コホシュ　*Cimicifuga racemosa* ················· 736

　プラチナナノコロイド —→ 白金ナノコロイド

　フラバンジェノール —→ ピクノジェノール

　プラム —→ プルーン

　フランス海岸松樹皮抽出物 —→ ピクノジェノール

　ブルーベリー —→ ビルベリー

プルーン　prune ················· 742

　ブロッコリー —→ 青汁

プロポリス　propolis ················· 745

分岐鎖アミノ酸　branched chain amino acid ················· 750

βカロテン　β-carotene ················· 754

ヘスペリジン　hesperidin ················· 761

ヘスペリジン→ビタミンP

β グルカン beta glucan 765

紅紫蘇→シソ

紅麹 *Monascus purpureus* 767

ベニコウジ→紅麹

ペルー人参→マカ

蒲公英→西洋タンポポ

補酵素Q10→コエンザイムQ10

ボスウェリア・セラータ *Boswellia serrata* 772

ホスファチジルセリン phosphatidylserine 778

ボタンボウフウ *Peucedanum japonicum* 780

牡丹防風→ボタンボウフウ

ホーディア→フーディア

ボラージ *Borago officinalis* 782

ポリグルタミン酸 polyglutamic acid 786

ボリジ→ボラージ

ポリフェノール polyphenol 788

マイタケ *Grifola frondosa* 791

舞茸→マイタケ

マカ *Lepidium meyenii* 793

マカマカ→マカ

マグネシウム magnesium 796

マッシュルーム→シャンピニオン

マテ *Ilex paraguariensis* 805

マメザヤタケ→ザイラリア

マリアアザミ *Silybum marianum* 809

マリーゴールド marigold 816

マリーゴールド→ルテイン

マンネンタケ→霊芝

ミドリムシ Euglena 817

ミルク・シスル→マリアアザミ

ミレット *Panicum miliaceum* 819

無臭ニンニク→ジャンボリーキ

紫イペ──➤タベブイア

ムラサキウコン *Curcuma zedoaria* ････････････････････････････ 821

　　紫ウコン──➤ウコン，ムラサキウコン

　　ムラサキツメクサ──➤レッドクロバー

　　ムラサキバレンギク──➤エキナセア

メグスリノキ *Acer nikoense* ････････････････････････････････ 823

　　メグスリノキエキス──➤メグスリノキ

メシマコブ *Phellinus linteus* ････････････････････････････････ 825

メチル・スルフォニル・メタン（MSM）････････････････････ 828

　　メナキノン──➤ビタミンK

メラトニン melatonin ･･ 830

メリッサ *Melissa officinalis* ････････････････････････････････ 840

メリロート *Melilotus officinalis* ･･････････････････････････ 844

　　メロン抽出物──➤オキシカイン

モミジガサ *Cacalia delphiniifolia* sieb. et Zucc. ････････ 847

　　紅葉笠──➤モミジガサ

モリブデン molybdenum ････････････････････････････････････ 849

モロヘイヤ *Corchorus olitorius* ････････････････････････････ 851

　　モロヘイヤ──➤青汁

もろみ酢 moromi vinegar ･･････････････････････････････････ 853

　　ヤエヤマアオキ──➤ノニ

ヤーコン *Smallanthus sonchifolius* ････････････････････････ 855

　　ユーグレナ，ユーグレナ・グラシス──➤ミドリムシ

　　ユビキノン，ユビデカレノン──➤コエンザイムQ10

葉酸 folic acid ･･ 858

ヨウ素 iodine ･･ 866

　　ヨクイニン（薏苡仁）──➤はとむぎ

　　ヨード──➤ヨウ素

　　ヨモギ──➤青汁

ラクチュロース lactulose ････････････････････････････････ 869

　　ラクツロース──➤ラクチュロース

　　ラクティウム──➤カゼイントリプシン加水分解物

　　ラクトスクロース──➤乳果オリゴ糖

ラクトトリペプチド　Lactotripeptide ················· 872
　　ラクトバチルス──➤乳酸菌

ラクトフェリン　lactoferrin ······························· 875

羅布麻　*Apocynum venetum*（紅麻）·················· 879
　　羅布麻葉──➤羅布麻

リコピン　lycopene ······································· 882
　　リコペン──➤リコピン
　　リボ核酸（RNA）──➤核酸
　　リボフラビン──➤ビタミン B_2
　　硫酸グルコサミン──➤グルコサミン
　　硫酸コンドロイチン──➤コンドロイチン
　　緑茶──➤茶

リン　phosphorus ··· 886

りんご酢　apple vinegar ·································· 888
　　リンゴ抽出物──➤リンゴポリフェノール

リンゴポリフェノール　apple polyphenol ··········· 890
　　Ling Zhi──➤霊芝

ルチン　rutin ·· 894
　　ルチン──➤ビタミン P

ルテイン　lutein ··· 898
　　ルテオリン──➤ビタミン P
　　瑠璃苣（ルリチシャ，ルリジサ）──➤ボラージ

霊芝　*Ganoderma lucidum* ··························· 903

レシチン　lecithin ··· 906

レスベラトロール　resveratrol ························· 909
　　レチノール──➤ビタミン A

レッドクローバー　*Trifolium pratense* ············· 913
　　レモンバーム──➤メリッサ

ロイシン　leucine ··· 917
　　ロイシン──➤分岐鎖アミノ酸

ローヤルゼリー　royal jelly ···························· 920

ロディオラ・ロゼア　*Rhodiola rosea* ··············· 923
　　ロングペッパー──➤ヒハツ

ワカイ ⟶ タモギタケ

巻末別表
ヒトチトクローム P450 の分子種および P 糖タンパクと，
代表的な基質薬・阻害薬・誘導薬 ———————————— 926

第1部
サプリメントの基本情報

第1部　サプリメントの基本情報

1. サプリメント利用の現状

「消費者の6割が健康食品を利用しており，6割が満足している」

　近年，サプリメント（機能性食品，いわゆる健康食品）利用者の増加が報告されてきた。

　例えば著者らは，2002年に東京医科大学病院の健康診断受診者を対象にして，代替医療（CAM：Complementary and Alternative Medicine，補完代替医療，相補代替医療）の利用状況を調査した。1,530名の有効回答を解析した結果，42.7％がサプリメントを利用し，12.7％はハーブ（薬用植物）類を用いていることが明らかとなった（表1）。この調査では，病院を受診した際，利用しているサプリメントについて，医師に自己申告した人の割合は，ビタミン・ミネラルでは14.3％，それ以外では4.5％にしか過ぎないという結果が得られた。

表1　大学病院受診者における代替医療の利用状況

代替医療の種類	過去1年間に利用した人の割合（％）
サプリメント	42.7％
マッサージ	30.8
リフレクソロジー	20.1
アロマテラピー	14.8
ハーブ	12.7
指圧	12.5
漢方薬（OTC）	10.4
整体	9.5
鍼灸	7.4
電圧・磁気療法	5.4
温泉療法	5.2
カイロプラクティック	3.5
ヨーガ	2.4
気功	1.7
太極拳	1.0

2001年12月から2002年6月の間に，東京医科大学病院受診者4,273人を対象に調査し，1,530人（35.8％）より回答を得た。65.1％の人が過去1年間に何らかの補完代替医療を利用していた。（Kamohara, 2002）

また，2002 年に報告された全国調査でも，43.1％がサプリメントを利用していることが示された。

その後も各種の調査によって，一般消費者の間でサプリメント・健康食品が広く利用されていることが報告されている。

例えば，2011 年 10 月に，経済産業省中部経済産業局によって行われた全国調査では，20 歳以上の男女 5,316 名を対象に機能性食品の利用状況が調べられ，約半数の 51.8％が利用していると回答し，過去の利用経験を含めると 76.5％に機能性食品の利用経験があると報告された（表 2）。

表 2　50％以上が機能性食品を利用

50％以上が機能性食品を利用
・調査期間：2011 年 10 月
・調査対象：全国の 20 歳以上の男女，有効回答者数 5,316 名
・調査結果：

　　　　全体の約半数の 51.8％が利用していると回答
　　　　過去の利用経験を含めると，76.5％に機能性食品の利用経験がある

　　　　機能性食品の素材・成分 20 品目の認知度では，
　　　　「コラーゲン」83.2％，「食物繊維」81.6％，「ポリフェノール」76.1％，「アミノ酸」
　　　　74.8％，「DHA」73.5％，「グルコサミン」71.6％，「コエンザイム Q10」69.7％

現在利用している(利用したい)機能性食品の商品名　メーカー名（自由回答）
　　　　DHC　　　　　　　　　　　12.0％
　　　　ファンケル　　　　　　　　 4.6
　　　　大塚製薬　　　　　　　　　 3.9
　　　　サントリーウェルネス　　　 3.7

（出典：『機能性食品に関する消費者の意識調査報告書』2012 年 2 月　経済産業省・中部経済産業局）

さらに，『消費者の「健康食品」の利用に関する実態調査』（内閣府・消費者委員会　2012 年 5 月）では，1 万人を対象にしたアンケート調査の結果，約 6 割の消費者が健康食品を現在利用していることが見出された。健康食品への支出は約 7 割が月額 3,000 円未満であり，健康食品の購入先は利用者の約 6 割が「店舗購入」，ついで「インターネット通販」等であったという。「消費者が健康食品に抱く満足感」について，約 6 割の利用者が概ね満足していると回答している。つまり，「消費者の 6 割が健康食品を利用しており，6 割が満足している」という現状である。

サプリメント・健康食品の利用者が増加してきた理由として，①健康志向の高まり，②経済的な動機づけ，③適正使用のためのエビデンスの構築という背景が考えられる（表3）。

表3　サプリメント利用増加の理由

1　健康志向の高まり 　・健康増進/疾病予防に対する意識の高まり 　・「健康寿命」や「ヘルシーエイジング」の認知 　・メタボリック症候群やアンチエイジングなど新規分野の拡大 **2　経済的な動機付け** 　・健康保険制度の変更（自己負担の増加） 　・健康食品/サプリメントの価格の適正化 **3　適正使用のためのエビデンスの構築** 　・品質管理：GMP 準拠による製造管理 　・安全性および有効性を示すランダム化比較試験の増加 ⇩ **セルフケア・セルフメディケーションとしてサプリメント/健康食品の利用増加**

米国では 7 割以上が利用

米国では，セルフケアの一環としてサプリメントが広く受け入れられ，利用されている。例えば，2002 年の FDA（米国食品医薬品局）による全国調査では，18 歳以上の 2,743 名を対象に電話調査が行われ，73.0％が過去 1 年間にサプリメントを利用していたと報告された。サプリメントの内訳は，マルチビタミン・マルチミネラル：85.0％，単一成分（ビタミン・ミネラル等）：77.0％，ハーブ・薬用植物・その他：42.0％であった。サプリメント利用者の特徴として，女性＞男性，世帯収入と利用率は正相関，最終学歴と利用率は正相関といった点があげられている。

また，2007 年の米国全国健康調査では，ビタミン・ミネラル以外のサプリメントについて，成人での過去 30 日間の利用率の高い成分が報告されており，オメガ 3 系必須脂肪酸やグルコサミン，エキナセアといったサプリメント成分が上位にあげられた（表4）。

表4　米国におけるサプリメント利用状況　（2007年米国全国健康調査 NHIS）

①	魚油・オメガ3系・DHA	37.4%
②	グルコサミン	19.9
③	エキナセア	19.8
④	フラックスシードオイル・サプリ	15.9
⑤	朝鮮ニンジン（Ginseng）	14.1
⑥	複合ハーブサプリメント	13.0
⑦	イチョウ葉	11.3
⑧	コンドロイチン	11.2
⑨	ニンニクサプリメント	11.0
⑩	コエンザイム Q10	8.7

（出典 Barnes, PM et al. 2008）

医療関係者の「健康食品」への対応に関する調査

東京都福祉保健局は『医療関係者の「健康食品」への対応等に係る調査』を報告している。このアンケート調査は，2005年に医師および薬剤師を中心とした医療関係者を対象に実施され，健康食品に対する関心や制度の把握状況，健康被害症例の経験といった事柄が調査された。結果の概要は，以下の通りである。

・薬剤師は約9割，医師は約6割が「健康食品」への関心を持っている。

・「健康食品」に関する患者からの相談頻度について，開業医師，開業薬剤師から得た結果では，「ほぼ毎日相談を受けている」と「週に1回相談を受けている」が開業医師は約3割，開業薬剤師は約4割であった。

・医師は約8割，薬剤師は約6割が，健康食品に関する制度について，「よく知らない」，「名前は知っているが，内容については自信がない」という結果が示された。

・調査対象とした医療関係者の7割以上が，患者の「健康食品」の使用について，「場合によっては中止してもらう」ことを基本的考え方としていた。

・調査対象とした医療関係者の7割以上が，「健康食品・無承認無許可医薬品被害防止対応要領」（厚生労働省通知）による調査体制を把握していなかった。

日本では，近年の規制緩和による医薬品と食品の区分変更の結果，数多くのサプリメントが製品化されるようになった。それらのうち，ハーブ（薬用植物）類には，EU諸国の一部において医療用医薬品に指定されている成分も存在する。一方，同じ成分が，日本では食品として取り扱われ，ドラッグストア等で容易に入手できるという現状がある。その結果，医薬品とサプリメント，あるいはサプリメント同士の相互作用による有害事象の発生が危惧されている。その他，悪質

なケースとして，未承認の医薬品成分を含む健康食品や，虚偽の製品表示につい
ての報告も散見される。

　このような現状から，サプリメントの利用に関して，医師や薬剤師をはじめと
する医療従事者と，患者・消費者との間でのコミュニケーションのあり方が，こ
れまで以上に重要となっている。

　なお，前述の東京都による『医療関係者の「健康食品」への対応等に係る調
査』によると，患者が「健康食品」を利用しているかどうかを「必ず確認してい
る」「場合によっては確認している」を併せると，医師は約4割，薬剤師は約7
割であった。利用状況の確認に関して，薬剤師がより積極的に行っていることが
示唆された一方，医療機関の区分によって対応にばらつきがある現状がうかがわ
れた。

2.「サプリメント」の定義と制度

「サプリメント」等の名称と定義

　「サプリメント」という名称は，英語の「ダイエタリー・サプリメント（di-
etary supplements)」に由来し，従来，「栄養補助食品」と訳されてきた。ま
た，「健康補助食品」という言葉も使われる。

　かつて，サプリメントは，ビタミンやミネラルといった必須栄養素を'補う'と
いうイメージがあり，「栄養補助食品」と呼ばれてきた。しかし，近年では，サ
プリメントに，特定の疾患や症状，病態の改善に用いられる成分，一定の機能性
を有する成分も広く利用されており，以前の'栄養補助'を超える働きや機能性が
示されている。

　「サプリメント」は，行政用語では「いわゆる健康食品」と総称される。「'い
わゆる'健康食品」と呼ばれる理由は，「健康食品」という制度上の位置づけや定
義が明確でないためである（表5)。

表5　サプリメントとは

類義語
・ダイエタリーサプリメント（Dietary Supplements）
・健康食品/いわゆる健康食品
・栄養補助食品/健康補助食品
定　義：
・本邦では，法的に明確な定義は存在しない
・食薬区分では「食品」

厚生労働省は，「健康食品」を次のように解説している。

「健康食品と呼ばれるものについては，法律上の定義は無く，広く健康の保持増進に資する食品として販売・利用されるもの全般を指しているものです。そのうち，国の制度としては，国が定めた安全性や有効性に関する基準等を満たした「保健機能食品制度」があります。」（厚生労働省）

一般に，「健康食品」や「サプリメント（栄養補助食品）」は，「健康の維持増進を目的として利用される食品」をさす。つまり，これらは，制度上は「医薬品」ではなく「食品」に分類される。

サプリメント・健康食品は食品であることから，有効性にあたる［効能・効果］や摂取方法である［用法・用量］の表示はできない（表6）。一方，食薬区分の変更等の規制緩和に伴って，サプリメントとして入手可能な成分が増加してきたのに対して，有効性や摂取方法といった基本的な情報が消費者に十分伝えられていない，という現状が問題となっている。

表6　医薬品とサプリメント（食品）の相違点

	医薬品	サプリメント
食薬区分	［医薬品］	［食　品］
有効性	［効能・効果］	（表示できない）
摂取方法	［用法・用量］	［召し上がり方］等

↓

消費者の間でのサプリメントの情報不足

「健康食品」という名称については，摂取すれば健康になるという安易な印象を消費者に与えるために問題であるという意見と，既に広く浸透している名称を変えると混乱するという意見とが報告されている。

なお，サプリメントや健康食品といった食品に関わる規制として，「食品衛生法」「健康増進法」「医薬品，医療機器等の品質，有効性及び安全性の確保等に関する法律（略称：医薬品医療機器等法）」「食品安全基本法」「JAS法（農林物資の規格化及び品質表示の適正化に関する法律）」等の法律がある。

保健機能食品制度

「いわゆる健康食品」・「サプリメント」は一般食品であるため，疾病の予防や改善といった効能効果を表示することは，「医薬品，医療機器等の品質，有効性及び安全性の確保等に関する法律（略称：医薬品医療機器等法）」によって規制

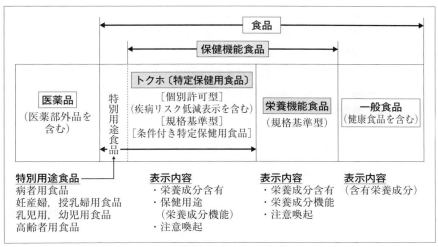

図1 保健機能食品制度と健康食品

されている。しかし，サプリメントに関して，科学的根拠や制度化の問題を避けることはできないため，一定の根拠が得られた場合に，効果の表示が認められている食品がある。

保健機能食品制度は，いわゆる健康食品のうち，一定の条件を満たした食品を「保健機能食品」と称することを認める表示の制度である（図1）。厚生労働省（制度の発足当時は厚生省）によってはじめられた。2009年9月1日から，保健機能食品制度に関する業務は，消費者庁に移管されている。

現在，「保健機能食品制度」による枠組みによって，「栄養機能食品」と「トクホ（特定保健用食品）」の2種類が定められている。

「栄養機能食品」は，必須栄養素を対象とし，一定の規格基準を満たすことを条件に，栄養素の機能表示を行うものである。「栄養機能食品」として販売するためには，一日あたりの摂取目安量に含まれる当該栄養成分量が定められた上・下限値の範囲内にある必要があり，かつ，栄養機能表示だけでなく注意喚起表示等も表示する必要がある。表示例としては，「カルシウムは骨や歯の形成に必要な栄養素です」等がある。栄養機能食品の製品は，個別の審査や認可を受けているわけではない。

「トクホ（特定保健用食品）」は，食品の持つ特定の保健の用途を表示して販売される食品である。「特定保健用食品」として販売するためには，食品の有効性や安全性について審査を受け，表示について監督官庁の許可を受ける必要があ

る。「特定保健用食品」及び「条件付き特定保健用食品」には，許可マークが付されている。「特定保健用食品」は，次のように分類される。

① 個別許可型

（関与成分の疾病リスク低減効果が医学的・栄養学的に確立されている場合，疾病リスク低減表示が認められる）

② 規格基準型

（特定保健用食品としての許可実績が十分であるなど科学的根拠が蓄積されている食品について，規格基準を定め審議会の個別審査なく許可）

③ 条件付き特定保健用食品

（特定保健用食品の審査で要求している有効性の科学的根拠のレベルには届かないものの，一定の有効性が確認される食品を，限定的な科学的根拠である旨の表示をすることを条件として，許可対象と認める）

2014年10月2日現在，「特定保健用食品」は，許可1,129品目，承認1品目である。「特定保健用食品」として個別に認められている例として，整腸作用，コレステロール低下作用，血圧調節作用，歯の健康維持等がある。また，規格基準型の特定保健用食品における関与成分は，食物繊維（難消化性デキストリン，ポリデキストロース，グアーガム分解物）とオリゴ糖（大豆オリゴ糖，フラクトオリゴ糖，乳果オリゴ糖，ガラクトオリゴ糖，キシロオリゴ糖，イソマルトオリゴ糖）である。

食品の新たな機能性表示食品制度

2015年度から，食品の新たな機能性表示制度が開始された。これは，2013年6月，第二次安倍晋三内閣による日本再興戦略の一環として，食品の機能性表示を許可する仕組みの整備を盛り込んだ，規制改革実施計画の閣議決定を受けて行われた規制緩和である。これまで，食品の機能性表示が認められていたトクホ（特定保健用食品），栄養機能食品に加えて，「機能性表示食品」が登場した。監督官庁の消費者庁による新たな機能性表示制度では，安全性や機能性について，一定条件を満たせば，企業や生産者の責任で「体のどこにいいのか」や「どう機能するのか」を表示できるようになる。

新たな機能性表示食品制度では，加工食品やサプリメントだけではなく，野菜・果物や肉・魚といった生鮮品など，原則としてすべての食品が対象となる。ただし，過剰摂取が問題になるアルコール類などは除く。また，表示に関して，疾病の治療や予防効果の表示は認められないが，健康の維持・増進の範囲に限っ

て「機能性表示」が可能となる。

3. サプリメントの現状と科学的根拠

サプリメントの科学的根拠の構築

　従来，有効性を示す科学的根拠に関して，サプリメントは，医療用医薬品よりも十分ではないとされてきた。しかし，近年では，サプリメント・機能性食品の分野において，基礎研究や臨床試験が数多く行われるようになり，サプリメント・機能性食品成分の安全性と有効性に関する一定の知見が集積されている。

　例えば，米国の医学文献データベース（'PubMed'：米国国立医学図書館（NLM）の国立バイオテクノロジー情報センター（NCBI）によって提供されるオンラインデータベース）にて，'ダイエタリー・サプリメント（dietary supplement）' を検索すると，1990年代の後半から増加していることがわかる（図2）。つまり，この10数年の間に，サプリメントに関する研究が集積され，適正使用のためのエビデンスが構築されてきた。

　かつて，サプリメントは，「安全かどうか」や「効果があるかどうか」を議論する時期があった。現在では，「どのような健康状態や病態・病気の人に，どのサプリメント製品を投与するのが適切か」という適正使用に関するエビデンスの提供および実践の段階にある。さらに，食生活を含めたライフスタイルへの介入による遺伝子発現の変化がヒト臨床研究で見出されており，1次予防のみならず2次予防や3次予防におけるサプリメントの臨床的意義が注目されている。

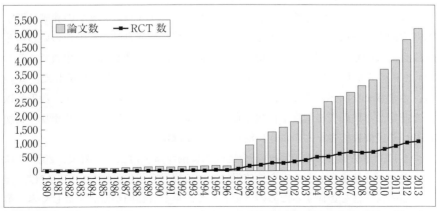

図2　サプリメント 'dietary supplements' 研究の論文数の推移（Medline）

厚生労働省の施策

現状では，健康食品・サプリメントメーカーに，消費者から様々な問い合わせが寄せられている。特に，商品の選択や摂取方法といった内容に関する質問が多く，適切な情報が消費者に伝わっていないという課題がある（図3）。

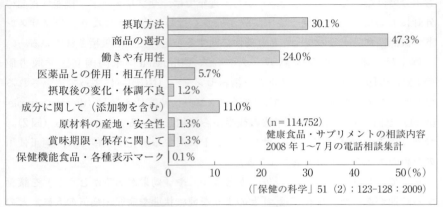

図3　健康食品・サプリメント相談室の現状

そこで，厚生労働省は，サプリメント・いわゆる健康食品に関して，アドバイザリースタッフ制度や第三者認証制度に関する考え方を示している。前者は，サプリメントの情報提供を行う立場の人についてのしくみであり，後者は，サプリメント製品の安全性担保についての取り組みである。

まず，2002年，「保健機能食品等に係るアドバイザリースタッフの養成に関する基本的考え方について」とする通知により，保健機能食品やその他のいわゆる健康食品に関して，消費者に適切に情報を提供し，消費者が気軽に相談できる者（＝アドバイザリースタッフ）の養成に関する基本的な考え方を示した。この後，さまざまな団体による民間資格のビジネスモデルが登場し，現在，数千名以上を認定した民間資格制度が複数存在している。今後，このアドバイザリー制度に基づく民間資格者をどのように活用するかが課題である。

つぎに，厚労省「健康食品の安全性確保に関する検討会」を経て，2008年に公表された「健康食品」の安全性確保に関する検討会報告書について」では，健康食品の安全性を担保するための方策として，第三者機関が確認するしくみ（第三者認証）の創設が提言された。現在，関連する複数の団体が，具体的な事業モ

デルを進めている。

今後，これらの施策が，サプリメントの適正使用という点で，消費者や医療関係者にとって有用なものとなるかどうか，検証も必要であろう。

近年，サプリメントの科学的根拠が求められ，産学協同研究などを通じて，一定のエビデンスが構築されつつある一方，関連法規の規制のため，有効性に関するデータを消費者に提供できない（健康強調表示が表示できない）というジレンマが，研究を推進するメーカー側に存在する。したがって，機能性食品・サプリメントの法的な位置づけを明確にし，安全性担保に向けた規制を強化するとともに，健康強調表示についての環境整備が急務と考えられる。（表7）

サプリメントの有効性を示す具体例

サプリメントは，日本の制度である食薬区分では，一般食品として扱われている。その範囲には，通常の食品や食材に由来する機能性食品成分から，ハーブ・薬用植物にいたるまで，さまざまな成分が含まれる。

前述のように，近年，欧米を中心にサプリメントを検証したランダム化比較試験が増加しており，一定の効能効果が明らかになった機能性食品・サプリメントも知られている。

表7　サプリメント・健康食品に関連する近年の動向と課題

1. **安全性の担保について**
   …製造管理における GMP 準拠の整備
   …第三者認証制度の導入
   （厚生労働省「健康食品」の安全性確保に関する検討会報告書　平成 20 年 7 月 4 日）

2. **消費者への情報伝達**
   【アドバイザリースタッフ】の養成に関する厚労省の指針
   …消費者に対して，保健機能食品や健康食品に関する情報提供を行う
   …民間団体が養成の実施主体
   …例：NR（栄養情報担当者），サプリメントアドバイザーなど民間資格多数
   （「保健機能食品等に係るアドバイザリースタッフの養成に関する基本的考え方について」
   平成 14 年 2 月 21 日　食発第 0221002 号）

3. **EBM をめぐるジレンマ**
   科学的根拠の構築を求められる
   ただし，関連する法律等の規制により，効能効果は表示できない
   食品成分であり，一般に，医療用医薬品のような特許取得は困難

表8　サプリメント成分と対応する病態

標的器官	訴　求	サプリメント成分
中枢神経系	認知機能・循環改善 抗うつ・抗不安	イチョウ葉エキス，ホスファチジルセリン セントジョーンズワート，バレリアン
生体防御機構	免疫調節作用	エキナセア，キノコ類（アガリクス等）
感覚器	視覚	ルテイン/ゼアキサンチン アスタキサンチン，ビルベリー
運動器	関節	グルコサミン，コンドロイチン，MSM
脂質代謝	脂質異常症改善	紅麹，植物ステロール
内分泌代謝	血糖コントロール ホルモン様作用	ギムネマ，バナバ，コロハ，桑葉，苦瓜 大豆イソフラボン，プエラリア・ミリフィカ
泌尿器系	前立腺疾患予防 尿路感染症予防	ノコギリヤシ（BPH），リコピン（抗がん） クランベリー
抗酸化作用	酸化障害軽減	コエンザイム Q10，抗酸化ビタミン類， 各種ファイトケミカル類，αリポ酸
抗炎症作用		クルクミン（ウコン），オメガ3系脂肪酸， ピクノジェノール，オレユロペン等

　具体的な訴求（有効性）と対応するサプリメント成分を表に示した（**表8**）。これらの中で，例えば，セントジョーンズワートは，軽症から中等度のうつ病に十分な効果が示されており，かつ，SSRI（選択的セロトニン再取り込み阻害薬）や SNRI（セロトニン・ノルアドレナリン再取り込み阻害薬）などの医薬品と比べて副作用が少ないことが示されている。また，変形性膝関節症に対しては，グルコサミンの有効性が知られている。その他，紅麹は，スタチン剤と同等の成分を含み，かつ，副作用が少ないことから，脂質異常症（高脂血症）に対して広く利用されている。

　現在，医療費の高騰が問題になっているが，統合医療の臨床実践においては，安全性，有効性，経済性の3点から優れたサプリメント成分を用いることができる（**表9**）。サプリメント成分に関する近年の研究において，安全性と有効性に関するエビデンスは集積されつつある。そして，経済性に関しては，既存の医薬品とサプリメント成分の比較によって，サプリメントのほうが優れた費用対効果を示すという研究データも報告されるようになってきた。

表9　統合医療におけるサプリメントの応用例

医療用医薬品を，薬用植物/機能性素材に置き換え。

→医薬品と同等の効果を有し，副作用が少ない。

→新薬（医薬品）と比べて安価であり，医療費の軽減が可能。

疾病/病態	薬用植物/機能性素材	医薬品
うつ病	セントジョーンズワート	SSRI など
脂質異常症	紅麹	スタチン剤
加齢性黄斑変性症	ルテイン	（VEGF 阻害薬）
前立腺肥大症	ノコギリヤシ	α-遮断薬など
膀胱炎の再発予防	クランベリー	（抗生物質）
認知症	イチョウ葉	（アセチルコリンエステラーゼ阻害薬）
高血圧症	コエンザイム Q10 など	各種の降圧薬
変形性関節症	グルコサミンなど	消炎鎮痛薬

なお，米国では NIH（国立衛生研究所 National Institutes of Health）に設置された NCCAM（国立補完代替医療センター National Center for Complementary and Alternative Medicine，現在は National Center for Complementary and Integrative Health：NCCIH）や ODS（Office of Dietary Supplements）が中心となり，サプリメントの検証を目的とした大規模な臨床試験が行われている。また，NCI（国立がん研究所 National Cancer Institute）では，OCCAM（Office of Cancer Complementary and Alternative Medicine）が設置され，NCCAM（現 NCCIH）を上回る研究費が，がんに関連する代替医療に利用されている。

サプリメントの用法・用量と安全性

伝統医療で用いられてきたハーブや薬用植物に由来するサプリメントの場合，用法・用量は，伝統的な投与方法および臨床試験のデータから目安が決められている。しかし，天然成分に由来するサプリメントでは，効能効果と安全性を均衡させた上で，各個人の状態に最適な用法・用量を導き出すのは容易ではない。個別の製品の品質や用量が製造者によって異なることも少なくなく，天然物では製造ロットによるばらつきの可能性も考慮する必要がある。また，ハーブ・薬用植物では，有効成分の同定や作用機序の解明が十分ではない場合もある。したがって，有効成分の含有量や活性等に基づく製品の標準化規格も一部にしか適応できない。そのため，摂取目安量にしたがってサプリメントを利用しても，必ずしも期待される効能効果が得られるとは限らない。

なお，安全性に関して，米国では FDA が「GRAS（generally recognized as safe）」と判定した食品成分やハーブを公開している。

サプリメントと有害事象報告

近年，サプリメント摂取に伴う有害事象が報告されるようになった。多くは，因果関係を問わないという報告であり，今後，実際の因果関係の有無，その作用機序等の解明が必要となる。

前述の東京都による『医療関係者の「健康食品」への対応等に係る調査』では，「健康食品」に起因する可能性があると推察される健康被害症例の経験についての回答がある。それによると，調査対象とした医療関係者の約2割が，これまでに，「健康食品」に起因する被害症例の経験があるとした。しかし，調査対象区分によっては，経験がまったくないケースもあった。また，この調査での経験例とは，必ずしも因果関係を確認したものばかりではなく，疑いをもったり気になったりした事例も含まれている。具体的な被害の内容としては，「健康食品」そのものの有害性が疑われるもの，相互作用や治療の中断による病気の悪化等があげられた。

なお，2014 年に Di Lorenzo らにより報告された系統的レビューによると，植物・ハーブサプリメントによる有害事象は稀である，とされている。そのレビューでは，相互作用を含む植物・ハーブサプリメントの有害事象に関して，主要医学データベース（PubMed/MEDLINE と Embase）にて関連キーワードによる検索が行われ，WHO ガイドラインにしたがって因果関係の検証も行われた。66 種類の植物/ハーブが対象となり，488 報が抽出された。内訳は，398 報が有害事象，89 報が医薬品との相互作用，1 報が誤った基原植物の同定についての論文であった。解析の結果，66 種類の植物由来成分のうち，39 種類において有害事象が示されており，文献の 86.5％が 14 種類の植物由来成分についてであった。具体的には，大豆（19.3％），カンゾウ（12.5％），イチョウ葉エキスと緑茶（いずれも 8.6％）が上位であった。植物／ハーブ由来のサプリメントに関する有害事象報告について，因果関係を検証したこのレビューでは，論文著者らは，①植物由来成分による（因果関係のある）有害事象の発生は比較的稀であること，②重症な臨床症状を呈する有害事象は非常に稀であること（ただし重篤なケースもありうる），と考察している。

16

有害事象の分類

　一般に，サプリメントによる有害事象は，①製品の品質管理に問題がある場合，②宿主側・ホスト側に原因のある場合に大別できる。

　現状では，サプリメントに関連して生じたとされる健康被害・有害事象の報告は，原因別に次のように分類できる。

①　因果関係がないケース（例えば臨床試験における副作用発生率に関して，偽薬群と有意差がない場合がある）。

②　個別の製品の品質管理が不適切であるために（重金属や農薬の汚染等によって）生じた健康被害・有害事象。

③　品質管理が不十分であるため，本来のハーブとは異なる種類の成分が製品化されている場合。（外見上は区別のつきにくいハーブ類も少なくないため，実際に生じている問題である。）

④　個別の製品において表示ラベルよりも多い有効成分が入っているケース。（米国等で回収例あり。）

⑤　個別の製品に対してラベルには記載されていない（未承認の医薬品等）成分が意図的に混入されていたケース（中国製の'いわゆる健康食品'に頻発している問題である）。

⑥　伝統医学や代替医療で用いられてきたハーブを，本来あるべき方法以外の処方（製法・用量）で製品化し健康被害を生じたケース（汚染や混入はない）。本邦では，アマメシバ（学名：*Sauropus androgynus*，別名：天芽芝，あまめ，てんめ）の例がある。

⑦　医薬品や食品との相互作用によって生じた有害事象（つまり個別製品の品質管理の問題ではない）。例えばセントジョーンズワート（St. John's Wort，*Hypericum perforatum*，和名：セイヨウオトギリソウ）と医薬品の相互作用による事例が知られている。

⑧　個人の体質によるアレルギー反応の一つとして生じた症状（つまり個別製品の品質管理の問題ではない）。例えば，発疹等の皮膚障害，悪心・嘔吐等の消化器障害がある。

　その他，サプリメントと医薬品の相互作用では，薬剤代謝酵素活性の個人差によるものもあると推察される。

　サプリメント・健康食品に関連して報告される有害事象は，原因別に以上のように分類される。これらは，原因がまったく異なるため，医学的には明確に区別

されるケースである。しかし，現時点での関係省庁の発表や本邦のマスコミでは
すべて同様に扱われ報道されている。消費者保護の視点からの情報提供が優先さ
れるのはいうまでもないが，一方で，現状では情報がよく整理されず，専門家に
よる十分な検討を経ずに公開されるために，臨床現場に混乱を生じている。

　近年，サプリメントの普及に伴い，利用者が急増する一方，法的には食品扱い
であるため，品質管理が十分になされていない製品が一部に流通し，健康被害を
生じていると推定される。

　一般に，ハーブサプリメントによる副作用報告では，重篤なケースは稀であ
る。したがって，医師あるいは消費者が，厳密な品質管理のもとに調整・製品化
されたハーブを利用する際，対象疾患や用法・用量を誤らない限り，問題は生じ
にくいであろう。一方，医薬品の場合は対象となる疾患が異なることもあり，死
亡例を含む有害事象が多数報告されているのは周知の事実である。例えば，米国
の報告によると，1994年，処方箋約30億枚に対して，約200万人が副作用で入
院，約10万人が死亡し，これは全米の死因の第4位に相当，副作用により派生
した医療費は約8.4兆円に達するという。

サプリメントと医薬品の相互作用

　従来，医薬品・食品・（ハーブ）サプリメントの組み合わせによる相互作用に
関して，理論上の可能性から実際の症例報告まで知られてきた。特に2000年頃
から，欧米ではハーブサプリメントと医薬品との併用による相互作用が注目され
るようになった。

　相互作用に際して問題になるのは，サプリメント摂取の自己申告率の低さであ
る。東京医科大学において著者らが行った研究では，何らかの代替医療を利用し
ていると答えた人が病院を受診した際，その代替医療について担当医に自己申告
したかどうかを調査した。その結果，医師に申告した人の割合は，ビタミン・ミ
ネラル類では14.3％，それ以外のサプリメントでは4.5％にしか過ぎなかった。
また，病院を受診した理由として，35.5％の人は代替医療を利用しているのと同
じ病気や症状をあげた。

　サプリメントと医薬品の相互作用メカニズムには，薬物動態学的機序と薬力学
的機序の2つが存在する。これらのうち，薬物動態学的メカニズムにおける代謝
への影響として，肝薬物代謝酵素である肝チトクローム P450 酵素の阻害および
誘導による相互作用が報告されてきた。チトクローム P450 を介して医薬品との
相互作用を持つハーブとして，セントジョーンズワート（St. John's Wort, *Hy-*

pericum perforatum，和名：セイヨウオトギリソウ）がよく知られている。セントジョーンズワートは，CYP450 のうち，いくつかの分子種の酵素を誘導し，併用薬の血中濃度を低下させる。薬力学的機序による相互作用は，医薬品の血中濃度変化を伴わない作用である。例えば，受容体への結合阻害等が知られている。

サプリメントと医薬品の併用——Positive Interaction

医療用医薬品とサプリメントの併用による効能効果を期待する場合がある。代表的な組み合わせは，スタチン系脂質異常症薬とコエンザイム Q10（CoenzymeQ10，CoQ10），アセトアミノフェン等とマリアアザミ（*Silybum marianum*）である。

CoQ10 は，生体内に広く分布し，細胞内のミトコンドリアにおける ATP 産生に必須な分子である。本邦では，1974 年から心筋代謝改善薬（ユビデカレノン）として利用されており，2001 年には食品（サプリメント）としての使用も可能になった。CoQ10 は強い抗酸化作用を有し，広く利用されている。また，加齢により生体内の CoQ10 量が減少するために，抗加齢医学の見地からも注目されている成分である。

一方，スタチン系脂質異常症薬は，メバロン酸の生成を抑制することでコレステロールを低下させるが，メバロン酸は CoQ10 の合成にも必要であるため，CoQ10 の生成も抑制してしまう。実際，スタチン系脂質異常症薬投与時における CoQ10 濃度の低下が報告されている。現在では，スタチン系脂質異常症薬服用時には CoQ10 をサプリメントとして併用することが推奨されている。

その他，マリアアザミ（*Silybum marianum*）は，薬剤性肝障害の予防効果が示唆されており，アセトアミノフェン等との併用が米国において推奨されている。

サプリメントに関連する課題

現在，サプリメントに関して，次のような問題が生じている。これらは，本邦だけの問題ではなく，欧米諸国でも議論されている事柄である。

① 製品の品質管理に対する規制について

サプリメントについての規制は各国で統一されておらず，厳しい規制を持つ国もあれば，本邦や米国のように，不適切な品質の製品が市場に出回っている国もある。（なお，日米ともに適切な品質管理のもとに製造された，優れたサプリメント製品も存在する。）

② 有害事象報告のシステムについて

近年，サプリメント摂取に伴う健康被害・有害事象が報告されるようになった。サプリメントと有害事象との因果関係を問わない情報収集も重要であるが，因果関係を明らかにするための研究も必要である。また，有害事象を認めた症例について，因果関係を明確にするための医療情報の収集と分析がさらに求められている。

③ EBM

サプリメントの中には，例えば *Ginkgo biloba*（イチョウ葉）や *Hypericum perforatum*（St John's wort，セントジョーンズワート），*E. purpurea, E. angustifolia, E. pallida*（Echinacea エキナセア），*Serenoa repens*（ノコギリヤシ）等のように，比較的多くのRCT（ランダム化比較試験）によって有効性と安全性が示されている成分もある。しかし，一般に，医療用医薬品と比較すると，エビデンスが十分とはいえない。

一方，各国の伝統医療の中で長期間にわたって利用されてきたハーブに関しては，RCT によるデータが十分ではなくても，一定の評価をすべきであるという意見もある。

④ 消費者に対する適切な情報伝達の不足

本邦では公的な研究機関が，消費者に対して，サプリメントについての信頼のできる適切な情報を伝達できていないという問題点がある。また，消費者向けの情報源として，複数のモノグラフが存在する欧米の場合も，モノグラフ・データベースの内容が玉石混淆であるという指摘がある。

⑤ 医師・医療関係者にとって信頼のできる情報の不足

欧米では，医師・医療関係者を対象にしたサプリメントのモノグラフが複数存在し，EBM に関する最新情報にアクセスできる。一方，本邦では，まだ十分とはいえない。

利用可能なモノグラフ

サプリメントに関する EBM を集めたモノグラフやデータベースが，欧米では数多く作成されている。比較的よく利用される代表的なモノグラフを下記に示すが，いずれも内容については，それぞれの編集担当者や執筆者によるばらつきが大きく，単独ですべての情報を網羅できるものは存在しないと考えてよい。

Natural Medicines Comprehensive Database

http://www.naturaldatabase.com/

Natural Standard

http://www.naturalstandard.com/

以上の2つは有料である。

これらの他，米国 Memorial Sloan-Kettering Cancer Center（http://www.mskcc.org/）や WHO（http://www.who.int/），ヘルス・カナダ（http://www.hc-sc.gc.ca/）等もサプリメントに関するモノグラフを公表している。また，本邦では，一つの試みとして，独立行政法人国立健康・栄養研究所が「健康食品の安全性・有効性情報」として提供している情報がある（http://hfnet.nih.go.jp/main.php）。

ただし，以上のデータベースには記載に明らかな誤りを含んでいる場合が少なくない。多くは1次資料からの転載ミスである。また，日本語のデータベースの場合には，欧米の参考資料を孫引きによって引用してしまい，誤りをそのまま転載するケースさえ存在する。今後，医療従事者向けに質の高い情報提供が日本語で求められている。

なお，著者は，『医療従事者のための EBM サプリメント事典』（医学出版社，2006）および『サプリメント診療ハンドブック』（医学出版社，2008）というモノグラフ集を上梓した。

現在，厚生労働省の重点施策として，各学会による診療ガイドライン作成が進められている。サプリメントに関しても，関連学会が，「医師用」「患者用」のEBM ガイドラインを作成することが望まれる。

個別化医療におけるサプリメントの意義

サプリメントに関しては，さらに研究の推進が必要である。効能効果の検証には，従来からの指標に加えて，新たなバイオマーカーの確立や評価手法の検討が必要と考えられる。

サプリメントと医薬品との相互作用の問題を考慮するとき，サプリメント摂取に関する自己申告率の低さに対する対策として，問診の重要性があげられる。ただし，サプリメント・食品・医薬品の組み合わせは無数に存在し，さらに SNPs（一塩基多型）といったゲノムの個人差を考慮すると，相互作用を予測することは非常に困難であろう。もちろん，ゲノムやプロテオームの研究といった'OMICS' 研究の成果を，サプリメントの EBM に応用することは必須である。こ

れらの知見から，効能効果および副作用・相互作用の予測を行い，適切なサプリメントを処方できることが期待される。

　適切な品目・製品を選択し，至適な用法・用量にて利用する場合，サプリメントは疾患の予防や治療に応用できる。統合医療の推進に際して，サプリメントを個別化医療に利用することは必須であると考えられる。

📄 参考文献

- Atsumi K, Kamohara S. Bridging Conventional Medicine and Complementary and Alternative Medicine. IEEE ENGINEERING IN MEDICINE and BIOLOGY magazine 2005; 24: 30-34.
- Barnes PM, et al. Complementary and alternative medicine use among adults: United States, 2002. Adv Data 2004; 343: 1-19.
- DHC サプリメント研究所：http://www.dhc-med.com/
- Di Lorenzo C, et al. Adverse Effects of Plant Food Supplements and Botanical Preparations: A Systematic Review with Critical Evaluation of Causality. Br J Clin Pharmacol. 2014 Sep 24.
- Eisenberg DM, et al. Trends in alternative medicine use in the United States, 1990-1997: results of a follow-up national survey. JAMA 280: 1569-1575, 1998.
- Kamohara S. Prospects for the appropriate use of the dietary supplements in geriatric medicine. Nihon Ronen Igakkai Zasshi. 2014; 51: 141-3.
- 蒲原聖可：代替医療．中央公論新社，東京，2002．
- 蒲原聖可：ヘルシーエイジングに役立つサプリメント・健康食品．医学と看護社，2013 年．
- 蒲原聖可：サプリメント事典　第 3 版．平凡社，2010 年．
- 蒲原聖可：必携サプリメント・健康食品ハンドブック．新興医学出版社，2009 年．
- 蒲原聖可：医療従事者のための EBM サプリメント事典．医学出版社，2008 年．
- 蒲原聖可：「米国における相補・代替医療の動向」．医学書院『病院』2004 年 5 月号　第 63 巻第 5 号：pp390〜393．
- 蒲原聖可，渥美和彦：「米国における補完・代替医療の現状」，日本医師会，『日本医師会雑誌』2004 年 11 月 1 日号，第 132 巻・第 9 号，1095-1099．
- 蒲原聖可：「代替医療と生活習慣病」．エルゼビア・ジャパン『臨床と薬物治療』2003 年 6 月号　第 22 巻第 6 号：pp531〜534．
- 蒲原聖可：「ハーブサプリメント」．現代医療社『現代医療』第 36 巻第 8 号 136 (1742)-141 (1747)，2004 年．
- 蒲原聖可：「抗加齢医学における栄養補助食品およびハーブサプリメントの応用」，ライフ・サイエンス社，『Geriatric Medicine（老年医学）』2004 年第 42 巻第 10 号，1309-1315．
- 蒲原聖可：「医療現場におけるサプリメントの適正使用に向けた展望」．メディカルトリビューン社『国際統合医学会誌』2011 年 3 月 4 日発行　vol.3，No1：p85-p91．
- Yamashita H, et al. Popularity of complementary and alternative medicine in Japan: a telephone survey. Complement Ther Med 2002; 10: 84-93.

第2部
サプリメントと医薬品の相互作用

第2部　サプリメントと医薬品の相互作用

1. 相互作用に関する情報の利用法

サプリメントと医薬品の相互作用を考える際の課題

　本書では，サプリメントと医薬品との相互作用に関連した報告を網羅的に紹介し，それらのデータに基づいて，相互作用の可能性について概説した。ただし，相互作用に関して，臨床的判断を行う際には，いくつかの留意事項があり，現時点では，適切な判断が容易に行えるとは言い難い状況である。

　例えば，本書では，基礎研究や臨床試験，症例報告といった文献に基づいた情報を提示したが，*in vitro* と *in vivo*，動物実験とヒト臨床試験，短期投与と長期投与では，それぞれのデータが示す臨床的意義はまったく異なる。

　また，医薬品とは違って，サプリメントの場合では，製造・販売メーカーによる製品の差が存在する。つまり，有効成分の組み合わせや配合量，摂取目安量の記載等に違いがある。品質管理が十分とはいえない製品も数多く存在することが知られている。

　さらに，サプリメントと医薬品の相互作用を報告した症例報告や症例シリーズ，臨床試験では，論文の記述が適切ではなく，実際の相互作用が存在するのかどうか，判断できない論文が多い（Fugh-Berman）。

　本項では，サプリメントと医薬品の相互作用に関して臨床判断を行う際，考慮するべき課題を検討する。

相互作用に関する研究の限界

　相互作用を検証した研究に基づいて，臨床判断を行う場合，それらの研究のもつ臨床的意義を考慮する必要がある。いうまでもなく，*in vitro* と *in vivo*，動物実験とヒト臨床試験では，それぞれ意義が異なる。これらの研究の特徴は，次のように考えられる。

① *In vitro* 研究（ヒト肝ミクロソーム等）

利点：比較的実施が容易な実験系。

　　　情報伝達機構の解析といった作用機序の検討に有用。

限界：相対的に高濃度処理下での実験系による報告が多く，臨床的意義が明確でない。

In vivo における低いバイオアベイラビリティを考慮できない実験系。

In vivo での血漿等における結合タンパクといった影響を検証できない実験系。

② 動物実験

利点：体内動態の詳細な解析が比較的容易な実験系。

体内分布や薬物動態，バイオアベイラビリティに関連する基本情報が得られる。

高濃度あるいは長期投与時の毒性試験も可能。

限界：種の違いのため，ヒトにおける作用が同じとは限らない。

高濃度あるいは長期投与時の作用について，ヒトでの検証は困難。

③ ヒト臨床試験

利点：適切な用法・用量に関する基本情報が得られる。

個別化医療の確立に向けた基本情報が得られる。

限界：適切なプロトコールの設定が容易ではない。

体内動態の検証は容易ではない。

バイオアベイラビリティの検証必要。

臨床試験の実施までのハードル（倫理委員会・被験者の同意）。

健常者を被験者とする場合，有病者における病態を反映するとは限らない。

薬物代謝酵素における個人差（SNPs 等による活性の差）の存在。

相互作用に関連する組み合わせは無数に存在し，すべての検討は不可能。

以上のように，ヒト臨床試験にもいくつかの限界が存在する。

例えば，薬用植物の検討では，臨床試験において適切なプロトコールの設定が重要であるのはいうまでもない。しかし，サプリメントでは，適切な用法・用量が確立していることは少なく，個別の製品間での差異も問題となる。

相互作用の可能性を検証する臨床試験では，通常，被験者は健常者である。しかし，相互作用が問題になりうるのは，実際に医薬品を服用している場合であり，何らかの疾患を有していることが前提となる。有病者では，低栄養や炎症といった病態が存在する可能性があり，これらの要素を加味して，相互作用の潜在

的可能性について臨床判断を下すのは容易ではない。

相互作用を検証する臨床試験では，薬物代謝酵素活性における個人差を考慮する必要がある。一般には，大規模な臨床試験が望まれるが，P450の各分子種に存在するSNPsの解析には，被験者の数に応じた費用も生じることになる。

これらの限界を解決しつつ，適切な臨床試験を実施するには，膨大な研究費用が必要となる。さらに，サプリメントと医薬品の組み合わせは，（サプリメント製品の種類を考慮すると）無数に存在し，それらをすべて検証することは不可能である。

なお，安全性や相互作用に関しては，質の高い観察研究によるデータも重要となる。

相互作用に関する論文の信頼性

サプリメントと医薬品の組み合わせは無数に存在するため，相互作用の検討には，ヒト臨床試験に加え，質の高い観察研究や症例研究が重要である。しかし，現状では，相互作用を考慮する上で参考となるはずの論文について，その信頼性が問われている。

Fugh-Bermanらは，ハーブと医薬品の相互作用に関する臨床的エビデンスを評価したレビューを報告している。レビューでは，まず，データベース検索により，相互作用を示唆する論文（症例報告，症例シリーズ，臨床試験）を検出し，次に，相互作用であるという蓋然性（確実性）に関する評価を行った。評価方法としては，独自のスコアリングによるポイント数が用いられ，'Unevaluable' 'Possible' 'Likely' といった分類が用いられた。なお，スコアリングの項目は，患者情報（年齢，性別，臨床診断等），併用された医薬品，現病歴及び有害事象の記述，時間経過の適切な記載，医薬品投与時期と有害事象の発現時期の合理性といった点である。検索により108症例が検出され，各症例が詳細に検討された結果，74症例（68.5%）が 'unable to be evaluated' とされた。つまり，これらの症例報告では，相互作用の蓋然性を評価するための十分な情報が記載されていなかった。14症例（13%）が，'well-documented' とされ，20症例（18.5%）が 'possible' とされた（Fugh-Berman）。

したがって，「○○○というサプリメント摂取によって肝障害が生じた」という症例報告があったとしても，因果関係について十分に検討されている論文は決して多いとはいえないのである。

医薬品はワルファリン，サプリメントは SJW に注意

Fugh-Berman らのレビューによると，サプリメントと医薬品の相互作用において，医薬品側の原因として最も多いのはワルファリン，ハーブ側として多いのはセントジョーンズワート（SJW）とされている。具体的には，108 症例のうち，ワルファリンが 18 例，SJW が 85 例であった。また，SJW での相互作用のうち，54 例（63.5％）はシクロスポリンとの併用例であった。

ただし，前節で述べたように，それぞれの症例報告の信頼性が必ずしも高くないという問題がある（Fugh-Berman）。

薬物代謝の個人差と相互作用──ワルファリンの場合

チトクローム P450 の活性には個人差が存在する。これは，チトクローム P450 の分子種における SNPs 等の違いによる。医薬品とサプリメントの相互作用において，医薬品側の原因として最も多いワルファリンにおいても，チトクローム P450 活性の相違に基づく薬物代謝の個人差があり，注意が必要である。

ワルファリンは，S 体と R 体のラセミ体で存在する。S 体は主に CYP2C9，R 体は主に CYP1A2 および 3A4 で代謝される。なお，S 体のほうが，R 体よりも抗凝固活性が高く，半減期が短いため，ワルファリンの薬物代謝における個人差は，CYP2C9 における違いによって顕在化しやすいと考えられる。同様に，サプリメントとワルファリンの併用による相互作用においても，CYP2C9 活性に作用するサプリメントでは影響が大きい。

性差医療と相互作用

チトクローム P450 活性に対する作用において，性差の存在が示唆されている。

Gurley らは，健康なボランティア 12 名（男女各 6 名）を対象に，セントジョーンズワート（SJW）によるチトクローム P450 への作用を検討した。その結果，SJW 投与によって，前値に比べて CYP3A4 活性が男女ともに有意に上昇した。また，男女の比較では，男性よりも女性において，CYP3A4 活性の変化率（増加率）が有意に大きかったという（Gurley）。このデータから，SJW と医薬品との相互作用発現には，性差が存在することが推察される。

製造規範の相違

医薬品との併用による相互作用に限らず，サプリメント摂取に伴う有害事象を見出したとする症例報告の中には，該当するサプリメント製品の成分解析をせず

に，論文を発表しているものがよくみられる。しかし，サプリメント摂取に関連する有害事象を報告するのであれば，本来は，該当する製品の成分解析が不可欠である。

医薬品に対しては，関連法規によって製造管理及び品質管理規則（GMP：Good Manufacturing Practice）が厳密に定められている。したがって，医薬品投与に関連した有害事象報告の際には，通常，該当する製品の成分分析の必要性は低い。

しかし，サプリメントは，食品の扱いであるため，医薬品に対する製造規範は適用されない。そのため，商品名や成分名・原材料の表示にかかわらず，有害事象における因果関係や作用機序の解明には，該当する製品の成分分析が欠かせない。なお，国内の大手メーカーのサプリメントは，健康食品版 GMP 認定工場において製造されており，一定の基準を満たしている。

本邦では，医療用医薬品と食品（サプリメント）の両方のカテゴリーで販売されている機能性成分も存在する。

例えば，コエンザイム Q10（Coenzyme Q10, CoQ10）は，1974 年に厚生省（当時）より医療用医薬品として承認を受け，一般名ユビデカレノンとして日本薬局方に収載されている。この場合，効能効果や用法用量が定められている。一方，2001 年に厚生労働省によって，CoQ10 は「医薬品的効果効能を標榜しない限り食品と認められる成分」とされ，食品（サプリメント）として販売できるようになった。現時点では摂取上限量は，設定されていない。また，品質管理の不十分な製品が流通していることも知られている。

成分解析の必要性

サプリメント摂取に関連する有害事象や相互作用の報告において，該当する製品の成分解析が必要な理由は，次のような問題が存在するためである。

① 製品表示と含有量の相違

サプリメントは，「いわゆる健康食品」として分類されるため，各製造・販売メーカーの個別の製品により，有効成分の組み合わせや摂取目安量が大きく異なる。

さらに，製品パッケージに記載されている数値（含有量）と，実際の測定値が大きく異なることも珍しくない。例えば，本邦では，2005 年から 06 年にかけて，コエンザイム Q10 入りとうたった健康食品に関して，表示よりもはるかに

少ない含有量しかないことが判明し，景品表示法違反に問われたケースが散発した。

② 製品表示の確認

医薬品との相互作用を考える際，サプリメントの摂取量の確認が必要である。医療用医薬品と異なり，サプリメントの多くは用法・用量が確立されていない。そのため，製品に表示されている1日あたりの摂取目安量が，有効成分換算で大きく異なる（なお，公的機関により1日あたりの摂取目安量の上限値が決められている成分も存在する）。

有効成分の含有量・1日あたりの摂取量については，メーカーや製品によって表示方法も異なるので，注意が必要である。

コエンザイムQ10の場合では，次のようなものが本邦で流通していることを著者は確認した。例えば，成分欄に「コエンザイムQ10末　120 mg」という表示のある製品があった。この120 mgという含有量は「1袋（80粒）あたり」であり，その製品の摂取目安量である1日2粒に換算すると3 mg/日の摂取に過ぎない。一方，大手メーカーのCoQ10製品では，1日あたり60～90 mgが摂取目安量とされていることが多い。

消費者に「誤認」を生じさせることを意図したような製品が，数多くあるため，注意を要する。特に誤認しやすいのは，有効成分の含有量の表示である。例えば，「イソフラボン　20 mg」と記載されている場合，それが，「1粒あたり」なのか，「1日（摂取目安量）あたり」なのかといった確認が「費用対効果」の視点から必要である。

③ 品質管理

前述のように，サプリメントについての規制は各国で統一されておらず，厳しい規制を持つ国もあれば，本邦や米国のように，不適切な品質の製品が市場に出回っている国もある。

不適切な製品の例として，本邦では，イチョウ葉エキス（GBE：*Ginkgo biloba* extract）製剤に関する報告が知られている。GBEについては，欧州において，数多くの臨床試験により認知症や閉塞性動脈硬化症に対して，一定の効能効果が示されてきた。現在，GBE製剤は，米国等において最もよく利用されるハーブサプリメントの一つである。

一方，イチョウ葉にはギンコール酸というアレルギー惹起物質が含まれており，服用すると皮膚障害や胃腸障害を引き起こす。そのため，ドイツ等で医薬品

として使用される製品では，ギンコール酸が除かれている。しかし，2002年11月に報告された国民生活センターの調査によると，本邦におけるイチョウ葉製品ではギンコール酸が多量に含まれている製品が認められた。特に「葉の破砕物」を使用した製品に多く含まれていたという。

その他，本邦では，未承認の医薬品成分が意図的に混入されていたケースといった悪質な例も多数報告されている。

④　製造方法の相違

同じ機能性成分や素材に由来する製品であっても，メーカーにより製造法が異なるケースがある。

伝統医学や代替医療で用いられてきた薬用植物や食品成分を，従来の方法以外の処方（製法・用量・抽出法）で製品化することがある。例えば，機能性成分の吸収を改善する目的で，特別な抽出法や製造法が用いられることがある。必ずしも，健康被害を生じるわけではないが，伝統的な方法ではない製造法では，長期投与時の安全性が確立されているとは言い難い。

食材自体ではなく，製造法に問題があり，健康被害を生じたケースとして，本邦では，アマメシバ（学名：*Sauropus androgynus*，別名：天芽芝，あまめ，てんめ）の例がある。

また，動物実験の結果を受けて，特定の抽出法で製造された製品が回収された例として，アガリクス製品がある。このアガリクス製品では健康被害は知られていないが，メーカーによる自主回収が行われた。

その他，機能性素材自体よりは，特定の製品の抽出法・製造法が問題を生じたと推察された事例として，カバやブラックコホシュ，緑茶のケースがある。これらは，いずれも海外での報告である。

臨床試験における製品の情報

本邦だけではなく欧米においても，サプリメント製品の品質管理が問題とされている。副作用や相互作用といった有害事象を認めたとする症例報告や症例シリーズにおいて，該当するサプリメント製品の成分分析が行われておらず，因果関係や作用機序がまったく不明なまま，不確かな情報がひとり歩きするという状況もある。

サプリメントの効果を検証したランダム化比較試験（RCT）では，有害事象に関する症例報告等とは異なり，比較的品質管理の確実な製品を選択して利用していると考えられる。しかし，実際には，製品の解析を行い，その内容を論文に

期待している RCT は，多くはないようである。

例えば，Wolsko らは，2000 年 1 月 1 日から 2004 年 2 月 9 日までに発表された Medline 収載英文論文のうち，エキナセア，ニンニク，イチョウ葉，ノコギリヤシ，セントジョーンズワートのいずれかの単一ハーブを用いた RCT について，対象となったハーブ製品の情報を検証した。その結果，81 報の RCT のうち，含有成分の定量分析を実施していたのは 12 報（15%）であった。また，有効成分に関して，少なくとも 1 種類以上を実際に測定し，適切な情報を提供していた RCT は，3 報（4%）に過ぎなかった。この 3 報の RCT では，実際の含有量は，予測値の 80〜113% であったという（Wolsko）。

この報告で興味深いのは，Jadad score（ハダッド・スコア）が 3 以上であり，比較的質が高いと考えられる RCT では，製品分析の実施頻度が低い（54 報中 5 報，9%）という点である。Jadad score の低い RCT における実施頻度は 27 報中 7 報，26% であり，両者には有意差が認められている（p = 0.09）。なお，Jadad score とは，RCT の質を評価するために用いられるスコアであり，Cochrane Library のシステマティック・レビューで利用されている（Jadad）。

このように比較的最近，英文で発表された RCT であっても，ハーブサプリメント製品についての解析や記述は適切とはいえないものが多い。この事実は，サプリメントと医薬品の相互作用の可能性に関して，臨床における判断の際に留意するべきであろう。

相互作用についての臨床判断

医薬品とサプリメントの相互作用における臨床的意義を判断するためには，次のような項目を考慮する必要がある。

① 医薬品の添付文書に記載されているか

サプリメントやいわゆる健康食品は，食品・飲食物・嗜好品として添付文書に記載されていることがある。まず，医薬品の添付文書にて，相互作用の項目を確認する。

② サプリメントの品質についての確認

本書では，「臨床における対応」として，相互作用に関するガイドラインの提案を行った。

ただし，これは，該当するサプリメント製品が適切な品質であることが前提条件である。個別の製品についての判断は容易ではないが，一般に，国内の大手

メーカーであれば問題は少ないと考えられる。学術情報の提供が可能なメーカーの製品を利用することで、臨床にて生じる疑問点にも対応できるであろう。

各サプリメント製品の内容成分については、必要に応じて各メーカーに問い合わせを行う。

なお、医薬品については、医薬品メーカーに問い合わせるか、最新の添付文書を参照することもできる。

③ 臨床的意義の確認

本書では、相互作用に関連するデータを、*in vitro* および *in vivo*、症例報告からランダム化比較試験の報告にいたるまで網羅的に紹介し、その上で、独自の「臨床における対応」を提案した。ただし、相互作用の可能性に関する臨床判断では、サプリメントの個別製品における違い、遺伝素因に基づく個人差といった要素を考慮する必要がある。

さらに、「日常臨床における判断」には、個別の医薬品の「治療係数（therapeutic index）」（安全域　safety margin）の考慮も重要である。一般に、医薬品の用量を増やすと、ある濃度で薬理作用が発現する。さらに、用量を増やすと毒性が現れる。理論的には、致死量と有効量の幅が大きいほど安全な医薬品といえる。したがって、サプリメントと医薬品との相互作用を判断する際、治療係数といった医薬品の安全性に関する指標も考慮することが求められる。つまり、安全域の幅が狭い医薬品との併用では、相互作用について慎重なモニタリングが必要となる。一方、安全域の広い医薬品との併用の場合、比較的緩やかな観察で十分というケースも考えられるであろう。

📄 参考文献

- Fugh-Berman A, et al. Herb-drug interactions: review and assessment of report reliability. Br J Clin Pharmacol 2001; 52: 587-95.
- Gurley BJ, et al. Cytochrome P450 phenotypic ratios for predicting herb-drug interactions in humans. Clin Pharmacol Ther 2002; 72: 276-87.
- Jadad AR, et al. Assessing the quality of reports of randomized clinical trials: is blinding necessary? Control Clin Trials 1996; 17: 1-12.
- Wolsko PM, et al. Lack of herbal supplement characterization in published randomized controlled trials. Am J Med 2005; 118: 1087-93.

2. 相互作用・診療マニュアル

本マニュアルの情報源

　本書では，サプリメントの各成分に関する情報を網羅的に収集し，相互作用に関連するデータを紹介した。

　該当するサプリメントの成分やハーブ・薬用植物に関して，まず，Medline，Cochrane library，Japana Centra Revuo Medicina 等のデータベースにおいて検索を行い，次に，原著論文の抽出・検証を行った上で各項目を構成した。つまり，原則として情報源は，1次資料である。また，総説やメタ分析，各種のデータベースやモノグラフ，事典および関連書籍も参考資料として利用した。さらに，欧米で開催されてきた主要な関連学会やカンファレンスにおける議論や配付資料も参照した。

　本書において1次資料を紹介する際には，原資料における記述を優先したため，本書の全体では同義語や類似語の統一をあえて行っていない。

　なお，これらの原著論文には，研究の質という点で適切ではないものが少なくない。通常の「臨床ガイドライン」等では，エビデンスの質が研究デザインのみで判断されている場合が多い。しかし，サプリメントやハーブに関する研究では，NEJM や JAMA といった主流医学誌に発表されたランダム化比較試験であっても，研究デザインが明らかに不適切であり，質の低い論文が散見される。

　最近，研究の質に問題があるとして欧米の専門家の間で話題になったのは，例えば，JAMA に掲載されたセントジョーンズワート，同じく JAMA（2002）のイチョウ葉エキス，JAMA のガルシニア，NEJM（2005）のエキナセア，NEJM（2006）のノコギリヤシ，Ann Intern Med のビタミン E といった論文である。これらは，研究のデザインやプロトコールに問題があるにもかかわらず，ネガティブデータとして主要マスコミに報道され，一般消費者や医療従事者の間に大きな混乱をもたらした。

　このように，主流医学誌に掲載されたランダム化比較試験にも問題が少なくない。また，観察研究から得られるエビデンスのほうが優れている場合もある。

　そこで，本書では，各エビデンスの質を検証した上で，それぞれのサプリメントと医薬品との相互作用に関して，【臨床における対応】の提案を行った。

本マニュアルの構成

本マニュアルは，次の項目から構成される。

【名　称】
［和名］［別名］［英名］［学名］について，該当する項目を記載。

▍概　要
サプリメント成分として，利用されるようになった経緯，有効性や安全性に関するデータを概説。

● 用途・適応

基礎研究や予備的臨床試験から示唆される効能効果。伝統医療での適応。あるいは，'いわゆる健康食品' としての利用目的等。

ただし，効能効果として確立されているわけではない。

相互作用チェックリスト

［相互作用に注意する医薬品］⇒［臨床における対応］
サプリメントと医薬品の相互作用について，本書独自の臨床判断を行った。具体的には，［相互作用に注意する医薬品］として医薬品を取り上げ，［臨床における対応］として臨床判断の提案を行っている。

解説：相互作用のメカニズム

相互作用に関するデータを網羅的に解説した。

参考文献

主な文献を紹介した。

アーティチョーク *Cynara cardunculus*

【名　称】

[和　名]　チョウセンアザミ

[別　名]　アーティチョーク

[英　名]　artichoke

[学　名]　*Cynara cardunculus, Cynara scolymus*

▌概　要

　アーティチョーク（和名チョウセンアザミ）は地中海沿岸を原産とするキク科チョウセンアザミ属の多年草であり，蕾が食用に利用される。薬用部分は葉，花托，総苞片である。多くの臨床研究では，葉の抽出物が投与されている。

　有効成分のシナリン cynarin やルテオリン luteolin がコレステロール低下作用を有すると考えられる。基礎研究では，肝細胞保護作用，抗酸化作用などが示されてきた。また，ラット肝細胞系にて，アーティチョーク葉の水抽出物によるHMG-CoA 還元酵素阻害作用が認められている（Gebhardt）。

　複数の臨床試験により，消化不全や機能性胃腸症，過敏性腸症候群，脂質異常症に対する改善作用が報告されている。

　機能性胃腸症（上腹部消化器不定愁訴，functional dyspepsia）患者 247 名を対象に行われた多施設共同ランダム化二重盲検臨床試験では，アーティチョーク抽出物が 1,920 mg（分 3）の用量で 6 週間投与された結果，偽薬群に比べて有意な症状の改善を認めた（Holtmann）。

　過敏性腸症候群に対する改善作用を示した報告もある（Walker）。

　高コレステロール血症改善作用に関するコクラン・レビューでも，アーティチョーク抽出物の有用性が示唆されている（Pittler, 2002）。

　脂質異常症患者を対象にしたランダム化二重盲検偽薬対照試験では，アーティチョーク乾燥抽出物が 1 日あたり 1,800 mg（drug/extract 比　25-35：1）の用量で 6 週間投与された結果，偽薬に比べて総コレステロール（偽薬 8.6% vs. 治療群 18.5%）および LDL コレステロール（偽薬 6.3% vs. 治療群 22.9%）の有意な低下が認められた（Englisch）。

　利胆作用を有することから，二日酔いに対する民間薬として用いられることが

ある。ただし，二日酔いに対するアーティチョーク抽出物の効果を検証した臨床研究では有意な作用は認められなかった（Pittler, 2003）。

アーティチョーク含有複合サプリメントによる生活習慣病改善効果を示した予備的な臨床研究が報告されている。まず，イタリアで行われたランダム化二重盲検偽薬対照試験では，肥満者39名を対象に，インゲン豆とアーティチョーク葉抽出物の複合サプリメントが2カ月間投与され，食欲抑制作用や肥満改善作用が示唆された（Rondanelli）。また，フランスで行われたランダム化二重盲検偽薬対照試験では，高コレステロール血症患者45名を対象に，紅麹＋ポリコサノール＋アーティチョーク葉エキス複合サプリメントが4週間投与され，LDLコレステロール値の有意な低下が認められた（Barrat）。

なお，ダイエット（減量）目的のサプリメントの成分として，アーティチョーク抽出物が配合されていることがある。ただし，アーティチョーク抽出物の減量効果を示した質の高い臨床研究は知られていない。

豊富な食経験を有する食用の成分であり，一般に，許容性は高いと考えられる。米国ではGRAS（generally recognized as safe）とされている。適応となる病態に対して適切な品質の製品を用法・用量を守って使用する場合，特に問題は生じないと考えられる。有害事象として，鼓腸，アレルギー・過敏症を生じうる。

現時点では，医薬品との相互作用による有害事象は報告されていない。

有効成分には利胆作用があり，胆汁分泌促進作用を示すことから，活動性の胆道系疾患を有する患者に対しては，禁忌とされる。

なお，エキス剤やサプリメントとしての投与による効能効果および許容性に関しては，さらに検討が必要であろう。

● 用途・適応

消化不全　機能性胃腸症　過敏性腸症候群　脂質異常症（高コレステロール血症）

📖 相互作用チェックリスト

［相互作用に注意する医薬品］⇒［臨床における対応］
〈医薬品〉

現時点では，医薬品との相互作用による有害事象は報告されていない。ただ

し，アーティチョーク抽出物の有する働きからの推測により，脂質異常症治療薬との理論的な相互作用の可能性が考えられている（Gebhardt）。

⇒併用は可能と考えられるが，念のため慎重に。医師の監視下に関連指標をモニターすること。

〈サプリメント〉

現時点では，サプリメントとの相互作用による有害事象は報告されていない。ただし，アーティチョーク抽出物の有する働きからの推測により，脂質異常症に対する機能性成分との理論的な相互作用の可能性が考えられている（〈医薬品〉の項を参照のこと）。

⇒併用は可能と考えられるが，念のため慎重に。

〈食　品〉

現時点では，食品との相互作用による有害事象は報告されていない。

📄 参考文献

・Barrat E, et al. Effect on LDL-cholesterol of a large dose of a dietary supplement with plant extracts in subjects with untreated moderate hypercholesterolaemia: a randomised, double-blind, placebo-controlled study. Eur J Nutr. 2013; 52: 1843-52.

・Englisch W, et al. Efficacy of Artichoke dry extract in patients with hyperlipoproteinemia. Arzneimittelforschung. 2000; 50: 260-5.

・Gebhardt R. Inhibition of cholesterol biosynthesis in primary cultured rat hepatocytes by artichoke (Cynara scolymus L.) extracts. J Pharmacol Exp Ther. 1998; 286: 1122-8.

・Holtmann G, et al. Efficacy of artichoke leaf extract in the treatment of patients with functional dyspepsia: a six-week placebo-controlled, double-blind, multicentre trial. Aliment Pharmacol Ther. 2003; 18: 1099-105.

・Pittler MH, et al. Artichoke leaf extract for treating hypercholesterolaemia. Cochrane Database Syst Rev. 2002; (3): CD003335.

・Pittler MH, et al. Effectiveness of artichoke extract in preventing alcohol-induced hangovers: a randomized controlled trial. CMAJ. 2003; 169: 1269-73.

・Rondanelli M, et al. Appetite control and glycaemia reduction in overweight subjects treated with a combination of two highly standardized extracts from Phaseolus vulgaris and Cynara scolymus. Phytother Res. 2011; 25: 1275-82.

・Walker AF, et al. Artichoke leaf extract reduces symptoms of irritable bowel syndrome in a post-marketing surveillance study. Phytother Res. 2001; 15: 58-61.

亜 鉛 Zinc

【名　称】

[和　名]　亜鉛

[英　名]　zinc

[化学名]　Zn

▌概　要

　亜鉛は，必須微量元素（ミネラル）の1種であり，味覚や嗅覚，免疫機能，性腺機能，アルコールの代謝といった機能維持に関与する。亜鉛不足では，味覚障害や免疫機能低下，抑うつ状態，皮膚疾患などを生じうる。亜鉛摂取により，風邪罹病期間の短縮効果がある。この場合，風邪症状発現から24時間以内に服用することで効果が期待できる。その他，男性不妊症，糖尿病，関節リウマチ，味覚障害の予防や治療に用いられることがある。

　亜鉛は，体内で作用する多くの酵素の働きに必要であり，さまざまな代謝過程に必須のミネラルである。特に代謝の盛んな組織ほど，亜鉛不足の影響が生じやすい。免疫機能や神経系を正常に保つためにも必要とされる。

　亜鉛は，精液中に高濃度に含まれる他，亜鉛不足により男女の第二次性徴の遅れが生じることから，性腺機能の維持にも重要と考えられる。亜鉛輸送体は，生殖細胞系の細胞において特に多く発現しており，亜鉛の取り込みは，精巣上体以降において最大となる。生殖細胞から精巣，精巣上皮に至る精子形成の過程および射精後の精子の運動能や先体反応において，亜鉛は必須ミネラルとして重要な役割を果たしている。

　亜鉛不足による症状の1つに味覚障害がある。亜鉛は，味蕾の細胞分裂を促し，味覚を正常に保つ作用をもつ。2014年に報告されたコクランレビューでは，ランダム化比較試験9報の566名のデータが解析され，亜鉛サプリメントによる味覚障害改善作用が示されている（Nagraj）。

　その他，胎児の成長，下痢や関節炎，頭部外傷に関して，亜鉛サプリメントによる効果が報告されている。

　『日本人の食事摂取基準（2015年版）』による1日あたりの推奨量（RDA）は，15～69歳の男性で10 mg，同世代の女性で8 mgであり，耐容上限量は，

18〜29歳と70歳以上の男性で40 mg，30〜69歳の男性で45 mg，18歳以上の女性で35 mgである。なお，上限量については，通常の食品による食事で一時的にこの量を超えたからといって健康障害がもたらされるものではない。

『栄養素等表示基準値』は，8.8 mgと設定されている。

『栄養機能食品』の規格基準において，上限値15 mg，下限値2.64 mgとされている。

加工食品の摂取が多い人や，外食・偏食傾向のある人は，亜鉛サプリメントを予防的に摂ることが望ましい。一方，日常の食事に由来する亜鉛摂取によって推奨量が充足されている場合，亜鉛サプリメントの利用による過剰摂取に注意する。

1日あたり100〜300 mg以上を長期間摂り続けると，過剰症により頭痛，吐き気・嘔吐，発熱，倦怠感などを生じうる。亜鉛と一部の医薬品との相互作用が知られており，併用に注意する（医薬品の添付文書を確認する）。

◯ 用途・適応

味覚・免疫・性腺の機能維持，アルコール代謝

📖 相互作用チェックリスト

［相互作用に注意する医薬品］⇒［臨床における対応］
〈医薬品〉

亜鉛と医薬品との相互作用について，多数の報告がある。併用時には，医薬品の最新の添付文書を確認し，関連する臨床指標をモニタリングすること。

▶**降圧薬（ACE 阻害薬）**

⇒併用は慎重に。医師の監視下に関連指標をモニターすること。

▶**キノロン系抗生物質・フルオロキノロン系抗生物質**

⇒併用は慎重に。医師の監視下に関連指標をモニターすること。

▶**テトラサイクリン tetracycline**

⇒併用は慎重に。医師の監視下に関連指標をモニターすること。

▶**ペニシラミン penicillamine・トリエンチン trientine**

⇒併用は慎重に。医師の監視下に関連指標をモニターすること。

▶**シスプラチン**

⇒併用は慎重に。医師の監視下に関連指標をモニターすること。

▶**利尿薬**

⇒併用は慎重に。医師の監視下に関連指標をモニターすること。

▶**デフェロキサミン**

⇒併用は慎重に。医師の監視下に関連指標をモニターすること。

▶**デクスラゾキサン**

⇒併用は慎重に。医師の監視下に関連指標をモニターすること。

▶**ジスルフィラム**

⇒併用は慎重に。医師の監視下に関連指標をモニターすること。

▶ **EDTA**

⇒併用は慎重に。医師の監視下に関連指標をモニターすること。

▶**エストロゲン**

⇒併用は慎重に。医師の監視下に関連指標をモニターすること。

▶**エタンブトール**

⇒併用は慎重に。医師の監視下に関連指標をモニターすること。

▶**ヒスタミン H_2 受容体拮抗薬**

⇒併用は慎重に。医師の監視下に関連指標をモニターすること。

▶**プロトンポンプ阻害薬**

⇒併用は慎重に。医師の監視下に関連指標をモニターすること。

▶**フェニトイン**

⇒併用は慎重に。医師の監視下に関連指標をモニターすること。

▶**プロポフォール**

⇒併用は慎重に。医師の監視下に関連指標をモニターすること。

▶**ジドブジン**

⇒併用は慎重に。医師の監視下に関連指標をモニターすること。

〈**サプリメント・食品**〉

▶**ビタミン B_2**

⇒併用は可能と考えられるが，念のため慎重に。

▶**葉　酸**

⇒併用は可能と考えられるが，念のため慎重に。

▶**ビタミン D**

⇒併用は可能と考えられるが，念のため慎重に。

▶鉄

⇒併用は可能と考えられるが，念のため慎重に。

▶銅

⇒併用は可能と考えられるが，念のため慎重に。

▶カルシウム

⇒併用は可能と考えられるが，念のため慎重に。

▶マグネシウム

⇒併用は可能と考えられるが，念のため慎重に。

▶クロム

⇒併用は可能と考えられるが，念のため慎重に。

▶マンガン

⇒併用は可能と考えられるが，念のため慎重に。

▶フィチン酸（イノシトール6リン酸）

⇒併用は可能と考えられるが，念のため慎重に。

▶アルコール

⇒併用は可能と考えられるが，念のため慎重に。

▶コーヒー

⇒併用は可能と考えられるが，念のため慎重に。

解説：相互作用のメカニズム

〈医薬品〉

■降圧薬（ACE 阻害薬）

カプトプリル captopril およびエナラプリル enalapril（いずれも ACE 阻害薬）は，亜鉛の体内動態に影響を与える（Golik 1990, Golik 1998）。カプトプリルは，亜鉛の尿中排泄量を有意に増加する（Golik 1990, Golik 1998）。通常のカプトプリルの一般的な用量では，亜鉛の血中濃度に影響を与えない（O'Connor）。カプトプリル投与による有意な亜鉛欠乏は稀であるが，必要に応じて味覚機能などのモニタリングを行うこと（Abu-Hamdan, McNeil, Smit, Zumkley 1985）。

■キノロン系抗生物質・フルオロキノロン系抗生物質

亜鉛は，フルオロキノロン系抗生物質 fluoroquinolones の吸収を阻害することで，薬効を低下させることが知られている（Blondeau, Lomaestro, Polk, Spivey）。

亜鉛とキノロン系抗生物質との併用摂取は，腸管における両者の吸収を阻害する（Blondeau, Lomaestro, Polk）。したがって，レボフロキサシン levofloxacin，トロバフロキサシン trovafloxacin，グレパフロキサシン grepafloxacin，スパルフロキサシン sparfloxacin，ガチフロキサシン gatifloxacin，モキシフロキサシン moxifloxacin，クリナフロキサシン clinafloxacin など該当する医薬品との併用には注意し，服用時には摂取間隔を空けること。

■テトラサイクリン tetracycline

テトラサイクリンは，腸管において亜鉛と複合体を形成し，互いに吸収を低下させる（Neuvonen, Weismann）。健常者を用いた予備的な臨床研究によると，45 mg の亜鉛の単回投与によって，血中テトラサイクリン濃度，血中 AUC，尿中テトラサイクリン排泄量のいずれも減少したという（Penttilä）。ただし，テトラサイクリン系抗生薬のドキシサイクリン doxycycline に対する亜鉛投与の影響は認められなかった（Penttilä）。該当する医薬品との併用には注意し，服用時には摂取間隔を空けること。

■ペニシラミン penicillamine・トリエンチン trientine

亜鉛は，理論的にはペニシラミンなどのウイルソン病治療薬に対する拮抗作用を生じうる（Brewer 1996）。ペニシラミンは，銅，亜鉛，水銀等に対するキレート作用を示す。亜鉛は，銅，ペニシラミン，トリエンチン trientine の腸管での吸収を阻害する（Brewer 1995）。亜鉛は，低用量のペニシラミンに対して阻害作用を示し，高用量のペニシラミンには有意な影響を与えないと考えられる。なお，ペニシラミンは，抗リウマチ薬としても処方される。トリエンチンは，銅イオンと錯体を形成し，銅の尿中排泄を促すことからウイルソン病治療薬として用いられる。併用には念のために注意する。

ペニシラミンは，尿中亜鉛排泄量を増加させるが，腸管からの亜鉛吸収も促進するため，臨床的には有意な相互作用を生じにくいと考えられている（Brewer 1993, Cantilena, McCall, Seelig, Weismann）。ただし，理論的には，ペニシラミン投与によって亜鉛欠乏を生じうるため，必要に応じてモニタリングを行う。また，亜鉛サプリメントを利用する場合には，ペニシラミンとの摂取間隔を空けること。

■シスプラチン

基礎研究において，シスプラチンの作用に対する各種ミネラル（亜鉛，鉄，セレン，マグネシウム，銅，カルシウム）の影響が示唆されている（Maier）。ヒト

卵巣がん細胞を用いた基礎研究によると，亜鉛は，シスプラチンの細胞毒性を亢進する（Nicholson）。一方，マウスを用いた基礎研究では，亜鉛の前投与によってシスプラチンの作用が阻害された（Kondo）。また，シスプラチン投与中の患者において，血中亜鉛濃度の低下および尿中亜鉛排泄量の増加を認めたという報告がある（Sweeney, Zumkley 1982）。

臨床的には，亜鉛サプリメントとシスプラチンとの相互作用による有害事象は知られていないが，念のために注意する。

■利尿薬

サイアザイド系（チアジド系）利尿薬・クロルタリドン chlorthalidone によって亜鉛の尿中排泄量が有意に亢進するため，亜鉛不足を生じる可能性がある（Cohanim, Golik 1987, Khedun, Mountokalakis, Reyes, Wester）。アルコール依存症や腎不全といった病態，あるいは妊娠時などに生じやすいとされる。

■デフェロキサミン

デフェロキサミン deferoxamine は，用量依存的に尿中亜鉛排泄量を増加させる（Aydinok, Kontoghiorghes, Silliman）。血中亜鉛値への作用は一定ではないが，低下を示す症例も知られている。臨床的に有意な亜鉛欠乏症を生じることは稀と考えられるが，経過観察を行い，必要に応じて亜鉛を投与する。

■デクスラゾキサン

デクスラゾキサン dexrazoxane 投与によって尿中亜鉛排泄量が有意に増加する（Hasinoff, Von Hoff）。これは，キレート作用によると考えられる。理論的には，亜鉛欠乏が想定されるが，臨床的意義は明らかではない。必要に応じて血中亜鉛濃度を測定する。

■ジスルフィラム

ジスルフィラム disulfiram は，亜鉛に対するキレート作用を有しており，基礎研究では小腸における亜鉛吸収を阻害することが示されている（Shian, Sørensen, Weismann）。理論的には，亜鉛欠乏が想定されるが，臨床的意義は明らかではない。必要に応じて血中亜鉛濃度を測定する。

■EDTA

EDTA は，キレート作用を有しており，亜鉛の体内動態にも影響を与える（Allain）。理論的には，亜鉛欠乏が想定されるため，必要に応じて血中亜鉛濃度を測

定する。なお，鉛中毒に対する EDTA 治療では，尿中亜鉛排泄量は増加するが，血中亜鉛濃度には相関しないという報告もある（Thomas）。

■エストロゲン

エストロゲンが血中亜鉛濃度を低下させるというデータがある（Prema, Prasad）。一方，エストロゲンによる影響を認めないとする報告も知られており，臨床的意義は明確ではない（Vir, Webb）。

■エタンブトール

エタンブトール Ethambutol は，亜鉛に対するキレート作用を有し，血中および組織中の亜鉛濃度を低下させる（De Palma, Solecki）。必要に応じて血中亜鉛濃度のモニタリングを行う。

■ヒスタミン H_2 受容体拮抗薬

一般に，胃酸の存在は腸管におけるミネラル吸収に重要な因子と考えられている。亜鉛の吸収に対して胃酸の影響が示されている。健常者 11 名を対象にした予備的な研究では，シメチジン cimetidine の経口投与によって亜鉛の吸収が低下した。なお，亜鉛の血中 AUC は，ラニチジン ranitidine 投与時に有意に低下したが，シメチジン投与時には有意な変化は示されなかったという（Sturniolo）。臨床的意義は必ずしも明確ではないが，必要に応じて血中亜鉛濃度のモニタリングを行う。

■プロトンポンプ阻害薬

プロトンポンプ阻害薬（PPI）による胃酸減少が，亜鉛の吸収を減少させるという予備的な報告がある。健常者 14 名を対象に 300 mg の亜鉛を投与した臨床研究では，亜鉛単独投与時に比べて，オメプラゾール omeprazole（60 mg/日）を 7 日間投与した後の亜鉛投与では，亜鉛の吸収が有意に低下したという（Ozutemiz）。一方，PPI は亜鉛吸収に対して臨床的に有意な影響を与えないとする報告もある。健常者 13 名を対象に，食事由来のミネラル類の腸管吸収を検証した臨床研究では，オメプラゾール投与群（n＝8）と対照群（n＝5）が比較された結果，カルシウム，リン，マグネシウム，亜鉛のいずれの腸管吸収も有意な影響を受けなかったという（Serfaty-Lacrosniere）。PPI による亜鉛代謝に対する臨床的意義は明確ではないが，必要に応じて血中亜鉛濃度のモニタリングを行う。

■フェニトイン

　フェニトイン Phenytoin は，亜鉛に対するキレート作用を有することから，理論的な相互作用が想定されている（Weismann）。ラットを用いた基礎研究では，フェニトインによって肝臓における亜鉛濃度の低下が認められた（Palm 1986）。一方，フェニトイン投与を行ったてんかん患者では，血中亜鉛濃度および尿中亜鉛排泄量に有意な変化は示されなかった（Palm 1982）。このとき，フェニトイン投与によって血中銅濃度は上昇したという。

　フェニトイン長期投与中の患者において，血中亜鉛濃度の低下を認めたとする報告が散見される（Akram, Hurd, Ilhan）。ただし，フェニトイン投与と血中亜鉛濃度の変動との因果関係は明確ではない。臨床的意義は必ずしも明らかではないが，必要に応じて血中亜鉛濃度のモニタリングを行う。

■プロポフォール

　予備的な臨床研究において，EDTA 含有プロポフォール製剤（Propofol EDTA）の投与による亜鉛および鉄の尿への喪失量の増大，血中亜鉛濃度の低下が報告されている（Higgins）。このとき，微量元素の喪失や低下に伴う有害事象は認められていない。血中亜鉛濃度低下の作用機序として EDTA によるキレート作用が考えられる。必要に応じて血中亜鉛濃度のモニタリングを行う。

■ジドブジン

　ジドブジン（zidovudine, AZT）投与によって亜鉛および銅の低下が認められる（Baum）。一般に，日和見感染を抑制する目的で亜鉛を投与することは有用である（Mocchegiani 2000, Mocchegiani 1995）。一方，亜鉛摂取の増加と死亡率上昇との関連を指摘する報告もある（Tang）。その他，培養細胞系を用いた基礎研究では，亜鉛がジドブジンによって生じる骨髄障害を改善することが示唆されている（Gogu）。ジドブジン治療中の亜鉛投与については明確なコンセンサスは得られていないが，適宜，血中亜鉛濃度のモニタリングを行うことは必要である。

〈サプリメント・食品〉
■ビタミン B_2

　ビタミン B_2（リボフラビン）およびその活性型であるフラビン・アデニン・ジヌクレオチド（FAD：flavin adenine dinucleotide）は，亜鉛の吸収を促進する（Agte）。ただし，臨床的意義は明確ではない。

■葉　酸

　葉酸と亜鉛の相互作用を示唆するデータが報告されているが，結果は一定ではない。予備的な臨床研究では，葉酸サプリメントの摂取が食事中の亜鉛吸収に影響を与え，吸収を低下させることが示唆された（Milne）。乳児を対象にした研究では，高用量（1 mg）の葉酸投与と亜鉛の血中濃度の低下に相関が認められた（Fuller）。一方，葉酸サプリメントによる亜鉛の吸収への影響を検証したランダム化比較試験によると，有意な変化は認められなかった（Butterworth, Kauwell, Keating）。

■ビタミンD

　ビタミンDが亜鉛の輸送や吸収に影響を与えるという基礎研究が報告されている（Fleet, Wang）。予備的な臨床研究では，ビタミンD投与によって亜鉛の血中濃度が上昇するというデータがある（Antoniou）。一方，ビタミンDは亜鉛の吸収に影響を与えないとするデータも報告されている（Abu-Hamdan）。ビタミンDと亜鉛の相互作用について，臨床的意義は明確ではないが，念のために併用には注意する。

■鉄

　亜鉛と鉄は相互作用を生じうる（Valberg）。これまでの臨床試験によると，亜鉛の単独投与では体内の鉄動態にネガティブな影響を与えることはないが，亜鉛と鉄の同時投与では，鉄単独投与時に比べて鉄代謝関連指標の改善が劣るという。一方，鉄の投与による体内の亜鉛動態へ有意な影響は示されていない。ただし，亜鉛と鉄の同時投与を否定するほどのエビデンスはなく，一般的には，亜鉛および鉄の同時投与は，これらのミネラルの不足を予防する上で便益があると考えられている（Fischer, Walker）。食事と一緒に摂取する場合，亜鉛と鉄の相互作用は生じにくいと考えられている（Davidsson, Valberg）。

■銅

　亜鉛は，銅の吸収を阻害する（Brewer 1990, Brewer 2001）。亜鉛は，小腸細胞においてメタロチオネインを誘導する。メタロチオネインは，銅と高い親和性を有しており，銅の吸収を阻害する。1日あたり25 mgの亜鉛投与によって，銅のバランスに影響を与える（Brewer, 1990）。なお，亜鉛による銅の吸収阻害作用を利用して，肝臓に銅の蓄積を生じる遺伝病のウイルソン病の治療に用いられることがある（Brewer 2001）。

■カルシウム

カルシウムは亜鉛の吸収を阻害することがある。閉経後の女性18名を対象に行われた予備的な臨床研究によると，カルシウムサプリメントを食事と一緒に摂取することで，亜鉛の吸収が50％低下することが示された（Wood）。一方，成人女性26名を対象に1日あたり1,000mgのカルシウムを投与して亜鉛の体内動態に対する影響を検討した臨床研究では，亜鉛利用に対して特に有意な変化は認められなかったという（McKenna）。

■マグネシウム

亜鉛は，腸管での吸収過程においてマグネシウムと競合することにより相互作用を生じうる。成人男性を対象に1日あたり142mgの亜鉛サプリメントを投与した臨床研究では，併用投与されたカルシウムの用量（230mg，500mg，800mg）に関わりなく，マグネシウムの吸収が阻害された（Spencer）。閉経後の女性を対象にした臨床研究において，比較的低用量の亜鉛が，マグネシウムバランスを減少させるというデータも示されている（Nielsen）。一方，高用量のマグネシウム摂取は，亜鉛とフィチン酸の結合を強化し，亜鉛の吸収を抑制するというデータも示唆されている（Wise）。

■クロム

亜鉛欠乏ラットを用いた基礎研究において，クロムと亜鉛の併用投与は腸管での吸収過程において相互作用を生じ，両者の吸収を阻害することが示唆されている（Hahn）。なお，相互作用を生じた臨床例は報告されていない。

■マンガン

成人6名を対象にした予備的な臨床研究において，経口摂取されたマンガン（40mg）の血中取り込み量は，カルシウム（800mg）との併用によって減少し，亜鉛（50mg）との併用によって増加することが報告されている（Freeland-Graves）。

■フィチン酸（イノシトール6リン酸）

穀類や豆類などの植物性食品に存在するフィチン酸 phytic acid（イノシトール6リン酸，IP6）は，ミネラル類のバイオアベイラビリティに影響を与える（Cheryan）。特に，亜鉛や鉄，カルシウムの吸収を阻害する（Sandberg, Zhou）。ただし，相互作用による有害事象は知られていない。

■アルコール

アルコールの摂取および肝硬変では，亜鉛およびビタミンＡの欠乏を生じることがある。動物実験では，アルコールの経口摂取によって亜鉛排泄量の増加が示されている（Russell）。

■コーヒー

コーヒーには，亜鉛をキレートする成分が存在することから，理論的には亜鉛不足を生じる可能性がある（Takenaka, Wen）。なお，コーヒー摂取による鉄，亜鉛，銅代謝への影響を検証したラットを用いた基礎研究では，組織中における鉄，亜鉛，銅の濃度に有意な変化は認められていない。ただし，この実験では，コーヒー摂取による鉄欠乏の誘導が示唆されている（Aldrian）。

📄 参考文献

- Abu-Hamdan DK, et al. Taste acuity and zinc metabolism in captopril-treated hypertensive male patients. Am J Hypertens. 1988; 1: 303S-308S.
- Abu-Hamdan DK, et al. Zinc tolerance test in uremia: effect of calcitriol supplementation. J Am Coll Nutr. 1988; 7: 235-40.
- Agte VV, et al. Interaction of riboflavin with zinc bioavailability. Ann N Y Acad Sci. 1992; 669: 314-6.
- Akram M, et al. What is the clinical significance of reduced manganese and zinc levels in treated epileptic patients? Med J Aust. 1989; 151: 113.
- Aldrian PS, et al. Effects of coffee consumption on iron, zinc and copper status in nonpregnant and pregnant Sprague-Dawley rats. Int J Food Sci Nutr. 1997; 48: 177-89.
- Allain P, et al. Effects of an EDTA infusion on the urinary elimination of several elements in healthy subjects. Br J Clin Pharmacol. 1991; 31: 347-9.
- Antoniou LD, et al. Zinc tolerance tests in chronic uremia.Clin Nephrol. 1981; 16: 181-7.
- Aydinok Y, et al. Urinary zinc excretion and zinc status of patients with beta-thalassemia major. Biol Trace Elem Res. 1999; 70: 165-72.
- Baum MK, et al. Zidovudine-associated adverse reactions in a longitudinal study of asymptomatic HIV-1-infected homosexual males. J Acquir Immune Defic Syndr. 1991; 4: 1218-26.
- Blondeau JM. Expanded activity and utility of the new fluoroquinolones: a review. Clin Ther. 1999; 21: 3-40.
- Brewer GJ, et al. Use of zinc-copper metabolic interactions in the treatment of Wilson's disease. J Am Coll Nutr. 1990; 9: 487-91.
- Brewer GJ, et al. Treatment of Wilson's disease with zinc: XI. Interaction with other anticopper agents. J Am Coll Nutr. 1993; 12: 26-30.
- Brewer GJ. Practical recommendations and new therapies for Wilson's disease. Drugs.

1995; 50: 240-9.

- Brewer GJ. Zinc acetate for the treatment of Wilson's disease. Expert Opin Pharmacother. 2001; 2: 1473-7.
- Butterworth CE Jr, et al. Zinc concentration in plasma and erythrocytes of subjects receiving folic acid supplementation. Am J Clin Nutr. 1988; 47: 484-6.
- Campbell IA, et al. Ethambutol and the eye; zinc and copper.Lancet. 1975; 2 (7937): 711.
- Cantilena LR Jr, et al. The effect of chelating agents on the excretion of endogenous metals. Toxicol Appl Pharmacol. 1982; 63: 344-50.
- Cheryan M. Phytic acid interactions in food systems. Crit Rev Food Sci Nutr. 1980; 13: 297-335.
- Cohanim M, et al. The effects of thiazides on serum and urinary zinc in patients with renal calculi. Johns Hopkins Med J. 1975; 136: 137-41.
- Davidsson L, et al. Zinc absorption in adult humans: the effect of iron fortification. Br J Nutr. 1995; 74: 417-25.
- De Palma P, et al. The incidence of optic neuropathy in 84 patients treated with ethambutol. Metab Pediatr Syst Ophthalmol. 1989; 12: 80-2.
- 栄養表示基準（平成 15 年厚生労働省告示第 86 号）.
- 「栄養機能食品」への 3 成分（亜鉛，銅及びマグネシウム）追加等について（平成 16 年 3 月 25 日付け食安発第 0325002 号）.
- Fischer Walker C, et al. Interactive effects of iron and zinc on biochemical and functional outcomes in supplementation trials. Am J Clin Nutr. 2005; 82: 5-12.
- Fleet JC, et al. Vitamin D-sensitive and quinacrine-sensitive zinc transport in human intestinal cell line Caco-2. Am J Physiol. 1993; 264: G1037-45.
- Freeland-Graves JH, et al. Plasma uptake of manganese as affected by oral loads of manganese, calcium, milk, phosphorus, copper, and zinc. J Am Coll Nutr. 1991; 10: 38-43.
- Fuller NJ, et al. High folate intakes related to zinc status in preterm infants. Eur J Pediatr. 1992; 151: 51-3.
- Gogu SR, et al. The protective role of zinc and N-acetylcysteine in modulating zidovudine induced hematopoietic toxicity.Life Sci. 1996; 59: 1323-9.
- Golik A, et al. Hydrochlorothiazide-amiloride causes excessive urinary zinc excretion. Clin Pharmacol Ther. 1987; 42: 42-4.
- Golik A, et al. Effects of captopril and enalapril on zinc metabolism in hypertensive patients. J Am Coll Nutr. 1998; 17: 75-8.
- Golik A, et al. Zinc metabolism in patients treated with captopril versus enalapril. Metabolism. 1990; 39: 665-7.
- Hahn CJ, et al. Absorption of trace metals in the zinc-deficient rat. Am J Physiol. 1975; 228: 1020-3.
- Hasinoff BB. Chemistry of dexrazoxane and analogues. Semin Oncol. 1998; 25 (4 Suppl 10): 3-9.
- Higgins TL, et al. Trace element homeostasis during continuous sedation with propofol containing EDTA versus other sedatives in critically ill patients. Intensive Care Med.

2000; 26 Suppl 4: S413-21.

- 保健機能食品制度の見直しに伴う栄養機能食品の取扱いの改正について（平成17年2月1日付け食安新発第0201001号）.
- Hurd RW, et al. Valproate, birth defects, and zinc. Lancet. 1983; 1 (8317): 181.
- Ilhan A, et al. Serum and hair trace element levels in patients with epilepsy and healthy subjects: does the antiepileptic therapy affect the element concentrations of hair? Eur J Neurol. 1999; 6: 705-9.
- Kauwell GP, et al. Zinc status is not adversely affected by folic acid supplementation and zinc intake does not impair folate utilization in human subjects. J Nutr. 1995; 125: 66-72.
- Keating JN, et al. Folic acid: effect on zinc absorption in humans and in the rat. Am J Clin Nutr. 1987; 46: 835-9.
- Khedun SM, et al. Zinc, hydrochlorothiazide and sexual dysfunction. Cent Afr J Med. 1995; 41: 312-5.
- Kondo Y, et al. Optimal administration schedule of cisplatin for bladder tumor with minimal induction of metallothionein. J Urol. 2003; 170: 2467-70.
- Kontoghiorghes GJ, et al. Transfusional iron overload and chelation therapy with defer-oxamine and deferiprone (L1). Transfus Sci. 2000; 23: 211-23.
- Lomaestro BM, et al. Absorption interactions with fluoroquinolones. 1995 update. Drug Saf. 1995; 12: 314-33.
- Mahomed K, et al. Zinc supplementation for improving pregnancy and infant outcome. Cochrane Database Syst Rev. 2007; CD000230.
- Maier RH, et al. The cytotoxic interaction of inorganic trace elements with EDTA and cisplatin in sensitive and resistant human ovarian cancer cells. In Vitro Cell Dev Biol Anim. 1997; 33: 218-21.
- McCall JT, et al. Comparative metabolism of copper and zinc in patients with Wilson's disease (hepatolenticular degeneration). Am J Med Sci. 1967; 254: 13-23.
- McKenna AA, et al. Zinc balance in adolescent females consuming a low- or high-calcium diet. Am J Clin Nutr. 1997; 65: 1460-4.
- McNeil JJ, et al. Taste loss associated with captopril treatment. Br Med J. 1979; 2 (6204): 1555-6.
- Milne DB, et al. Effect of oral folic acid supplements on zinc, copper, and iron absorption and excretion. Am J Clin Nutr. 1984; 39: 535-9.
- Mocchegiani E, et al. Benefit of oral zinc supplementation as an adjunct to zidovudine (AZT) therapy against opportunistic infections in AIDS. Int J Immunopharmacol. 1995; 17: 719-27.
- Mocchegiani E, et al. Therapeutic application of zinc in human immunodeficiency virus against opportunistic infections. J Nutr. 2000; 130: 1424S-31S.
- Mountokalakis T, et al. Zinc deficiency in mild hypertensive patients treated with di-uretics. J Hypertens Suppl. 1984; 2: S571-2.
- Nagraj SK, et al. Interventions for the management of taste disturbances. Cochrane Da-

tabase Syst Rev. 2014; 11: CD010470.

- Neuvonen PJ. Interactions with the absorption of tetracyclines. Drugs. 1976; 11: 45-54.
- Nicholson DL, et al. Zinc-enhanced cytotoxicity in cisplatin sensitive and resistant human ovarian cancer cells. In Vitro Cell Dev Biol Anim. 1993 Aug; 29A (8): 625-6.
- Nielsen FH, et al. A moderately high intake compared to a low intake of zinc depresses magnesium balance and alters indices of bone turnover in postmenopausal women. Eur J Clin Nutr. 2004; 58: 703-10.
- 日本人の食事摂取基準（2015年版）．厚生労働省.
- 「日本人の食事摂取基準（2005年版）」の策定に伴う食品衛生法施行規則の一部改正等について（平成17年7月1日付け食安発第0701006号）.
- O'Connor DT, et al. Serum zinc is unaffected by effective captopril treatment of hypertension. J Clin Hypertens. 1987; 3: 405-8.
- Ozutemiz AO, et al. Effect of omeprazole on plasma zinc levels after oral zinc administration. Indian J Gastroenterol. 2002; 21: 216-8.
- Palm R, et al. Effects of long-term phenytoin treatment on brain weight and zinc and copper metabolism in rats. Neurochem Pathol. 1986; 5: 87-106.
- Palm R, et al. Zinc and copper metabolism in phenytoin therapy. Epilepsia. 1982; 23: 453-61.
- Penttilä O, et al. Effect of zinc sulphate on the absorption of tetracycline and doxycycline in man. Eur J Clin Pharmacol. 1975; 9: 131-4.
- Polk RE. Drug-drug interactions with ciprofloxacin and other fluoroquinolones. Am J Med. 1989; 87: 76S-81S.
- Polk RE, et al. Effect of ferrous sulfate and multivitamins with zinc on absorption of ciprofloxacin in normal volunteers. Antimicrob Agents Chemother. 1989; 33: 1841-4.
- Prasad AS, et al. Effect of oral contraceptive agents on nutrients: I. Minerals. Am J Clin Nutr. 1975; 28: 377-84.
- Prasad AS. Zinc: mechanisms of host defense. J Nutr. 2007; 137: 1345-9.
- Prema K, et al. Serum copper and zinc in hormonal contraceptive users. Fertil Steril. 1980; 33: 267-71.
- Reyes AJ, et al. Urinary zinc excretion, diuretics, zinc deficiency and some side-effects of diuretics. S Afr Med J. 1983; 64: 936-41.
- Roxas M, et al. Colds and influenza: a review of diagnosis and conventional, botanical, and nutritional considerations. Altern Med Rev. 2007; 12: 25-48.
- Russell RM. Vitamin A and zinc metabolism in alcoholism. Am J Clin Nutr. 1980; 33: 2741-9.
- Sandberg AS. Bioavailability of minerals in legumes. Br J Nutr. 2002; 88 Suppl 3: S281-5.
- Seelig MS. Auto-immune complications of D-penicillamine — a possible result of zinc and magnesium depletion and of pyridoxine inactivation. J Am Coll Nutr. 1982; 1: 207-14.
- Serfaty-Lacrosniere C, et al. Hypochlorhydria from short-term omeprazole treatment does not inhibit intestinal absorption of calcium, phosphorus, magnesium or zinc from

food in humans. J Am Coll Nutr. 1995; 14: 364-8.

- Shian SG, et al. Inhibition of invasion and angiogenesis by zinc-chelating agent disulfiram. Mol Pharmacol. 2003; 64: 1076-84.
- 食品衛生法施行規則に規定する「栄養機能食品」に係る適正な表示の指導について（平成16年3月9日付け食安新発第0309001号）.
- Silliman CC, et al. Iron chelation by deferoxamine in sickle cell patients with severe transfusion-induced hemosiderosis: a randomized, double-blind study of the dose-response relationship. J Lab Clin Med. 1993; 122: 48-54.
- Smit AJ, et al. Zinc deficiency during captopril treatment. Nephron. 1983; 34: 196-7.
- Solecki TJ, et al. Effect of a chelating drug on balance and tissue distribution of four essential metals. Toxicology. 1984; 31: 207-16.
- Sørensen JA, et al. Effects of diethyldithiocarbamate and tetraethylthiuram disulfide on zinc metabolism in mice. Pharmacol Toxicol. 1989; 65: 209-13.
- Spencer H, et al. Inhibitory effects of zinc on magnesium balance and magnesium absorption in man. J Am Coll Nutr. 1994; 13: 479-84.
- Spivey JM, et al. Failure of prostatitis treatment secondary to probable ciprofloxacin-sucralfate drug interaction. Pharmacotherapy. 1996; 16: 314-6.
- Sturniolo GC, et al. Inhibition of gastric acid secretion reduces zinc absorption in man. J Am Coll Nutr. 1991; 10: 372-5.
- Sweeney JD, et al. Hyperzincuria and hypozincemia in patients treated with cisplatin. Cancer. 1989; 63: 2093-5.
- Takenaka M, et al. Characterization of a metal-chelating substance in coffee. Biosci Biotechnol Biochem. 2005; 69: 26-30.
- Tang AM, et al. Effects of micronutrient intake on survival in human immunodeficiency virus type 1 infection. Am J Epidemiol. 1996; 143: 1244-56.
- Thomas DJ, et al. Lead, zinc and copper decorporation during calcium disodium ethylenediamine tetraacetate treatment of lead-poisoned children. J Pharmacol Exp Ther. 1986; 239: 829-35.
- Valberg LS, et al. Effects of iron, tin, and copper on zinc absorption in humans. Am J Clin Nutr. 1984; 40: 536-41.
- Vir SC, et al. Zinc and copper nutriture of women taking oral contraceptive agents. Am J Clin Nutr. 1981; 34: 1479-83.
- Von Hoff DD. Phase I trials of dexrazoxane and other potential applications for the agent. Semin Oncol. 1998; 25 (4 Suppl 10): 31-6.
- Wang SC, et al. Possible site of decreased intestinal zinc absorption in chronic uremic rats. Nephron. 2001; 89: 208-14.
- Webb JL. Nutritional effects of oral contraceptive use: a review. J Reprod Med. 1980; 25: 150-6.
- Weismann K. Chelating drugs and zinc. Dan Med Bull. 1986; 33: 208-11.
- Wester PO. Urinary zinc excretion during treatment with different diuretics. Acta Med Scand. 1980; 208: 209-12.

- Wen X, et al. Antioxidative activity of a zinc-chelating substance in coffee. Biosci Biotechnol Biochem. 2004; 68: 2313-8.
- Wise A. Phytate and zinc bioavailability. Int J Food Sci Nutr. 1995; 46: 53-63.
- Wood RJ, et al. High dietary calcium intakes reduce zinc absorption and balance in humans. Am J Clin Nutr. 1997; 65: 1803-9.
- Zhou JR, et al. Phytic acid in health and disease. Crit Rev Food Sci Nutr. 1995; 35: 495-508.
- Zumkley H, et al. Zinc metabolism during captopril treatment. Horm Metab Res. 1985; 17: 256-8.
- Zumkley H, et al. Renal excretion of magnesium and trace elements during cisplatin treatment. Clin Nephrol. 1982; 17: 254-7.

青 汁 vegetable concentrate

【名　称】

[和　名]　青汁（あおじる）

[英　名]　mixed green vegetable beverage, vegetable concentrate

[一般的な原料野菜]　明日葉，イグサ，大麦，大麦若葉，ケール，小麦，小麦若葉，苦瓜，モロヘイヤ，ブロッコリ，ヨモギ

▎概　要

　青汁とは，緑黄色野菜や野草を主体とした葉野菜の搾り汁を主成分とするサプリメント（飲料）の総称である。原材料としては，キャベツやブロッコリの原種であるケールがよく知られている。その他，明日葉，イグサ，大麦，大麦若葉，小麦，小麦若葉，苦瓜，モロヘイヤ，ブロッコリ，ヨモギ等を利用した青汁製品がある。また，豆乳や野菜ジュースと組み合わせた製品もある。

　原材料となる野菜・野草の種類によって成分に特徴があるため，期待される効果が製品によって異なる。青汁製品に共通する有効成分としては，βカロテンといったカロテノイド，ビタミンC等のビタミン類，クロロフィル（葉緑素），カルシウムやカリウム等のミネラル類，食物繊維がある。ケールは，キャベツやブロッコリと同じくアブラナ科の野菜であり，抗酸化作用を有するファイトケミカルが多い。青汁には，食物繊維も豊富に存在する。個別の青汁製品の中には，青汁特有のくさみが少ないという特徴をもつものもある。

　青汁の有効成分である各種のファイトケミカルに関しては，基礎研究を中心として有効性が示唆されてきた。しかし，個別の青汁製品として投与する場合の効果については，臨床試験によるデータは多くはない。

　一般の食材に由来する成分であり，通常の摂取目安量にしたがって利用する場合，安全性は高いと考えられる。

　ただし，クロロフィル（葉緑素）には，ビタミンKが豊富に含まれるため，理論的にはワルファリンwarfarinとの相互作用を生じる可能性がある。

♥ 用途・適応

抗酸化作用　脂質代謝改善作用　免疫調節作用　便通改善作用

📖 相互作用チェックリスト

［相互作用に注意する医薬品］⇒［臨床における対応］

　現時点では，医薬品との相互作用による有害事象は報告されていない。ただし，青汁の有する働きからの推測により，理論的な相互作用の可能性が考えられている。

▶ワルファリン Warfarin

　⇒併用は慎重に。医師の監視下に関連指標をモニターすること。

🟢 解説：相互作用のメカニズム

■ワルファリン

　ワルファリン warfarin は，肝臓においてビタミン K 依存性凝固因子（第 II（プロトロンビン），VII，IX，X 因子）のタンパク質合成を阻害することにより，抗凝固作用を示す。作用機序は，次の通りである。まず，ビタミン K 依存性凝固因子は，その合成の最終段階において，還元型ビタミン K およびビタミン K 依存性カルボキシラーゼの存在下で，凝固因子前駆体のアミノ末端側のグルタミン酸（Glu）残基が，γ-カルボキシグルタミン酸（Gla）残基に変換され，正常な機能を有する糖タンパクとなる。第 II（プロトロンビン），VII，IX，X 因子は，Gla 残基の存在により Ca^{2+} と結合することが可能であり，血液中で凝固作用を発現する。ワルファリンは，ビタミン K 代謝サイクルのうち，ビタミン K 依存性エポキシドレダクターゼとビタミン K キノンレダクターゼ（または DT-ジアフォラーゼ）の両酵素活性を不可逆的に阻害する。その結果，凝固活性をもたない（Glu 残基を有する）凝固因子（PIVKA-Protein Induced by Vitamin K Absence or antagonist）が増加し，抗凝血作用・血栓形成抑制作用が発揮される。

　ワルファリンは，ビタミン K の作用に拮抗阻害することで効果を示す。そのため，ワルファリン服用中は，ビタミン K を多く含有する食品である「納豆」

や「クロレラ」の摂取を避けるようにとの食事指導が行われている。

　植物中のビタミンK（ビタミンK_1）は，葉緑体中での光合成において重要な役割を果たしている。緑藻植物であるクロレラは，葉緑素を多量に含んでいることから，クロレラ製品中にもビタミンKが大量に含まれていると推測される。これまでに，ワルファリン服用中の患者において，クロレラ摂取によると思われるトロンボテスト値の変動が報告された。また，納豆には，納豆菌の作用により産生されたビタミンK_2が多量に存在する。ワルファリン療法中の患者においても，納豆の摂取によるトロンボテスト値の上昇が報告されている。そのため，ワルファリン投与中の食事指導として，納豆の摂取禁止がある。

　一般に，緑黄色野菜の摂取では，毎日大量に摂取しない限り，問題はないと考えられる。したがって，ワルファリン療法中でも緑黄色野菜の制限は特に行わず，一時的な大量あるいは少量摂取を避け，通常の量をコンスタントに摂取するという食事指導が行われる。

　ただし，緑黄色野菜によるワルファリン作用への影響が実験にて示されている。まず，動物実験では，ワルファリンで低プロトロンビン血症を生じたウサギに，ホウレン草抽出物を経口投与したところ，プロトロンビン時間の回復が認められたという。また，野菜の摂取によるトロンボテスト値への影響について調べた研究では，ホウレン草とブロッコリをそれぞれ250g，単回，あるいは1週間連続して摂取した場合の臨床報告がある。それによると単回摂取では治療域を逸脱するほどの影響は認められないが，1週間連続して摂取するとトロンボテスト値が有意に上昇したという。

　緑黄色野菜を濃縮して製造される「青汁」製品では，ビタミンKを大量に含有していることが推測される。現時点では，ワルファリン療法中の患者において，青汁摂取に関連した有害事象報告は知られていないが，理論上，相互作用によりワルファリンの効果を減弱させる可能性がある。したがって，ワルファリン療法中には，一時的な大量摂取を避け，一定量を摂取するように指導する，あるいは念のために，青汁製品の利用を避ける。なお，栄養学的見地から青汁製品のメリットを評価することも考えられるため，一律に禁止する必要はないであろう。個別の製品のビタミンK含有量については，製造・販売メーカーに問い合わせることが望ましい。

参考文献

- エーザイ株式会社　ワーファリン適正使用情報 Q & A.
- Ohkawa S, Yoneda Y, Ohsumi Y, Tabuchi M. Warfarin therapy and chlorella Rinsho Shinkeigaku 1995 Jul; 35 (7): 806-7.
- ワルファリンカリウム錠（ワーファリン錠）　添付文書　2014 年 7 月改訂（第 22 版）.

赤ガウクルア *Butea superba*

【名　称】

[和　名]　ツルハナモツヤクノキ

[別　名]　ガウクルア，ブテア・スペルバ

[英　名]　Kwao Krua (Khruea) Dang, Red Kwao Krua (Khruea)

[学　名]　*Butea superba*

▌概　要

　赤ガウクルアは，タイやインド，ベトナムに自生するマメ科の植物である。タイの伝統医療では，赤ガウクルアの根が，強壮や健康維持のために用いられてきた。

　有効成分として，イソフラボン類やフラボノール類などが存在する。

　基礎研究では，エストロゲン作用，抗エストロゲン作用（Cherdshewasart），アンドロゲン作用（Malaivijitnond），勃起障害改善作用（Tocharus）などが示されている。毒性試験では高い許容性が示された（Pongpanparadon）。

　複数の臨床研究において，赤ガウクルアによる勃起障害改善作用が報告された（Cherdshewasart, Cortés-González JR）。

　なお，タイの伝統医療でガウクルアと総称される生薬には，赤ガウクルア（学名 *Butea superba*）の他，白ガウクルア（学名 *Pueraria mirifica*，プエラリア・ミリフィカ）と黒ガウクルア（学名 *Mucuna collettii*）がある。いずれのガウクルアも，滋養強壮に用いられてきた。一般に，赤ガウクルアは男性向け，白ガウクルアは女性向けとされる。

◉ 用途・適応

　勃起障害改善作用　滋養強壮

![] 相互作用チェックリスト

［相互作用に注意する医薬品］⇒［臨床における対応］

　現時点では，医薬品との相互作用による有害事象は報告されていない。
⇒併用は可能と考えられるが，念のため慎重に。

![] 参考文献

- Cherdshewasart W, et al. Clinical trial of Butea superba, an alternative herbal treatment for erectile dysfunction. Asian J Androl. 2003; 5: 243-6.
- Cherdshewasart W, et al. Estrogenic and anti-estrogenic activities of the Thai traditional herb, Butea superba Roxb. Biosci Biotechnol Biochem. 2010; 74: 2176-82.
- Cortés-González JR, et al. The use of Butea superba (Roxb.) compared to sildenafil for treating erectile dysfunction. BJU Int. 2010; 105: 225-8.
- Malaivijitnond S, et al. Androgenic activity of the Thai traditional male potency herb, Butea superba Roxb., in female rats. J Ethnopharmacol. 2009; 121: 123-9.
- Pongpanparadon A, et al. The toxicology of Butea superba, Roxb. Southeast Asian J Trop Med Public Health. 2002; 33 Suppl 3: 155-8.
- Tocharus C, et al. Butea superba (Roxb.) improves penile erection in diabetic rats. Andrologia. 2012; 44 Suppl 1: 728-33.

アカニレ Slippery Elm

【名　称】

[和　名]　アカニレ

[別　名]　アカハルニレ，スリッパリーエルム

[英　名]　Slippery Elm, Moose Elm, Red Elm

[学　名]　*Ulmus rubra, Ulmus fulva*

▌概　要

　アカニレは，北米原産のニレ科の樹木である。基礎研究では，抗酸化作用が示されている（Langmead, Leonard）。

　アカニレ抽出物を含む複合サプリメントが，免疫賦活作用を目的としてがん患者の間で利用されているが，臨床試験での有効性は明確ではない（Zick）。

　低エネルギー食による体重減少を示した臨床研究において，アカニレ抽出物を含む複合サプリメントが，補完的に利用されている（Balliett）。

　アカニレ抽出物を含む複合サプリメント（ブルーベリー果実末，アカニレ樹皮抽出物，ラクツロース，オートブラン，甘草）を IBS（炎症性腸疾患）患者に投与した臨床試験では，IBS 関連症状に対する一定の改善効果が示されている（Hawrelak）。

　安全性は高く，重篤な有害事象は知られていない（Balliett, Hawrelak, Zick）。

● 用途・適応

　抗酸化作用　抗炎症作用

📖 相互作用チェックリスト

［相互作用に注意する医薬品］⇒［臨床における対応］

　現時点では，医薬品との相互作用による有害事象は報告されていない。

　⇒併用は可能と考えられるが，念のため慎重に。

参考文献

- Balliett M, et al. Changes in anthropometric measurements, body composition, blood pressure, lipid profile, and testosterone in patients participating in a low-energy dietary intervention. J Chiropr Med. 2013; 12: 3-14.
- Hawrelak JA, et al. Effects of two natural medicine formulations on irritable bowel syndrome symptoms: a pilot study. J Altern Complement Med. 2010; 16: 1065-71.
- Langmead L, et al. Antioxidant effects of herbal therapies used by patients with inflammatory bowel disease: an in vitro study. Aliment Pharmacol Ther. 2002; 16: 197-205.
- Leonard SS, et al. Essiac tea: scavenging of reactive oxygen species and effects on DNA damage. J Ethnopharmacol. 2006; 103: 288-96.
- Zick SM, et al. Trial of Essiac to ascertain its effect in women with breast cancer (TEA-BC). J Altern Complement Med. 2006; 12: 971-80.

アガリクス *Agaricus blazei*

【名　称】

[和　名]　カワリハラタケ，ヒメマツタケ，アガリクス・ブラゼイ・ムリル

[英　名]　Agaricus

[学　名]　*Agaricus blazei, Agaricus blazei* Murrill

‖ 概　要

　アガリクスは，ブラジル原産の食用キノコであり，本邦でも栽培されている。アガリクスは，アガリクス属（ハラタケ属）のキノコの総称であり，数百種類が存在する。抗がん作用を期待して利用されるアガリクスサプリメントは，*Agaricus blazei* Murrill という種類である。

　主な有効成分は多糖類の β グルカンであり，その他，ビタミン類やミネラル類，リノール酸やパルミチン酸といった脂質等が含まれている。

　基礎研究では，アガリクスによる抗腫瘍作用および免疫賦活作用が報告されてきた。具体的には，マクロファージの活性化，TNFα の産生増加，NK 細胞活性化といった効果が示されている。これらの作用は，多糖類の β グルカン，脂溶性成分のエルゴステロール等によると考えられる。

　なお，基礎研究では，*in vitro* 系においてアガリクスによる CYP3A4 活性阻害作用が見出されているが，臨床的意義は不明である（Engdal）。

　臨床研究の分野では，アガリクスの抗腫瘍作用を示唆する症例報告が知られている。ただし，ヒトを対象にした厳密な臨床試験は報告されていない。

　例えば，卵巣がん等の婦人科領域のがん患者 100 名を対象にしたランダム化比較試験では，アガリクス抽出物投与により化学療法時における QOL の改善作用が認められた（Ahn）。本邦からの症例シリーズでは，肝がん切除術後患者 40 名にアガリクス抽出物を 2 年間投与した結果，主エンドポイントである肝がん再発に関して有意差は示されていない。一方，肝機能等の指標では，安全性に関してアガリクスの問題点は認められなかったことから，少なくとも，手術の適応になる程度の肝機能および全身状態であればアガリクスの許容性は高いと考えられた。

　本邦でのオープンラベル試験では，寛解中のがん患者にアガリクス末（投与量；1 日あたり 1.8 g（n＝23），3.6 g（n＝22），あるいは 5.4 g（n＝22））が 6 カ

月間投与された結果，QOL の改善作用が見出されたという（Ohno）。

経口血糖降下薬を服用中の 2 型糖尿病患者にアガリクス抽出物を併用投与したランダム化二重盲検偽薬対照試験において，血糖コントロール改善，インスリン抵抗性改善，血漿アディポネクチン値増加という作用が報告されている。

通常の食材に近い成分であり，適応となる病態に対して適切な品質の製品を用法・用量を守って使用する場合，許容性は高いと考えられる。アガリクスに関連する有害事象報告が散見されるが，それらは，①個別の製品の品質管理における問題，②アレルギー性機序，③薬物代謝能における個人差が原因と考えられる。

ただし，国立医薬品食品衛生研究所で実施された毒性試験（中期多臓器発がん性試験）において，「細胞壁破砕アガリクス顆粒」製品に発がんプロモーション作用が認められたため，該当製品が回収された。したがって，アガリクスの用法・用量にはさらに検討が必要と考えられる。

現時点では，伝統医療で用いられてきた抽出法による製品であれば問題は生じにくいと推察されるが，特殊な製造法による製品には留意が必要であろう。有害事象を生じうる原因物質の候補として，アガリクス含有製品の一部に多く見出されているアガリチン（agaritine, β-N-[γ-L-(+)glutamyl]-4-(hydroxymethyl)phenylhydrazine）という物質が想定されている。ただし，因果関係は明確ではない。例えば，マウスにアガリチンを皮下投与した実験では，アガリチンによる発がん性は認められていない（Toth）。

なお，基礎研究や臨床試験はまだ十分ではなく，今後の研究成果が期待される。

♥ 用途・適応

抗がん作用　化学療法に伴う副作用軽減　抗がん治療との併用　糖尿病・脂質異常症・高血圧の予防や改善

📖 相互作用チェックリスト

［相互作用に注意する医薬品］⇒［臨床における対応］

現時点では，医薬品との相互作用による有害事象は報告されていない。ただし，アガリクスは，生活習慣病の改善作用を有するため，類似した効果を示す医薬品と併用した場合，相加作用・相乗作用を生じうる。また，アガリクスの有する働きからの推測により，理論的な相互作用の可能性が考えられている。

▶チトクローム P450

CYP1A および CYP3A4 に関連する薬剤。（CYP と医療用医薬品との関連については巻末の別表参照）

⇒併用は可能と考えられるが，念のため慎重に。研究データの臨床的意義は不明。

▶がん治療（化学療法・放射線療法）

⇒併用は可能と考えられるが，念のため慎重に。医師の監視下に関連指標をモニターすること。

解説：相互作用のメカニズム

■チトクローム P450

基礎研究において，アガリクス由来の多糖類（ABPS）が CYP1A 活性を阻害する可能性が示唆されている。実験では，BALB/c 雌マウスに対して，ABPS を 200 mg/kg/日の用量にて腹腔内投与した結果，肝臓における CYP1A 発現が抑制されたという（Hashimoto）。ただし，本実験系がマウスへの腹腔内投与であることから，このデータの臨床的意義は不明である。

また，*in vitro* 系においてアガリクスによる CYP3A4 活性阻害作用が見出されているが，臨床的意義は不明である（Engdal）。

現時点では，医薬品とアガリクスとの相互作用による有害事象は報告されていない。

■がん治療（化学療法・放射線療法）

現時点では，がん治療とアガリクスとの相互作用による有害事象は報告されていない。したがって，「適切な品質管理のもとに製造された製品」を「アレルギー・過敏症を有しない」対象者に，医師の監視下で併用する条件下で，アガリクス製品をがん治療の補完療法として利用することが考えられる。ただし，有効性や安全性についての評価は，今後の科学的根拠次第で変更となりうる。また，費用対効果の視点からの判断も重要であろう。

📑 参考文献

- Ahn WS, et al. Natural killer cell activity and quality of life were improved by consumption of a mushroom extract, Agaricus blazei Murill Kyowa, in gynecological cancer patients undergoing chemotherapy. Int J Gynecol Cancer 2004; 14: 589–594.
- Ellertsen LK, et al. Effect of a medicinal extract from Agaricus blazei Murill on gene expression in a human monocyte cell line as examined by microarrays and immuno assays. Int Immunopharmacol 2006; 6: 133-43.
- Engdal S and Nilsen OG. In vitro inhibition of CYP3A4 by herbal remedies frequently used by cancer patients. Phytother Res. 2009; 23: 906-12.
- Fujimiya Y, et al. Selective tumoricidal effect of soluble proteoglucan extracted from the basidiomycete, Agaricus blazei Murill, mediated via natural killer cell activation and apoptosis. Cancer Immunol Immunother 1998; 46: 147-159.
- Gray AM, et al. Insulin-releasing and insulin-like activity of Agaricus campestris (mushroom). J Endocrinol 1998; 157: 259-66.
- Hashimoto T, et al. Suppressive effect of polysaccharides from the edible and medicinal mushrooms, Lentinus edodes and Agaricus blazei, on the expression of cytochrome P450s in mice. Biosci Biotechnol Biochem 2002; 66: 1610-4.
- Itoh H, et al. Inhibitory action of a (1-->6)-beta-D-glucan-protein complex (F III-2-b) isolated from Agaricus blazei Murill ("himematsutake") on Meth A fibrosarcoma-bearing mice and its antitumor mechanism. Jpn J Pharmacol 1994; 66: 265-271.
- Kim YW, et al. Anti-diabetic activity of beta-glucans and their enzymatically hydrolyzed oligosaccharides from Agaricus blazei. Biotechnol Lett 2005; 27: 483-7.
- Kimura Y, et al. Isolation of an anti-angiogenic substance from Agaricus blazei Murill: its antitumor and antimetastatic actions. Cancer Sci 2004; 95: 758-764.
- 厚生労働省. アガリクス（カワリハラタケ）を含む製品の安全性に関する食品安全委員会への食品健康影響評価の依頼について　2006年2月13日.
- Kuroiwa Y, et al. Lack of subchronic toxicity of an aqueous extract of Agaricus blazei Murrill in F344 rats. Food Chem Toxicol 2005; 43: 1047-53.
- Lee YL, et al. Oral administration of Agaricus blazei (H1 strain) inhibited tumor growth in a sarcoma 180 inoculation model. Exp Anim 2003; 52: 371-375.
- Luiz RC, et al. Mechanism of anticlastogenicity of Agaricus blazei Murill mushroom organic extracts in wild type CHO (K(1)) and repair deficient (xrs5) cells by chromosome aberration and sister chromatid exchange assays. Mutat Res 2003; 528: 75-79.
- Mizuno M, et al. Polysaccharides from Agaricus blazei stimulate lymphocyte T-cell subsets in mice. Biosci Biotechnol Biochem 1998; 62: 434-437.
- Ohno S, et al. Quality of life improvements among cancer patients in remission following the consumption of Agaricus blazei Murill mushroom extract. Complement Ther Med. 2013; 21: 460-7.
- Swanston-Flatt SK, et al. Glycaemic effects of traditional European plant treatments for diabetes. Studies in normal and streptozotocin diabetic mice. Diabetes Res 1989; 10: 69–

73.

- Takaku T, et al. Isolation of an antitumor compound from Agaricus blazei Murill and its mechanism of action. J Nutr 2001; 131: 1409–1413.
- Takimoto H, et al. Potentiation of cytotoxic activity in naive and tumor-bearing mice by oral administration of hot-water extracts from Agaricus blazei fruiting bodies. Biol Pharm Bull 2004; 27: 404–406.
- Toth B, et al. Lack of carcinogenicity of agaritine by subcutaneous administration in mice. Mycopathologia 1984; 85: 75–9.

ア

アガリクス

赤ワイン抽出物 red wine extract

【名　称】
　[和　名]　赤ワイン抽出物
　[別　名]　赤ワインエキス
　[英　名]　red wine extract

▌概　要

　赤ワインには，ブドウに由来するファイトケミカルが豊富に含まれ，抗酸化作用による生活習慣病予防効果が期待されている。有効成分は，各種のポリフェノール類であり，レスベラトロール resveratrol やケルセチン quercetin，カテキン類，アントシアニン類が知られている（Soleas）。アントシアニン類は，ブドウの皮や種子に含まれる青紫色の色素成分である。そのため，白ワインよりも赤ワインのほうが強い抗酸化力を示し，動脈硬化を抑制する。赤ワインの心臓病予防効果は，これらのファイトケミカルが，活性酸素による LDL コレステロールの酸化を防ぎ，動脈硬化を抑制する結果と考えられる。一方，適度なアルコール摂取が，HDL コレステロールを増加させ，心臓病予防効果を示すことも知られている。

　ワインを多く消費するフランスでは，「フレンチ・パラドックス」という疫学データが知られている。フランス人は，欧米型の食事に加えて喫煙率も比較的高いため，心臓病になりやすいと考えられる。ところが，実際には，心臓病による死亡率は，欧米の中でフランスは比較的低い。この矛盾をフレンチ・パラドックスという。ただし，フレンチ・パラドックスは，赤ワインの効果だけではなく，オリーブオイルや野菜の豊富な地中海式料理にもよると考えられる。

　赤ワインのポリフェノールを抽出したノンアルコールの成分が，サプリメントとして利用されている。サプリメントには，赤ワインエキスにブドウ種子の抽出物を加えて主成分とする製品や，赤ワイン以外のポリフェノールを合わせた成分を製品化したものがある。

　通常の食材に由来する成分であり，許容性は高いと考えられる。適応となる病態に対して適切な品質の製品を用法・用量を守って使用する場合，現時点では特に問題は報告されていない。

なお，アルコール摂取に伴う有害事象や医薬品との相互作用は，広く知られている通りである。

⇒『レスベラトロール』の項

♥ 用途・適応

動脈硬化の予防　虚血性心疾患の予防

📖 相互作用チェックリスト

【相互作用に注意する医薬品】⇒【臨床における対応】

現時点では，医薬品との相互作用による有害事象は報告されていない。ただし，赤ワイン抽出物の有する働きからの推測により，理論的な相互作用の可能性が考えられている。

なお，アルコールを含む飲料としての赤ワイン摂取時には，アルコールの働きにより，多くの医薬品との相互作用を生じる。

▶チトクローム P450

チトクローム P450 の分子種のうち，CYP3A4 に関連する薬剤。その他，1A1/1A2，2E1 に関連する薬剤。(CYP と医療用医薬品との関連については巻末の別表参照)

⇒併用は可能と考えられるが，念のため慎重に。研究データの臨床的意義は不明。

▶抗凝固薬・血小板機能抑制薬

⇒併用は可能と考えられるが，念のため慎重に。研究データの臨床的意義は不明。

▶クエン酸シルデナフィル Sildenafil citrate

⇒併用は可能と考えられるが，念のため慎重に。

🔖 解説：相互作用のメカニズム

■チトクローム P450

赤ワイン抽出物は，チトクローム P450 の分子種のうち，CYP1A1/1A2，2E1，3A4 への影響が示唆されている。

Piver らは，ラットやヒトの肝細胞等を用いた基礎研究において，レスベラトロールが CYP1A1/1A2，2E1，3A4 の活性を阻害することを報告した。実験で利用された試験薬は，testosterone（CYP3A の基質），chlorzoxazone（CYP2E1 の基質），ethoxyresorufin（CYP1A1/1A2 の基質）であった（Piver）。このデータの臨床的意義は不明であるが，理論的には，レスベラトロールを含む赤ワイン抽出物によって，CYP1A1/1A2，2E1，3A4 阻害を介した医薬品との相互作用が推測される。

In vitro 研究では，赤ワインによる CYP3A4 への影響が示唆されてきた（Fujita）。そこで，Tsunoda らは，赤ワインによる CYP3A4 への作用を検討する目的で，健常者 12 名を対象にランダム化クロスオーバー法による臨床試験を行った。試験薬として cyclosporine が 8 mg/kg の用量にて単回経口投与され，12 オンスの水（対照）あるいは赤ワインが併用投与された。その結果，赤ワインは，cyclosporine のクリアランスを 50％増加させ，AUC および Cmax が有意に低下した。ただし，半減期には影響が認められなかったことから，cyclosporine 吸収低下作用が示唆された（Tsunoda）。

Bailey らは，果汁と医薬品との相互作用において，bergamottin による CYP3A4 への作用を検証する目的で臨床試験を行った。ランダム化クロスオーバー法にて，felodipine 代謝に対するグレープフルーツ果汁，ライム果汁，赤ワイン，水のそれぞれの作用が検討された。その結果，水投与時に比べて，グレープフルーツ果汁投与では felodipine の AUC および最高血中濃度が有意に増加したが，ライム果汁では有意な変化は示されなかった。また，赤ワイン投与では，最高血中濃度到達時間の延長が認められた。一部の被験者では，赤ワイン投与により，felodipine 濃度の急な変動が見出された（Bailey）。この結果から，論文著者らは，臨床的には bergamottin による CYP3A4 阻害作用が主要な影響を示すとは考えられないと考察している。また，felodipine 代謝への影響に関して，赤ワインの作用に個人差が存在することが示唆された。

Offman らは，cisapride との相互作用に関して，赤ワインとグレープフルーツ果汁との比較を行った。試験では，健常男性 12 名を対象に，10 mg の cisapride が，250 mL の赤ワイン（cabernet sauvignon），グレープフルーツ果汁あるいは水と一緒に投与された。その結果，グレープフルーツ果汁投与により，cisapride の AUC および Cmax は，水投与時に比べて，それぞれ 151％（p＜0.01），168％（p＜0.001）であった。一方，赤ワイン投与により，cisapride の AUC および Cmax は，水投与時に比べて，それぞれ 115％（有意差なし），

107%（有意差なし）であったという（Offman）。このデータからは，グレープフルーツ果汁は腸管CYP3A4阻害作用を介してcisprideの薬物動態に影響を与える一方，赤ワインによる影響は臨床的に有意ではなく，限られたものであると示唆された。

■抗凝固薬・血小板機能抑制薬

レスベラトロールやケルセチンといった赤ワイン由来のポリフェノールは，抗血小板作用を有する（Bertelli, Pace-Asciak）。理論的には，抗凝固薬・血小板機能抑制薬等との併用による相加作用・相乗作用が想定される。

■クエン酸シルデナフィル Sildenafil citrate

血行動態に関して，クエン酸シルデナフィルと赤ワインとの相互作用の有無を検討したランダム化クロスオーバー二重盲検臨床試験によると，健康な男性8名を被験者として，100 mgのクエン酸シルデナフィルと750 mLの赤ワイン（アルコール13.5%）が用いられた結果，臨床的に有意な相互作用は認められなかったという（Leslie）。

📄 参考文献

- Bailey DG, et al. Bergamottin, lime juice, and red wine as inhibitors of cytochrome P450 3A4 activity: comparison with grapefruit juice. Clin Pharmacol Ther 2003; 73: 529-37.
- Bertelli AA, et al. Antiplatelet activity of synthetic and natural resveratrol in red wine. Int J Tissue React 1995; 17: 1-3.
- Bertelli AA, et al. Plasma and tissue resveratrol concentrations and pharmacological activity. Drugs Exp Clin Res 1998; 24: 133-8.
- Bertelli AA, et al. Antiplatelet activity of cis-resveratrol. Drugs Exp Clin Res 1996; 22: 61-3.
- Fujita K. Food-drug interactions via human cytochrome P450 3A (CYP3A). Drug Metabol Drug Interact 2004; 20: 195-217.
- Law M, et al. Why heart disease mortality is low in France: the time lag explanation. BMJ 1999; 318: 1471-6.
- Leslie SJ, et al. No adverse hemodynamic interaction between sildenafil and red wine. Clin Pharmacol Ther 2004; 76: 365-70.
- Offman EM, et al. Red wine-cisapride interaction: comparison with grapefruit juice. Clin Pharmacol Ther 2001; 70: 17-23.
- Pace-Asciak CR, et al. The red wine phenolics trans-resveratrol and quercetin block human platelet aggregation and eicosanoid synthesis: implications for protection against coronary heart disease. Clin Chim Acta 1995; 235: 207-19.

- Pace-Asciak CR, et al. Wines and grape juices as modulators of platelet aggregation in healthy human subjects. Clin Chim Acta 1996; 246: 163-82.
- Piver B, et al. Inhibition of CYP3A, CYP1A and CYP2E1 activities by resveratrol and other non volatile red wine components. Toxicol Lett 2001; 125: 83-91.
- Rimm EB, et al. Wine, beer, and spirits: are they really horses of a different color? Circulation 2002; 105: 2806-7.
- Soleas GJ, et al. Wine as a biological fluid: history, production, and role in disease prevention. J Clin Lab Anal 1997; 11: 287-313.
- Tsunoda SM, et al. Red wine decreases cyclosporine bioavailabity. Clin Pharmacol Ther 2001; 70: 462-7.

アサイー açaí

【名　称】

[和　名] アサイー

[別　名] アサイ，アサイヤシ

[英　名] açaí, Acai Palm, Amazon Acai, Assai Palm

[学　名] *Euterpe oleracea, Euterpe badiocarpa*

∥概　要

アサイー（açaí）は，南米のアマゾン地域に自生するヤシ科の植物である。果実（アサイーベリー）に，アントシアニン類が含まれており，抗酸化作用を示す。果実や果汁の抽出物が，機能性食品として利用されている。

基礎研究では，抗酸化作用（da Silva Santos），抗炎症作用（Moura, Xie），神経保護作用（Wong），抗がん作用（Fragoso），脂質代謝改善・動脈硬化抑制作用（Feio），妊娠中の高血圧改善や腎機能保護作用（de Bem）などが報告されている。

質の高い臨床研究は十分ではない。予備的な臨床研究として，アントシアニン含有飲料（アサイー，カムカム camu-camu，ブラックベリー由来果汁含有飲料）を健常者に投与した結果，酸化ストレスマーカーには影響せず，酸化・抗酸化バランスが保たれたと報告されている（Ellinger）。

一方，アサイー含有果汁を健常者 12 名に投与した臨床試験では，血中抗酸化指標の増加，過酸化脂質の抑制が認められた（Jensen）。

さらに，肥満者 10 名を対象に，アサイー果実 200 グラム（分 2）を 30 日間投与した臨床試験では，糖代謝と脂質代謝の改善作用が見出されたという（Udani）。

なお，アサイー果実摂取後のアントシアニン類および抗酸化作用に関する体内動態を検証した臨床研究が報告されている（Mertens-Talcott）。

これまでの臨床試験によると，安全性は高く，特に問題となる有害事象は報告されていない。

◉ 用途・適応

抗酸化作用　抗炎症作用　メタボリック症候群改善作用

📖 相互作用チェックリスト

［相互作用に注意する医薬品］⇒［臨床における対応］

現時点では，医薬品との相互作用による有害事象は報告されていない。
⇒併用は可能と考えられるが，念のため慎重に。

📑 参考文献

- da Silva Santos V, et al. Anthocyanin-Rich Açaí (Euterpe oleracea Mart.) Extract Attenuates Manganese-Induced Oxidative Stress in Rat Primary Astrocyte Cultures. J Toxicol Environ Health A. 2014; 77: 390-404.
- de Bem GF, et al. Protective effect of Euterpe oleracea Mart (açaí) extract on programmed changes in the adult rat offspring caused by maternal protein restriction during pregnancy. J Pharm Pharmacol. 2014 Apr 14.
- Ellinger S, et al. Bolus consumption of a specifically designed fruit juice rich in anthocyanins and ascorbic acid did not influence markers of antioxidative defense in healthy humans. J Agric Food Chem. 2012; 60: 11292-300.
- Feio CA, et al. Euterpe oleracea (açaí) modifies sterol metabolism and attenuates experimentally-induced atherosclerosis. J Atheroscler Thromb. 2012; 19: 237-45.
- Fragoso MF, et al. Açaí (Euterpe oleracea Mart.) feeding attenuates dimethylhydrazine-induced rat colon carcinogenesis. Food Chem Toxicol. 2013; 58: 68-76.
- Fragoso MF, et al. Inhibition of mouse urinary bladder carcinogenesis by açaí fruit (Euterpe oleraceae Martius) intake. Plant Foods Hum Nutr. 2012; 67: 235-41.
- Jensen GS, et al. In vitro and in vivo antioxidant and anti-inflammatory capacities of an antioxidant-rich fruit and berry juice blend. Results of a pilot and randomized, double-blinded, placebo-controlled, crossover study. J Agric Food Chem. 2008; 56: 8326-33.
- Mertens-Talcott SU, et al. Pharmacokinetics of anthocyanins and antioxidant effects after the consumption of anthocyanin-rich acai juice and pulp (Euterpe oleracea Mart.) in human healthy volunteers. J Agric Food Chem. 2008; 56: 7796-802.
- Moura RS, et al. Effects of Euterpe oleracea Mart. (AÇAÍ) extract in acute lung inflammation induced by cigarette smoke in the mouse. Phytomedicine. 2012; 19: 262-9.
- Udani JK, et al. Effects of Açaí (Euterpe oleracea Mart.) berry preparation on metabolic parameters in a healthy overweight population: a pilot study. Nutr J. 2011; 10: 45.
- Wong DY, et al. Açaí (Euterpe oleraceae Mart.) berry extract exerts neuroprotective effects against β-amyloid exposure in vitro. Neurosci Lett. 2013; 556: 221-6.
- Xie C, et al. The açaí flavonoid velutin is a potent anti-inflammatory agent: blockade of LPS-mediated TNF-α and IL-6 production through inhibiting NF-κB activation and MAPK pathway. J Nutr Biochem. 2012; 23: 1184-91.

アシタバ *Angelica keiskei*

【名 称】

[和 名] 明日葉

[別 名] ハチジョウソウ（八丈草）

[英 名] Ashitaba, Angelica

[学 名] *Angelica keiskei*

▌概 要

アシタバは，関東から紀伊半島南部の温暖な地域に広く自生しているセリ科の植物である。漢方では，アシタバの葉が薬用として使われてきた。

若葉が食用になることから，現在，青汁製品の素材に用いられている。

主な有効成分として，カルコン（chalcone）誘導体のキサントアンゲロール（xanthoangelol）や4-ヒドロキシデリシン（4-hydroxyderricin），フラボノイド類などが知られている（Kim）。

基礎研究では，抗酸化作用（Kim），抗炎症作用（Lee, Shin），脂肪分化抑制作用（Zhang），認知機能改善作用（Oh）が報告されている。ラットを用いた研究では，アシタバ投与による便通改善作用が認められたが，体重や体脂肪量には影響は認められなかった（Nagata）。

⇒「青汁」の項

♀ 用途・適応

抗酸化作用　抗炎症作用

📖 相互作用チェックリスト

［相互作用に注意する医薬品］⇒［臨床における対応］

現時点では，医薬品との相互作用による有害事象は報告されていない。

⇒併用は可能と考えられるが，念のため慎重に。

参考文献

- Kim JH, et al. Xanthoangelol and 4-Hydroxyderricin Are the Major Active Principles of the Inhibitory Activities against Monoamine Oxidases on Angelica keiskei K. Biomol Ther. 2013; 21: 234-40.
- Lee HJ, et al. Anti-Inflammatory activity of Angelica keiskei through suppression of mitogen-activated protein kinases and nuclear factor-kappaB activation pathways. J Med Food. 2010; 13: 691-9.
- Nagata J, et al. Effects of dietary Angelica keiskei on serum and liver lipid profiles, and body fat accumulations in rats. J Nutr Sci Vitaminol. 2007; 53: 133-7.
- Oh SR, et al. Angelica keiskei ameliorates scopolamine-induced memory impairments in mice. Biol Pharm Bull. 2013; 36: 82-8.
- Shin JE, et al. Chalcones isolated from Angelica keiskei and their inhibition of IL-6 production in TNF-α-stimulated MG-63 cell. Arch Pharm Res. 2011; 34: 437-42.
- Zhang T, et al. 4-Hydroxyderricin and xanthoangelol from Ashitaba (Angelica keiskei) suppress differentiation of preadiopocytes to adipocytes via AMPK and MAPK pathways. Mol Nutr Food Res. 2013; 57: 1729-40.

アスタキサンチン astaxanthin

【名 称】
[和 名] アスタキサンチン
[英 名] astaxanthin

∥概 要

　アスタキサンチンとは，カロテノイド系ファイトケミカルの1種であり，ヘマトコッカス（*Haematococcus pluvialis*）という藻類に見出される。また，アスタキサンチンは，サケやエビといった魚介類に存在する赤い色素である。これは，藻類を摂取する魚類への食物連鎖による。化学構造上，アスタキサンチンは，同じカロテノイド類の β カロテンと類似している。

　アスタキサンチンは，その抗酸化作用による効能効果が期待されている。α カロテンや β カロテン，ルテイン，リコピン，ビタミン E（α トコフェロール）等よりも，さらに強い抗酸化能を有する。

　これまでの研究では，胃粘膜保護作用や四塩化炭素による肝障害抑制作用が示されている。これらは，アスタキサンチンの抗酸化作用・抗炎症作用によると考えられる。動物実験では，脂肪蓄積抑制やインスリン抵抗性改善，脂質異常症改善，高血圧改善などが認められた。その他，免疫賦活作用や抗がん作用を示唆するデータも報告されている。

　予備的な臨床研究では，認知機能改善作用（Katagiri），運動負荷時の酸化障害抑制作用（Djordjevic），肥満者の抗酸化作用亢進（Choi），眼精疲労改善作用を認めたという報告がある。

　アスタキサンチンは，一般の食材・食品に含まれている成分であり，通常の摂取目安量にしたがって利用する場合，安全性・許容性は高いと考えられる。米国では FDA により GRAS（generally recognized as safe）とされている。ただし，サプリメント投与による基礎研究や臨床試験はまだ十分ではなく，今後の研究成果が期待される。

● 用途・適応

　抗酸化作用　　抗炎症作用　　脂肪蓄積抑制作用　　インスリン抵抗性改善作用
メタボリック症候群改善　　眼精疲労改善作用　　免疫調節作用　　抗がん作用

相互作用チェックリスト

［相互作用に注意する医薬品］⇒［臨床における対応］

　現時点では，アスタキサンチンと医薬品の相互作用による有害事象は報告され
ていない。ただし，アスタキサンチンの有する働きからの推測により，理論的な
相互作用の可能性が考えられている。

　また，カロテノイド類は，その吸収過程において相互に影響するため，特定の
カロテノイドを単独で多量に摂取するのではなく，複数をバランスよく組み合わ
せて摂ることが望ましいと考えられる。

▶チトクローム P450

　チトクローム P450 の分子種のうち，CYP1A に関連する薬剤。（CYP と医療用
医薬品との関連については巻末の別表参照）

　⇒併用は可能と考えられるが，念のため慎重に。研究データの臨床的意義は不
　　明。

解説：相互作用のメカニズム

■チトクローム P450

　ラットを用いた基礎研究において，アスタキサンチン投与による肝臓での CY-
P1A1 の遺伝子発現およびタンパク質産生の増加，肝ミクロソームでの NADPH
P450 還元酵素活性阻害作用が示されている（Ohno）。このデータの臨床的意義は
不明であるが，理論的には，アスタキサンチンによって，CYP1A1 を介した医
薬品との相互作用が推測される。

参考文献

・Choi HD, et al. Effects of Astaxanthin on Oxidative Stress in Overweight and Obese
　Adults. Phytother Res. 2011 Apr 8.
・Djordjevic B, et al. Effect of astaxanthin supplementation on muscle damage and oxida-

tive stress markers in elite young soccer players. J Sports Med Phys Fitness. 2012; 52: 382-92.

- Goodwin TW. Metabolism, nutrition, and function of carotenoids. Annu Rev Nutr 1986; 6: 273-97.
- Katagiri M, et al. Effects of astaxanthin-rich Haematococcus pluvialis extract on cognitive function: a randomised, double-blind, placebo-controlled study. J Clin Biochem Nutr. 2012; 51: 102-7.
- Kobayashi M, et al. Antioxidant role of astaxanthin in the green alga Haematococcus pluvialis. Appl Microbiol Biotechnol 1997; 48: 351-6.
- Naguib YM. Antioxidant activities of astaxanthin and related carotenoids. J Agric Food Chem 2000; 48: 1150-4.
- Ohno M, et al. Astaxanthin can alter CYP1A-dependent activities via two different mechanisms: induction of protein expression and inhibition of NADPH P450 reductase dependent electron transfer. Food Chem Toxicol. 2011; 49: 1285-91.
- van den Berg H. Carotenoid interactions. Nutr Rev 1999; 57: 1-10.

アセチル-L-カルニチン acetyl-L-carnitine

【名　称】

[和　名]　アセチル-L-カルニチン

[英　名]　acetyl-L-carnitine, acetyl levocarnitine hydrochloride

[化学名]　2-(acetyloxy)-3-carboxy-N,N,N-trimethyl-1-propanaminium inner salt

(3-carboxy-2-hydroxy-propyl) trimethylammonium hydroxide inner salt acetate

‖概　要

　アセチル-L-カルニチンは，体内では細胞のミトコンドリア内膜に存在する成分である。内在性のカルニチンは，L-カルニチンやアシル-カルニチンエステルから構成されるカルニチンプールとして存在する。アセチル-L-カルニチンはカルニチンプールの主な構成成分であり，カルニチンアセチルトランスフェラーゼの作用によってL-カルニチンに変換される。体内において，アセチル-L-カルニチンとL-カルニチンは可逆的に変換される。

　アセチル-L-カルニチンは，加齢による認知機能障害やアルツハイマー病，糖尿病性神経障害，男性不妊症等に効果が示されている。

　一般の食材・食品に含まれている成分であり，体内でも生合成される。そのため，適応となる病態に対して適切な品質の製品を用法・用量を守って使用する場合，許容性は高いと考えられる。

　なお，本邦では，カルニチンサプリメントは，運動による減量作用を促進する成分としても利用されている。

● 用途・適応

　加齢による認知機能障害　　アルツハイマー病　　糖尿病性神経障害　　男性不妊症　加齢によるテストステロン減少　　ペロニー病 Peyronie's disease（陰茎硬化症）慢性脳虚血

📖 相互作用チェックリスト

［相互作用に注意する医薬品］⇒［臨床における対応］
〈医薬品〉

　現時点では，医薬品との相互作用による有害事象は報告されていない。ただし，アセチル-L-カルニチンやL-カルニチンの有する働きからの推測により，理論的な相互作用の可能性が考えられている。

　なお，タキサンによる乳がん化学療法と併用による末梢神経症状の増悪が報告されている。

▶アセノクマロール Acenocoumarol
　⇒併用は慎重に。医師の監視下に関連指標をモニターすること。

▶ワルファリン Warfarin（商品名：ワーファリン®）
　⇒併用は慎重に。医師の監視下に関連指標をモニターすること。したがって，
　　ワルファリンとの併用は，INR をモニターしつつ慎重に行う。

▶ジドブジン Zidovudine（AZT）（商品名：レトロビル®，コンビビル®）
　⇒併用は慎重に。医師の監視下に関連指標をモニターすること。

▶セフジトレンピボキシル Cefditoren Pivoxil（商品名：メイアクト®）
　⇒併用は可能と考えられるが，念のため慎重に。

▶タキサン系抗がん薬（ドセタキセルやパクリタキセルなど）
　⇒併用は念のために避ける。ただし，研究データの臨床的意義は必ずしも明確
　　ではない。

▶ピヴァンピシリン Pivampicillin
　⇒併用は可能と考えられるが，念のため慎重に。

▶カルバマゼピン Carbamazepine（商品名：テグレトール®）
　⇒併用は可能と考えられるが，念のため慎重に。研究データの臨床的意義は不
　　明。

▶フェノバルビタール Phenobarbital（商品名：フェノバール®）
　⇒併用は可能と考えられるが，念のため慎重に。研究データの臨床的意義は不
　　明。

▶フェニトイン Phenytoin（商品名：アレビアチン®，フェニトイン®，ヒダン
　トール®）
　⇒併用は可能と考えられるが，念のため慎重に。研究データの臨床的意義は不
　　明。

▶バルプロ酸 Valproic acid（商品名：デパケン®，セレニカ®）
⇒併用は可能と考えられるが，念のため慎重に。研究データの臨床的意義は不明。

▶甲状腺ホルモン剤；レボチロキシンナトリウム，リオチロニンナトリウム（商品名：チラーヂン S®，チロナミン®）
⇒併用は慎重に。医師の監視下に関連指標をモニターすること。

〈サプリメント〉

現時点では，サプリメントとの相互作用による有害事象は報告されていない。
体内での輸送システムにおいて，D-カルニチンは L-カルニチンと競合する。ラットに DL-カルニチンを投与した基礎研究が報告されている。したがって，理論的には，D-カルニチンの摂取が L-カルニチン欠乏を生じうるとされる。

〈食　品〉

現時点では，食品との相互作用による有害事象は報告されていない。

解説：相互作用のメカニズム

■アセノクマロール Acenocoumarol

アセノクマロール Acenocoumarol はワルファリンに類似した抗凝固薬であり，より短時間作用型である。1 日 1 g の L-カルニチン摂取によって，Acenocoumarol の抗凝固作用が有意に増強される（Martinez, Bachmann）。

アセチル-L-カルニチンではなく，L-カルニチンと Acenocoumarol との相互作用が 1 例報告されている。その 1 例では，1.99〜2.94 で推移していた INR が，L-カルニチン摂取後に 4.65 に上昇した。この INR は，L-カルニチン摂取中止によって正常化した（Bachmann）。この 1 例は，L-カルニチン投与による相互作用であるが，理論的にはアセチル-L-カルニチン投与でも生じうる。

■ワルファリン Warfarin

ワルファリンとカルニチンとの相互作用は報告されていない。ただし，ワルファリンに類似した抗凝固薬である Acenocoumarol と L-カルニチンとの相互作用が 1 例知られている（Martinez, Bachmann）。

■ジドブジン Zidovudine（AZT）

抗 HIV 薬の Zidovudine は，L-カルニチンの筋肉組織への移行を阻害する。この機序は，Zidovudine 治療中の患者における筋力低下に関与するとも考えられる。ただし，アセチル-L-カルニチンによる作用は不明である。また，HIV 感染者において，血中カルニチン濃度の低下を認めることがある（Mintz）。

■セフジトレンピボキシル Cefditoren Pivoxil

セフェム系抗生物質である Cefditoren Pivoxil の長期投与は，そのピバリン酸含有のため代謝の過程でカルニチン欠乏を生じうる。ただし，短期間の投与では，カルニチンに対して臨床的に有意な影響をもたらすことはないと考えられる（Brass）。

■タキサン系抗がん薬（ドセタキセルやパクリタキセルなど）

アセチル-L-カルニチンは神経保護作用を有することから，化学療法の副作用として生じる末梢神経障害を軽減することが推察される。ただし，タキサン系抗がん薬による乳がんの化学療法中に，アセチル-L-カルニチン（3,000 mg/日を24 週間）投与を併用した臨床試験では，化学療法誘発性末梢神経障害の増悪が示された（Hershman）。作用メカニズムや因果関係は，必ずしも明確ではないが，併用は念のために避ける，あるいは慎重に行う。

■ピヴァンピシリン Pivampicillin

ペニシリン系抗生物質である Pivampicillin の長期投与は，そのピバリン酸含有のため代謝の過程でカルニチン欠乏を生じうる。ただし，短期間の投与では，カルニチンに対して臨床的に有意な影響をもたらすことはないと考えられる（Brass）。

■カルバマゼピン Carbamazepine

Carbamazepine 投与はカルニチンの血中濃度を低下させる（Hug, Castro-Gago）。ただし，臨床的意義は不明である。

■フェノバルビタール Phenobarbital

Phenobarbital 投与はカルニチンの血中濃度を低下させる（Hug, Castro-Gago）。ただし，臨床的意義は不明である。

■フェニトイン Phenytoin

Phenytoin 投与はカルニチンの血中濃度を低下させる（Hug, Castro-Gago）。た

だし，臨床的意義は不明である。

■バルプロ酸 Valproic acid

Valproic acid 投与はカルニチンの血中濃度を低下させる（Hug, Castro-Gago）。
ただし，臨床的意義は不明である。

■甲状腺ホルモン剤

L-カルニチンが甲状腺ホルモンに拮抗するとの報告がある。具体的には，L-カルニチンは triiodothyronine（T_3）および thyroxine（T_4）の細胞核内への移行を阻害する。また，臨床試験では，1 日 2 g ないし 4 g の L-カルニチンの経口投与が，甲状腺機能亢進症の症状を抑制するという（Benvenga）。これらは L-カルニチンによる作用の報告であるが，理論的にはアセチル-L-カルニチンによっても生じうる。したがって，甲状腺機能低下症患者へのアセチル-L-カルニチン投与は，定期的に検査を実施し慎重に行う，あるいは投与を避ける。

📑 参考文献

- Bachmann HU, et al. Interaction of food supplement L-carnitine with oral anticoagulant acenocoumarol. Swiss Med Wkly 2004; 134: 385.
- Benvenga S, et al. Effects of carnitine on thyroid hormone action. Ann NY Acad Sci 2004; 1033: 158-67.
- Brass EP. Pivalate-generating prodrugs and carnitine homeostasis in man. Pharmacol Rev 2002; 54: 589-98.
- Castro-Gago M, et al. Serum carnitine levels in epileptic children before and during treatment with valproic acid, carbamazepine, and phenobarbital. J Child Neurol 1998; 13: 546-9.
- Hershman DL, et al. Randomized double-blind placebo-controlled trial of acetyl-L-carnitine for the prevention of taxane-induced neuropathy in women undergoing adjuvant breast cancer therapy. J Clin Oncol. 2013; 31: 2627-33.
- Hug G, et al. Reduction of serum carnitine concentrations during anticonvulsant therapy with phenobarbital, valproic acid, phenytoin, and carbamazepine in children. J Pediatr 1991; 119: 799-802.
- Martinez E, et al. Potentiation of acenocoumarol action by L-carnitine. J Intern Med 1993; 233: 94.
- Mintz M. Carnitine in human immunodeficiency virus type 1 infection/acquired immune deficiency syndrome. J Child Neurol 1995; 10: S40-4.

アセロラ acerola

【名　称】

[和　名]　アセロラ，バルバドスサクラ

[英　名]　acerola, barbados cherry

[学　名]　*Malpighia glabra* L., *M. punicifolia* L., *M. emarginata* D. C

▌概　要

アセロラはキントラノオ科の常緑樹で，中央アメリカ地域に自生する。アセロラ果実には，ビタミンCが多く含まれており，天然型ビタミンCのサプリメント素材として利用されている（Johnson）。

アセロラ果実には，ビタミンCの他，カロテノイド類やフラボノイド類など各種のポリフェノールが存在し，抗酸化作用などによって健康保持・疾病予防効果を示す。基礎研究では，アセロラ果実抽出物による抗酸化作用，抗がん作用，NO産生抑制作用，糖尿病改善（αグルコシダーゼ阻害およびAGE産生抑制，血糖降下）作用が報告されてきた（Hanamura）。ただし，臨床研究では，これらの効能効果に関する検証は十分ではない。

豊富な食経験を有する成分であり，一般に，許容性は高いと考えられる。適応となる病態に対して適切な品質の製品を使用する場合，現時点では特に問題は報告されていない。ただし，ビタミンCの含有量が多いため，理論的にはビタミンC摂取時と同様の有害事象や相互作用は想定される。

⇒『ビタミンC』の項

📖 相互作用チェックリスト

［相互作用に注意する医薬品］⇒［臨床における対応］

現時点では，医薬品との相互作用による有害事象は報告されていない。ただし，ビタミンCの含有量が多いため，理論的にはビタミンC摂取時と同様の有害事象や相互作用は想定される。

⇒『ビタミンC』の項

⇒併用は可能と考えられるが，念のため慎重に。

📄 参考文献

- Hanamura T, et al. Antihyperglycemic effect of polyphenols from Acerola (Malpighia emarginata DC.) fruit. Biosci Biotechnol Biochem. 2006; 70: 1813-20.
- Hanamura T, et al. Structural and functional characterization of polyphenols isolated from acerola (Malpighia emarginata DC.) fruit. Biosci Biotechnol Biochem. 2005; 69: 280-6.
- Johnson PD. Acerola (Malpighia glabra L., M. punicifolia L., M. emarginata D. C.): agriculture, production and nutrition. World Rev Nutr Diet. 2003; 91: 67-75.

アニス *Pimpinella anisum*

【名　称】

[和　名] アニス

[別　名] アニスム，アニス種子

[英　名] Anise, Aniseed, Anason, Anasur

[学　名] *Pimpinella anisum* L.（ピンピネラ・アニスム）

▊概　要

アニスは，中近東や西アジア，東地中海原産の一年草。伝統医療では，葉や種子が，消化不良などの消化器系の病態，気道系の炎症などに用いられてきた。

基礎研究では，アニスによる胃潰瘍抑制作用，胃粘膜保護作用が示されている（Al Mofleh）。

臨床研究では，アニス抽出物（990 mg，分3）の投与によって，更年期障害のほてり症状が改善したという報告がある（Nahidi）。また，便秘症を訴える患者に対して，アニス含有ハーブサプリメント（*Pimpinella anisum* L., *Foeniculum vulgare* Miller, *Sambucus nigra* L., *Cassia augustifolia*）を投与した臨床試験では，便通の改善が示された（Picon）。

伝統医療で用いられてきた成分であり，一般に，許容性は高いと考えられる。適応となる病態に対して適切な品質の製品を使用する場合，現時点では特に問題は報告されていない。米国ではFDAによりGRAS（generally recognized as safe）とされている。ただし，サプリメント投与による基礎研究や臨床試験はまだ十分ではなく，今後の研究成果が期待される。

♀用途・適応

消化器系症状の改善　更年期障害の改善

📖 相互作用チェックリスト

[相互作用に注意する医薬品] ⇒ [臨床における対応]

現時点では，アニスと医薬品の相互作用による有害事象は報告されていない。ただし，アニスの有する働きからの推測により，理論的な相互作用の可能性が考えられている。

▶チトクローム P450

チトクローム P450 の分子種のうち，CYP2C9 に関連する薬剤。(CYP と医療用医薬品との関連については巻末の別表参照)

⇒併用は可能と考えられるが，念のため慎重に。研究データの臨床的意義は不明。

📙 解説：相互作用のメカニズム

■チトクローム P450

基礎研究（*in vitro* 系）において，アニスのアルコール抽出物投与によって，ヒト肝ミクロソームでの CYP2C9 活性誘導作用が示されている（Al-Jenoobi）。このデータの臨床的意義は不明であるが，理論的には，アニスによって，CYP2C9 を介した医薬品との相互作用が推測される。

📄 参考文献

- Al-Jenoobi FI. Effects of some commonly used Saudi folk herbal medications on the metabolic activity of CYP2C9 in human liver microsomes. Saudi Pharm J. 2010; 18: 167-71.
- Al Mofleh IA, et al. Aqueous suspension of anise "Pimpinella anisum" protects rats against chemically induced gastric ulcers. World J Gastroenterol. 2007; 13: 1112-8.
- Nahidi F, et al. The Study on the Effects of Pimpinella anisum on Relief and Recurrence of Menopausal Hot Flashes. Iran J Pharm Res. 2012; 11: 1079-85.
- Picon PD, et al. Randomized clinical trial of a phytotherapic compound containing Pimpinella anisum, Foeniculum vulgare, Sambucus nigra, and Cassia augustifolia for chronic constipation. BMC Complement Altern Med. 2010; 10: 17.

アフリカマンゴノキ *Irvingia gabonensis*

【名　称】

[和　名]　アフリカマンゴノキ

[別　名]　dikanut，アフリカンマンゴー

[英　名]　African Mango，bush mango

[学　名]　*Irvingia gabonensis*

‖概　要

　アフリカマンゴノキ（学名：*Irvingia gabonensis*）は，西アフリカ原産のアフリカマンゴノキ属ニガキ科の常緑高木である。緑色から黄色のマンゴーのような果実をつけ，その果実や種子がスープなどの食用に利用されてきた（Kothari）。なお，日本で食用に見られる黄色のマンゴーは，学名が *Mangifera indica* であり，ウルシ科マンゴー属の果樹（果実）である。

　アフリカマンゴノキの種子抽出物が，サプリメント成分に利用されている。

　アフリカマンゴノキの種子には，抗酸化作用を有するエラグ酸が見出されている（Sun）。

　基礎研究では，アフリカマンゴノキ種子抽出物が，PPARγ やレプチン，アディポネクチン，glycerol-3 phosphate dehydrogenase などの経路を介して作用することが示されている。具体的には，PPARγ やレプチン遺伝子の発現抑制，アディポネクチン遺伝子の発現亢進，脂肪分化抑制作用が見出されている（Oben）。

　複数の臨床研究により，アフリカマンゴノキ種子抽出物による抗肥満作用が報告されている（Ngondi, Oben, Onakpoya, Ross）。

　まず，BMI25 以上の肥満者 102 名を対象に，アフリカマンゴノキ種子抽出物（150 mg/日，昼食と夕食の前に分 2 で投与）あるいは偽薬を 10 週間投与したランダム化二重盲検偽薬対照試験では，体重，体脂肪，ウエスト周囲長の減少（改善），血中総コレステロール，血糖値，CRP，レプチンの減少（改善），アディポネクチンの増加（改善）が認められたという（Ngondi）。

　また，肥満あるいは過体重の被験者 72 名を対象に，アフリカマンゴノキと *Cissus quadrangularis* の複合サプリメントを 10 週間投与した二重盲検ランダム

化比較試験では，偽薬群に比べて，体重，体脂肪，ウエストサイズ，総コレステロール，LDL，空腹時血糖値の有意な改善が認められた（Oben）。

つぎに，40名を対象にした1ヵ月間のランダム化比較試験では，アフリカマンゴノキ（1.05 g×3回/日）投与群（n＝28）と偽薬投与群（n＝12）の比較の結果，アフリカマンゴノキ投与群での有意な体重減少，総コレステロール，LDL，中性脂肪の低下，HDLの増加が見出された（Ngondi）。

さらに，メタ解析では3報のRCTが対象となり，偽薬群に比べて，アフリカマンゴノキ投与群での体重およびウエスト周囲長の有意な減少（抗肥満作用）が見出された（Onakpoya）。

その他，アフリカマンゴノキによる2型糖尿病患者での内分泌代謝改善作用も示されている（Adamson）。

豊富な食経験を有する食品成分であり，安全性は高い。ラットを用いた毒性試験では，種子抽出物の毒性が検証された結果，最大2,500 mg/kg投与でも有害事象は認められず，NOAEL（無毒性量）は，2,500 mg/kg以上とされた（Kothari）。

◉ 用途・適応

抗肥満作用

📖 相互作用チェックリスト

［相互作用に注意する医薬品］⇒［臨床における対応］

現時点では，医薬品との相互作用による有害事象は報告されていない。

📑 参考文献

・Adamson I, et al. A supplement of Dikanut (Irvingia gabonesis) improves treatment of type II diabetics. West Afr J Med. 1990; 9: 108-15.

・Kothari SC, et al. Subchronic toxicity and mutagenicity/genotoxicity studies of Irvingia gabonensis extract (IGOB131). Food Chem Toxicol. 2012; 50: 1468-79.

・Ngondi JL, et al. IGOB131, a novel seed extract of the West African plant Irvingia gabonensis, significantly reduces body weight and improves metabolic parameters in overweight humans in a randomized double-blind placebo controlled investigation. Lipids Health Dis. 2009 Mar 2; 8: 7.

- Ngondi JL et al. The effect of Irvingia gabonensis seeds on body weight and blood lipids of obese subjects in Cameroon. Lipids Health Dis. 2005 May 25; 4: 12.
- Oben JE, et al. Inhibition of Irvingia gabonensis seed extract (OB131) on adipogenesis as mediated via down regulation of the PPARgamma and leptin genes and up-regulation of the adiponectin gene. Lipids Health Dis. 2008 Nov 13; 7: 44.
- Oben JE, et al. The use of a Cissus quadrangularis/Irvingia gabonensis combination in the management of weight loss: a double-blind placebo-controlled study. Lipids Health Dis. 2008; 7: 12.
- Onakpoya I, et al. The efficacy of Irvingia gabonensis supplementation in the management of overweight and obesity: a systematic review of randomized controlled trials. J Diet Suppl. 2013; 10: 29-38.
- Ross SM. African mango (IGOB131): a proprietary seed extract of Irvingia gabonensis is found to be effective in reducing body weight and improving metabolic parameters in overweight humans. Holist Nurs Pract. 2011; 25: 215-7
- Sun J, et al. Ultra high-performance liquid chromatography with high-resolution mass spectrometry analysis of African mango (Irvingia gabonensis) seeds, extract, and related dietary supplements. J Agric Food Chem. 2012; 60: 8703-9.

アミノ酸 amino acid

【名　称】

　［和　名］　アミノ酸

　［英　名］　amino acid

‖概　要

　アミノ酸は，体タンパク質を構成する栄養成分であり，基本アミノ酸の20種類が必須アミノ酸と非必須アミノ酸に分類される。これら以外にも，数百種類の遊離アミノ酸が知られており，生体内においてさまざまな機能を示す。

　必須アミノ酸および非必須アミノ酸は次の通りである。

　必須アミノ酸：バリン（Val），ロイシン（Leu），イソロイシン（Ile），リジン（Lys），スレオニン（Thr），メチオニン（Met），ヒスチジン（His），フェニルアラニン（Phe），トリプトファン（Trp）

　非必須アミノ酸：アラニン（Ala），アルギニン（Arg），グルタミン（Gln），アスパラギン酸（Asp），グルタミン酸（Glu），プロリン（Pro），システイン（Cys），チロシン（Tyr），アスパラギン（Asn），グリシン（Gly），セリン（Ser）

　アミノ酸の機能性として次の例が知られている。

　アミノ酸は食材に含まれる旨み成分であり，グルタミン酸ナトリウムなどが食品（調味料）として利用されてきた。アスパラギン酸も旨みがあり，アラニンやグリシンには甘味がある。

　アミノ酸の機能性に注目した健康食品や化粧品も開発されている。例えば，分岐鎖アミノ酸（BCAA；branched chain amino acid）と総称されるバリン，ロイシン，イソロイシンは，タンパク質同化作用を示すことから栄養学的エルゴジェニックとして広く利用されている。グルタミンもタンパク質同化作用があり，アルギニンは成長ホルモンの産生に関与することから，BCAAとともにアスリート用サプリメントの成分である。

　アミノ酸の機能性として，アルギニンやグルタミンによる免疫賦活作用，システインによる肝臓保護作用や黒色メラニン産生抑制作用，タウリンの抗酸化作用や疲労回復作用などが知られている。

さらに，特定のアミノ酸の薬理作用が解明されており，医療用医薬品の成分として用いられるアミノ酸が多く存在する。

⇒『分岐鎖アミノ酸』『オルニチン』『システイン』などの項

相互作用チェックリスト

［相互作用に注意する医薬品］⇒［臨床における対応］

一部のアミノ酸では，医薬品との相互作用が示唆されている。併用時には，医薬品の最新の添付文書を確認すること。

アラビノキシラン arabinoxylane

【名　称】

[和　名]　アラビノキシラン

[別　名]　米糠ヘミセルロース誘導体，米糠アラビノキシラン誘導体，バイオブラン®，MGN-3

[英　名]　arabinoxylane, hemicellulose complex with arabino-xylane, Bio-bran®, MGN-3

▍概　要

　アラビノキシランとは，米糠（こめぬか）に由来するヘミセルロース hemicellulose という糖質の1種である。米糠ヘミセルロースに，シイタケ（*Lentinus edodes*）やスエヒロタケ（*Schizophyllum commune*）等の菌糸体に含まれる酵素を作用させることで，アラビノキシランが得られる。米糠水解物，バイオブラン®あるいは MGN-3 とも呼ばれる。

　アラビノキシラン以外の多糖類として，アラビナンやアラビノガラクタンがある。これらはいずれも，5炭糖の1種のL-アラビノース（L-Arabinose）を構成成分として含む。

　アラビノキシランの効果として，免疫賦活作用による抗がん作用，抗酸化作用，糖尿病改善作用，抗ウイルス作用が示唆されている。

　アラビノキシランによる免疫賦活作用機序として，NK（ナチュラル・キラー）細胞の活性化，IFN-γ や TNF-α（腫瘍壊死因子 α）の産生促進といったデータが示されている。また，糖尿病モデル動物を用いた基礎研究では，脂質異常症や耐糖能の改善作用が報告された。さらに，致死性敗血症モデル動物において，アラビノキシラン投与による生存率の改善が示された。その他，アラビノキシランの抗酸化作用，抗 HIV ウイルス作用等も報告されている。

　一方，質の高い臨床試験は報告されていない。いくつかの症例シリーズにおいて，B 型および C 型肝炎，肝がん，大腸がん，乳がんといった疾患に対する効果が示唆されている。

　通常の食材に由来する成分であり，許容性は高いと考えられる。適応となる病態に対して適切な品質の製品を用法・用量を守って使用する場合，現時点では特

に問題は報告されていない。

ただし，基礎研究や臨床試験はまだ十分ではなく，今後の研究成果が期待される。

用途・適応

免疫賦活作用　抗酸化作用　抗ウイルス作用

相互作用チェックリスト

【相互作用に注意する医薬品】⇒【臨床における対応】

現時点では，医薬品との相互作用による有害事象は報告されていない。

ただし，アラビノキシランの有する働きからの推測により，理論的な相互作用の可能性が考えられている。

▶がん治療（化学療法・放射線療法）

⇒併用は可能と考えられるが，念のため慎重に。医師の監視下に関連指標をモニターすること。

解説：相互作用のメカニズム

■がん治療（化学療法・放射線療法）

現時点では，がん治療とアラビノキシランとの相互作用による有害事象は報告されていない。したがって，「適切な品質管理のもとに製造された製品」を「アレルギー・過敏症を有しない」対象者に，医師の監視下で併用する場合，アラビノキシラン製品をがん治療の補完療法として利用することが考えられる。ただし，有効性や安全性についての評価は，今後の科学的根拠次第で変更となりうる。

参考文献

- Ghoneum M, et al. Effect of MGN-3 on human natural killer cell activity and interferon-gamma synthesis in vitro. Federation of American Societies for Experimental Biology Journal 1996; 10: 26-32.
- Ghoneum M. Enhancement of human natural killer cell activity by modified arabinoxylane from rice bran (MGN-3). Int J Immunotherapy 1998; 14: 89-99.
- Ghoneum M. Anti-HIV activity in vitro of MGN-3, an activated arabinoxylane from rice bran. Biochem Biophys Res Commun 1998; 243: 25-9.

α-リポ酸 α-lipoic acid

【名　称】

[和　名]　α-リポ酸，チオクト酸
[別　名]　thioctic acid
[英　名]　alpha lipoic acid

▌概　要

　α-リポ酸は，ビタミン様物質として扱われる補酵素の1種である。α-リポ酸が同定された当初はビタミンと分類されたが，その後，ヒトおよび動物の体内で合成されることが確認された。内在性のα-リポ酸は，ピロホスファターゼ pyrophosphatase とともに炭水化物代謝や ATP 産生に関連する補酵素として作用する。α-リポ酸は，細胞内のミトコンドリアにおいてピルビン酸脱水素酵素によりアセチル-CoA が生成される過程で補酵素として働く。

　α-リポ酸は，チオクト酸 thioctic acid とも呼ばれる。本邦では，α-リポ酸は医薬品成分として利用されてきたが，2004 年 3 月の法改正以降，食品（サプリメント）として使用できるようになった。

　医薬品としてのα-リポ酸は，注射用のチオクト酸がある。効能・効果は，「チオクト酸の需要が増大した際の補給（激しい肉体労働時）」「亜急性壊死性脳脊髄炎（Leigh 症候群）」「中毒性（ストレプトマイシン，カナマイシンによる）および騒音性（職業性）の内耳性難聴」とされている。

　サプリメントとしてのα-リポ酸は，2 型糖尿病や糖尿病性神経障害，肥満，その他の生活習慣病に対して利用されている。基礎研究ではα-リポ酸による抗酸化作用，メラニン産生抑制作用，ミネラルおよび重金属のキレート作用が示されてきた。臨床試験では，2 型糖尿病における血糖コントロール改善作用や末梢神経障害改善作用，運動負荷時の酸化障害抑制作用が報告されている。なお，基礎研究においてα-リポ酸の抗肥満作用が報告されており，減量目的での利用もあるが，臨床試験のデータは十分ではない。

● 用途・適応

2型糖尿病　糖尿病性神経障害

📖 相互作用チェックリスト

【相互作用に注意する医薬品】⇒【臨床における対応】

　現時点では，医薬品との相互作用による有害事象は報告されていない。ただし，α-リポ酸が持つ下記の作用のため，該当する医薬品との併用は慎重に行うか，念のために避ける。

▶糖尿病治療薬

　⇒併用は可能と考えられるが，念のため慎重に。

▶化学療法（抗がん薬）・放射線療法

　⇒併用は念のために避ける。

▶甲状腺ホルモン薬

　⇒併用は可能と考えられるが，念のため慎重に。医師の監視下に関連指標をモニターすること。

📝 解説：相互作用のメカニズム

〈医薬品〉

■糖尿病治療薬

　α-リポ酸が抗糖尿病作用を有することから，糖尿病薬との併用により相加作用が推測される。たとえば，2型糖尿病患者に対して，α-リポ酸（1,200 mg分2/日）を投与した試験では，糖代謝改善作用が示された（Konrad）。したがって，医薬品の必要量が変化することも考えられるので，併用は経過観察しつつ慎重に行う。なお，健康なボランティア（男性14名，女性10名）を被験者として，α-リポ酸 600 mg と，グリベンクラミド glibenclamide 3.5 mg もしくはアカルボース acarbose 50 mg との組み合わせによる相互作用を検討した臨床試験では，インスリン値や血糖値等の指標に変化は現れず，相互作用は認められなかったという（Gleiter）。

　一方，2型糖尿病患者に対してα-リポ酸（1,800 mg分3/日，あるいは600 mg/日の用量で経静脈投与）を投与した試験では，HbA1c への変化は認め

られなかった（Ziegler）。

■化学療法（抗がん薬）・放射線療法

　α-リポ酸は抗酸化作用をもつため，理論的には，抗がん治療における化学療法の作用を減弱する可能性がある（Labriola）。したがって，高用量のα-リポ酸と化学療法との併用は，念のために避ける。

　なお，現時点では，がん治療である化学療法や放射線療法の施行中に抗酸化剤（抗酸化サプリメント）の大量投与は併用しないという考え方が一般的である。

■甲状腺ホルモン薬

　α-リポ酸投与による甲状腺ホルモン値の変動が報告されている。具体的には，サイロキシン（チロキシン，T_4）とα-リポ酸との併用投与により，T_4投与後のT_3（トリヨードサイロニン）上昇が抑制されたという（Segermann）。したがって，甲状腺ホルモン薬とα-リポ酸との併用による甲状腺ホルモン値の変動が推定される。現時点では，相互作用による有害事象は知られていないが，併用は念のため慎重に。医師の監視下に関連指標をモニターすること。

📄 参考文献

- Gleiter CH, et al. Lack of interaction between thioctic acid, glibenclamide and acarbose. Br J Clin Pharmacol 1999; 48: 819-25.
- Konrad T, et al. Alpha-lipoic acid treatment decreases serum lactate and pyruvate concentrations and improves glucose effectiveness in lean and obese patients with Type 2 diabetes. Diabetes Care 1999; 22: 280-7.
- Labriola D, et al. Possible interactions between dietary antioxidants and chemotherapy. Oncology 1999; 13: 1003-8.
- Segermann J, et al. Effect of alpha-lipoic acid on the peripheral conversion of thyroxine to triiodothyronine and on serum lipid-, protein- and glucose levels. Arzneimittelforschung. 1991 Dec; 41 (12): 1294-8.
- Ziegler D, et al. Treatment of symptomatic diabetic polyneuropathy with the antioxidant alpha-lipoic acid: a 7-month multicenter randomized controlled trial (ALADIN III Study). ALADIN III Study Group. Alpha-Lipoic Acid in Diabetic Neuropathy. Diabetes Care. 1999; 22: 1296-301.

アロエ *Aloe* species

【名　称】

[和　名]　アロエ類，キュラソーアロエ，ケープアロエ

[英　名]　aloe

[学　名]　*Aloe* species (*Aloe barbadensis, Aloe ferox, Aloe arborescens*)

▌概　要

　アロエはアフリカ原産のユリ科アロエ属の多肉植物である。アロエ類には，アロエベラ（*Aloe barbadensis*，アロエバルバデンシス，キュラソーアロエ），キダチアロエ（*Aloe arborescens*，木立アロエ），アロエフェロックス（*Aloe ferox*）など多くの種類が知られている。薬用だけでなく，観賞用にも数多くの交雑種が存在する。アロエ類の中で，主にアロエベラとキダチアロエの２種類が，サプリメントや健康食品の成分として利用される。アロエフェロックスは，日本薬局方に起源植物として収載されている。なお，ケープアロエ（Cape Aloe）とは，アロエフェロックスの葉の乾燥抽出物を指す。日本では，キダチアロエが薬用や観賞用に広く栽培されている。葉には強い苦味がある。民間療法では，熱傷や切傷に葉の液汁を塗布したり，健胃剤や下剤として生食したりして利用されてきた。

　有効成分として，さまざまな多糖類（ペクチン，ヘミセルロース，グルコマンナンなど），植物ステロール，タンニン類などがある。アロエの緩下作用は，アロインによる。その他，アロエエモディン（アロエエモジン）など各種のアントラキノン類が存在する。

　民間療法で広く利用されてきた薬用植物であり，適正使用における許容性は高い。一方，アロエ摂取に伴い，下痢や腹痛，肝障害といった消化器症状，発疹等の皮膚症状，アレルギーや過敏症を生じることが知られている。また，アロエエモディンが子宮収縮作用を示すため，妊娠中には利用しない。その他，授乳中，炎症性腸疾患，急性腹症，腎障害や肝障害の際には摂取しない。

📖 相互作用チェックリスト

［相互作用に注意する医薬品］⇒［臨床における対応］

アロエ類の一部では，医薬品との相互作用が示唆されている。併用時には，医薬品の最新の添付文書を確認する。

⇒『アロエベラ』『キダチアロエ』の項

アロエベラ *Aloe barbadensis*

【名　称】

[和　名]　アロエ，アロエベラ，アロエバルバデンシス，キュラソーアロエ

[英　名]　Aloe, Aloe vera

[学　名]　*Aloe barbadensis*

▌概　要

　アロエベラは，アフリカ原産のユリ科アロエ属の多肉植物である。アロエ含有サプリメント・健康食品として，アロエベラの他にキダチアロエ（*Aloe arborescens*）も用いられている。これらのアロエ類には，アントラキノン配糖体である苦味成分のアロイン（aloin，あるいはバルバロイン barbaloin），アントラキノン類のアロエエモディン（aloe-emodin，アロエエモジン），乳酸マグネシウム，各種多糖類，サリチル酸化合物などが存在する。

　基礎研究では，抗酸化作用，抗糖尿病作用，抗がん作用，抗潰瘍作用，抗炎症作用，免疫調節作用，抗真菌作用，肝臓保護作用など多彩な働きが示されている。アロインは，腸管粘膜刺激作用，緩下作用を有する。

　予備的な臨床研究では，糖尿病改善作用や胃粘膜保護作用などが示唆されている。ただし，質の高い臨床研究は十分ではない。

　民間療法で広く利用されてきた薬用植物であり，適正使用における許容性は高い。

　アロエ摂取に伴い，下痢や腹痛，肝障害といった消化器症状，発疹等の皮膚症状，アレルギーや過敏症を生じることがある。また，アロエエモディンが子宮収縮作用を示すため，妊娠中には利用しない。その他，授乳中，炎症性腸疾患，急性腹症，腎障害や肝障害の際には摂取しない。

　アロエベラ（キュラソーアロエ）の葉肉と根は非医薬品，葉の液汁は医薬品，アロエベラ抽出物は既存添加物とされる。

　⇒『アロエ』『キダチアロエ』の項

📖 相互作用チェックリスト

[相互作用に注意する医薬品] ⇒ [臨床における対応]

アロエベラと医薬品の一部との相互作用が示唆されている。併用時には，医薬品の最新の添付文書を確認し，関連する臨床指標をモニタリングすること。

▶**セボフルラン sevoflurane（全身吸入麻酔薬）**

　⇒併用は念のために避ける。ただし，研究データの臨床的意義は必ずしも明確ではない。

▶**カペシタビン Capecitabine（抗がん薬）**

　⇒併用は念のために避ける。ただし，研究データの臨床的意義は必ずしも明確ではない。

▶**チトクローム P450**

　チトクローム P450 の分子種のうち，CYP3A4 および CYP2D6 に関連する薬剤。（CYP と医療用医薬品との関連については巻末の別表参照）

　⇒併用は可能と考えられるが，念のため慎重に。研究データの臨床的意義は不明。

▶**ヒスタミン H₂ 受容体拮抗薬（H₂ ブロッカー）**

　⇒併用は可能と考えられるが，念のため慎重に。研究データの臨床的意義は不明。

▶**センナ緩下剤（アローゼン）**

　⇒併用は可能と考えられるが，念のため慎重に。

📑 解説：相互作用のメカニズム

■セボフルラン sevoflurane（全身吸入麻酔薬）

アロエベラ（タブレットを経口摂取）を 2 週間摂取していた 35 歳の女性が左大腿部血腫の切除術を受けた際，手術中にセボフルランとアロエベラとの相互作用によると考えられる大量出血（5 リットル）を生じたという症例が報告されている（Lee）。

セボフルランは，シクロオキシゲナーゼ活性の阻害によりトロンボキサン A2 形成を抑制し，血小板凝集を低下させる。アロエベラの成分は，プロスタグランジン合成を抑制することで血小板凝集を低下させる。両者の相互作用が示唆された症例報告である（Lee）。

■カペシタビン Capecitabine（抗がん薬）

アロエベラを1日1L，2週間以上摂取していた59歳の白人男性が，HER2陽性乳がん治療としてカペシタビン投与を受けたところ，低カリウム血症（2.2 mmol/L）を呈し，アロエベラ中止によって回復したという症例が報告されている（Baretta）。カペシタビン（代謝拮抗薬）はフルオロウラシルのプロドラッグであり，乳がんなどに対して投与される。

■チトクローム P450

基礎研究（*in vitro* 系）において，市販のアロエベラジュース製品（2種類）の投与による CYP3A4 および CYP2D6 活性阻害作用が示されている（Djuv）。このデータの臨床的意義は不明であるが，理論的には，アロエベラによって，CYP3A4 や CYP2D6 を介した医薬品との相互作用が推測される。

■ヒスタミン H_2 受容体拮抗薬（H_2 ブロッカー）

基礎研究（ラット腸組織を用いた *in vitro* 系）において，3種類のアロエ種（*Aloe ferox, Aloe marlothii, Aloe vera*）の作用を検証したところ，まず，アロエベラのゲルおよび全葉抽出物は，薬物トランスポーターによるシメチジン（H_2 ブロッカー）排出に影響を与えなかった。一方，アロエベラに由来する多糖類，および *Aloe ferox* と *Aloe Marlothii* のゲルと全葉抽出物は，シメチジンの排出を抑制したという（Carien）。このデータの臨床的意義は不明であるが，理論的には，アロエベラとシメチジンとの相互作用が推測される。

■センナ緩下剤（アローゼン）

センナ含有緩下剤のアローゼンの添付文書には，薬効薬理として，「アロエエモジンは緩下作用を増強する（マウス）」と記載されている。

📑 参考文献

- Baretta Z, et al. Aloe-induced hypokalemia in a patient with breast cancer during chemotherapy. Ann Oncol. 2009; 20: 1445-6.
- Carien B, et al. Modulation of drug efflux by aloe materials: An In Vitro investigation across rat intestinal tissue. Pharmacogn Mag. 2013; 9 (Suppl 1): S44-8.
- Djuv A and Nilsen OG. Aloe vera juice: IC$_{50}$ and dual mechanistic inhibition of CYP3A4 and CYP2D6. Phytother Res. 2012; 26: 445-51.
- Lee A, et al. Possible interaction between sevoflurane and Aloe vera. Ann Pharmacother. 2004; 38: 1651-4.

アンセリン anserine

【名　称】

[和　名] アンセリン

[英　名] anserine

[化学名] β-alanyl-1-methyl-L-histidine

‖ 概　要

　アンセリンは，カツオやマグロといった遊泳能力の高い魚類の筋肉組織に多く存在する L-ヒスチジン含有化合物である。化学構造上，2つのアミノ酸（β-アラニンと 1-メチル-ヒスチジン）が結合したイミダゾールジペプチドの一種であり，嫌気的運動に伴って生成するプロトンの緩衝作用を有し，筋肉 pH の低下を抑制すると考えられる。生理機能として，抗疲労作用，抗酸化作用，尿酸値低下作用，組織修復促進作用などが示唆されてきた。

　基礎研究および予備的な臨床研究では，アンセリンによる血清尿酸値の低下が報告されている。作用機序として，アンセリンがプリン体代謝酵素である HGPRT 遺伝子の発現量を増加させることによりヒポキサンチンやグアニンから尿酸への転換を低下させることが示唆されている。また，アンセリンは，乳酸の分解を促進し，血清中の有機酸濃度を低下させることで尿酸の排泄を促進している可能性も考えられる。

　その他，アンセリンとカルノシン（carnosine, β-alanyl-L-histidine）を含むトリ胸肉抽出物による抗疲労効果および運動耐用能向上効果が示されている。近年，アンセリンとカルノシンを含むイミダゾールジペプチドが機能性食品成分として製品化され，抗疲労作用が訴求されるようになった。

　豊富な食経験を有する食用の成分であり，適正使用における許容性は高いと考えられる。予備的な臨床研究では 1 日あたり 60 mg のアンセリンを投与した例がある。

　⇒『カルノシン』の項

♦ 用途・適応

高尿酸血症の改善　抗疲労作用

📖 相互作用チェックリスト

[相互作用に注意する医薬品] ⇒ [臨床における対応]

　現時点では，医薬品との相互作用による有害事象は報告されていない。ただし，基礎研究・非臨床研究において，一部の医薬品との相互作用が示唆されている。

▶**ドキソルビシン（doxorubicin）**

　⇒併用は可能と考えられる。ただし，研究データの臨床的意義は不明であり，医師の監視下に関連指標をモニターすること。

📝 解説：相互作用のメカニズム

〈医薬品〉

■ドキソルビシン（doxorubicin）

　アンセリンは，*in vivo* 系において，腫瘍組織におけるドキソルビシン（doxorubicin, DOX）の濃度を維持することで抗腫瘍活性を誘導した。一方，正常細胞における DOX 値には影響を与えなかった（Sadzuka）。また，*in vitro* 系では，アンセリンと DOX の併用によって，DOX 単独投与時よりも，腫瘍細胞内への DOX の流入が促進された。アンセリンは，ジペプチド輸送体を経由して，腫瘍細胞内に取り込まれ，その際に DOX の腫瘍細胞内への流入を促進すると考えられる。なお，アンセリンは，DOX の薬剤代謝酵素である CYP3A の活性には影響を与えなかったことから，チトクローム P450 活性を介した作用ではないとされている（Sadzuka）。

📄 参考文献

・Sadzuka Y and Sonobe T, Anserine induced advantage effects on the antitumor activity of doxorubicin. Food Chem Toxicol. 2007; 45: 985-9.

EPA eicosapentaenoic acid

【名　称】

[和　名] EPA　IPA　エイコサペンタエン酸　イコサペンタエン酸　イコサ
ペント酸

[別　名] 魚油　フィッシュオイル

[英　名] EPA (eicosapentaenoic acid)，IPA (icosapentaenoic acid)

‖ 概　要

　EPA（エイコサペンタエン酸，eicosapentaenoic acid）は，DHA（ドコサヘ
キサエン酸，docosahexaenoic acid）とともに魚油に多く含まれる多価不飽和脂
肪酸の１つである。中性脂肪値を低下させ，動脈硬化性疾患を予防する。EPA
の機能として，血小板凝集抑制作用，抗炎症作用，抗アレルギー作用，赤血球変
形能の亢進と血液粘度の改善といった働きが知られている。EPAやDHAなど
のオメガ３系（n-3系）脂肪酸は，オメガ６系（n-6系）脂肪酸と共に，細胞膜
を構成するリン脂質に存在する。EPAは，代謝されてエイコサノイドと総称さ
れる生理活性物質に転換され，さまざまな作用を示す。基礎研究では，EPA投
与による総コレステロール，LDL，VLDLの有意な低下，HDLの有意な増加が
報告された。疫学研究では，魚油の摂取と，心血管疾患の減少，加齢黄斑変性症
（AMD）の減少，認知症の進展抑制との関連が示されている。臨床研究では，
高中性脂肪血症の改善，うつ病の改善が示されている。

　臨床研究では，１日あたり数百mgから１gあるいは２g程度の投与が多い。
一次予防目的の場合，魚油からのオメガ３系脂肪酸摂取量は，DHAとEPAの
合計にて１日あたり250 mgで十分とする報告がある。また，DHAとEPAの１
日あたりの総摂取目安量について，心血管疾患に対する一次予防では500 mg，
二次予防では800〜1,000 mgという報告もある。『日本人の食事摂取基準（2015
年版）』では，「n-3系脂肪酸」としての基準が設定されており，１日あたりの目
安量は，30〜49歳の成人男性で2.1 g，同世代の女性で1.6 gである。また，栄
養素等表示基準値は2.0 g，栄養機能食品規格基準値は，上限2.0 g，下限0.6 g
である。本邦では，高純度EPA製剤（イコサペント酸エチル製剤「エパデー
ル」）が医療用医薬品［高脂血症，閉塞性動脈硬化症に伴う潰瘍，疼痛及び冷感

の改善］として認可・処方されている。また，オメガ-3脂肪酸エチル含有の
EPA・DHA製剤として「ロトリガ®」が認可されており，効能効果は［高脂血
症］とされている。

⇒『DHA（ドコサヘキサエン酸)』『クリルオイル（オキアミ油)』の項

● 用途・適応

脂質異常症（高中性脂肪血症）改善　認知症予防　心血管疾患予防　動脈硬化
性疾患予防　抗うつ作用　抗アレルギー作用　抗炎症作用

相互作用チェックリスト

［相互作用に注意する医薬品］⇒［臨床における対応］

現時点では，医薬品との相互作用による有害事象は報告されていない。ただ
し，EPAの有する作用のため，一部の医薬品との相互作用が想定されている。
併用時には，医薬品の最新の添付文書を確認すること。

▶抗凝固薬・血小板凝集抑制薬

⇒併用は可能と考えられるが，念のため慎重に。医師の監視下に関連指標をモ
ニターすること。

解説：相互作用のメカニズム

■抗凝固薬・血小板凝集抑制薬

EPAは抗血小板作用を有するため，抗凝血薬（ワルファリン等）や血小板凝
集を抑制する薬剤（アスピリン，インドメタシン，チクロピジン，シロスタゾー
ル等）との併用により，相加的に出血傾向が増大することが想定される。併用は
可能であるが，関連指標をモニターすること。

なお，予備的な臨床研究では，EPAとDHAを含む魚油による影響は報告さ
れていない。

まず，米国において行われたランダム化二重盲検偽薬対照試験では，ワルファ
リン服用中の男女16名を対象に，1日あたり3gあるいは6gの魚油が4週間投
与された結果，INR（国際標準比）に有意な影響は認められなかった（Bender）。

つぎに，デンマークにおいて行われた臨床試験では，健康な男性18名を対象

に，魚油（n-3系不飽和脂肪酸として10 g/日）あるいは偽薬が14日間投与された結果，アセチルサリチル酸（100 mg）の作用に影響は認められなかった（Svaneborg）。

さらに，米国での後向き研究では，冠状動脈疾患患者182名（平均年齢61±11歳）において，魚油と医薬品との相互作用が検証された結果，魚油（平均摂取量3±1.25 g）の摂取と，アスピリン（平均用量161±115 mg）およびクロピドグレル clopidogrel（平均用量75 mg）との併用患者の出血傾向に影響は認められなかったという（Watson）。

📄 参考文献

- Bender NK, et al. Effects of Marine Fish Oils on the Anticoagulation Status of Patients Receiving Chronic Warfarin Therapy. J Thromb Thrombolysis. 1998; 5: 257-261.
- Svaneborg N, et al. The acute and short-time effect of supplementation with the combination of n-3 fatty acids and acetylsalicylic acid on platelet function and plasma lipids. Thromb Res. 2002; 105: 311-6.
- Watson PD, et al. Comparison of bleeding complications with omega-3 fatty acids + aspirin + clopidogrel--versus--aspirin + clopidogrel in patients with cardiovascular disease. Am J Cardiol. 2009; 104: 1052-4.

イソマルトオリゴ糖 isomalto-oligosaccharide

【名　称】

[和　名]　イソマルトオリゴ糖

[英　名]　isomalto-oligosaccharide

▌概　要

　イソマルトオリゴ糖 isomalto-oligosaccharide とは，グルコース（ブドウ糖）を構成単糖とするオリゴ糖の1種である（オリゴ糖は，2～10個程度の単糖がグリコシド結合で連なった炭水化物の総称）。イソマルトオリゴ糖は，みりんや味噌，醤油といった伝統的な食材に存在する他，甘味料としての工業的な生産が可能である。イソマルトオリゴ糖は，プレバイオティクス prebiotics としての機能性が注目されており，消化酵素の影響を受けず（難消化性）に大腸まで到達し，有用菌であるビフィズス菌を増加させ，悪玉菌を抑制するという特徴を持つ。ヒト臨床研究において，イソマルトオリゴ糖による整腸作用が示されている。本邦では，イソマルトオリゴ糖を関与成分とするトクホ（特定保健用食品）が認可されており，「腸内のビフィズス菌を適正に増やし，お腹の調子を良好に保つ」といった表示例がある。適正使用における許容性は高い。臨床試験では，1日あたり30gのイソマルトオリゴ糖を4週間投与，あるいは10gを30日間投与といった例がある。

　⇒『オリゴ糖』の項

◉ 用途・適応

　整腸作用　ビフィズス菌の増加

📖 相互作用チェックリスト

[相互作用に注意する医薬品] ⇒ [臨床における対応]

　現時点では，医薬品との相互作用による有害事象は報告されていない。

イソロイシン isoleucine

【名　称】
　[和　名]　イソロイシン
　[英　名]　isoleucine

▌概　要
　イソロイシンは，必須アミノ酸の一つである。イソロイシンは，その分子構造上の特徴から，バリン，ロイシンとともに分岐鎖アミノ酸（BCAA；branched chain amino acid）と総称される。BCAA は，安静時のヒト筋肉組織において，タンパク質合成速度の亢進およびタンパク質崩壊速度の抑制により，タンパク質同化作用を示す。また，持久運動からの回復期においても，BCAA は，ヒト筋肉組織においてタンパク質同化作用を示す。これらの働きは，タンパク質合成調節において，情報伝達機構に関与する各種の分子への作用を介して発現する。近年，BCAA の機能性を検証した研究において，糖代謝や脂質代謝における調節作用が示唆されている。例えば，イソロイシン投与による骨格筋での糖取り込み促進と肝臓での糖新生抑制を介した血糖降下作用などの報告がある。今後，BCAA の代謝調節因子としての臨床的意義の解明が期待される。
　　⇒詳細は，『分岐鎖アミノ酸』の項

📖　相互作用チェックリスト

［相互作用に注意する医薬品］⇒［臨床における対応］
　イソロイシンは，一部の医薬品との相互作用が示唆されている。併用時には，医薬品の最新の添付文書を確認すること。
▶レボドパ Levodopa
　⇒併用は慎重に。医師の監視下に関連指標をモニターすること。
▶糖尿病治療薬
　⇒併用は慎重に。医師の監視下に関連指標をモニターすること。
▶筋萎縮性側策硬化症（ALS）に対する BCAA
　⇒併用は避ける。

解説：相互作用のメカニズム

■レボドパ Levodopa

BCAA（L-ロイシン）の投与によって，ヒト小腸でのレボドパの吸収が阻害されたという（Lennernäs）。

■糖尿病治療薬

BCAA（L-ロイシン等）の投与によって，インスリン分泌促進を介した糖代謝への影響が知られている（Anthony, Kimball）。理論的には，糖尿病治療薬と相加的な作用が想定されるため，併用時には，関連指標のモニタリングを行う。

■筋萎縮性側策硬化症（ALS）に対する BCAA

ALS 患者への BCAA（1 日あたり L-ロイシン 12 g，L-イソロイシン 6 g，L-バリン 6 g）投与を行ったランダム化比較試験は，BCAA 投与群での死亡率上昇のため中止となった（Italian ALS Study Group）。

ALS 患者への BCAA（1 日あたり L-ロイシン 12 g，L-イソロイシン 8 g，L-バリン 6.4 g）投与あるいは L-トレオニン（1 日あたり 4 g）投与を行ったランダム化比較試験では，BCAA あるいは L-トレオニンによる改善は認められなかった。また，BCAA 投与による肺機能の増悪が否定できなかったという（Tandan）。

📑 参考文献

- Anthony JC, et al. Contribution of insulin to the translational control of protein synthesis in skeletal muscle by leucine. Am J Physiol Endocrinol Metab. 2002; 282: E1092-101.
- Italian ALS Study Group. Branched-chain amino acids and amyotrophic lateral sclerosis: a treatment failure? The Italian ALS Study Group. Neurology. 1993 Dec; 43 (12): 2466-70.
- Kimball SR, et al. Invited Review: Role of insulin in translational control of protein synthesis in skeletal muscle by amino acids or exercise. J Appl Physiol (1985). 2002; 93: 1168-80.
- Lennernäs H, et al. The effect of L-leucine on the absorption of levodopa, studied by regional jejunal perfusion in man. Br J Clin Pharmacol. 1993; 35: 243-50.
- Tandan R, et al. A controlled trial of amino acid therapy in amyotrophic lateral sclerosis: I. Clinical, functional, and maximum isometric torque data. Neurology. 1996; 47: 1220-6.

イチョウ葉 *Ginkgo biloba*

【名　称】

　　［和　名］　イチョウ葉
　　［学　名］　*Ginkgo biloba*

▌概　要

　イチョウは，200万年以上前の古生代から存在するとされ，地球上で最古の樹木の一つである。中国伝統医学や日本漢方において，「種子」が生薬として利用されてきた。イチョウの「葉」が薬用に利用された最初の記録は，1436年の中国明朝においてであるという。近年，欧州において，数多くの臨床試験によりイチョウ「葉」エキス（抽出物）製剤（GBE：*Ginkgo biloba* extract）の有効性に関する検証が行われ，一定の効能・効果が示されてきた。現在，イチョウ葉エキス（GBE）は，米国等において最もよく利用されるハーブサプリメントの一つである。

　イチョウ葉エキスは，脳血管性およびアルツハイマー病の認知症に伴う症状の改善作用を示す。また，閉塞性動脈硬化症に伴う間欠性跛行を改善する。さらに，眩暈や耳鳴りの改善，健常高齢者での認知機能改善を示唆するデータがある。その他，アルツハイマー病患者に対して，イチョウ葉エキスとコリンエステラーゼ阻害薬を併用投与した臨床試験において，併用によるシナジーが報告されている（Canevelli）。

　一般に安全性は高く，適応となる病態に対して適切な品質の製品を用法・用量を守って使用する場合，現時点では特に問題は報告されていない。しかし，抗凝固作用を有し，出血傾向について少数の症例報告があるため，抗凝固薬等との併用には注意が必要である。

　なお，イチョウ葉エキスによる出血傾向は，主に米国での症例報告が中心であった。その後のランダム化比較試験による検証では，イチョウ葉エキスによる出血傾向の出現は否定的である。

🔵 用途・適応

認知症の予防と治療　末梢血管障害による間欠性跛行の改善

📖 相互作用チェックリスト

［相互作用に注意する医薬品］⇒［臨床における対応］

　理論的には，抗凝固薬・抗血小板薬との併用により出血傾向の増強が推察されるので，注意が必要である。手術の際の出血傾向（術後出血等）にも注意する。外科的処置の2週間前には服用を中止する。

　なお，健常者にイチョウ葉エキスを投与した試験では，血液凝固能に変化は認めなかった。これは，32名の健常者を対象にしてGBE（EGb761）を14日間投与（各群1日120，240，480 mg）した試験であり，血小板機能や凝固系指標に変化は認められていない（Bal Dit）。

　基礎研究において，肝臓のチトクローム P450（具体的な分子種は CYP1A2，2B，2C9，2C19，2D6，2E1，3A4）に対する影響が示唆されている。ただし，これらの臨床的意義や有意性の詳細は明らかではない。

▶チトクローム P450

　チトクローム P450 の分子種のうち，CYP1A2，2B，2C9，2C19，2D6，2E1，3A4 に関連する薬剤。（CYP と医療用医薬品との関連については巻末の別表参照）

　⇒併用は慎重に。医師の監視下に関連指標をモニターすること。

▶アセチルコリンエステラーゼ阻害薬（塩酸ドネペジル等）

　⇒併用は可能と考えられるが，念のため慎重に。

▶抗てんかん薬

　⇒併用は可能と考えられるが，念のため慎重に。研究データの臨床的意義は不明。

▶抗凝固薬・血小板機能抑制薬

　⇒併用は慎重に。医師の監視下に関連指標をモニターすること。

▶降圧薬

　⇒併用は可能と考えられるが，念のため慎重に。研究データの臨床的意義は不明。

▶ジルチアゼム Diltiazem
⇒併用は慎重に。医師の監視下に関連指標をモニターすること。研究データの臨床的意義は不明。

▶モノアミンオキシダーゼ（MAO）阻害薬
⇒併用は慎重に。医師の監視下に関連指標をモニターすること。

▶インスリン製剤
⇒併用は可能と考えられるが，念のため慎重に。研究データの臨床的意義は不明。

▶選択的セロトニン再取り込み阻害薬（SSRI）
⇒併用は可能と考えられるが，念のため慎重に。研究データの臨床的意義は不明。

▶チアジド系利尿薬
⇒併用は慎重に。医師の監視下に関連指標をモニターすること。

▶トリアゾロピリジン系抗うつ薬（塩酸トラゾドン）
⇒併用は慎重に。医師の監視下に関連指標をモニターすること。

▶クエン酸シルデナフィル Sildenafil citrate
⇒併用は可能と考えられるが，念のため慎重に。

▶5-フルオロウラシル 5-fluorouracil
⇒併用は可能と考えられるが，念のため慎重に。

▶ブプロピオン bupropion（抗うつ薬）
⇒併用は可能と考えられるが，念のため慎重に。

▶ボリコナゾール voriconazole（抗真菌薬）
⇒併用は可能と考えられるが，念のため慎重に。

▶スタチン剤 statins
⇒併用は可能と考えられるが，念のため慎重に。

▶エファビレンツ efavirenz（抗 HIV 薬）
⇒併用は慎重に。医師の監視下に関連指標をモニターすること。

▶抗けいれん薬
⇒併用は慎重に。医師の監視下に関連指標をモニターすること。

解説：相互作用のメカニズム

■チトクローム P450

GBE（イチョウ葉エキス *Ginkgo biloba* extract）は，チトクローム P450 の分子種のうち，CYP1A2，2B，2C9，2C19，2D6，2E1，3A4 への影響が示唆されている。

GBE による CYP450 への阻害作用を検証した研究では，2C9 が強く阻害された他，1A2 や 2E1，3A4 における阻害作用も認めた。GBE の成分のうち，テルペン類は 2C9 のみを阻害し，フラボノイド類は 1A2，2C9，2E1，3A4 に対する阻害作用を示したという（Gaudineau）。

各種のハーブサプリメントによる CYP3A4 への影響を検証した *in vitro* の研究では，GBE による阻害作用が示唆されている（Budzinski）。

一方，12 名の健康な被験者を対象に，1 日 120 mg の GBE を 14 日間投与し，CYP2D6 と CYP3A4 に対する影響を検証した臨床試験が報告されている。それによると，2D6 における有意な変化は認められなかった。また，3A4 については，投与された薬剤 alprazolam の AUC（血中濃度時間曲線下面積）が 17% 低下した。しかし，半減期に変化は認められなかったことから，論文著者らは GBE による CYP3A4 の誘導は有意ではないと結論付けている（Markowitz）。

ラットを利用した実験において，GBE による CYP2B 酵素の活性誘導が報告されている。ラットに GBE を食餌と共にあるいは経管栄養法で投与すると，肝 CYP 濃度および各種 CYP 酵素活性が，用量および時間依存的に増加した。CYP のうち，CYP2B 酵素である PROD（ペントキシレゾルフィン O-デアルキラーゼ）活性が特に増加した。また，*in vitro* CYP 検定系に GBE を添加すると，各種 CYP 酵素活性は濃度依存的に阻害され，特に GBE 処理ラットのミクロソーム酵素で顕著であった。さらに，GBE による各種 CYP 酵素の阻害は，ラットとヒトで差は認められなかった。以上より，GBE の過剰摂取は，CYP 酵素，特に PROD 酵素を誘導し，同時投与された薬剤の効果に影響することが示唆された（Umegaki）。

GBE の CYP 酵素誘導作用に関して，エタノール抽出とアセトン抽出の違いの影響を調べた基礎研究が報告されている。それによると，ラットでの GBE 大量投与による肝臓 CYP 酵素誘導作用は，GBE 製品の種類，特にエタノール抽出品とアセトン抽出品において大きな差異を認めなかったという。また，GBE 中の CYP 酵素を誘導する成分について検索を行った結果，*in vitro* において，GBE

成分の中でプロアントシアニジンが PROD 活性を最も強く阻害した。一方，ラットでは CYP 酵素誘導作用が確認されず，CYP 酵素誘導に関与する GBE 中の成分の特定には至らなかったという（杉山）。

CYP1A2，2B，2C9，2D6，2E1，3A4 の各チトクロームによる代謝には，多数の医薬品が関与する。現時点では，GBE による CYP 活性の阻害（もしくは誘導）が直接の原因とされる有害事象は知られていないが，医薬品との併用には念のために注意する。

■アセチルコリンエステラーゼ阻害薬（塩酸ドネペジル等）

ドネペジル（アリセプト®）等との相加作用が理論的に推測される。

両者の併用によるシナジーを示した臨床研究が報告されている。フランスにおいて行われた ICTUS（Impact of Cholinergic Treatment USe）研究の被験者から，軽症から中等度のアルツハイマー病で，コリンエステラーゼ阻害薬をすでに服用している患者でさらにイチョウ葉エキスを追加で併用した 828 名が対象となり，認知機能関連指標（MMSE，ADAS-Cog，ADL）が 1 年間，測定された結果，まず，MMSE では 12 カ月後の時点で，医薬品単独投与群に比べて，医薬品とイチョウ葉エキス併用群において有意な改善が認められた。また，ADAS-Cog スコアでも同様の傾向が認められた（ただし両群間に有意差なし）。(Canevelli)

ただし，抗認知症薬の至適投与量設定を目的として，日本人におけるドネペジル服用中の血漿濃度および GBE 併用の影響について検討した臨床試験では，ドネペジル血漿濃度に与える GBE の影響はほとんど認められなかったという。この試験では，ドネペジル 5 mg/日の血漿濃度は 24.8±11.6 ng/mL であり，CV 値は 47％ と比較的大きな個人差が認められた。また，認知機能に対する増強効果も認められなかった（古郡）。

■抗てんかん薬

動物実験において GBE との併用によるカルバマゼピンの作用低下が報告されている（Manocha）。ただし，臨床的意義は明確ではない。

■抗凝固薬・血小板機能抑制薬

アスピリンやワルファリン等との併用による出血性疾患の症例が数例報告されており，抗凝固薬との併用は避けるか慎重に行う（Rosenblatt, Rowin, Vale, Matthews, Meisel）。チクロピジン（Ticlid®，パナルジン®）との併用により抗血小板

作用亢進の可能性あり（Kim）。一方，GBE はチクロピジンの薬物動態に影響を与えないというデータもある（Lu）。なお，INR が安定したワルファリン服用中の患者に対しては，GBE は有意な影響を与えないとするデータも報告されている。

例えば，健常者 12 名を対象に，ワルファリン 25 mg を単回投与し，その前後 7 日間，イチョウ葉エキスあるいはショウガ抽出物を投与した臨床試験では，INR や血液凝固指標に有意な影響は認められなかったという（Jiang）。

また，健常者 24 名を対象に，チクロピジン 250 mg とイチョウ葉エキス 80 mg を単回投与した臨床試験では，48 時間以内の出血時間，血小板凝集，チクロピジンの薬物動態に影響は認められなかった（Kim BH）。

台湾での後ろ向き研究では，イチョウ葉エキス処方薬と抗血小板薬や抗血液凝固薬（シロスタゾール，クロピドグレル，チクロピジン，ワルファリン）の同時処方例が抽出され，2000 年の GBE 単独 1,547 例と併用投与 3,575 例，2008 年の単独 4,676 例と併用例 15,297 例が解析された結果，出血リスクへの影響は認められなかったという（Chan）。

■降圧薬

健常者において GBE が収縮期血圧および拡張期血圧を低下させた報告があり，理論的には降圧薬との相加作用が推測される（Kudolo）。一方，利尿薬と GBE の併用によって高血圧を呈したという症例が報告されている。なお，薬理学的な解析では，ジゴキシンと GBE との相互作用は認められない（Mauro）。

■ジルチアゼム Diltiazem

塩酸ジルチアゼムと GBE の同時投与による影響が基礎研究で報告されている。

ラットにおいてジルチアゼム（DTZ）の薬物動態に対する GBE の影響を検証した実験では，GBE がラット小腸および肝臓ミクロソームに DTZ と同時添加された。その結果，N-ジメチル DTZ（MA）の形成が濃度依存的に阻害された。また，GBE（20 mg/kg）の経口投与により，小腸および肝臓ミクロソームにおけるチトクローム P450 量および MA 形成速度は一過性に減少した。さらに，DTZ を 3 mg/kg の用量で静脈投与後，終末消失速度定数が減少し，平均滞留時間は増加した。DTZ 経口投与（30 mg/kg）のバイオアベイラビリティおよび AUC（血中濃度時間曲線下面積）も増加したという（Ohnishi）。以上のデータから，GBE と DTZ の同時投与は，小腸および肝臓代謝を阻害することにより DTZ のバイオアベイラビリティを増加させることが示唆される。ただし，臨床

的意義は明確ではない。

　なお，健常者 12 名を対象に，GBE（120 mg/日）を 28 日間投与し，ジアゼパム 10 mg を単回投与した臨床試験では，薬物動態に影響は認められなかった（Zuo）。

■モノアミンオキシダーゼ（MAO）阻害薬

　GBE は，MAO 阻害薬の効果を増強させる可能性がある。ただし，動物実験およびヒトにおける臨床試験では，GBE の MAO 阻害薬増強作用を支持するデータと，否定的なデータの両方が存在する（White, Porsolt, Fowler, Ramassamy）。

■インスリン製剤

　GBE が健常者において血漿インスリン濃度を増加させ，2 型糖尿病患者において血漿インスリン濃度を低下させたという報告がある（Kudolo）。ただし，GBE と血糖値との関連は検討されていない。

■選択的セロトニン再取り込み阻害薬（SSRI）

　SSRI との相加作用が推測され，セロトニン症候群を生じうるとされる。ただし，ヒトでのデータは明らかではない（Ramassamy）。SSRI（fluoxetine）に関連する陰部感覚麻痺を GBE が緩和するという報告がある（Ellison）。

■チアジド系利尿薬

　GBE とチアジド系利尿薬を併用した男性患者において高血圧症が報告されている。ただし，健常者を対象にした研究では，収縮期血圧および拡張期血圧の低下が認められている（Kudolo, Winther）。

■トリアゾロピリジン系抗うつ薬（塩酸トラゾドン）

　GBE（160 mg/日）と trazodone（40 mg/日）を併用したアルツハイマー病患者（80 歳，女性）が，服用開始 50 時間後に昏睡となったケースが報告されている（Galluzzi）。この症例は，flumazenil（アネキセート®）（1 mg）静脈投与によって昏睡から回復した。作用機序として，GBE のフラボノイド類がベンゾジアゼピン受容体を介して GABA 作動性神経を賦活させたメカニズムが考えられている。

■クエン酸シルデナフィル Sildenafil citrate

　血管性勃起障害では，GBE との併用によってシルデナフィル等の有効性が高まる可能性がある（positive interaction）（Sikora）。

■5-フルオロウラシル 5-fluorouracil

膵臓がん患者を対象にして 5-fluorouracil と GBE の相互作用を検証した臨床試験では，併用に起因する有害事象は認められず，許容性は高かったという（Hauns）。データからは副作用の緩和作用も示唆されたが，さらに厳密な臨床試験が必要である。

■ブプロピオン bupropion（抗うつ薬）

ブプロピオンは，CYP2B6 によって代謝される。

健常者 14 名を対象に，GBE（240 mg/日，分 2）を 14 日間投与し，抗うつ薬のブプロピオン（150 mg）を単回，併用投与した臨床試験では，ブプロピオンの薬物動態に臨床的に有意な変化は認められなかったという（Lei）。

■ボリコナゾール voriconazole（抗真菌薬）

ボリコナゾールは，CYP2C9，CYP2C19，CYP3A4 によって代謝される抗真菌薬である。健常者 14 名を対象に，GBE（240 mg/日，分 2）を 12 日間摂取させた後に，ボリコナゾール（200 mg）を単回投与した臨床試験では，薬物動態に影響はなかったという（Lei）。

■スタチン剤 statins

健常者 14 名を対象に，GBE（240 mg/日，分 2）とシンバスタチン（40 mg/日）を 14 日間併用投与した臨床試験では，シンバスタチンの血中濃度（AUC，Cmax）の低下が見出されたが，活性体のシンバスタチン酸の濃度やコレステロール低下作用に影響は認められなかったという（Dai）

■エファビレンツ efavirenz（抗 HIV 薬）

エファビレンツの代謝には，CYP3A4 と 2B6 が関与する。GBE によりエファビレンツの血中濃度が低下したという症例が，オランダから報告されている。エファビレンツによる HIV 治療中の 47 歳男性が GBE を数カ月間摂取したところ，GBE による CYP3A4 や P 糖タンパクの誘導および血漿エファビレンツ濃度の減少が認められたという（Wiegman）。また，カナダでも，ジドブジン，ラミブジン，エファビレンツによる HIV 感染治療中の 41 歳男性が，GBE 摂取により臨床指標が変動したという報告がある（Naccarato）。

■抗けいれん薬

GBE 投与が抗けいれん薬の治療効果に影響を与える可能性が示唆されている

(Granger, Gregory)。因果関係や臨床的意義は必ずしも明確ではないが，併用時には関連指標のモニタリングを行う。

📄 参考文献

- Bal Dit Sollier C, et al. No alteration in platelet function or coagulation induced by EGb761 in a controlled study. Clin Lab Haematol 2003; 25: 251-3.
- Budzinski JW, et al. An in vitro evaluation of human cytochrome P450 3A4 inhibition by selected commercial herbal extracts and tinctures. Phytomedicine 2000; 7: 273-82.
- Canevelli M, et al. Effects of Gingko biloba supplementation in Alzheimer's disease patients receiving cholinesterase inhibitors: Data from the ICTUS study. Phytomedicine. 2014 Feb 15.
- Dai LL, et al. Assessment of a pharmacokinetic and pharmacodynamic interaction between simvastatin and Ginkgo biloba extracts in healthy subjects. Xenobiotica. 2013; 43: 862-7.
- Ellison JM, DeLuca P. Fluoxetine-induced genital anesthesia relieved by Ginkgo biloba extract. J Clin Psychiatry 1998; 59: 199-200.
- Fowler JS, et al. Evidence that Ginkgo biloba extract does not inhibit MAO A and B in living human brain. Life Sci 2000; 66: 141-146.
- Galluzzi S, et al. Coma in a patient with Alzheimer's disease taking low dose trazodone and ginkgo biloba. J Neurol Neurosurg Psychiatry 2000; 68: 679-680.
- Gaudineau C, et al. Inhibition of human P450 enzymes by multiple constituents of the Ginkgo biloba extract. Biochem Biophys Res Commun 2004; 318: 1072-8.
- Granger AS. Ginkgo biloba precipitating epileptic seizures. Age Ageing. 2001; 30: 523-5.
- Gregory PJ. Seizure associated with Ginkgo biloba? Ann Intern Med. 2001; 134: 344.
- Hauns B, et al. Phase II study of combined 5-fluorouracil/Ginkgo biloba extract (GBE 761 ONC) therapy in 5-fluorouracil pretreated patients with advanced colorectal cancer. Phytother Res 2001; 15 (1): 34-38.
- Hauns B, et al. Phase II study with 5-fluorouracil and ginkgo biloba extract (GBE 761 ONC) in patients with pancreatic cancer. Arzneimittelforschung 1999; 49: 1030-1034.
- 古郡規雄，古郡華子，金田絢子，兼子直，立石智則．抗痴呆薬ドネペジルの治療効果および薬物血漿濃度に与える要因について．臨床薬理の進歩 25 号　Page 87-90（2004.07）.
- Jiang X, et al. Effect of ginkgo and ginger on the pharmacokinetics and pharmacodynamics of warfarin in healthy subjects. Br J Clin Pharmacol. 2005; 59: 425-32.
- Kim YS, et al. Antiplatelet and antithrombotic effects of a combination of ticlopidine and ginkgo biloba ext (EGb 761). Thromb Res 1998; 91: 33-8.
- Kim BH, et al. Influence of Ginkgo biloba extract on the pharmacodynamic effects and pharmacokinetic properties of ticlopidine: an open-label, randomized, two-period, two-treatment, two-sequence, single-dose crossover study in healthy Korean male volunteers. Clin Ther. 2010; 32: 380-90.

- Kudolo GB, Blodgett J. Effect of Ginkgo biloba ingestion on arachidonic acid metabolism in the platelets of type 2 diabetic subjects. International Scientific Conference on Complementary, Alternative and Integrative Medicine Research April 12-14 2002.
- Kudolo GB. The effect of 3-month ingestion of Ginkgo biloba extract (EGb 761) on pancreatic beta-cell function in response to glucose loading in individuals with non-insulin-dependent diabetes mellitus. J Clin Pharmacol 2001; 41: 600-611.
- Kudolo GB. The effect of 3-month ingestion of Ginkgo biloba extract on pancreatic beta-cell function in response to glucose loading in normal glucose tolerant individuals. J Clin Pharmacol 2000; 40: 647-654.
- Lei HP, et al. Effects of Ginkgo biloba extract on the pharmacokinetics of bupropion in healthy volunteers. Br J Clin Pharmacol. 2009; 68: 201-6.
- Lei HP, et al. Lack of effect of Ginkgo biloba on voriconazole pharmacokinetics in Chinese volunteers identified as CYP2C19 poor and extensive metabolizers. Ann Pharmacother. 2009; 43: 726-31.
- Lu WJ, et al. The effects of ergoloid mesylates and ginkgo biloba on the pharmacokinetics of ticlopidine. J Clin Pharmacol 2006; 46: 628-34.
- Manocha A, et al. Influence of Ginkgo biloba on the effect of anticonvulsants. Indian J Pharmacol 1996; 28: 84-87.
- Markowitz JS, et al. Effect of Ginkgo biloba extract on plasma steroid concentrations in healthy volunteers: a pilot study. Pharmacotherapy 2005 Oct; 25 (10): 1337-40.
- Markowitz JS, et al. Multiple-dose administration of Ginkgo biloba did not affect cytochrome P-450 2D6 or 3A4 activity in normal volunteers. J Clin Psychopharmacol 2003; 23: 576-81.
- Matthews MK, Jr. Association of Ginkgo biloba with intracerebral hemorrhage. Neurology 1998; 50: 1933-1934.
- Mauro VF, et al. Impact of ginkgo biloba on the pharmacokinetics of digoxin. Am J Ther 2003; 10: 247-251.
- Meisel C, et al. Fatal intracerebral mass bleeding associated with Ginkgo biloba and ibuprofen. Atherosclerosis. 2003; 167: 367.
- Naccarato M, et al. A potential drug-herbal interaction between Ginkgo biloba and efavirenz. J Int Assoc Physicians AIDS Care (Chic). 2012; 11: 98-100.
- Ohnishi N, et al. Studies on Interactions between Functional Foods or Dietary Supplements and Medicines. I. Effects of Ginkgo biloba Leaf Extract on the Pharmacokinetics of Diltiazem in Rats. Biological & Pharmaceutical Bulletin 26巻9号 Page1315-1320 (2003.09).
- Porsolt RD, et al. Evaluation of a ginkgo biloba extract (EGb 761) in functional tests for monoamine oxidase inhibition. Arzneimittelforschung 2000; 50: 232-235.
- Ramassamy C , et al. The Ginkgo biloba extract, EGb761, increases synaptosomal uptake of 5- hydroxytryptamine: in-vitro and ex-vivo studies. J Pharm Pharmacol 1992; 44: 943-945.
- Rosenblatt M, Mindel J. Spontaneous hyphema associated with ingestion of Ginkgo bi-

loba extract. N Engl J Med 1997; 336: 1108.

- Rowin J, Lewis SL. Spontaneous bilateral subdural hematomas associated with chronic Ginkgo biloba ingestion. Neurology 1996; 46: 1775-1776.
- Sikora R, et al. Ginkgo biloba extract in the therapy of erectile dysfunction. J Urol 1989; 141: 188A.
- Sikora R, et al. Randomized placebo-controlled study on the effects of oral treatment with Ginkgo biloba extract in patients with erectile dysfunction. J Urology 1998; 159 (suppl 5): 240.
- 杉山朋美，篠塚和正，佐野敦志，山田静雄，遠藤香，山田和彦，梅垣敬三．種々のイチョウ葉エキスとプロアントシアニジンのラット肝臓Cytochrome P450活性に対する影響．食品衛生学雑誌45巻6号　Page 295-301（2004.12）.
- Umegaki, et al. Ginkgo biloba extract markedly induces pentoxyresorufin O-dealkylase activity in rats. The Japanese Journal of Pharmacology 90巻4号　Page 345-351 (2002.12).
- Vale S. Subarachnoid haemorrhage associated with Ginkgo biloba. Lancet 1998; 352: 36.
- White HL, et al. Extracts of Ginkgo biloba leaves inhibit monoamine oxidase. Life Sci 1996; 58: 1315-1321.
- Wiegman DJ, et al. Interaction of Ginkgo biloba with efavirenz. AIDS. 2009; 23: 1184-5.
- Winther K, et al. Ginkgo biloba (GB-8) enhances motor and intellectual function in patients with dementia when evaluated by local nurses. International Scientific Conference on Complementary, Alternative and Integrative Medicine Research April 12-14 2002.
- Winther KA, et al. Effects of Ginkgo biloba extract on cognitive function and blood pressure in elderly subjects. Curr Ther Res 1998; 59: 881-888.
- Zuo XC, et al. Effects of Ginkgo biloba extracts on diazepam metabolism: a pharmacokinetic study in healthy Chinese male subjects. Eur J Clin Pharmacol. 2010; 66: 503-9.

イミダゾールペプチド imidazole peptide

【名　称】

[和　名]　トリ胸肉抽出物（CBEX）

[別　名]　イミダゾールジペプチド，チキンエキス

[英　名]　imidazole peptide, imidazole dipeptide, CBEX（chicken breast extract）

‖ 概　要

　イミダゾールペプチドは，イミダゾール基を有するアミノ酸結合体の総称である。イミダゾールペプチドの1種であるイミダゾールジペプチド（アンセリンanserine，カルノシン carnosine，バレニン valenine）が，抗疲労作用を有する機能性成分として利用されるようになった。

　トリ胸肉中にはイミダゾールジペプチドであるカルノシンやアンセリンが豊富に含まれており，例えば，トリ胸肉抽出物（イミダゾールジペプチドとして400 mg 含有）投与による抗疲労効果が示されている（Tanaka, Yamano）。

　トリ（鶏）胸肉抽出物は，CBEX（Chicken Breast Extract）として知られる機能性食品素材である。有効成分として，アンセリン（β-alanyl-1-methyl-L-histidine）やカルノシン（β-alanyl-L-histidine）といったイミダゾールジペプチドを含む。アンセリンおよびカルノシンは，抗疲労作用や抗酸化作用，緩衝作用などを有する。

　基礎研究では，ACE 阻害作用を介した血圧低下作用（Saiga）や疲労回復効果（原田）が示されている。CBEX の経口投与によって，血中および脳内の視床下部と海馬におけるアンセリン/カルノシン値が有意に上昇することから，中枢における機能性も示唆される（Tomonaga 2007）。CBEX 由来のカルノシンによる抗うつ様の働きも示されている（Tomonaga 2008）。

　イミダゾールジペプチド（カルノシンおよびアンセリン）は，抗酸化作用を有し，活性酸素による組織傷害に対する保護作用を持つ。また，イミダゾールジペプチド投与により，骨格筋中のカルノシンおよびアンセリン濃度が上昇する。骨格筋のカルノシンの濃度は，運動パフォーマンスとの間に正の相関が認められている。そこで，骨格筋におけるイミダゾールジペプチドの抗酸化作用により，抗

疲労効果が発揮されると考えられている。

予備的な臨床研究において，CBEX の継続摂取による筋肉 pH 値の低下抑制作用および運動耐用能改善作用が示されている。一方，CBEX 含有スープの単回投与によるヒト試験では，投与 30 分後に血中アンセリン値の有意な増加および緩衝作用を認めたが，血中カルノシン値や運動耐用能には有意な変化は示されなかったという（Suzuki）。したがって，短期的な利用ではなく，継続的な摂取が重要と考えられる。

アンセリンとカルノシンに代表されるイミダゾールジペプチドは，抗酸化作用を介した抗疲労作用を有する機能性成分としても知られており，マウス強制遊泳や水浸負荷疲労モデルラットにおいて抗疲労作用が示されている（西谷）。また，臨床研究では，エルゴメータによる間欠的運動負荷や短時間高強度運動負荷試験においてイミダゾールジペプチド摂取による運動能向上作用や抗疲労作用が認められたという（西谷）。

豊富な食経験を有する食用の成分であり，適正使用における許容性は高いと考えられる。健常者を対象に，イミダゾールジペプチド含有飲料の過剰量反復摂取による生体への影響を検討したランダム化二重盲検偽薬対照並行群間比較試験では，4 週間過剰摂取による有害事象は認められず，高い安全性が示された（Aoyagi）。

なお，本邦では，L-カルノシンと亜鉛を含有する胃潰瘍治療薬として，ポラプレジンク polaprezinc（プロマック®）が製品化されている。創傷治癒促進作用，抗炎症作用，抗潰瘍作用を有する亜鉛と，免疫調節作用や組織修復作用，抗炎症作用をもつ L-カルノシンを錯体とする製剤であり，医薬品として薬価収載されている。亜鉛を含むことから，味覚障害の治療目的でも利用される。ポラプレジンクの添付文書には，副作用として，肝機能障害やアレルギー症状（発疹，かゆみ，じん麻疹），便秘，嘔気，嘔吐，腹部膨満感，胸やけ，下痢が生じうると記載されている。

⇒『アンセリン』および『カルノシン』の項

📍 用途・適応

運動時の筋肉疲労緩和　運動耐用能改善作用　抗酸化作用　抗疲労作用　運動能向上作用

📖 相互作用チェックリスト

[相互作用に注意する医薬品] ⇒ [臨床における対応]
〈医薬品〉

現時点では，医薬品との相互作用による有害事象は報告されていない。ただし，基礎研究・非臨床研究において，一部の医薬品との相互作用が示唆されている。

また，L-カルノシンと亜鉛を錯体とする医薬品ポラプレジンクの添付文書には，ペニシラミン製剤あるいはレボチロキシンナトリウムと同時に服用することにより，併用薬剤の効果を減弱する可能性があると記載されている。ポラプレジンクが併用薬剤とキレートを形成し，吸収を低下させる機序が想定されている。併用時には，間隔をあけて服用する。

▶ **ドキソルビシン（doxorubicin）**

⇒併用は可能と考えられる。ただし，研究データの臨床的意義は不明であり，医師の監視下に関連指標をモニターすること。

〈サプリメント〉

現時点では，サプリメントとの相互作用による有害事象は報告されていない。

〈食品〉

現時点では，食品との相互作用による有害事象は報告されていない。

🎯 解説：相互作用のメカニズム

〈医薬品〉

■ドキソルビシン（doxorubicin）

アンセリンは，*in vivo* 系において，腫瘍組織におけるドキソルビシン（doxorubicin，DOX）の濃度を維持することで抗腫瘍活性を誘導した。一方，正常細胞における DOX 値には影響を与えなかった（Sadzuka）。また，*in vitro* 系では，アンセリンと DOX の併用によって，DOX 単独投与時よりも，腫瘍細胞内への DOX の流入が促進された。アンセリンは，ジペプチド輸送体を経由して，腫瘍細胞内に取り込まれ，その際に DOX の腫瘍細胞内への流入を促進すると考えられる。なお，アンセリンは，DOX の薬剤代謝酵素である CYP3A の活性には影響を与えなかったことから，チトクローム P450 活性を介した作用ではない

125

とされている（Sadzuka）。

参考文献

- Aoyagi S, et al. Safety of Excess Administration of CBEX-Dr-containing Drink on Healthy People. Jpn Pharmacol Ther 2008; 36: 225-35.
- 原田理恵, 他. トリ胸肉抽出物（チキンエキス）のマウス遊泳持久力に対する効果. 日本栄養・食糧学会誌. 2002：55：73-78.
- 原田理恵, 他. カルノシンおよびトリ胸肉抽出物（チキンエキス）のマウス遊泳疲労回復力に対する効果. 日本栄養・食糧学会誌. 2002：55：209-214.
- 西谷真人, 他. 新規抗疲労成分：イミダゾールジペプチド. 日本補完代替医療学会誌. 2009：6：123-129.
- Sadzuka Y and Sonobe T. Anserine induced advantage effects on the antitumor activity of doxorubicin. Food Chem Toxicol. 2007; 45: 985-9.
- Saiga A, et al. Action mechanism of an angiotensin I-converting enzyme inhibitory peptide derived from chicken breast muscle. J Agric Food Chem. 2006; 54: 942-945.
- Sato M, et al. Safety evaluation of chicken breast extract containing carnosine and anserine. Food Chem Toxicol. 2008; 46: 480-489.
- Suzuki Y, et al. Carnosine and anserine ingestion enhances contribution of nonbicarbonate buffering. Med Sci Sports Exerc. 2006; 38: 334-338.
- Tanaka M, et al. Effect of CBEX-Dr-containing Drink on Physical Fatigue in Healthy Volunteers. Jpn Pharmacol Ther 2008; 36: 199-212.
- Tomonaga S, et al. Oral administration of chicken breast extract increases brain carnosine and anserine concentrations in rats. Nutr Neurosci. 2007; 10: 181-186.
- Tomonaga S,et al. Carnosine-induced antidepressant-like activity in rats. Pharmacol Biochem Behav. 2008; 89: 627-32.
- Yamano E, et al. Effects of chicken essence on recovery from mental fatigue in healthy males. Med Sci Monit. 2013; 19: 540-7.

イワシペプチド sardine peptide

【名　称】

[和　名]　イワシ(鰯)ペプチド

[別　名]　サーデンペプチド，サーディンペプチド，バリルチロシン

[英　名]　sardine peptide, valyl-tyrosine

∥概　要

　イワシ(鰯)ペプチド（別名サーデンペプチド sardine peptide）は，イワシから得られたタンパク質分解産物である。イワシペプチドに含まれるバリルチロシン valyl-tyrosine（VY）が，ACE 阻害活性を有し，降圧作用を示す。SHR（高血圧自然発症）ラットを用いた基礎研究や，複数の予備的なヒト臨床研究において，高血圧改善作用が報告されてきた。本邦では，トクホ（特定保健用食品）として，イワシ（サーデン）ペプチドを関与成分とする製品が許可されている。トクホ製品による用量例では，1 日あたりバリルチロシン 0.4mg が配合されている。許可を受けた表示内容として，例えば「本品はバリルチロシンを含むサーデンペプチドを配合しており，血圧が高めの方に適した食品です」等がある。

♥ 用途・適応

高血圧改善作用

📖 相互作用チェックリスト

[相互作用に注意する医薬品] ⇒ [臨床における対応]

　現時点では，医薬品との相互作用による有害事象は報告されていない。ただし，イワシペプチドの有する働きからの推測により，高血圧治療薬との理論的な相加作用としての相互作用の可能性が考えられている。

▶高血圧治療薬

　⇒併用は可能と考えられるが，念のため慎重に。医師の監視下に関連指標をモニターすること。

インド人参 *Withania somnifera*

【名　称】

[和　名] インド人参，インドニンジン

[別　名] アシュワガンダ，ウィタニア

[英　名] ashwagandha, Avarada, Ayurvedic ginseng, Indian ginseng, Withania

[学　名] *Withania somnifera*

∥概　要

　インド人参（アシュワガンダ）とは，インドの伝統医療であるアーユルヴェーダにおいて，滋養強壮に利用されてきた薬用植物である。いわゆるアダプトゲンadaptogen の1種である。インド人参の薬用部分は根および果実であり，有効成分として，ウィタフェリン withaferin やウィタノリド withanolide 等のステロイド・ラクトン類，isopelletierine や anaferine 等のアルカロイド類，サポニン類などが知られている。

　基礎研究では，抗腫瘍作用や抗酸化作用，抗菌作用，抗炎症作用，免疫賦活作用が示されている。また，鎮痛作用や鎮静作用，降圧作用も示唆された。

　インド人参の効果を検証した臨床試験は，他の薬用植物との併用による研究が報告されてきた。具体的には，関節リウマチや変形性関節症に対する効果が示されている。その他，予備的な臨床試験において，脂質異常症（高脂血症）改善作用，糖尿病改善作用，小児における栄養状態改善作用も報告された。サプリメントの場合，抗ストレス作用・強壮作用に基づくアダプトゲンとしての利用が多い。ただし，基礎研究や臨床試験はまだ十分ではなく，今後の研究成果が期待される。

　特に問題となる健康被害や有害事象は知られていない。なお，アーユルヴェーダでは，インド人参を大量に摂取した際に，胃腸障害を生じることがあるとされる。

　一般に，許容性の高い薬用植物と考えられ，適応となる病態に対して適切な品質の製品を用法・用量を守って使用する場合，現時点では特に問題は報告されていない。

ただし，基礎研究や臨床試験はまだ十分ではなく，今後の研究成果が期待される。

📍 用途・適応

滋養強壮・強精作用　抗ストレス作用　抗炎症作用

📖 相互作用チェックリスト

［相互作用に注意する医薬品］⇒［臨床における対応］

現時点では，医薬品との相互作用による有害事象は報告されていない。ただし，インド人参の有する働きからの推測により，理論的な相互作用の可能性が考えられている。

▶**ベンゾジアゼピン系催眠鎮静薬・中枢神経抑制薬**

⇒併用は可能と考えられるが，念のため慎重に。

▶**シクロホスファミド cyclophosphamide**

⇒併用は可能と考えられるが，念のため慎重に。研究データの臨床的意義は不明。

▶**甲状腺ホルモン剤；レボチロキシンナトリウム，リオチロニンナトリウム**

（商品名　チラーヂンS®，チロナミン®）

⇒併用は慎重に。医師の監視下に関連指標をモニターすること。

▶**アセチルコリンエステラーゼ阻害薬（認知症治療薬）**

⇒併用は可能と考えられるが，念のため慎重に。研究データの臨床的意義は不明。

🔬 解説：相互作用のメカニズム

■ベンゾジアゼピン系催眠鎮静薬・中枢神経抑制薬

インド人参は鎮静作用・抗不安作用を有するとされ，GABA受容体を介する作用機序が考えられている。理論的には，ベンゾジアゼピン誘導体や中枢神経抑制薬との併用により相加作用・相乗作用を生じる可能性がある。

基礎研究（ラットを用いた強制水泳試験）において，インド人参と，いくつかの医薬品（具体的にはイミプラミン imipramine，フルオキセチン fluoxetine，

レセルピン reserpine，クロニジン clonidine，prazosin，ハロペリドール halo-
peridol）との相互作用が示唆されている（Shah）。ただし，臨床的意義は不明で
ある。

■シクロホスファミド cyclophosphamide

インド人参は，シクロホスファミド投与による腎障害を抑制する（Davis）。シ
クロホスファミドは，抗腫瘍薬であり，免疫抑制作用も有する。理論的には，イ
ンド人参によりシクロホスファミドの免疫抑制作用が減少すると考えられる。ま
た，他の免疫抑制薬の効果を減少する可能性も想定される。インド人参と免疫抑
制薬の併用投与による有害事象は知られていないが，念のために注意する。

■甲状腺ホルモン剤；レボチロキシンナトリウム，リオチロニンナトリウム

まず，動物実験において，インド人参が甲状腺ホルモンの血中濃度を上げるこ
とが示されている（Panda）。

つぎに，インド人参により甲状腺中毒症 thyrotoxicosis を生じたとする症例報
告がある。症例は，慢性疲労感に対してインド人参抽出物のカプセルを摂取した
32歳の女性であり，他のサプリメントや医薬品は摂っていなかった。最初の2〜
3週間は，カプセルを時折摂取する程度であり，特に症状は認められなかった。
しかし，摂取量を増量後，甲状腺中毒症/甲状腺機能亢進症の症状を呈するよう
になり，臨床検査指標においても確認された。インド人参摂取中止によって，症
状は消失し，検査指標も正常化したという（van der Hooft）。

動物実験で示されたインド人参による甲状腺ホルモンの産生/分泌増加作用に
ついて，臨床的意義は必ずしも明確ではない。ただし，この症例報告では，イン
ド人参投与による甲状腺機能亢進症の発症リスクが示唆される。したがって，甲
状腺ホルモン薬とインド人参との併用時には，何からの相互作用を生じる可能性
が否定できないため，関連検査指標をモニターする等，念のために注意する。

■アセチルコリンエステラーゼ阻害薬（認知症治療薬）

インド人参は，神経保護作用を示す。基礎研究において，インド人参の有効成
分の代謝物 withanolide A は，アセチルコリンエステラーゼ阻害作用が示されて
いる。このデータの臨床的意義は明確ではなく，また，認知症治療薬であるアセ
チルコリンエステラーゼ阻害薬との相互作用の有無についても不明である（Gro-
ver）。

📄 参考文献

- Davis L, Kuttan G. Effect of Withania somnifera on cyclophosphamide-induced urotoxicity. Cancer Lett 2000; 148: 9-17.
- Davis L, Kuttan G. Suppressive effect of cyclophosphamide-induced toxicity by Withania somnifera extract in mice. J Ethnopharmacol 1998; 62: 209-14.
- Grover A, et al. Computational evidence to inhibition of human acetyl cholinesterase by withanolide a for Alzheimer treatment. J Biomol Struct Dyn. 2012; 29: 651-62.
- Panda S, Kar A. Withania somnifera and Bauhinia purpurea in the regulation of circulating thyroid hormone concentrations in female mice. J Ethnopharmacol 1999; 67: 233-9.
- Panda S, Kar A. Changes in thyroid hormone concentrations after administration of ashwagandha root extract to adult male mice. J Pharm Pharmacol 1998; 50: 1065-8.
- Shah PC, et al. Effect of Withania somnifera on forced swimming test induced immobility in mice and its interaction with various drugs. Indian J Physiol Pharmacol. 2006; 50: 409-15.
- van der Hooft CS, Hoekstra A, Winter A, de Smet PA, Stricker BH. Thyrotoxicosis following the use of ashwagandha. Ned Tijdschr Geneeskd 2005; 149: 2637-8.

ウコン *Curcuma longa*

【名　称】

　[和　名]　（秋）ウコン，ターメリック

　[英　名]　turmeric

　[学　名]　*Curcuma longa*

▌概　要

　ウコン（*Curcuma longa*）はショウガ科の植物であり，カレー粉やマスタード等に香辛料や食用色素として利用されてきた。また，薬用植物として，アジア諸国での伝統医療において，消化器系の疾患を中心に広く用いられてきた。例えば，インドの伝統医学・アーユルヴェーダでは，ウコンは身体機能の維持，消化管機能や肝機能の維持，月経機能の改善，胆石症の改善，関節炎の改善等の疾患や病態に利用されてきた。中国伝統医学では，消化器系や泌尿器系の機能不全，胆石症や生理痛に用いられる成分である。

　ウコンの主成分はクルクミンや各種の精油であり，基礎研究で抗炎症作用や抗酸化作用，細胞増殖抑制作用，抗がん作用が報告されてきた。ヒトを対象にした臨床試験は十分ではないが，消化機能不全改善や消化性潰瘍の改善作用，過敏性腸症候群に伴う症状の改善，変形性関節症・関節リウマチに随伴する症状の改善，脂質異常症（高脂血症）改善作用，肝機能保護作用等が示唆されている。米国では，進行がん（膵臓がん），多発性骨髄腫，大腸腺腫などに対して，ウコン由来のクルクミンを投与する臨床研究が行われており，一定の効果が認められている。

　ウコンには標準化された製品規格がなく，製品によって主要成分の含有量が大きく異なる。95％のクルクミノイド類を含む規格を標準とする考えがある。ウコン乾燥根は，3〜5％のクルクミンを含有する。一般には，ウコン抽出物としてのクルクミンを1日あたり数十 mg から数百 mg，あるいは数千 mg 投与する。臨床試験では，8,000 mg/日の投与も一般的である。

　ウコンという名称は，一般に，秋ウコン，春ウコン，紫ウコン，ジャワウコン等をさす。多くの研究データは，秋ウコン（*Curcuma longa*）を中心としたものである。また，春ウコン（*Curcuma aromatica*）や紫ウコン（*Curcuma zedoar-*

ia）を利用した研究も知られている。ただし，ジャワウコン（*Curcuma xanthor-rhiza*）を用いた研究データは多くはない。

なお，基礎研究や臨床試験はまだ十分ではなく，今後の研究成果が期待される。

♥ 用途・適応

消化機能不全改善作用　抗酸化作用　抗炎症作用　抗がん作用　肝機能保護作用　脂質異常症改善作用

🔲 相互作用チェックリスト

［相互作用に注意する医薬品］⇒［臨床における対応］

▶チトクローム P450 および P 糖タンパク

チトクローム P450 の分子種のうち，CYP1A1/1A2，2B1/2B2，2A6，2C9，2E1 に関連する薬剤および P 糖タンパクに関連する薬剤。（CYP や P 糖タンパクと医療用医薬品との関連については巻末の別表参照）

　⇒併用は可能と考えられるが，念のため慎重に。研究データの臨床的意義は不明。

▶抗凝固薬・血小板機能抑制薬

　⇒併用は慎重に。医師の監視下に関連指標をモニターすること。

▶脂質異常症治療薬

　⇒併用は可能と考えられるが，念のため慎重に。

▶アドリアマイシン（塩酸ドキソルビシン）

　⇒併用は可能と考えられるが，念のため慎重に。

▶タクロリムス tacrolimus（免疫抑制薬）

　⇒併用は慎重に。医師の監視下に関連指標をモニターすること。

▶ドセタキセル docetaxel（抗がん薬）

　⇒併用は慎重に。医師の監視下に関連指標をモニターすること。

▶市販鎮痛薬（イブプロフェン，アスピリン，アセトアミノフェン）

　⇒併用は慎重に。

🟣 解説：相互作用のメカニズム

　現時点では，医薬品との相互作用による有害事象は報告されていない。ただし，ウコン（クルクミン）の有する働きからの推測により，理論的な相互作用の可能性が考えられている。

■チトクローム P450 および P 糖タンパク

　基礎研究において，ウコンは，チトクローム P450 の分子種のうち，CYP1A1/1A2，2B1/2B2，2E1 への影響が示唆されている。

　ラットを利用した実験では，ウコンによる 1A1/1A2 の阻害作用および 2B1/2B2 や 2E1 に対する比較的弱い阻害作用が認められた（Oetari）。

　ヒト肝ミクロソームを用いた *in vitro* 系の研究において，ウコンによる CYP2C9 活性阻害作用が示されている（Al-Jenoobi）。

　ラット肝ミクロソームを用いた *in vitro* 研究において，シスプラチンおよびパクリタキセルによる CYP2E1 と CYP3A1/2 の活性阻害作用が，ウコン投与により，CYP2E1 では減弱し，CYP3A1/2 では増強したという（Ahmed）。

　ラットを用いた基礎研究では，CYP3A4 活性を阻害し，タモキシフェンの血中濃度（AUC，Cmax）を増加させた（Cho）。また，乳がん細胞（MCF-7 細胞）において，P 糖タンパクの活性を阻害した（Cho）。

　その他，*in vitro* の研究や動物実験において，CYP450 に対する阻害作用が報告されている。

　ヒト臨床試験では，次の報告がある。

　まず，健常者にクルクミンを 1,000 mg/日の用量で 14 日間投与した結果，CYP1A2 活性の 28.6％低下と CYP2A6 活性の 48.9％上昇が見出されている（Chen）。

　つぎに，クロスオーバーランダム化偽薬対照試験では，健常者 8 名を対象に，医薬品投与の前日の朝，夕，投与直前および投与 4 時間後の時点（つまり 2 日間で 4 回）で，クルクミノイド 4 g（curcumin, demethoxycurcumin, bisdemethoxycurcumin）＋ ピペリン（piperine）24 mg を摂取させ，ミダゾラム midazolam（CYP3A 基質），フルルビプロフェン flurbiprofen（CYP2C9 基質），パラセタモール paracetamol（UDP-グルクロン酸転移酵素，スルホトランスフェラーゼ基質）との相互作用を調べた結果，医薬品の血中濃度やクリアランスに影響は与えず，相互作用は見出せなかったという（Volak）

■抗凝固薬・血小板機能抑制薬

ウコンには抗血小板作用が認められる（Shah）。この機序は，エイコサノイド類によると考えられている。

ラットにおいて，ウコンはインドメタシン誘導性の消化性潰瘍を抑制した（Rafatullah）。

一方，高濃度のウコンは，潰瘍の原因となる可能性もある（Oetari）。

ラットを用いた基礎研究では，クルクミンの投与によって，ワルファリンおよびクロピドグレルの血中濃度の上昇を認めたが，この時，プロトロンビン時間や血小板凝集能に影響は示されなかった（Liu）。

理論的には，抗凝固薬や抗血小板薬等医薬品との相加作用が推測される。ただし，相互作用を生じた例は報告されていない。

■脂質異常症治療薬

ウコンは，総コレステロール値およびLDLコレステロール値の低下，HDLコレステロール値の上昇，血清過酸化脂質の減少という作用をもつ。また，肝臓でのcholesterol-7α-hydroxylase活性の亢進作用も認められている。したがって，理論的には，脂質異常症治療薬との相互作用が推測されている。ただし，相互作用を生じた例は報告されていない。

■アドリアマイシン（塩酸ドキソルビシン）

ラットを用いた基礎研究では，ウコン投与（200 mg/kg）によってアドリアマイシン adriamycin による急性心筋障害が抑制されたという（Venkatesan）。

■タクロリムス tacrolimus（免疫抑制薬）

ラットを用いた基礎研究において，ウコンジュースの前投与により，タクロリムスのAUCが増加したという（Egashira）。

■ドセタキセル docetaxel（抗がん薬）

ラットを用いた基礎研究において，クルクミン投与は，CYP3A4活性とP糖タンパクの活性を阻害し，ドセタキセルのバイオアベイラビリティを増大した（Yan）。ただし，クリアランスに影響は認めなったため，臨床的意義は明確ではない。

■市販鎮痛薬（イブプロフェン，アスピリン，アセトアミノフェン）

ヒト小腸上皮細胞系および大腸がん細胞系を用いた in vitro 研究において，ク

ルクミンによる細胞毒性がOTC薬（イブプロフェン，アスピリン，アセトアミ
ノフェン）により増強されたという（Choi）。ただし，臨床的意義は明確ではな
い。なお，クルクミンは，NF-κB抑制を介した抗炎症作用を示すため，化学合
成されたこれらの消炎鎮痛薬の代わりに用いられる。

📄 参考文献

- Ahmed EM, et al. Pretreatment with turmeric modulates the inhibitory influence of cis-platin and paclitaxel on CYP2E1 and CYP3A1/2 in isolated rat hepatic microsomes. Chem Biol Interact. 2014; 220C: 25-32.
- Al-Jenoobi FI. Effects of some commonly used Saudi folk herbal medications on the metabolic activity of CYP2C9 in human liver microsomes. Saudi Pharm J. 2010; 18: 167-71.
- Chen Y, et al. Plant polyphenol curcumin significantly affects CYP1A2 and CYP2A6 activity in healthy, male Chinese volunteers. Ann Pharmacother. 2010; 44: 1038-45.
- Cho YA, et al. Effects of curcumin on the pharmacokinetics of tamoxifen and its active metabolite, 4-hydroxytamoxifen, in rats: possible role of CYP3A4 and P-glycoprotein inhibition by curcumin. Pharmazie. 2012; 67: 124-30.
- Choi HA, et al. Interaction of over-the-counter drugs with curcumin: influence on stability and bioactivities in intestinal cells. J Agric Food Chem. 2012; 60: 10578-84.
- Egashira K, et al. Food-drug interaction of tacrolimus with pomelo, ginger, and turmeric juice in rats. Drug Metab Pharmacokinet. 2012; 27: 242-7.
- Liu AC, et al. Curcumin alters the pharmacokinetics of warfarin and clopidogrel in Wistar rats but has no effect on anticoagulation or antiplatelet aggregation. Planta Med. 2013; 79: 971-7.
- Oetari S, et al. Effects of curcumin on cytochrome P450 and glutathione S-transferase activities in rat liver. Biochem Pharmacol 1996; 51: 39-45.
- Rafatullah S, et al. Evaluation of turmeric (Curcuma longa) for gastric and duodenal anti-ulcer activity in rats. J Ethnopharmacol 1990; 29: 25-34.
- Shah BH, et al. Inhibitory effect of curcumin, a food spice from turmeric, on platelet-activating factor- and arachidonic acid-mediated platelet aggregation through inhibition of thromboxane formation and Ca^{2+} signaling. Biochem Pharmacol 1999; 58: 1167-1172.
- Venkatesan N. Curcumin attenuation of acute adriamycin myocardial toxicity in rats. Br J Pharmacol 1998; 124: 425-427.
- Volak LP, et al. Effect of a herbal extract containing curcumin and piperine on midazolam, flurbiprofen and paracetamol (acetaminophen) pharmacokinetics in healthy volunteers. r J Clin Pharmacol. 2013; 75: 450-62.
- Yan YD, et al. Effect of dose and dosage interval on the oral bioavailability of docetaxel in combination with a curcumin self-emulsifying drug delivery system (SEDDS). Eur J Drug Metab Pharmacokinet. 2012; 37: 217-24.

梅 *Prunus mume*

ウ
梅

【名 称】

[和 名] 梅，ウメ，ウバイ，梅肉エキス，梅エキス
[英 名] Japanese apricot
[学 名] *Prunus mume*

▌概 要

梅は，民間療法において，その果実が健康増進や疾病予防に広く利用されてきた。一般に，梅の効果として，殺菌作用や唾液の分泌促進作用，胃の粘膜保護作用，整腸作用などが知られており，消化器系症状をはじめ，さまざまな病態に投与される。近年，青梅の絞り汁を長時間加熱し煮詰めて製造された梅（梅肉）エキスが，サプリメント・健康食品の成分として用いられるようになった。主要な有効成分は，クエン酸やリンゴ酸・コハク酸などの有機酸と，ムメフラールmumefural である。特に，ムメフラールが血小板凝集抑制作用をもつことから，血流改善および血栓症予防効果が期待されている。また，赤血球変形能を改善する作用も知られている。

基礎研究では，血小板凝集抑制，血液粘度改善，抗ピロリ菌（*H. pylori*）作用，抗がん作用，スカベンジャー作用が示されている。臨床研究では，血小板凝集抑制，血液粘度改善，抗ピロリ菌（*H. pylori*）作用が報告されている。

なお，青梅は，アミグダリン amygdalin や prunasin といった青酸配糖体を含み，未処理（生）での摂取は有害とされる。青梅の絞り汁を加熱する過程で，梅に含まれる糖質とクエン酸が結合し，ムメフラールが生成される。ムメフラールは，生の梅や梅干し，梅酒には有意な量では存在しない。

♀ 用途・適応

血流改善作用　血栓症予防作用　疲労回復作用　胃粘膜保護作用

相互作用チェックリスト

[相互作用に注意する医薬品] ⇒ [臨床における対応]

現時点では，医薬品との相互作用による有害事象は報告されていない。ただし，梅の有する抗血小板作用のため，理論的には，抗血小板薬や抗凝固薬との相互作用が推定される。

⇒併用は可能と考えられるが，念のため慎重に。

エキナセア *Echinacea* species

【名　称】

[和　名] ムラサキバレンギク，エキナセア，エキナシア

[英　名] American coneflower, echinacea, purple coneflower

[学　名] *Echinacea* species (*E. angustifolia, E. pallida, E. purpurea*)

■ 概　要

　エキナセア（エキナシア）は，欧米で広く利用されている北米原産の薬用植物である。上気道炎の感染初期に治療目的で投与される。また，上気道炎の予防目的にも利用される。

　エキナセアの有効性と安全性は，多くの臨床試験や欧米の専門家によって支持されてきた。エキナセアのサプリメントは，*E. angustifolia, E. pallida, E. purpurea* の3種に代表される複数の *Echinacea* species から，その地上部や根，根茎，葉を含む全草が使用されてきた。作用機序は免疫賦活機構によると考えられるが，有効成分は明確には同定されていない。

　エキナセアは，多くの米国人にとって，効果を実感する最初の薬用植物であり，風邪症候群の初期に適切な量を投与すれば，十分な効果が得られる。近年，エキナセアの風邪症候群に対する効果を検証した臨床試験においてネガティブな結果が散見されるのは，用量や用法が適切ではない実験プロトコールが原因と推測される。

　一般に，安全性は高いハーブである。ただし，エキナセアに過敏症のある場合には利用を避ける。

　なお，免疫系が関与する疾患全般に対して，エキナセアを用いるべきでないとする考えがある。例えば，1型糖尿病，膠原病・自己免疫疾患，HIV などに対してエキナセアが禁忌という説明がある。しかし，これらの疾患を持つ患者でも，病態が確立し安定した状態であれば，風邪の罹患時に，短期間，エキナセアを利用することは可能かつ合理的であり，有害事象は知られていない。

📍 用途・適応

上気道炎および風邪症候群の治療（重症度軽減と罹病期間短縮）および予防（罹患率低減）　免疫賦活作用

📖 相互作用チェックリスト

［相互作用に注意する医薬品］⇒［臨床における対応］

現時点では，医薬品との相互作用による有害事象は報告されていない。ただし，チトクローム P450 に対する作用が示されており，一部の医薬品との併用には注意が必要である。

▶チトクローム P450

チトクローム P450（CYP1A1，1A2，2D1，2D2，2C6，3A，3A1，3A2，3A4）に関連する薬剤。（CYP と医療用医薬品との関連については巻末の別表参照）
⇒併用は慎重に。医師の監視下に関連指標をモニターすること。

▶ HIV 治療薬

⇒併用は可能と考えられるが，念のため慎重に。医師の監視下に関連指標をモニターすること。

▶免疫抑制薬

⇒併用は念のために避ける。ただし，研究データの臨床的意義は必ずしも明確ではない。

▶エトポシド etoposide（抗がん薬）

⇒併用は念のために避ける。ただし，研究データの臨床的意義は必ずしも明確ではない。

〽 解説：相互作用のメカニズム

■チトクローム P450

エキナセアは，*in vitro* 研究において，チトクローム P450 の分子種のうち CYP3A4 への阻害作用が示唆されている（Budzinski, Gorski）。したがって，理論的には，エキナセア投与が，CYP3A4 によって代謝される医薬品の濃度に影響を与える可能性がある。該当する医薬品は，itraconazole, fexofenadine, ketoconazole, lovastatin, triazolam 等，多数存在する。これらの医薬品との併用には注

意する，もしくは使用を避ける。

　エキナセアは，*in vivo* 研究において，チトクローム P450 の分子種のうち CY-P1A2，CYP3A への影響が示されている。12 名の健康な被験者を対象にして行われた臨床試験では，1 日 1,600 mg（分 4）のエキナセア（*E. purpurea* root）を 8 日間投与し，その前後において医薬品が投与され，エキナセアの CYP への影響が検討された。各 CYP 活性の指標として，caffeine（CYP1A2），tolbutamide（CYP2C9），dextromethorphan（CYP2D6），経口および静脈投与によるミダゾラム midazolam（hepatic and intestinal CYP3A）が利用された。その結果，エキナセア投与によって，midazolam の systemic clearance が 34% 有意に増加（p = 0.003）し，midazolam の AUC（血中濃度時間曲線下面積）が 23% 有意に減少（p = 0.024）した。対照的に，midazolam の経口 clearance には有意な変化は認めなかった。また，エキナセアによって，経口投与による midazolam の availability が有意に増加した（p = 0.028）。一方，hepatic availability および intestinal availability は有意に低下した。その他，エキナセアによって，caffeine のクリアランスは有意に低下した。tolbutamide のクリアランスも低下したが，有意ではなかった。dextromethorphan への影響は認められなかった。したがって，エキナセア（*E. purpurea* root）は，*in vivo* において CYP1A2 の基質の経口クリアランスを抑制するが，CYP2C9 と CYP2D6 の経口クリアランスには影響しない。また，肝臓と腸管における CYP3A 活性に影響を及ぼす。つまり，エキナセアは，CYP1A2 および CYP3A に依存する医薬品と相互作用を生じうる（Gorski）。

　健常者 13 名を対象に，エキナセア（*E. purpurea*，500 mg×3回/日）を 28 日間投与した臨床試験では，CYP3A 活性の誘導によりミダゾラムの血中濃度を低下させたが，フェキソフェナジン fexofenadine の代謝（P 糖タンパクの活性）に影響は与えなかった（Penzak）。また，エキナセア投与によって，ロピナビル lopinavir（HIV プロテアーゼ阻害薬）の AUC にも影響は認められなかった。これは同時に投与されたリトナビル ritonavir の CYP3A 阻害作用によると考えられた（Penzak）。

　ラットを用いた基礎研究では，エキナセア（*E. purpurea*）のエタノール抽出物が 10 日間投与された結果，肝臓 CYP1A2 遺伝子発現（mRNA）には有意な変化は認めなかったが，CYP1A1 と CYP2D1 の mRNA 発現の増加，CYP3A1 と CYP3A2 の mRNA 発現減少，CYP2D2 と CYP2C6 の活性阻害が見出されたという（Mrozikiewicz）。

■ HIV 治療薬

　HIV 感染に対して抗ウイルス薬［darunavir-ritonavir ダルナビル-リトナビル（600/100 mg を 1 日 2 回）］による治療中の患者 15 名を対象に，*E. purpurea* 根抽出物を 500 mg，6 時間毎に 14 日間投与した臨床試験では，エキナセアと抗ウイルス薬との相互作用は認められず，薬物動態に有意な影響は見出されなかった。臨床的には，高い許容性が示された（Moltó）。

　また，HIV 感染に対して抗ウイルス薬（エトラビリン etravirine，非ヌクレオチド系逆転写酵素阻害薬）による治療中の患者 15 名を対象に，*E. purpurea* 根抽出物を 500 mg，8 時間毎に 14 日間投与した臨床試験では，臨床的に薬物動態に有意な影響を与えることはなく，抗ウイルス薬の用量調節は不要であると考えられた（Moltó）。臨床的には，高い許容性が示された。

■免疫抑制薬

　エキナセアは免疫賦活作用を有すると考えられているため，理論的には，免疫抑制薬による治療に影響を与える可能性が否定できない。該当する医薬品は，azathioprine, basiliximab, cyclosporine, daclizumab, mycophenolate, prednisone, sirolimus, tacrolimus 等，多数存在する。これらの医薬品との併用には注意する，もしくは使用を避ける。

　なお，基礎疾患の尋常性天疱瘡がステロイド等の投薬によって寛解中，URIに対してエキナセアを使用したところ，再燃したという症例が報告されている（Lee）。

■エトポシド etoposide（抗がん薬）

　エトポシド etoposide は，CYP3A4 により代謝される抗がん薬である。米国からの症例報告では，エキナセアによる CYP3A 阻害を介したエトポシドの代謝阻害が示唆されている。具体的には，非小細胞肺がんの 61 歳男性がシスプラチン，エトポシドの服用と化学放射線療法にて治療中にエキナセアを摂取し，血小板減少を生じたという（Bossaer）。

📄 参考文献

- Bossaer JB and Odle BL. Probable etoposide interaction with Echinacea. J Diet Suppl. 2012; 9: 90-5.
- Budzinski JW, et al. An in vitro evaluation of human cytochrome P450 3A4 inhibition by selected commercial herbal extracts and tinctures. Phytomedicine 2000; 7: 273-82.

- Gorski JC, et al. The effect of echinacea (Echinacea purpurea root) on cytochrome P450 activity in vivo. Clin Pharmacol Ther 2004; 75: 89-100.
- Lee AN and Werth VP. Activation of autoimmunity following use of immunostimulatory herbal supplements. Arch Dermatol 2004; 140: 723-7.
- Moltó J, et al. Herb-drug interaction between Echinacea purpurea and darunavir-ritonavir in HIV-infected patients. Antimicrob Agents Chemother. 2011; 55: 326-30.
- Moltó J, et al. Herb-drug interaction between Echinacea purpurea and etravirine in HIV-infected patients. Antimicrob Agents Chemother. 2012; 56: 5328-31.
- Mrozikiewicz PM, et al. The effect of standardized Echinacea purpurea extract on rat cytochrome P450 expression level. Phytomedicine. 2010; 17: 830-3.
- Penzak SR, et al. Echinacea purpurea significantly induces cytochrome P450 3A activity but does not alter lopinavir-ritonavir exposure in healthy subjects. Pharmacotherapy. 2010; 30: 797-805.

エゾウコギ *Eleutherococcus senticosus*

【名 称】

[和 名] エゾウコギ

[別 名] シベリア人参

[英 名] Eleuthero, Eleuthero ginseng, Siberian ginseng

[学 名] *Eleutherococcus senticosus*

‖ 概 要

エゾウコギ *Eleutherococcus senticosus* とは，シベリアから中国の黒竜江省にかけて自生する薬用植物であり，高麗人参（朝鮮人参）と同じウコギ科に属する。疲労回復や滋養強壮に効果があるとされ，いわゆるアダプトゲン adaptogen として利用されるサプリメントである（Davydov, Panossian）。

基礎研究や小規模な臨床試験では，抗酸化作用，免疫賦活作用，抗がん作用，抗ウイルス作用，抗うつ作用，抗ストレス作用，血小板凝集抑制作用等が報告されてきた（Deyama）。初期の研究では，運動耐容能向上作用も示唆されている（Goulet）。

特徴的な有効成分として，エレウテロシド eleutheroside 類が存在し，エゾウコギの同定マーカーとして利用される。一方，高麗人参の有効成分は，ジンセノシド ginsenoside 類である。

エゾウコギをシベリア人参（Siberian ginseng）と呼ぶ場合もあるが，あまり適切ではない。分類学上，同じウコギ科であっても，エゾウコギは高麗人参等とは属が違うため，いわゆる「人参」類とは区別されるべきである。実際，有効成分も異なる。そのため，2002年より米国では，エゾウコギ製品をシベリア人参とは表記しないことになっている。

一般に，適応となる病態に対して適切な品質の製品を用法・用量を守って使用する場合，許容性は高いと考えられる。エゾウコギ投与によって，頭痛や頻脈，不眠等の症状が現れることがある。これらの症状は，高用量・長期間の投与により生じやすいと考えられる。

なお，エゾウコギに関する有害事象や相互作用の報告では，実際にはエゾウコギが含まれていない製品を投与した事例が含まれており，因果関係の判断には留

意が必要である。実際に，不十分な検証による稚拙な報告が散見される。

♥ 用途・適応

滋養強壮作用　抗疲労作用　運動能向上作用　免疫賦活作用　抗酸化作用
抗がん作用　抗ストレス作用

📖 相互作用チェックリスト

［相互作用に注意する医薬品］⇒［臨床における対応］

現時点では，医薬品との相互作用による有害事象は報告されていない。ただ
し，エゾウコギの有する働きからの推測により，理論的な相互作用の可能性が考
えられている。

▶**チトクローム P450**

エゾウコギによるチトクローム P450 への影響を検証した研究によると，現時
点では，相互作用の可能性は否定的である。

⇒併用は可能と考えられるが，念のため慎重に。

▶**ワルファリン warfarin**

⇒併用は可能と考えられるが，念のため慎重に。

▶**高血圧治療薬**

⇒併用は可能と考えられるが，念のため慎重に。研究データの臨床的意義は不
明。

▶**中枢神経系作用薬・抑制薬**

⇒併用は可能と考えられるが，念のため慎重に。研究データの臨床的意義は不
明。

▶**糖尿病治療薬**

⇒併用は可能と考えられるが，念のため慎重に。研究データの臨床的意義は不
明。

▶**抗凝固薬・血小板機能抑制薬**

⇒併用は可能と考えられるが，念のため慎重に。研究データの臨床的意義は不
明。

▶**ジゴキシン digoxin**

⇒併用は可能と考えられるが，念のため慎重に。

解説：相互作用のメカニズム

■チトクローム P450

エゾウコギによるチトクローム P450 への影響を検証した研究によると，現時点では，相互作用の可能性は否定的である。

Henderson らは，*in vitro* 実験系において，eleutheroside B および E による CYP の DNA 発現に対する影響を検討した。CYP1A2，2C9，2C19，2D6，3A4 のアイソフォームに対する作用が検証された結果，有意な影響は認められなかった。論文著者らは，P450 を介した相互作用の発生について否定的と結論している（Henderson）。

Donovan らは，健常者 12 名を対象にして，エゾウコギ抽出物の CYP2D6 および 3A4 に対する影響を検証した。臨床試験では，エゾウコギ抽出物が 485 mg ×2回/日の用法・用量にて 14 日間投与され，その前後において，dextromethorphan（CYP2D6 の試験薬）および alprazolam（CYP3A4 の試験薬）の体内動態（AUC，Cmax，Tmax，半減期）が検証された。その結果，エゾウコギ投与前後における薬物動態に関して変化は認められず，CYP2D6 および 3A4 の活性亢進あるいは阻害といった変化は示されなかった。したがって，エゾウコギは，CYP2D6 および 3A4 の活性に対して，有意な影響を及ぼさないと考えられた（Donovan）。

■ワルファリン warfarin

エゾウコギを含むハーブ複合剤を用いて，ワルファリンの薬物動態に対する作用を検討した動物実験が行われており，有意な影響は示されていない。実験では，まず，エゾウコギとアンドログラフィス（*Andrographis paniculata*，穿心蓮，センシンレン）の 2 種類を有効成分とするハーブ複合剤（Kan Jang）が 5 日間，ラットに経口投与された。用量は，有効成分の andrographolide 換算にて 17 mg/kg/日であり，これはヒトでの通常量の 17 倍に相当するという。続いて，実験最終日には，ワルファリンが 2 mg/kg の用量にてハーブ複合剤と併用投与され，ワルファリンの体内動態およびプロトロンビン時間が測定された。その結果，ハーブ投与による有意な影響は認められなかったという（Hovhannisyan）。

■高血圧治療薬

基礎研究において，エゾウコギによる血管弛緩作用が報告されている

(Kwan)。理論的には，高血圧治療薬との併用による相加作用・相乗作用が想定される。相互作用による有害事象は知られていないが，併用には念のために注意する。

■中枢神経系作用薬・抑制薬

エゾウコギの有効成分によるアダプトゲンとしての作用発現には，中枢神経系を介する機序が示唆されている（Medon, Panossian）。理論的には，中枢神経系作用薬・抑制薬との併用による相加作用・相乗作用が想定される。相互作用による有害事象は知られていないが，併用には念のために注意する。アルコール（飲酒）との併用にも注意が必要である。

■糖尿病治療薬

エゾウコギの有効成分による抗糖尿病作用が示唆されている（Hikino）。理論的には，糖尿病治療薬との併用による相加作用・相乗作用が想定される。相互作用による有害事象は知られていないが，併用には念のために注意する。

■抗凝固薬・血小板機能抑制薬

エゾウコギの有効成分による血小板凝集抑制作用が示唆されている（Deyama, Yun-Choi）。理論的には，抗凝固薬・血小板機能抑制薬等との併用による相加作用・相乗作用が想定される。相互作用による有害事象は知られていないが，併用には念のために注意する。

■ジゴキシン digoxin

エゾウコギ摂取により，血中ジゴキシン濃度が上昇したという症例報告が知られている。症例は，ジゴキシンを長年服用していた74歳男性であり，フォローアップ中に血中ジゴキシン濃度の上昇が認められた。このとき，特にジゴキシン中毒といった症状は認められていない。検討の結果，エゾウコギ製品摂取によるジゴキシン濃度上昇が疑われたという（McRae）。しかし，エゾウコギ製品には，ジゴキシンやジギトキシンの混入は見出されなかった。一方，この製品においては，エゾウコギのマーカーである eleutheroside 類も検出されなかったことから，別の種類のハーブ，例えば，*Periploca sepium* 等の混入が推察されている（Awang）。つまり，カナダからのこの症例報告は，製品の品質管理の問題であると考えられる。

現時点では，エゾウコギには強心配糖体やその類似物質が存在するとはいわれておらず，かつ，ジゴキシンやジギトキシンとの相互作用も生じない。なお，エ

ゾウコギが，ジゴキシンのアッセイ系に相互作用を生じたため，血中濃度が上昇したという仮説もあったが，その後のカナダの研究者からのレポートによる考察から判断すると，臨床検査における相互作用も否定的であろう。

📄 参考文献

- Awang DVC. Siberian ginseng toxicity may be case of mistaken identity. CMAJ 1996; 155: 1237.
- Davydov M, Krikorian AD. Eleutherococcus senticosus (Rupr. & Maxim.) Maxim. (Araliaceae) as an adaptogen: a closer look. J Ethnopharmacol 2000; 72: 345-93.
- Deyama T, et al. Constituents and pharmacological effects of Eucommia and Siberian ginseng. Acta Pharmacol Sin 2001; 22: 1057-70.
- Donovan JL, et al. Siberian ginseng (Eleutheroccus senticosus) effects on CYP2D6 and CYP3A4 activity in normal volunteers. Drug Metab Dispos 2003; 31: 519-22.
- Goulet ED, Dionne IJ. Assessment of the effects of eleutherococcus senticosus on endurance performance. Int J Sport Nutr Exerc Metab 2005; 15: 75-83.
- Henderson GL, et al. Effects of ginseng components on c-DNA-expressed cytochrome P450 enzyme catalytic activity. Life Sci 1999; 65: PL209-14.
- Hikino H, et al. Isolation and hypoglycemic activity of eleutherans A, B, C, D, E, F, and G: glycans of Eleutherococcus senticosus roots. J Nat Prod 1986; 49: 293-7.
- Hovhannisyan AS, et al. The effect of Kan Jang extract on the pharmacokinetics and pharmacodynamics of warfarin in rats. Phytomedicine 2006; 13: 318-23.
- Kwan CY, et al. Vascular effects of Siberian ginseng (Eleutherococcus senticosus): endothelium-dependent NO- and EDHF-mediated relaxation depending on vessel size. Naunyn Schmiedebergs Arch Pharmacol 2004; 369: 473-80.
- McRae S. Elevated serum digoxin levels in a patient taking digoxin and Siberian ginseng. CMAJ 1996; 155: 293-5.
- Medon PJ, et al. Effects of Eleutherococcus senticosus extracts on hexobarbital metabolism in vivo and in vitro. J Ethnopharmacol 1984; 10: 235-41.
- Panossian A, Wagner H. Stimulating effect of adaptogens: an overview with particular reference to their efficacy following single dose administration. Phytother Res 2005; 19: 819-38.
- Yun-Choi HS, et al. Potential inhibitors of platelet aggregation from plant sources, III. J Nat Prod 1987; 50: 1059-64.

エラスチン elastin

【名　称】
　［和　名］　エラスチン
　［英　名］　elastin

▌概　要

　エラスチンは，弾性繊維の主成分であり，皮膚や血管といった組織に豊富に存在する。皮膚において，エラスチンは，コラーゲン等とともに真皮に含まれており，柔軟性や弾性を維持する働きを持つ。魚や豚に由来するエラスチンが健康食品素材として利用されており，肌質改善や美容・美肌（アンチエイジング）効果の訴求が行われている。

　エラスチンに特徴的なアミノ酸としてデスモシン desmosine およびイソデスモシン isodesmosine が知られている。これらのアミノ酸は，エラスチンの架橋アミノ酸として機能し，エラスチンによる弾性機能を示す。

　エラスチンの作用に関して，基礎研究では，ヒト皮膚線維芽細胞におけるコラーゲン産生促進作用，マウスにおける皮膚粘膜弾性向上作用が示されている。ヒトにおいて，エラスチンペプチド経口摂取後の血中動態を検討した臨床研究が報告されている。豚の大動脈由来エラスチンペプチドを体重 60 kg あたり 25 g 投与した結果，エラスチン摂取後に血液中の総アミノ酸量が有意に増加した。血中総アミノ酸は約 1 時間後に最大値に達し，このときに増加したアミノ酸組成はエラスチンペプチドの組成と類似していたという。

　一般に，適正使用における許容性は高い。健康食品素材であるブタ(豚)エラスチンペプチドの安全性を検討した基礎研究では，単回経口投与毒性試験および復帰突然変異試験が実施された結果，特に毒性は認められていない。

◉ 用途・適応

　美肌作用　肌質改善作用

相互作用チェックリスト

［相互作用に注意する医薬品］⇒［臨床における対応］

現時点では，医薬品との相互作用による有害事象は報告されていない。

L-カルニチン L-carnitine

【名　称】

[和　名]　L-カルニチン

[英　名]　L-carnitine

[化学名]　3-hydroxy-4-N-trimethylaminobutyrate 3-carboxy-2-hydroxy-N,N,N-trimethyl-1-propanaminium inner salt
beta-hydroxy-gamma-trimethylammonium butyrate

▌概　要

　L-カルニチンは，体内に存在するアミノ酸の1種であり，細胞のミトコンドリア内膜に存在する。組織別にみると，特に心筋や骨格筋に多く含まれる。内在性のカルニチンは，L-カルニチンやアシル-カルニチンエステル acyl-carnitine ester から構成されるカルニチンプール carnitine pool として存在する。L-カルニチンは，体内のカルニチンプールの主な構成成分であり，カルニチンアセチルトランスフェラーゼの作用によってアセチル-L-カルニチンに転換される。L-カルニチンとアセチル-L-カルニチンは可逆的に変換される。

　L-カルニチンは，末期腎疾患，慢性心不全，狭心症，心筋梗塞，ジフテリア性心筋炎，甲状腺機能亢進症，男性不妊症等に効果が示されている。

　一般の食材・食品に含まれている成分であり，体内で生合成される成分でもあるため，通常の摂取目安量にしたがって利用する場合，安全性は高いと考えられる。

◉ 用途・適応

　末期腎疾患　慢性心不全　狭心症　心筋梗塞　ジフテリア性心筋炎　甲状腺機能亢進症　男性不妊症　カルニチン欠乏症

📖 相互作用チェックリスト

［相互作用に注意する医薬品］⇒［臨床における対応］

▶アセノクマロール Acenocoumarol
⇒併用は慎重に。医師の監視下に関連指標をモニターすること。

▶ワルファリン Warfarin（商品名：ワーファリン®）
⇒併用は慎重に。医師の監視下に関連指標をモニターすること。

▶ジドブジン Zidovudine（**AZT**）（商品名：レトロビル®, コンビビル®）
⇒併用は慎重に。医師の監視下に関連指標をモニターすること。

▶セフジトレンピボキシル Cefditoren Pivoxil（商品名：メイアクト®）
⇒併用は可能と考えられるが，念のため慎重に。

▶ピヴァンピシリン Pivampicillin
⇒併用は可能と考えられるが，念のため慎重に。

▶カルバマゼピン Carbamazepine（商品名：テグレトール®）
⇒併用は可能と考えられるが，念のため慎重に。研究データの臨床的意義は不明。

▶フェノバルビタール Phenobarbital（商品名：フェノバール®）
⇒併用は可能と考えられるが，念のため慎重に。研究データの臨床的意義は不明。

▶フェニトイン Phenytoin（商品名：アレビアチン®, フェニトイン®, ヒダントール®）
⇒併用は可能と考えられるが，念のため慎重に。研究データの臨床的意義は不明。

▶バルプロ酸 Valproic acid（商品名：デパケン®, セレニカ®）
⇒併用は可能と考えられるが，念のため慎重に。研究データの臨床的意義は不明。

▶甲状腺ホルモン剤；レボチロキシンナトリウム，リオチロニンナトリウム（商品名：チラーヂンS®, チロナミン®）
⇒併用は慎重に。医師の監視下に関連指標をモニターすること。

🕮 解説：相互作用のメカニズム

■アセノクマロール Acenocoumarol

　アセノクマロール Acenocoumarol はワルファリンに類似した抗凝固薬であり，より短時間作用型である。1日1gのL-カルニチン摂取によって，Acenocoumarol の抗凝固作用が有意に増強される（Martinez, Bachmann）。

　L-カルニチンと Acenocoumarol との相互作用が1例報告されている。その1

例では，1.99〜2.94 で推移していた INR が，L-カルニチン摂取後に 4.65 に上昇した。この INR は，L-カルニチン摂取中止によって正常化した（Bachmann）。

■ワルファリン Warfarin

ワルファリンとカルニチンとの相互作用は報告されていない。ただし，ワルファリンに類似した抗凝固薬である Acenocoumarol と L-カルニチンとの相互作用が 1 例知られている（Martinez, Bachmann）。したがって，ワルファリンとの併用は，INR をモニターしつつ慎重に行う。

■ジドブジン Zidovudine（AZT）

抗 HIV 薬の Zidovudine は，L-カルニチンの筋肉組織への移行を阻害する。この機序は，Zidovudine 治療中の患者における筋力低下に関与するとも考えられる。また，HIV 感染者において，血中カルニチン濃度の低下を認めることがある（Mintz）。

■セフジトレンピボキシル Cefditoren Pivoxil

セフェム系抗生物質である Cefditoren Pivoxil の長期投与は，そのピバリン酸含有のため，代謝の過程でカルニチン欠乏を生じうる。ただし，短期間の投与では，カルニチンに対して臨床的に有意な影響をもたらすことはないと考えられる（Brass）。

■ピヴァンピシリン Pivampicillin

ペニシリン系抗生物質である Pivampicillin の長期投与は，そのピバリン酸含有のため，代謝の過程でカルニチン欠乏を生じうる。ただし，短期間の投与では，カルニチンに対して臨床的に有意な影響をもたらすことはないと考えられる（Brass）。

■カルバマゼピン Carbamazepine

Carbamazepine 投与はカルニチンの血中濃度を低下させる（Hug, Castro-Gago）。ただし，臨床的意義は不明である。

■フェノバルビタール Phenobarbital

Phenobarbital 投与はカルニチンの血中濃度を低下させる（Hug, Castro-Gago）。ただし，臨床的意義は不明である。

■フェニトイン Phenytoin

Phenytoin 投与はカルニチンの血中濃度を低下させる（Hug, Castro-Gago）。ただし，臨床的意義は不明である。

■バルプロ酸 Valproic acid

バルプロ酸投与は，カルニチンの生合成や代謝に影響を及ぼし，カルニチンの血中濃度を低下させる（Castro-Gago, Coulter, De Vivo, Hug, Raskind）。ただし，血中カルニチン濃度は，バルプロ酸の用量よりも栄養状態に影響されるというデータもあり，L-カルニチン投与は必ずしも必要ではない（Hirose）。

■甲状腺ホルモン薬

L-カルニチンが甲状腺ホルモンに拮抗するとの報告がある。具体的には，L-カルニチンは triiodothyronine（T_3）および thyroxine（T_4）の細胞核内への移行を阻害する。また，臨床試験では，1日2gないし4gのL-カルニチンの経口投与が，甲状腺機能亢進症の症状を抑制するという（Benvenga）。したがって，甲状腺機能低下症患者へのL-カルニチン投与は，定期的に検査を実施し慎重に行う，あるいは投与を避ける。

📄 参考文献

- Bachmann HU, Hoffmann A. Interaction of food supplement L-carnitine with oral anti-coagulant acenocoumarol. Swiss Med Wkly 2004; 134: 385.
- Benvenga S, et al. Effects of carnitine on thyroid hormone action. Ann NY Acad Sci 2004; 1033: 158-67.
- Brass EP. Pivalate-generating prodrugs and carnitine homeostasis in man. Pharmacol Rev 2002; 54: 589-98.
- Castro-Gago M, et al. Serum carnitine levels in epileptic children before and during treatment with valproic acid, carbamazepine, and phenobarbital. J Child Neurol 1998; 13: 546-9.
- Hug G, et al. Reduction of serum carnitine concentrations during anticonvulsant therapy with phenobarbital, valproic acid, phenytoin, and carbamazepine in children. J Pediatr 1991; 119: 799-802.
- Martinez E, et al. Potentiation of acenocoumarol action by L-carnitine. J Intern Med 1993; 233: 94.
- Mintz M. Carnitine in human immunodeficiency virus type 1 infection/acquired immune deficiency syndrome. J Child Neurol 1995; 10: S40-4.

オキシカイン Oxykine

【名　称】

[和　名] オキシカイン

[英　名] Oxykine

‖ 概　要

　オキシカイン Oxykine とは，南仏アヴィニョン地方で栽培されてきたヴォークルシアン種のメロン抽出物に由来する SOD（superoxide dismutase）様物質である。オキシカインは，メロン抽出物を小麦由来のタンパク質の1種・グリアジン gliadin でコーティングした製品である。オキシカインの効能効果は，その SOD 様活性に由来する。

　各種の基礎研究では，オキシカインの抗酸化作用が報告されてきた。例えば，マウスにオキシカインを経口投与した実験では，糖尿病による酸化障害の抑制作用および糖尿病性腎障害の抑制作用が示された（Naito）。また，マウスにおいて，オキシカインによる SOD 活性亢進作用，抗酸化作用を介した線維肉腫の転移活性抑制が示されている（Okada）。

　通常の食材に近い成分であり，許容性は高いと考えられる。適応となる病態に対して適切な品質の製品を用法・用量を守って使用する場合，現時点では特に問題は報告されていない。ただし，メロンや小麦に対するアレルギーを有する場合には念のために注意する。

　なお，基礎研究や臨床試験はまだ十分ではなく，今後の研究成果が期待される。

● 用途・適応

　抗酸化作用　　抗炎症作用

相互作用チェックリスト

[相互作用に注意する医薬品] ⇒ [臨床における対応]

　現時点では，医薬品との相互作用による有害事象は報告されていない。ただ

し，オキシカインの有する働きからの推測により，理論的な相互作用の可能性が考えられている。

▶化学療法（抗がん薬）・放射線療法

⇒併用は念のために避ける。ただし，研究データの臨床的意義は必ずしも明確ではない。

解説：相互作用のメカニズム

■化学療法（抗がん薬）・放射線療法

　抗腫瘍薬の一部や放射線療法では，抗腫瘍効果の発現機序における活性酸素種（ROS；reactive oxygen species）の関与が明らかになっている。例えば，Mitomycin C や Adriamycin 等のキノン系腫瘍薬では，細胞内でキノン構造がセミキノンラジカルになる過程で産生された ROS の作用により，DNA 鎖が切断され，腫瘍細胞が死滅する。また，5-FU では DNA 合成障害および RNA 機能障害といった抗腫瘍機序が知られているが，ROS 産生の増加も報告されている。このように，ROS を誘導することによって作用を発揮する抗腫瘍薬を投与中，あるいは放射線療法施行中には，強力な抗酸化剤として作用するサプリメントは投与すべきではないという考えがある。理論的には，抗がん作用を目的とする酸化障害誘導を，抗酸化剤が減弱させる可能性が否定できないためである。

　したがって，抗がん薬投与中や放射線療法施行時には，オキシカインの大量摂取は念のために避ける。

📄 参考文献

- Dugas B. Lyprinol inhibits LTB4 production by human monocytes. Allerg Immunol (Paris) 2000; 32: 284-9.
- Kozai H, et al. Wheat-dependent exercise-induced anaphylaxis in mice is caused by gliadin and glutenin treatments. Immunol Lett 2006; 102: 83-90.
- Naito Y, et al. Reduction of diabetes-induced renal oxidative stress by a cantaloupe melon extract/gliadin biopolymers, oxykine, in mice. Biofactors 2005; 23: 85-95.
- Okada F, et al. Prevention of inflammation-mediated acquisition of metastatic properties of benign mouse fibrosarcoma cells by administration of an orally available superoxide dismutase. Br J Cancer 2006; 94: 854-62.
- Palosuo K. Update on wheat hypersensitivity. Curr Opin Allergy Clin Immunol 2003; 3: 205-9.

・Vouldoukis I, et al. Fc-receptor-mediated intracellular delivery of Cu/Zn-superoxide dismutase (SOD1) protects against redox-induced apoptosis through a nitric oxide dependent mechanism. Mol Med 2000; 6: 1042–53.

オクタコサノール octacosanol

【名　称】

[和　名]　オクタコサノール

[英　名]　octacosanol, octacosyl alcohol

▌概　要

オクタコサノール octacosanol とは，米胚芽や小麦胚芽，サトウキビ等に存在する長鎖アルコール類の１種（octacosyl alcohol）である。運動能向上，神経疾患の改善といった目的で利用されている。ポリコサノール policosanol は，オクタコサノールを中心とした長鎖アルコールの呼称である。臨床研究では，ポリコサノールによる高血圧改善作用や脂質異常症の改善作用が知られている（Castaño, Gouni-Berthold I）。

基礎研究では，オクタコサノールが脂肪細胞への脂肪蓄積を抑制し，筋肉細胞における遊離脂肪酸の動員を増加させたという報告がある（Kabir, Kato）。

オクタコサノールは，運動時の持久力や耐久力向上に利用されることがある。健康なボランティアを対象にした研究では，小麦胚芽オイル由来のオクタコサノール投与と運動トレーニングとの併用による運動能の向上が示唆されている（Cureton）。

オクタコサノールの投与がパーキンソン病患者における症状改善作用を示す。パーキンソン病患者 10 名を対象に，小麦胚芽オイル由来のオクタコサノール 15 mg（分3）/日を投与した，クロスオーバー偽薬対照二重盲検臨床試験では，6 週間の投与の結果，症状の有意な改善が報告された（Snider）。その他，ALS（筋萎縮性側索硬化症，amyotrophic lateral sclerosis）に対する投与例も知られている。

通常の食材に由来する成分であり，適応となる病態に対して適切な品質の製品を用法・用量を守って使用する場合，許容性は高いと考えられる。

♀ 用途・適応

脂質異常症の改善　高血圧の改善　運動時の持久力向上　パーキンソン病の症

状改善作用

📖 相互作用チェックリスト

［相互作用に注意する医薬品］⇒［臨床における対応］

オクタコサノールの有する働きからの推測により，理論的な相互作用の可能性が考えられている。

▶パーキンソン病治療薬

⇒併用は可能と考えられるが，念のため慎重に。医師の監視下に関連指標をモニターすること。

▶ワルファリン

⇒併用は可能と考えられるが，念のため慎重に。医師の監視下に関連指標をモニターすること。

▶降圧薬

⇒併用は可能と考えられるが，念のため慎重に。医師の監視下に関連指標をモニターすること。

💹 解説：相互作用のメカニズム

■パーキンソン病治療薬

オクタコサノールは，パーキンソン病の症状を改善するという臨床試験がある一方，パーキンソン病に伴うジスキネジア dyskinesia を増悪する可能性が示唆されている。これまでの研究では，dystonic dyskinesia の悪化により臨床試験から脱落した患者1名が報告されている。この例では，原因としてレボドパ levodopa との相互作用が推測されている。因果関係は明確ではないが，パーキンソン病治療薬との併用時には，オクタコサノールを少量（1〜2 mg/日）から開始する等，念のために注意する。

■ワルファリン

健常者12名を対象に，ポリコサノール（主成分はオクタコサノール）によるワルファリンへの作用を検証したランダム化クロスオーバーオープンラベル試験では，ポリコサノールはワルファリンの薬物動態に影響は与えず，血小板凝集能にも変化は認められなかったという（Abdul）。

■降圧薬

ポリコサノール（主成分はオクタコサノール）と降圧薬との相加的な効果を示した臨床研究が報告されている。具体的には，β ブロッカーによる降圧治療を受けている脂質異常症（高コレステロール血症）の高齢の患者 205 名を対象に，ポリコサノール（5 mg/日）あるいは偽薬を 3 年間投与した臨床研究において，ポリコサノールによる相加的な降圧作用が示された。このとき，安全性は高く，有害事象は認められなかった（Castaño）。

📄 参考文献

・Abdul MI, et al. Pharmacokinetic and pharmacodynamic interactions of echinacea and policosanol with warfarin in healthy subjects. Br J Clin Pharmacol. 2010; 69: 508-15.

・Castaño G, et al. Effects of policosanol on older patients with hypertension and type II hypercholesterolaemia. Drugs R D. 2002; 3: 159-72.

・Castaño G, et al. Concomitant use of policosanol and beta-blockers in older patients. Int J Clin Pharmacol Res. 2004; 24: 65-77.

・Cureton TK. The physiological effects of wheat germ oil on humans in exercise. Forty-two physical training programs using 894 humans. Springfield, IL, Thomas 1972.

・Gouni-Berthold I and Berthold HK. Policosanol: clinical pharmacology and therapeutic significance of a new lipid-lowering agent. Am Heart J. 2002; 143: 356-65.

・Kabir Y, Kimura S. Distribution of radioactive octacosanol in response to exercise in rats. Nahrung 1994; 38: 373-7.

・Kato S, Karino K, Hasegawa S, et al. Octacosanol affects lipid metabolism in rats fed on a high-fat diet. Br J Nutr 1995; 73: 433-41.

・Snider S. Octacosanol in parkinsonism. Ann Neurol 1984; 16: 723.

オリーブ葉 *Olea europaea*

【名 称】

[和　名] オリーブ葉

[英　名] olive leaf

[学　名] *Olea europaea*

‖ 概　要

　オリーブは，果実やオイルが食用に用いられてきた。特にオリーブオイルの機能性はよく知られており，食品や化粧品に多く利用されている。一方，オリーブ葉は，伝統医療や民間医療においてさまざまな感染症や生活習慣病に対して用いられてきた。

　オリーブ葉には，有効成分としてフェノール化合物の1種，オレユロペン oleuropein が存在し，抗酸化作用や静菌作用が示されている。その他，オリーブ葉には，ヘスペリジン hesperidin，ルチン rutin，ルテオリン luteolin，アピゲニン apigenin，ケルセチン quercetin，ケンフェロール kaempferol といったさまざまなフラボノイド類が見出されている。

　基礎研究では，オリーブ葉抽出物による抗酸化作用，降圧作用，血糖降下作用，尿酸低下作用，抗不整脈作用が報告されてきた。

　予備的な臨床試験では，高血圧や糖尿病に対する効果が示唆されている。

　オリーブのオイルや果実は，一般に食用であり，安全性は高い。オリーブオイルの機能性に関して，心血管疾患，高コレステロール血症，高血圧，関節リウマチ，乳がん，大腸がんに対するリスク低減効果が認められている。

　一方，オリーブ葉に関しては，まだ十分な臨床試験が行われていないが，現時点では，適応となる病態に対して適切な品質の製品を用法・用量を守って使用する場合，特に問題は報告されていない。ただし，基礎研究や臨床試験はまだ十分ではなく，今後の研究成果が期待される。

　⇒『チロソール』の項

📍 用途・適応

高血圧改善作用　糖尿病改善作用　抗酸化作用

📖 相互作用チェックリスト

［相互作用に注意する医薬品］⇒［臨床における対応］

　現時点では，医薬品との相互作用による有害事象は報告されていない。ただし，オリーブ葉の有する働きからの推測により，理論的な相互作用の可能性が考えられている。

▶高血圧治療薬

　⇒併用は可能と考えられるが，念のため慎重に。

▶糖尿病治療薬

　⇒併用は可能と考えられるが，念のため慎重に。

🌙 解説：相互作用のメカニズム

■高血圧治療薬

　オリーブ葉は高血圧に対する改善効果を有しているため，理論的には，同様の効果を有する医薬品との併用によって相加作用・相乗作用を生じうる。該当する医薬品との併用には念のために注意する。

■糖尿病治療薬

　オリーブ葉は糖尿病に対する改善効果を有しているため，理論的には，同様の効果を有する医薬品との併用によって相加作用・相乗作用を生じうる。該当する医薬品との併用には念のために注意する。

📄 参考文献

- Cherif S, et al. A clinical trial of a titrated Olea extract in the treatment of essential arterial hypertension. J Pharm Belg 1996; 51: 69-71.
- Fehri B, et al. Hypotension, hypoglycemia and hypouricemia recorded after repeated administration of aqueous leaf extract of Olea europaea L. J Pharm Belg 1994; 49: 101-8.
- Zarzuelo A, et al. Vasodilator effect of olive leaf. Planta Med 1991; 57: 417-9.

オリゴ糖 oligosaccharide

【名　称】

[和　名]　オリゴ糖

[英　名]　oligosaccharide

▌概　要

オリゴ糖（オリゴサッカライド）とは，2～10 個程度の単糖がグリコシド結合で連なった炭水化物の総称である。オリゴ糖は，植物では貯蔵物質として広く分布し，動物には複合糖質として含まれている。具体的には，ガラクトオリゴ糖，キシロオリゴ糖，フラクトオリゴ糖，大豆オリゴ糖，イソマルトオリゴ糖，乳果オリゴ糖，ラクチュロースなどが知られている。オリゴ糖の特徴として，消化酵素の影響を受けず（難消化性）に大腸まで到達し，有用菌であるビフィズス菌など乳酸菌を増加させ，悪玉菌を抑制するという点があげられる。近年，オリゴ糖は，プレバイオティクス prebiotics としての機能性が注目されており，トクホ（特定保健用食品）やサプリメント・健康食品の成分に用いられている。

乳酸菌 Lactobacillus やビフィズス菌 Bifidobacterium のように，腸内細菌叢のバランスを改善し，健康保持に寄与する機能性成分をプロバイオティクス probiotics と呼ぶ。これに対して，プレバイオティクスは，難消化性の食品成分であり，腸内細菌叢に存在する有用菌の増殖・活性化を促す作用を介して，宿主の健康増進に貢献する。難消化性のオリゴ糖類は，代表的なプレバイオティクスである。

プレバイオティクスの摂取は，ビフィズス菌など特定の菌種を増加させ，腸内細菌叢を有意に変化させる。なお，プレバイオティクスは，腸管内での発酵作用を介して脂質代謝にも影響を与える。現在，プレバイオティクスとプロバイオティクスを適切に組み合わせて摂取すること（synbiotics）で，腸内細菌叢のバランスを改善し，健康保持・疾病予防の効果が得られると考えられている。

本邦では，「ガラクトオリゴ糖」「キシロオリゴ糖」「コーヒー豆マンノオリゴ糖」「フラクトオリゴ糖」「イソマルトオリゴ糖」「乳果オリゴ糖」「大豆オリゴ糖」「ラクチュロース」を関与成分とするトクホ（特定保健用食品）が認可されており，「腸内のビフィズス菌を適正に増やし，お腹の調子を良好に保つ」と

いった表示例がある。

⇒『イソマルトオリゴ糖』『ガラクトオリゴ糖』『キシロオリゴ糖』『大豆オリゴ糖』『乳果オリゴ糖』『フラクトオリゴ糖』『ラクチュロース』の項

用途・適応

整腸作用　有用菌（乳酸菌・ビフィズス菌）の増加

相互作用チェックリスト

［相互作用に注意する医薬品］⇒［臨床における対応］

現時点では，医薬品との相互作用による有害事象は報告されていない。

オルニチン ornithine

【名　称】

　　[和　名]　オルニチン

　　[英　名]　ornithine, L-ornithine

▌概　要

　オルニチンとは，アミノ酸の1種であり，食材ではシジミ貝等に比較的多く存在する。体タンパク質を構成するのではなく，遊離アミノ酸として，肝臓や骨格筋等において多彩な機能を発揮する（Chromiak）。

　オルニチンの作用に関する予備的研究では，肝臓での解毒作用における役割，成長ホルモン分泌促進作用を介して除脂肪体重を増加させる効果，免疫賦活作用等が報告されてきた。例えば，健康な男性を対象に5週間の筋力トレーニングを行ったランダム化偽薬対照二重盲検試験では，L-オルニチンとL-アルギニンの併用投与群において，偽薬群に比べて，筋力の有意な増加，除脂肪体重の有意な増加，尿中ヒドロキシプロリンの有意な低下が認められた。また，筋力トレーニング時にL-オルニチンとL-アルギニンを投与した結果，体重と体脂肪の減少が認められたという報告もある。さらに，本邦では，健常者を対象にL-オルニチンを経口投与とした二重盲検偽薬対照クロスオーバー試験が報告されており，血中脂質代謝指標（中性脂肪や遊離脂肪酸など）の促進，主観的な抗疲労効果，血中アンモニア増加の抑制が示されている。

　サプリメントとしては，筋力増強に対する期待からアスリート（運動選手）の間で利用されている（Chromiak）。例えば，男性アスリート10名を対象にした臨床試験では，アミノ酸サプリメント（100 mg/kgのアルギニンL-arginine，80 mg/kgのオルニチン，140 mgの分岐鎖アミノ酸[50% L-leucine，25% L-isoleucine，25% L-valine]）投与によって，CRHおよびGnRHに対するACTH，LH，FSHの反応性が有意に亢進したという（di Luigi）。一方，短期間のオルニチン投与による予備的研究では，内分泌・代謝系における明確な効果は認められなかったというデータもある（Bucci, Fogelholm）。基礎研究や臨床試験はまだ十分ではなく，今後の研究成果が期待される。

　通常の食材に由来する成分であり，適正使用における許容性は高い。臨床試験

での投与量は，L-オルニチンとして1g/日や2g/日といった例がある。適応と
なる病態に対して適切な品質の製品を用法・用量を守って使用する場合，現時点
では特に問題は報告されていない。

♀ 用途・適応

　成長ホルモン分泌促進作用　インスリン抵抗性改善作用　除脂肪体重増加作用
肝臓保護作用

📖 相互作用チェックリスト

［相互作用に注意する医薬品］⇒［臨床における対応］

　現時点では，医薬品との相互作用による有害事象は報告されていない。

📄 参考文献

- Bucci LR, et al. Ornithine supplementation and insulin release in bodybuilders. Int J Sport Nutr 1992; 2: 287-91.
- Chromiak JA and Antonio J. Use of amino acids as growth hormone-releasing agents by athletes. Nutrition 2002; 18: 657-61.
- di Luigi L, et al. Acute amino acids supplementation enhances pituitary responsiveness in athletes. Med Sci Sports Exerc 1999; 31: 1748-54.
- Fogelholm GM, et al. Low-dose amino acid supplementation: no effects on serum human growth hormone and insulin in male weightlifters. Int J Sport Nutr 1993; 3: 290-7.
- Rees C, et al. Effect of L-Ornithine-L-Aspartate on patients with and without TIPS undergoing glutamine challenge: a double blind, placebo controlled trial. Gut 2000; 47: 571-4.

カカオ *Theobroma cacao*

【名　称】

[和　名]　カカオ

[別　名]　ココア，チョコレート，ダークチョコレート，カカオポリフェノール，カカオ種子抽出物

[英　名]　cacao, cocoa

[学　名]　*Theobroma cacao*（*Theobroma sativum*）

▍概　要

　カカオには，フラボノイド系ファイトケミカルの1種であるフラバノール類が存在し，抗酸化作用等を介した機能性が知られている。

　カカオ種子には各種のアルカロイド類やタンニン類が存在する。テオブロミン theobromine，トリゴネリン trigonelline，カフェインといった成分が含まれている。テオブロミンは，カカオの機能性成分の一つであり，特徴的な作用を有する。カカオポリフェノールとして，フラバノール flavanol（flavan-3-ol）など各種のフラボノイド類が存在する。flavan-3-ol のオリゴマーはプロシアニジン procyanidin として知られている。ピュアココア100g中に，食物繊維は23.9g（不溶性食物繊維として18.3g），テオブロミンは1.7g，カフェインは0.2g存在する。

　これまでに複数のランダム化比較試験によって，カカオポリフェノール摂取による血管機能改善や高血圧改善といった効果が報告されてきた。

　合計173名の被験者を含む5報のランダム化比較試験（平均2週間）を対象にしたメタ分析によると，カカオ含有食投与群では，カカオ非含有食投与群に比べて，収縮期血圧は4.7mmHg低下（95% CI，-7.6 to -1.8mmHg；p=0.002），拡張期血圧は2.8mmHg低下（95% CI，-4.8 to -0.8mmHg；p=0.006）したという。これらの RCT でのカカオポリフェノール投与量は，213mg，294mgあるいは500mgであった。また，カカオポリフェノール含有ココア飲料の単回摂取によって，血管機能が改善したという報告もある。

　カカオの効果は，フラバノール類などのカカオポリフェノール量に依存するため，チョコレートを用いた臨床研究ではダークチョコレートが投与されている。

また，フラボノイド類を高濃度に含むココアでは，糖類の摂取が多くならないように調整が行われている。

豊富な食経験に基づく機能性食品素材であり，適正使用における許容性は高いと考えられる。

カカオポリフェノール（フラバノール）の投与量は，1日あたり数十 mg から数百 mg 程度である。

臨床研究では，1日あたり 88 mg のフラバノールを投与，520 mg あるいは 993 mg のフラボノイド類を投与といった例がある。

● 用途・適応

軽症高血圧症の改善　血管機能の改善　脂質代謝の改善　認知機能の改善
LDL 酸化抑制作用

📖 相互作用チェックリスト

［相互作用に注意する医薬品］⇒［臨床における対応］

現時点では，医薬品・サプリメント・食品との相互作用による有害事象は報告されていない。ただし，カカオの有する働きからの推測により，次の医薬品に関して，理論的な相互作用の可能性が想定される。・高血圧治療薬　・アデノシン含有製剤　・アドレナリン作動薬　・エストロゲン製剤　・エルゴタミン　・キノロン系抗生剤　・クロザピン　・経口避妊薬　・ジスルフィラム　・ジピリダモール　・シメチジン　・テオフィリン　・フェニルプロパノールアミン　・フルコナゾール　・ベラパミル　・メキシレチン　・MAO 阻害薬

⇒以上の医薬品との併用は可能と考えられるが，念のため慎重に。

▶チトクローム P450

チトクローム P450 の分子種のうち，CYP1A1 に関連する薬剤。（CYP と医療用医薬品との関連については巻末の別表参照）

⇒併用は可能と考えられるが，念のため慎重に。研究データの臨床的意義は不明。

解説：相互作用のメカニズム

■チトクローム P450

　基礎研究（乳がん細胞 MCF-7 を用いた *in vitro* 系）において，カカオポリフェノール投与によって，CYP1A1 の mRNA 発現増加および CYP1A1 活性誘導作用が示されている（Oleaga）。ただし，このデータの臨床的意義は不明である。

■高血圧治療薬

　カカオポリフェノールは，軽症高血圧症改善作用を有することから，高血圧治療薬との併用による理論的な相互作用が想定される。

　⇒併用は可能と考えられるが，念のため慎重に。

■アデノシン含有製剤

　カカオ中のカフェインは，細胞レベルでアデノシンと競合阻害するとされる。ただし，カフェインを投与した臨床研究では，心血管におけるアデノシンの作用に影響は認められていない（Aqel）。

　⇒併用は可能と考えられるが，念のため慎重に。

■アドレナリン作動薬

　カカオ中のカフェインは，理論的に β アドレナリン作動薬と相加作用を生じると考えられる。

　⇒併用は可能と考えられるが，念のため慎重に。

■エストロゲン製剤

　エストロゲンはカフェインの代謝を阻害することから，カカオ中のカフェインと理論的な相互作用が想定される（Pollock）。

　⇒併用は可能と考えられるが，念のため慎重に。

■エルゴタミン ergotamine

　理論的に，高用量のカフェインは，エルゴタミンの消化管での吸収を増加させると考えられる。

　⇒併用は可能と考えられるが，念のため慎重に。

■キノロン系抗生剤

　キノロン系抗生剤は，カフェインのクリアランスを減少させることから，カカ

オ中のカフェインによる作用を増強する可能性が考えられる（Carbó, Harder, Healy）。

⇒併用は可能と考えられるが，念のため慎重に。

■クロザピン clozapine

高用量のカフェインは，クロザピン（非定型抗精神病薬）の代謝に影響を与える（Carrillo, Hägg）。カカオ中のカフェインは，大量摂取の場合に理論的な相互作用を生じうると考えられる。

⇒併用は可能と考えられるが，念のため慎重に。

■経口避妊薬

経口避妊薬はカフェインのクリアランスを低下させる（Abernethy）。カカオ中のカフェインによる理論的な相互作用が想定される。

⇒併用は可能と考えられるが，念のため慎重に。

■ジスルフィラム disulfiram

理論的に，高用量のカフェインとジスルフィラムは相互作用を生じうる。

⇒併用は可能と考えられるが，念のため慎重に。

■ジピリダモール dipyridamole

理論的にカカオ中のカフェインは，ジピリダモール（冠血管拡張薬）による血管拡張作用を阻害すると考えられる（Zheng）。

⇒併用は可能と考えられるが，念のため慎重に。

■シメチジン cimetidine

シメチジンはカフェインのクリアランスを低下させることから，理論的な相互作用を生じうると考えられる。

⇒併用は可能と考えられるが，念のため慎重に。

■テオフィリン theophylline

高用量のカフェインはテオフィリンとの相互作用を生じることから，理論的にカカオとの相互作用が想定される。

⇒併用は可能と考えられるが，念のため慎重に。

■フェニルプロパノールアミン phenylpropanolamine

フェニルプロパノールアミンは，カカオ中のカフェインと理論的な相互作用が

想定される（Brown）。

⇒併用は可能と考えられるが，念のため慎重に。

■フルコナゾール fluconazole

フルコナゾールは，カフェインのクリアランスを減少させることから，カカオ中のカフェインとの理論的な相互作用が想定される。

⇒併用は可能と考えられるが，念のため慎重に。

■ベラパミル verapamil

ベラパミルはカフェインの代謝に影響を与えることから，理論的にカカオ中のカフェインとの相互作用を生じうる。

⇒併用は可能と考えられるが，念のため慎重に。

■メキシレチン mexiletine

メキシレチンは，カフェイン代謝に影響を与えることから，カカオ中のカフェインとの理論的な相互作用が想定される（Carrillo）。

⇒併用は可能と考えられるが，念のため慎重に。

■ MAO 阻害薬

MAO 阻害薬は，カカオ中のチラミン tyramine と理論的な相互作用が想定される。

⇒併用は可能と考えられるが，念のため慎重に。

参考文献

- Abernethy DR, et al. Impairment of caffeine clearance by chronic use of low-dose oestrogen-containing oral contraceptives. Eur J Clin Pharmacol. 1985; 28: 425-8.
- Aqel RA, et al. Effect of caffeine administered intravenously on intracoronary-administered adenosine-induced coronary hemodynamics in patients with coronary artery disease. Am J Cardiol. 2004; 93: 343-6.
- Baron AM, et al. Hemodynamic and electrophysiologic effects of acute chocolate ingestion in young adults. Am J Cardiol. 1999; 84: 370-3, A10.
- Brown NJ, et al. A pharmacodynamic interaction between caffeine and phenylpropanolamine. Clin Pharmacol Ther. 1991; 50: 363-71.
- Carbó M, et al. Effect of quinolones on caffeine disposition. Clin Pharmacol Ther. 1989; 45: 234-40.

- Carrillo JA, et al. Clinically significant pharmacokinetic interactions between dietary caffeine and medications. Clin Pharmacokinet. 2000; 39: 127-53.
- Eskenazi B. Caffeine--filtering the facts. N Engl J Med. 1999; 341: 1688-9.
- Grassi D, et al. Blood pressure is reduced and insulin sensitivity increased in glucose-intolerant, hypertensive subjects after 15 days of consuming high-polyphenol dark chocolate. J Nutr. 2008; 138: 1671-6.
- Grassi D, et al. Cocoa reduces blood pressure and insulin resistance and improves endothelium-dependent vasodilation in hypertensives. Hypertension. 2005; 46: 398-405.
- Hägg S, et al. Effect of caffeine on clozapine pharmacokinetics in healthy volunteers. Br J Clin Pharmacol. 2000; 49: 59-63.
- Harder S, et al. Ciprofloxacin-caffeine: a drug interaction established using in vivo and in vitro investigations. Am J Med. 1989; 87 (5A): 89S-91S.
- Haskell CF, et al. Improved cognitive performance and mood in healthy adults following acute consumption of a cocoa flavanol-rich drink. Planta Med 2008; 74: 929.
- Healy DP, et al. Interaction between oral ciprofloxacin and caffeine in normal volunteers. Antimicrob Agents Chemother. 1989; 33: 474-8.
- Heiss C, et al. Vascular effects of cocoa rich in flavan-3-ols. JAMA. 2003; 290: 1030-1.
- Kondo K, et al. Inhibition of LDL oxidation by cocoa. Lancet. 1996; 348: 1514.
- Kurosawa T, et al. Suppressive effects of cacao liquor polyphenols (CLP) on LDL oxidation and the development of atherosclerosis in Kurosawa and Kusanagi-hypercholesterolemic rabbits. Atherosclerosis. 2005; 179: 237-46.
- McShea A, et al. Clinical benefit and preservation of flavonols in dark chocolate manufacturing. Nutr Rev. 2008; 66: 630-41.
- Oleaga C, et al. CYP1A1 is overexpressed upon incubation of breast cancer cells with a polyphenolic cocoa extract. Eur J Nutr. 2012; 51: 465-76.
- Pollock BG, et al. Inhibition of caffeine metabolism by estrogen replacement therapy in postmenopausal women. J Clin Pharmacol. 1999; 39: 936-40.
- Schroeter H, et al. (-)-Epicatechin mediates beneficial effects of flavanol-rich cocoa on vascular function in humans. Proc Natl Acad Sci U S A. 2006; 103: 1024-9.
- Taubert D, et al. Effect of cocoa and tea intake on blood pressure: a meta-analysis. Arch Intern Med. 2007; 167: 626-34.
- Zheng XM, et al. Serum caffeine levels after 24-hour abstention: clinical implications on dipyridamole ^{201}Tl myocardial perfusion imaging. J Nucl Med Technol. 2002; 30: 123-7.

核酸 nucleic acid

【名　称】

[和　名]　核酸，DNA，RNA

[英　名]　nucleic acid，deoxyribonucleic acid，ribonucleic acid

▊ 概　要

　核酸は，DNA（デオキシリボ核酸）およびRNA（リボ核酸）からなる遺伝情報を含む分子である。核酸は，塩基（プリンまたはピリミジン塩基），糖（ペントース），リン酸から構成されるヌクレオチドを基本構造とし，リン酸がジエステル結合で連なったポリヌクレオチド構造をもつ。DNAとRNAは，糖部分がデオキシリボース（DNA）か，あるいはリボース（RNA）かによって区別される。サプリメント・健康食品の「核酸」製品は，一般に，鮭の白子や酵母を原材料とする。例えば，DNAとして白子抽出物，RNAとして酵母抽出物が用いられる。

　核酸は，手術や感染など，さまざまなストレスを生じる状態では，必要性が高まると考えられる。プリンおよびピリミジンは，肝臓におけるヌクレオチドプールに蓄えられ，利用される。通常の食事に追加して核酸（DNAあるいはRNA）を摂取することにより，創傷治癒促進や免疫賦活といった機能性が示唆されている。ヒト臨床研究において，経口あるいは経腸でRNA，L-アルギニン，オメガ3系脂肪酸を手術前後に投与すると，免疫賦活作用，創傷治癒促進，感染症の低減，回復期間短縮といった効果が認められたという。臨床研究は，上部消化管腫瘍手術や冠状動脈バイパス術において偽薬対照ランダム化二重盲検法にて行われ，効果が報告されている。

● 用途・適応

　手術後の免疫賦活・創傷治癒促進・感染症の低減・回復期間短縮作用

📖 相互作用チェックリスト

［相互作用に注意する医薬品］⇒［臨床における対応］

現時点では，医薬品との相互作用による有害事象は報告されていない。

📄 参考文献

- Daly JM, et al. Enteral nutrition with supplemental arginine, RNA, and omega-3 fatty acids in patients after operation: immunologic, metabolic, and clinical outcome. Surgery. 1992; 112: 56-67.
- Kemen M, et al. Early postoperative enteral nutrition with arginine-omega-3 fatty acids and ribonucleic acid-supplemented diet versus placebo in cancer patients: an immunologic evaluation of Impact. Crit Care Med. 1995; 23: 652-9.
- Li LF. Erythematous skin reaction to subcutaneous injection of ribonucleic acid. Contact Dermatitis. 1999; 41: 239.
- Rudolph FB, et al. The metabolic effects of enterally administered ribonucleic acids. Curr Opin Clin Nutr Metab Care. 1998; 1: 527-30.
- Saffle JR, et al. Randomized trial of immune-enhancing enteral nutrition in burn patients. J Trauma. 1997; 42: 793-800.
- Schaller JP, et al. Ribonucleotides: conditionally essential nutrients shown to enhance immune function and reduce diarrheal disease in infants. Semin Fetal Neonatal Med. 2007; 12: 35-44.
- Senkal M, et al. Modulation of postoperative immune response by enteral nutrition with a diet enriched with arginine, RNA, and omega-3 fatty acids in patients with upper gastrointestinal cancer. Eur J Surg. 1995; 161: 115-22.
- Tepaske R, et al. Effect of preoperative oral immune-enhancing nutritional supplement on patients at high risk of infection after cardiac surgery: a randomised placebo-controlled trial. Lancet. 2001; 358: 696-701.
- Van Buren CT, et al. Dietary nucleotides: a conditional requirement. Nutrition. 1997; 13: 470-2.

カシス *Ribes nigrum*

【名　称】

[和　名]　ブラックカラント，クロスグリ（黒酸塊），クロフサスグリ（黒房酸塊）

[別　名]　カシス

[英　名]　black currant

[学　名]　*Ribes nigrum*

▌概　要

　カシスは和名をクロスグリといい，欧州およびアジア原産でユキノシタ科スグリ属に属する落葉低木である。果実は，ストロベリーやブルーベリー，クランベリーなどのベリー類と共に食用に用いられてきた（植物学的分類上は別種）。ただし，カシス果実は酸味が強く，ジャムや飲料等に加工されることが多い。なお，カシス cassis という呼称はフランス語由来であり，英名は black currant である。カラント類として，ホワイトカラントやレッドカラント（*Ribes x pallidum*）も知られている。カシス果実には，他のベリー類や柑橘類の果実に比べて，ビタミンCやEなどのビタミン類，カルシウムやマグネシウムといったミネラル類が豊富に含まれている。また，カシスポリフェノールと総称される抗酸化成分が存在する。特に，カシスアントシアニン類が特徴的な成分として知られており，デルフィニジン-3-ルチノシド，シアニジン-3-ルチノシド，デルフィジン-3-グルコシド，シアニジン-3-グルコシドなどがある。基礎研究では，デルフィニジン-3-ルチノシドがエンドセリン（ETB）受容体活性化を介して毛様体平滑筋を弛緩させることが示されており，カシス果実抽出物による眼精疲労回復作用メカニズムの一つと考えられている。また，カシス由来アントシアニン類による抗酸化作用，抗ウイルス作用も報告されている。予備的な臨床研究では，カシス果汁由来アントシアニン投与によって，VDT 作業時における眼の屈折調節機能改善が示されている。カシス果実は食用に用いられる成分であり，適正使用における許容性は高い。現時点では，医薬品・サプリメント・食品との相互作用による有害事象は報告されていない。なお，米国ではカシスの果汁，葉，花がGRAS（generally recognized as safe）とされている。

♀ 用途・適応

眼精疲労改善　VDT症候群改善　抗酸化作用

📖 相互作用チェックリスト

［相互作用に注意する医薬品］⇒［臨床における対応］

現時点では，医薬品との相互作用による有害事象は報告されていない。

📄 参考文献

- Knox YM, et al. Anti-influenza virus activity of crude extract of Ribes nigrum L. Phytother Res. 2003; 17: 120-2.
- Maatta K, et al. Phenolic compounds in berries of black, red, green, and white currants (Ribes sp.). Antioxid Redox Signal. 2001; 3: 981-93.
- 松本均, 他. VDT作業時の調節機能低下へのカシスアントシアニン摂取の影響. あたらしい眼科. 2006；23：129-133.
- 松本均. ベリー類アントシアニン摂取がVDT作業時の眼の屈折調節機能へ及ぼす影響. 新薬と臨牀. 2007；56：180-188.
- Matsumoto H, et al. Delphinidin-3-rutinoside relaxes the bovine ciliary smooth muscle through activation of ETB receptor and NO/cGMP pathway. Exp Eye Res. 2005; 80: 313-22.
- McDougall GJ, et al. Anthocyanin-flavanol condensation products from black currant (Ribes nigrum L.). J Agric Food Chem. 2005; 53: 7878-85.
- Nakajima JI, et al. LC/PDA/ESI-MS Profiling and Radical Scavenging Activity of Anthocyanins in Various Berries. J Biomed Biotechnol. 2004; 2004: 241-247.
- Rubinskiene M, et al. HPLC determination of the composition and stability of blackcurrant anthocyanins. J Chromatogr Sci. 2005; 43: 478-82.
- Slimestad R, et al. Anthocyanins from black currants (Ribes nigrum L.). J Agric Food Chem. 2002; 50: 3228-31.
- Suzutani T, et al. Anti-herpesvirus activity of an extract of Ribes nigrum L. Phytother Res. 2003; 17: 609-13.
- 竹並恵里, 他. カシス抽出物経口摂取の末梢循環障害改善についての検討 —若年女性冷え症者を対象として—. Biomedical Thermology. 2004；23：194-201.
- Vecera R, et al. Antioxidant status, lipoprotein profile and liver lipids in rats fed on high-cholesterol diet containing currant oil rich in n-3 and n-6 polyunsaturated fatty acids. Physiol Res. 2003; 52: 177-87.
- Wu D, et al. Effect of dietary supplementation with black currant seed oil on the immune response of healthy elderly subjects. Am J Clin Nutr. 1999; 70: 536-43.

カゼイントリプシン加水分解物 Casein tryptic hydrolysate

【名　称】

[和　名]　カゼイントリプシン加水分解物

[別　名]　ラクティウム，カゼイン加水分解物，乳タンパク加水分解物

[英　名]　Lactium，αS1-casein tryptic hydrolysate，bovine alpha S1-casein tryptic hydrolysate，αS1-casein (f91-100) termed-casozepine

▌概　要

　牛乳に含まれる乳タンパク質の主成分であるカゼインに由来するペプチド（ミルクプロテイン加水分解物）に，リラックス効果や不眠症改善効果が見出されており，機能性食品成分として利用されている。

　特に，乳タンパク質のカゼイントリプシン加水分解物由来の機能性食品素材であるラクティウム®（Lactium®）は，諸外国において機能性表示が認められており，例えば，フランスでは，「ストレスへの緊張反応を緩和することができる」といった表示が可能である。（なお，ラクティウム®は，フランスの酪農組合が母体となった乳タンパクメーカーの Ingredia S.A. 社の機能性素材である。）

　成人が牛乳を摂取しても，成人の酵素系では，この生理活性ペプチドを十分に得ることができないとされている。

　基礎研究では，乳タンパク質のカゼイントリプシン加水分解物（ラクティウム®）のラットへの投与により，抗不安作用・鎮静作用が示されている。また，ラットを用いて，ラクティウム®とL-テアニンの鎮静作用を比較した研究では，ラクティウム®（15 mg/kg）のほうが，L-テアニン（100 mg/kg）よりも大きな鎮静作用を示した。

　予備的な臨床研究では，カゼインをトリプシンにより加水分解して得られるカゼイントリプシン加水分解物（ラクティウム®）投与によって，ストレス負荷時の降圧作用とコルチゾール産生抑制作用，あるいは，不眠症患者における睡眠障害改善作用が示されている。

　例えば，睡眠障害を有する日本人32名（25〜40歳）を対象に，カゼイントリプシン加水分解物（ラクティウム®，150 mg）投与群（20名）と偽薬投与群（12名）を比較した臨床試験では，4週間の投与により，PSQI（ピッツバーグ睡

眠調査票）において総スコアの有意な改善が認められた。特に，睡眠潜時の減少（改善）と日中の障害（眠気）の減少（改善）が顕著であり，睡眠の質の改善が示唆された。このとき，特に有害事象は認められなかった（de Saint-Hilaire）。

また，健常者を対象にしたランダム化比較試験において，カゼイントリプシン加水分解物投与による降圧作用や抗ストレス作用が報告されている（Messaoudi）。

さらに，睡眠障害を訴える日本人を対象に，ラクティウム®含有複合サプリメント（グースカ®；ラクティウム®150 mg＋クワンソウ濃縮エキス末300 mg＋オルニチン塩酸塩400 mg＋アルギニン600 mg）を2週間投与した臨床研究では，PSQI（ピッツバーグ睡眠調査票）スコアの改善，OSA睡眠調査票MA版の改善，行動計による改善傾向が見出されたという。

臨床研究での用量は，1日あたりラクティウム®として150 mgが投与されている。

通常の食材に由来する成分であり，許容性は高いと考えられる。適応となる病態に対して適切な品質の製品を用法・用量を守って使用する場合，現時点では特に問題は報告されていない。

⚲ 用途・適応

睡眠障害改善作用　抗ストレス作用　鎮静作用

📖 相互作用チェックリスト

［相互作用に注意する医薬品］⇒［臨床における対応］

現時点では，医薬品との相互作用による有害事象は報告されていない。ただし，カゼイントリプシン加水分解物（ラクティウム®）は，抗ストレス作用や鎮静作用，睡眠障害改善作用を有するため，類似した効果を示す医薬品と併用した場合，理論的には相加作用や相乗作用の可能性が考えられる。

⇒併用は可能と考えられるが，念のため慎重に。

📄 参考文献

・de Saint-Hilaire Z, et al. Effects of a Bovine Alpha S1-Casein Tryptic Hydrolysate (CTH) on Sleep Disorder in Japanese General Population .Open Sleep Journal. 2009; 2: 26-32.
・Messaoudi M, et al. Effects of a tryptic hydrolysate from bovine milk alphaS1-casein on

hemodynamic responses in healthy human volunteers facing successive mental and physical stress situations. Eur J Nutr. 2005; 44: 128-32.

カゼインホスホペプチド casein phosphopeptide

【名　称】

　　[和　名]　カゼインホスホペプチド（CPP）

　　[英　名]　casein phosphopeptide, CPP

▌概　要

　　カゼインホスホペプチド（CPP）とは，牛乳のタンパク質成分であるカゼインをタンパク質分解酵素にて処理することで得られるホスホセリン含有率の高いペプチドである。経口摂取されたカゼインが消化され，小腸において生理活性を有するCPPとなる。CPPは，アミノ酸配列として，SerP-SerP-SerP-Glu-Glu-Ile-Val-Pro-Asnを含む。小腸において，CPPは，可溶性カルシウムを増加させ，リンとカルシウムの沈殿形成を阻害することによって，消化管からのカルシウム吸収を促進する。そのため，CPP含有食品が，カルシウムの吸収を促進する機能性食品として用いられている。また，カゼインホスホペプチド-非結晶リン酸カルシウム複合体（CPP-ACP）は，歯のエナメル質再石灰化を促進する作用を有することから，チューインガムの機能性成分として利用される。

　　本邦では，トクホ（特定保健用食品）として，カゼインホスホペプチドを関与成分とする製品が許可されており，表示内容として「カルシウムの吸収を助け，丈夫な骨を作るカルシウム供給食品です」等がある。また，カゼインホスホペプチド-非結晶リン酸カルシウム複合体（CPP-ACP）を関与成分とする製品では，「歯の脱灰を抑制するだけでなく再石灰化を増強するCPP-ACPを配合しているので歯を丈夫で健康にします」等がある。

　　通常の食材に由来する成分であるため，適正使用における許容性は高い。一般に安全性は高く，適応となる病態に対して適切な品質の製品を用法・用量を守って使用する場合，特に重篤な有害事象は生じないと考えられる。

◉ 用途・適応

　　消化管からのカルシウム吸収促進作用　歯のエナメル質再石灰化促進作用

相互作用チェックリスト

［相互作用に注意する医薬品］⇒［臨床における対応］

現時点では，医薬品との相互作用による有害事象は報告されていない。

参考文献

・Meisel H, et al. Chemical characterization of a caseinophosphopeptide isolated from in vivo digests of a casein diet. Biol Chem Hoppe Seyler. 1988; 369: 1275-9.

・Sato R, et al. Casein phosphopeptide (CPP) enhances calcium absorption from the ligated segment of rat small intestine. J Nutr Sci Vitaminol (Tokyo). 1986; 32: 67-76.

・Shen P, et al. Remineralization of enamel subsurface lesions by sugar-free chewing gum containing casein phosphopeptide-amorphous calcium phosphate. J Dent Res. 2001; 80: 2066-70.

かつお節オリゴペプチド dried bonito oligo peptide

【名　称】

　[和　名]　かつお節オリゴペプチド

　[英　名]　dried bonito oligo peptide

∥概　要

　かつお節オリゴペプチドとは，かつお節をサーモリシン thermolysin で分解して得られるペプチドである。ACE 阻害活性を有し，降圧作用を示す。かつお節を種々のプロテアーゼで分解して得られるペプチドについて，ACE 阻害活性を検証した基礎研究によると，サーモリシン分解産物が最も強い阻害活性を示した。特に Ile-Lys-Pro，Ile-Trp，Leu-Lys-Pro，Leu-Tyr-Pro に強い ACE 阻害活性が認められたという。予備的なヒト臨床研究において，かつお節オリゴペプチドによる高血圧改善作用が報告されてきた。本邦では，トクホ（特定保健用食品）として，かつお節オリゴペプチドを関与成分とする製品が許可されている。許可を受けた表示内容として，例えば「本品は，かつお節オリゴペプチドを配合した食品で，血圧が高めの方に適した食品です」等がある。用量の例として，1日あたりかつお節オリゴペプチドを 1.5 g あるいは 3 g，（いずれも LKPNM として 5 mg）がある（LKPNM は Leu-Lys-Pro-Asn-Met）。

　通常の食材に由来する成分であるため，適正使用における許容性は高い。なお，ACE 阻害薬に共通する副作用（空咳など）が想定されている。現時点では，医薬品との相互作用による有害事象は報告されていない。ただし，かつお節オリゴペプチドの有する働きからの推測により，高血圧治療薬との理論的な相互作用の可能性が考えられている。したがって，併用時には，必要に応じて臨床所見や検査指標の経過観察を行う。

♥ 用途・適応

　高血圧改善作用

📖 相互作用チェックリスト

［相互作用に注意する医薬品］⇒［臨床における対応］

現時点では，医薬品との相互作用による有害事象は報告されていない。

📄 参考文献

- Fujita H, et al. Antihypertensive effect of thermolysin digest of dried bonito in spontaneously hypertensive rat. Clin Exp Pharmacol Physiol Suppl. 1995; 22: S304-5.
- Fujita H, et al. LKPNM: a prodrug-type ACE-inhibitory peptide derived from fish protein. Immunopharmacology. 1999; 44: 123-7.
- Kouno K, et al. Effects of dried bonito (katsuobushi) and captopril, an angiotensin I-converting enzyme inhibitor, on rat isolated aorta: a possible mechanism of antihypertensive action. Biosci Biotechnol Biochem. 2005; 69: 911-5.
- Yokoyama K, et al. Peptide inhibitors for angiotensin I-converting enzyme from thermolysin digest of dried bonito. Biosci Biotechnol Biochem. 1992; 56: 1541-5.

カテキン catechin

【名　称】

[和　名]　カテキン

[英　名]　catechin，EGCG

▌概　要

　カテキンは，緑茶に含まれるファイトケミカルであり，ポリフェノール類に属する。緑茶の渋み成分として知られてきた。近年，機能性食品成分として，体脂肪減少作用など生活習慣病予防作用が示されている。

　緑茶のカテキン類には，EC（エピカテキン epicatechin），ECG（エピカテキンガレート epicatechin gallate），EGC（エピガロカテキン epigallocatechin），EGCG（エピガロカテキンガレート epigallocatechin gallate）などがある。特にEGCGは，強い抗酸化作用・抗がん作用を有する。EGCGの作用メカニズムとして，①腫瘍細胞の増殖抑制，アポトーシス誘導，②腫瘍細胞への栄養血管となる新生血管の形成抑制といった作用による抗がん効果が示されてきた。緑茶カテキンの抗がん作用については，これまでに多くの疫学調査のデータが報告されてきた。また，近年，予備的な臨床研究にて，肥満や脂質異常症に対する効果が報告されている。

　トクホ（特定保健用食品）では，茶カテキンとして1日あたりの摂取量が540 mgに設定された例がある。

　緑茶に由来する製品（サプリメント・健康食品）を利用する際，カテキン以外の成分と，医薬品との理論的な相互作用が想定されている。例えば，カフェインは，交感神経賦活作用を有し，多くの医薬品との相互作用を生じうる。また，緑茶にはビタミンKが含まれることから，大量摂取時にはワルファリンとの相互作用を生じうる。ワルファリンとの相互作用については，『茶』の項を参照。

　⇒『茶』および『テアニン』の項

● 用途・適応

　抗酸化作用　胃粘膜保護作用　脂質過酸化抑制作用　抗肥満作用　脂質異常症

184

改善作用　口内炎予防作用　抗がん作用（食道がん，胃がん，膵臓がん，膀胱がんなど）。

📖 相互作用チェックリスト

[相互作用に注意する医薬品]　⇒　[臨床における対応]

〈医薬品〉

　一部の医薬品との相互作用が示唆されている。併用時には，医薬品の最新の添付文書を確認すること。

▶チトクローム P450 および P 糖タンパク

　チトクローム P450 の分子種のうち，CYP2B6，CYP2C8，CYP2C19，CYP2D6，CYP3A および P 糖タンパクに関連する薬剤。(CYP および P 糖タンパクと医療用医薬品との関連については巻末の別表参照)

　⇒併用は可能と考えられるが，念のため慎重に。研究データの臨床的意義は不明。

▶スニチニブ sunitinib（抗がん薬）

　⇒併用は念のために避ける。

▶ナドロール nadolol（β ブロッカー）

　⇒併用は慎重に。医師の監視下に関連指標をモニターすること。

▶ボルテゾミブ bortezomib（プロテアソーム阻害薬）

　⇒併用は念のために避ける。ただし，研究データの臨床的意義は必ずしも明確ではない。

〈サプリメント〉

　現時点では，サプリメントとの相互作用による有害事象は報告されていない。

〈食品〉

▶タンパク質（カゼイン，大豆タンパク）

　⇒併用は可能と考えられる。研究データの臨床的意義は必ずしも明確ではない。

▶鉄

　⇒併用は可能と考えられる。研究データの臨床的意義は必ずしも明確ではない。

解説：相互作用のメカニズム

■チトクローム P450 および P 糖タンパク

基礎研究（ラットやヒト肝ミクロソーム）において，緑茶カテキン（EGCG）により CYP3A および P 糖タンパクの活性が阻害されたと報告されている（Choi, Chung）。例えば，ラットにおいて，EGCG の投与による CYP3A 活性阻害の結果，verapamil の AUC が増大したという（Chung）。

また，*in vitro* 系（ヒト肝およびヒト腸ミクロソーム）にて，EGCG 投与により CYP2B6，CYP2C8，CYP2C19，CYP2D6，CYP3A の活性が阻害された（Misaka）。

これらのデータの臨床的意義は明確ではないが，併用は念のため慎重に。

■スニチニブ sunitinib（抗がん薬）

スニチニブにより治療中の患者が，緑茶の摂取により相互作用を生じ，スニチニブの効果が減弱したという症例報告がある（Ge）。ラットを用いた基礎研究では，EGCG の投与によって，スニチニブの血中濃度が低下し，生物学的利用能の阻害が認められたという（Ge）。

■ナドロール nadolol（β ブロッカー）

ナドロールは，複数の薬物トランスポーターの基質となり，肝チトクロームで代謝されることはない。ラットを用いた基礎研究では，緑茶抽出物あるいは EGCG の前投与によって，ナドロールの AUC が有意に低下することが示されている。作用機序として，EGCG による腸管でのナドロール吸収阻害作用が考えられている（Misaka）。相互作用による有害事象の報告は知られていないが，併用は慎重に。医師の監視下に関連指標をモニターすること。

■ボルテゾミブ bortezomib（プロテアソーム阻害薬）

ボルテゾミブは，プロテアソーム阻害薬であり，多発性骨髄腫の治療薬である。基礎研究（ヒト多発性骨髄腫細胞を用いた *in vitro* 系およびマウスを用いた *in vivo* 系）において，緑茶ポリフェノール（特に EGCG）により，ボルテゾミブの作用が阻害されたという（Golden）。

■タンパク質（カゼイン，大豆タンパク）

ヒト臨床試験において，食事由来のタンパク質（カゼインや大豆タンパク）との同時摂取により，緑茶カテキン類の生物学的利用能が低下したと報告されている（Egert）。

■鉄

基礎研究（ヒト腸管細胞を用いた *in vitro* 系）において，EGCG 投与によるヘム鉄および非ヘム鉄の吸収阻害が報告されている（Ma）。

参考文献

・Choi JS, Burm JP. Effects of oral epigallocatechin gallate on the pharmacokinetics of nicardipine in rats. Arch Pharm Res. 2009; 32: 1721-5.

・Chung JH, et al. Effects of oral epigallocatechin gallate on the oral pharmacokinetics of verapamil in rats. Biopharm Drug Dispos. 2009; 30: 90-3.

・Egert S, et al. Simultaneous ingestion of dietary proteins reduces the bioavailability of galloylated catechins from green tea in humans. Eur J Nutr. 2013; 52: 281-8.

・Ge J, et al. Interaction of green tea polyphenol epigallocatechin-3-gallate with sunitinib: potential risk of diminished sunitinib bioavailability. J Mol Med (Berl). 2011; 89: 595-602.

・Golden EB, et al. Green tea polyphenols block the anticancer effects of bortezomib and other boronic acid-based proteasome inhibitors. Blood. 2009; 113: 5927-37.

・Kim EY, et al. Bioactive dietary polyphenolic compounds reduce nonheme iron transport across human intestinal cell monolayers. J Nutr. 2008; 138: 1647-51.

・Ma Q, et al. Bioactive dietary polyphenols decrease heme iron absorption by decreasing basolateral iron release in human intestinal Caco-2 cells. J Nutr. 2010; 140: 1117-21.

・Misaka S, et al. Effects of green tea catechins on cytochrome P450 2B6, 2C8, 2C19, 2D6 and 3A activities in human liver and intestinal microsomes. Drug Metab Pharmacokinet. 2013; 28: 244-9.

・Misaka S, et al. Effects of green tea extract and (-)-epigallocatechin-3-gallate on pharmacokinetics of nadolol in rats. Phytomedicine. 2013; 20: 1247-50.

カボチャ種子 pumpkin seed

【名　称】

[和　名]　カボチャ種子抽出物，南瓜仁（ナンガニン，ナンカニン）

[英　名]　pumpkin seed

[学　名]　カボチャ：*Cucurbita pepo* 　　（別名）*Cucumis pepo*，*Cucurbita gale-ottii*，*Cucurbita mammeata* 　　（生薬名）Cucurbitae peponis semen

▌概　要

　カボチャ（*Cucurbita pepo* L.，ペポ種）の種子抽出物は，前立腺肥大症や過活動膀胱などの排尿障害に用いられる。サプリメント成分のカボチャ種子抽出物は，完熟した栽培種（*Cucurbita pepo*）の乾燥種子から得られる。

　カボチャ種子の脂質部分には，リノール酸やオレイン酸，パルミチン酸，ステアリン酸などの不飽和脂肪酸が存在する。また，植物ステロールも含まれており，前立腺肥大症改善作用を示すと考えられる。さらに，lariciresinol や secoisolariciresinol などのリグナン類も同定されている。その他，α トコフェロール，γ トコフェロール，β カロテン，ルテインも存在する。

　カボチャ種子が女性の排尿障害（過活動膀胱，頻尿）に効果を示す機序として，lariciresinol や secoisolariciresinol といったリグナン類の働きが考えられている。また，ペポカボチャ種子水溶性抽出エキスに豊富に含まれるアルギニンが，アルギニン/NO（一酸化窒素）の代謝系において NO を産生し，膀胱の弛緩，膀胱内圧の低下に関与するという考えもある。これは，L-アルギニン/NO の代謝阻害が生じると，NG-L-ニトロアルギニンが過活動膀胱を誘導し，膀胱容積の低下をもたらすという機序に基づいている。前立腺肥大症に関する臨床研究では，カボチャ種子油 480 mg（分 3）/日の投与例がある。経口摂取されたリグナン類は，ヒトの腸内細菌において代謝され，血中 enterolactone（植物エストロゲンの 1 種）の増加をもたらす。前立腺肥大症に対する効果を示す機序として，リグナン類（植物エストロゲン）や植物ステロールの作用が考えられる。臨床研究では，カボチャ種子エキス単独あるいはノコギリヤシとの併用投与によって前立腺肥大症に伴う症状の改善が報告されている。

　本邦でのカボチャは，一般に，ニホンカボチャ（*Cucurbita moschata*）および

セイヨウカボチャ（*Cucurbita maxima*，別名クリカボチャ）をさす。通常，セイヨウカボチャの果実が食用に用いられる。一方，サプリメント成分のカボチャ種子抽出物は，完熟した栽培種（*Cucurbita pepo* L.，ペポ種）の乾燥種子から得られる。

◎ 用途・適応

前立腺肥大症における症状軽減　過活動膀胱における症状軽減

▥ 相互作用チェックリスト

[相互作用に注意する医薬品] ⇒ [臨床における対応]

現時点では，医薬品との相互作用による有害事象は報告されていない。

参考文献

- Blagrove RJ, et al. Characterisation of cucurbitin from various species of the Cucurbitaceae. Eur J Biochem. 1980; 103: 577-84.
- Carbin BE, et al. Treatment of benign prostatic hyperplasia with phytosterols. Br J Urol. 1990; 66: 639-41.
- Fitzpatrick LA. Selective estrogen receptor modulators and phytoestrogens: new therapies for the postmenopausal women. Mayo Clin Proc. 1999; 74: 601-7.
- Friederich M, et al. Prosta Fink Forte capsules in the treatment of benign prostatic hyperplasia. Multicentric surveillance study in 2245 patients. Forsch Komplementarmed Klass Naturheilkd. 2000; 7: 200-4.
- Gossell-Williams M, et al. Inhibition of testosterone-induced hyperplasia of the prostate of sprague-dawley rats by pumpkin seed oil. J Med Food. 2006; 9: 284-6.
- Kilkkinen A, et al. Intake of lignans is associated with serum enterolactone concentration in Finnish men and women. J Nutr. 2003; 133: 1830-3.
- Sicilia T, et al. Identification and stereochemical characterization of lignans in flaxseed and pumpkin seeds. J Agric Food Chem. 2003; 51: 1181-8.
- Suphakarn VS, et al. The effect of pumpkin seeds on oxalcrystalluria and urinary compositions of children in hyperendemic area. Am J Clin Nutr. 1987; 45: 115-21.

ガラクトオリゴ糖 galacto-oligosaccharide

【名　称】
　　［和　名］　ガラクトオリゴ糖
　　［英　名］　galacto-oligosaccharide

▌概　要

　ガラクトオリゴ糖とは，ガラクトースを主な構成単糖とするオリゴ糖の総称である（オリゴ糖は2～10個程度の単糖がグリコシド結合で連なった炭水化物）。ガラクトースは単糖類の一種であり，乳糖（ラクトース）の構成成分である。乳糖にβ-ガラクトシダーゼを作用させて産生される。代表的なガラクトオリゴ糖として，4-ガラクトシルラクトース（ラクトースにガラクトースが結合した3糖類）や6-ガラクトシルラクトースなどがある。母乳や牛乳の初乳，ヨーグルトなどに存在する。

　ガラクトオリゴ糖は，プレバイオティクス prebiotics としての機能性が注目されており，消化酵素の影響を受けず（難消化性）に大腸まで到達し，有用菌であるビフィズス菌を増加させ，悪玉菌を抑制するという特徴を持つ。ヒト臨床研究において，小児におけるプロバイオティクスとの併用によるアトピー性皮膚炎予防作用，乳児におけるアトピー性皮膚炎予防作用，整腸作用といったガラクトオリゴ糖の機能性が示されている。臨床試験では，1日あたり9gのガラクトオリゴ糖を2週間投与といった例がある。

　本邦では，ガラクトオリゴ糖を関与成分とするトクホ（特定保健用食品）が認可されており，「腸内のビフィズス菌を適正に増やし，お腹の調子を良好に保つ」といった表示例がある。

　⇒『オリゴ糖』の項

◉用途・適応

　整腸作用　ビフィズス菌の増加

📖 相互作用チェックリスト

［相互作用に注意する医薬品］ ⇒ ［臨床における対応］

現時点では，医薬品との相互作用による有害事象は報告されていない。

📄 参考文献

- Delzenne NM. Oligosaccharides: state of the art. Proc Nutr Soc. 2003; 62: 177-82.
- Gibson GR, et al. Dietary modulation of the human colonic microbiota: introducing the concept of prebiotics. J Nutr. 1995; 125: 1401-12.
- Hamilton-Miller JM. Probiotics and prebiotics in the elderly. Postgrad Med J. 2004; 80: 447-51.
- Kukkonen K, et al. Probiotics and prebiotic galacto-oligosaccharides in the prevention of allergic diseases: a randomized, double-blind, placebo-controlled trial. J Allergy Clin Immunol. 2007; 119: 192-8.
- Macfarlane S, et al. Review article: prebiotics in the gastrointestinal tract. Aliment Pharmacol Ther. 2006; 24: 701-14.
- Moro G, et al. A mixture of prebiotic oligosaccharides reduces the incidence of atopic dermatitis during the first six months of age. Arch Dis Child. 2006; 91: 814-9.
- Moro GE, et al. Effects of a new mixture of prebiotics on faecal flora and stools in term infants. Acta Paediatr Suppl. 2003; 91: 77-9.
- Onishi N, et al. Production of galacto-oligosaccharide from lactose by Sterigmatomyces elviae CBS8119. Appl Environ Microbiol. 1995; 61: 4022-5.
- Saavedra JM, et al. Human studies with probiotics and prebiotics: clinical implications. Br J Nutr. 2002; 87: S241-6.
- Scholz-Ahrens KE, et al. Prebiotics, probiotics, and synbiotics affect mineral absorption, bone mineral content, and bone structure. J Nutr. 2007; 137: 838S-46S.
- Splechtna B, et al. Production of prebiotic galacto-oligosaccharides from lactose using beta-galactosidases from Lactobacillus reuteri. J Agric Food Chem. 2006; 54: 4999-5006.
- Swennen K, et al. Non-digestible oligosaccharides with prebiotic properties. Crit Rev Food Sci Nutr. 2006; 46: 459-71.
- Teuri U, et al. Galacto-oligosaccharides relieve constipation in elderly people. Ann Nutr Metab. 1998; 42: 319-27.

カルシウム calcium

【名　称】
[和　名]　カルシウム
[英　名]　calcium
[化学名]　Ca

▌概　要

　カルシウムは身体の1.5～2％ほどを占めており，そのうち99％は炭酸塩やリン酸塩として骨や歯に存在する。残りのカルシウムは，筋肉や神経，血液中に存在する。骨はカルシウムの貯蔵庫として機能し，必要に応じてカルシウムを沈着させたり，血液中に溶出させたりする。血液中のカルシウムは，生命活動に必要な調節機能を担う。カルシウム摂取による効能として，骨粗鬆症および骨折の予防，月経前症候群（PMS）に伴う症状の緩和，閉経後の骨粗鬆症の治療，腎臓病患者におけるリンや甲状腺ホルモン代謝の調節などが示されている。

　『日本人の食事摂取基準（2015年版）』による1日あたりの推奨量は，30～49歳の成人男性，女性とも650 mg，耐容上限量は2,500 mgである。なお，耐容上限量については，通常の食品による食事で一時的にこの量を超えたからといって健康障害がもたらされるものではない。『疾病リスク低減表示特定保健用食品』における関与成分としてのカルシウムは，1日摂取目安量が300～700 mgとされている。『栄養機能食品』の規格基準では，上限値600 mg，下限値204 mgである。栄養素等表示基準値は680 mgである。

　『疾病リスク低減表示特定保健用食品』における健康強調表示：「この食品はカルシウムを豊富に含みます。日頃の運動と適切な量のカルシウムを含む健康的な食事は，若い女性が健全な骨の健康を維持し，歳をとってからの骨粗鬆症になるリスクを低減するかもしれません。」『栄養機能食品』での栄養機能表示：「カルシウムは，骨や歯の形成に必要な栄養素です。」

　適正使用における許容性は高い。大量に摂取すると，胃腸障害を生じることがある。1日あたりの耐容上限量（2,500 mg）を超えて長期間摂取すると，腎臓結石発症のリスクを生じる。過剰摂取に伴う腎臓結石のリスクに対しては，マグネシウムの併用で対応する。マグネシウムは，カルシウムの異所性沈着（腎臓など

軟部組織への沈着）を抑制する作用をもつ。

📖 相互作用チェックリスト

[相互作用に注意する医薬品および食品] ⇒ [臨床における対応]

カルシウムと一部の医薬品との相互作用が知られており，併用に注意する。併用時には，医薬品の最新の添付文書を確認し，関連する臨床指標をモニタリングすること。特に，薬物の吸収阻害が少なくないため，カルシウムサプリメントと該当する医薬品の摂取時間の間隔を，数時間程度あけることで対応する。

添付文書において，カルシウムとの相互作用が記載されている医薬品は，下記以外にも多数，存在する（例えば，ジギタリス製剤，前立腺がん治療薬のエストラサイトなど）。したがって，個別の医薬品の最新添付文書で確認すること。

なお，カルシウムの吸収過程にはさまざまな要素が影響を及ぼす。たとえば，シュウ酸やフィト酸，リンなどはカルシウムの吸収を抑制する一方，ビタミンDやある種のアミノ酸はカルシウムの吸収を促進する。

▶アルミニウム含有医薬品

アルミニウム含有制酸薬によりカルシウムの吸収が抑制される（Spencer）。

⇒長期の連用は避けること。

▶エストロゲン

閉経後の女性において，エストロゲンの投与は，カルシウムの吸収を促進する（Gallagher）。

⇒必要に応じて関連指標をモニタリングすること。

▶カフェイン

カフェインの摂取は，カルシウムの尿中排泄を促進することがある（Chiu）。

⇒必要に応じて関連指標をモニタリングすること。

▶抗生物質

抗生物質の一部（テトラサイクリン系抗生剤およびフルオロキノロン系抗生剤）との併用により，医薬品とカルシウムの両者の吸収が阻害されることがある（Akinleye, Murray, Pai, Pletz, Wallace）。

⇒抗生剤の服用後2時間以上の間隔をあけること（Murray）。また，「2時間以上，2～4時間，同時は避ける」など医薬品により異なるので，個別の医薬品の添付文書を参照のこと。

▶抗けいれん薬

抗けいれん薬（フェノバルビタール等）の服用中は，ビタミンD吸収不良のためにカルシウム吸収が低下し，カルシウム不足を生じうる（Gough）。

⇒ビタミンDサプリメントを利用する。

▶コレスチラミン cholestyramine（脂質異常症治療薬）

コレスチラミン服用中は，ビタミンD吸収不良のためにカルシウム吸収が低下し，カルシウム不足を生じうる（Compston, Heaton）。

⇒ビタミンDサプリメントを利用する。

▶食物繊維

食物繊維の摂取は，カルシウムの吸収を阻害することがある。

⇒必要に応じて関連指標をモニタリングすること。

▶食　塩

食塩の摂取は，カルシウムの尿中排泄を促進することがある（Chiu, Power）。

⇒必要に応じて関連指標をモニタリングすること。

▶ビタミンD

ビタミンDは腸管でのカルシウムの吸収を促進する。

⇒必要に応じて関連指標をモニタリングすること。

▶ビスフォスフォネート系医薬品（骨粗鬆症治療薬）

ビスフォスフォネートは，多価陽イオン（カルシウム，マグネシウム，鉄，アルミニウム等）含有製剤，制酸剤，ミネラル入りビタミン剤等と同時に服用すると，カルシウムなどと錯体を形成し，医薬品の吸収を阻害する。

⇒したがって，少なくとも30分，間隔をあけて摂取する。（最初の飲食前に，ビスフォスフォネート系医薬品を服用する。）エチドロン酸Na（ダイドロネル）は，「前後2時間以上」あける。

▶ベラパミル verapamil

1gのグルコン酸カルシウムの静注（カルシウム90mg）によりベラパミルの抗不整脈作用に影響を与えず，ベラパミル投与による血圧降下を予防することができる（Moser）。

⇒必要に応じて関連指標をモニタリングすること。

▶マグネシウム含有医薬品

マグネシウムによりカルシウムの吸収が抑制される（Cholst, Rasmussen）。

⇒長期の連用は避けること。

▶鉄

カルシウムサプリメントは，鉄の吸収を阻害しうる（Bendich, Hallberg, Kalk-warf, Minihane, Roughead, Sokoll）。

⇒必要に応じて関連指標をモニタリングすること。

▶ループ系利尿薬

ループ系利尿薬は，カルシウムの尿中排出を増加させ，カルシウム不足を起こす可能性がある（Friedman）。

⇒必要に応じて関連指標をモニタリングすること。

▶レボチロキシン（甲状腺ホルモン薬）

カルシウムは，レボチロキシンの吸収を抑制する（Schneyer, Singh N）。

⇒レボチロキシンの服用後4時間以上の間隔をあけること。

レボチロキシンは，骨代謝回転亢進によりカルシウム不足を生じうる（Kung, Paul, Stall）。

⇒レボチロキシン投与中にはカルシウムとビタミンＤのモニタリングを行うこと。

▶喫　煙

喫煙は，カルシウムの吸収を阻害する（Krall）。

⇒禁煙すること。

📖 参考文献

- Akinleye MO, et al. Effect of Five Alive fruit juice on the dissolution and absorption profiles of ciprofloxacin. Nig Q J Hosp Med. 2007; 17: 53-7.
- Bendich A. Calcium supplementation and iron status of females. Nutrition. 2001; 17: 46-51.
- Chiu KM. Efficacy of calcium supplements on bone mass in postmenopausal women. J Gerontol A Biol Sci Med Sci. 1999; 54: M275-80.
- Cholst IN, et al. The influence of hypermagnesemia on serum calcium and parathyroid hormone levels in human subjects. N Engl J Med. 1984; 310: 1221-5.
- Compston JE, Horton LW. Oral 25-hydroxyvitain D3 in treatment of osteomalacia associated with ileal resection and cholestyramine therapy. Gastroenterology. 1978; 74(5 Pt 1): 900-2.
- Compston JE, Thompson RP. Intestinal absorption of 25-hydroxyvitamin D and osteomalacia in primary biliary cirrhosis. Lancet. 1977; 1(8014): 721-4.
- Friedman PA, Bushinsky DA. Diuretic effects on calcium metabolism. Semin Nephrol. 1999; 19: 551-6.

- Gallagher JC, et al. Effect of estrogen on calcium absorption and serum vitamin D metabolites in postmenopausal osteoporosis. J Clin Endocrinol Metab. 1980; 51: 1359-64.
- Gough H, et al. A comparative study of the relative influence of different anticonvulsant drugs, UV exposure and diet on vitamin D and calcium metabolism in out-patients with epilepsy. Q J Med. 1986; 59: 569-77.
- Hallberg L. Does calcium interfere with iron absorption? Am J Clin Nutr. 1998; 68: 3-4.
- Heaton KW, et al. Osteomalacia associated with cholestyramine therapy for postileectomy diarrhea. Gastroenterology. 1972; 62: 642-6.
- Kalkwarf HJ, Harrast SD. Effects of calcium supplementation and lactation on iron status. Am J Clin Nutr. 1998; 67: 1244-9.
- Krall EA, Dawson-Hughes B. Smoking increases bone loss and decreases intestinal calcium absorption. J Bone Miner Res. 1999; 14: 215-20.
- Kung AW, Pun KK. Bone mineral density in premenopausal women receiving long-term physiological doses of levothyroxine. JAMA. 1991; 265: 2688-91.
- Minihane AM, Fairweather-Tait SJ. Effect of calcium supplementation on daily nonheme-iron absorption and long-term iron status. Am J Clin Nutr. 1998; 68: 96-102.
- Moser LR, et al. The use of calcium salts in the prevention and management of verapamil-induced hypotension. Ann Pharmacother. 2000; 34: 622-9.
- Murray JJ, Healy MD. Drug-mineral interactions: a new responsibility for the hospital dietitian. J Am Diet Assoc. 1991; 91: 66-70, 73.
- Pai MP, et al. Altered steady state pharmacokinetics of levofloxacin in adult cystic fibrosis patients receiving calcium carbonate. J Cyst Fibros. 2006; 5: 153-7.
- Paul TL, et al. Long-term L-thyroxine therapy is associated with decreased hip bone density in premenopausal women. JAMA. 1988; 259: 3137-41.
- Pletz MW, et al. Effect of calcium carbonate on bioavailability of orally administered gemifloxacin. Antimicrob Agents Chemother. 2003; 47: 2158-60.
- Power ML, et al. The role of calcium in health and disease. Am J Obstet Gynecol. 1999; 181: 1560-9.
- Rasmussen HS, et al. The effect of intravenous magnesium therapy on serum and urine levels of potassium, calcium, and sodium in patients with ischemic heart disease, with and without acute myocardial infarction. Arch Intern Med. 1988; 148: 1801-5.
- Ross DS. Monitoring L-thyroxine therapy: lessons from the effects of L-thyroxine on bone density. Am J Med. 1991; 91: 1-4.
- Roughead ZK, et al.. Initial uptake and absorption of nonheme iron and absorption of heme iron in humans are unaffected by the addition of calcium as cheese to a meal with high iron bioavailability. Am J Clin Nutr. 2002; 76: 419-25.
- Schneyer CR. Calcium carbonate and reduction of levothyroxine efficacy. JAMA. 1998; 279: 750.
- Singh N, et al. Effect of calcium carbonate on the absorption of levothyroxine. JAMA. 2000; 283: 2822-5.
- Sokoll LJ, Dawson-Hughes B. Calcium supplementation and plasma ferritin concentra-

tions in premenopausal women. Am J Clin Nutr. 1992; 56: 1045-8.
- Spencer H, Lender M. Adverse effects of aluminum-containing antacids on mineral metabolism. Gastroenterology. 1979; 76: 603-6.
- Spencer H, et al. Effect of small doses of aluminum-containing antacids on calcium and phosphorus metabolism. Am J Clin Nutr. 1982; 36: 32-40.
- Stall GM, et al. Accelerated bone loss in hypothyroid patients overtreated with L-thyroxine. Ann Intern Med. 1990; 113: 265-9.
- Wallace AW, et al. Lack of bioequivalence of gatifloxacin when coadministered with calcium-fortified orange juice in healthy volunteers. J Clin Pharmacol. 2003; 43: 92-6.

ガルシニア・カンボジア *Garcinia cambogia*

【名　称】
[和　名]　ガルシニア・カンボジア
[英　名]　garcinia
[別　名]　Malabar tamarind, hydroxycitric acid（HCA）
[学　名]　*Garcinia cambogia*

■概　要

　ガルシニア・カンボジア *Garcinia cambogia*（以下，ガルシニア）は，東南アジアから南アジアに自生する柑橘類である。果実に含まれるヒドロキシクエン酸（HCA；hydroxycitric acid）という成分には，食欲を調節し，脂肪の合成を抑制する働きがあるため，いわゆるダイエット・サプリメントとして利用されている。

　HCA の作用に関する初期の研究は，1970 年代に製薬会社の Hoffmann-La Roche 社によって実施された。これらの研究では，HCA によるクエン酸開裂酵素活性の阻害，脂肪酸合成の抑制，肝グリコーゲン合成の増加，摂食量抑制および食欲抑制，エネルギー消費増大，血漿コレステロールの低下，過剰な炭水化物からの脂質合成の抑制といった作用機序が示唆された。

　なお，HCA 以外の成分として，ベンゾフェノン誘導体の 1 種であるガルシノール garcinol が知られている。基礎研究では，ガルシノールによる抗酸化作用や抗炎症作用，抗がん作用，胃潰瘍抑制作用等が示されている。

　基礎研究では，脂肪合成抑制作用による抗肥満作用が示されている。

　臨床試験では，ガルシニア投与によって減量効果を認めたとするデータもあるが，効果を認めないという結果も報告されている。なお，否定的な研究結果を示した臨床試験に対して，試験デザインに対する多くの指摘がある。

　2011 年に報告されたメタ解析では，9 報の RCT が解析された結果，偽薬群に比べて，ガルシニア投与群において，有意な体重減少作用が見出された（Onakpoya）。

　現時点では，ガルシニアは，食事療法や運動療法に加えて，相補的に用いることで効果が期待される成分である。

ガルシニアを使った臨床試験では，特に問題となる有害事象は認められていない。したがって，適応となる病態に対して適切な品質の製品を用法・用量を守って使用する場合，一般に安全性は高いと考えられる。なお，国立医薬品食品衛生研究所の発表によると，ラットに高用量のガルシニアパウダーを長期間投与した動物実験において，精巣への悪影響が示唆されている。ただし，投与量をヒトの体重で換算すると，非常に高用量であり，一般にサプリメントとして摂取する場合に問題が生じるとは考えにくい。動物実験の結果に基づき，厚生労働省は安全性確保のための通知を行った。ラットの試験において，さしあたりの無毒性レベルは，ヒドロキシクエン酸として $306.2\,mg/kg/$日（体重 $50\,kg$ の人として計算すると，1日あたり約 $15\,g$ に相当）となる。厚生労働省による通知では，ガルシニアの摂取目安量の上限と考えられる値として，ヒドロキシクエン酸に換算して1日1人あたり $1.5\,g$ とされた。

　現時点では，ヒトの精巣への作用については信頼できるデータがなく，臨床的意義は想定しにくい。対策としては，さらに多くの臨床試験データが明らかになるまで，現時点での適切な品質の製品を用法・用量に準じて使用する。

　複数のランダム化偽薬対照二重盲検臨床試験では，HCA が1日最大 $2,800\,mg$ 投与されており，特に有害事象は報告されていない。

　ガルシニアの作用機序や効果に関して，基礎研究や臨床試験はまだ十分ではなく，今後の研究成果が期待される。

♥ 用途・適応

肥満（摂食量減少，脂肪酸合成抑制による減量）

📖 相互作用チェックリスト

［相互作用に注意する医薬品］⇒［臨床における対応］

　現時点では，医薬品との相互作用による有害事象は報告されていない。ただし，ガルシニアの有する働きからの推測により，理論的な相互作用の可能性が考えられている。

▶**抗肥満薬**

　⇒併用は可能と考えられるが，念のため慎重に。

▶スタチン剤（HMG-CoA 還元酵素阻害薬）

⇒併用は可能と考えられる。研究データの臨床的意義は不明であるが，念のため，医師の監視下に関連指標をモニターすること。

解説：相互作用のメカニズム

■抗肥満薬

ガルシニアは抗肥満作用を有しているため，理論的には，同様の効果を有する医薬品との併用によって相加作用・相乗作用を生じうる。該当する医薬品との併用には念のために注意する。

■スタチン剤（HMG-CoA 還元酵素阻害薬）

ガルシニア摂取により，横紋筋融解症を生じたとする 54 歳女性の症例報告がある（Mansi）。医薬品との併用による有害事象ではないが，同様の有害事象を有するスタチン剤との併用には念のために注意する。

📄 参考文献

・Badmaev V, Majeed M, Conte AA. Garcinia cambogia for weight loss. JAMA 1999; 282: 233-4.
・Burdock G, Bagchi M, Bagchi D. Garcinia cambogia toxicity is misleading. Food Chem Toxicol 2005 Nov; 43(11): 1683-4.
・Firenzuoli F, Gori L. Garcinia cambogia for weight loss. JAMA 1999; 282: 234.
・Heymsfield SB, Allison DB, Vasselli JR, et al. Garcinia cambogia (hydroxycitric acid) as a potential antiobesity agent: a randomized controlled trial. JAMA 1998; 280: 1596-600.
・Kovacs EM, Westerterp-Plantenga MS, Saris WH. The effects of 2-week ingestion of (−)-hydroxycitrate and (−)-hydroxycitrate combined with medium-chain triglycerides on satiety, fat oxidation, energy expenditure and body weight. Int J Obes Relat Metab Disord 2001; 25: 1087-94.
・Mansi IA, Huang J. Rhabdomyolysis in response to weight-loss herbal medicine. Am J Med Sci. 2004; 327: 356-7.
・Onakpoya I, et al. The Use of Garcinia Extract (Hydroxycitric Acid) as a Weight loss Supplement: A Systematic Review and Meta-Analysis of Randomised Clinical Trials. J Obes. 2011; 2011: 509038.

カルノシン carnosine

【名　称】

[和　名]　カルノシン

[英　名]　carnosine

[化学名]　β-alanyl-L-hystidine

▌概　要

　カルノシンは，アラニンとヒスチジンから構成されるジペプチドであり，動物の筋肉組織に豊富に存在する。カルノシンは，アンセリン（β-alanyl-1methyl-L-histidine）と共に，ヒスチジン含有ジペプチド（Histidine-containing dipeptides；HCDP）と総称される。

　カルノシンは多彩な作用を有しており，抗酸化作用，認知症予防作用，白内障予防作用，抗糖化（グリケーション）作用，虚血障害抑制作用，抗がん作用，亜鉛吸収促進作用，金属キレート作用が報告されている。また，筋肉中のカルノシンは加齢に伴い減少することから，抗加齢医学における応用も示唆されている。CBEX（鶏胸肉エキス chicken breast extract）由来のカルノシンによる抗うつ様の働きを示すデータも知られている。

　予備的な臨床研究では，パーキンソン病における補完治療としての意義，自閉症の症状改善といった働きが示されている。その他，N-アセチルカルノシン（N-acetylcarnosine）による白内障予防および改善作用を示唆する臨床研究が報告されている。

　臨床研究では，1日あたり 800 mg の L-カルノシンを 8 週間投与した例がある。

　なお，アンセリンとカルノシンに代表されるイミダゾールジペプチドは，抗酸化作用を介した抗疲労作用を有する機能性成分としても知られている。予備的な臨床研究では，エルゴメータによる間欠的運動負荷や短時間高強度運動負荷試験において，イミダゾールジペプチド摂取による運動能向上作用や抗疲労作用が認められた。

　豊富な食経験を有する成分であり，適正使用における許容性は高いと考えられる。

　なお，本邦では，L-カルノシンと亜鉛を含有する胃潰瘍治療薬として，ポラ

プレジンク polaprezinc（プロマック®）が製品化されている。創傷治癒促進作用，抗炎症作用，抗潰瘍作用を有する亜鉛と，免疫調節作用や組織修復作用，抗炎症作用をもつ L-カルノシンを錯体とする胃潰瘍治療薬であり，医薬品として薬価収載されている。亜鉛を含むことから，味覚障害の治療目的でも利用される。ポラプレジンクの添付文書には，副作用として，肝機能障害やアレルギー症状（発疹，かゆみ，じん麻疹），便秘，嘔気，嘔吐，腹部膨満感，胸やけ，下痢が生じうると記載されている。

　ヒトや牛，豚といった哺乳動物における HCDP（ヒスチジン含有ジペプチド）は，アンセリンよりもカルノシンの占める割合が多い。鶏などの鳥類では，アンセリンの割合がカルノシンよりも多くなる。マグロなどの大型回遊魚の魚類では，アンセリンが HCDP の大半を占める。

　⇒「アンセリン」の項

📍 用途・適応

　運動時の筋肉疲労緩和　抗酸化作用　認知症予防作用　パーキンソン病　自閉症

📖 相互作用チェックリスト

［相互作用に注意する医薬品］⇒［臨床における対応］

　現時点では，医薬品・サプリメント・食品との相互作用による有害事象は報告されていない。ただし，L-カルノシンと亜鉛を錯体とする医薬品ポラプレジンクの添付文書には，ペニシラミン製剤あるいはレボチロキシンナトリウムと同時に服用することにより，併用薬剤の効果を減弱する可能性があると記載されている。ポラプレジンクが併用薬剤とキレートを形成し，吸収を低下させる機序が想定されている。併用時には，間隔をあけて服用する。

📄 参考文献

- Alhamdani MS, et al. Antiglycation and antioxidant effect of carnosine against glucose degradation products in peritoneal mesothelial cells. Nephron Clin Pract. 2007; 107: c26-34.
- Babizhayev MA, et al. Efficacy of N-acetylcarnosine in the treatment of cataracts. Drugs R D. 2002; 3: 87-103.

- Babizhayev MA. Rejuvenation of visual functions in older adult drivers and drivers with cataract during a short-term administration of N-acetylcarnosine lubricant eye drops. Rejuvenation Res. 2004; 7: 186-198.
- Begum G, et al. Physiological role of carnosine in contracting muscle. Int J Sport Nutr Exerc Metab. 2005; 15: 493-514.
- Boldyrev A, et al. Carnosine increases efficiency of DOPA therapy of Parkinson's disease: a pilot study. Rejuvenation Res. 2008; 11: 821-827.
- Chez MG, et al. Double-blind, placebo-controlled study of L-carnosine supplementation in children with autistic spectrum disorders. J Child Neurol. 2002; 17: 833-7.
- Chuang CH, et al. L-carnosine inhibits metastasis of SK-Hep-1 cells by inhibition of matrix metaoproteinase-9 expression and induction of an antimetastatic gene, nm23-H1. Nutr Cancer. 2008; 60: 526-533.
- Dukic-Stefanovic S, et al. AGES in brain ageing: AGE-inhibitors as neuroprotective and anti-dementia drugs? Biogerontology. 2001; 2(1): 19-34.
- Guiotto A, et al. Carnosine and carnosine-related antioxidants: a review. Curr Med Chem. 2005; 12: 2293-315.
- Hipkiss AR. Could carnosine or related structures suppress Alzheimer's disease? J Alzheimers Dis. 2007; 11: 229-40.
- Hipkiss AR, et al. Carnosine reacts with protein carbonyl groups: another possible role for the anti-ageing peptide? Biogerontology. 2000; 1: 217-23.
- Kawahara M, et al. Protective substances against zinc-induced neuronal death after ischemia: carnosine as a target for drug of vascular type of dementia. Recent Patents CNS Drug Discov. 2007; 2: 145-9.
- 西谷真人，他．新規抗疲労成分：イミダゾールジペプチド．日本補完代替医療学会誌．2009：6：123-129.
- 西邑泰広，他．L-カルノシンの亜鉛吸収促進作用．Biomedical Research on Trace Elements．2000；11：347-348.
- Reddy VP, et al. Carnosine: a versatile antioxidant and antiglycating agent. Sci Aging Knowledge Environ. 2005; 2005: pe12.
- Stuerenburg HJ. The roles of carnosine in aging of skeletal muscle and in neuromuscular diseases. Biochemistry. 2000; 65: 862-5.
- Stvolinsky SL, et al. Anti-ischemic activity of carnosine. Biochemistry. 2000; 65: 849-55.
- Tallon MJ, et al. Carnosine, taurine and enzyme activities of human skeletal muscle fibres from elderly subjects with osteoarthritis and young moderately active subjects. Biogerontology. 2007; 8: 129-137.
- Toh T, et al. Medical treatment of cataract. Clin Experiment Ophthalmol. 2007; 35: 664-71.
- Tomonaga S, et al. Carnosine-induced antidepressant-like activity in rats. Pharmacol Biochem Behav. 2008; 89: 627-32.
- Wang AM, et al. Use of carnosine as a natural anti-senescence drug for human beings. Biochemistry. 2000; 65: 869-71.

カンカ *Cistanche tubulosa*

【名　称】
[和　名]　カンカ，カンカニクジュヨウ（管花肉従蓉），カンカチセイ（管花地精）
[学　名]　*Cistanche tubulosa*

▌概　要

　カンカとは，ハマウツボ科ニクジュヨウ属の多年生の寄生植物である。北アフリカから中近東，アジアにかけて分布し，*Salvadora* 種や *Calotropis* 種の植物の根に生長する。中国では，タクラマカン砂漠の紅柳（タマリクス）に寄生するカンカが，食用に利用されてきた。

　主要成分として，アクテオシド acteoside 類やエキナコシド echinacoside 類，カンカノシド kankanoside 類。カンカノシド kankanoside A〜G，カンカノース kankanose，カンカノール kankanol，シスタノシド F cistanoside F 等が知られている。

　基礎研究では抗炎症作用や抗酸化作用，血管拡張作用が報告されてきた。伝統医療におけるカンカの効能効果は，滋養強壮や疲労回復である。

　なお，同属の植物に，ニクジュヨウ（*Cistanche salsa* G. Beck，肉従蓉）がある。ニクジュヨウは，ゴビ砂漠に分布する紅沙などの植物に寄生する。カンカと同様に滋養強壮を目的として漢方生薬に用いられる。

◉ 用途・適応

　滋養強壮

📖 相互作用チェックリスト

[相互作用に注意する医薬品] ⇒ [臨床における対応]

　現時点では，医薬品との相互作用による有害事象は報告されていない。

参考文献

- Muraoka O, et al. New iridoid and phenylethanoid constituents with vasorelaxant activity from Cistanche tubulosa. Journal of the Pharmaceutical Society of Japan. 2006; 126: Suppl.3; 102-103.
- Tomari N, et al. Pharmacognostical studies of cistanchis herba (III) phylogenetic relationship of the cistanche plants based on plastid rps2 gene and rpl16-rpl14 intergenic spacer sequences. Biol Pharm Bull. 2002; 25: 218-22.
- Xie H, et al. Monoterpene constituents from Cistanche tubulosa--chemical structures of kankanosides A-E and kankanol-. Chem Pharm Bull (Tokyo). 2006; 54: 669-75.
- Yoshikawa M, et al. Phenylethanoid oligoglycosides and acylated oligosugars with vasorelaxant activity from Cistanche tubulosa. Bioorganic & Medicinal Chemistry. 2006; 14: 7468-7475.

ガンマ（γ）アミノ酪酸（GABA） *γ*-amino butyric acid

【名　称】

　[和　名]　ガンマ（γ）アミノ酪酸（GABA）

　[別　名]　GABA，ギャバ

　[英　名]　*γ*-(gamma-)amino butyric acid

▌概　要

　ガンマ（γ）アミノ酪酸（*γ*-amino butyric acid，GABA，ギャバ）は，アミノ酸の1種であり，中枢神経系における神経伝達物質として機能する。脳内では，グルタミン酸の脱炭酸により生成され，抑制系に作用する。脳内でGABAが不足すると，易興奮性を呈する。

　GABAは，食材にも存在し，玄米や発芽玄米には特に豊富に含まれている。

　GABAの経口投与による降圧作用が知られている。作用機序として，GABA受容体を介した交感神経節あるいはそれ以降の神経伝達系の抑制が示唆されている。これは，ノルアドレナリンの過剰分泌を抑制し，末梢細動脈を弛緩させる働きを持つ。その他，GABA投与による血漿レニン活性の低下，ナトリウム排泄亢進といった機序も考えられている。なお，GABAの経口投与では，正常血圧には影響を与えず，高血圧に対してのみ降圧作用を示すことが報告されている。

　本邦では，GABA産生能の高い乳酸菌を用いて製造された「GABA含有乳製品乳酸菌飲料」などがトクホ（特定保健用食品）として認可されており，例えば「血圧が高めの方に」といった健康強調表示が行われている。

　通常の食材に由来する成分であり，許容性は高いと考えられる。適応となる病態に対して適切な品質の製品を用法・用量を守って使用する場合，現時点では特に問題は報告されていない。

● 用途・適応

　降圧作用

相互作用チェックリスト

[相互作用に注意する医薬品] ⇒ [臨床における対応]

　現時点では，医薬品との相互作用による有害事象は報告されていない。ただし，ガンマ（γ）アミノ酪酸（GABA）は，降圧作用を有するため，類似した効果を示す医薬品と併用した場合，理論的な相互作用の可能性が考えられる。

　⇒併用は可能と考えられるが，念のため慎重に。

参考文献

- de Wardener HE. The hypothalamus and hypertension. Physiol Rev 2001; 81: 1599–658.
- Hsieh PS, Tai YH. Aqueous extract of Monascus purpureus M9011 prevents and reverses fructose-induced hypertension in rats. J Agric Food Chem 2003; 51: 3945–50.
- Inoue K, Shirai T, Ochiai H, Kasao M, Hayakawa K, Kimura M, Sansawa H. Blood-pressure-lowering effect of a novel fermented milk containing gamma-aminobutyric acid (GABA) in mild hypertensives. Eur J Clin Nutr 2003; 57: 490–5.

ガンマ(γ)-トコフェロール γ-tocopherol

【名　称】

　[和　名]　ガンマ（γ)-トコフェロール

　[英　名]　gamma(γ)-tocopherol

▌概　要

　ガンマ（γ)-トコフェロールは，ビタミンEの1種であり，抗酸化作用や抗炎症作用，抗がん作用を示す。近年，他のビタミンEとは異なるガンマ-トコフェロールの特徴が明らかになりつつあり，健康保持および疾病予防における臨床的意義が注目されている。ガンマ-トコフェロールの効果は，抗酸化作用，（プロテインキナーゼC阻害を介した）細胞増殖抑制作用，（プロスタグランジンE_2合成阻害およびシクロオキシゲナーゼ-2阻害活性による）抗炎症作用といった機序による。基礎研究および臨床研究では，ガンマ-トコフェロールの血中濃度が高いと，心血管疾患および前立腺がんの発生率が低いことが報告されている。アルファ-トコフェロールおよびガンマ-トコフェロールのサプリメントの併用投与が前立腺がんの予防に有効と考えられる。基礎研究において，ガンマ-トコフェロールによる前立腺がん細胞増殖阻害作用やLDL酸化抑制作用が示されている。

　サプリメントでは1日あたり数十mg前後の目安量が多い。臨床研究では，100mgのガンマ-トコフェロール単回投与や，500mgトコフェロール類（60%ガンマ-トコフェロール）としての投与例がある。

　ビタミンEは，大きくトコフェロール tocopherol とトコトリエノール tocotrienol の2種類に分けられ，さらにそれぞれがアルファ（α），ベータ（β），ガンマ（γ），デルタ（δ）に分類される。自然界には α-, β-, γ-, δ-トコフェロールと，α-, β-, γ-, δ-トコトリエノールの合計8種類が知られている。このうち，ガンマ（γ)-トコフェロールは，植物の種子に存在するビタミンEの主な形である。一般に，ビタミンEのサプリメントは，d-α-トコフェロールを主成分とする。

　⇒『ビタミンE』および『トコトリエノール』の項

◉ 用途・適応

抗酸化作用　抗がん作用　抗炎症作用　心血管疾患予防　前立腺がん予防

📖 相互作用チェックリスト

[相互作用に注意する医薬品] ⇒ [臨床における対応]

現時点では，医薬品との相互作用による有害事象は報告されていない。ただし，次の医薬品に関して，理論的な相互作用の可能性が考えられている。

▶チトクローム P450

チトクローム P450 の分子種のうち，CYP3A4 に関連する薬剤（CYP と医療用医薬品との関連については巻末の別表参照）。ガンマ（γ)-トコフェロールは，CYP3A4 により代謝される（Werba)。

⇒医師の監視下に関連指標をモニターすること。

📄 参考文献

・Werba J, et al. A new compound-specific pleiotropic effect of statins: modification of plasma gamma-tocopherol levels. Atherosclerosis. 2007; 193: 229–33.

ガンマ(γ)-リノレン酸 γ-linolenic acid

【名 称】

[和 名] ガンマ (γ)-リノレン酸

[英 名] gamma linolenic acid, GLA

∥概 要

ガンマ (γ)-リノレン酸 (GLA, γ-linolenic acid) は, オメガ6系脂肪酸の1種である。生体内ではリノール酸から生合成され, ジホモ-γ-リノレン酸 (Dihomo-gamma-linolenic acid, DGLA) を経て, アラキドン酸に転換される。

月見草 (evening primrose) やボラージ (ボリジ borage, *Borago officinalis*) といった植物の種子に由来する成分がサプリメントとして利用されている。GLA は抗炎症作用があり, 様々な疾患への効果が示唆されてきた。また, GLA は, DGLA に代謝され, 抗炎症作用を示す。PMS (月経前症候群) や ADHD (注意欠陥多動性障害 attention deficit hyperactivity disorder) といった病態では, GLA あるいは DGLA 等の脂肪酸の体内濃度が低下しているという報告がある。

GLA の薬理作用として, 免疫賦活作用, 血小板凝集抑制作用, 脂質代謝改善作用, 抗エストロゲン作用, 糖尿病神経障害予防作用に関する報告がある。

臨床試験では, 関節リウマチ, PMS (月経前症候群), 乳房痛, アトピー性皮膚炎, 骨粗鬆症, ADHD (注意欠陥多動性障害) といった疾患に対する GLA の働きが検証されてきた。

一般に安全性は高く, 適応となる病態に対して適切な品質の製品を用法・用量を守って使用する場合, 現時点では特に問題は報告されていない。小児を対象にした臨床試験も報告されている。

● 用途・適応

関節リウマチ　糖尿病性神経障害　PMS (月経前症候群)　乳房痛　アトピー性皮膚炎　骨粗鬆症　ADHD (注意欠陥多動性障害)

📖 相互作用チェックリスト

［相互作用に注意する医薬品］⇒［臨床における対応］

現時点では，医薬品との相互作用による有害事象は報告されていない。ただし，GLA（γ-リノレン酸）の有する働きからの推測により，理論的な相互作用の可能性が考えられている。

▶抗凝固薬・血小板機能抑制薬

⇒併用は可能と考えられるが，念のため慎重に。

▶フェノチアジン Phenothiazine 誘導体

⇒併用は可能と考えられるが，念のため慎重に。

💮 解説：相互作用のメカニズム

■抗凝固薬・血小板機能抑制薬

GLA（γ-リノレン酸）は抗凝固作用・血小板凝集抑制作用を示す（Guivernau）。理論的には，抗凝固薬・血小板機能抑制薬等との併用による相加作用・相乗作用が想定される。

■フェノチアジン Phenothiazine 誘導体

GLA 含有月見草種子油製品（Epogam® 添付文書）において，フェノチアジン phenothiazine 誘導体との併用により，理論的に発作発現のリスクが増加するという記載がある。フェノチアジン誘導体投与中の患者において，発作発現の閾値を下げる可能性が示唆されている（Holman）。

📄 参考文献

- EPOGAM Capsules. G. D. Searle (South Africa) (Pty) Ltd. http://home.intekom.com/pharm/searle/epogm.html
- Fan YY, Chapkin RS. Importance of dietary gamma-linolenic acid in human health and nutrition. J Nutr 1998; 128: 1411-4.
- Guivernau M, et al. Clinical and experimental study on the long-term effect of dietary gamma-linolenic acid on plasma lipids, platelet aggregation, thromboxane formation, and prostacyclin production. Prostaglandins Leukot Essent Fatty Acids 1994; 51: 311-6.
- Holman CP, et al. A trial of evening primrose oil in the treatment of chronic schizophrenia. J Orthomolecular Psychiatry 1983; 12: 302-4.
- Leventhal LJ, et al. Treatment of rheumatoid arthritis with gammalinolenic acid. Ann

Intern Med 1993; 119: 867-73.
- Stainforth JM, et al. Clinical aspects of the use of gamma linolenic acid in systemic sclerosis. Acta Derm Venereol 1996; 76: 144-6.
- Zurier RB, et al. Gamma-linolenic acid (GLA) prevents amplification of interleukin-1-beta (IL-1-beta). Altern Ther 2001; 7: 112.

菊　花 Chrysanthemum flower

【名　称】
[和　名] 菊花，キクカ，キッカ
[英　名] chrysanthemum flower
[学　名] （基原植物）*Chrysanthemum morifolium*，*Chrysanthemum indi-cum*

▌概　要
　中国伝統医学や漢方では，菊の花が生薬のキクカ（キッカ）として用いられてきた。基原植物は，キク科のキク（*Chrysanthemum morifolium* Ramatulle）またはシマカンギク（*Chrysanthemum indicum* L.）であり，薬用部位は頭花である。伝統医療では，頭痛，解熱，眼疾患，打撲などに処方されており，漢方では解表・平肝・明目・清熱解毒の効能があるとされる。本邦では，日本薬局方に収載されている他，非医薬品としても区分されており，眼症状に対する訴求が行われている。基礎研究では，キクカの有効成分に関する報告がある。キクカ（*Chrysanthemum morifolium* 由来）から，taraxastane，oleanane，ursane，lupane，taraxane，cycloartane，tirucallane，dammarane などのタイプに分類される多数のトリテルペン類が単離されている。キクカ（*Chrysanthemum morifolium* 由来）のカフェ酸誘導体は，抗酸化作用を示す。キクカ（*Chrysanthemum indicum* 由来）から新規フラボノイド類が単離され，ラット水晶体アルドース還元酵素阻害活性が示されている。伝統医療で用いられてきた成分であり，適正使用における許容性は高いと考えられる。

◉ 用途・適応

　眼の健康維持

📖 相互作用チェックリスト

[相互作用に注意する医薬品] ⇒ [臨床における対応]

現時点では，医薬品との相互作用による有害事象は報告されていない。

ただし，菊花抽出物による理論的な相互作用の可能性が考えられている。

▶チトクローム P450

チトクローム P450 の分子種のうち，CYP1A1，CYP1A2，CYP2B1 に関連する薬剤。（CYP と医療用医薬品との関連については巻末の別表参照）

⇒併用は可能と考えられるが，念のため慎重に。研究データの臨床的意義は不明。

💹 解説：相互作用のメカニズム

■チトクローム P450

基礎研究（ラットを用いた *in vivo* 系）において，菊（*Chrysanthemum morifolium* Ramat）抽出物投与によって，肝ミクロソームでの，CYP1A1，CYP1A2，CYP2B1 の発現誘導および活性亢進作用が示されている（Wang）。このデータの臨床的意義は不明であるが，理論的には，菊抽出物投与によって，CYP1A1，CYP1A2，CYP2B1 を介した医薬品との相互作用が推測される。

📄 参考文献

・Wang P, et al. Increased exposure of vitamin A by Chrysanthemum morifolium Ramat extract in rat was not via induction of CYP1A1, CYP1A2, and CYP2B1. J Food Sci. 2012; 77: H121-7.

キシリトール Xylitol

【名　称】
[和　名]　キシリトール
[英　名]　Xylitol

▌概　要
　キシリトールは，多くの植物に存在する糖アルコールの1種であり，天然素材の甘味料として利用されている。キシリトールは，砂糖と同等の甘味を有する一方，エネルギーは砂糖の4分の3（3 kcal/g）である。本邦では，1997年に食品添加物として認可された。キシリトールはグルコースに比べ血糖値に影響を与えにくいため，糖尿病における甘味料として利用される。また，口腔内細菌による発酵を受けず，酸を産生しないことから，非う蝕性という機能性を有するため，ヘルスクレームを表示したチューインガムなどに使用されている。本邦では，キシリトールを関与成分とする製品（ガムやキャンディなど）がトクホ（特定保健用食品）として認可されており，「歯を丈夫で健康に保ちます」といった表示例がある。適正使用における許容性は高い。米国ではGRAS（generally recognized as safe）とされている。なお，大量摂取に伴う下痢や膨満感が知られているが，少量から摂取を開始し漸増することによって，これらの消化器系症状は予防できる。現時点では，医薬品やサプリメントとの相互作用による有害事象は報告されていない。

♀ 用途・適応

　う歯予防

📖 相互作用チェックリスト

[相互作用に注意する医薬品] ⇒ [臨床における対応]
　現時点では，医薬品との相互作用による有害事象は報告されていない。

参考文献

- Burt BA. The use of sorbitol- and xylitol-sweetened chewing gum in caries control. J Am Dent Assoc. 2006; 137: 190-6.
- Granstrom TB, et al. A rare sugar xylitol. Part I: the biochemistry and biosynthesis of xylitol. Appl Microbiol Biotechnol. 2007; 74: 277-81.
- Granstrom TB, et al. A rare sugar xylitol. Part II: biotechnological production and future applications of xylitol. Appl Microbiol Biotechnol. 2007; 74: 273-6.
- Ly KA, et al. Xylitol, sweeteners, and dental caries. Pediatr Dent. 2006; 28: 154-63.

キシロオリゴ糖 Xylo-oligosaccharide

【名　称】

[和　名]　キシロオリゴ糖

[英　名]　Xylo-oligosaccharide

▌概　要

　キシロオリゴ糖は，食物繊維のキシランを食品用酵素によって処理し，オリゴマーに分解して得られるオリゴ糖の一種である。キシロース，キシロビオース，キシロトリオースなどがある。

　ヒトの消化酵素では加水分解されず難消化性であるが，ビフィズス菌等の腸内有用菌の栄養源となるため，腸内環境を改善する作用を示す機能性食品成分として利用されている。キシロオリゴ糖は，他のオリゴ糖に比べて少ない投与量で整腸作用を示す特徴を持つ。

　腸内細菌叢の改善，便性の改善，腸内有害産物の抑制，排便回数の改善を示す。臨床研究での投与量は，0.4～4.2gの間での報告がある。

　本邦では，キシロオリゴ糖を関与成分とする製品がトクホ（特定保健用食品）として認可されており，「腸内のビフィズス菌を適正に増やし，お腹の調子を良好に保つ」といった表示例がある。1日摂取目安量は1～3gである。

　一般に，キシロオリゴ糖は，トウモロコシ（学名 *Zea mays*），コーンコブ（トウモロコシの実を取ったあと穂軸，芯）に存在するキシランをキシラナーゼで酵素反応させて得られる。健康食品素材として，バガス（サトウキビ粕）も知られている。

　⇒『オリゴ糖』の項

♀ 用途・適応

　整腸作用

📖 相互作用チェックリスト

［相互作用に注意する医薬品］⇒［臨床における対応］

現時点では，医薬品との相互作用による有害事象は報告されていない。

📄 参考文献

- Gibson GR. Dietary modulation of the human gut microflora using prebiotics. Br J Nutr. 1998; 80: S209-12.
- Roberfroid MB. Health benefits of non-digestible oligosaccharides. Adv Exp Med Biol. 1997; 427: 211-9.
- Tateyama I, et al. Effect of xylooligosaccharide intake on severe constipation in pregnant women. J Nutr Sci Vitaminol (Tokyo). 2005; 51: 445-8.

キダチアロエ *Aloe arborescens*

【名 称】

[和 名] キダチアロエ（木立アロエ）

[英 名] Kidachi aloe

[学 名] *Aloe arborescens*

▌概 要

　キダチアロエは，アフリカ原産のユリ科アロエ属の多肉植物である。日本各地でも薬用や観賞用に広く栽培されている。葉には強い苦味がある。民間療法では，熱傷や切傷に葉の液汁を塗布したり，健胃剤や下剤として生食したりして利用されてきた。

　アロエ含有サプリメント・健康食品として，キダチアロエの他にアロエベラ（Aloe vera, *Aloe barbadensis*）も用いられている。これらのアロエ類には，アントラキノン配糖体である苦味成分のアロイン（aloin，あるいはバルバロインbarbaloin），アントラキノン類のアロエエモディン（aloe-emodin, アロエエモジン），乳酸マグネシウム，各種多糖類，サリチル酸化合物などが存在する。なお，アロエの葉は非医薬品であるが，葉液汁は医薬品と分類される。キダチアロエエキス（抽出物）は既存添加物である。

　基礎研究では，抗酸化作用，抗糖尿病作用，抗がん作用，抗潰瘍作用，抗炎症作用，免疫調節作用，抗真菌作用など多彩な働きが示されている。アロインは，腸管粘膜刺激作用，緩下作用を有する。ただし，質の高い臨床研究は十分ではない。

　民間療法で広く利用されてきた薬用植物であり，適正使用における許容性は高い。ただし，アロエ摂取に伴い，下痢や腹痛，肝障害といった消化器症状，発疹等の皮膚症状，アレルギーや過敏症を生じることがある。また，アロエエモディンが子宮収縮作用を示すため，妊娠中には利用しない。その他，授乳中，炎症性腸疾患，急性腹症，腎障害や肝障害の際には摂取しない。

　⇒『アロエ』および『アロエベラ』の項

📍 用途・適応

健胃作用　緩下作用

📖 相互作用チェックリスト

［相互作用に注意する医薬品］⇒ ［臨床における対応］

　現時点では，医薬品との相互作用による有害事象は報告されていない。ただし，基礎研究・非臨床研究において，一部の医薬品との相互作用が示唆されている。

▶チトクローム P450

　チトクローム P450 の分子種のうち，CYP2E1 に関連する薬剤。(CYP と医療用医薬品との関連については巻末の別表参照)

　⇒併用は可能と考えられるが，念のため慎重に。研究データの臨床的意義は不明。

📀 解説：相互作用のメカニズム

■チトクローム P450

　ラットを用いた基礎研究において，キダチアロエ葉抽出物の投与によって，ラット肝臓での CYP2E1 活性阻害作用が示されている（Shimpo）。このデータの臨床的意義は不明であるが，理論的には，キダチアロエ葉抽出物によって，CYP2E1 を介した医薬品との相互作用が推測される。

📄 参考文献

・Shimpo K, et al. Inhibition of azoxymethane-induced DNA adduct formation by Aloe arborescens var. natalensis. Asian Pac J Cancer Prev. 2003; 4: 247-51.

キトグルカン chitoglucan

【名　称】

[和　名]　キトグルカン

[別　名]　キノコキトサン

[英　名]　chitoglucan

▌概　要

　キトグルカン（キノコキトサン）は，食用キノコ類から抽出された成分であり，植物キトサンおよび多糖類（βグルカン等）を含む。動物性機能性食材に由来するキトサンと同様の脂肪吸収抑制のほか，脂肪分解促進も介することで，体重や体脂肪を減少させる。

　機能性食品素材としてのキトサンは，蟹や海老といった甲殻類の外殻を構成するムコ多糖類の1種であり，多糖類のキチンに由来するN-アセチルグルコサミンが部分的に脱アセチル化したポリマーである。キトグルカンは，エノキタケやシイタケ，マイタケといった食用キノコ抽出物を脱アセチル化処理して得られる。

　動物実験では，キトグルカン投与による脂質吸収阻害作用および脂質排泄増加作用が報告されている。

　予備的な臨床研究では，BMIが25以上の肥満者10名を対象に，1日あたり300 mgのキトグルカンを8週間投与した結果，体重および体脂肪量の有意な減少が認められたという。

　豊富な食経験を有する食用の成分であり，適正使用における許容性は高いと考えられる。

　⇒『キトサン』の項

♥用途・適応

　抗肥満作用

相互作用チェックリスト

［相互作用に注意する医薬品］⇒［臨床における対応］

現時点では，医薬品との相互作用による有害事象は報告されていない。

キトサン chitosan

【名　称】

[和　名] キトサン

[英　名] chitosan

‖概　要

　キトサンは，蟹や海老といった甲殻類の外殻を構成するムコ多糖類の1種であり，多糖類のキチンに由来するN-アセチルグルコサミンが部分的に脱アセチル化したポリマーである。

　動物実験では，脂質にキトサンが結合することによって，消化管における脂質吸収を阻害することが報告されてきた。また，体重や体脂肪を減少させ，血中コレステロール値を低下させたという報告もある。

　キトサンの抗肥満作用を検証したメタ分析では，14報のランダム化比較試験における合計1,131名の被験者（キトサン群594名，偽薬群537名）が，対象として解析された。その結果，偽薬群に比べて，キトサン投与群での有意な体重減少作用，総コレステロール値の有意な低下，中性脂肪値の有意な低下，収縮期および拡張期血圧の有意な低下が認められた。ただし，便中の脂肪排泄量に関しては両群間での有意差は示されなかった。また，有害事象の発生頻度には両群間での差は認められなかった。このメタ分析結果からは，キトサンによる抗肥満作用が示唆される。しかし，メタ分析の対象となった臨床試験のうち，体重減少作用を顕著に認めた試験は比較的小規模でありプロトコールにも改善の余地がある。

　一方，比較的質が高いと考えられる試験では，キトサンによる体重減少作用は明確ではなく，今後の研究が期待される。

　キトサンの抗肥満作用を検証した臨床試験では，1日あたり1～3gのキトサンが食前に4～24週間投与された。また，低エネルギー食との併用や生活習慣改善指導が行われた試験も多い。

　一般に，経口投与での許容性は高いと考えられており，適応となる病態に対して適切な品質の製品を用法・用量を守って使用する場合，現時点では有害事象は報告されていない。

　なお，本邦では，キトサン含有食品が『トクホ（特定保健用食品）』としても

認められている。具体的には，「本品は，コレステロールの吸収を抑え，血中コレステロールを低下させる働きのあるキトサンを配合しています。コレステロール値が高めの方や気になる方の食生活の改善に役立ちます。」といった表示が許可されている。

● 用途・適応

肥満　脂質異常症　高血圧

📖 相互作用チェックリスト

［相互作用に注意する医薬品］⇒［臨床における対応］

現時点では，医薬品との相互作用による有害事象は報告されていない。ただし，キトサンは体重減少作用，脂質異常症改善作用，高血圧改善作用を有しているため，理論的には，同様の効果を有する医薬品との併用によって相加作用・相乗作用を生じうる。該当する医薬品との併用には念のために注意する。投与する際には，臨床所見や検査指標をモニターする。

なお，ヒト臨床試験では，便中の脂肪排泄量に対する影響は示されていないことから，キトサン摂取が，脂溶性ビタミン類などの吸収過程において有意な作用を示すとは考えにくい。

▶**抗肥満薬・高血圧治療薬・脂質異常症治療薬**

⇒併用は可能と考えられるが，念のため慎重に。

▶**ワルファリン**

⇒併用は慎重に。医師の監視下に関連指標をモニターすること。

▶**バルプロ酸ナトリウム valproate**

⇒併用は慎重に。医師の監視下に関連指標をモニターすること。

▶**チトクローム P450**

チトクローム P450 の分子種のうち，CYP3A，CYP2C，CYP4A に関連する薬剤。（CYP と医療用医薬品との関連については巻末の別表参照）

⇒併用は可能と考えられるが，念のため慎重に。研究データの臨床的意義は不明。

解説：相互作用のメカニズム

■抗肥満薬・降圧薬・脂質異常症治療薬

　Ni Mhurchu らは，キトサンによる抗肥満作用に関してコクランレビューを報告した。レビューでは，まず，2004 年 3 月までに各種データベースにおける検索が行われた。対象となった研究は，過体重あるいは肥満の成人に対してキトサンを 4 週間以上投与したランダム化試験である。なお，死亡率や罹患率に対するキトサンの影響を検討した試験は知られていない。レビューでは，14 報のランダム化偽薬対照試験における合計 1,131 名の被験者（キトサン群 594 名，偽薬群 537 名）が，対象として解析された。合計患者日数（patient-days）は 82,572 日であり，平均試験期間は 8.3 週間，平均被験者数は 81 名であった。メタ分析の結果，偽薬群に比べて，キトサン投与群での有意な体重減少作用（加重平均差 WMD；weighted mean difference -1.7 kg；95% CI -2.1 to -1.3 kg；$p < 0.00001$），総コレステロール値の有意な低下（-0.2 mmol/L；95% CI -0.3 to -0.1；$p < 0.00001$），中性脂肪値の有意な低下（-0.12 mmol/L；95% CI -0.19 to -0.06；$p < 0.0001$），収縮期血圧の有意な低下（-5.9 mmHg；95% CI -7.3 to -4.6；$p < 0.0001$），拡張期血圧の有意な低下（-3.4 mmHg；95% CI -4.4 to -2.4；$p < 0.00001$）が認められた。ただし，便中の脂肪排泄量に関しては両群間での有意差は示されなかった。また，有害事象の発生頻度には両群間での差は認められなかった。なお，これらの臨床試験は，必ずしも質が高いとはいえないため，さらに多くの研究が必要である（Ni Mhurchu）。このレビュー結果からは，キトサンによる抗肥満作用が示唆される。しかし，メタ分析の対象となった臨床試験のうち，体重減少作用を顕著に認めた試験は比較的小規模でありプロトコールにも改善の余地がある。一方，比較的質が高いと考えられる試験では，キトサンの作用は明確ではなく，今後の研究が期待される。

■ワルファリン

　ワルファリン服用中の患者がキトサンを摂取後，INR が顕著に増加したという症例が報告されている（Huang）。具体的には，高血圧性心疾患，2 型糖尿病，心房細動にてワルファリン（2.5 mg/日）を服用中の 83 歳男性が，キトサン（2,400 mg/日，分 2）を摂取後，INR が増加し，キトサンの中止とビタミン K 投与によって INR が正常化，その後，キトサンの再投与にて INR が再上昇したという。詳細な分子メカニズムは不明であるが，ワルファリンとキトサンの併用に

より，ワルファリンの作用増強が示唆された。

■バルプロ酸ナトリウム valproate

バルプロ酸ナトリウム［valproate（1,000 mg/日，分2）およびフェノバルビタール（75 mg/日）］服用中に，減量を目的としてキトサンサプリメント（1,000 mg/日，分2）を摂取した35歳女性において，キトサン摂取の数日後に，てんかんの再発を生じたという症例がイタリアから報告されている（Striano）。

■チトクローム P450

ラットを用いた基礎研究において，キトサンオリゴ糖（キトサン加水分解物）の投与によって，CYP3A，CYP2C，CYP4A 活性阻害作用が示されている（Yao）。ただし，このデータの臨床的意義は不明である。

📄 参考文献

- Huang SS, et al. Chitosan potentiation of warfarin effect. Ann Pharmacother. 2007; 41: 1912-4.
- Ni Mhurchu C, et al. The effect of the dietary supplement, chitosan, on body weight: a randomised controlled trial in 250 overweight and obese adults. Int J Obes Relat Metab Disord 2004; 28: 1149-56.
- Ni Mhurchu C, on behalf of the ECHO Collaboration. The effect of the dietary supplement, chitosan, on body weight: a randomised controlled trial in 250 overweight and obese adults. Proceedings of the Nutrition Society of New Zealand 2003; 28: 143.
- Ni Mhurchu C, et al. Effect of chitosan on weight loss in overweight and obese individuals: a systematic review of randomized controlled trials. Obesity Reviews 2005; 6: 35-42.
- Striano P, et al. Chitosan may decrease serum valproate and increase the risk of seizure reappearance. BMJ. 2009; 339: b3751.
- Yao HT, et al. Effects of chitosan oligosaccharides on drug-metabolizing enzymes in rat liver and kidneys. Food Chem Toxicol. 2012; 50: 1171-7.

ギムネマ *Gymnema sylvestre*

【名　称】

[和　名] ギムネマ

[英　名] gymnema

[別　名] Merasingi, Gurmar

[学　名] *Gymnema sylvestre*

▌概　要

　ギムネマは，ギムネマ・シルベスタ *Gymnema sylvestre* というインド原産のガガイモ科の多年草であり，南インドから東南アジア，中国南部に分布する。インドの伝統医療・アーユルヴェーダでは，糖尿病や肥満に効果のあるハーブとしてギムネマが用いられてきた。

　薬用に利用されるのは，葉から抽出された成分である。有効成分のギムネマ酸は，小腸における炭水化物の消化・吸収を遅らせ，食後の過血糖を抑制する。

　臨床試験では，1型および2型糖尿病患者における血糖コントロール改善作用が報告されている。長期投与によって，血糖値および HbA1c 値を低下させる。また，予備的研究では，コレステロール低下作用も示唆されている。さらに，他のハーブとの併用による体重減少作用を示した臨床試験も知られている。

　伝統医療で長い間利用されてきたハーブであり，適切な用法・用量に基づいて利用する場合，安全性は高いと考えられる。ギムネマ・シルベスタの葉抽出物（ギムネマ酸 25%）を1日あたり 400 mg（分2）投与などの例がある。

　2型糖尿病患者を対象にギムネマを投与した臨床試験によると，投与 45 分後における血糖降下作用を認めなかったことから，ギムネマに急性作用はないと考えられる。そのため，ギムネマの直接作用による低血糖発作は生じない，あるいは非常に稀であると推測される。

　なお，ギムネマは，甘味と苦味の感覚を阻害する。これは，有効成分のギムネマ酸と gumarin の働きによる。甘味の阻害作用は，インドでも古くから知られており，ヒンディー語でギムネマをさす gurmar とは「砂糖の破壊者 sugar destroyer」を意味する。

♥ 用途・適応

1型糖尿病　2型糖尿病

📖 相互作用チェックリスト

[相互作用に注意する医薬品] ⇒ [臨床における対応]

　現時点では，医薬品との相互作用による有害事象は報告されていない。ただし，ギムネマの有する働きからの推測により，理論的な相互作用の可能性が考えられている。

▶糖尿病治療薬

　⇒併用は可能と考えられるが，念のため慎重に。

▶脂質異常症治療薬

　⇒併用は可能と考えられるが，念のため慎重に。

🈂 解説：相互作用のメカニズム

■糖尿病治療薬

　ギムネマは血糖降下作用を有しているため，理論的には，同様の効果を有する糖尿病治療薬との併用によって相加作用・相乗作用を生じうる。該当する医薬品との併用には念のために注意する。投与する際には，血糖値をモニターすること。

　なお，ラットを用いた基礎研究では，アカルボースとギムネマ酸の併用による効果が報告されている。実験では，アカルボースとギムネマ酸を併用することにより，マルトースを基質とした時のブドウ糖吸収に相乗的な抑制効果がみられたという。これはギムネマ酸の小腸平滑筋への働きを介した作用と考えられる。

　一般に，ギムネマは安全性の高いハーブである。懸念としては，血糖降下作用による影響があげられる。つまり，何らかの血糖降下薬を投与されている患者では，ギムネマによって糖尿病治療薬の必要量に変化を生じうる。したがって，糖尿病患者は，医師の監視下に利用すべきである。

　なお，2型糖尿病患者を対象にギムネマを投与した臨床試験によると，投与45分後における血糖降下作用を認めなかったことから，ギムネマに急性作用はないと考えられる（Baskaran）。そのため，ギムネマの直接作用による低血糖発作は生じない，あるいは非常に稀であると推測される。

■脂質異常症治療薬

　ギムネマによる脂質異常症改善作用が示唆されているため，理論的には，同様の効果を有する医薬品との併用によって相加作用・相乗作用を生じうる。該当する医薬品との併用には念のために注意する。

参考文献

・Baskaran K, et al. Antidiabetic effect of a leaf extract from Gymnema sylvestre in non-insulin-dependent diabetes mellitus patients. J Ethnopharm 1990; 30: 295-300.
・Preuss HG, et al. Effects of a natural extract of (-)-hydroxycitric acid (HCA-SX) and a combination of HCA-SX plus niacin-bound chromium and Gymnema sylvestre extract on weight loss. Diabetes Obes Metab 2004; 6: 171-80.
・Preuss HG, et al. Effect of chromium and guar on sugar-induced hypertension in rats. Clin Neph 1995; 44: 170-177.
・Preuss HG, et al. Comparative effects of chromium, vanadium and gymnema sylvestre on sugar-induced blood pressure elevations in SHR. J Amer Coll Nutrit 1998; 17: 116-123.
・駱鴻. ギムネマ葉抽出物のラット小腸輪走筋弛緩作用における NO と過分極因子関与の可能性. 米子医学雑誌 50 巻 1 号　Page22-31（1999.02）.
・駱鴻, 他. マルトースの消化吸収に対するアカルボースとギムネマ酸の併用効果. 消化と吸収 21 巻 2 号　Page126-129（1999.01）.

キャッツクロー *Uncaria tomentosa*

【名 称】

[和 名] キャッツクロー

[英 名] Cat's claw

[学 名] *Uncaria tomentosa*

‖概 要

キャッツクローは，南米ペルー原産のアカネ科の蔓性一年草である。有効成分として各種のアルカロイド類を含む。臨床研究では，変形性関節症や関節炎での疼痛軽減作用が報告されている。基礎研究において，白血球の貪食作用やTリンパ球機能の亢進が示されている。

有効成分として，リンコフィリン rhyncophiline やミトラフィリン mitraphylline，テロポディン pteropodine（uncarine C）やイソテロポディン isopteropodine（uncarine E），speciophylline（uncarine D）といったアルカロイド類，キノブ酸配糖体（quinovic acid glycosides），カテキン類，タンニン類，ポリフェノール類などがある。

主要成分のリンコフィリンは，血管内皮細胞を弛緩させ，末梢血管を拡張し，交感神経系の興奮を抑えることで，血圧を調整する。抗炎症作用は，腫瘍壊死因子α（TNFα）の産生抑制作用などを介する。予備的な臨床研究において，関節リウマチや変形性関節症の症状緩和作用が報告されている。例えば，リウマチ治療薬投与中の関節リウマチ患者40名に対して，キャッツクロー抽出物を24〜52週間投与した結果，関節の腫脹や疼痛といった症状が有意に改善したという。また，変形性関節症患者45名に対して，キャッツクロー凍結乾燥末を投与した臨床研究では，症状の有意な改善が示された。

臨床研究では，キャッツクロー水抽出物が1日あたり250 mgあるいは350 mgの用量で投与されている。

適正使用における許容性は高い。ただし，頭痛やめまいといった神経系症状，悪心・嘔吐・下痢などの消化器系症状，発疹などの皮膚症状を生じうる。

📍 用途・適応

関節リウマチや変形性関節症の疼痛緩和　抗炎症・鎮痛作用　抗酸化作用
免疫賦活作用

📖 相互作用チェックリスト

［相互作用に注意する医薬品］⇒［臨床における対応］

現時点では，医薬品との相互作用による有害事象は報告されていない。ただ
し，キャッツクローの有する働きからの推測により，次の医薬品に関して，理論
的な相互作用の可能性が考えられている。

▶**チトクローム P450**　チトクローム P450 の分子種のうち，CYP3A4 に関連す
る薬剤（CYP と医療用医薬品との関連については巻末の別表参照）。

　⇒併用は可能と考えられるが，念のため慎重に。研究データの臨床的意義は不
　　明。

▶**降圧薬**

　⇒併用は可能と考えられるが，念のため慎重に。医師の監視下に関連指標をモ
　　ニターすること。

▶**免疫抑制薬**

　⇒併用は可能と考えられるが，念のため慎重に。医師の監視下に関連指標をモ
　　ニターすること。

▶**ジアゼパム diazepam**

　⇒併用は可能と考えられるが，念のため慎重に。研究データの臨床的意義は不
　　明。

💡 解説：相互作用のメカニズム

■チトクローム P450

基礎研究（*in vitro* 系）において，キャッツクロー投与による CYP3A4 活性阻
害作用が示されている（Budzinski）。ただし，このデータの臨床的意義は不明で
ある。

■降圧薬

キャッツクローは降圧作用を有しているため，理論的には，同様の効果を有する高血圧治療薬との併用によって相加作用・相乗作用を生じうる。該当する医薬品との併用には念のために注意する。投与する際には，関連指標をモニターすること。

■免疫抑制薬

キャッツクローは抗炎症作用および免疫調節作用を有しているため，理論的には，同様の効果を有する治療薬との併用によって相加作用・相乗作用を生じうる。基礎研究では，キャッツクローによる TNF-α 産生抑制を介した免疫調節作用，抗炎症作用が示唆されている（Sandoval）。このデータの臨床的意義は不明であるが，該当する医薬品との併用には念のために注意する。投与する際には，関連指標をモニターすること。

■ジアゼパム diazepam

ジアゼパムは，ベンゾジアゼピン系薬剤であり，抗不安薬や抗けいれん薬，鎮静薬として用いられる。マウスを用いた基礎研究において，ジアゼパムとキャッツクローの同時投与により，ジアゼパムの薬効が増強したという（Quílez）。

📄 参考文献

・Budzinski JW, et al. An in vitro evaluation of human cytochrome P450 3A4 inhibition by selected commercial herbal extracts and tinctures. Phytomedicine. 2000; 7: 273-82.
・Quílez AM, et al. Uncaria tomentosa (Willd. ex. Roem. & Schult.) DC. and Eucalyptus globulus Labill. interactions when administered with diazepam. Phytother Res. 2012; 26: 458-61.
・Sandoval M, et al. Cat's claw inhibits TNFalpha production and scavenges free radicals: role in cytoprotection. Free Radic Biol Med. 2000; 29: 71-8.

共役リノール酸 conjugated linoleic acid

【名　称】

[和　名]　共役リノール酸

[別　名]　異性化リノール酸

[英　名]　CLA, conjugated linoleic acid

[化学名]　cis-9, trans-11 (c9, t11) conjugated linoleic acid, trans-10, cis-12 (t10, c12) conjugated linoleic acid

▌概　要

　共役リノール酸（CLA）は，共役二重結合をもつリノール酸の異性体の総称である。通常の食事では，反芻動物に由来する肉類（牛肉等）や乳製品がCLAを含む。これらは，cis-9, trans-11（c9, t11）異性体とtrans-10, cis-12（t10, c12）異性体の両方を含むが，c9, t11異性体が多い。一般に，c9, t11異性体が90%以上である。

　基礎研究では，CLAの体重減少作用が様々な動物モデルにおいて検証され，多くの実験ではCLA投与による体重増加の抑制が示されてきた。

　CLAによる減量作用の機序として，摂取エネルギーの減少作用，消費エネルギーの増大作用，脂肪酸化の促進，脂肪細胞のサイズの縮小，脂肪組織におけるアポトーシス促進を介した体脂肪の減少が示唆されている。

　基礎研究において，CLAによる抗がん作用が報告されている。CLAによる腫瘍細胞増殖抑制作用は，*in vivo*および*in vitro*のいずれでも示されており，細胞周期への影響やアポトーシス誘導による作用機序が考えられている。

　臨床試験では，CLAの経口投与によって，肥満者における体組成の改善作用が示唆されてきた。各種の臨床試験では，1日あたり0.7〜6.8gのCLAが4週間から1年間，投与された結果，体脂肪量の有意な減少が示された。一部の試験では，除脂肪体重の増加傾向も認められた。一方，体重やBMIに対する改善作用は明確ではないという結果も報告されている。

　一般に，経口投与での許容性は高いと考えられており，適応となる病態に対して適切な品質の製品を用法・用量を守って使用する場合，現時点では有害事象は報告されていない。なお，肥満患者において，CLAのtrans-10, cis-12（t10, c12) 異性体が，高プロインスリン血症を生じ，インスリン抵抗性を促進するというデータが示唆されている。高プロインスリン血症やインスリン抵抗性はメタボリックシンドロームのリスクファクターであるため，これらのデータに基づくと，CLA を肥満者に投与することは好ましくないことになる。しかし，サプリメントの CLA は，t10，c12 異性体単独ではなく，他の異性体との複合剤として利用されている。例えば，c9，t11 と t10，c12 の複合剤を投与した臨床試験では，インスリン感受性の改善が示された。

　一般には，肥満がメタボリックシンドロームのリスクであることから，肥満を放置することによる長期的なリスクと，CLA を利用することによる潜在的なリスクを比較する必要がある。その上で，肥満改善のために CLA を短期的に利用する選択肢も考えられる。CLA によるインスリン抵抗性亢進の潜在的リスクに関して，現時点における臨床での対策は，CLA の長期投与時には血糖値や HbA1c といった関連指標のモニタリングを行うことである。CLA による抗肥満作用の有効性と安全性について，さらに検証が必要である。

♀ 用途・適応

　肥満

📖 相互作用チェックリスト

［相互作用に注意する医薬品］⇒［臨床における対応］

　現時点では，医薬品との相互作用による有害事象は報告されていない。ただし，CLA の有する働きからの推測により，理論的な相互作用の可能性が考えられている。

▶**抗肥満薬**

　⇒併用は可能と考えられるが，念のため慎重に。

▶**ラミプリル ramipril（ACE 阻害薬）**

　⇒併用は可能と考えられるが，念のため慎重に。

▶**ビタミン A**

　⇒併用は可能と考えられるが，念のため慎重に。研究データの臨床的意義は不明である。

▶ α リポ酸

⇒併用は可能と考えられるが，念のため慎重に。

解説：相互作用のメカニズム

■抗肥満薬

CLA の経口投与によって，肥満者における体組成の改善作用が示唆されてきた。理論的には，抗肥満薬との併用によって相加作用・相乗作用を生じうる。各種の臨床試験では，1 日あたり 0.7～6.8 g の CLA が 4 週間から 1 年間，投与された結果，体脂肪量の有意な減少が示された。一部の試験では，除脂肪体重の増加傾向も認められた。一方，体重や BMI に対する改善作用は明確ではないという結果も報告されている。

■ラミプリル ramipril（ACE 阻害薬）

高血圧を有する肥満者に対して，1 日あたり 4.5 g の CLA を 8 週間投与した臨床研究において，CLA 投与によるラミプリルの降圧効果の増強作用が示された（Zhao）。この時，ACE 活性には有意な変化は認められなかったが，血中アディポネクチン値の有意な上昇と，レプチン値の有意な低下が見出されており，CLA によるアディポサイトカイン類への影響が降圧作用の増強と考察されている。

■ビタミン A

ラットを用いた基礎研究において，CLA 投与によるビタミン A の肝臓への貯蔵量増加が示唆されている（Banni）。なお，この研究は，CLA による乳がんリスク低下作用の機序を調べる目的で行われており，相互作用による有害事象という文脈とは異なる。

■ α リポ酸

ラットを用いた基礎研究において，高用量の CLA 投与により α リポ酸（チオクト酸）のインスリン作用の増強（骨格筋での糖輸送亢進）が認められている（Teachey）。臨床的意義は不明であるが，併用時には関連指標のモニタリングを行う。

参考文献

- Banni S, et al. An increase in vitamin A status by the feeding of conjugated linoleic acid. Nutr Cancer. 1999; 33: 53-7.
- Blankson H, et al. Conjugated linoleic acid reduces body fat mass in overweight and obese humans. J Nutr 2000; 130: 2943-8.
- Eyjolfson V, et al. Conjugated linoleic acid improves insulin sensitivity in young, sedentary humans. Med Sci Sports Exerc 2004; 36: 814-20.
- Gaullier JM, et al. Conjugated linoleic acid supplementation for 1 y reduces body fat mass in healthy overweight humans. Am J Clin Nutr 2004; 79: 1118-25.
- Kamphuis MM, et al. Effect of conjugated linoleic acid supplementation after weight loss on appetite and food intake in overweight subjects. Eur J Clin Nutr 2003; 57: 1268-74.
- Mougios V, et al. Effect of supplementation with conjugated linoleic acid on human serum lipids and body fat. J Nutr Biochem 2001; 12: 585-94.
- Riserus U, et al. Treatment with dietary trans10cis12 conjugated linoleic acid causes isomer-specific insulin resistance in obese men with the metabolic syndrome. Diabetes Care 2002; 25: 1516-21.
- Riserus U, et al. Supplementation with trans10cis12-conjugated linoleic acid induces hyperproinsulinaemia in obese men: close association with impaired insulin sensitivity. Diabetologia 2004; 47: 1016-9.
- Riserus U, et al. Metabolic effects of conjugated linoleic acid in humans: the Swedish experience. Am J Clin Nutr 2004; 79(6 Suppl): 1146S-8S.
- Smedman A, Vessby B. Conjugated linoleic acid supplementation in humans--metabolic effects. Lipids 2001; 36: 773-81.
- Teachey MK, et al. Interactions of conjugated linoleic acid and lipoic acid on insulin action in the obese Zucker rat. Metabolism. 2003; 52: 1167-74.
- Zhao WS, et al. Conjugated linoleic acid supplementation enhances antihypertensive effect of ramipril in Chinese patients with obesity-related hypertension. Am J Hypertens. 2009; 22: 680-6.

ギョウジャニンニク *Allium victorialis* var. *platyphyllum*

【名 称】

[和 名] ギョウジャニンニク，行者ニンニク，アイヌネギ

[学 名] *Allium victorialis* var. *platyphyllum*

▌概 要

ギョウジャニンニクは，ユリ科ネギ属の多年草で，別名アイヌネギとも呼ばれ，本邦では近畿以北から北海道に分布する。基礎研究では，抗酸化作用，抗がん作用，抗血小板作用等が報告されている。

なお，*Allium* 属には，ギョウジャニンニクの他，セイヨウニンニク（ガーリック，学名 *Allium sativum*），ジャンボリーキ（リーク，英名 leek，学名 *Allium ampeloprasum*），ネギ（学名 *Allium fistulosum*），ラッキョウ（学名 *Allium chinense* G. Don），わけぎ（学名 *Allium wakegi*），ニラ（学名 *Allium tuberosum*）等がある。本邦における健康食品・サプリメントの成分としては，セイヨウニンニク（凍結乾燥抽出物や AGE・熟成ニンニク）およびジャンボリーキ（無臭ニンニク）が利用されることが多い。

⇒『ニンニク（*Allium sativum*）』および『ジャンボリーキ（*Allium ampeloprasum*）』の項

📖 相互作用チェックリスト

[相互作用に注意する医薬品] ⇒ [臨床における対応]

現時点では，医薬品との相互作用による有害事象は報告されていない。

📍 用途・適応

抗酸化作用　抗がん作用

グアガム guar gum

【名　称】

[和　名] グアガム

[別　名] guar flour, Gum Cyamopsis, グァガム, グアーガム, グァーガム, グァーフラワー, グァルガム

[英　名] guar gum

[学　名] *Cyamopsis tetragonoloba*（植物名　グァー）

▌概　要

　グアガムとは，マメ科の植物グァー（グアー，グアール，guar）の種子に由来する水溶性食物繊維である。グァー（学名 *Cyamopsis tetragonoloba*）は，主にインドやパキスタンに生育する。有効成分の一つとして，グアガム分解物のガラクトマンナンがある。

　グアガムには，便通（便秘や下痢）の改善，糖尿病や脂質異常症の改善（Knopp, Superko），過敏性腸症候群の改善といった作用が報告されている。

　グアガムは，一般に，増粘安定剤や乳化剤といった食品添加物として広く利用されてきた。また，本邦では，グアガム由来の水溶性食物繊維（植物ガム）を成分とした特定保健用食品が認可されている。

　一般に安全性は高く，適応となる病態に対して適切な品質の製品を用法・用量を守って使用する場合，特に問題は生じないと考えられる。米国ではFDAにより「GRAS（generally recognized as safe）」とされている。

　ただし，基礎研究や臨床試験はまだ十分ではなく，今後の研究成果が期待される。

● 用途・適応

　便通異常（便秘や下痢）　糖尿病（食後過血糖）　脂質異常症（高コレステロール血症）　過敏性腸症候群

📖 相互作用チェックリスト

［相互作用に注意する医薬品］⇒［臨床における対応］

現時点では，文献上，相互作用による有害事象は報告されていない。ただし，グアガムの有する働きからの推測により，理論的な相互作用の可能性が考えられている。

▶糖尿病治療薬

⇒併用は可能と考えられるが，念のため慎重に。医師の監視下に関連指標をモニターすること。

▶脂質異常症治療薬

⇒併用は可能と考えられるが，念のため慎重に。医師の監視下に関連指標をモニターすること。

▶ジゴキシン

⇒併用は可能と考えられるが，念のため慎重に。研究データの臨床的意義は不明。

▶ペニシリン

⇒併用は可能と考えられるが，念のため慎重に。研究データの臨床的意義は不明。

▶エチニルエストラジオール Ethinyl estradiol（卵胞ホルモン）

⇒併用は可能と考えられるが，念のため慎重に。研究データの臨床的意義は不明。

💊 解説：相互作用のメカニズム

■糖尿病治療薬

グアガムは血糖コントロール改善作用を有しているため，理論的には，同様の効果を有する糖尿病治療薬との併用によって相加作用・相乗作用を生じうる。該当する医薬品との併用には念のために注意する。投与する際には，血糖値をモニターすること。なお，グアガムの直接的な作用によって低血糖を生じたという症例は知られていない。

一方，metformin とグアガムを併用投与した臨床試験では，metformin の吸収を抑制し抗糖尿病作用を低下させるという（Scheen）。

■脂質異常症治療薬

グアガムは脂質異常症改善作用を有しているため，理論的には，同様の効果を有する治療薬との併用によって相加作用・相乗作用を生じうる（Knopp, Superko）。該当する医薬品との併用には念のために注意する。なお，併用による有害事象は知られていない。

■ジゴキシン

グアガム投与はジゴキシンの吸収を遅らせるが，吸収量は変化させないという報告がある。10名の健康なボランティアを対象にした二重盲検臨床試験によると，グアガムは吸収早期において血中ジゴキシン濃度を低下させたが，24時間尿のジゴキシン解析ではグアガムによる影響は認められなかったという（Huupponen）。

■ペニシリン

グアガムによって，ペニシリンの吸収と血中濃度が低下するという報告がある。

10名の健康なボランティアを対象にして，phenoxymethyl penicillin（フェノキシメチルペニシリン，ペニシリンV）とグアガムを併用投与した二重盲検臨床試験によると，グアガムはペニシリンの最大血中濃度および AUC（血中濃度時間曲線下面積）を有意に減少させたという（Huupponen）。

■エチニルエストラジオール Ethinyl estradiol（卵胞ホルモン）

グアガムとの併用によって，エチニルエストラジオール Ethinyl estradiol（EE）の吸収が低下するという報告がある。なお，卵胞ホルモンの1種であるEE は，経口避妊薬として利用されている医薬品成分である。

グアガムとサイリウムの2種類の水溶性食物繊維による EE の薬物動態への影響を検討した基礎研究では，ウサギを対象にして，① EE 1 mg/kg のみ経口投与した対照群，② EE 1 mg/kg とグアガム 3.5 g を併用で経口投与した群，③ EE 1 mg/kg とサイリウム 3.5 g を併用で経口投与した群の3群間での比較が行われた。その結果，グアガム投与によって，EE の吸収率には変化を認めなかったが，吸収量の減少を認めた。なお，サイリウム投与では，EE の吸収率は低下したが，吸収量はわずかに増加したという（Garcia）。

理論的には，グアガムとの併用によって，他のエストロゲン製剤の吸収も抑制される可能性がある。

参考文献

- Garcia JJ, et al. Influence of two dietary fibers in the oral bioavailability and other pharmacokinetic parameters of ethinyloestradiol. Contraception 2000; 62: 253-7.
- Huupponen R. The effect of guar gum on the acute metabolic response to glyburide. Res Commun Chem Pathol Pharmacol 1986; 54: 137-140.
- Huupponen R, et al. Effect of guar gum on glipizide absorption in man. Eur J Clin Pharmacol 1985; 28: 717-719.
- Huupponen R, et al. Effect of guar gum, a fibre preparation, on digoxin and penicillin absorption in man. Eur J Clin Pharmacol 1984; 26: 279-281.
- Knopp RH, et al. Long-term blood cholesterol-lowering effects of a dietary fiber supplement. Am J Prev Med. 1999; 17: 18-23.
- Scheen AJ. Clinical pharmacokinetics of metformin. Clin Pharmacokinet 1996; 30: 359-71.
- Superko HR, et al. Effects of solid and liquid guar gum on plasma cholesterol and triglyceride concentrations in moderate hypercholesterolemia. Am J Cardiol. 1988; 62: 51-5.

グアバ *Psidium guajava*

【名　称】
[和　名]　グァバ，グアバ，バンカ（番果），バンヨウ（番葉），バンザクロ，
　　　　　バンジロウ，バンセキリュウ，蕃石榴
[英　名]　Guava
[学　名]　*Psidium guajava* L.

‖概　要

　グァバは，熱帯アメリカ原産のフトモモ科バンジロウ属の常緑樹である。本邦
では，果実，果皮，葉が非医薬品として区分されている。グァバの葉にはポリ
フェノール類が含まれており，抗酸化作用や糖尿病改善作用を示すことから，
グァバ葉エキスがサプリメントの成分に用いられるようになった。

　グァバの葉には，quercetin，avicularin，guaijaverin（guaijavarin）などのフ
ラボノイド類が含まれている。また，pedunculagin や strictinin などタンニン
類，ビタミン類も存在する。その他，精油成分として，シネオール cineol，リモ
ネン limonene，オイゲノール eugenol，カリオフィレン caryophyllene，ピネン
pinene，ミルセン myrcene などが知られている。グァバ葉抽出物に関する基礎
研究では，抗酸化作用，抗炎症作用，肝臓保護作用，糖尿病改善（血糖値低下）
作用および高血圧改善作用が示されている。また，急性下痢症の成人に対して，
グァバ葉抽出物（ケルセチン含有量で標準化された製剤）500 mg を 8 時間毎に
3 日間投与したランダム化二重盲検試験において，腹痛の持続時間の短縮が認め
られたという。

　基礎研究において，グァバ果実・果皮・果肉に含まれるポリフェノールの抗酸
化作用が報告されている。糖尿病モデルマウスを用いた実験では，グァバ果実投
与による空腹時血糖値の低下作用が示されている。

　ヒト臨床研究では，若年健常女性において，グァバ茶の投与により，米飯と水
を摂取した場合の血糖値 AUC の低下傾向が認められた（人見）。

　本邦では，グァバ葉ポリフェノールを関与成分とするトクホ（特定保健用食
品）が認可されており，「糖の吸収をおだやかにするので，血糖値が気になる方
に適した飲料です」といった表示例がある。

242

伝統医療で用いられてきた成分であり，適正使用における許容性は高い。現時点では，医薬品・サプリメント・食品との相互作用による有害事象は報告されていない。ただし，グァバのポリフェノール類と共通する作用機序や効能効果を有する成分との併用による相加作用・相乗作用に注意する。

♥ 用途・適応

糖尿病改善作用　抗酸化作用

📖 相互作用チェックリスト

［相互作用に注意する医薬品］⇒［臨床における対応］

現時点では，医薬品との相互作用による有害事象は報告されていない。ただし，グァバが持つ下記の作用のため，該当する医薬品との併用は慎重に行うか，念のために避ける。

▶**糖尿病治療薬**
　⇒併用は可能と考えられるが，念のため慎重に。医師の監視下に関連指標をモニターすること。

▶**チトクローム P450**
　チトクローム P450 の分子種のうち，CYP3A に関連する薬剤。（CYP と医療用医薬品との関連については巻末の別表参照）
　⇒併用は可能と考えられるが，念のため慎重に。医師の監視下に関連指標をモニターすること。

▶**ワルファリン**
　⇒併用は可能と考えられるが，念のため慎重に。医師の監視下に関連指標をモニターすること。

🌀 解説：相互作用のメカニズム

■糖尿病治療薬

グァバ茶は，食後過血糖抑制作用，血糖コントロール改善作用を有しているため，理論的には，同様の効果を有する糖尿病治療薬との併用によって相加作用・相乗作用を生じうる（人見）。該当する医薬品との併用には念のために注意す

る。投与する際には，関連指標をモニターすること。

　なお，日本において，糖尿病治療のために経口血糖降下薬（オイグルコン®とベイスン®OD）を服用中の 66 歳女性が，グァバ茶を併用（詳細不明）したところ，低血糖症状を呈したという症例が報告されている（南郷）。本症例では，体調不良で食事摂取ができなかった際にもグァバ茶を飲用していたという。

■チトクローム P450

　ラットを用いた基礎研究において，グァバ抽出物およびグァバ茶の投与は，肝臓 CYP3A1 および 3A2 発現に影響は与えなかったという（Kaneko）。なお，*in vitro* 系（recombinant human CYPs）では，グレープフルーツ果汁よりも弱い，わずかな CYP 阻害作用が見出されている（Kaneko）。

■ワルファリン

　ラットを用いた基礎研究において，グァバ抽出物およびグァバ茶の投与は，ワルファリンの作用に影響は与えなかったという（Kaneko）。

📑 参考文献

・人見英里，他．各種茶飲料の摂取が若年健常女性の食後血糖値に及ぼす影響の検討．山口県立大学学術情報　2014；7：13-18.
・Kaneko K, et al. Evaluation of food-drug interaction of guava leaf tea. Phytother Res. 2013; 27: 299-305.
・南郷栄秀，他．グァバ茶が影響したと考えられた低血糖の 1 例．第 564 回日本内科学会関東地方会，2009；564；21.

クエン酸 citric acid

【名 称】

[和 名] クエン酸

[英 名] citric acid

▮概 要

クエン酸 citric acid とは，柑橘類に多く含まれる有機酸の1つである。体内では，クエン酸（TCA）サイクルにおける中間代謝物として，ATP（アデノシン三リン酸）産生に重要な役割を果たしている。運動により疲労物質の乳酸が蓄積されると，クエン酸サイクルによるエネルギーの産生効率が低下する。そこにクエン酸が補われると，再びクエン酸サイクルが働く。したがって，クエン酸は，乳酸を取り除き，疲労回復作用をもたらすとして，運動時のサプリメント等に利用されている。

クエン酸は，食事中のカルシウム等のミネラル類の吸収を促進する。これは，クエン酸のキレーション作用による働きである。また，クエン酸の酸味刺激によって，耳下腺からパロチンというホルモンが分泌される。パロチンは，体内の代謝を促進し，正常な機能の維持に関与する。

その他，α-ヒドロキシ酸 alpha-hydroxy acid として，化粧品の成分にも用いられている。

通常の食材に由来する成分であり，許容性は高いと考えられる。適応となる病態に対して適切な品質の製品を用法・用量を守って使用する場合，現時点では特に問題は報告されていない。

♀用途・適応

疲労回復促進作用　ミネラルの吸収促進作用

相互作用チェックリスト

［相互作用に注意する医薬品］⇒［臨床における対応］

現時点では，医薬品との相互作用による有害事象は報告されていない。

参考文献

- Tamura T, et al. The availability of folates in man: effect of orange juice supplement on intestinal conjugase. Br J Haematol 1976; 32: 123-33.
- Van Praag E, et al. Kinetic properties of ATP-dependent phosphofructokinase from grapefruit juice sacs: effect of TCA cycle intermediates. Biochem Mol Biol Int 1999; 47: 749-56.

グッグル *Commiphora wightii*

【名　称】

[和　名]　グッグル

[別　名]　グッグルー，ググル，グーグル

[英　名]　guggul

[学　名]　*Commiphora wightii*，*Commiphora mukul*

▌概　要

　グッグルとは，インドの伝統医学・アーユルヴェーダにおいて用いられてきた薬用植物である。近年，脂質異常症を改善するサプリメントとして利用されている。

　基礎研究では，抗酸化作用や抗炎症作用，抗凝固作用が示されている。臨床研究では，脂質異常症改善作用やざ瘡（にきび）改善作用が報告されている。

　基礎研究では，有効成分のグーグルステロン類が肝臓におけるコレステロール代謝過程に影響することが示された。予備的な臨床試験において，脂質異常症改善作用が示唆されているが，臨床的意義は明確ではない（Agarwal, Ghorai, Nohr）。一方，脂質代謝改善作用は認めなかったとする臨床研究も知られている（Szapary）。

　グーグルステロン類2.5%含有として規格化された製品がある。脂質異常症に対する臨床試験では，1日あたり100 mgの有効成分（グーグルステロン類）を24週間投与。結節・囊胞を伴う重症ざ瘡（にきび）に対する臨床試験では，1日あたり50 mgの有効成分を3カ月間投与。その他，1,500 mg（分3）のグッグル抽出物の投与によって，変形性膝関節症に付随する症状の改善を認めたという報告がある。

　適正使用における許容性は高い。頭痛，悪心・嘔吐・下痢といった消化器症状，発疹等の皮膚症状を生じることがある。

●用途・適応

脂質異常症改善作用　変形性関節症改善作用　重症ざ瘡（にきび）改善作用

📖 相互作用チェックリスト

［相互作用に注意する医薬品］⇒［臨床における対応］

　現時点では，医薬品との相互作用による有害事象は報告されていない。ただし，基礎研究・非臨床研究において，一部の医薬品との相互作用が示唆されている。また，グッグルの有する働きからの推測により，次の医薬品に関して，理論的な相互作用の可能性が考えられている。

▶チトクローム P450

　チトクローム P450 の分子種のうち，CYP3A に関連する薬剤（CYP と医療用医薬品との関連については巻末の別表参照）。

　⇒併用は可能と考えられるが，念のため慎重に。研究データの臨床的意義は不明。

▶脂質異常症治療薬

　⇒併用は可能と考えられるが，念のため慎重に。医師の監視下に関連指標をモニターすること。

▶抗凝固薬

　⇒併用は可能と考えられるが，念のため慎重に。研究データの臨床的意義は不明。医師の監視下に関連指標をモニターすること。

▶抗血小板薬

　⇒併用は可能と考えられるが，念のため慎重に。研究データの臨床的意義は不明。医師の監視下に関連指標をモニターすること。

▶経口避妊薬

　⇒併用は可能と考えられるが，念のため慎重に。研究データの臨床的意義は不明。医師の監視下に関連指標をモニターすること。

▶エストロゲン製剤

　⇒併用は可能と考えられるが，念のため慎重に。研究データの臨床的意義は不明。医師の監視下に関連指標をモニターすること。

▶甲状腺ホルモン薬

　⇒併用は可能と考えられるが，念のため慎重に。研究データの臨床的意義は不明。医師の監視下に関連指標をモニターすること。

▶ジルチアゼム diltiazem

　⇒併用は可能と考えられるが，念のため慎重に。医師の監視下に関連指標をモニターすること。

▶タモキシフェン

⇒併用は可能と考えられるが，念のため慎重に。研究データの臨床的意義は不
明。医師の監視下に関連指標をモニターすること。

▶プロプラノロール propranolol（β 遮断薬）

⇒併用は可能と考えられるが，念のため慎重に。医師の監視下に関連指標をモ
ニターすること。

解説：相互作用のメカニズム

■チトクローム P450

基礎研究（*in vitro* 系）において，グッグル投与による CYP3A 活性誘導作用
が示されている（Brobst）。このデータの臨床的意義は不明であるが，理論的に
は，グッグルによって，CYP3A を介した医薬品との相互作用が推測される。

■脂質異常症治療薬

グッグルは脂質異常症改善作用を有しているため，理論的には，同様の効果を
有する治療薬との併用によって相加作用・相乗作用を生じうる（Agarwal, Ghorai,
Nohr）。該当する医薬品との併用には念のために注意する。投与する際には，関
連指標をモニターすること。

■抗凝固薬

グッグルは，基礎研究において血小板凝集抑制作用が示されている（Mary）。
臨床的意義は明確ではないが，類似する作用を持つ医薬品との併用には念のため
に注意する。

■抗血小板薬

グッグルは，基礎研究において血小板凝集抑制作用が示されている（Mary）。
臨床的意義は明確ではないが，類似する作用を持つ医薬品との併用には念のため
に注意する。

■経口避妊薬

グッグルは，基礎研究において，エストロゲン受容体への作用が示されている
（Burris）。また，乳がん細胞への作用も有する（Jiang）。これらの研究データの臨
床的意義は明確ではないが，関連する医薬品との併用には念のために注意する。

■エストロゲン製剤

グッグルは，基礎研究において，エストロゲン受容体への作用が示されている（Burris）。また，乳がん細胞への作用も有する（Jiang）。これらの研究データの臨床的意義は明確ではないが，関連する医薬品との併用には念のために注意する。

■甲状腺ホルモン薬

マウスを用いた基礎研究において，グッグルは，甲状腺ホルモン産生促進作用，甲状腺機能低下改善作用が示されている（Panda）。これらの研究データの臨床的意義は明確ではないが，類似する作用を持つ医薬品との併用には念のために注意する。

■ジルチアゼム diltiazem

インドで行われたランダム化クロスオーバー試験では，健康成人男性17名を対象に，プロプラノロール40 mg（10名）あるいはジルチアゼム60 mg（7名）と，グッグル抽出物（ググリピッドとして1 g）を併用にて単回投与した結果，これらの医薬品の血中Cmaxと AUC が低下したという（Dalvi）。したがって，これらの医薬品との併用時には相互作用による薬効の低下が示唆される。

■タモキシフェン

グッグルは，基礎研究において，エストロゲン受容体への作用が示されている（Burris）。また，乳がん細胞への作用も有する（Jiang）。これらの研究データの臨床的意義は明確ではないが，関連する医薬品との併用には念のために注意する。

■プロプラノロール propranolol（β遮断薬）

インドで行われたランダム化クロスオーバー試験では，健康成人男性17名を対象に，プロプラノロール40 mg（10名）あるいはジルチアゼム60 mg（7名）と，グッグル抽出物（ググリピッドとして1 g）を併用にて単回投与した結果，これらの医薬品の血中Cmaxと AUC が低下したという（Dalvi）。したがって，これらの医薬品との併用時には相互作用による薬効の低下が示唆される。

参考文献

- Agarwal RC, et al. Clinical trial of gugulipid--a new hypolipidemic agent of plant origin in primary hyperlipidemia. Indian J Med Res. 1986; 84: 626-34.
- Brobst DE, et al. Guggulsterone activates multiple nuclear receptors and induces CYP3A gene expression through the pregnane X receptor. J Pharmacol Exp Ther. 2004; 310: 528-35.
- Burris TP, et al. The hypolipidemic natural product guggulsterone is a promiscuous steroid receptor ligand. Mol Pharmacol. 2005; 67: 948-54.
- Dalvi SS, et al. Effect of gugulipid on bioavailability of diltiazem and propranolol. J Assoc Physicians India. 1994; 42: 454-5.
- Ghorai M, et al. A comparative study on hypocholesterolaemic effect of allicin, whole germinated seeds of bengal gram and guggulipid of gum gugglu. Phytother Res. 2000; 14: 200-2.
- Jiang G, et al. Targeting beta-catenin signaling to induce apoptosis in human breast cancer cells by z-guggulsterone and Gugulipid extract of Ayurvedic medicine plant Commiphora mukul. BMC Complement Altern Med. 2013; 13: 203.
- Mary NK, et al. Antiatherogenic effect of Caps HT2, a herbal Ayurvedic medicine formulation. Phytomedicine. 2003; 10: 474-82.
- Nohr LA, et al. Resin from the mukul myrrh tree, guggul, can it be used for treating hypercholesterolemia? A randomized, controlled study. Complement Ther Med. 2009; 17: 16-22.
- Panda S, Kar A. Gugulu (Commiphora mukul) induces triiodothyronine production: possible involvement of lipid peroxidation. Life Sci. 1999; 65: PL137-41.
- Panda S, Kar A. Guggulu (Commiphora mukul) potentially ameliorates hypothyroidism in female mice. Phytother Res. 2005; 19: 78-80.
- Szapary PO, et al. Guggulipid for the treatment of hypercholesterolemia: a randomized controlled trial. JAMA. 2003; 290: 765-72.
- Ulbricht C, et al. Guggul for hyperlipidemia: a review by the Natural Standard Research Collaboration. Complement Ther Med. 2005; 13: 279-90.

クランベリー *Vaccinium macrocarpon*

【名　称】

[和　名]　ツルコケモモ，クランベリー
[英　名]　cranberry
[学　名]　*Vaccinium macrocarpon*

∥概　要

　クランベリーは，北米原産の果実であり，栄養価の高い果物としてだけではなく，薬用植物としても利用されてきた。

　クランベリー果実は，有効成分としてアントシアニン類やトリテルペン類，カテキン類，タンニン類，フラボノール類を含み，膀胱や尿道への細菌付着を抑制する。

　クランベリー果実は，尿路感染症（UTI：urinary tract infection）の再発予防および治療に対して，果汁（ジュース）として利用される。

　UTIに対する効果は，多くの臨床試験で示されてきた。まず，UTIの予防に対して，クランベリーの果汁摂取あるいはサプリメント投与の有効性が報告されている。一方，UTIの治療に関しては，文献上，クランベリー果汁単独摂取による有効性は確認されていない。治療目的の場合，予防目的より高用量で投与する方法や，抗菌剤と併用する方法が考えられる。

　クランベリー果汁は酸味が強いため，そのままでは食用に向かず，一般に甘味料が添加される。甘味料添加クランベリー果汁を用いた方法では，10報以上の臨床試験によって有効性と安全性が示されてきた。一方，ナチュロパシー（自然療法）医の一部には，甘味料の添加を避け，できるだけ無糖の状態でのクランベリー果汁摂取を勧める考えもある。この場合，酸味の強い果汁の代わりにサプリメントも利用される。

　UTIの再発をクランベリー果汁で抑制することで，抗菌剤の使用量を減らすことができ，例えばカンジダ症といった抗菌剤の副作用のリスクを抑えられるという考えもある。ただし，UTIの治療および再発予防は，医師の診断によって行われるべきである。

　クランベリーは，一般に安全性は高く，適応となる病態に対して適切な品質の

製品を用法・用量を守って単独で使用する場合，特に問題は生じないと考えられる。なお，クランベリーのフラボノイド類は，チトクローム P450 の分子種のうち CYP2C9 に対する阻害作用を示す。したがって，理論的には，クランベリーが，CYP2C9 によって代謝される医薬品の血中濃度に影響を与える可能性がある。ワルファリンとクランベリーの相互作用を示唆する症例報告がある。

📍 用途・適応

尿路感染症の再発予防　尿路感染症の治療（医師の監視下で高用量を投与）

📖 相互作用チェックリスト

[相互作用に注意する医薬品] ⇒ [臨床における対応]

▶**チトクローム P450**

チトクローム P450（CYP2C9）に関連する薬剤。（CYP と医療用医薬品との関連については巻末の別表参照）

⇒併用は慎重に。医師の監視下に関連指標をモニターすること。

▶**ワルファリン**

⇒併用は慎重に。医師の監視下に関連指標をモニターすること。

▶**アスピリン（アセチルサリチル酸）**

⇒併用は可能と考えられるが，念のため慎重に。研究データの臨床的意義は不明。

▶**プロトンポンプ阻害薬（PPI）**

⇒併用は可能と考えられる。

▶**フルルビプロフェン flurbiprofen**

⇒併用は慎重に。医師の監視下に関連指標をモニターすること。

▶**ビタミン B_{12}**

⇒併用は可能と考えられる。

💡 解説：相互作用のメカニズム

■チトクローム P450

基礎研究において，クランベリーのフラボノイド類は，チトクローム P450 の

分子種のうち，CYP2C9 に対する阻害作用が示唆されている（Hodek）。したがって，理論的には，クランベリー投与が，CYP2C9 によって代謝される医薬品（例えばワルファリン等）の濃度に影響を与える可能性がある（Hodek）。該当する医薬品との併用には注意する，もしくは使用を避ける。

■ワルファリン

クランベリージュースとワルファリンの相互作用を示唆する症例が報告されている。

まず，人工僧帽弁置換術を受けた患者が，ワルファリン服用中にクランベリーを摂取したところ，ジュース摂取開始 2 週間後に INR（国際標準比）の上昇を認めたという。このとき，出血傾向や術後の出血も認められた（Grant）。これは，クランベリーに含まれるフラボノイド類による CYP2C9 阻害作用によって，ワルファリン代謝が減少し，抗凝固作用が亢進した結果，生じた相互作用と考えられる（Hodek）。したがって，ワルファリン服用中の患者では，クランベリーの摂取制限を考慮する必要がある。また，出血傾向に関して，クランベリー由来のサリチル酸による抗血小板作用との相加作用も理論的には考えられる（後述）。

つぎに，70 歳代男性の症例において，クランベリージュースとワルファリンとの相互作用を示唆する報告がある。患者は，食欲不振のために 2 週間，クランベリージュースと処方薬（ジゴキシン，フェニトイン，ワルファリン）以外には何も摂取しなかった。クランベリージュース摂取開始 6 週間後に入院し，その際の所見として INR が 50 以上であったという。なお，本来，この患者での INR は良好にコントロールされていた。患者は入院後，消化管および心膜の出血により死亡した（Suvarna）。ただし，この例は，基礎疾患のある高齢者が 2 週間の絶食中にクランベリージュースと処方薬のみを摂取した際に認められた事象であり，本例の臨床的意義をどこまで一般化できるのか，慎重に考慮する必要がある。なお，論文著者らによると，本例以外に，クランベリージュースと INR の変化あるいは出血との関連が示唆される症例が 7 例あるという。うち 4 例では，患者がクランベリージュースを摂取後，INR の上昇もしくは出血を生じたが，劇的な変化ではなかった。2 例では INR が不安定化し，残り 1 例では INR が低下した（Suvarna）。

米国での症例報告では，心房細動に対して 45 mg/週のワルファリンを服用していた 78 歳白人男性（体重 86 kg）が，クランベリー/アップルジュースを 1/2

ガロン（約2L）摂取し，1週間後にINRが2.96から6.45に上昇，ジュースの摂取中止により回復したという（Paeng）。

また，米国において，心房細動の治療としてワルファリン60 mg/週を服用中の64歳男性が，クランベリージュースを1日2杯，約1カ月摂取した結果，INRが5.5に上昇し，ジュースの摂取中止によって3.6まで回復したという症例報告がある（Roberts）。

2012年の米国からの報告では，心房細動に対してワルファリン50 mg/週を服用していた85歳女性が，クランベリーソースをテーブルスプーンで異なる日に2回，摂取した後，それぞれ，INRが約2〜3倍まで上昇したという（Haber）。

ワルファリンとクランベリージュースとの相互作用を検証した介入試験として，次の報告がある。

まず，健常男性12名を対象としたクロスオーバーランダム化比較試験では，クランベリータブレット6錠（1錠にクランベリージュース濃縮物500 mgを含有）を2週間投与し，その後，ワルファリン25 mgを服用させたところ，INR-AUCが30％増加した（Mohammed Abdul）。

一方，健常者を対象に，クランベリー果汁240 mL（8 oz）/日（Greenblatt），あるいは200 mL/日（Lilja）を投与した臨床試験では，CYP2C9の活性に変化はなく，ワルファリンの抗凝固活性にも変化は認められなかったという（Greenblatt, Lilja）。

また，ワルファリン服用中の心房細動患者7名に，250 mLのクランベリー果汁を7日間投与したところ，INRなどに有意な変化は認められなかった（Li）。

その他，ワルファリン服用中の患者30名を対象に，240 mLのクランベリー果汁（n＝14）あるいは対照偽薬（n＝16）を14日間投与したところ，INRなどに有意な変化は認められなかったと報告されている（Ansell）。

■アスピリン（アセチルサリチル酸）

クランベリーの摂取が，血中および尿中のサリチル酸濃度を上昇させたという報告がある。サリチル酸は，植物界に広く分布し，サリチル酸メチルとして存在している（Scheier）。したがって，理論的には，クランベリーの摂取によるサリチル酸濃度の変化が，アスピリンに関連した効能や過敏症を生じる可能性がある。

出血傾向に関連して，前述のワルファリンとクランベリーの相互作用による術後出血では，CYP2C9の阻害作用による機序が考えられている（Grant）。一方，理論的な可能性として，クランベリー由来のサリチル酸による抗血小板作用で

も，同様に出血傾向を生じうる。

植物性食品に由来するサリチル酸の血中濃度を検討した研究では，ベジタリアンと非ベジタリアンとの間で比較が行われた結果，植物性食品からのサリチル酸摂取が多いグループでは，低用量のアスピリン（75 mg）を投与されている患者と同等の血中濃度が見出されたという（Blacklock）。

理論的には，アスピリンアレルギーやアスピリン喘息の患者において，クランベリー果汁摂取によるアレルギー反応が生じうる。該当する患者では，念のためにモニタリングを行う。

クランベリー果汁は 1 L あたり 7 mg のサリチル酸を含有する。ただし，現時点では，クランベリーに由来するサリチル酸の臨床的意義は明確ではない。

■プロトンポンプ阻害薬（PPI）

クランベリージュースは，PPI の投与を受けている高齢者（萎縮性胃炎患者）においてビタミン B_{12} の吸収を促進するというデータが報告されている。試験ではオメプラゾール投与を受けている高齢者が対象となり，クランベリージュース（120 mL，pH2.5〜2.6）が投与された結果，ビタミン B_{12} の吸収が倍増したという（Saltzman）。なお，この作用は，クランベリー自体の影響よりは，果汁の酸性度に関連していると考えられている。

■フルルビプロフェン flurbiprofen

フルルビプロフェンは，非ステロイド性抗炎症薬であり，CYP2C9 によって代謝される。健常者 14 名を対象に，フルルビプロフェン（100 mg 投与）とクランベリージュース（8 oz 投与）との併用を行った臨床研究では，フルルビプロフェンの薬物動態に有意な影響は認められなかったという（Greenblatt）。この臨床研究では相互作用は否定的であるが，CYP2C9 が関与するため，念のために併用には注意する。

■ビタミン B_{12}

オメプラゾール（プロトンポンプ阻害薬）服用中には，低胃酸症のためにビタミン B_{12} の吸収低下が認められる。前述（「プロトンポンプ阻害薬（PPI）」）のように，オメプラゾール服用中の患者を対象にした臨床研究によると，クランベリー果汁の投与によってビタミン B_{12} 吸収の有意な促進が認められた（Saltzman）。これは，クランベリーの酸性による作用と考えられる。

参考文献

- Ansell J, et al. The absence of an interaction between warfarin and cranberry juice: a randomized, double-blind trial. J Clin Pharmacol. 2009; 49: 824-30.
- Blacklock CJ, et al. Salicylic acid in the serum of subjects not taking aspirin. Comparison of salicylic acid concentrations in the serum of vegetarians, non-vegetarians, and patients taking low dose aspirin. J Clin Pathol 2001; 54: 553-5.
- Grant P. Warfarin and cranberry juice: an interaction? J Heart Valve Dis 2004; 13: 25-6.
- Greenblatt DJ, et al. Interaction of flurbiprofen with cranberry juice, grape juice, tea, and fluconazole: in vitro and clinical studies. Clin Pharmacol Ther. 2006; 79: 125-33.
- Haber SL, et al. Cranberry and warfarin interaction: a case report and review of the literature. Consult Pharm. 2012; 27: 58-65.
- Hodek P, et al. Flavonoids-potent and versatile biologically active compounds interacting with cytochromes P450. Chem Biol Interact 2002; 139: 1-21.
- Li Z, et al. Cranberry does not affect prothrombin time in male subjects on warfarin. J Am Diet Assoc. 2006; 106: 2057-61.
- Lilja JJ, et al. Effects of daily ingestion of cranberry juice on the pharmacokinetics of warfarin, tizanidine, and midazolam — probes of CYP2C9, CYP1A2, and CYP3A4. Clin Pharmacol Ther. 2007; 81: 833-9.
- Mohammed Abdul MI, et al. Pharmacodynamic interaction of warfarin with cranberry but not with garlic in healthy subjects. Br J Pharmacol. 2008; 154: 1691-700.
- Paeng CH, et al. Interaction between warfarin and cranberry juice. Clin Ther. 2007; 29: 1730-5.
- Roberts D1, Flanagan P. Case report: Cranberry juice and warfarin. Home Healthc Nurse. 2011; 29: 92-7.
- Saltzman JR, et al. Effect of hypochlorhydria due to ome-prazole treatment or atrophic gastritis on protein-bound vitamin B12 absorption. J Am Coll Nutr 1994; 13: 584-91.
- Scheier L. Salicylic acid: one more reason to eat your fruits and vegetables. J Am Diet Assoc 2001; 101: 1406-8.
- Suvarna R, et al. Possible interaction between warfarin and cranberry juice. BMJ 2003; 327: 1454.

クリルオイル krill oil

【名　称】

[和　名] クリルオイル，オキアミ油

[英　名] krill oil

∥概　要

　クリルオイルとは，オキアミに由来する脂質成分であり，オキアミ油とも呼ばれる。オキアミにはいくつかの種が知られているが，一般に，Antarctic Krill（学名 *Euphausia superba*）がクリルオイル（オキアミ油）サプリメントの原材料として用いられる。機能性成分として，オメガ3系必須脂肪酸やアスタキサンチンを含む。抗炎症作用や抗酸化作用を有し，臨床研究において抗炎症作用，脂質異常症改善作用，月経困難症改善作用が報告されている。また，心血管病変，関節リウマチ，骨関節炎のいずれか（あるいは複数）を有する患者を対象にした臨床試験でも指標の改善作用が示されている。クリルオイルの作用機序は，オメガ3系必須脂肪酸やアスタキサンチンといった有効成分の相加作用・相乗作用によると考えられる（Maki, Schuchardt, Ulven）。臨床試験では，DHA・EPA を主成分とする魚油サプリメントを投与した対照群に比べて，クリルオイル投与群の有効性が示されている。

　臨床試験での投与例は，1日あたり 300 mg，1 g，3 g などがある。また，脂質異常症に対しては1日あたり 500 mg を投与した例がある。

♀ 用途・適応

　脂質異常症改善作用　関節炎・関節症の症状改善作用　月経困難症/月経前症候群(PMS)症状改善作用　抗炎症作用　抗酸化作用

📖 相互作用チェックリスト

[相互作用に注意する医薬品] ⇒ [臨床における対応]

　現時点では，クリルオイルと医薬品との相互作用による有害事象は報告されて

いない。ただし，クリルオイルの主要成分であるオメガ3系脂肪酸（EPAや
DHA）の有する働きからの推測により，次の医薬品に関して，理論的な相互作
用の可能性が考えられる。

▶抗凝固薬・血小板凝集阻害薬，　▶降圧薬，　▶脂質異常症治療薬

　クリルオイルの成分であるオメガ3系脂肪酸（EPAやDHA）には，抗凝固作
用や脂質異常症改善作用などが知られており，類似した医薬品との併用には注意
する。

　⇒併用は可能と考えられるが，念のため慎重に。医師の監視下に関連指標をモ
　　ニターすること。

参考文献

・Maki KC, et al. Krill oil supplementation increases plasma concentrations of eicosapen-taenoic and docosahexaenoic acids in overweight and obese men and women. Nutr Res. 2009; 29: 609-15.

・Schuchardt JP, et al. Incorporation of EPA and DHA into plasma phospholipids in re-sponse to different omega-3 fatty acid formulations — a comparative bioavailability study of fish oil vs. krill oil. Lipids Health Dis. 2011; 10: 145.

・Ulven SM, et al. Metabolic effects of krill oil are essentially similar to those of fish oil but at lower dose of EPA and DHA, in healthy volunteers. Lipids. 2011; 46: 37-46.

クルクミン curcumin

【名 称】

[和 名] クルクミン

[英 名] curcumin

▌概 要

クルクミンは，ショウガ科の植物・ウコン（学名 *Curcuma longa*）に存在する黄色の色素成分である。カレー粉やマスタード等に香辛料や食用色素として利用されてきた。ウコンの主成分はクルクミンや各種の精油であり，基礎研究で抗炎症作用や抗酸化作用，細胞増殖抑制作用，抗がん作用が報告されてきた。ヒトを対象にした臨床試験は十分ではないが，消化機能不全改善や消化性潰瘍の改善作用，過敏性腸症候群に伴う症状の改善，変形性関節症・関節リウマチに随伴する症状の改善，脂質異常症（高脂血症）改善作用，肝機能保護作用等が示唆されている。米国では，進行がん（膵臓がん），多発性骨髄腫，大腸腺腫などに対して，ウコン由来のクルクミンを投与する臨床研究が行われており，一定の効果が認められている。ウコンは，食材として利用される成分であり，それらと同等の投与量であれば，一般に許容性は高い。米国では GRAS（generally recognized as safe）とされている。秋ウコン由来クルクミンを 8,000 mg/日の用量で 3 カ月間投与したヒト臨床試験において安全性が示されている。一般には，ウコン抽出物としてのクルクミンを 1 日あたり数十 mg から数百 mg，あるいは数千 mg 投与する。臨床試験では，8,000 mg/日の投与も一般的である。一方，本邦では，健康食品としてのウコン製品摂取に伴う肝障害の報告が散見される。この理由として，品質管理に問題のある製品が流通していること，アレルギー性機序あるいは薬物代謝能の特異体質による薬物性肝障害の 2 つが主な原因と考えられる。
⇒『ウコン（秋ウコン）』，『ハルウコン（春ウコン）』，『ムラサキウコン（ムラサキウコン）』，『ジャワウコン』の項

● 用途・適応

抗酸化作用　抗炎症作用　抗がん作用　肝機能保護作用

📖 相互作用チェックリスト

現時点では，医薬品との相互作用による有害事象は報告されていない。ただし，ウコン（クルクミン）の有する働きからの推測により，理論的な相互作用の可能性が考えられている。

［相互作用に注意する医薬品］⇒［臨床における対応］

▶チトクローム P450 および P 糖タンパク

チトクローム P450 の分子種のうち，CYP1A1/1A2，2B1/2B2，2A6，2C9，2E1 に関連する薬剤。P 糖タンパクに関連する薬剤。(CYP および P 糖タンパクと医療用医薬品との関連については巻末の別表参照)

⇒併用は可能と考えられるが，念のため慎重に。研究データの臨床的意義は不明。

▶抗凝固薬・血小板機能抑制薬

⇒併用は慎重に。医師の監視下に関連指標をモニターすること。

▶脂質異常症治療薬

⇒併用は可能と考えられるが，念のため慎重に。

▶アドリアマイシン（塩酸ドキソルビシン）

⇒併用は可能と考えられるが，念のため慎重に。

▶タクロリムス tacrolimus（免疫抑制薬）

⇒併用は慎重に。医師の監視下に関連指標をモニターすること。

▶ドセタキセル docetaxel（抗がん薬）

⇒併用は慎重に。医師の監視下に関連指標をモニターすること。

▶市販鎮痛薬（イブプロフェン，アスピリン，アセトアミノフェン）

⇒併用は慎重に。

📙 解説：相互作用のメカニズム

■チトクローム P450 および P 糖タンパク

基礎研究において，ウコンは，チトクローム P450 の分子種のうち，CYP1A1/1A2，2B1/2B2，2E1 への影響が示唆されている。

ラットを利用した実験では，ウコンによる 1A1/1A2 の阻害作用および 2B1/2B2 や 2E1 に対する比較的弱い阻害作用が認められた（Oetari）。

ヒト肝ミクロソームを用いた *in vitro* 系の研究において，ウコンによる CYP2C9 活性阻害作用が示されている（Al-Jenoobi）。

ラット肝ミクロソームを用いた *in vitro* 研究において，シスプラチンおよびパクリタキセルによる CYP2E1 と CYP3A1/2 の活性阻害作用が，ウコン投与により，CYP2E1 では減弱し，CYP3A1/2 では増強したという（Ahmed）。

ラットを用いた基礎研究では，CYP3A4 活性を阻害し，タモキシフェンの血中濃度（AUC，Cmax）を増加させた（Cho）。また，乳がん細胞（MCF-7 細胞）において，P 糖タンパクの活性を阻害した（Cho）。

その他，*in vitro* の研究や動物実験において，CYP450 に対する阻害作用が報告されている。

ヒト臨床試験では，次の報告がある。

まず，健常者にクルクミンを 1,000 mg/日の用量で 14 日間投与した結果，CYP1A2 活性の 28.6％低下と CYP2A6 活性の 48.9％上昇が見出されている（Chen）。

つぎに，クロスオーバーランダム化偽薬対照試験では，健常者 8 名を対象に，医薬品投与の前日の朝，夕，投与直前および投与 4 時間後の時点（つまり 2 日間で 4 回）で，クルクミノイド 4 g（curcumin, demethoxycurcumin, bisdemethoxycurcumin）＋ピペリン（piperine）24 mg を摂取させ，ミダゾラム midazolam（CYP3A 基質），フルルビプロフェン flurbiprofen（CYP2C9 基質），パラセタモール paracetamol（UDP-グルクロン酸転移酵素，スルホトランスフェラーゼ基質）との相互作用を調べた結果，医薬品の血中濃度やクリアランスに影響は与えず，相互作用は見出せなかったという（Volak）。

■抗凝固薬・血小板機能抑制薬

ウコンには抗血小板作用が認められる（Shah）。この機序は，エイコサノイド類によると考えられている。

ラットにおいて，ウコンはインドメタシン誘導性の消化性潰瘍を抑制した（Rafatullah）。

一方，高濃度のウコンは，潰瘍の原因となる可能性もある（Oetari）。

ラットを用いた基礎研究では，クルクミンの投与によって，ワルファリンおよびクロピドグレルの血中濃度の上昇を認めたが，この時，プロトロンビン時間や血小板凝集能に影響は示されなかった（Liu）。

理論的には，抗凝固薬や抗血小板薬等医薬品との相加作用が推測される。ただし，相互作用を生じた例は報告されていない。

■脂質異常症治療薬

ウコンは，総コレステロール値およびLDLコレステロール値の低下，HDLコレステロール値の上昇，血清過酸化脂質の減少という作用をもつ。また，肝臓でのcholesterol-7α-hydroxylase活性の亢進作用も認められている。したがって，理論的には，脂質異常症治療薬との相互作用が推測されている。ただし，相互作用を生じた例は報告されていない。

■アドリアマイシン（塩酸ドキソルビシン）

ラットを用いた基礎研究では，ウコン投与（200 mg/kg）によってアドリアマイシンadriamycinによる急性心筋障害が抑制されたという（Venkatesan）。

■タクロリムス tacrolimus（免疫抑制薬）

ラットを用いた基礎研究において，ウコンジュースの前投与により，タクロリムスのAUCが増加したという（Egashira）。

■ドセタキセル docetaxel（抗がん薬）

ラットを用いた基礎研究において，クルクミン投与は，CYP3A4活性とP糖タンパクの活性を阻害し，ドセタキセルのバイオアベイラビリティを増大した（Yan）。ただし，クリアランスに影響は認めなかったため，臨床的意義は明確ではない。

■市販鎮痛薬（イブプロフェン，アスピリン，アセトアミノフェン）

ヒト小腸上皮細胞系および大腸がん細胞系を用いた*in vitro*研究において，クルクミンによる細胞毒性がOTC薬（イブプロフェン，アスピリン，アセトアミノフェン）により増強されたという（Choi）。ただし，臨床的意義は明確ではない。なお，クルクミンは，NF-κB抑制を介した抗炎症作用を示すため，化学合成されたこれらの消炎鎮痛薬の代わりに用いられることがある。

📄 参考文献

・Ahmed EM, et al. Pretreatment with turmeric modulates the inhibitory influence of cisplatin and paclitaxel on CYP2E1 and CYP3A1/2 in isolated rat hepatic microsomes. Chem Biol Interact. 2014; 220C: 25-32.

・Al-Jenoobi FI. Effects of some commonly used Saudi folk herbal medications on the metabolic activity of CYP2C9 in human liver microsomes. Saudi Pharm J. 2010; 18: 167-71.

- Chen Y, et al. Plant polyphenol curcumin significantly affects CYP1A2 and CYP2A6 activity in healthy, male Chinese volunteers. Ann Pharmacother. 2010; 44: 1038–45.
- Cho YA, et al. Effects of curcumin on the pharmacokinetics of tamoxifen and its active metabolite, 4–hydroxytamoxifen, in rats: possible role of CYP3A4 and P–glycoprotein inhibition by curcumin. Pharmazie. 2012; 67: 124–30.
- Choi HA, et al. Interaction of over-the-counter drugs with curcumin: influence on stability and bioactivities in intestinal cells. J Agric Food Chem. 2012; 60: 10578–84.
- Egashira K, et al. Food-drug interaction of tacrolimus with pomelo, ginger, and turmeric juice in rats. Drug Metab Pharmacokinet. 2012; 27: 242–7.
- Liu AC, et al. Curcumin alters the pharmacokinetics of warfarin and clopidogrel in Wistar rats but has no effect on anticoagulation or antiplatelet aggregation. Planta Med. 2013; 79: 971–7.
- Oetari S, et al. Effects of curcumin on cytochrome P450 and glutathione S–transferase activities in rat liver. Biochem Pharmacol 1996; 51: 39–45.
- Rafatullah S, et al. Evaluation of turmeric (Curcuma longa) for gastric and duodenal anti-ulcer activity in rats. J Ethnopharmacol 1990; 29: 25–34.
- Shah BH, et al. Inhibitory effect of curcumin, a food spice from turmeric, on platelet-activating factor- and arachidonic acid-mediated platelet aggregation through inhibition of thromboxane formation and Ca^{2+} signaling. Biochem Pharmacol 1999; 58: 1167–1172.
- Venkatesan N. Curcumin attenuation of acute adriamycin myocardial toxicity in rats. Br J Pharmacol 1998; 124: 425–427.
- Volak LP, et al. Effect of a herbal extract containing curcumin and piperine on midazolam, flurbiprofen and paracetamol (acetaminophen) pharmacokinetics in healthy volunteers. r J Clin Pharmacol. 2013; 75: 450–62.
- Yan YD, et al. Effect of dose and dosage interval on the oral bioavailability of docetaxel in combination with a curcumin self-emulsifying drug delivery system (SEDDS). Eur J Drug Metab Pharmacokinet. 2012; 37: 217–24.

グルコサミン glucosamine

【名　称】

[和　名]　グルコサミン，グルコサミン塩酸塩，グルコサミン硫酸塩，塩酸グルコサミン，硫酸グルコサミン

[英　名]　glucosamine, glucosamine hydrochloride, glucosamine sulfate

[化学名]　2-amino-2-deoxyglucose

▌概　要

　グルコサミンは，グルコースにアミノ基が結合したアミノ糖の1種であり，軟骨の構成成分であるムコ多糖類の構成成分となる。変形性関節症や関節炎に伴う症状に対する一定の効果が報告されており，コンドロイチン chondroitin と併用されることも多い。欧米や本邦で行われた数多くの臨床試験によって，関節炎や関節症に伴う疼痛を軽減し，関節の可動性を改善することが示された。

　グルコサミンの膝 OA（変形性膝関節症）に対する有効性は，2001年のランセットに報告された臨床研究によって，広く知られるようになった（Regin-ster）。その後，多くの研究によって，グルコサミンによる膝 OA への有効性が示されてきた。一方，否定的な研究も散見され，特に2006年の GAIT 研究が，その後のメタ解析の結果にネガティブなバイアスを与えるようになった（Clegg）。しかし，2014年以降に報告された最新の研究では，グルコサミンによる膝 OA への有効性が支持されている。具体的には，2014年の LEGS 研究や2015年の MOVES 研究などがある（Fransen, Hochberg）。なお，GAIT 研究は，プロトコールに問題が指摘されており，偽陰性のデータである。

　グルコサミン投与における評価方法は，①疼痛などの症状に関する評価，②関節軟骨の構造への作用に関する評価の2通りが考えられる。また，膝 OA と診断されていない場合や軽症では，代用アウトカムとして，軟骨代謝に関連するマーカーの利用も考えられる。

　近年，グルコサミンの働きが，アンチエイジングの分野でも注目されている。米国での5年間のコホート研究では，77,719名を対象に，10年間のサプリメント摂取と死亡率が検証され，グルコサミンあるいはコンドロイチンの摂取と17％の死亡率低下との相関が示されている（Pocobelli）。また，グルコサミン摂取

と18%の死亡率低下，コンドロイチン摂取と14%の死亡率低下というデータも知られている（Bell）。NHANES研究では，グルコサミンやコンドロイチンの摂取によるCRPの低下が認められた（Kantor）。その他，基礎研究では，SIRT1遺伝子発現亢進作用も見出されている。

　グルコサミンの効果は，一般的な非ステロイド系抗炎症薬と同等以上である。障害された軟骨を修復し再生を促すという作用機序を考慮すると，対症療法的な医薬品よりも適切な治療法とも考えられる。

　グルコサミンは，グリコサミノグリカンglycosaminoglycanと総称される分子の合成に必要な成分であり，各組織の柔軟性や弾力性に寄与している。ヒアルロン酸やコンドロイチン等が代表的なグリコサミノグリカンである。グルコサミンの一般名は，2-アミノ-2-デオキシグルコース2-amino-2-deoxyglucoseという。グルコサミンは，ヘキソサミンの一種で，代表的なアミノ糖として，結合組織や関節軟骨に分布する。グルコサミンをサプリメントとして経口摂取すると，消化管から吸収され，血中および関節液（滑液）中に検出される（Pastorini）。

　臨床試験では，変形性膝関節症等の関節障害の患者に対して，グルコサミン（硫酸塩あるいは塩酸塩）を経口投与することによる改善効果が示されてきた（Braham, Bruyere, Drovanti, Forster, Lopes, McAlindon, Pavelka, Pujalte, Qiu, Reginster, Richy）。20報のランダム化比較試験を対象にしたコクラン・レビューでは，合計2,570名の被験者において疼痛やLequesne indexにおいてグルコサミンの効果が示唆された（Towheed 2005）。

　なお，効果を認めなかったとする臨床試験も報告されており，適応となる患者群や病態，用法・用量の設定については議論の余地がある。

　グルコサミンの性状に関して，硫酸塩と塩酸塩のどちらがより有効かに関しては，両者の効果を直接比較した質の高い臨床試験が十分ではないため，結論は得られていない。欧米での臨床試験の多くは硫酸塩である。一方，塩酸塩の有効性を支持するデータもある。

　グルコサミンの投与量は，一般に1,500 mg/日である。臨床試験では，1,000〜3,000 mgの投与例がある。硫酸塩に関して，臨床試験での投与期間は，4週間から3年間であった。グルコサミンの血中濃度は，単回投与のほうが，分3による投与よりも高くなることが示されており，グルコサミンは単回投与が推奨される（Persiani）。また，前述のように，グルコサミンサプリメントの経口投与後，血液中および関節液（滑液）中にグルコサミンが検出される（Pastorini）。

　一般に，適応となる病態に対して適切な品質の製品を用法・用量を守って使用

する場合，許容性は高いと考えられる（Towheed 2005）。ただし，胸やけや下痢といった胃腸障害が現れることがある。これらの症状がみられたら用量を減らすか，使用を見合わせる。

　なお，静脈投与した研究では，糖代謝に影響を与えることが示唆されている。一般に，サプリメントの経口摂取では問題ないと考えられるが，糖尿病で治療中の場合は，念のため注意する。ただし，2011年に報告されたレビューでは，DM/IGT患者対象の6報が解析された結果，2型DM/予備軍（境界型）患者において，グルコサミンの投与（最大3年間）による糖代謝への影響は臨床的に有意ではないとされ，12報765名の解析では，1,500 mgのグルコサミンを3年間投与しても血糖値やDM予後に影響は認めず，グルコサミンによる糖代謝への影響（インスリン感受性や耐糖能）を介した有害事象報告は，研究デザイン等の限界から，臨床的意義の妥当性に疑問が残るとされた（Simon）。したがって，グルコサミンの摂取は，健常者，糖尿病患者，耐糖能異常を有する糖尿病予備軍のいずれにおいても，空腹時血糖値，糖代謝，インスリン感受性に有意な影響を与えることはないと考えられる。

📍 用途・適応

　変形性関節症や関節炎に伴う症状の予防や改善　関節軟骨の修復作用　関節軟骨の保護作用

📖 相互作用チェックリスト

［相互作用に注意する医薬品］⇒［臨床における対応］

　現時点では，医薬品との相互作用による有害事象は報告されていない。ただし，グルコサミンの有する働きからの推測により，理論的な相互作用の可能性が考えられている。

▶糖尿病治療薬

　⇒併用は可能と考えられるが，念のため慎重に。医師の監視下に関連指標をモニターすること。

▶抗がん薬

　⇒併用は慎重に。研究データの臨床的意義は不明。

▶ワルファリン

⇒併用は可能と考えられるが，念のため慎重に。研究データの臨床的意義は不明。

▶チトクローム P450

チトクローム P450 の分子種のうち，CYP1A2，CYP2B6，CYP2C9，CYP2C19，CYP2D6，CYP2E1，CYP3A4 により代謝される薬剤では，グルコサミンによる影響は認められなかった。（CYP と医療用医薬品との関連については巻末の別表参照）

⇒併用は可能と考えられる。

▶アセトアミノフェン Acetaminophen（パラセタモール Paracetamol）

⇒併用は可能と考えられる。研究データの臨床的意義は不明。

解説：相互作用のメカニズム

■糖尿病治療薬

ラットを用いた基礎研究では，グルコサミンがインスリン抵抗性を高める可能性が示唆されてきた（Balkan, Giaccari, Holmang, Kim, Rossetti, Shankar）。ヒトを用いた研究では，インスリン感受性や糖代謝に影響を与えるというデータと，影響を与えないとするデータの両方が報告されている（Almada, Monauni, Pouwels）。一方，2型糖尿病患者を対象にした臨床試験では，硫酸グルコサミンは血糖値やHbA1c には有意な影響を与えなかった（Scroggie, Yu）。また，骨関節炎に対して硫酸グルコサミンを3年間摂取していた45歳以上の非糖尿病の被験者において，血糖値への影響は認められていない（Pavelka, Reginster）。

■抗がん薬

基礎研究において，硫酸グルコサミンが抗腫瘍薬によるトポイソメラーゼⅡ阻害作用を抑制することで，化学療法に対する耐性を生じるという理論上の可能性が議論されている。ただし，このデータの臨床的意義は不明である（Russell, Yun）。

■ワルファリン

ワルファリン服用中の患者において，高用量のグルコサミン（3,000 mg/日）およびコンドロイチン（2,400 mg/日）との併用投与により，INR の上昇を生じたという症例報告があり，ワルファリン作用増強の可能性が示唆されている

（Rozenfeld）。

　また，米国からの症例報告では，心房細動に対して5年間，ワルファリン（7.5 mg）を服用していた71歳男性が，グルコサミン3,000 mgとコンドロイチン2,400 mgを摂取し，INRが2.3から，3週間後に3.9に上昇した（抗凝固能が亢進した）という（Knudsen）。

　コンドロイチンはごく弱い抗凝固作用を持つとされるが，グルコサミンには抗凝固作用は認められない。したがって，グルコサミンとワルファリンとの併用による相互作用の発生は否定的と考えられる。通常の用法・用量によるグルコサミンあるいはコンドロイチンの利用では，ワルファリンとの相互作用は考えにくいが，念のために注意する。

　なお，WHOによると，グルコサミン利用と，INRの上昇を認めたとする症例が21例知られており，そのうち，17例はグルコサミンの中止により回復したという（Knudsen）。

■チトクローム P450

　基礎研究（ヒト肝細胞を用いた *in vitro* 系）では，グルコサミン硫酸塩は，CYP1A2，CYP2B6，CYP2C19，CYP2D6，CYP2E1，CYP3A4のいずれにも有意な影響を与えなかった（Persiani）。

　健常成人12名を対象としたオープンラベル試験では，グルコサミン（625 mg×2回/日）を30日間投与し，CYP1A2，CYP2C9，CYP2C19，CYP3A4の各分子種で代謝される指標医薬品の代謝を検証したところ，グルコサミンはCYP活性に影響を与えず，医薬品の血中濃度に変化は認められなかったという（Rosenborg）。

■アセトアミノフェン Acetaminophen（パラセタモール Paracetamol）

　ラットを用いた基礎研究において，グルコサミン–パラセタモールのラセミ混合物（4：1）を投与したところ，パラセタモールのAUCとCmaxがそれぞれ99％と66％，有意に増加した。また，グルコサミンを2日間投与後に，パラセタモールを投与すると，パラセタモールのAUCとCmaxがそれぞれ165％と88％，有意に増加した。さらに，グルコサミンの2日間の投与後に，高用量のパラセタモールを投与したところ，パラセタモールの肝毒性が軽減されたという（Qinna）。

269

参考文献

- Adams ME. Hype about glucosamine. Lancet 1999; 354: 353.
- Almada A, et al. Effects of chronic oral glucosamine sulfate on fasting insulin resistance index (FIRI) in non-diabetic individuals. FASEB J 2000; 14: A750.
- Balkan B, Dunning BE. Glucosamine inhibits glucokinase in vitro and produces a glucose-specific impairment of in vivo insulin secretion in rats. Diabetes 1994; 43: 1173-9
- Bell GA, et al. Use of glucosamine and chondroitin in relation to mortality. Eur J Epidemiol. 2012; 27: 593-603.
- Braham R, et al. The effect of glucosamine supplementation on people experiencing regular knee pain. Br J Sports Med 2003; 37: 45-9.
- Bruyere O, et al. Glucosamine sulfate reduces osteoarthritis progression in postmenopausal women with knee osteoarthritis: evidence from two 3-year studies. Menopause 2004; 11: 138-43.
- Clegg DO, et al. Glucosamine, chondroitin sulfate, and the two in combination for painful knee osteoarthritis. N Engl J Med. 2006; 354: 795-808.
- Drovanti A, et al. Therapeutic activity of oral glucosamine sulfate in osteoarthrosis: a placebo-controlled, double-blind investigation. Clin Ther 1980; 3: 260-72.
- Forster K, et al. Longer-term treatment of mild-to-moderate osteoarthritis of the knee with glucosamine sulfate-a randomized controlled, double-blind clinical study. Euro J Clin Pharmacol 1996; 50: 542.
- Fransen M, et al. Glucosamine and chondroitin for knee osteoarthritis: a double-blind randomised placebo-controlled clinical trial evaluating single and combination regimens. Ann Rheum Dis. 2014 Jan 6.
- Giaccari A, et al. In vivo effects of glucosamine on insulin secretion and insulin sensitivity in the rat: possible relevance to the maladaptive responses to chronic hyperglycaemia. Diabetologia 1995; 38: 518-24.
- Hochberg MC, et al. Combined chondroitin sulfate and glucosamine for painful knee osteoarthritis: a multicentre, randomised, double-blind, non-inferiority trial versus celecoxib. Ann Rheum Dis. 2015 Jan 14.
- Holmang A, et al. Induction of insulin resistance by glucosamine reduces blood flow but not interstitial levels of either glucose or insulin. Diabetes 1999; 48: 106-11.
- Kantor ED, et al. Association between use of specialty dietary supplements and C-reactive protein concentrations. Am J Epidemiol. 2012; 176: 1002-13.
- Kim YB, et al. Glucosamine infusion in rats rapidly impairs insulin stimulation of phosphoinositide 3-kinase but does not alter activation of Akt/protein kinase B in skeletal muscle. Diabetes 1999; 48: 310-20.
- Knudsen JF, Sokol GH. Potential glucosamine-warfarin interaction resulting in increased international normalized ratio: case report and review of the literature and MedWatch database. Pharmacotherapy. 2008; 28: 540-8.
- Lopes Vaz A. Double-blind, clinical evaluation of the relative efficacy of ibuprofen and

glucosamine sulfate in the management of osteoarthrosis of the knee in out-patients. Curr Med Res Opin 1982; 8: 145-9.

- McAlindon TE, et al. Glucosamine and chondroitin for treatment of osteoarthritis. A systematic quality assessment and meta-analysis. JAMA 2000; 283: 1469-75.
- Monauni T, et al. Effects of glucosamine infusion on insulin secretion and insulin action in humans. Diabetes 2000; 49: 926-35.
- Pastorini E, et al. Development and validation of a HPLC-ES-MS/MS method for the determination of glucosamine in human synovial fluid. J Pharm Biomed Anal. 2009; 50: 1009-14.
- Pavelka K, et al. Glucosamine sulfate use and delay of progression of knee osteoarthritis: A 3-year, randomized, placebo-controlled, double-blind study. Arch Intern Med 2002; 162: 2113-23.
- Persiani S, et al. Glucosamine oral bioavailability and plasma pharmacokinetics after increasing doses of crystalline glucosamine sulfate in man. Osteoarthritis Cartilage. 2005; 13: 1041-9.
- Persiani S, et al. In vitro study of the inhibition and induction of human cytochromes P450 by crystalline glucosamine sulfate. Drug Metabol Drug Interact. 2009; 24: 195-209.
- Pocobelli G, et al. Total mortality risk in relation to use of less-common dietary supplements. Am J Clin Nutr. 2010; 91: 1791-800.
- Pouwels MJ, et al. Short-term glucosamine infusion does not affect insulin sensitivity in humans. J Clin Endocrinol Metab 2001; 86: 2099-103.
- Pujalte JM, et al. Double-blind clinical evaluation of oral glucosamine sulphate in the basic treatment of osteoarthrosis. Curr Med Res Opin 1980; 7: 110-14.
- Qinna NA, et al. Glucosamine Enhances Paracetamol Bioavailability by Reducing Its Metabolism. J Pharm Sci. 2014 Nov 21.
- Qiu GX, et al. Efficacy and safety of glucosamine sulfate versus ibuprofen in patients with knee osteoarthritis. Arzneimittelforschung 1998; 48: 469-74.
- Reginster JY, et al. Long-term effects of glucosamine sulfate on osteoarthritis progression: a randomized, placebo-controlled trial. Lancet 2001; 357: 251-6.
- Richy F, et al. Structural and symptomatic efficacy of glucosamine and chondroitin in knee osteoarthritis: a comprehensive meta-analysis. Arch Intern Med 2003; 163: 1514-22.
- Rosenborg S, et al. Clinically significant CYP2C inhibition by noscapine but not by glucosamine. Clinical Pharmacology & Therapeutics 2010; 88: 343-6.
- Rossetti L, et al. In vivo glucosamine infusion induces insulin resistance in normoglycemic but not in hyperglycemic conscious rats. J Clin Invest 1995; 96: 132-40.
- Rozenfeld V, et al. Possible augmentation of warfarin effect by glucosamine-chondroitin. Am J Health Syst Pharm 2004; 61: 306-307.
- Russell RL, et al. The development of multiple drug resistance in EMT6 cells after treatment with Brefeldin A (B), Tunicamycin (T), Hypoxia (H), 2-deoxyglucose (D), or Glucosamine (G). FASEB J 1993; 7: A690.

- Scroggie DA, et al. The effect of glucosamine-chondroitin supplementation on glycosylated hemoglobin levels in patients with type 2 diabetes mellitus: a placebo-controlled, double-blinded, randomized clinical trial. Arch Intern Med 2003; 163: 1587-90.
- Shankar RR, et al. Glucosamine infusion in rats mimics the beta-cell dysfunction of non-insulin-dependent diabetes mellitus. Metabolism 1998; 47: 573-7.
- Simon RR, et al. A comprehensive review of oral glucosamine use and effects on glucose metabolism in normal and diabetic individuals. Diabetes Metab Res Rev. 2011; 27: 14-27.
- Towheed TE, et al. Glucosamine therapy for treating osteoarthritis. Cochrane Database Syst Rev 2001; 1: CD002946.
- Towheed TE, et al. Glucosamine therapy for treating osteoarthritis. Cochrane Database Syst Rev 2005; (2): CD002946.
- Yu JG, et al. The effect of oral glucosamine sulfate on insulin sensitivity in human subjects. Diabetes Care 2003; 30: 523-8.
- Yun J, et al. Glucose-regulated stresses confer resistance to VP-16 in human cancer cells through a decreased expression of DNA topoisomerase II. Oncol Res 1995; 7: 583-90.

クレアチン creatine

【名　称】

[和　名]　クレアチン

[英　名]　creatine

▌概　要

　クレアチンはアミノ酸の1種であり，筋肉や脳，血液中に遊離クレアチンあるいはクレアチンリン酸として存在する。クレアチンは，筋収縮時のエネルギー源であるATPの再生に利用される。クレアチン含有サプリメントの摂取によって，レジスタンス運動（無酸素運動）時における運動能向上作用が示唆されている。生体におけるクレアチンの生合成には，グリシン，アルギニン，メチオニンといったアミノ酸が関与する。クレアチンのサルコシン（sarcosine，N-メチルグリシン）部分は，グリシンとS-アデノシルメチオニンに由来する。肝臓で合成されたクレアチンは，その大部分が筋肉組織に分布する。

　基礎研究では，筋収縮能改善，ATP産生の亢進が示されている。臨床研究では，レジスタンス運動時（無酸素運動時）における運動能向上や筋肉量増加，慢性心不全における運動耐容能改善作用，筋ジストロフィーにおける筋力改善作用といった報告がある。

　クレアチニン creatinine は，クレアチンの脱水物（無水物）であり，筋肉内でクレアチンリン酸の非可逆的非酵素的脱水とリン酸の離脱によって生成される。クレアチンサプリメントの短期投与（数日間の投与）によるエルゴジェニック効果のメカニズムとして，筋肉組織中のクレアチンリン酸貯蔵量の増加，運動時におけるクレアチンリン酸再生速度の上昇，ATP産生の亢進などが考えられる（Williams）。クレアチンサプリメントの長期投与（1週間から月単位の投与）および筋トレーニングとの併用では，クレアチンによる筋代謝への直接的・間接的な影響，つまり，筋タンパク質崩壊の抑制あるいはタンパク質合成の促進というメカニズムも考えられる。

　短期投与では，クレアチンローディングとして1日あたり20gを数日間，あるいは，285～300 mg/kg体重/日の用量で用いる（Hall）。長期投与では，30～50 mg/kg体重/日といった例がある。

♥ 用途・適応

レジスタンス運動におけるパフォーマンス改善作用　慢性心不全における運動耐容能改善作用　筋ジストロフィーにおける筋力改善作用

📖 相互作用チェックリスト

［相互作用に注意する医薬品］⇒［臨床における対応］

現時点では，クレアチンの適正使用に際して，医薬品との相互作用による有害事象は報告されていない。ただし，クレアチンの有する働きからの推測により，次の医薬品に関して，理論的な相互作用の可能性が考えられている。

▶**麻黄　エフェドラ**

　⇒併用は可能と考えられる。研究データの臨床的意義は不明であるが，念のため，医師の監視下に関連指標をモニターすること。

▶**カフェイン**

　⇒併用は可能と考えられるが，念のため慎重に。

▶**肝毒性を有する薬物**

　⇒併用は可能と考えられる。研究データの臨床的意義は不明であるが，念のため，医師の監視下に関連指標をモニターすること。

▶**腎毒性を有する薬物**

　⇒併用は可能と考えられる。研究データの臨床的意義は不明であるが，念のため，医師の監視下に関連指標をモニターすること。

▶**脂質異常症治療薬**

　⇒併用は可能と考えられる。

▶**糖尿病治療薬**

　⇒併用は可能と考えられる。

解説：相互作用のメカニズム

■麻黄　エフェドラ

33歳男性アスリートが，クレアチン6 g，カフェイン400～600 mg，エフェドラ40～60 mg，その他（タウリン，イノシン，L-カルニチン等）のサプリメントを6週間摂取した後，虚血性脳卒中（脳梗塞）を発症した（Vahedi）という症

例報告がある。海外では，運動能向上のために，極端な量の機能性食品や生薬を摂取し，それによる有害事象が示唆されている。特に，エフェドラ（麻黄）に関連した有害事象が多い。

■カフェイン

健常男性9名を対象にした臨床研究によると，クレアチンサプリメントによるエルゴジェニック作用がカフェイン投与（5 mg/kg/日）によって抑制されたという（Vandenberghe）。カフェインは，クレアチンの運動能向上作用を低下させると考えられる。

■肝毒性を有する薬物

ラットを用いた基礎研究では，クレアチンと運動負荷により，肝機能（AST，γGTP）や腎機能（BUN，クレアチニン）の指標の有意な上昇が認められている（Souza）。したがって，肝臓や腎臓に毒性を示す医薬品との併用の際には，相加的な負荷が想定されるため，注意が必要である。

■腎毒性を有する薬物

ラットを用いた基礎研究では，クレアチンと運動負荷により，肝機能（AST，γGTP）や腎機能（BUN，クレアチニン）の指標の有意な上昇が認められている（Souza）。したがって，肝臓や腎臓に毒性を示す医薬品との併用の際には，相加的な負荷が想定されるため，注意が必要である。

なお，健常高齢者に対して，クレアチニンサプリメント（0.1 g/kg/日）を12週間投与した臨床研究では，腎機能に有意な変化は認められなかった（Candow）。

また，クレアチンサプリメントによる腎機能への影響を検証したランダム化二重盲検偽薬対照試験では，クレアチン（1日あたり20 gを5日間投与，続く期間は1日あたり5 gを投与）を12週間投与した結果，腎機能への有意な影響は認められなかった（Lugaresi）。したがって，クレアチンによる腎機能への悪影響は否定的である。

■脂質異常症治療薬

クレアチンは，運動時に利用される。脂質代謝への作用について，運動による改善に加えて，クレアチンサプリメントによる相加的な効果があるかどうかを調べた臨床研究では，クレアチンと偽薬群が比較された結果，脂質代謝関連指標（HDL，LDL，TC，VLDL，TAG）および糖代謝関連指標（空腹時血糖値，インスリン値，HOMA）に有意な影響は認められなかった（Gualano）。したがっ

て，クレアチン自体による脂質代謝への影響は否定的である。

■糖尿病治療薬

上記（脂質異常症治療薬）の項目を参照。

📄 参考文献

- Candow DG, et al. Comparison of creatine supplementation before versus after supervised resistance training in healthy older adults. Res Sports Med. 2014; 22: 61-74.
- Gualano B, et al. Does creatine supplementation improve the plasma lipid profile in healthy male subjects undergoing aerobic training? J Int Soc Sports Nutr. 2008; 5: 16.
- Hall M, Trojian TH. Creatine supplementation. Curr Sports Med Rep. 2013; 12: 240-4.
- Lugaresi R, et al. Does long-term creatine supplementation impair kidney function in resistance-trained individuals consuming a high-protein diet? J Int Soc Sports Nutr. 2013; 10: 26.
- Souza WM, et al. Effects of creatine supplementation on biomarkers of hepatic and renal function in young trained rats. Toxicol Mech Methods. 2013; 23: 697-701.
- Vahedi K, et al. Ischaemic stroke in a sportsman who consumed MaHuang extract and creatine monohydrate for body building. J Neurol Neurosurg Psychiatry. 2000; 68: 112-3.
- Vandenberghe K, et al. Caffeine counteracts the ergogenic action of muscle creatine loading. J Appl Physiol. 1996; 80: 452-7.
- Williams MH, Branch JD. Creatine supplementation and exercise performance: an update. J Am Coll Nutr. 1998; 17: 216-34.

黒　酢 black vinegar

【名　称】

[和　名]　黒酢

[英　名]　black vinegar, black rice vinegar, rice vinegar, unpolished rice vinegar

ク

黒
酢

‖ 概　要

　黒酢は，醸造酢の1種であり，穀物酢に分類される。発酵および熟成過程で生じるアミノカルボニル反応（メイラード反応）によって，褐色あるいは黒褐色に着色されることから黒酢と呼ばれる。一般に，黒酢は，アルコール発酵したもろみに種酢を加え，発酵槽において酢酸発酵させる静置発酵法（表面発酵法）で製造される。その他，通気発酵法（全面発酵法）という製造法もある。

　農林水産省による「食酢品質表示基準」において，黒酢は，次のように定められている。

　『米黒酢』：穀物酢のうち，原材料として米（玄米のぬか層の全部を取り除いて精白したものを除く）又はこれに小麦若しくは大麦を加えたもののみを使用したもので，米の使用量が穀物酢1Lにつき180g以上であって，かつ，発酵及び熟成によって褐色又は黒褐色に着色したものをいう。

　『大麦黒酢』：穀物酢のうち，原材料として大麦のみを使用したもので，大麦の使用量が穀物酢1Lにつき180g以上であって，かつ，発酵及び熟成によって褐色又は黒褐色に着色したものをいう。

　黒酢には，クエン酸などの有機酸，各種のアミノ酸，酢酸が含まれている。また，ジヒドロフェルラ酸（dihydroferulic acid, DFA）やジヒドロシナピン酸（dihydrosinapic acid, DSA）が存在し，抗酸化作用を示す。基礎研究では，黒酢による抗酸化作用，高血圧改善作用，脂質代謝改善作用が報告されている。予備的なヒト臨床研究では，黒酢含有食品による月経前症候群（PMS）および月経痛に対する症状緩和作用が示されている。食酢に含まれる酢酸を用いたヒト臨床試験では，抗肥満作用や高血圧改善作用が報告されている。

　本邦では，トクホ（特定保健用食品）として，「酢酸」を関与成分とする製品が許可されており，「本品は食酢の主成分である酢酸を含んでおり，血圧が高め

277

の方に適した食品です」といった表示例がある。

　適正使用における許容性は高い。現時点では，医薬品との相互作用による有害事象は報告されていない。

　⇒『食酢　vinegar』の項

◉ 用途・適応

疲労回復　高血圧改善作用　体重増加抑制・体重減少

📖 相互作用チェックリスト

［相互作用に注意する医薬品］⇒［臨床における対応］

　現時点では，医薬品との相互作用による有害事象は報告されていない。

📄 参考文献

・公正取引委員会．黒酢及びもろみ酢の表示に関する実態調査について．平成 18 年 5 月 12 日．
・仲宗根靖，他．若年成人女性における黒酢含有食品の月経前症候群及び月経痛に対する緩和作用．日本栄養・食糧学会第 61 回大会 2007 年．pp261．
・長野正信，他．肝障害に及ぼす「くろず」の効果．生物機能研究会誌．2003；7：26-27．
・農林水産省．醸造酢の日本農林規格．制定昭和 54 年 6 月 8 日農水告第 801 号．最終改正平成 16 年 6 月 23 日農水告第 1215 号．
・農林水産省．食酢品質表示基準．制定平成 12 年 12 月 19 日農林水産省告示第 1668 号．改正平成 16 年 6 月 23 日農林水産省告示第 1216 号．改正平成 16 年 10 月 7 日農林水産省告示第 1821 号．
・大南宏治，他．くろずの生理活性について．基礎と臨床．1983；17：53-58．
・大南宏治，他．肥満，糖尿病マウスおよび過酸化脂質投与ラットに及ぼすくろずの作用．基礎と臨床．1983；17：79-82．
・大南宏治，他．ラット（SHR）の血圧に及ぼすくろずの作用．基礎と臨床．1985；19：237-241．
・斉藤和人，他．黒酢の男子陸上長距離選手の全血流動性に及ぼす影響．日本ヘモレオロジー学会誌 2004；7：25-31．
・Shimoji Y, et al. Isolation and identification of DPPH radical scavenging compounds in Kurosu (Japanese unpolished rice vinegar). J Agric Food Chem. 2002; 50: 6501-3.
・山岸賢治，他．黒酢中に含まれる血液改善成分の生成および構造解析．日本食品科学工学会誌．1998；45：545-549．

- 山路加津代，他．くろずの DPPH ラジカル消去能とヒト LDL における抗酸化作用の検討．日本栄養・食糧学会誌．2001；54：89-93.
- 山下広美，他．酢酸の抗肥満効果の評価．日本栄養・食糧学会第 61 回大会 2007 年．pp201.

ク

黒

酢

クロセチン crocetin

【名　称】

[和　名] クロセチン

[英　名] crocetin

[学　名] *Gardenia jasminoides*（クチナシ）（基原植物）

▌概　要

　クロセチンは，クチナシ（学名 *Gardenia jasminoides*）やサフランなどに含まれるカロテノイドの1種である。

　クロセチンの作用として，抗酸化作用や眼精疲労改善作用が見出されており，サプリメントとして利用されている。

　予備的な臨床研究では，次の報告がある。まず，不眠症を有する被験者21名を対象にクチナシ由来クロセチンを2週間投与したランダム化二重盲検偽薬対照試験では，クロセチンによる睡眠の質の改善作用が見出された（Kuratsune）。また，加齢黄斑変性症患者25名を対象に，サフラン由来クロセチンやクロシン crocin を含むサプリメント（20 mg/日）を3カ月間投与した臨床試験では，網膜フリッカー感受性の改善が認められた（Falsini）。また，日本人健常者14名（男女各7名）を対象に，クロセチン（15 mg），ビタミンC（3,000 mg），あるいは偽薬を8日間投与し，運動負荷による評価を行ったところ，クロセチン投与によって，男性において身体疲労の抑制効果が見出された（Mizuma）。

　一般に安全性は高く，適応となる病態に対して適切な品質の製品を用法・用量を守って使用する場合，現時点では特に問題は報告されていない。

◉ 用途・適応

眼精疲労改善作用　抗疲労作用　抗酸化作用　睡眠の質の改善

相互作用チェックリスト

［相互作用に注意する医薬品］⇒［臨床における対応］

現時点では，医薬品との相互作用による有害事象は報告されていない。

参考文献

- Falsini B, et al. Influence of saffron supplementation on retinal flicker sensitivity in early age-related macular degeneration. Invest Ophthalmol Vis Sci. 2010; 51: 6118-24.
- Kuratsune H, et al. Effect of crocetin from Gardenia jasminoides Ellis on sleep: a pilot study. Phytomedicine. 2010; 17: 840-3.
- Mizuma H, et al. Daily oral administration of crocetin attenuates physical fatigue in human subjects. Nutr Res. 2009; 29: 145-50.

ク

クロセチン

黒大豆種皮抽出物 black soybean extract

【名　称】

[和　名]　黒大豆

[英　名]　black soybean extract

[学　名]　*Glycine max*（大豆）

‖ 概　要

　黒大豆種皮抽出物には，有効成分としてアントシアニン類が存在する。特に，シアニジン-3-グルコシド cyanidin-3-glucoside が特徴的なアントシアニンである。その他，delphinidin-3-glucoside や petunidin-3-glucoside といった成分も見出されている。

　アントシアニン類には抗酸化作用があり，これまでの基礎研究では，黒大豆種皮抽出物の作用として，LDL 酸化抑制作用，内臓脂肪蓄積抑制作用，抗ウイルス作用等が報告されてきた。サプリメントとして，クロマニンといった製品が利用されている。

　通常の食材に由来する成分であり，許容性は高いと考えられる。適応となる病態に対して適切な品質の製品を用法・用量を守って使用する場合，現時点では特に問題は報告されていない。

　ただし，基礎研究や臨床試験はまだ十分ではなく，今後の研究成果が期待される。

● 用途・適応

　抗酸化作用

相互作用チェックリスト

［相互作用に注意する医薬品］⇒［臨床における対応］

　現時点では，医薬品との相互作用による有害事象は報告されていない。

参考文献

- Choung MG, et al. Isolation and determination of anthocyanins in seed coats of black soybean (Glycine max (L.) Merr.). J Agric Food Chem 2001; 49: 5848-51.
- Takahashi R, et al. Antioxidant activities of black and yellow soybeans against low density lipoprotein oxidation. J Agric Food Chem 2005; 53: 4578-82.
- Takahata Y, et al. Highly polymerized procyanidins in brown soybean seed coat with a high radical-scavenging activity. J Agric Food Chem 2001; 49: 5843-7.
- Yamai M, et al. Antiviral activity of a hot water extract of black soybean against a human respiratory illness virus. Biosci Biotechnol Biochem 2003; 67: 1071-9.

クロム chromium

【名　称】

[和　名]　クロム，三価クロム，クロミウム，ピコリン酸クロム，クロミウムピコリネート

[英　名]　chromium, chromium picolinate

[化学名]　Cr

▋概　要

　クロムは必須微量元素の一つであり，エネルギー代謝において重要なミネラルである。食品に存在するクロムの多くは3価クロムである（なお，6価クロムは中毒を生じる）。クロムは，糖代謝や脂質代謝，タンパク質代謝に関与する。食生活の変化や加齢に伴って，潜在的なクロム欠乏による糖代謝異常などの生活習慣病が考えられる。臨床研究では，ピコリン酸クロムの投与によって糖尿病患者における血糖コントロール改善作用，脂質代謝異常の改善作用が認められている。なお，ダイエット（減量）用サプリメントの成分としてピコリン酸クロムが配合されていることがあるが，ピコリン酸クロムの減量（体脂肪減少）効果を示した質の高い臨床研究は知られていない。クロム含有サプリメントは，2型糖尿病における耐糖能異常やインスリン抵抗性の改善，脂質代謝異常の改善を目的とした補完医療として利用される。適正使用における許容性は高い。現時点では，医薬品との相互作用による有害事象は報告されていない。

　『日本人の食事摂取基準（2015年版）』による1日あたりの目安量は，18〜69歳の男性，女性とも10 μg である。耐容上限量は設定されていない。『栄養素等表示基準値』は，10 μg と設定されている。

◉ 用途・適応

　2型糖尿病における耐糖能異常やインスリン抵抗性の改善　脂質代謝異常の改善

📖 相互作用チェックリスト

[相互作用に注意する医薬品・食品] ⇒ [臨床における対応]

現時点では，医薬品との相互作用による有害事象は報告されていない。ただし，クロムの有する働きからの推測により，次の医薬品に関して，理論的な相互作用の可能性が考えられている。

▶**肥満・糖尿病治療薬**

⇒併用は可能と考えられるが，念のため慎重に。医師の監視下に関連指標をモニターすること。

▶**鉄**

⇒併用は可能と考えられるが，念のため慎重に。医師の監視下に関連指標をモニターすること。

▶**野草および肝毒性薬剤**

⇒併用は可能と考えられるが，念のため慎重に。医師の監視下に関連指標をモニターすること。

▶**腎毒性薬剤**

⇒併用は可能と考えられるが，念のため慎重に。医師の監視下に関連指標をモニターすること。

🌀 解説：相互作用のメカニズム

■肥満・糖尿病治療薬

クロムは，2型糖尿病における血糖コントロール改善作用や肥満者における糖代謝改善作用を有しているため，理論的には，同様の効果を有する治療薬との併用によって相加作用・相乗作用を生じうる（Broadhurst, Grant）。該当する医薬品との併用には念のために注意する。投与する際には，関連指標をモニターすること。

■鉄

クロムは，鉄の輸送タンパクへの結合と競合することで，鉄の潜在的な欠乏を生じうる。ただし，通常の摂取用量では，臨床的に鉄不足を生じることはないと考えられる（Campbell, McCarty）。

■野草および肝毒性薬剤

ポルトガルにおいて，体重減少を目的として，野草とクロム（200マイクログラム/日）を含むサプリメントを5カ月間摂取した35歳女性において，肝障害および肝臓でのクロム過剰蓄積を生じたという症例が報告されている（Lança）。

■腎毒性薬剤

クロムサプリメント摂取後に，腎障害を生じたという症例が報告されている（Wasser）。

参考文献

- Broadhurst CL, Domenico P. Clinical studies on chromium picolinate supplementation in diabetes mellitus — a review. Diabetes Technol Ther. 2006; 8: 677-87.
- Grant KE, et al. Chromium and exercise training: effect on obese women. Med Sci Sports Exerc. 1997; 29: 992-8.
- Lança S, et al. Chromium-induced toxic hepatitis. Eur J Intern Med. 2002; 13: 518-520.
- McCarty MF. Chromium supplementation and iron metabolism. Am J Clin Nutr. 1997; 65: 890-1.
- Wasser WG, et al. Chronic renal failure after ingestion of over-the-counter chromium picolinate. Ann Intern Med. 1997; 126: 410.

クロレラ *Chlorella* species

【名　称】

[和　名]　クロレラ

[英　名]　chlorella, green algae, freshwater seaweed

[学　名]　*Chlorella* species（*Chlorella pyrenoidosa, Chlorella vulgaris* 他）

▎概　要

　クロレラ chlorella は，淡水産の藻の1種であり，タンパク質やアミノ酸，ビタミン類，ミネラル類といった栄養素が豊富に含まれている。また，抗酸化作用のある葉緑素（クロロフィル）の含有量も多い。現在，食用クロレラとして特定の種類が栽培されている。

　健康食品としてのクロレラは，各種の必須栄養素が重量比で豊富に存在するとして健康上の訴求が行われている。しかし，クロレラが主食になるわけではないので，栄養素の供給源としては限られている。なお，ビタミンB群も豊富であるが，クロレラのビタミンB_{12}はヒトでは利用されない不活性型が主に存在する。

　基礎研究では，抗ウイルス作用，抗がん作用，免疫賦活作用，糖尿病予防作用が示唆されてきた。例えば，クロレラによるマクロファージの活性亢進作用，インターフェロン産生促進作用といった報告がある。ただし，これらの作用がヒトの体内でも認められるのかは明らかではない。

　クロレラは藻の1種であるため，葉緑素も豊富に含まれている。葉緑素には抗酸化作用があるので，生活習慣病の予防効果も期待できる。しかし，特定の症状や疾患に対する効果に関して，臨床試験は十分とはいえない。これまでの臨床試験では，クロレラ単独投与ではなく，他のサプリメントとの併用で効果を認めたというケースが多い。例えば，DHAを取り込ませたクロレラ摂取による脂質異常症の改善，γアミノ酪酸（GABA）含有クロレラによる高血圧の改善という報告がある。また，線維筋痛症患者に対して2カ月間服用した結果，痛み等の症状が改善したというデータがある。さらに，腫瘍に対しての効果を示唆するデータもあるが，結論は得られていない。その他，4週間のクロレラ投与によって，クロレラによる血管機能改善作用（脈間脈波伝播速度（腕足首脈波伝播速度）の低下）が報告されている（Otsuki）。日本人の健常な高齢者12名を対象に，1日あ

たり8gのクロレラサプリメント（ルテイン22.9 mg含有）を投与し，1カ月あるいは2カ月後の時点で，赤血球中での抗酸化状態の亢進およびPLOOH（脂質過酸化の第一次生成物）値の低下が示されている（Miyazawa）。

クロレラは，培養方法や採取法，製造過程の違いにより栄養素の含有量に差が生じうる。通常の食材に近い成分であり，許容性は高いと考えられる。適応となる病態に対して適切な品質の製品を用法・用量を守って使用する場合，現時点では特に重篤な有害事象は報告されていない。ただし，悪心や嘔吐，下痢といった消化器症状，光過敏症等の皮膚障害が生じうる。稀にアレルギー症状や過敏症，肝障害が認められる。これらの有害事象は，メーカーによる製品の差や，個人の体質による反応性・感受性の相違に起因すると考えられる。

クロレラにはビタミンKが豊富に含まれているため，ワルファリンwarfarinの作用を減弱させる可能性がある。ただし，基礎研究や臨床試験はまだ十分ではなく，今後の研究成果が期待される。

● 用途・適応

各種栄養素の補給　抗酸化作用　生活習慣病の予防や改善

相互作用チェックリスト

［相互作用に注意する医薬品］⇒［臨床における対応］
▶ワルファリン
　⇒併用は避ける。

解説：相互作用のメカニズム

■ワルファリン

ワルファリンwarfarinは，ビタミンKの代謝サイクルを阻害することで抗凝固作用を示す（作用機序は，「青汁」の項参照）。そのため，ワルファリン服用中は，ビタミンKを多く含有する食品である「納豆」や「クロレラ」の摂取を避けるようにとの食事指導が行われている。

植物中のビタミンK（ビタミンK_1）は，葉緑体中での光合成において重要な役割を果たしている。緑藻植物であるクロレラは，葉緑素を多量に含んでいるこ

とから，クロレラ製品中にもビタミンKが大量に含まれていると推測される。これまでに，ワルファリン服用中の患者において，クロレラ摂取によると思われるトロンボテスト値の変動が複数例，報告されている。

参考文献

・エーザイ株式会社　ワーファリン適正使用情報 Q & A.
・Miyazawa T, et al. Ingestion of chlorella reduced the oxidation of erythrocyte membrane lipids in senior Japanese subjects. J Oleo Sci. 2013; 62: 873-81.
・Ohkawa S, et al. Warfarin therapy and chlorella Rinsho Shinkeigaku 1995; 35: 806-7.
・Otsuki T, et al. Multicomponent supplement containing Chlorella decreases arterial stiffness in healthy young men. J Clin Biochem Nutr. 2013; 53: 166-9.
・ワルファリンカリウム錠（ワーファリン錠®）　エーザイ添付文書　2014 年 7 月改訂（第22 版）．

桑 *Morus* species

【名　称】

[和　名]　桑（クワ）

[英　名]　*M. alba*; white mulberry, *M. nigra*; black mulberry

[学　名]　*Morus* species（*M. alba*, *M. nigra*）

▌概　要

　桑（*Morus alba*, *Morus nigra* 等 *Morus* species）は，葉，果実，根皮が薬用に利用されてきた。

　まず，桑（*M. alba*, *M. nigra*）の葉に存在する 1-デオキシノジリマイシン 1-deoxynojirimycin は，α-グルコシダーゼ阻害作用を有する。そのため，桑の葉（桑葉）を成分とするサプリメントが糖尿病に対して利用されている。また，伝統医療においても，桑の葉が糖尿病に用いられてきた。これまでに基礎研究や小規模な臨床試験では，糖質・炭水化物の吸収遅延による抗糖尿病作用が示唆されている。現時点では，特に問題となる有害事象は知られていない。ただし，桑の葉の抗糖尿病作用に関して，その効能・効果や安全性の検証には，さらに多くの研究が必要である。

　桑（*M. nigra*）の果実は，ビタミン C, ルチン rutin, ペクチン pectin, アントシアニン類を含む。ペクチンは，緩下作用を有する。桑の果実は抗酸化作用を示す。

　桑（*M. nigra*）の根皮は，レクチン類やフラボノイド類を含む。

◉ 用途・適応

　2 型糖尿病の食後過血糖抑制作用（桑葉抽出物）

📖 相互作用チェックリスト

［相互作用に注意する医薬品］⇒［臨床における対応］

　現時点では，医薬品との相互作用による有害事象は報告されていない。ただ

し，桑葉の有する働きからの推測により，理論的な相互作用の可能性が考えられている。

▶**糖尿病治療薬**

⇒併用は可能と考えられるが，念のため慎重に。

▶**チトクローム P450 および P 糖タンパク**

チトクローム P450 の分子種のうち，CYP 3A4 および P 糖タンパクに関連する薬剤。（CYP および P 糖タンパクと医療用医薬品との関連については巻末の別表参照）

⇒併用は可能と考えられるが，念のため慎重に。研究データの臨床的意義は不明。

解説：相互作用のメカニズム

■糖尿病治療薬

桑葉は食後過血糖抑制作用を有しているため，理論的には，同様の効果を有する医薬品との併用によって相加作用・相乗作用を生じうる。該当する医薬品との併用には念のために注意する。

■チトクローム P450 および P 糖タンパク

ラットを用いた基礎研究において，桑抽出物とシクロスポリン（CYP 3A4 および P 糖タンパクの基質）の併用投与によって，桑による CYP 3A4 と P 糖タンパクの活性亢進により，シクロスポリンの AUC および Cmax の有意な低下が示されている（Hsu）。このデータの臨床的意義は不明であるが，理論的には，桑による CYP 3A4 および P 糖タンパクの活性亢進を介した医薬品との相互作用が推測される。

📄 参考文献

・青山みどり，他．卵巣摘出ラット（更年期女性モデル）を用いた桑葉の脂肪分布に及ぼす影響．群馬県立医療短期大学紀要 8 巻　Page59-63（2001.03）.
・Hsu PW, et al. Potential risk of mulberry-drug interaction: modulation on P-glycoprotein and cytochrome P450 3A. J Agric Food Chem. 2013; 61: 4464-9.
・Ionescu-Tirgoviste C, et al. The effect of a plant mixture on the metabolic equilibrium in patients with type-2 diabetes mellitus. Rev Med Interna Neurol Psihiatr Neurochir Dermatovenerol Med Interna 1989; 41: 185-92.

- 斉藤嘉美. 糖尿病症例における桑葉エキス粒とタマネギ濃縮乾燥粒の併用による食後高血糖への影響. 臨床医薬 19 巻 8 号　Page915-919（2003.08）.
- 斉藤嘉美. 糖尿病症例における桑葉エキス粒（Mulberry Leaves Concentrated Dried Tablet：MLCDT）の食後高血糖への影響. 臨床医薬 18 巻 12 号　Page1389-1396（2002.12）.

クワンソウ *Hemerocallis fulva* var. *sempervirens*

【名　称】

[和　名]　アキノワスレグサ，トキワカンゾウ（常葉萱草），クワンソウ，
　　　　　クヮンソウ，ファンソー

[英　名]　Kwanso

[学　名]　*Hemerocallis fulva* var. *sempervirens*

▌概　要

　クワンソウ（クヮンソウ）は，海洋性亜熱帯地域に自生するユリ科ワスレグサ
属の多年生単子葉植物である。沖縄において食用に用いられており，琉球王朝時
代の『御膳本草（ごぜんほんぞう）』（琉球の食医学書）にも記載されている。

　クワンソウには，ユリ科植物に共通する成分としてコルヒチンやアントラキノ
ン誘導体などのアルカロイド類（これらは下痢や嘔吐を生じるため，沖縄での食
用の際には十分な加熱調理が行われる）の他に，オキシピナタニンやクワンソニ
ンといったヒドロキシグルサミン酸類，βシトステロール，ステロイドサポニン
が同定されている（Konishi）。

　基礎研究では，クワンソウ由来成分による抗酸化作用が見出されている
（Lin）。ラットを用いた研究では，クワンソウ抽出物による抗うつ作用が報告さ
れている（Lin）。

　機能性食品素材としては，クワンソウの葉からアルカロイド類を除去して調整
したヒプノカリス Hypnocallis が，睡眠改善目的に用いられている（Eguchi，吉
原）。ヒプノカリスの睡眠改善作用は，皮膚毛細血管血流増加による深部体温低
下作用を介した入眠促進効果であり，深部体温低下作用は同量のグリシンや
GABA（ガンマアミノ酪酸）に比べて，速かったという（Eguchi，江口）。また，
PSQI（ピッツバーグ睡眠調査票）スコアにより軽度の不眠症と診断されたボラ
ンティア 13 名（20〜50 歳代）を対象にした二重盲検試験では，ノンレム睡眠量
が増加し，中途覚醒が減少した。

　一方，昼間の覚醒レベルが高いときには，睡眠作用はないとされる。具体的に
は，男女ボランティア（20〜60 歳代）45 名を対象に，朝 9 時に有効量の 1，3，
5 倍量を投与して眠気アンケート調査を行った二重盲検試験では，偽薬群と実薬

群との間で，仕事に障害を生じる眠気に差は認められなかった。これは，作用機序として，睡眠中枢を介していないためであると推察されている。

　その他，睡眠障害を訴える日本人を対象に，ラクティウム含有複合サプリメント（グースカ®；ラクティウム 150 mg ＋ クワンソウ濃縮エキス末 300 mg ＋ オルニチン塩酸塩 400 mg ＋ アルギニン 600 mg）を 2 週間投与した臨床研究では，PSQI（ピッツバーグ睡眠調査票）スコアの改善，OSA 睡眠調査票 MA 版の改善，行動計による改善傾向が見出されたという。

　豊富な食経験に基づく食材に由来する成分であり，許容性は高いと考えられる。適応となる病態に対して適切な品質の製品を用法・用量を守って使用する場合，現時点では特に問題は報告されていない。なお，機能性食品素材のヒプノカリスに関しては，マウスを用いた急性毒性試験，培養細胞による安全性の検証が行われており，問題は見出されていない。

♀ 用途・適応

睡眠導入作用（深部体温低下作用）　抗うつ作用

📖 相互作用チェックリスト

［相互作用に注意する医薬品］⇒ ［臨床における対応］

　現時点では，医薬品との相互作用による有害事象は報告されていない。ただし，クワンソウの有する働きからの推測により，理論的な相互作用の可能性が考えられている。

▶チトクローム P450

　チトクローム P450 の分子種のうち，CYP3A に関連する薬剤。（CYP と医療用医薬品との関連については巻末の別表参照）

　　⇒併用は可能と考えられるが，念のため慎重に。研究データの臨床的意義は不明。

〰 解説：相互作用のメカニズム

■チトクローム P450

　クワンソウは，チトクローム P450 の分子種のうち，CYP3A への影響が示唆

されている。基礎研究において，クワンソウ抽出物による CYP3A4 を軽度に抑制する（Taguchi）。

参考文献

- 江口直美．沖縄産アキノワスレグサ（クワンソウ）の抽出エキス，ヒプノカリスによる睡眠促進の作用機序の解明．日本睡眠学会第 36 回定期学術集会．2011 年，PJ-038.
- Eguchi, N. Quality sleep induced by "Hypnocallis", an extract of "Kwanso" vegetable in Okinawa. Food style 21. 2012; 16: 44-6.
- Konishi T, et al. Steroidal saponins from Hemerocallis fulva var. kwanso. Chem Pharm Bull (Tokyo). 2001; 49: 318-20.
- Lin SH, et al. The Antidepressant-like Effect of Ethanol Extract of Daylily Flowers (Jīn Zhēn Huā) in Rats. J Tradit Complement Med. 2013; 3: 53-61.
- Lin YL, et al. Antioxidative caffeoylquinic acids and flavonoids from Hemerocallis fulva flowers. J Agric Food Chem. 2011; 59: 8789-95.
- Taguchi K, et al. An evaluation of novel biological activity in a crude extract from Hemerocallis fulva L. var. sempervirens M. Hotta. Nat Prod Res. 2014; 28: 2211-3.
- 吉原浩一．沖縄産アキノワスレグサ（クワンソウ）の抽出エキス，ヒプノカリスの 4 週間連続摂取によるヒトボランティアの睡眠の質の改善効果．日本睡眠学会第 36 回定期学術集会．2011 年，PJ-029.

ク

クワンソウ

ケフィア kefir

【名　称】
　[和　名] ケフィア
　[英　名] kefir

▌概　要

　ケフィアとは，発酵乳の1種であり，コーカサス地方を起源とする伝統食として摂取されてきた。プロバイオティクスとしての作用を有することから，機能性食品素材に用いられる。

　ケフィアは，乳酸菌と酵母を含むケフィアグレイン（kefir grain）を生乳に加えて発酵させ，産生される。ケフィアグレインには特有の乳酸菌と酵母が共存し，発酵過程においてカリフラワー状の複合体を形成する。

　ケフィアには，乳酸菌として，*Lactobacillus kefiri* や *Lb. lactis*，*Lb. delbrueckii*，*Lb. helveticus*，*Lb. casei*，*Lb. kefiranofaciens*，*Lb. kefirgranum*，*Lb. parakefir* 等の多種類が見出されている。また，酵母として *Saccharomyces cerevisiae* 等がある。多糖類のケフィラン kefiran も存在する。

　ケフィアの抗菌作用に関する研究では，ケフィア由来の乳酸菌 58 株が検討された。

　ケフィアグレインの乳酸菌によって産生される水溶性多糖類として，グルコースとガラクトースから構成されるケフィラン kefiran（ガラクトグルカン）があり，多彩な機能性が知られている。具体的には，抗菌作用，抗真菌作用，抗腫瘍作用が知られている。ケフィアあるいはケフィランの働きに関する基礎研究において，腸管フローラを介した免疫調節作用，T 細胞を介した免疫賦活作用，抗炎症作用，喘息モデルマウスにおける抗炎症作用，血糖低下作用，整腸作用，脂質代謝改善作用，血圧上昇抑制作用が報告されている。予備的な臨床試験では，大腸がん患者を対象に，ケフィア投与群（20 名）と偽薬投与群（20 名）の比較が行われた結果，ケフィアは，標準治療（化学療法）施行中の消化器系症状の低減作用は認められないが，睡眠障害を減少させる効果が示された（Can）。

　ヒト臨床研究において，ケフィアによる機能性便秘症の改善効果も示されている（Turan）。

豊富な食経験を有する食用の成分であり，適正使用における許容性は高い。

なお，ケフィアは，乳酸菌と酵母の共生 symbiosis による産物であり，乳酸菌による乳酸発酵と，酵母によるアルコール発酵から生成される。一方，ヨーグルトは，乳酸菌のみによる発酵である。

♥ 用途・適応

整腸作用　免疫調節作用　抗炎症作用　抗真菌作用　生活習慣病予防作用がんの補完療法（QOL 改善作用）

📖 相互作用チェックリスト

［相互作用に注意する医薬品］⇒［臨床における対応］

現時点では，医薬品との相互作用による有害事象は報告されていない。

📄 参考文献

- Can G, et al. Effect of kefir on the quality of life of patients being treated for colorectal cancer. Oncol Nurs Forum. 2009; 36: E335-42.
- Turan İ, et al. Effects of a kefir supplement on symptoms, colonic transit, and bowel satisfaction score in patients with chronic constipation: A pilot study. Turk J Gastroenterol. 2014 Dec; 25(6): 650-6.

ケルセチン quercetin

【名　称】

[和　名]　ケルセチン

[英　名]　quercetin

▌概　要

　ケルセチンとは，フラボノイドに分類されるファイトケミカルの一つである。フラボノイド類は，多くの植物においてアグリコンあるいは配糖体として存在する。食事に含まれるフラボノイド配糖体では，ケルシトリン quercitrin，ルチン rutin，ロビニン robinin などが多い。消化管において，ケルシトリンとルチンはケルセチンに，ロビニンはケンフェロール kaempferol へ分解される。ケルセチンあるいはフラボノイド類は，抗炎症作用，抗酸化作用，循環改善作用，毛細血管脆弱性改善作用といった作用を有する。基礎研究や疫学調査によると，ケルセチンおよびフラボノイドは，血管内皮機能を改善し，心血管疾患を予防する。さらに，予備的な臨床研究において，高血圧や虚血性心疾患の患者への投与で血管内皮機能の改善が示されている。前立腺炎への効果として，カテゴリーⅢa あるいはⅢb の慢性骨盤疼痛症候群（chronic pelvic pain syndrome，前立腺関連疼痛症候群）を有する男性被験者に，ケルセチン（1,000 mg，分2）を投与した臨床研究において，症状改善作用が認められたという。豊富な食経験を有する食用の成分であり，適正使用における許容性は高い。

　⇒『ビタミンP』『ヘスペリジン』『ルチン』の項

◉ 用途・適応

　抗炎症作用　抗酸化作用　循環改善作用　毛細血管脆弱性改善作用　血管内皮機能改善　心血管疾患の予防および改善作用

📖 相互作用チェックリスト

[相互作用に注意する医薬品] ⇒ [臨床における対応]

現時点では，医薬品，サプリメント，食品との相互作用による有害事象は報告されていない。ただし，ケルセチンの有する働きからの推測により，次の医薬品に関して，理論的な相互作用の可能性が考えられている。

▶**チトクローム P450：CYP3A4 および P 糖タンパク**

チトクローム P450 の分子種のうち CYP3A4 および P 糖タンパクに関連する薬剤。(CYP や P 糖タンパクと医療用医薬品との関連については巻末の別表参照)

⇒併用は可能と考えられるが，念のため慎重に。研究データの臨床的意義は不明。

▶**チトクローム P450：CYP1A1**

チトクローム P450 の分子種のうち，CYP1A1 に関連する薬剤。(CYP と医療用医薬品との関連については巻末の別表参照)

⇒併用は可能と考えられるが，念のため慎重に。研究データの臨床的意義は不明。

▶**チトクローム P450：CYP1A2 および CYP2A6**

チトクローム P450 の分子種のうち，CYP1A2 および CYP2A6 に関連する薬剤。(CYP と医療用医薬品との関連については巻末の別表参照)

⇒併用は可能と考えられるが，念のため慎重に。研究データの臨床的意義は不明。

▶**チトクローム P450：CYP2C8**

チトクローム P450 の分子種のうち，CYP2C8 に関連する薬剤。(CYP と医療用医薬品との関連については巻末の別表参照)

⇒併用は可能と考えられるが，念のため慎重に。

▶**N-アセチルトランスフェラーゼ，キサンチンオキシダーゼ**

⇒併用は可能と考えられる。研究データの臨床的意義は不明。

▶**パクリタキセル paclitaxel（抗がん薬）**

⇒併用は慎重に。研究データの臨床的意義は不明。

▶**シクロスポリン cyclosporine**

⇒併用は慎重に。研究データの臨床的意義は不明。

▶**腎毒性薬剤**

⇒併用は慎重に。医師の監視下に関連指標をモニターすること。

解説：相互作用のメカニズム

■チトクローム P450：CYP3A4 および P 糖タンパク

健常者 10 名（男性 6 名，女性 4 名）を対象にした 11 日間の臨床研究において，CYP3A4 および P 糖タンパク基質のサキナビル saquinavir（3,600 mg，分3/日）を 11 日間，ケルセチン（1,500 mg，分3/日）を 4 日目から併用投与で続く 8 日間投与したところ，ケルセチンは，サキナビルの薬物動態に影響は認められなかった（DiCenzo）。

一方，基礎研究では，ケルセチンによる CYP3A4 や P 糖タンパクの活性阻害作用が報告されている。

まず，ラットを用いた基礎研究では，ケルセチンの投与（2，10 あるいは20 mg/kg）による CYP3A4 活性阻害作用を介した医薬品の代謝阻害としてミダゾラム midazolam およびピオグリダゾン pioglitazone のバイオアベイラビリティの亢進が報告されている（Umathe）。

つぎに，ラットを用いた基礎研究において，ケルセチンによる CYP3A4 と P糖タンパクの活性阻害作用が示されている。具体的には，ケルセチンの単回投与（1，5 あるいは 15 mg/kg）により，エトポシド etoposide の血中濃度（AUC）上昇，全身クリアランス低下，バイオアベイラビリティ亢進が認められた（Li）。

また，ウサギを用いた基礎研究では，ケルセチンの投与（2，10，20 mg/kg）により，ジルチアゼムの血中濃度の有意な上昇，AUC の有意な上昇，絶対的バイオアベイラビリティの増加が認められた。これは，ケルセチンによる CYP3A4 と P 糖タンパクの活性阻害作用による（Choi）。

その他，基礎研究において，ケルセチン投与によって，パクリタキセルのバイオアベイラビリティの上昇，パクリタキセルの血中濃度の低下が報告されている（後述）。

■チトクローム P450：CYP1A1 活性誘導

基礎研究（肝 HepG2 細胞を用いた *in vitro* 系）において，ケルセチンによる CYP1A1 の遺伝子発現の増加と活性誘導が示されている（Vrba）。ただし，研究データの臨床的意義は不明である。

■チトクローム P450：CYP1A2 活性阻害 CYP2A6 活性誘導

健常男性 12 名を対象にした臨床研究において，ケルセチン（500 mg/日）によって，CYP1A2 活性の抑制作用および CYP2A6 の活性誘導作用が示されてい

る（Chen）。このデータの臨床的意義は不明であるが，理論的には，ケルセチンによって，CYP1A2活性阻害あるいはCYP2A6活性誘導を介した医薬品との相互作用が推測される（N-アセチルトランスフェラーゼ，キサンチンオキシダーゼも参照）。

■チトクローム P450：CYP2C8

健常男性10名を対象にした臨床研究（クロスオーバー試験）において，ケルセチン（500 mg/日）あるいは偽薬を3週間摂取後，CYP2C8基質のロシグリタゾン（4 mg）を服用した結果，CYP2C8活性に有意な変化はなく，薬物動態への影響は認められなかった（Kim）。

■ N-アセチルトランスフェラーゼ，キサンチンオキシダーゼ

健常男性12名を対象にした臨床研究において，ケルセチン（500 mg/日）によって，N-アセチルトランスフェラーゼ活性の亢進，キサンチンオキシダーゼ活性の亢進が認められた（Chen）。ただし，このデータの臨床的意義は不明である。

■パクリタキセル paclitaxel（抗がん薬）

まず，ラットを用いた基礎研究において，ケルセチンの前投与により，パクリタキセル（CYP3A4の基質）の血中濃度（AUC, Cmax）の上昇，絶対的バイオアベイラビリティの増加が示されている（Choi）。

つぎに，ラットおよびヒト肝ミクロソームを用いた in vitro 系の基礎研究において，ケルセチンは，CYP2C8活性抑制を介して，パクリタキセルの代謝を阻害した（Václavíková）。理論的には，ケルセチンによるパクリタキセルの血中濃度増加が想定される。

■シクロスポリン cyclosporine

ラットを用いた基礎研究において，ケルセチン投与によるシクロスポリン（CYP3A4とP糖タンパクの基質）の血中濃度（Cmax, AUC）の低下が示され，in vitro 系での検証にて，CYP3A4とP糖タンパクの活性誘導作用が見出された（Yu）。

■腎毒性薬剤

ヒト臨床研究第1相試験において，ケルセチンの静注投与による腎障害が報告されている（Ferry）。サプリメントは経口投与であるが，念のため，臨床指標に

注意すること。

📑 参考文献

- Chen Y, et al. Simultaneous action of the flavonoid quercetin on cytochrome P450 (CYP) 1A2, CYP2A6, N-acetyltransferase and xanthine oxidase activity in healthy volunteers. Clin Exp Pharmacol Physiol. 2009; 36: 828-33.
- Choi JS, Li X. Enhanced diltiazem bioavailability after oral administration of diltiazem with quercetin to rabbits. Int J Pharm. 2005; 297: 1-8.
- Choi JS, Li X. Enhanced paclitaxel bioavailability after oral administration of paclitaxel or prodrug to rats pretreated with quercetin. Eur J Pharm Biopharm. 2004; 57: 313-8.
- DiCenzo R, et al. Effect of quercetin on the plasma and intracellular concentrations of saquinavir in healthy adults. Pharmacotherapy. 2006; 26: 1255-61.
- Ferry DR, et al. Phase I clinical trial of the flavonoid quercetin: pharmacokinetics and evidence for in vivo tyrosine kinase inhibition. Clin Cancer Res. 1996; 2: 659-68.
- Kim KA, et al. Effect of quercetin on the pharmacokinetics of rosiglitazone, a CYP2C8 substrate, in healthy subjects. J Clin Pharmacol. 2005; 45: 941-6.
- Li X, Choi JS. Effects of quercetin on the pharmacokinetics of Etoposide after oral or intravenous administration of etoposide in rats. Anticancer Res. 2009; 29: 1411-5.
- Umathe SN, et al. Quercetin pretreatment increases the bioavailability of pioglitazone in rats: involvement of CYP3A inhibition. Biochem Pharmacol. 2008; 75: 1670-6.
- Václavíková R, et al. Paclitaxel metabolism in rat and human liver microsomes is inhibited by phenolic antioxidants. Naunyn Schmiedebergs Arch Pharmacol. 2003; 368: 200-9.
- Vrba J, et al. Quercetin, quercetin glycosides and taxifolin differ in their ability to induce AhR activation and CYP1A1 expression in HepG2 cells. Phytother Res. 2012; 26: 1746-52.
- Yu CP, et al. Quercetin and rutin reduced the bioavailability of cyclosporine from Neoral, an immunosuppressant, through activating P-glycoprotein and CYP 3A4. J Agric Food Chem. 2011; 59: 4644-8.

ゲルマニウム germanium

【名　称】

[和　名]　ゲルマニウム

[英　名]　germanium

[化学名]　Ge

▌▌概　要

　ゲルマニウムは，多くの植物性食品にごく微量に存在する元素である。ヒトでの有用性および臨床的意義は必ずしも明確ではなく，本邦では栄養素としての摂取基準は設定されていない。いかなる動物においても，ゲルマニウム欠乏症は知られていない。なお，ヒトでのゲルマニウム摂取量は，1.5 mg/日と推定されている。有機ゲルマニウムの働きとして，抗酸化作用，免疫調節作用，重金属解毒作用，抗がん作用などを想定する考えもある。しかし，ゲルマニウムをサプリメントとして摂取する場合では，腎障害，肝障害，神経障害など数多くの重篤な有害事象が報告されている。1980年代，がん患者にスピロゲルマニウム spirogermanium を投与した臨床研究が報告されたが，いずれも有効性は明らかではなく，重篤な副作用が示されている。1991年の報告によると，1982年以降，二酸化ゲルマニウム（無機ゲルマニウム）の摂取による急性腎障害が18例報告されている。これらの症例におけるゲルマニウム摂取量の合計（累計の摂取量）は16 gから328 gであり，推定平均摂取量の100倍から2,000倍に相当する。本邦では，1988年に厚生省（当時）から「ゲルマニウムを含有させた食品の取扱いについて」とする通知が出されており，「酸化ゲルマニウムを含有させた食品の摂取と，同食品を継続的に摂取した者に散見される人の健康障害との間には，臨床的データから強い因果関係があることが認められ，また，動物実験においても，酸化ゲルマニウムを継続的に動物に投与することにより人と同様の健康障害が発生することが認められるため，酸化ゲルマニウムを含有させた食品を継続的に摂取することは避けること」との注意喚起が行われている。現時点では，ゲルマニウムの摂取による有効性は明確ではなく，むしろその毒性による副作用発生のリスクが高いと考えられる。したがって，ゲルマニウム含有健康食品の使用は避けること。

📖 相互作用チェックリスト

[相互作用に注意する医薬品] ⇒ [臨床における対応]

現時点では，医薬品との相互作用による有害事象は報告されていない。ただし，因果関係は不明であるが，有害事象として次の症例報告が知られている。

▶フロセミド furosemide（利尿薬）

⇒併用は慎重に。医師の監視下に関連指標をモニターすること。ただし，研究データの臨床的意義は不明である。

💧 解説：相互作用のメカニズム

■フロセミド furosemide（利尿薬）

ゲルマニウムを含む高麗人参製品（Uncle Hsu's Korean ginseng）の摂取によって，フロセミド furosemide 耐性が生じたという 63 歳男性の症例が報告されている（Becker）。高麗人参製品の摂取中止後に，フロセミドへの感受性が改善したという。

📄 参考文献

・Becker BN, et al. Ginseng-induced diuretic resistance. JAMA. 1996; 276: 606-7.

コーヒー coffee

【名　称】

[和　名] コーヒー，珈琲，コーヒーノキ，コーヒーの木

[英　名] coffee

[学　名] *Coffea arabica*，*Coffea robusta* 他

▌概　要

　コーヒーノキ（コーヒーの木）は，アフリカ原産のアカネ科の常緑樹であり，アラビカ種やロブスタ種が代表的である。主な成分としてカフェインの他，クロロゲン酸 chlorogenic acid やその分解生成物のカフェ酸 caffeic acid（コーヒー酸）などのポリフェノール類が知られている。

　基礎研究では，コーヒー成分（カフェストール）による抗がん作用や抗糖尿病作用が示されている。コーヒー香気は，リラクセーション作用や認知機能改善作用を有する。

　疫学研究では，コーヒーの習慣的な摂取によって，大腸がんリスク低減作用，肺がんリスク低減作用，糖尿病発症リスク低減作用，低血圧改善作用，胆嚢疾患（胆石症）抑制作用，痛風リスク低減作用，認知機能維持作用，パーキンソン病リスク抑制作用が示唆されている。コーヒーはカフェイン含有飲料であり血圧上昇作用を有するが，疫学研究ではコーヒーの摂取と高血圧の発症との関連性は否定的である。

　なお，本邦では，トクホ（特定保健用食品）として，コーヒー豆マンノオリゴ糖を関与成分とする製品が許可されており，例えば「ビフィズス菌を適正に増やして腸内環境を良好に保つので，お腹の調子に気を付けている方に適しています」あるいは「体脂肪が気になる方に適しています」といった表示がある。これは，「コーヒー粕（コーヒー豆を抽出した後の粕）」に含まれるマンナンを原材料とする天然オリゴ糖（コーヒーオリゴ糖）による作用である（コーヒーの抗酸化成分などによる生活習慣病予防といった訴求とは異なる）。

　コーヒーには，疾患リスクを高める成分も存在する。各成分への対処方法は，次の通りである。まず，カフェインの過剰摂取は好ましくない。健常者では1日5杯以内であれば，負の影響よりも疾患リスク低減作用が上回る。妊婦や授乳婦

305

では，カフェイン入りコーヒーは1日1杯までとする。次に，コーヒーの焙煎過程では，発がん性のあるアクリルアミドが生じる。ただし，焙煎コーヒー豆のアクリルアミド量は，動物実験では安全域にある。また，コーヒーのアクリルアミドは，化学試薬としてのアクリルアミドとは生物活性が異なり，薬理作用が修飾されるため，食品中の抗酸化物質でリスクが軽減される。したがって，コーヒーのアクリルアミドについては，深煎り豆のコーヒーの過剰摂取を避けるという対策で十分である。なお，コーヒーの5-HMF（5-ヒドロキシメチルフルフラール）は，かつて，発がん性が懸念されたが，現在では否定されている。その他，ジテルペン類のカフェストール cafestol やカーウェオール kahweol は，LDL やTG を上昇させる（Urgert）。対策としては，ろ過したコーヒーを摂取する。ペーパーフィルターでろ過することでジテルペン類やオイルが除去できる。煮出しやトルコ式，プランジャーによる抽出では，コーヒー由来のジテルペンが多くなる。HHQ（ヒドロキシヒドロキノン）は，活性酸素を生じ，クロロゲン酸の作用に拮抗するため，活性炭で除去する。

　以上より，健康維持と疾患リスク低減のためのコーヒーの摂取方法は，①浅煎り豆と深煎り豆をブレンドする（市販の浅煎り豆はクロロゲン酸が十分ではない），②紙製や綿製のフィルターでジテルペン類を除去する（金属やプラスチック製のフィルターでもある程度は除去できる），③摂取量は1日3～4杯程度，である。

　豊富な食経験を有する食用の成分であり，許容性は高いと考えられる。ただし，カフェインによる作用として，頭痛や不眠，興奮，悪心・嘔吐，胃腸障害，利尿作用，不整脈などを生じうる。

♀ 用途・適応

　抗酸化作用　抗がん作用　糖尿病発症リスク低減作用　痛風リスク低減作用
認知機能維持作用　パーキンソン病リスク抑制作用

📖 相互作用チェックリスト

［相互作用に注意する医薬品］⇒［臨床における対応］

　現時点では，医薬品との相互作用による有害事象は報告されていない。ただし，コーヒーの有する働きからの推測により，交感神経賦活作用を有する医薬品

やカフェインとの相互作用を有する医薬品などとの理論的な相互作用の可能性が考えられている。たとえば，コーヒーは，アレンドロネート alendronate のバイオアベイラビリティを 60％低下させる。さらに，カフェインの有する働きからの推測により，理論的な相互作用の可能性も考えられている。

▶**アレンドロネート alendronate**
　⇒併用は慎重に。摂取時は，服用間隔を十分にあけること。

▶**チトクローム P450 の分子種のうち，CYP1A2 に関連する薬剤**（CYP と医療用医薬品との関連については巻末の別表参照）。
　⇒併用は慎重に。研究データの臨床的意義は不明であるが，念のため，医師の監視下に関連指標をモニターすること。

▶**抗凝固薬・抗血小板薬**
　⇒併用は慎重に。医師の監視下に関連指標をモニターすること。

▶**クロザピン clozapine**
　⇒併用は慎重に。医師の監視下に関連指標をモニターすること。

▶**シメチジン cimetidine**
　⇒併用は慎重に。医師の監視下に関連指標をモニターすること。

▶**ジスルフィラム disulfiram**
　⇒併用は慎重に。医師の監視下に関連指標をモニターすること。

▶**エストロゲン**
　⇒併用は慎重に。医師の監視下に関連指標をモニターすること。

▶**フルボキサミン fluvoxamine**
　⇒併用は慎重に。医師の監視下に関連指標をモニターすること。

▶**メキシレチン mexiletine**
　⇒併用は慎重に。医師の監視下に関連指標をモニターすること。

▶**糖尿病治療薬**
　⇒併用は慎重に。医師の監視下に関連指標をモニターすること。

解説：相互作用のメカニズム

■**アレンドロネート alendronate**
　ヒト臨床研究によると，コーヒーの摂取は，アレンドロネート alendronate（フォサマックス®Fosamax，フォサマック®Fosamac）のバイオアベイラビリティを 60％低下させる（Gertz）。

■チトクローム P450

カフェインは，CYP1A2 の代謝に関与することから，同様の多くの医薬品（リルゾール riluzole など）と理論的な相互作用が想定される（Carrillo, Sanderink）。

例えば，クロザピン clozapine 服用中の患者 12 名を対象にしたランダム化偽薬対照クロスオーバー試験において，コーヒーのカフェインによる CYP1A2 阻害作用によって，血中クロザピン clozapine 濃度が上昇したという報告がある（Raaska）。クロザピンもカフェインも，いずれも主に CYP1A2 によって代謝される。

したがって，該当する医薬品と併用する際には，必要に応じて臨床所見や検査指標の経過観察を行う。

■抗凝固薬・抗血小板薬

カフェインは，抗血小板作用を示す（Ali）。また，線溶系の活性化作用も示唆されている（Samarrae）。そこで，抗血小板薬や抗凝固薬との相互作用が想定される。ただし，ヒトでの有害事象は知られていない。

■クロザピン clozapine

健常者 12 名を対象にした臨床研究において，カフェイン（400～1,000 mg/日）の摂取は，クロザピンの代謝を阻害し，AUC を上昇させた（Hägg）。

また，クロザピン服用中の患者 12 名を対象にしたランダム化偽薬対照クロスオーバー試験において，コーヒーのカフェインによる CYP1A2 阻害作用によって，血中クロザピン濃度が上昇したという報告がある（Raaska）。

■シメチジン cimetidine

シメチジン cimetidine は，カフェインの血中濃度を上げるため，理論的にはカフェインによる有害事象を生じうる（May）。

■ジスルフィラム disulfiram

ジスルフィラム disulfiram は，カフェインのクリアランスを低下させるため，理論的にはカフェインによる有害事象リスクを高める（Beach）。

■エストロゲン

エストロゲンは，カフェインの代謝を阻害するため，理論的にはカフェインによる有害事象リスクを高める（Pollock）。

■フルボキサミン fluvoxamine

フルボキサミンは，カフェインの代謝を阻害するため，理論的にはカフェインによる有害事象リスクを高める（Culm-Merdek）。

なお，健常者 12 名を対象に，カフェイン（300 mg/日）あるいは偽薬を 11 日間投与し，8 日目にフルボキサミン（50 mg）を単回投与し，72 時間の薬物動態を調べた臨床研究では，カフェイン摂取によりフルボキサミンの AUC が有意に低下したが，代謝物（fluvoxamino acid）の濃度には有意な影響は与えなかったという（Fukasawa）。

■メキシレチン mexiletine

健常者 14 名を対象に，メキシレチンとカフェイン（400 mg，分 4）を併用投与した臨床研究では，メキシレチンの血中濃度に臨床的に有意な変化は認められなかったという。ただし，メキシレチンは，CYP1A2 および 2D6 の活性に影響を受けるので，念のために注意する。

■糖尿病治療薬

疫学研究では，コーヒーの習慣的な摂取による糖尿病発症リスク低減作用が報告されている（Iso, Salazar-Martinez, Tuomilehto）。

参考文献

- Ali M, et al. A potent inhibitor of thrombin stimulated platelet thromboxane formation from unprocessed tea. Prostaglandins Leukot Med. 1987; 27: 9-13.
- Beach CA, et al. Inhibition of elimination of caffeine by disulfiram in normal subjects and recovering alcoholics. Clin Pharmacol Ther. 1986; 39: 265-70.
- Carrillo JA, et al. Clinically significant pharmacokinetic interactions between dietary caffeine and medications. Clin Pharmacokinet. 2000; 39: 127-53.
- Culm-Merdek KE, et al. Fluvoxamine impairs single-dose caffeine clearance without altering caffeine pharmacodynamics. Br J Clin Pharmacol. 2005; 60: 486-93.
- Fukasawa T, et al. Effects of caffeine on the kinetics of fluvoxamine and its major metabolite in plasma after a single oral dose of the drug. Ther Drug Monit. 2006; 28: 308-11.
- Gertz BJ, et al. Studies of the oral bioavailability of alendronate. Clin Pharmacol Ther. 1995; 58: 288-98.
- Hägg S, et al. Effect of caffeine on clozapine pharmacokinetics in healthy volunteers. Br J Clin Pharmacol. 2000; 49: 59-63.
- Iso H, et al. The relationship between green tea and total caffeine intake and risk for self-reported type 2 diabetes among Japanese adults. Ann Intern Med. 2006; 144: 554-62.
- May DC, et al. Effects of cimetidine on caffeine disposition in smokers and nonsmokers. Clin Pharmacol Ther. 1982; 31: 656-61.
- Pollock BG, et al. Inhibition of caffeine metabolism by estrogen replacement therapy in postmenopausal women. J Clin Pharmacol. 1999; 39: 936-40.
- Raaska K, et al. Effect of caffeine-containing versus decaffeinated coffee on serum clozapine concentrations in hospitalised patients. Basic Clin Pharmacol Toxicol. 2004; 94: 13-8.
- Salazar-Martinez E, et al. Coffee consumption and risk for type 2 diabetes mellitus. Ann Intern Med. 2004; 140: 1-8.
- Samarrae WA, et al. Short-term effect of coffee on blood fibrinolytic activity in healthy adults. Atherosclerosis. 1977; 26: 255-60.
- Sanderink GJ, et al. Involvement of human CYP1A isoenzymes in the metabolism and drug interactions of riluzole in vitro. J Pharmacol Exp Ther. 1997; 282: 1465-72.
- Tuomilehto J, et al. Coffee consumption and risk of type 2 diabetes mellitus among middle-aged Finnish men and women. JAMA. 2004; 291: 1213-9.
- Urgert R, et al. The cholesterol-raising factor from coffee beans. Annu Rev Nutr. 1997; 17: 305-24.

香　酢　Chinese black rice vinegar

【名　称】

[和　名]　香酢（こうず），香醋（こうず）

[英　名]　Chinese black rice vinegar

∥概　要

　香酢とは，中国南部において伝統的に用いられてきた米黒酢の1種である。通常，もち米を原材料とする（米以外の穀類も原材料となりうる）。元来，調味酢であるが，近年の健康志向の高まりとともに，希釈して飲みやすくした飲料（清涼飲料水等）や，有効成分を濃縮したカプセル状の健康食品等，さまざまなタイプの香酢製品が販売されている。香酢には，機能性成分として，クエン酸などの有機酸，各種のアミノ酸，酢酸が存在する。機能性食品素材として疲労回復等の訴求が行われている。

　⇒『食酢 vinegar』，『黒酢 black vinegar』の項

♥ 用途・適応

　疲労回復

📖 相互作用チェックリスト

[相互作用に注意する医薬品] ⇒ [臨床における対応]

　現時点では，医薬品との相互作用による有害事象は報告されていない。

高麗人参 *Panax ginseng*

【名　称】

[和　名]　高麗人参（コウライニンジン）　朝鮮人参（チョウセンニンジン）
御種人参（オタネニンジン）

[英　名]　Asian ginseng, Chinese ginseng, Japanese ginseng, Korean ginseng

[学　名]　*Panax ginseng*

‖概　要

　高麗人参（朝鮮人参）は，ウコギ科ニンジン属の生薬であり，中国伝統医学の処方や和漢薬として利用されてきた。『日本薬局方』には，高麗人参の効能として虚弱体質の改善や肉体疲労の回復，病中病後の体力回復があげられている。なお，高麗人参は，同じウコギ科である田七人参とは有効成分の種類や含有量に違いがある。高麗人参の代表的な有効成分は，サポニン配糖体に分類されるジンセノサイド ginsenoside である。ジンセノサイドは，Ra1，Ra2，Ra3，Rb1，Rc，Rd など30種類近くが知られている。ジンセノサイドは，中枢神経系に対して，刺激的にも抑制的にも作用する。したがって，高麗人参のアダプトゲン作用は，生体のホメオスターシスを維持するためのシナジーによる作用に基づくと考えられる。

　基礎研究では，抗酸化作用，抗ウイルス作用，抗ストレス作用，抗糖尿病作用，抗がん作用，循環改善作用などが示されてきた。

　予備的な臨床研究では，認知機能の改善，心血管疾患の予防および改善，狭心症治療，脂質異常症改善，血糖コントロール改善，がん患者の QOL 改善，勃起障害改善，運動耐用能改善などが示唆されている。

　伝統医療で用いられてきた生薬の成分であり，適正使用における許容性は高いと考えられる。ただし，妊娠中や授乳中は利用を避ける。高麗人参の成分に対して，口渇感や動悸，発疹，悪心や嘔気，不眠などを認めることがある。アレルギー・過敏症，消化器系症状，皮膚症状を生じうる。

⚲ 用途・適応

アダプトゲン作用　スタミナの補給や疲労回復　虚弱体質の改善や体力回復
抗ストレス作用　冷え症改善　血小板凝集阻害作用　勃起障害改善作用　抗がん
作用　抗炎症作用　抗酸化作用　免疫調節作用

📖 相互作用チェックリスト

[相互作用に注意する医薬品・食品] ⇒ [臨床における対応]

　高麗人参と医薬品との併用による有害事象が報告されている。ただし，個別の
サプリメント製品の品質管理に起因するケースもあると推察され，相互作用とし
て一般化はできないと考えられる。併用時には，医薬品の最新の添付文書を確認
し，関連する臨床指標をモニタリングすること。

　また，高麗人参の有する働きからの推測により，類似した効能を有する成分と
の理論的な相互作用の可能性が考えられている。

　なお，チトクローム P450 に対する高麗人参の作用に関して，CYP1A2,
2D6, 2E1, 3A4 の活性に対する有意な影響は認めないという報告がある一方,
CYP2D6 阻害や CYP3A4 誘導を示した研究もある。臨床的意義は明確ではない
が，該当する医薬品との併用には注意する。ワルファリンと高麗人参との併用を
行った臨床試験では，S-warfarin あるいは R-warfarin のいずれの動態にも変化
はなく，相互作用は認められなかった。一方，高麗人参が S-warfarin のクリア
ランスを増加させるという知見が報告されている。

▶チトクローム P450

　チトクローム P450 の分子種のうち，CYP2D6 および 3A4 に関連する薬剤
（CYP と医療用医薬品との関連については巻末の別表参照）

　　⇒併用は可能と考えられるが，念のため慎重に。医師の監視下に関連指標をモ
　　　ニターすること。

▶ワルファリン

　　⇒併用は可能と考えられるが，念のため慎重に。医師の監視下に関連指標をモ
　　　ニターすること。

▶フェネルジン phenelzine

　　⇒併用は可能と考えられるが，念のため慎重に。医師の監視下に関連指標をモ
　　　ニターすること。

▶炭酸リチウムおよびアミトリプチリン

⇒併用は可能と考えられるが，念のため慎重に。医師の監視下に関連指標をモニターすること。

▶イマチニブ imatinib

⇒併用は慎重に。医師の監視下に関連指標をモニターすること。

▶抗 HIV 薬

⇒併用は慎重に。医師の監視下に関連指標をモニターすること。

▶糖尿病治療薬

⇒併用は可能と考えられるが，念のため慎重に。医師の監視下に関連指標をモニターすること。

▶抗凝固薬・抗血小板薬

⇒併用は可能と考えられるが，念のため慎重に。医師の監視下に関連指標をモニターすること。

▶高血圧治療薬

⇒併用は可能と考えられるが，念のため慎重に。医師の監視下に関連指標をモニターすること。

▶自己免疫疾患・免疫調節薬

⇒併用は可能と考えられるが，念のため慎重に。医師の監視下に関連指標をモニターすること。

▶大　豆

⇒併用は可能と考えられる。

▶カフェイン

⇒併用は可能と考えられるが，念のため慎重に。医師の監視下に関連指標をモニターすること。

▶コーヒー

⇒併用は可能と考えられるが，念のため慎重に。医師の監視下に関連指標をモニターすること。

解説：相互作用のメカニズム

■チトクローム P450

チトクローム P450 に対する高麗人参の作用が検証されている。

まず，健常者を用いた臨床研究では，高麗人参による CYP1A2，2D6，2E1，

3A4 の活性に対する有意な影響は認められていない（Gurley 2002）。

　一方，米国において，健康な高齢者 12 名を対象にした臨床研究では，高麗人参抽出物（朝鮮人参 1,500 mg，分 3）を 28 日間投与したところ，朝鮮人参投与により，CYP2D6 活性をわずかではあるが有意に阻害することが示されている（Gurley 2005）。

　また，米国において，健常者 12 名（男性 8 名）を対象にしたオープンラベル試験では，高麗人参抽出物（朝鮮人参 1,000 mg，分 2）を 28 日間投与したところ，朝鮮人参投与により，指標薬のフェキソフェナジンの薬物動態には影響は認められず，ミダゾラムの血中濃度減少（AUC，Cmax）が認められたため，P 糖タンパク活性には有意な作用はせず，肝 CYP3A 活性を亢進すると考えられた（Malati）

　in vitro 研究では，高麗人参による CYP3A4 誘導作用が知られている（Henderson）。そのため，CYP 活性阻害・誘導を介した医薬品との相互作用が想定される。したがって，該当する医薬品と併用する際には，必要に応じて臨床所見や検査指標の経過観察を行う。なお，7 種類のジンセノサイド（Rb1，Rb2，Rc，Rd，Re，Rf，Rg1）によるヒト CYP（1A2，2C9，2C19，2D6，3A4）に対する作用を検証した in vitro 研究では，いくつかの CYP 分子種の誘導や阻害が示唆されたが，臨床的には併用医薬品の代謝阻害・誘導による相互作用発現は否定的とされた（Henderson）。また，高麗人参による CYP3A4 誘導作用を認めなかったという in vivo 研究も知られている（Anderson）。

■ワルファリン

　ワルファリンと高麗人参との併用を行った臨床試験では，S-warfarin あるいは R-warfarin のいずれの動態にも変化はなく，相互作用は認められなかった（Jiang 2004）。ラットを用いた基礎研究でも，ワルファリンと高麗人参との相互作用は認められていない（Zhu）。

　ヒト肝ミクロソームを用いた in vitro 系において，朝鮮人参含有製品 9 種類を調べた結果，いずれも CYP3A4 阻害作用は認められなかったという（Wanwimolruk）。

　一方，高麗人参が S-warfarin のクリアランスを増加させるという知見が報告されている（Jiang 2006）。なお，治療薬のワーファリン®は S-体である。

・症例報告：ワルファリンと高麗人参

　ワルファリンと朝鮮人参（高麗人参）サプリメントの併用による INR の変化を

示した症例報告がある。

まず，米国において，人工大動脈弁術後にワルファリン服用中の男性が，高麗人参（朝鮮人参）含有サプリメントを摂取し，INR が変動し，血栓症を生じたという（Rosado）。

また，米国において，弁置換術後にワルファリン服用中の男性が，朝鮮人参含有サプリメントを摂取したところ，INR が低下し，朝鮮人参の摂取中止により INR が回復したという（Janetzky）。

・臨床研究：ワルファリンと高麗人参

まず，ワルファリンと高麗人参との相互作用を認めなかったという臨床研究がある。韓国において，ワルファリンと朝鮮人参（高麗人参）との併用を検証したオープンラベル試験が行われている。具体的には，虚血性脳卒中患者 25 名（朝鮮人参投与群 12 名，対照群 13 名）を対象に，朝鮮人参エキス（1.5 g/日，分 3）とワルファリン（2 週間併用，最初の 1 週間は 2 mg/日，次の 1 週間は 5 mg/日）を併用した結果，プロトロンビン時間と INR について両群間に有意差は認められなかった（Lee SH）。

つぎに，韓国において，前向き二重盲検ランダム化クロスオーバー試験として，人工弁置換術後に，ワルファリンを服用中の患者 25 名を対象に，高麗人参（Korean red ginseng，1 g/日）を 6 週間併用投与した結果，INR に有意な変化は認められなかった（Lee YH）。

■フェネルジン phenelzine

高麗人参（朝鮮人参）とフェネルジンとの相互作用が示唆されている（Coon）。

まず，米国において，フェネルジン服用中の女性が，朝鮮人参サプリメントを併用摂取し，不眠や頭痛を生じたという報告がある（Shader）。

また，カナダにおいて，フェネルジン（45 mg/日）服用中の女性が，朝鮮人参含有サプリメントを併用し，頭痛や躁状態を生じたという報告がある（Jones）。

■炭酸リチウムおよびアミトリプチリン

医薬品（炭酸リチウムおよびアミトリプチリン）と朝鮮人参製品との併用による躁状態エピソードを示した症例が報告されている。具体的には，スペインにおいて，うつ病に対して炭酸リチウム（1,200 mg/日）とアミトリプチリン（75 mg/日）を服用していた女性が，朝鮮人参含有サプリメントを摂取し，躁状態を生じたという（González-Seijo）。

■クロミプラミンおよびハロペリドール

医薬品［クロミプラミン（抗うつ薬）およびハロペリドール（抗精神病薬）］と朝鮮人参製品との併用による躁状態エピソードを示した症例が報告されている。具体的には，スペインにおいて，情動障害に対して，クロミプラミン（75 mg/日）とハロペリドール（1 mg/日）を服用していた56歳の女性が朝鮮人参含有サプリメント（300 mg/日）を摂取し，躁状態を生じたという（Vázquez）。

■イマチニブ imatinib

米国において，慢性骨髄性白血病（CML）治療のためイマチニブ（400 mg/日）を7年間服用していた26歳の男性が，薬物性肝障害と診断され，原因は，朝鮮人参含有栄養ドリンクを3カ月間毎日摂取したためとされた。一般に，イマチニブによる肝障害の副作用は，1-2年以内に生じる。本症例での作用機序は，朝鮮人参によるCYP3A4阻害を介した，イマチニブとの相互作用によると考察されている（Bilgi）。

■抗 HIV 薬

スペインにおいて，HIV陽性および長期C型肝炎の既往があり，ミトコンドリア毒性のエピソードを有する56歳の男性が，医薬品（ラルテグラビル raltegravir を400 mg×2回/日，ロピナビル lopinavir を400 mg×2回/日，リトナビル ritonavir を100 mg×2回/日，アスピリン aspirin を100 mg×1回/日，エゾメプラゾール esomeprazole を40 mg×1回/日）を服用中に，朝鮮人参（1,000 mg）含有タブレットを39日間摂取したところ，肝機能障害と体重減少を生じたという症例が報告されている（Mateo-Carrasco）。本症例での作用機序として，朝鮮人参によるCYP3A4阻害を介した相互作用が推察されている。

■糖尿病治療薬

高麗人参は，糖尿病改善・血糖コントロール改善作用を有しているため，理論的には，同様の効果を有する糖尿病治療薬との併用によって相加作用・相乗作用を生じうる（Sotaniemi）。該当する医薬品との併用には念のために注意する。投与する際には，関連指標をモニターすること。なお，朝鮮人参は，インスリン感受性に影響を与えなかったとする臨床研究も知られている（Cho YH）。

■抗凝固薬・抗血小板薬

ラットを用いた基礎研究において，高麗人参による抗凝固作用が示唆されている。理論的には，同様の効果を有する医薬品との併用によって相加作用・相乗作

用を生じうる（Park）。該当する医薬品との併用には念のために注意する。投与する際には，関連指標をモニターすること。

■高血圧治療薬

　高麗人参は，アダプトゲンであるため，血圧調節に対しては昇圧および降圧のいずれの作用も生じうると考えられる。実際，生薬製剤の紅参末の添付文書では，重症高血圧症に対して禁忌という記載もあれば，本態性高血圧に対する降圧作用を示した臨床研究も知られている。

　例えば，日本薬局方の「コウジン」を粉末にした生薬製剤の紅参末の添付文書には，［禁忌（次の患者には投与しないこと）］として，「重症高血圧症（収縮期血圧が 180 mmHg 以上）の患者」または，慎重投与（次の患者には慎重に投与すること）として，高血圧症患者〔血圧が上昇することがある〕と記載されている。

　一方，基礎研究において，高麗人参による降圧作用が示唆されている（Jeon）。また，臨床研究において，高麗人参による高血圧患者の血管機能改善作用（Sung）や，本態性高血圧に対する降圧作用（Han）が示されている。したがって，理論的には，同様の効果を有する高血圧治療薬との併用によって相加作用・相乗作用を生じうる。該当する医薬品との併用には念のために注意する。投与する際には，関連指標をモニターすること。なお，高血圧患者における血管機能に影響を与えなかったとする臨床研究もある（Rhee）。

■自己免疫疾患・免疫調節薬

　高麗人参は，免疫調節作用を有しているため，理論的には，同様の効果を有する治療薬との併用によって相加作用・相乗作用を生じうる（Kang）。該当する医薬品との併用には念のために注意する。投与する際には，関連指標をモニターすること。

■大　豆

　大豆と高麗人参との相互作用は認められなかったという報告がある（Anderson）。

■カフェイン

　米国において，心血管危険因子を有していない女性が，カフェイン含有飲料と朝鮮人参含有飲料の大量摂取の併用により，QT 延長症候群（torsades de pointes）による失神発作を生じたという報告がある（Torbey）。

■コーヒー

トルコにおいて，39歳の女性が，コーヒー（4～6カップ/日）と喫煙（20本/日）の嗜好品に，朝鮮人参（1,000～1,500 mg/日）含有カプセルを経口摂取し，さらに，朝鮮人参含有化粧品を外用にて併用したところ，機能性子宮出血と洞頻脈を生じたという報告がある（Kabalak）。なお，患者のFSH値は10 mIU，エストラジオール値は90 mIUであった。

📖 参考文献

- Anderson GD, et al. Drug interaction potential of soy extract and Panax ginseng. J Clin Pharmacol. 2003; 43: 643-8.
- Bilgi N, et al. Imatinib and Panax ginseng: a potential interaction resulting in liver toxicity. Ann Pharmacother. 2010; 44: 926-8.
- Cho YH, et al. Effect of Korean red ginseng on insulin sensitivity in non-diabetic healthy overweight and obese adults. Asia Pac J Clin Nutr. 2013; 22: 365-71.
- Coon JT, Ernst E. Panax ginseng: a systematic review of adverse effects and drug interactions. Drug Saf. 2002; 25: 323-44.
- González-Seijo JC, et al. Manic episode and ginseng: report of a possible case. J Clin Psychopharmacol. 1995; 15: 447-8.
- Gurley BJ, et al. Clinical assessment of effects of botanical supplementation on cytochrome P450 phenotypes in the elderly: St John's wort, garlic oil, Panax ginseng and Ginkgo biloba. Drugs Aging. 2005; 22: 525-39.
- Gurley BJ, et al. Cytochrome P450 phenotypic ratios for predicting herb-drug interactions in humans. Clin Pharmacol Ther. 2002; 72: 276-87.
- Han KH, et al. Effect of red ginseng on blood pressure in patients with essential hypertension and white coat hypertension. Am J Chin Med. 1998; 26: 199-209.
- Henderson GL, et al. Effects of ginseng components on c-DNA-expressed cytochrome P450 enzyme catalytic activity. Life Sci. 1999; 65: PL209-14.
- Janetzky K, Morreale AP. Probable interaction between warfarin and ginseng. Am J Health Syst Pharm. 1997; 54: 692-3.
- Jeon BH, et al. Effect of Korea red ginseng on the blood pressure in conscious hypertensive rats. Gen Pharmacol. 2000; 35: 135-41.
- Jeon BH, et al. Effect of Korean red ginseng on blood pressure and nitric oxide production. Acta Pharmacol Sin. 2000; 21: 1095-100.
- Jiang X, et al. Investigation of the effects of herbal medicines on warfarin response in healthy subjects: a population pharmacokinetic-pharmacodynamic modeling approach. J Clin Pharmacol. 2006; 46: 1370-8.
- Jiang X, et al. Effect of St John's wort and ginseng on the pharmacokinetics and pharmacodynamics of warfarin in healthy subjects. Br J Clin Pharmacol. 2004; 57: 592-9.

- Jones BD, Runikis AM. Interaction of ginseng with phenelzine. J Clin Psychopharmacol. 1987; 7: 201-2.
- Kabalak AA, et al. Menometrorrhagia and tachyarrhythmia after using oral and topical ginseng. J Womens Health (Larchmt). 2004; 13: 830-3.
- Kang S, Min H. Ginseng, the 'Immunity Boost': The Effects of Panax ginseng on Immune System. J Ginseng Res. 2012; 36: 354-68.
- Lee SH, et al. Interaction between warfarin and Panax ginseng in ischemic stroke patients. J Altern Complement Med. 2008; 14: 715-21.
- Lee YH, et al. Interaction between warfarin and Korean red ginseng in patients with cardiac valve replacement. Int J Cardiol. 2010; 145: 275-6.
- Malati CY, et al. Influence of Panax ginseng on cytochrome P450 (CYP) 3A and P-glycoprotein (P-gp) activity in healthy participants. J Clin Pharmacol. 2012; 52: 932-9.
- Mateo-Carrasco H, et al. Elevated liver enzymes resulting from an interaction between Raltegravir and Panax ginseng: a case report and brief review. Drug Metabol Drug Interact. 2012; 27: 171-5.
- Park HJ, et al. Effects of dietary supplementation of lipophilic fraction from Panax ginseng on cGMP and cAMP in rat platelets and on blood coagulation. Biol Pharm Bull. 1996; 19: 1434-9.
- Rhee MY, et al. Effect of Korean red ginseng on arterial stiffness in subjects with hypertension. J Altern Complement Med. 2011; 17: 45-9.
- Rosado MF. Thrombosis of a prosthetic aortic valve disclosing a hazardous interaction between warfarin and a commercial ginseng product. Cardiology. 2003; 99: 111.
- Shader RI, Greenblatt DJ. Phenelzine and the dream machine-ramblings and reflections. J Clin Psychopharmacol. 1985; 5: 65.
- Sotaniemi EA, et al. Ginseng therapy in non-insulin-dependent diabetic patients. Diabetes Care. 1995; 18: 1373-5.
- Sung J, et al. Effects of red ginseng upon vascular endothelial function in patients with essential hypertension. Am J Chin Med. 2000; 28: 205-16.
- Torbey E, et al. Ginseng: a potential cause of long QT. J Electrocardiol. 2011; 44: 357-8.
- Vázquez I, Agüera-Ortiz LF. Herbal products and serious side effects: a case of ginseng-induced manic episode. Acta Psychiatr Scand. 2002; 105: 76-7.
- Wanwimolruk S, et al. Variable inhibitory effect of different brands of commercial herbal supplements on human cytochrome P-450 CYP3A4. Drug Metabol Drug Interact. 2009; 24: 17-35.
- Zhu M, et al. Possible influences of ginseng on the pharmacokinetics and pharmacodynamics of warfarin in rats. J Pharm Pharmacol. 1999; 51: 175-80.

コエンザイム Q10 coenzyme Q10

【名　称】

[和　名]　コエンザイム Q10, コーキュー・テン, ユビキノン, ユビデカレ
　　　　　ノン, 補酵素 Q10, ビタミン Q

[別　名]　ubiquinone ユビキノン, ビタミン Q

[英　名]　coenzyme Q10, CoQ10

[化学名]　2,3 dimethoxy-5 methyl-6-decaprenyl benzoquinone

▌概　要

　コエンザイム Q10（Coenzyme Q10, CoQ10）は, 体内で生合成され, 細胞の
基本機能に必要な成分である。体内に広く分布するビタミン様物質であり, 特に
心臓や肝臓, 腎臓, 膵臓といった組織に豊富に存在する。

　CoQ10 の体内濃度は, 加齢に伴って減少する。また, 心疾患や糖尿病, 筋ジ
ストロフィー, パーキンソン病, 悪性腫瘍, HIV/AIDS といった慢性疾患で
は, CoQ10 が低下しているという報告がある。さらに, スタチン系脂質異常症
薬投与時には, CoQ10 が用量依存的に低下する。CoQ10 をサプリメントとして
経口投与することで, CoQ10 値が増加する。ただし, 慢性疾患に対する CoQ10
投与の臨床的意義については, さらに検証が必要である。現在, さまざまな生活
習慣病や慢性疾患の予防・改善, アンチエイジング（抗加齢）といった目的にて
CoQ10 が利用されている。臨床試験において CoQ10 投与による有効性が示唆さ
れた疾患は, 高血圧, 糖尿病, 虚血性心疾患, 心不全, 心筋症, パーキンソン
病, 筋ジストロフィー, Friedreich 失調症, ハンチントン病, 片頭痛, 男性不妊
症, スタチン誘導性ミオパチー等である。

　サプリメントとしての CoQ10 の効能効果は, ①ATP 産生作用, ②抗酸化作用
の 2 つの機序に基づく。例えば, 心血管系疾患に対する CoQ10 の効果は, フ
リーラジカルによる酸化障害の抑制および ATP 産生増加を介した心筋細胞保護
によると推測される。酸化ストレス下の血漿ではビタミン C と還元型 CoQ10 が
最初に減少することから, 血漿 CoQ10 の酸化還元状態は, 初期の酸化ストレス
マーカーと考えられる。

　CoQ10 は, 1974 年に厚生省（当時）より医療用医薬品として承認を受け, 一

般名ユビデカレノンとして日本薬局方に収載されている。ユビデカレノン（ノイキノン®, Neuquinon®）の効能・効果は，「基礎治療施行中の軽度及び中等度のうっ血性心不全症状」である。また，用法・用量は，ユビデカレノンとして通常成人は1回10 mgを1日3回食後に経口投与とされている。

CoQ10は，本邦では医療用医薬品として承認・販売されたが，欧米ではサプリメントとして広く利用されてきた。特に，虚血性心疾患の罹病率が高い米国では，心機能を保護するサプリメントとして認知度が高い。本邦では，2001年に厚生労働省によってCoQ10が「医薬品的効果効能を標榜しない限り食品と認められる成分」として，食品（サプリメント）として扱ってよいという規制緩和が行われた。

経口摂取されたCoQ10は，胆汁酸によって乳化され，腸管壁から吸収され，カイロミクロンに取り込まれる。そして，リンパ系等を経て肝臓から全身循環に運ばれる。

CoQ10は，一般に，経口投与での許容性は高いと考えられており，適応となる病態に対して適切な品質の製品を用法・用量を守って使用する場合，現時点では有害事象は報告されていない。

● 用途・適応

高血圧　虚血性心疾患　心不全　筋ジストロフィー　運動能向上　抗酸化作用　ATP産生増加作用

📖 相互作用チェックリスト

［相互作用に注意する医薬品］⇒［臨床における対応］

▶ワルファリンおよび抗凝固薬・血小板機能抑制薬
　⇒併用は慎重に。医師の監視下に関連指標をモニターすること。

▶降圧薬
　⇒併用は可能と考えられるが，念のため慎重に。

▶糖尿病治療薬
　⇒併用は可能と考えられるが，念のため慎重に。

▶化学療法（抗がん薬）・放射線療法
　⇒併用は慎重に。医師の監視下に関連指標をモニターすること。

▶**スタチン（HMG-CoA 還元酵素阻害薬）系高コレステロール治療薬**

　⇒併用が推奨される（Positive interaction）。

▶**テオフィリン theophylline**

　⇒併用は可能と考えられるが，念のため慎重に。

解説：相互作用のメカニズム

■ワルファリンおよび抗凝固薬・血小板機能抑制薬

　ワルファリンと CoQ10 の併用投与により，ワルファリンの抗凝固作用が減弱したという症例が数例報告されている（Heck, Landbo, Spigset）。

　例えば，72 歳女性の症例報告では，ワルファリン（Coumadin®）投与によって INR が安定化した状態であったが，CoQ10 の摂取を開始したところ，ワルファリンに対する感受性が低下した。そこで，CoQ10 摂取を中止すると，INR 値が回復したという。この症例は，ワルファリンの他，ジゴキシンやフロセミド，ベラパミル，イソソルビド，レボチロキシン等の薬剤を併用していた。論文著者らは，CoQ10 の化学構造がビタミン K に類似していることが相互作用の原因であると考察している（Landbo）。

　CoQ10 によるワルファリン作用減弱の機序は不明であるが，CoQ10 の化学構造がビタミン K_2（メナキノン）と類似しているからとする仮説がある。

　一方，予備的な臨床研究では，ワルファリン投与中の患者 24 名（平均年齢64.5 歳）を対象に，1 日 100 mg の CoQ10 を併用投与し，抗凝固作用への影響が検討された。21 名が試験を完了した結果，CoQ10 は，INR の安定な患者において，ワルファリンの抗凝固作用に影響を与えないことが示された（Engelsen）。

　CoQ10 によるワルファリンへの作用に関して，臨床的意義は必ずしも明らかではないが，併用投与は慎重に行い，INR のモニタリングを継続する。

　なお，CoQ10 による抗凝固作用減弱が，ビタミン K 類似構造以外の作用機序による場合，ワルファリン以外の抗凝固薬や抗血小板薬と CoQ10 との併用に念のために注意する。

■降圧薬

　CoQ10 は，高血圧改善作用を有するため，降圧薬との併用により相加作用・相乗作用を生じうる（Hodgson, Langsjoen）。したがって，併用投与は慎重に行う。

■糖尿病治療薬

　CoQ10 は，糖尿病患者における血糖コントロール改善作用を有するため，糖尿病治療薬・血糖降下薬との併用により相加作用・相乗作用を生じうる。例えば，オーストラリアにおいて行われた二重盲検ランダム化偽薬対照試験では，コエンザイム Q10（200 mg/日）が 12 週間投与された結果，降圧作用と HbA1c 値の低下作用が示された（Hodgson）。したがって，併用投与は慎重に行う。

■化学療法（抗がん薬）・放射線療法

　アントラサイクリン系抗腫瘍薬の代表であるドキソルビシン（アドリアマイシン®）は，用量依存的に慢性心毒性を示す。この心毒性が CoQ10 依存性酵素に対する阻害作用を原因とするという説がある。したがって，理論的には CoQ10 投与が，この心毒性を予防すると考えられる。一方，CoQ10 投与によって，化学療法の効果が低下する可能性もある（Kishi）。これは，例えばシクロホスファミド（Cytoxan®）等の抗がん薬のように，酸化障害を誘導することによって抗がん作用を示す化学療法剤を投与中，あるいは放射線療法施行中には，抗酸化剤として作用するサプリメントは投与しない，という考えに基づく。理論的には，抗がん薬による酸化障害誘導を，抗酸化剤が減弱させると考えられるからである（Lund）。したがって，化学療法や放射線療法施行時には，CoQ10 の投与の目的やタイミングを慎重に考慮する必要がある。

■スタチン（HMG-CoA 還元酵素阻害薬）系高コレステロール治療薬

　スタチン系医薬品を投与されている患者には CoQ10 の摂取を推奨すべきであるという意見がある（Weil）。

　スタチン（HMG-CoA 還元酵素阻害薬）は，血中 CoQ10 値を低下させることが知られている（Bargossi, De Pinieux, Folkers, Ghirlanda, Hanaki, Mortensen, Watts）。例えば，症例報告では，ロバスタチンによる血中 CoQ10 低下作用のために生じた心疾患リスクが，CoQ10 の経口投与によって改善した（Folkers）。また，高コレステロール血症患者 45 名を対象にした多施設共同二重盲検ランダム化比較試験では，ロバスタチン（20～80 mg/日）あるいはプラバスタチン（10～40 mg/日）が 18 週間投与された結果，用量依存的に血中 CoQ10 値の有意な低下が認められた（Mortensen）。さらに，健常者 5 名に①プラバスタチン（20 mg/日）あるいは②シンバスタチン（20 mg/日）を 1 カ月間投与した試験や，高コレステロール血症患者 30 名に①プラバスタチン（20 mg/日），②シンバスタチン（20 mg/日），あるいは③偽薬を 3 カ月間投与した二重盲検ランダム

化比較試験では，健常者あるいは脂質異常症患者のいずれの群においても，スタチン投与によって血中コレステロール値および CoQ10 値が低下した（Ghirlanda）。その他，シンバスタチン投与による CoQ10 低下作用も示された（Watts）。日本人を対象にした研究では，健常者 245 名，（スタチン非投与の）冠状動脈疾患患者 104 名，プラバスタチン投与中の 24 名において，血中 CoQ10 値が調べられた結果，健常者では年齢による CoQ10 値の変化は示されず，患者群では健常者に比べて，総コレステロール値および LDL 値が高く，CoQ10 値が低値であった。LDL/CoQ10 比は患者群において高値であった。スタチンはコレステロール値と CoQ10 値の両方を低下させるが，LDL/CoQ10 比を改善しないため，動脈硬化の危険因子としての LDL/CoQ10 比を管理する必要性が考えられる（Hanaki）。

　スタチンの CoQ10 への作用が用量依存的であることが示唆されている。まず，健常者に対して，アトルバスタチン 10 mg/日，あるいはプラバスタチン 20 mg/日を投与した試験では，血中 CoQ10 値における有意な変化は認められなかった（Bleske）。しかし，アトルバスタチンを 80 mg/日の用量にて投与した試験では，投与 14 日後には血中 CoQ10 値の有意な低下（$p < 0.001$）を認め，投与 30 日後には CoQ10 値が 52%低下した（Rundek）。

　スタチンの CoQ10 値への影響が，どのような臨床的意義を意味するのか，まだ明確ではない。例えば，Laaksonen らによる臨床試験では，シンバスタチンを 20 mg/日の用量にて 4 週間投与した結果，血中 CoQ10 値が 32%低下したが，筋肉中の CoQ10 値は上昇したという（Laaksonen）。

　スタチンは，CoQ10 の前駆体であるメバロン酸の合成を阻害する（Fuke）。CoQ10 はミトコンドリアの呼吸鎖において作用する補酵素であり，スタチンの主な副作用である横紋筋融解症はミトコンドリアの機能障害に関係するという説がある（Pasternak）。そこで，De Pinieux らは，スタチン投与による血中 CoQ10 値への影響，およびミトコンドリア機能への影響を検討した。試験では，高コレステロール血症患者 80 名が対象となり，スタチン投与群 40 名，フィブラート投与群 20 名，非治療群 20 名に分けられた。また，健常者 20 名が対照群とされた。なお，ミトコンドリア機能は，血中乳酸/ピルビン酸比により評価された。その結果，血中乳酸/ピルビン酸比は，スタチン投与群において有意に高値であった。血中 CoQ10 値は，スタチン投与群において有意に低下した（De Pinieux）。以上より，論文著者らは，スタチン投与が血中乳酸/ピルビン酸比の上昇を生じることから，ミトコンドリア機能の障害をもたらす可能性があるとし

た。ただし，血中CoQ10値の低下が，ミトコンドリア機能の障害を説明できるのか，明確ではない。

スタチンの副作用であるミオパチーmyopathyが，CoQ10欠乏を原因とするという説がある（Pasternak）。しかし，因果関係は明確ではなく，CoQ10投与がスタチンによるミオパチーを有意に予防するのかどうか，臨床試験による十分な検討が必要である。なお，後述のように，CoQ10投与がスタチン誘導性ミオパチーに伴う疼痛を軽減したという予備的なランダム化比較試験が報告されている（Kelly）。

高用量のスタチン投与による横紋筋での副作用を，CoQ10が抑制する可能性を示唆するデータとして，次の報告が知られている。

まず，Thibaultらは，ロバスタチンの抗腫瘍作用に注目し，がん患者を対象に高用量のロバスタチンを投与する第1相臨床試験を行った。試験では，がん患者88名が被験者となり，2〜45 mg/kg/日の用量にてロバスタチンが投与され，血中コレステロール値およびCoQ10値が測定された。その結果，投与前値に比べて，コレステロールおよびCoQ10は，それぞれ43%，49%低下した。この低下作用は用量依存的であった。副作用としてミオパチー，悪心，下痢，疲労感が認められた。このときのCoQ10投与は，ロバスタチン誘導性ミオパチーと逆相関を示した。患者56名のコホート研究では，CoQ10の予防的投与によって，ミオパチー発症の抑制が示された。この研究では，ロバスタチンを25 mg/kg/日の用量にて7日間経口投与した場合，高い許容性が認められた（Thibault）。がん患者を対象にしたこの研究では，CoQ10サプリメントの投与が，スタチンによるミオパチー発生を予防することが示唆された。

つぎに，Kimらは，高用量のロバスタチンを用いた第2相臨床試験を報告した。試験では，ロバスタチンが35 mg/kg/日の用量で7日間投与され，横紋筋融解症予防を目的としてCoQ10（240 mg/日，分4）も併用投与された。試験では胃腺がん（進行がん）患者16名（平均年齢57歳）が対象となり，治療は28日毎に繰り返され，合計28サイクル（1被験者あたり1〜4サイクル，平均2サイクル）が施行された。その結果，被験者14名において，治療に対する感受性と毒性が評価された。最も多い副作用は，食欲不振であり，64%に認められた。2名の被験者で，筋由来酵素の上昇を伴う筋痛症myalgiaが認められた。なお，ロバスタチン投与による胃腺がん（進行がん）に対する効果は示されなかったという（Kim）。

さらに，Kelly らは，41 名の患者を対象にしたランダム化二重盲検臨床試験において，CoQ10 投与がスタチン誘導性ミオパチーに伴う疼痛を軽減することを示した。被験者は，スタチン誘導性ミオパチーによる疼痛を訴えた患者であり，CPK（クレアチン・ホスホキナーゼ）値は正常あるいはわずかな上昇を認めた。試験では，被験者は，①対照群として 400 IU のビタミン E 投与群（n＝20），②治療群として 100 mg の CoQ10 投与群（n＝21）の 2 群にランダムに分けられ，30 日間の投与が実施された。そして，0～10 までの疼痛スケール（validated pain scale）を指標として，筋痛の自己評価を行ったところ，CoQ10 投与群では平均 6.2 から 3.1 へと減少が認められたが，対照群では変化はなかった。筋痛の改善は，CoQ10 投与群では 21 名中 18 名，対照群では 20 名中 3 名で認められた。なお，CPK 値には有意な変化は認められず，筋痛の重症度と CPK 値との間に相関は示されなかった。LDL コレステロールや肝機能検査にも変化は認められなかった。両群とも副作用は認められず，許容性は高いと考えられたという（Kelly）。この研究から，CoQ10 投与によるスタチン誘導性ミオパチー抑制作用が示唆されるが，さらに臨床試験での検証が必要と考えられる。

■テオフィリン theophylline

ラットを用いた基礎研究において，コエンザイム Q10 の前投与により，テオフィリンの血中濃度の上昇など薬物動態への影響が示唆されている（Baskaran）。臨床研究での有害事象は知られていないが，念のために注意する。併用時には関連指標をモニタリングする。

参考文献

- Bargossi AM, et al. Exogenous CoQ10 supplementation prevents plasma ubiquinone reduction induced by HMG-CoA reductase inhibitors. Mol Aspects Med 1994; 15 Suppl: s187-s193.
- Baskaran R, et al. The effect of coenzyme Q10 on the pharmacokinetic parameters of theophylline. Arch Pharm Res. 2008; 31: 938-44.
- Bleske BE, et al. The effect of pravastatin and atorvastatin on coenzyme Q10. Am Heart J 2001; 142: E2.
- De Pinieux G, et al. Lipid-lowering drugs and mitochondrial function: Effects of HMG-CoA Reductase inhibitors on serum ubiquinone and blood lactate/pyruvate ratio. Br J Clin Pharmacol 1996; 42: 333-7.
- Engelsen J, et al. Effect of coenzyme Q10 and Ginkgo biloba on warfarin dosage in stable, long-term warfarin treated outpatients. A randomised, double blind, placebo-cross-

over trial. Thromb Haemost 2002; 87: 1075-6.
- Folkers K, Simonsen R. Two successful double-blind trials with coenzyme Q10 (vitamin Q10) on muscular dystrophies and neurogenic atrophies. Biochim Biophys Acta 5-24-1995; 1271: 281-286.
- Folkers K, et al. Survival of cancer patients on therapy with coenzyme Q10. Biochem Biophys Res Commun 4-15-1993; 192: 241-245.
- Folkers K, et al. Coenzyme Q10 increases T4/T8 ratios of lymphocytes in ordinary subjects and relevance to patients having the AIDS related complex. Biochem Biophys Res Commun 4-30-1991; 176: 786-791.
- Folkers K, et al. Biochemical deficiencies of coenzyme Q10 in HIV-infection and exploratory treatment. Biochem Biophys Res Commun 6-16-1988; 153: 888-896.
- Folkers K, et al. Lovastatin decreases coenzyme Q levels in humans. Proc Natl Acad Sci USA 1990; 87: 8931-8934.
- Folkers K, et al. Biochemical rationale and the cardiac response of patients with muscle disease to therapy with coenzyme Q10. Proc Natl Acad Sci USA 1985; 82: 4513-4516.
- Fuke C, et al. Coenzyme Q10: A review of essential functions and clinical trials. US Pharm 2000; 28-41.
- Ghirlanda G, Oradei A, Manto A, Lippa S, Uccioli L, Caputo S, Greco AV, Littarru GP. Evidence of plasma CoQ10-lowering effect by HMG-CoA reductase inhibitors: a double-blind, placebo-controlled study. J Clin Pharmacol 1993; 33: 226-229.
- Hanaki Y, et al. Coenzyme Q10 and coronary artery disease. Clin Investig 1993; 71: S112-5.
- Heck AM, et al. Potential interactions between alternative therapies and warfarin. Am J Health Syst Pharm 2000; 57: 1221-7.
- Hodgson JM, et al. Coenzyme Q (10) improves blood pressure and glycaemic control: a controlled trial in subjects with type 2 diabetes. Eur J Clin Nutr 2002; 56: 1137-1142.
- Kelly P, et al. The 2005 Annual Meeting of the American College of Cardiology. Abst. 1001-117. Orlando, Florida, USA March 6-9, 2005.
- Kim WS, et al. Phase II study of high-dose lovastatin in patients with advanced gastric adenocarcinoma. Invest New Drugs 2001; 19: 81-3.
- Kishi H, et al. Bioenergetics in clinical medicine. III. Inhibition of coenzyme Q10 enzymes by clinically used anti-hypertensive drugs. Res Commun Chem Pathol Pharmacol 1975; 12: 533-40.
- Kishi T, et al. Bioenergetics in clinical medicine. XV. Inhibition of coenzyme Q10 enzymes by clinically used adrenergic blockers of B-receptors. Res Commun Chem Pathol Pharmacol 1977; 17: 157-64.
- Laaksonen R, et al. Decreases in serum ubiquinone concentrations do not result in reduced levels in muscle tissue during short-term simvastatin treatment in humans. Clin Pharmacol Ther 1995; 57: 62-6.
- Landbo C, Almdal TP. Interaction between warfarin and coenzyme Q10. Ugeskr Laeger 1998; 160: 3226-7.

- Langsjoen H, et al. Usefulness of coenzyme Q10 in clinical cardiology: a long-term study. Mol. Aspects Med 1994; 15 Suppl: s165-s175.
- Langsjoen PH, et al. Pronounced increase of survival of patients with cardiomyopathy when treated with coenzyme Q10 and conventional therapy. Int J Tissue React 1990; 12: 163-168.
- Langsjoen PH, et al. Effective and safe therapy with coenzyme Q10 for cardiomyopathy. Klin Wochenschr 7-1-1988; 66: 583-590.
- Langsjoen PH, et al. Treatment of hypertrophic cardiomyopathy with coenzyme Q10. Mol. Aspects Med 1997; 18 Suppl: S145-S151.
- Langsjoen PH, et al. A six-year clinical study of therapy of cardiomyopathy with coenzyme Q10. Int J Tissue React 1990; 12: 169-171.
- Langsjoen PH, et al. Long-term efficacy and safety of coenzyme Q10 therapy for idiopathic dilated cardiomyopathy. Am J Cardiol 2-15-1990; 65: 521-523.
- Langsjoen PH, et al. Response of patients in classes III and IV of cardiomyopathy to therapy in a blind and crossover trial with coenzyme Q10. Proc Natl Acad Sci USA 1985; 82: 4240-4244.
- Langsjoen P, et al. Treatment of essential hypertension with coenzyme Q10. Mol. Aspects Med 1994; 15 Suppl: S265-S272.
- Lund EL, et al. Effect of radiation therapy on small-cell lung cancer is reduced by ubiquinone intake. Folia Microbiol 1998; 43: 505-6.
- Mortensen SA. Coenzyme Q10 as an adjunctive therapy in patients with congestive heart failure. JACC 2000; 36: 304-5.
- Mortensen SA, et al. Dose-related decrease of serum coenzyme Q10 during treatment with HMG-CoA reductase inhibitors. Mol Aspects Med 1997; 18 Suppl: S137-S144.
- Pasternak RC, et al. ACC/AHA/NHLBI Clinical Advisory on the Use and Safety of Statins. Stroke. 2002; 33: 2337-41.
- Rundek T, et al. Atorvastatin decreases the coenzyme Q10 level in the blood of patients at risk for cardiovascular disease and stroke. Arch Neurol 2004; 61: 889-92.
- Spigset O. Reduced effect of warfarin caused by ubidecarenone. Lancet 1994; 334: 1372-3.
- Thibault A, et al. Phase I study of lovastatin, an inhibitor of the mevalonate pathway, in patients with cancer. Clin Cancer Res 1996; 2: 483-91.
- Watts GF, et al. Plasma coenzyme Q (ubiquinone) concentrations in patients treated with simvastatin. J Clin Pathol 1993; 46: 1055-7.
- Watts TL. Coenzyme Q10 and periodontal treatment: is there any beneficial effect? Br Dent J 1995; 178: 209-13.
- Weil, AT. Herbs for Cardiovascular Health and Disease. Presentation at 10th Annual Course Botanical Medicine in Modern Clinical Practice, June 6. 2005 at Columbia U.

コショウ *Piperaceae nigrum*

【名　称】

[和　名]　コショウ，黒胡椒，白胡椒

[英　名]　pepper，black pepper，white pepper

[学　名]　*Piperaceae nigrum* L.

▌概　要

コショウ科植物は 12 属 3,000 種ほどが知られており，それらの多くは熱帯地域に分布する。香辛料として一般的なコショウ（胡椒）は，インド原産のコショウ科蔓性低木の *Piperaceae nigrum* L. である。未熟果実が胡椒 pepper，黒胡椒（クロコショウ）black pepper と呼ばれる。成熟果実の果皮を除いた種子が白胡椒（シロコショウ）white pepper である。どちらも，伝統医学では芳香辛味性健胃薬として用いられてきた。

有効成分として，辛味成分ピペリン piperine，精油 *l*-phellandrin 等が存在する。

一般に，ピペリンは，吸収率の低い機能性食品成分が含まれるサプリメントに配合され，吸収効率を高めることが多い。

基礎研究では，ピペリンによる抗酸化作用，抗糖尿病作用が報告されている。

適正使用における許容性は高い。米国では GRAS（generally recognized as safe）とされている。

なお，コショウ科の植物に，ナガコショウ（学名 *Piperaceae longum* L.，別名ロングペッパー，インドナガコショウ）がある。ナガコショウの熟した果穂がヒハツとしてサプリメント成分にも利用される。

⇒『ヒハツ』の項

◯ 用途・適応

抗酸化作用　サプリメント成分の吸収促進作用

📖 相互作用チェックリスト

[相互作用に注意する医薬品] ⇒ [臨床における対応]

現時点では，医薬品との相互作用による有害事象は報告されていない。ただし，コショウ成分の有する働きからの推測により，CYP2D6，3A4やP糖タンパクにより代謝を受ける薬剤全般との理論的な相互作用の可能性が考えられている。したがって，これらの医薬品と併用する際には，必要に応じて臨床所見や検査指標の経過観察を行う。

▶チトクローム P450

チトクローム P450 の分子種のうち，CYP2D6 と CYP3A4 に関連する薬剤。(CYP と医療用医薬品との関連については巻末の別表参照)

⇒併用は可能と考えられるが，念のため慎重に。研究データの臨床的意義は不明。

▶イブプロフェン ibuprofen

⇒併用は可能と考えられるが，念のため慎重に。

〰 解説：相互作用のメカニズム

■チトクローム P450

多くの基礎研究において，コショウ由来成分投与によって，CYP2D6 と CYP3A4 活性阻害作用が示されている（Subehan，Usia）。

伝統医療（アーユルヴェーダ）やサプリメントでは，吸収効率を高めるために，コショウ由来成分のピペリン piperine が配合されることがある。ピペリンは，*Piper nigrum* や *P. longum* に存在するアルカロイド類である。基礎研究では，ピペリンによる CYP3A4 への阻害作用が示されている（Alugolu，Subehan，Tsukamoto，Usia）。

インドからの基礎研究では，アーユルヴェーダの複合生薬 'Rasayana（Trikatu）'［コショウ2種類を含む3種類の生薬（*Piper longum*，*Piper nigrum*，*Zingiber officinale*）を等分で配合］の投与によって，CYP2D6 と CYP3A4 への阻害作用が示されている（Harwansh）。

■イブプロフェン ibuprofen

コショウ抽出物によるイブプロフェンの抗侵害性におけるシナジーが報告され

ている。基礎研究では，ピペリン投与によって，用量依存的に，イブプロフェンの血中濃度の上昇や抗侵害作用の亢進が示されている（Venkatesh）。

参考文献

- Alugolu V, et al. Docking studies of piperine‐iron conjugate with human CYP450 3A4. Bioinformation. 2013; 9: 334-8.
- Harwansh RK, et al. Cytochrome P450 inhibitory potential and RP-HPLC standardization of trikatu-A Rasayana from Indian Ayurveda. J Ethnopharmacol. 2014 Mar 29.
- Subehan, et al. Mechanism-based inhibition of human liver microsomal cytochrome P450 2D6 (CYP2D6) by alkamides of Piper nigrum. Planta Med. 2006; 72: 527-32.
- Subehan, et al. Mechanism-based inhibition of CYP3A4 and CYP2D6 by Indonesian medicinal plants. J Ethnopharmacol. 2006; 105: 449-55.
- Tsukamoto S, et al. CYP3A4 inhibitory activity of new bisalkaloids, dipiperamides D and E, and cognates from white pepper. Bioorg Med Chem. 2002; 10: 2981-5.
- Usia T, et al. CYP3A4 and CYP2D6 inhibitory activities of Indonesian medicinal plants. Phytomedicine. 2006; 13: 67-73.
- Venkatesh S, et al. Influence of piperine on ibuprofen induced antinociception and its pharmacokinetics. Arzneimittelforschung. 2011; 61: 506-9.

骨砕補 Rhizoma drynaria

【名　称】

[和　名]　（基原植物）ハカマウラボシ(袴裏星)の根茎

[英　名]　Gu-sui-bu, Rhizoma drynaria

[学　名]　（基原植物）*Drynaria fortunei* J. SM.

▌概　要

　骨砕補（こつさいほ）とは，ウラボシ科の常緑性シダ植物であるハカマウラボシ（袴裏星）（学名 *Drynaria fortunei*）などの根茎を乾燥させた生薬である。5〜8 世紀に薬物として記載があり，歴代の本草書に収載され，現在でも中国などで用いられている（木村）。

　骨砕補の基原植物について，従来から多くの説が唱えられてきたが，剖見の結果，ウラボシ科（Polypodiaceae）のハカマウラボシの根茎と一致したという（木村）。なお，これまでに，狗脊と骨砕補の基原植物が同一として，タカワラビ科（Dicksoniaceae）の *Cibotium barometz* J. SM. をあてる考えもあれば，ハカマウラボシの他に，*Aglaomorpha Coronans* J. SM.（アグラオモルファ（カザリシダ）属）もあげられている。例えば，骨砕補，毛姜，申姜などの基原植物は主として，カザリシダであって，ハカマウラボシも用いられるという記載もある。しかし，本草書の記載での形態や生態，分布などから生薬学的検証の結果，骨砕補の基原植物は，ハカマウラボシとするのが妥当である。

　有効成分として，ナリンジンなどさまざまなフラボノイド類が存在しており，基礎研究では骨代謝改善作用が示されている（Chang, Jeong, Li, Sun, Wang XL）。基礎研究では，骨芽細胞系において，ナリンジン投与によって，PI3K，Akt，c-Fos/c-Jun，AP-1 の経路を介した BMP2 発現亢進が示されており，骨代謝改善の分子メカニズムと考えられている（Wu）。

　サプリメントの規格成分として，ナリンジン 20.0% 以上を 1 日あたり120 mg〜360 mg 投与する例がある。

　マウスを用いた基礎研究では，骨砕補の投与によって，骨量および柱骨（骨梁骨）の増加が見出された（Wong）。

　中国で行われたヒト臨床研究では，骨粗鬆症患者 98 名を対象に，骨砕補が投

与され，経口摂取後24時間にわたるフラボノイド総量およびナリンジンの体内動態が検証された（Wang JN）。

伝統医療で用いられてきた生薬であり，許容性は高いと考えられる。適応となる病態に対して適切な品質の製品を用法・用量を守って使用する場合，現時点では特に問題は報告されていない。

◉ 用途・適応

骨粗鬆症　骨代謝改善

📖 相互作用チェックリスト

[相互作用に注意する医薬品] ⇒ [臨床における対応]

現時点では，医薬品との相互作用による有害事象は報告されていない。

📄 参考文献

- Chang EJ, et al. Proliferative effects of flavan-3-ols and propelargonidins from rhizomes of Drynaria fortunei on MCF-7 and osteoblastic cells. Arch Pharm Res. 2003; 26: 620-30.
- Jeong JC, et al. Stimulative effects of Drynariae Rhizoma extracts on the proliferation and differentiation of osteoblastic MC3T3-E1 cells. J Ethnopharmacol. 2005; 96: 489-95.
- 木村康一，他．漢薬骨砕補の生薬学的研究その1　本草学的考察（シダ生薬の生薬学的研究　第11報）．生薬学雑誌．1965；19：25-31.
- Li F, et al. Stimulative activity of Drynaria fortunei (Kunze) J. Sm. extracts and two of its flavonoids on the proliferation of osteoblastic like cells. Pharmazie. 2006; 61: 962-5.
- Sun JS, et al. The effect of Gu-Sui-Bu (Drynaria fortunei) on bone cell activity. Am J Chin Med. 2004; 32: 737-53.
- Wang JN, et al. Population pharmacokinetics of naringin in total flavonoids of Drynaria fortunei (Kunze) J. Sm. in Chinese women with primary osteoporosis. Chin J Integr Med. 2012; 18: 925-33.
- Wang XL, et al. Effects of eleven flavonoids from the osteoprotective fraction of Drynaria fortunei (KUNZE) J. SM. on osteoblastic proliferation using an osteoblast-like cell line. Chem Pharm Bull. 2008; 56: 46-51.
- Wong RW, et al. Systemic effect of crude extract from rhizome of Drynaria fortunei on bone formation in mice. Phytother Res. 2006; 20: 313-5.
- Wu JB, et al. Naringin-induced bone morphogenetic protein-2 expression via PI3K, Akt, c-Fos/c-Jun and AP-1 pathway in osteoblasts. Eur J Pharmacol. 2008; 588: 333-41.

ゴ マ *Sesamum indicum*

【名　称】

[和　名] 胡麻

[英　名] sesame

[学　名] *Sesamum indicum*

▌概　要

　胡麻（ごま）は，伝統的に養生食あるいは香辛料として広く利用されてきた。ごま油は調味料としても用いられている。

　ごま種子の約50%は油脂，約20%はタンパク質である。また，ビタミン B₁, B₂, ナイアシン，ビタミン E などのビタミン類，カルシウムや鉄，セレンなどのミネラル類も含まれている。ごま種子油は，オレイン酸やリノール酸などの不飽和脂肪酸を含む。また，パルミチン酸やステアリン酸などの存在も知られている。

　近年，ごま種子やごま油の生理活性作用に関する研究において，有効成分としてセサミン sesamin などのごまリグナン類が注目されている。ごま種子に含まれるリグナン類は，脂溶性のセサミンとセサモリン，水溶性のセサミノール配糖体が主であり，その他に，セサモリノールやピノレジノールなどが知られている。特に，セサミンとセサモリンが多く，ごま種子中に0.3～0.5%程度存在する。

　セサミンは，抗酸化作用，降圧作用，コレステロール低下作用，免疫調節作用，肝臓脂肪酸組成の修飾作用，アルコール性肝障害抑制作用といった多彩な作用が報告されている。

　予備的な臨床研究によると，高コレステロール患者に1日あたりセサミン32.4 mg を4週間，続いて64.8 mg を4週間，合計8週間投与した結果，総コレステロールおよび LDL コレステロールが対照群に比べて有意に低下したという。また，100 mg のセサミンを7日間投与した研究において，アルコール代謝促進作用を示唆する研究も報告されている。

　適正使用における許容性は高い。

　⇒『ゴマペプチド』『セサミン』の項

● 用途・適応

抗酸化作用　高血圧改善作用　脂質異常症改善作用

📖 相互作用チェックリスト

［相互作用に注意する医薬品］⇒［臨床における対応］

現時点では，医薬品との相互作用による有害事象は報告されていない。ただし，基礎研究・非臨床研究において，一部の医薬品との相互作用が示唆されている。

▶チトクローム P450

チトクローム P450 の分子種のうち，CYP1A2，CYP2C9，CYP2C19，CYP2D6，CYP3A4 に関連する薬剤。（CYP と医療用医薬品との関連については巻末の別表参照）

⇒併用は可能と考えられるが，念のため慎重に。研究データの臨床的意義は不明。

🍃 解説：相互作用のメカニズム

■チトクローム P450

ラットを用いた基礎研究において，セサミノール投与による CYP1A2，CYP2C9，CYP2C19，CYP2D6，CYP3A4 の活性阻害作用が見出された（Jan）。また，セサミンは，核内レセプターの一つである PXR（pregnane X receptor）の作用を阻害することで，CYP3A4 活性を抑制する（Lim）。

これらのデータの臨床的意義は不明であるが，理論的には，ゴマリグナン類の摂取によって，CYP の各分子種の阻害を介した医薬品との相互作用が推測される。

📄 参考文献

・Jan KC, et al. Tissue distribution and cytochrome P450 inhibition of sesaminol and its tetrahydrofuranoid metabolites. J Agric Food Chem. 2012; 60: 8616-23.
・Lim YP, et al. Sesamin: A Naturally Occurring Lignan Inhibits CYP3A4 by Antagonizing the Pregnane X Receptor Activation. Evid Based Complement Alternat Med. 2012; 2012: 242810.

ゴマペプチド sesame peptide

【名 称】

[和 名] ゴマペプチド

[英 名] sesame peptide, sesame peptide powder（SPP）

[学 名] *Sesamum indicum*（ゴマ，胡麻）

▌概 要

ゴマ（胡麻）ペプチドとは，ゴマ由来のタンパク質分解産物（ペプチド）である。近年の研究により，ゴマのタンパク質分画を酵素的に分解した産物（ゴマペプチド）が，アンジオテンシン変換酵素（ACE）阻害活性を有し，血圧降下作用を示すことが明らかになった。

ゴマペプチドの降圧作用は，自然発症高血圧ラットを用いた動物実験，正常高値および軽症高血圧者を対象としたヒト臨床研究によって確認されている。

臨床研究では，ゴマペプチド 500 mg/日の投与によって，有意な降圧作用が認められた。ゴマに含まれる ACE 阻害ペプチドに関する研究において，Leu-Ser-Ala，Leu-Gln-Pro，Leu-Lys-Tyr，Ile-Val-Tyr，Val-Ile-Tyr，Leu-Val-Tyr および Met-Leu-Pro-Ala-Tyr の 7 種のペプチドの降圧作用が確認された。

本邦では，トクホ（特定保健用食品）として，ゴマペプチドを関与成分とする製品が許可されており，「本品はゴマペプチドを含んでおり，血圧が高めの方に適した飲料です」等の表示がある。通常の食材に由来する成分であり，適正使用における許容性は高い。

⇒『ゴマ』，『セサミン』の項

◉ 用途・適応

高血圧改善作用

相互作用チェックリスト

［相互作用に注意する医薬品］⇒［臨床における対応］

現時点では，医薬品との相互作用による有害事象は報告されていない。ただし，ゴマペプチドの有する働きからの推測により，次の医薬品に関して，理論的な相互作用の可能性が考えられている。

▶高血圧治療薬

⇒併用は可能と考えられるが，念のため慎重に。

解説：相互作用のメカニズム

■高血圧治療薬

ゴマペプチドは，降圧作用を有しているため，理論的には，同様の効果を有する治療薬との併用によって相加作用・相乗作用を生じうる。該当する医薬品との併用には念のために注意する。投与する際には，関連指標をモニターすること。

コラーゲン collagen

【名 称】

［和 名］ コラーゲン

［英 名］ collagen

‖ 概 要

コラーゲンはタンパク質の一種であり，骨や軟骨，腱，皮膚といった組織に豊富に存在する。結合組織の主な構成成分であることから，コラーゲンが骨や関節，皮膚に対する機能性食品として用いられている。

これまでの研究では，コラーゲンによる骨代謝改善作用，関節炎や骨粗鬆症の改善作用が示唆されている。例えば，基礎研究では，コラーゲンペプチドの経口投与によって骨代謝の活性化が見出された。

また，皮膚に対する作用を検証した予備的試験では，皮膚の水分維持，柔軟性や粘弾性の増加，肌荒れの改善といった働きが報告されている。予備的な臨床研究では，コラーゲン経口摂取後に，血中におけるコラーゲン由来ペプチドであるヒドロキシプロリン（Hyp，hydroxyproline）の濃度が上昇することが示されている。このときの血中のコラーゲン由来ペプチドは Pro-Hyp（プロリン-ヒドロキシプロリン）であり，一般に，Pro や Hyp を含むペプチドはペプチダーゼによる分解を受けにくいため，コラーゲン由来ペプチドも吸収されやすいと考えられる。日本人女性を対象に，フィッシュ（魚鱗）コラーゲンペプチドを1日あたり2.5 g，5 g，10 g の3用量で投与して，乾燥肌への影響を調べた臨床研究では，投与4週間後において，皮膚の乾燥状態や掻痒感，炎症性皮疹数のいずれにおいても，コラーゲンペプチド摂取による改善傾向が認められ，特に30歳以上を対象とした層別解析において魚鱗コラーゲンペプチドの5 g 以上の摂取により，角層水分量の有意な増加が認められた（大原）。その他，フィッシュコラーゲンと比べて，ジ・トリペプチドの体内への移行が少ないとされる豚皮コラーゲンペプチド（10 g/日）の投与でも，乾燥肌の改善作用が示されている（大原）。

サプリメントの原材料は，牛・豚・魚等に由来する。適正使用における許容性は高い。

ただし，コラーゲンの成分に対して，発疹や胃腸症状等のアレルギー症状や過

敏症が現れることがある。なお，コラーゲンの加水分解物に由来する精製タンパ
ク質がゼラチン gelatin である。ゼラチンは，米国では GRAS（generally recognized as safe）とされている。

● 用途・適応

　骨・軟骨・皮膚の機能維持　骨粗鬆症の予防・改善　関節疾患の予防と改善
皮膚に対する美容効果・肌質改善効果

📖 相互作用チェックリスト

［相互作用に注意する医薬品］⇒［臨床における対応］

　現時点では，医薬品との相互作用による有害事象は報告されていない。

📄 参考文献

・Kalden JR, Sieper J. Oral collagen in the treatment of rheumatoid arthritis. Arthritis Rheum 1998 Feb; 41: 191-4.
・Moskowitz RW. Role of collagen hydrolysate in bone and joint disease. Semin Arthritis Rheum 2000; 30: 87-99.
・大原浩樹，他．コラーゲンペプチド経口摂取による皮膚角層水分量の改善効果．日本食品科学工学会誌．2009；56：137-145.
・Zhang G, Young BB, Ezura Y, Favata M, Soslowsky LJ, Chakravarti S, Birk DE. Development of tendon structure and function: regulation of collagen fibrillogenesis. J Musculoskelet Neuronal Interact 2005; 5: 5-21.

コレウス・フォルスコリ *Coleus forskohlii*

【名　称】

[和　名]　コレウス・フォルスコリ

[学　名]　*Coleus forskohlii*

‖ 概　要

　コレウス・フォルスコリは，インドやネパールに自生するシソ科の植物であり，インドの伝統医学・アーユルヴェーダにおいて心臓病や腹痛，けいれんといった疾患に利用されてきた。

　有効成分として，ジテルペン類のフォルスコリンが存在する。フォルスコリンは，平滑筋や心筋のアデニル酸シクラーゼ adenylate cyclase を活性化し，cAMP の産生を増加させる。

　フォルスコリンは，喘息や心筋症に対する有効性が示されてきた。一般に，喘息にはフォルスコリンの吸入，心筋症には静脈投与が行われる。

　フォルスコリンには脂肪分解促進作用があり，コレウス・フォルスコリが減量目的のサプリメントとして利用されている。通常，脂肪細胞における脂肪分解過程では，カテコールアミン類といった脂肪分解促進ホルモンが，脂肪細胞膜に存在する β-アドレナリン受容体と結合し，G タンパク質を介してアデニル酸シクラーゼを活性化し，cAMP を増加させる。これにより，ホルモン感受性リパーゼがリン酸化され，活性化されることによって，脂肪分解が生じる。例えば，β-アドレナリン受容体刺激および α_2-アドレナリン受容体抑制は，脂肪細胞での脂肪分解を促進する。一方，フォルスコリンはアドレナリン受容体を介さず直接アデニル酸シクラーゼを刺激することにより脂肪分解が生じる。ラット脂肪細胞を用いた実験では，フォルスコリンが脂肪細胞中のホルモン感受性リパーゼと脂肪滴との結合を促進することによって脂肪分解を促進することが示されている。また，ヒト脂肪細胞において，フォルスコリンは，細胞内 cAMP 濃度を増加させ，グリセロール放出を促進することが示されている。cAMP および脂肪分解に関するフォルスコリンの効果は，用量依存的である。一方，エピネフリンやプロプラノロール刺激による α_2-アドレナリン受容体活性化は，フォルスコリンによる cAMP 濃度増加やグリセロール放出促進を阻害し，用量依存性曲線の右方

移動を生じる。なお，エピネフリンあるいはイソプロテレノールのいずれかと，フォルスコリンとの併用投与では，各成分の単独投与の総和以上の効果が認められる。

　これまでに複数の臨床研究において，コレウス・フォルスコリによる減量作用や高血圧改善作用が示されてきた（Jagtap, Henderson, Kamohara）。

　例えば，Godard らは，肥満者の体組成，テストステロン，代謝率，血圧に対するフォルスコリンの影響を検証する目的で，BMI が 26 以上の男性 30 名を被験者として，フォルスコリン投与群（n＝15）と偽薬群（n＝15）に分け，12 週間のランダム化二重盲検臨床試験を行った。フォルスコリン投与群には，10％フォルスコリン抽出物 500 mg/日が分 2 で 12 週間経口投与された。その結果，偽薬群に比べて，フォルスコリン投与群では，DXA 法での測定による体脂肪率と体脂肪量の有意な減少（p＜or＝0.05）が認められた。また，フォルスコリン投与群では，偽薬群に比べて，骨量の有意な変化（p＜or＝0.05），および除脂肪体重の増加傾向が認められた（p＝0.097）。血中フリーテストステロン値は，偽薬群に比べてフォルスコリン投与群において有意に増加した（p＜or＝0.05）。一方，血中総テストステロン値の変化は有意ではなかったが，偽薬群では 1.08±18.35％減少，フォルスコリン投与群では 16.77±33.77％増加した（Godard）。以上より，フォルスコリンの経口投与は，肥満男性において体組成に好ましい影響を与えると考えられた。この他，コレウス・フォルスコリ抽出物の原材料メーカーである Sabinsa Corporation による研究として，複数の臨床試験における減量効果が報告されている。

　日本人を対象にした臨床試験では，基礎疾患を有していない成人男女 12 名（男性 5 名，女性 7 名，平均年齢 32±2.3 歳）を対象に，1 日あたり 1,000 mg のコレウス・フォルスコリエキス末（フォルスコリンを 10％含有，1 日あたり 4粒）を 8 週間投与した臨床研究において，体重の有意な減少（p＜0.005），体脂肪量の有意な減少（p＜0.005）が報告されている（Kamohara）。

　臨床研究では，被験者の一部において一過性の軟便や鼓腸といった軽度の消化器症状が認められた（Kamohara）。そこで，コレウス・フォルスコリエキス末の安全性を検証する目的で，標準的な投与量を目安に，「フォースコリー」の漸増試験が行われた（Kamohara）。具体的には，健常者 29 名を対象に，1 週間毎に用量を，第 1 週（250 mg/日），第 2 週（500 mg/日），第 3 週（750 mg/日），第 4週（1,000 mg/日）として投与量を漸増した。解析の結果，漸増試験で認められた有害事象は，すべて消化器症状であり，軟便，下痢，鼓腸が見出された。下痢

の程度および頻度はさまざまであり，症状の程度における用量依存性は明確ではなかった。したがって，消化器症状の発現の有無は，個人の体質や体調によるところが大きいと考えられた。また，消化器症状の発現と体重の変化との間に相関は認められなかった（Kamohara）。軟便や下痢といった消化器症状の有害事象は，試験期間中（継続中）に消失・自然軽快，あるいは，漸増試験終了後，数日以内に消失・自然軽快の経過となった。なお，漸増試験で認められた消化器症状は，軟便，下痢，鼓腸のみであり，いずれも軽度であった。腹痛や下血，イレウスなどは認められなかった。また，消化器症状以外の症状は認められなかった。

したがって，コレウス・フォルスコリエキスによる体重および体脂肪の減少効果は，軟便や下痢といった消化器系への作用とは別の作用部位における機序と考えられる。

コレウス・フォルスコリ投与時に認められる軟便や下痢といった消化器症状の発現機序として，腸管粘膜細胞における CFTR（cystic fibrosis transmembrane conductance regulator）を介した働きが考えられている。CFTR は，嚢胞性線維症の原因遺伝子産物としても知られており，上皮膜細胞における塩素イオン（Cl$^-$）と水輸送に関与する Cl$^-$ チャネルであり，cAMP により調節される。コレウス・フォルスコリ抽出物により，腸管粘膜が刺激を受けると，cAMP 濃度が上昇，これにより塩素イオンチャンネルがリン酸化され，塩素イオンチャンネルが開口する。その結果，塩素イオンが腸管内に分泌され，それとともに水分分泌が生じると考えられる（Kamohara）。

なお，コレウス・フォルスコリの摂取による体重減少効果と消化器症状発現との間に関連は認められない。つまり，コレウス・フォルスコリの体重減少作用は，軟便や下痢といった消化器症状によるものではない。コレウス・フォルスコリによる cAMP 上昇が，体脂肪組織にて働く場合に抗肥満作用となり，腸管で働く場合に消化器症状を呈すると考えられる。また，コレウス・フォルスコリ摂取に伴う抗肥満作用および消化器症状の発現頻度や程度には個人差があることから，レスポンダーとノンレスポンダーの存在が示唆される。

コレウス・フォルスコリは，アーユルヴェーダで用いられてきた薬用植物であり，一般に安全性は高く，適応となる病態に対して適切な品質の製品を用法・用量を守って使用する場合，特に問題は生じないと考えられる。

📍 用途・適応

抗肥満作用（コレウス・フォルスコリ抽出物 500 mg から 1,000 mg/日の経口投与）

📖 相互作用チェックリスト

[相互作用に注意する医薬品] ⇒ [臨床における対応]

現時点では，医薬品との相互作用による有害事象は報告されていない。ただし，コレウス・フォルスコリの主要成分であるフォルスコリンの有する働きからの推測により，理論的な相互作用の可能性が考えられている。一方，生薬としてのコレウス・フォルスコリ抽出物は，フォルスコリン単独投与とは異なるため，臨床的に同じ相互作用や有害事象が想定されるわけではない。

▶**抗凝固薬・血小板機能抑制薬**

⇒併用は可能と考えられるが，念のため慎重に。研究データの臨床的意義は不明。

▶**抗肥満薬**

⇒併用は可能と考えられるが，念のため慎重に。

▶**チトクローム P450**

チトクローム P450 の分子種のうち，CYP2B，2C，3A に関連する薬剤。（CYP と医療用医薬品との関連については巻末の別表参照）

⇒併用は可能と考えられるが，念のため慎重に。研究データの臨床的意義は不明。

▶**降圧薬**

⇒併用は可能と考えられるが，念のため慎重に。医師の監視下に関連指標をモニターすること。

▶**心不全治療薬（血管拡張薬・カルシウムチャネル阻害薬等）**

⇒併用は可能と考えられるが，念のため慎重に。医師の監視下に関連指標をモニターすること。

解説：相互作用のメカニズム

■抗凝固薬・血小板機能抑制薬

コレウス・フォルスコリの主成分であるフォルスコリンは，抗血小板作用を有しているため，理論的には，同様の効果を有する医薬品との併用によって相加作用・相乗作用を生じうる。該当する医薬品との併用には念のために注意する。

基礎研究では，フォルスコリンについて，フォルスコリン投与の用量依存的に，血小板凝集抑制作用や血管弛緩作用が示されている（Agarwal, Christenson）。

マウスを用いた基礎研究において，コレウス・フォルスコリ抽出物投与により，肝 CYP2C 活性亢進とワルファリンの抗凝固作用の抑制が示されている（Yokotani）。このデータの臨床的意義は不明であるが，併用時には，念のため，医師の監視下に関連指標をモニターすること。

■抗肥満薬

コレウス・フォルスコリ抽出物は抗肥満作用を有しているため，理論的には，同様の効果を有する医薬品との併用によって相加作用・相乗作用を生じうる。該当する医薬品との併用には念のために注意する。

■チトクローム P450

基礎研究（*in vitro* 系）において，コレウス・フォルスコリ投与によって，マウスおよびヒト肝ミクロソームでの CYP2C 活性阻害作用が示されている（Yokotani）。コレウス・フォルスコリは，フォルスコリン投与時よりも，強い阻害作用を示した。

一方，マウスにコレウス・フォルスコリ根抽出物投与した基礎研究では，CYP2C 活性の誘導と S-warfarin 7-hydroxylase 活性の亢進によるワルファリンの抗凝固作用抑制が認められている（Yokotani）。この CYP2C に対する相反する作用の臨床的意義は不明であるが，理論的には，コレウス・フォルスコリ摂取によって，CYP2C を介した医薬品との相互作用が推測される。

その他，マウスにコレウス・フォルスコリ抽出物あるいはフォルスコリンを投与した基礎研究では，肝臓重量の増加や CYP2B，2C，3A の誘導が示されている（Virgona）。なお，この基礎研究によると，コレウス・フォルスコリ抽出物投与では CYP の誘導が認められたが，フォルスコリン投与では有意な変化が見出されておらず，フォルスコリン以外の成分による作用が推察されている。

■降圧薬

コレウス・フォルスコリ抽出物は高血圧改善作用を有している（Jagtap）。理論的には，同様の効果を有する医薬品との併用によって相加作用・相乗作用を生じうる。該当する医薬品との併用には念のために注意する。

■心不全治療薬（血管拡張薬・カルシウムチャネル阻害薬等）

コレウス・フォルスコリの主成分であるフォルスコリンの静脈投与による心不全改善効果が知られている。ドイツにおいて，NYHA ステージ Ⅲ の心筋症患者12 名を対象にした臨床研究では，フォルスコリン投与による心血管機能改善作用が示されている（Baumann）。拡張型心筋症 7 名を対象に，フォルスコリン（3 micrograms/kg/min）を静脈投与した臨床研究でも，左室機能の改善効果が認められている（Kramer）。

これらは，コレウス・フォルスコリの経口投与ではなく，フォルスコリンの静脈投与による作用であるため，コレウス・フォルスコリのサプリメント投与時に想定される相互作用でないが，念のため注意する。

📑 参考文献

- Agarwal KC, et al. Significance of plasma adenosine in the antiplatelet activity of forskolin: potentiation by dipyridamole and dilazep. Thromb Haemost. 1989; 61: 106-10.
- Asano T. Clinical report on root extract of perilla plant *(Coleus forskohlii)* ForsLean® in reducing body fat. Asano Institute, Tokyo, Japan, 2001.
- Baumann G, et al. Cardiovascular effects of forskolin (HL 362) in patients with idiopathic congestive cardiomyopathy — a comparative study with dobutamine and sodium nitroprusside. J Cardiovasc Pharmacol. 1990; 16: 93-100.
- C. B. Patel Research Centre for Chemistry and Biological Sciences, Mumbai. Data on file of Sami Labs Limited, Bangalore, India.
- Christenson JT, et al. The effect of forskolin on blood flow, platelet metabolism, aggregation and ATP release. Vasa. 1995; 24: 56-61.
- Godard MP, et al. Body composition and hormonal adaptations associated with forskolin consumption in overweight and obese men. Obes Res 2005 Aug; 13 (8): 1335-43.
- Henderson S, et al. Effects of coleus forskohlii supplementation on body composition and hematological profiles in mildly overweight women. J Int Soc Sports Nutr. 2005; 2: 54-62.
- Jagtap M, et al. Clinical efficacy of Coleus forskohlii (Willd.) Briq. (Makandi) in hypertension of geriatric population. Ayu. 2011; 32: 59-65.
- Kamohara S, Noparatanawong, S. A Coleus forskohlii extract improves body composi-

tion in healthy volunteers: An open-label trial. Personalized Medicine Universe. 2013; 2: 25-27.

- 蒲原聖可：「コレウス・フォルスコリ漸増試験 ―「フォースコリー」の安全性に関する検証―」. New Food Industry 2013；55：5-8.
- Kramer W, et al. Effects of forskolin on left ventricular function in dilated cardiomyopathy. Arzneimittelforschung. 1987; 37: 364-7.
- Kreider RB, et al. Effects of Coleus forskohlii supplementation on body composition and markers of health in sedentary overweight females. Experimental Biology 2002 Late Breaking Abstracts LB305: 2002.
- Monograph. Coleus forskohlii. Altern Med Rev. 2006; 11: 47-51.
- Morimoto C, et al. Relationships between lipolysis induced by various lipolytic agents and hormone-sensitive lipase in rat fat cells. J Lipid Res 2001 Jan; 42 (1): 120-7.
- Sabinsa Corporation, Research Report 1999.
- Virgona N, et al. Coleus forskohlii extract induces hepatic cytochrome P450 enzymes in mice. Food Chem Toxicol. 2012; 50: 750-5.
- Yokotani K, et al. Hepatic cytochrome P450 mediates interaction between warfarin and Coleus forskohlii extract in vivo and in vitro. J Pharm Pharmacol. 2012; 64: 1793-801.

コロハ *Trigonella foenum-graecum*

【名　称】

[和　名]　胡蘆巴（コロハ）

[別　名]　フェヌグリーク，Greek clover，Greek hay seed，Methi

[英　名]　fenugreek

[学　名]　*Trigonella foenum-graecum*，　*Trigonella foenugraecum*

▌概　要

　コロハ（*Trigonella foenum-graecum*）は，英名をフェヌグリーク fenugreek というマメ科一年草の植物である。種子がインドや北アフリカの伝統医療において利用されてきた。古代エジプトやローマ時代に薬用として用いられたという記録がある。エジプト王朝の医書『パピルス・エーベルス』（BC1500 頃）には分娩を促すと記されている。また，中国にも伝わり，古くから生薬として利用されている。インドおよび中国の伝統医療では，滋養強壮・強精の目的で用いられていた。

　コロハの薬用部分は種子である。種子には，顕著な苦味と匂いがある。種子を一晩水に浸すことで味や匂いを取ることができる。特有の有効成分として，トリゴネリン trigonelline，4-ハイドロキシイソロイシン 4-hydroxyisoleucine（4-OH-Ile），sotolon が知られている。

　コロハの種子は，50％が食物繊維であり，食後過血糖を抑制すると考えられる。種子に存在するアミノ酸の 80％は，4-ハイドロキシイソロイシン（4-OH-Ile）である。4-OH-Ile は，コロハに特異的なアミノ酸であり，インスリン分泌促進作用を持つことから，血糖降下作用を有する有効成分の一つである。この作用は，グルコース依存性であり，比較的高濃度のグルコース存在下で機能する。Sotolon は，メープルシロップの香料に利用される。

　コロハはクマリン誘導体等の成分を含み，血小板凝集抑制作用が推測される。ただし，臨床的に有意な作用ではないと考えられている。また，予備的研究では，子宮，心臓，小腸への刺激作用が示唆されている。コロハ種子に含まれる 4-OH-Ile は，ヒトおよびラットの膵臓を用いた *in vitro* 研究において，グルコース依存性のインスリン放出を促進することが示されている。ソマトスタチン

やグルカゴンは影響を受けなかったことから，4-OH-Ile は膵臓 β 細胞のみに作用すると考えられる。

　近年の基礎研究および臨床試験では，糖尿病および脂質異常症に対する効果が報告されている。動物実験や *in vitro* 研究では，コロハによるインスリン分泌促進作用が示されてきた。マウスを用いた研究でも，コロハ種子によるグルコース依存性インスリン放出促進が示されている。ヒトを対象にした臨床試験では，2型糖尿病における血糖コントロール改善作用が示された。ただし，臨床試験は，小規模であり，実験プロトコールも改善の余地がある。また，コロハ製品の有効成分に関しての標準化も行われていない。したがって，適切な用法・用量の設定，糖尿病治療薬との併用，既存の糖尿病療法との併用，効能・効果，安全性の確立に関しては，さらに多くの臨床試験が必要である。

　コロハは，伝統医療で長い間利用されてきたハーブであり，適切な用法・用量に基づいて利用する場合，安全性は高いと考えられる。米国では FDA により「GRAS（generally recognized as safe）」とされている。

● 用途・適応

2型糖尿病　脂質異常症

📖 相互作用チェックリスト

［相互作用に注意する医薬品］⇒［臨床における対応］

　現時点では，医薬品との相互作用による重篤な有害事象は報告されていない。ただし，コロハの有する働きからの推測により，理論的な相互作用の可能性が考えられている。

▶チトクローム P450 および P 糖タンパク

　チトクローム P450 の分子種のうち，CYP3A に関連する薬剤。P 糖タンパクに関連する薬剤。（CYP や P 糖タンパクと医療用医薬品との関連については巻末の別表参照）

　⇒併用は可能と考えられる。

▶抗凝固薬・血小板機能抑制薬

　⇒併用は慎重に。医師の監視下に関連指標をモニターすること。

▶**糖尿病治療薬**

⇒併用は慎重に。医師の監視下に関連指標をモニターすること。

▶**カリウム排泄促進薬**

⇒併用は可能と考えられるが，念のため慎重に。研究データの臨床的意義は不
明。

▶**甲状腺ホルモン薬**

⇒併用は可能と考えられるが，念のため慎重に。研究データの臨床的意義は不
明。

▶**エストロゲン製剤**

⇒併用は可能と考えられるが，念のため慎重に。研究データの臨床的意義は不
明。

▶**シクロスポリン cyclosporine**

⇒併用は可能と考えられる。

▶**カルバマゼピン carbamazepine**

⇒併用は可能と考えられる。

解説：相互作用のメカニズム

■チトクローム P450 および P 糖タンパク

ウサギを用いた基礎研究において，コロハ種子抽出物（300 mg/kg）を 8 日
間，経口投与後に，CYP3A の基質であるカルバマゼピンとシクロスポリンを併
用投与したところ，AUC，C max，T max などの薬物動態指標に変化は認めら
れなかった（Al-Jenoobi）。CYP3A あるいは P 糖タンパクを介した相互作用のリ
スクは低いと考えられる。

■抗凝固薬・血小板機能抑制薬

コロハ抽出物はクマリン誘導体を含むため，理論的には出血時間や凝固時間に
影響を与える可能性がある（Chan，Heck）。したがって，併用には念のために注
意する。

症例報告では，心房細動に対してワルファリンを投与されていた患者が，コロ
ハと Boldo（ボルド，*Peumus boldus*）からなるハーブサプリメントを摂取した
後，INR（国際標準比，International Normalized Ratio）が上昇したというケー
スが知られている。この症例ではハーブ中止後 1 週間にて INR が正常化した。

また，再チャレンジテストでは，同様に相互作用を認めたという。このとき，出血傾向等の有害事象は認められなかった（Lambert）。

なお，コロハを用いた臨床試験では，血小板凝集能に対する変化は認められていない（Bordia）。

■糖尿病治療薬

コロハは血糖降下作用を有しているため，理論的には，同様の効果を有する糖尿病治療薬との併用によって相加作用・相乗作用を生じうる。該当する医薬品との併用には念のために注意する。投与する際には，血糖値をモニターすること。なお，コロハの直接的な作用によって低血糖を生じたという症例は知られていない。

糖尿病モデル Sprague Dawley ラットを用いた基礎研究では，コロハ種子抽出物と，インスリンあるいはグリメピリドとの併用投与による肝機能改善作用が示されている（Haritha）。健常な男性 20 名を対象にしたヒト臨床研究では，コロハ葉水抽出物（40 mg/kg）による血糖値低下作用が報告されている（Abdel-Barry）。

■カリウム排泄促進薬

イラクから報告された臨床試験によると，健常な男性 20 名を対象に，コロハ葉水抽出物（40 mg/kg）によって，摂取 4 時間後の時点で，13.4％の血糖値低下作用，血中カリウム値の有意な低下（14.1％）が認められ，排尿回数が増加したと記載されている（Abdel-Barry）。臨床的意義は不明であるが，念のために，低カリウム血症を生じうる医薬品との併用には注意する。投与する際には，血中電解質をモニターする。

なお，糖尿病性腎障害モデルラットを用いた基礎研究では，コロハ種子抽出物による血糖値の低下，血中の尿素，クレアチニン，カリウム，IL-6 の有意な低下作用が認められた（Sayed）。

■甲状腺ホルモン薬

動物実験では，コロハ種子抽出物投与による甲状腺ホルモン濃度の変化が認められている（Panda, Tahiliani）。ただし，ヒトでのデータはなく，臨床的意義は不明である。また，医薬品との相互作用は知られていない。

■エストロゲン製剤

ヒト乳がん細胞を用いた *in vitro* 系の基礎研究では，コロハ種子抽出物によるエストロゲン活性が示されている（Sreeja）。臨床的意義は不明であるが，念のた

めに注意する。

■シクロスポリン cyclosporine

ウサギを用いた基礎研究において，コロハ種子抽出物の投与後に，シクロスポリンを併用投与したところ，薬物動態の変化は認められなかった（Al-Jenoobi）。CYP3A あるいは P 糖タンパクを介した相互作用のリスクは低いと考えられる。

■カルバマゼピン carbamazepine

ウサギを用いた基礎研究において，コロハ種子抽出物の投与後に，カルバマゼピンを併用投与したところ，薬物動態の変化は認められなかった（Al-Jenoobi）。CYP3A あるいは P 糖タンパクを介した相互作用のリスクは低いと考えられる。

📄 参考文献

- Abdel-Barry JA, et al. Hypoglycaemic effect of aqueous extract of the leaves of Trigonella foenum-graecum in healthy volunteers. East Mediterr Health J 2000; 6: 83-88.
- Ajabnoor MA, Tilmisany AK. Effect of trigonella foenum graecum on blood glucose levels in normal and alloxan-diabetic mice. J Ethnopharm 1988; 22: 45-49.
- Al-Jenoobi FI, et al. Pharmacokinetic interaction studies of fenugreek with CYP3A substrates cyclosporine and carbamazepine. Eur J Drug Metab Pharmacokinet. 2013 Sep 11.
- Bordia A, et al. Effect of ginger (Zingiber officinale Rosc.) and fenugreek (Trigonella foenumgraecum L.) on blood lipids, blood sugar and platelet aggregation in patients with coronary artery disease. Prostaglandins Leukot Essent Fatty Acids 1997; 56: 379-384.
- Broca C, et al. 4-Hydroxyisoleucine: effects of synthetic and natural analogues on insulin secretion. Eur J Pharmacol 2000; 390: 339-45.
- Chan HT, et al. Effect of herbal consumption on time in therapeutic range of warfarin therapy in patients with atrial fibrillation. J Cardiovasc Pharmacol. 2011; 58: 87-90.
- Flammang AM, et al. Genotoxicity testing of a fenugreek extract. Food Chem Toxicol 2004; 42: 1769-75.
- Hannan JM, et al. Effect of soluble dietary fibre fraction of Trigonella foenum graecum on glycemic, insulinemic, lipidemic and platelet aggregation status of Type 2 diabetic model rats. J Ethnopharmacol 2003; 88: 73-7.
- Haritha C, et al. Evaluation of protective action of fenugreek, insulin and glimepiride and their combination in diabetic Sprague Dawley rats. J Nat Sci Biol Med. 2013; 4: 207-12.
- Heck AM, et al. Potential interactions between alternative therapies and warfarin. Am J Health Syst Pharm. 2000; 57: 1221-7.
- Lambert JP, Cormier J. Potential interaction between warfarin and boldo-fenugreek.

Pharmacotherapy 2001; 21: 509-512.
- Panda S, et al. Inhibition of triiodothyronine production by fenugreek seed extract in mice and rats. Pharmacol Res 1999; 40: 405-409.
- Sauvaire Y, et al. 4-Hydroxyisoleucine: a novel amino acid potentiator of insulin secretion. Diabetes 1998; 47: 206-210.
- Sauvaire Y, et al. Implication of steroid saponins and sapogenins in the hypocholesterolemic effect of fenugreek. Lipids 1991; 26: 191-197.
- Sayed AA, et al. Fenugreek attenuation of diabetic nephropathy in alloxan-diabetic rats: attenuation of diabetic nephropathy in rats. J Physiol Biochem. 2012; 68: 263-9.
- Sowmya P, Rajyalakshmi P. Hypocholesterolemic effect of germinated fenugreek seeds in human subjects. Plant Foods Hum Nutr 1999; 53: 359-365.
- Sreeja S, et al. In vitro estrogenic activities of fenugreek Trigonella foenum graecum seeds. Indian J Med Res. 2010; 131: 814-9.
- Tahiliani P, Kar A. Mitigation of thyroxine-induced hyperglycaemia by two plant extracts. Phytother Res 2003; 17: 294-296.

コンドロイチン chondroitin

【名　称】

[和　名] コンドロイチン，コンドロイチン硫酸塩，硫酸コンドロイチン

[英　名] chondroitin, chondroitin sulfate

▌概　要

コンドロイチン（コンドロイチン硫酸 chondroitin sulfate）は，関節軟骨や結合組織の構成成分である。コンドロイチンは，グルコサミン glucosamine 等から構成される一連の分子・グリコサミノグリカンの1つである。コンドロイチンは分子量が大きいため，消化管からの吸収効率はよくないとされる。血中のコンドロイチンは，リンパ液を介して血液循環に入る経路も推測されている。

基礎研究において，抗炎症作用，脂質代謝改善作用，抗動脈硬化作用，抗血栓形成作用等が示されてきた。

臨床試験では，変形性関節症や関節炎に対する効果が認められている。グルコサミンと併用されることも多い。硫酸コンドロイチンの骨関節症に対する効果を検証したメタ分析によると，7報の二重盲検ランダム化比較試験における合計372名の患者データが解析された結果，偽薬投与群に比べてコンドロイチン投与群では，Lequesne index および疼痛 VAS での有意な改善が認められた（Leeb）。コンドロイチンによる有意な改善効果の発現には，2〜4カ月間の投与が必要である（Leeb）。

コンドロイチンの間欠的な投与による効果が報告されている。1日あたり800 mg の投与を3カ月間行った後，3カ月間は無治療とし，続く3カ月間にコンドロイチンを再開した臨床試験で効果が示されている（Uebelhart）。

変形性膝関節症患者に対するグルコサミンとコンドロイチンの併用投与により，重症度の高い患者において効果を認めたという報告がある（Clegg）。

通常，1日あたり 800〜1,500 mg を服用する。用法・用量の例として，分2〜分3にて投与する場合と，1,000〜1,200 mg を1日1回投与する場合とがある。変形性関節症や関節炎に対しては，グルコサミンと併用するほうが効果的であるというデータも示されている。臨床試験での投与期間は，8週間から6年間である（Bourgeois, Leeb, McAlindon, Uebelhart）。

一般に，適応となる病態に対して適切な品質の製品を用法・用量を守って使用する場合，許容性は高いと考えられる。ただし，胸やけや悪心，嘔吐，下痢といった胃腸障害が現れることがある。これらの症状がみられたら量を減らすか，使用を見合わせる。

● 用途・適応

変形性膝関節症の予防や症状改善

📖 相互作用チェックリスト

[相互作用に注意する医薬品] ⇒ [臨床における対応]

　現時点では，医薬品との相互作用による有害事象は報告されていない。ただし，コンドロイチンの有する働きからの推測により，理論的な相互作用の可能性が考えられている。

▶ワルファリン

　⇒併用は可能と考えられるが，念のため慎重に。研究データの臨床的意義は不明。

▶チトクローム P450

　チトクローム P450 の分子種のうち，CYP3A6 に関連する薬剤。(CYP と医療用医薬品との関連については巻末の別表参照)

　⇒併用は可能と考えられるが，念のため慎重に。研究データの臨床的意義は不明。

🔖 解説：相互作用のメカニズム

■ワルファリン

　ワルファリン服用中の患者において，高用量のグルコサミン (3,000 mg/日)およびコンドロイチン (2,400 mg/日) との併用投与により，INR の上昇を生じたという症例報告があり，ワルファリン作用増強の可能性が示唆されている(Rozenfeld)。コンドロイチンはごく弱い抗凝固作用を持つとされるが，グルコサミンには抗凝固作用は認められない。したがって，通常の用法・用量によるグルコサミンあるいはコンドロイチンの利用では，ワルファリンとの相互作用は考え

にくいが，念のために注意する。

また，米国FDAからの報告では，心房細動に対して，ワルファリン（7.5 mg/日）を5年間服用していた71歳男性が，グルコサミン塩酸塩500 mgとコンドロイチン硫酸400 mgを1日2回摂取し，その後，グルコサミン塩酸塩1,500 mgとコンドロイチン硫酸1,200 mgを1日2回摂取に増量した。その3週間後，INRの上昇が認められ，グルコサミン塩酸塩を750 mg/日，コンドロイチン硫酸を600 mg/日に減らしてもINRの上昇が継続し，グルコサミンとコンドロイチンの摂取中止およびワルファリン投与量の半減により回復したという（Knudsen）。WHOによると，グルコサミン利用と，INRの上昇を認めたとする症例が21例知られており，そのうち，17例はグルコサミンの中止により回復した（Knudsen）。

■チトクローム P450

カナダからの報告によると，ウサギを用いて，テルペンチン turpentine 誘発の炎症反応（TIIR）による CYP1A2 と CYP3A6 の発現と活性への影響を調べた基礎研究において，コンドロイチン硫酸の投与（20 mg/kg/day）によって，CYP3A6，CYP1A2，NADPH-シトクローム P-450 還元酵素の遺伝子発現・タンパク質量・活性のいずれもに影響を与えなかったが，TIIR による CYP3A6 タンパク質の低下を抑制したという（Iovu）。このデータの臨床的意義は不明である。

📄 参考文献

· Bourgeois P, et al. Efficacy and tolerability of chondroitin sulfate 1200 mg/day vs chondroitin sulfate 3 × 400 mg/day vs placebo. Osteoarthritis Cartilage 1998; 6: 25-30.

· Clegg DO, et al. Glucosamine, chondroitin sulfate, and the two in combination for painful knee osteoarthritis. N Engl J Med 2006; 354: 795-808.

· Iovu MO, et al. Effect of chondroitin sulfate on turpentine-induced down-regulation of CYP1A2 and CYP3A6. Carbohydr Res. 2012; 355: 63-8.

· Knudsen JF, Sokol GH. Potential glucosamine-warfarin interaction resulting in increased international normalized ratio: case report and review of the literature and MedWatch database. Pharmacotherapy. 2008; 28: 540-8.

· Leeb BF, et al. A meta-analysis of chondroitin sulfate in the treatment of osteoarthritis. J Rheumatol 2000; 27: 205-11.

· McAlindon TE, et al. Glucosamine and chondroitin for treatment of osteoarthritis. A systematic quality assessment and meta-analysis. JAMA 2000; 283: 1469-75.

· Rozenfeld V, et al. Possible augmentation of warfarin effect by glucosamine-chondroitin. Am J Health Syst Pharm 2004; 61: 306-307.

- Uebelhart D, et al. Intermittent treatment of knee osteoarthritis with oral chondroitin sulfate: A one-year, randomize, double-blind, multicenter study versus placebo. Osteoarthritis Cartilage 2004; 12: 269-76.
- Uebelhart D, et al. Effects of oral chondroitin sulfate on the progression of knee osteoarthritis: a pilot study. Osteoarthritis Cartilage 1998; 6: 39-46.

コンフリー *Symphytum officinale*

【名 称】

[和 名] ヒレハリソウ，コンフリー
[英 名] comfrey，common comfrey
[学 名] *Symphytum officinale*

▌概 要

　コンフリーは，コーカサス地方を原産とするムラサキ科ヒレハリソウ属の多年草であり，本邦では家庭菜園などでも栽培されてきた。若葉を食用に用いることがあるという。シンフィツム（*Symphytum*）種のコンフリーには，コモンコンフリー（common comfrey）として知られる一般的なコンフリー（*Symphytum officinale*）の他，プリックリーコンフリー（*Symphytum asperum*）やロシアンコンフリー（*Symphytum x uplandicum*），ブルーコンフリー（*Symphytum caucasicum*）などがある。コンフリーの薬用部分は葉・茎および根であり，欧米では茶飲料やサプリメントとして消化器系症状や呼吸器系症状などに用いられてきた。しかし，近年，コンフリーの摂取に伴う肝静脈閉塞性疾患などの有害事象の報告例が海外にて散見されるようになった。米国ではコンフリー製品の自主回収が勧告され，カナダではコンフリー含有食品を摂取しないように勧告された。また，ドイツでは摂取制限に関する指針が発表されている。本邦では健康被害事例は知られていないが，2004 年 6 月，厚生労働省より，「販売されたコンフリー及びこれを含む食品の摂取を控えること」，「自生し，又は自家栽培したコンフリーについても，その摂取を控えること」とする通知が行われている。コンフリーには，ピロリジジン・アルカロイド（pyrrolizidine alkaloids，PAs）が含まれており，肝障害を生じうると考えられる。

📑 参考文献

・厚生労働省医薬食品局食品安全部．シンフィツム（いわゆるコンフリー）及びこれを含む食品の取扱いについて．平成 16 年 6 月 14 日．

サージ *Hippophae rhamnoides*

【名　称】

[和　名]　スナヂグミ，サージ

[別　名]　オビルピーハ Oblepikha，沙棘，サジ，サジー

[英　名]　sea buckthorn

[学　名]　*Hippophae rhamnoides*

▌概　要

　サージ（*Hippophae rhamnoides*）とは，ロシアや中国に自生するグミ科の植物であり，種子や果実，葉が薬用および食用に利用されてきた。中国名は沙棘，ロシア名はオビルピーハである。

　サージ果実には，カロテノイド類（α カロテンや β カロテン），フラボノイド類，トコフェロール類，ビタミン C 等が含まれ，抗酸化作用を示す。酒石酸やリンゴ酸，酢酸といった有機酸も存在する。

　サージ種子には，α リノレン酸，リノール酸，オレイン酸といった不飽和脂肪酸が豊富に含まれている。サージ種子油をアトピー性皮膚炎患者に経口投与した臨床試験では，皮膚生検にて脂質代謝改善作用が示されている（Yang）。

　その他，サージ葉抽出物によるタンパク質非酵素的糖化抑制活性も報告されている。

　サージは伝統的に薬用および食用に利用されており，許容性は高いと考えられる。適応となる病態に対して適切な品質の製品を用法・用量を守って使用する場合，現時点では特に問題は報告されていない。

　ただし，基礎研究や臨床試験はまだ十分ではなく，今後の研究成果が期待される。

◉ 用途・適応

抗酸化作用　抗アレルギー作用

📖 相互作用チェックリスト

［相互作用に注意する医薬品］⇒［臨床における対応］

現時点では，医薬品との相互作用による有害事象は報告されていない。ただし，サージの有する働きからの推測により，理論的な相互作用の可能性が考えられている。

▶抗凝固薬・血小板機能抑制薬

⇒併用は可能と考えられるが，念のため慎重に。研究データの臨床的意義は不明。

💹 解説：相互作用のメカニズム

■抗凝固薬・血小板機能抑制薬

基礎研究において，サージ種子オイルによる血小板凝集抑制作用が報告されている（Johansson）。理論的には，抗凝固薬・血小板機能抑制薬等との併用による相加作用・相乗作用が想定される。

📄 参考文献

- Beveridge T, et al. Sea buckthorn products: manufacture and composition. J Agric Food Chem 1999; 47: 3480-8.
- Guliyev VB, et al. Hippophae rhamnoides L.: chromatographic methods to determine chemical composition, use in traditional medicine and pharmacological effects. J Chromatogr B Analyt Technol Biomed Life Sci 2004; 812: 291-307.
- Johansson AK, et al. Sea buckthorn berry oil inhibits platelet aggregation. J Nutr Biochem 2000; 11: 491-5.
- 小浜恵子，他．オビルピーハ果実の成分と抗酸化性．岩手県工業技術センター研究報告 2005　第12号．
- Yang B, et al. Effect of dietary supplementation with sea buckthorn (Hippophae rhamnoides) seed and pulp oils on the fatty acid composition of skin glycerophospholipids of patients with atopic dermatitis. J Nutr Biochem 2000; 11: 338-40.

ザイラリア *Xylaria* species

【名　称】

[和　名]　ザイラリア，烏霊参（うれいじん）

[別　名]　烏霊菌，烏霊茸，クロサイワイタケ（黒幸茸），マメザヤタケ（*X. polymorpha*）

[英　名]　Xylaria，Wulingshen，Wuling Mushroom

[学　名]　*Xylaria* species，*X. nigripes*

▌概　要

　ザイラリアとは世界各地に分布する *Xylariaceae* 科（クロサイワイタケ科）のキノコ類の総称である。*X. arenicola*，*X. brasiliensis*，*X. escharoidea*，*X. furcata*，*X. nigripes*，*X. piperiformis*，*X. rhizomorpha* 等多くの種類が見出されている。中国の民間療法では，ザイラリア（*X. nigripes*）が利用されてきた。ザイラリア（*X. nigripes*）は，多糖類，ビタミン，ミネラル，植物ステロールなどを含み，健康保持・疾病予防作用を持つと考えられる。各種のザイラリアからは，xylariamide A や xanthone（キサントン）類が単離されている。基礎研究では，抗酸化作用が報告された。伝統医療で用いられてきた成分であり，適正使用における許容性は高いと考えられる。

● 用途・適応

　抗酸化作用

📖 相互作用チェックリスト

[相互作用に注意する医薬品] ⇒ [臨床における対応]

　現時点では，医薬品との相互作用による有害事象は報告されていない。

参考文献

- Davis RA. Isolation and structure elucidation of the new fungal metabolite (-)-xylari-amide A. J Nat Prod. 2005; 68: 769-72.
- Healy PC, et al. Xanthones from a microfungus of the genus Xylaria. Phytochemistry. 2004; 65: 2373-8.
- Rogers JD, et al. Some Xylaria species on termite nests. Mycologia. 2005; 97: 914-23.
- Sreerama L, et al. Isolation and properties of carboxylesterases of the termite gut-associated fungus, Xylaria nigripes. K., and their identity from the host termite, Odentotermes horni. W., mid-gut carboxylesterases. Int J Biochem. 1993; 25: 1637-51.
- Wu G. A study on DPPH free-radical scavengers from Xylaria nigripes. Wei Sheng Wu Xue Bao. 2001; 41: 363-6.

ザクロ *Punica granatum*

【名　称】

[和　名]　ザクロ，サンセキリュウ，セキリョウ

[英　名]　Pomegranate

[学　名]　*Punica granatum*

▎概　要

ザクロは，西アジア原産の落葉高木であり，果実が食用に用いられる他，樹皮や根皮が石榴皮・石榴根皮という生薬として利用されてきた。

ザクロ果汁には，抗酸化作用を示すフラボノール類，タンニン類，エラグ酸などが存在する。

果汁，果皮および脂質には弱いエストロゲン作用があるとされ，更年期障害など婦人科系疾患への応用が注目されてきた。一方，ザクロ製品から女性ホルモン様物質は検出できなかったとする報告もあり，今後，製品の標準化・規格化についての検討が必要と考えられる。

ザクロ種子に存在するファイトケミカルとして，ウルソール酸や β シトステロールの報告がある。ノナコサンや没食子酸，エストロゲン類も検出されたという。果汁，果皮，種子脂質成分による抗がん作用（腫瘍細胞増殖・細胞周期・血管新生等に対する阻害作用）および抗炎症作用が示唆されている。

ザクロ果汁を用いた予備的な臨床研究において，前立腺がん抑制作用や動脈硬化性疾患改善作用，高血圧改善作用等が示唆されている。用量・用法の例として，ザクロ果汁：8 オンス（240 mL）/日（570 mg の没食子酸 gallic acid 相当量），50 mL/日（1.5 mmol のポリフェノール相当量），ポリフェノール 2.66 グラム/日がある。また，近年，ザクロのエラグ酸 ellagic acid を含むサプリメントが製品化されている。

適正使用における許容性は高い。アレルギー・過敏症に注意する。

♥ 用途・適応

抗酸化作用　　動脈硬化抑制作用　　高血圧改善作用　　抗がん作用

📖 相互作用チェックリスト

［相互作用に注意する医薬品］⇒［臨床における対応］

▶**チトクローム P450**

　チトクローム P450 の分子種のうち，CYP2C9 および 3A4 に関連する薬剤。
（CYP と医療用医薬品との関連については巻末の別表参照）

　⇒併用は可能と考えられるが，念のため慎重に。研究データの臨床的意義は不
　　明。

▶**抗凝固薬（ワルファリン）**

　⇒併用は慎重に。医師の監視下に関連指標をモニターすること。

▶**脂質異常症治療薬**

　⇒併用は慎重に。医師の監視下に関連指標をモニターすること。

▶**タクロリムス tacrolimus**

　⇒併用は慎重に。医師の監視下に関連指標をモニターすること。

▶**高血圧治療薬**

　⇒併用は慎重に。医師の監視下に関連指標をモニターすること。

🕙 解説：相互作用のメカニズム

■チトクローム P450

・**CYP2C9 活性への作用について**：ザクロ果汁は，チトクローム P450 の分子種
のうち，CYP2C9 への阻害作用が示唆されている（Nagata, Srinivas）。現時点では
相互作用による有害事象は知られていないが，念のため慎重に。研究データの臨
床的意義は不明。

　ラットを用いた基礎研究において，ザクロ果汁成分による CYP2C9 活性阻害
作用が示された（Nagata）。

　一方，CYP2C9 を介した相互作用はないとする研究がある。米国からの報告
によると，まず，ヒト肝ミクロソームを用いた *in vitro* 系の基礎研究では，ザク
ロ果汁およびザクロ抽出物による CYP2C9 活性の阻害作用が認められた。次
に，健常者 12 名を対象にした臨床研究において，ザクロ果汁 250 mL あるいは
ザクロ抽出物 1 g を 2 回投与し，その後，CYP2C9 基質のフルルビプロフェン
flurbiprofen（100 mg）を投与した結果，フルルビプロフェンの薬物動態には影
響が認められなかったことから，ザクロとの相互作用は否定的と考察されている

（Hanley）。

・**CYP3A 活性への作用について**：一般に，ザクロ果汁による CYP3A4 活性阻害作用が想定されている（Srinivas）。

ザクロ果汁による CYP3A 活性への影響を検証した基礎研究およびヒト臨床試験では，特に有意な作用は認められなかった（Farkas）。

インドからの報告によると，ラットを用いた基礎研究において，ザクロ果汁の投与（10 mL/kg で 7 日間の前投与）後の摘出腸管におけるカルバマゼピン car-bamazepine の透過量を減少させたことから，ザクロ果汁による CYP3A4 活性誘導が推察されている（Adukondalu）。

また，インドからの研究報告で，ウサギにザクロ果汁の投与（10 mL/kg で 7 日間）を行った結果，ブスピロン buspirone の血中濃度が上昇し，半減期が延長したことから，CYP3A4 の阻害作用が示唆されている（Shravan Kumar）。

一方，ラットを用いた基礎研究では，ザクロ果汁の投与は，肝臓の CYP3A には影響を与えないが，腸管に存在する CYP3A を抑制し，指標薬剤の AUC を増加させたという報告がある（Hidaka）。

ラットを用いた基礎研究において，ザクロ果汁の投与により，ニトレンジピン nitrendipine の半減期には影響は示されなかったが，吸収速度が促進され，血中濃度が上昇したことから，小腸の CYP3A4 活性阻害作用が推察されている（Voruganti）。

臨床研究として，次の報告がある。

まず，後述のように，ロスバスタチンとザクロ果汁の併用による横紋筋融解症の発症事例では，作用機序として，肝 CYP3A4 阻害作用によるロスバスタチンの代謝阻害・血中濃度上昇が考えられている（Sorokin）。

また，CYP3A 基質であるタクロリムス tacrolimus との相互作用も示唆されている（Khuu）。

一方，CYP3A を介した相互作用はないとする研究がある。静岡大学からの報告では，健常者 16 名（男性 11 名，女性 5 名）を対象にしたオープンラベルランダム化クロスオーバー試験において，ザクロ果汁（200 mg×2回/日）を 2 週間投与し，CYP3A 基質であるミダゾラム midazolam を 15 µg/kg の用量で経口投与した結果，ミダゾラムの AUC や Cmax に有意な変化は認められず，薬物動態への影響は示されていない（Misaka）。

■抗凝固薬（ワルファリン）

米国において，ワルファリンとザクロ果汁との相互作用を示唆する症例が報告されている。具体的には，再発性深部静脈血栓症に対して，ワルファリン（4 mg/日）を服用中の 64 歳白人女性が，ザクロジュースを 2〜3回/週の頻度で数カ月間，ワルファリンと併用して摂取し，ザクロジュースを中止したところ，INR が治療範囲外に低下した。ワルファリン増量によって INR が正常化したという。なお，この症例では，ザクロジュースの再チャレンジによる検証は行われていないが，ザクロ果汁の摂取によるワルファリン作用の増強が示唆された（Komperda）。

■脂質異常症治療薬

カナダにおいて，ザクロ果汁によりロスバスタチン rosuvastatin の代謝が阻害され，スタチン剤の副作用としての横紋筋融解症を生じたという症例が知られている。具体的には，筋疾患（ミオパシー）を有する可能性のある 48 歳男性が，脂質異常症に対して，ロスバスタチン rosuvastatin（5 mg/日）とエゼチミブ ezetimibe（10 mg/日）を 17 カ月間服用していた。その後，ザクロ果汁（200 mL を週 2 回），3 週間，併用摂取したところ，横紋筋融解症を発症した。作用機序として，肝 CYP3A4 阻害作用によるロスバスタチンの代謝阻害・血中濃度上昇が考えられている（Sorokin）。

■タクロリムス tacrolimus

米国において，心臓移植術後にタクロリムスを服用中の 42 歳男性が，ザクロ果汁含有アイスキャンディー（51 g）を 1〜2個/日，数日間摂取した結果，タクロリムスの血中濃度が低下したという症例が知られている。タクロリムスは CYP3A 基質であることから，作用機序として，チトクローム P450 を介した相互作用と考えられている（Khuu）。

■高血圧治療薬

ザクロ果汁は高血圧に対する改善効果を有しているため，理論的には，同様の効果を有する医薬品との併用によって相加作用・相乗作用を生じうる。

イスラエルからの報告では，高血圧患者にザクロ果汁を 2 週間投与（1 日あたり 50 mL，1.5 mmol のポリフェノール含有）したところ，収縮期血圧の低下（5%）および ACE 活性の低下（36%）が認められたという（Avira）。

📑 参考文献

- Adams LS, et al. Pomegranate juice, total pomegranate ellagitannins, and punicalagin suppress inflammatory cell signaling in colon cancer cells. J Agric Food Chem. 2006; 54: 980-5.
- Adukondalu D, et al. Effect of pomegranate juice pre-treatment on the transport of carbamazepine across rat intestine. Daru. 2010; 18: 254-9.
- Ahmed R, et al. Short communication: studies on punica granatum-I isolation and identification of some constituents from the seeds of punica granatum. Pak J Pharm Sci. 1995; 8: 69-71.
- Aviram M, et al. Pomegranate juice consumption for 3 years by patients with carotid artery stenosis reduces common carotid intima-media thickness, blood pressure and LDL oxidation. Clin Nutr. 2004; 23: 423-33.
- Aviram M, et al. Pomegranate juice consumption inhibits serum angiotensin converting enzyme activity and reduces systolic blood pressure. Atherosclerosis. 2001; 158: 195-8.
- Cerda B, et al. Pomegranate juice supplementation in chronic obstructive pulmonary disease: a 5-week randomized, double-blind, placebo-controlled trial. Eur J Clin Nutr 2006; 60: 245-253.
- Farkas D, et al. Pomegranate juice does not impair clearance of oral or intravenous midazolam, a probe for cytochrome P450-3A activity: comparison with grapefruit juice. J Clin Pharmacol. 2007; 47: 286-94.
- Gaig P, et al. Allergy to pomegranate (Punica granatum). Allergy. 1999; 54: 287-8.
- Hanley MJ, et al. Pomegranate juice and pomegranate extract do not impair oral clearance of flurbiprofen in human volunteers: divergence from in vitro results. Clin Pharmacol Ther. 2012; 92: 651-7.
- Hidaka M, et al. Effects of pomegranate juice on human cytochrome p450 3A (CYP3A) and carbamazepine pharmacokinetics in rats. Drug Metab Dispos. 2005; 33: 644-8.
- Igea JM, et al. Adverse reaction to pomegranate ingestion. Allergy. 1991; 46: 472-4.
- Khuu T, et al. Pomegranate-containing products and tacrolimus: a potential interaction. J Heart Lung Transplant. 2013; 32: 272-4.
- Kim ND, et al. Chemopreventive and adjuvant therapeutic potential of pomegranate (Punica granatum) for human breast cancer. Breast Cancer Res Treat. 2002; 71: 203-17.
- Komperda KE. Potential interaction between pomegranate juice and warfarin. Pharmacotherapy. 2009; 29: 1002-6.
- Lansky EP. Beware of pomegranates bearing 40% ellagic acid. J Med Food. 2006; 9: 119-22.
- Lansky EP, et al. Punica granatum (pomegranate) and its potential for prevention and treatment of inflammation and cancer. J Ethnopharmacol. 2007; 109: 177-206.
- Malik A, et al. Pomegranate fruit juice for chemoprevention and chemotherapy of prostate cancer. Proc Natl Acad Sci U S A. 2005; 102: 14813-8.
- Misaka S, et al. Effect of 2 weeks' consumption of pomegranate juice on the pharmaco-

kinetics of a single dose of midazolam: an open-label, randomized, single-center, 2-period crossover study in healthy Japanese volunteers. Clin Ther. 2011; 33: 246-52.

- Nagata M, et al. Effects of pomegranate juice on human cytochrome P450 2C9 and tolbutamide pharmacokinetics in rats. Drug Metab Dispos. 2007; 35: 302-5.
- Pantuck AJ, et al. Phase II study of pomegranate juice for men with rising prostate-specific antigen following surgery or radiation for prostate cancer. Clin Cancer Res. 2006; 12: 4018-26.
- Shravan Kumar Y, et al. Effect of pomegranate pretreatment on the oral bioavailability of buspirone in male albino rabbits. Daru. 2011; 19: 266-9.
- Sorokin AV, et al. Rhabdomyolysis associated with pomegranate juice consumption. Am J Cardiol. 2006; 98: 705-6.
- Srinivas NR. Is pomegranate juice a potential perpetrator of clinical drug-drug interactions? Review of the in vitro, preclinical and clinical evidence. Eur J Drug Metab Pharmacokinet. 2013; 38: 223-9.
- Sumner MD, et al. Effects of pomegranate juice consumption on myocardial perfusion in patients with coronary heart disease. Am J Cardiol 2005; 96: 810-814.
- Toi M, et al. Preliminary studies on the anti-angiogenic potential of pomegranate fractions in vitro and in vivo. Angiogenesis. 2003; 6: 121-8.
- Valsecchi R, et al. Immediate contact hypersensitivity to pomegranate. Contact Dermatitis. 1998; 38: 44-5.
- Valsecchi R, et al. Immediate contact hypersensitivity to pomegranate. Contact Dermatitis. 1998; 38: 44-5.
- van Elswijk DA, et al. Rapid dereplication of estrogenic compounds in pomegranate (Punica granatum) using on-line biochemical detection coupled to mass spectrometry. Phytochemistry. 2004; 65: 233-41.
- Voruganti S, et al. Effect of pomegranate juice on intestinal transport and pharmacokinetics of nitrendipine in rats. Phytother Res. 2012; 26: 1240-5.

サム・イー（SAMe）(S-adenosyl-L-methionine)

【名　称】

[和　名] サム・イー

[英　名] SAMe, ademetionine, adenosylmethionine

[化学名] S-adenosyl-L-methionine, S-アデノシル-L-メチオニン

▌概　要

　サム・イー（SAMe）とは，S-アデノシル-メチオニン（S-adenosyl-L-methio-nine）というアミノ酸の1種であり，1952年に見出された。1970年代以降，抗うつ作用に関する臨床試験が行われた。その間，関節炎が改善したという被験者が多く報告され，関節炎に対する効果が検証された。現在では，軽症から中等度のうつ病，および関節炎に対して利用されている。

　SAMe は，アミノ酸の1種・メチオニンから合成され，生体内に広く分布する成分である。体内では100以上の生化学反応に関与しているが，加齢とともに減少する。

　SAMe の抗うつ作用のメカニズムに関して，詳細は不明である。脳内のセロトニン代謝への影響，ドパミンやノルエピネフリンの濃度への作用が報告されている。

　関節炎や関節リウマチへの効果については，SAMe による抗炎症作用，軟骨修復促進作用などが知られている。肝障害では，メチオニンから SAMe の合成能が低下しており，そこに SAMe を投与することで，改善が認められる。

　SAMe は，軽症から中等症のうつ病に対して用いられる。1970年代以降，数多くの臨床試験によって SAMe の抗うつ作用が示されてきた。1994年にまとめられたデータによると，合計1,170名を対象にした臨床試験の結果，医薬品と同等かそれ以上の効果が認められた。また，パーキンソン病に合併するうつ病に対しても，SAMe 投与による効果が臨床試験によって示されている。うつ病に対しては，1日あたり400～1,600 mg が投与される。臨床試験では1,600 mg の投与が多い。

　関節症・関節炎に関して，1979～97年の間，合計22,000名以上の被験者を対象にして行われた20報以上の臨床試験において，SAMe の効果が示された。関節炎・関節リウマチでは，600 mg を3回に分けて摂取する。

その他，多くの臨床試験によって，アルコール性あるいは薬剤性肝障害，線維筋痛症などに対する SAMe の効果が報告されている。アルコール性肝障害や肝硬変には，1,200～1,600 mg を摂取する。線維筋痛症には，800 mg が利用されている。

基礎研究およびヒトを対象にした臨床試験では，特に問題となる健康被害や有害事象は知られていない。ただし，高用量を摂取した場合，頭痛や消化器症状等を認めることがある。

一般に，適応となる病態に対して適切な品質の製品を用法・用量を守って使用する場合，許容性は高いと考えられる。

● 用途・適応

抗うつ作用　パーキンソン病に伴ううつ病の改善作用　関節炎改善作用　関節リウマチに伴う症状の改善作用　アルコールおよび薬剤性肝障害の改善作用　線維筋痛症の改善作用

相互作用チェックリスト

［相互作用に注意する医薬品］⇒ ［臨床における対応］

SAMe の有する働きからの推測により，理論的な相互作用の可能性が考えられている。

▶抗うつ薬
　⇒併用は念のために避ける。

▶デキストロメトルファン dextromethorphan
　⇒併用は念のために避ける。

▶メペリジン meperidine
　⇒併用は念のために避ける。

▶ペンタゾシン pentazocine
　⇒併用は念のために避ける。

▶トラマドール tramadol
　⇒併用は念のために避ける。

▶レボドパ levodopa
　⇒併用は念のために避ける。

▶**モノアミンオキシダーゼ（MAO）阻害薬**

⇒併用は念のために避ける。

解説：相互作用のメカニズム

■抗うつ薬

抗うつ薬とSAMeとの併用時には，理論的に，セロトニン症候群様症状の発現といった，セロトニンを介した相加作用・相乗作用を生じうる（Berlanga, Iruela）。

また，セロトニン作動性の促進によって，理論的に，Call-Fleming syndrome（可逆性分節性脳血管収縮）を生じる可能性が否定できない（Singhal）。

例えば，100 mgのSAMe筋注を，25 mg/日のクロミプラミン clomipramine（アナフラニール® Anafranil®）と併用した1例が報告されている。クロミプラミンの用量は75 mg/日に増量され，その後，患者はセロトニン症候群様の症状を呈して入院加療したという（Iruela）。理論的に，この症例のケースは，SAMeを他の抗うつ薬と併用した際にも生じうる（Berlanga）。

イミプラミン imipramine（トフラニール® Tofranil®）とSAMeとの併用によって，抗うつ作用の効果発現が早まる（Berlanga, Friedel）。

■デキストロメトルファン dextromethorphan

デキストロメトルファン dextromethorphanとSAMeとの併用時には，理論的に，セロトニン作用の相加作用・相乗作用により，セロトニン症候群発生の可能性が否定できない（Berlanga, Iruela）。また，セロトニン作動性の促進によって，理論的に，Call-Fleming syndrome（可逆性分節性脳血管収縮）を生じる可能性が否定できない（Singhal）。

■メペリジン meperidine

メペリジン meperidineとSAMeとの併用時には，理論的に，セロトニン作用の相加作用・相乗作用により，セロトニン症候群発生の可能性が否定できない（Berlanga, Iruela）。また，セロトニン作動性の促進によって，理論的に，Call-Fleming syndrome（可逆性分節性脳血管収縮）を生じる可能性が否定できない（Singhal）。

■ペンタゾシン pentazocine

ペンタゾシン pentazocine と SAMe との併用時には，理論的に，セロトニン作用の相加作用・相乗作用により，セロトニン症候群発生の可能性が否定できない（Berlanga, Iruela）。また，セロトニン作動性の促進によって，理論的に，Call-Fleming syndrome（可逆性分節性脳血管収縮）を生じる可能性が否定できない（Singhal）。

■トラマドール tramadol

トラマドール tramadol と SAMe との併用時には，理論的に，セロトニン作用の相加作用・相乗作用により，セロトニン症候群発生の可能性が否定できない（Berlanga, Iruela）。また，セロトニン作動性の促進によって，理論的に，Call-Fleming syndrome（可逆性分節性脳血管収縮）を生じる可能性が否定できない（Singhal）。

■レボドパ levodopa

SAMe は，レボドパ levodopa をメチル化する作用をもつ。そのため，理論的に，レボドパ投与中のパーキンソン病患者では SAMe との併用によりレボドパの効果減弱を生じる可能性がある（Charlton）。念のために併用を避ける。

■モノアミンオキシダーゼ（MAO）阻害薬

SAMe は，セロトニン代謝に関して抗うつ薬と類似した作用を有する。したがって，理論的に，モノアミンオキシダーゼ（MAO）阻害薬と SAMe との併用時には，セロトニン作用の相加作用・相乗作用による相互作用の可能性が否定できない（Bottiglieri, Rosenbaum）。念のために併用を避ける。

📄 参考文献

- Berlanga C, et al. Efficacy of S-adenosyl-L-methionine in speeding the onset of action of imipramine. Psychiatry Res 1992; 44: 257-62.
- Bottiglieri T, et al. The clinical potential of ademetionine (S-adenosylmethionine) in neurological disorders. Drugs 1994; 48: 137-52.
- Charlton CG, Crowell B Jr. Parkinson's disease-like effects of S-adenosyl-L-methionine: effects of L-dopa. Pharmacol Biochem Behav 1992; 43: 423-31.
- Friedel HA, et al. S-adenosyl-L-methionine. A review of its pharmacological properties and therapeutic potential in liver dysfunction and affective disorders in relation to its physiological role in cell metabolism. Drugs 1989; 38: 389-416.
- Iruela LM, et al. Toxic interaction of S-adenosylmethionine and clomipramine. Am J

Psych 1993; 150: 522.

- Rosenbaum JF, et al. The antidepressant potential of oral S-adenosyl-l-methionine. Acta Psychiatr Scand 1990; 81: 432-6.
- Singhal AB, et al. Cerebral vasoconstriction and stroke after use of serotonergic drugs. Neurology 2002; 58: 130-3.

サメ肝油エキス shark liver oil

【名　称】

[和　名] サメ肝油エキス，深海鮫肝油エキス

[別　名] 肝油エキス，スクワレン，スクワラン

[英　名] shark liver oil

▌概　要

サメ肝油エキスは，深海産のサメの肝臓に含まれる油脂を採取した成分であり，スクワレン squalene やアルキルグリセロール alkylglycerol などを含む。深海サメの肝臓は，体重の25％を占めるという。サメ肝油エキスは，通常，deep sea shark（*Centrophorus squamosus*），dogfish（*Sqaulus acanthias*），basking shark（*Cetorhinus maximus*）等の深海サメの肝臓から得られる。

有効成分は，トリテルペン類のスクワレン，アルキルグリセロール，ビタミンAやD，各種の脂肪酸などである。これまでに，50種類以上の脂肪酸が同定されている。

基礎研究では，スクワレンによる抗酸化作用や肝機能保護作用などが報告されてきた。アルキルグリセロール類についても，免疫調節作用といった機能性が知られている。

スカンジナビア地域では，サメ肝油エキスが，40年以上にわたり，皮膚疾患や各種のがん・悪性腫瘍などに利用されてきたという。慢性肝炎に効果があったという臨床例も報告されている。基礎研究では，深海サメ肝油成分が，腎臓がんや膀胱がんなどにおける血管新生を阻害することが示されている。また，肝油由来の脂肪酸メチルエステルが，抗がん作用を示すという研究もある。その他，B型およびC型慢性肝炎患者に深海サメ肝油エキスを投与したところ，自覚症状や肝機能指標における改善効果が示されたという報告がある。

ヒトの皮脂中にもスクワレン squalene が存在する。そのため，化粧品に同様の成分が利用される。ただし，サメ肝油エキスのスクワレンは酸化されやすいため，化粧品の油脂成分として配合する場合には水素添加によって化学的に安定化させる。これをスクワラン squalane といい，乳液やクリームの原料となる。酸化されやすいスクワレンに対して，スクワランは皮膚の上でも安定した状態を保

ち，安全性の高い成分として作用する。一方，サプリメント・健康食品では，スクワレンを主成分とし，サメ肝油エキスとして利用される。こちらはカプセル化することにより酸化を防ぐように工夫されている。

一般に，適正使用における許容性は高い。機能性食品素材として，効能効果に関する基礎研究や臨床研究は十分ではなく，今後の研究成果が期待される。

◉ 用途・適応

免疫調節作用　がん治療における補完療法　肝臓保護作用　抗酸化作用

📖 相互作用チェックリスト

［相互作用に注意する医薬品］⇒［臨床における対応］

現時点では，医薬品との相互作用による有害事象は報告されていない。

📄 参考文献

- Hasle H, et al. Shark liver oil (alkoxyglycerol) and cancer treatment. Ugeskr Laeger. 1991; 153: 343-6.
- Lewkowicz N, et al. Biological action and clinical application of shark liver oil. Pol Merkur Lekarski. 2006; 20: 598-601.
- Pugliese PT, et al. Some biological actions of alkylglycerols from shark liver oil. J Altern Complement Med. 1998; 4: 87-99.
- Szostak WB, et al. Health properties of shark oil. Przegl Lek. 2006; 63: 223-6.
- 矢上優紀乃．スクワレンの持久力向上効果に関する研究．日本農芸化学会大会 2006 年．p280.
- 山口彩，他．サメ肝油スクワレンと DHA リッチ油脂コンビネーションによる脂質代謝調節作用追究．日本農芸化学会大会 2006 年．p283.
- Zhang Z, et al. Effect of squalene and shark liver oil on serum cholesterol level in hamsters. Int J Food Sci Nutr. 2002; 53: 411-8.

サメ軟骨 shark cartilage

【名　称】

　[和　名]　サメ軟骨

　[英　名]　shark cartilage

▌概　要

　サメ軟骨は，血管新生抑制作用を有し，抗がん作用を示すと考えられている。基礎研究では抗がん作用が報告されているが，予備的な臨床研究では顕著な効果は認められず，臨床的意義についての議論が続いている。

　一般に，シュモクザメ（撞木鮫，*Sphyrna zygaena*）やアブラツノザメ（油角鮫，*Squalus acanthias*），ヨシキリザメ（*Prionace glauca*），アカシュモクザメ（*Sphyrna lewini*）などが，サメ軟骨サプリメントに用いられる。サメ軟骨は，40%程度がタンパク質（コラーゲンなど），5〜20%がグリコサミノグリカン（コンドロイチンなど），カルシウム塩，その他で構成されている。

　サメ軟骨の抗がん作用のメカニズムとして，①血管新生抑制による腫瘍細胞への栄養血管形成阻害，②腫瘍細胞が正常組織へ侵入する際に活性化される酵素（メタロプロテアーゼ）の働きを抑制などが考えられている。また，細胞接着を阻害する作用も報告されている。有効成分として，糖タンパク質の1種であるsphyrnastatins 1 および sphyrnastatins 2 が示唆されている。

　基礎研究では，サメ軟骨の抗がん作用を支持する数多くの報告がある。

　これまでに，各種のがん・悪性腫瘍を有する患者を対象に，サメ軟骨を投与した臨床研究が報告されてきた。腎細胞がん患者にサメ軟骨製品（Neovastat, AE-941）を2種類の用量にて投与した臨床研究では，高用量（240 mL/日）投与群（n=14）のほうが，低用量（60 mL/日）投与群（n=8）よりも平均生存期間が有意に長かった（16.3カ月 vs. 7.1カ月；p=0.01）という。一方，サメ軟骨の効果が認められなかったという臨床研究も報告されている（例えば，切除不能Ⅲ期の非小細胞肺がん患者379名を対象に，サメ軟骨由来製品「AE-941」あるいは偽薬を投与したランダム化二重盲検偽薬対照第3相臨床試験では，全生存率について両群間に有意差は認められなかった）。

　悪性腫瘍以外の疾患として，カポジ肉腫に対する投与例がある。また，尋常性

乾癬に対する投与では，有意な効果が認められた。がんに対するサメ軟骨の適正使用に関しては，さらに臨床研究が必要と考えられる。

　なお，さまざまなサメ軟骨製品が流通しているが，品質に差があるため，注意が必要である。

　臨床研究では，比較的高い許容性が示されている。有害事象としては，味覚変化が比較的高頻度に認められた。その他，悪心・嘔吐，下痢といった消化器系症状を生じうる（Miller）。また，一過性の肝障害を生じた症例が知られている。

　機能性食品素材として，効能効果に関する臨床研究は十分ではなく，今後の研究成果が期待される。

　なお，変形性関節症に対して用いられるコンドロイチン（コンドロイチン硫酸）サプリメントは，サメ軟骨由来の機能性成分である（Mizumoto）。

　⇒「コンドロイチン」の項

● 用途・適応

　抗がん作用

📖 相互作用チェックリスト

［相互作用に注意する医薬品］⇒［臨床における対応］

▶カルシウム製剤・ビタミンD

　⇒併用は可能と考えられるが，念のため慎重に。

🏷 解説：相互作用のメカニズム

■カルシウム製剤・ビタミンD

　サメ軟骨サプリメントの利用による高カルシウム血症が報告されている。クリーブランドクリニックからのレポートでは，がん・悪性腫瘍に対して，ビタミンD，カルシウム，サメ軟骨サプリメントを組み合わせて摂取していた複数の患者における高カルシウム血症が認められたという（Lagman）。サメ軟骨サプリメントの製品によっては，カルシウム含有量が多いことが推察されるため，カルシウム製剤やビタミンDなどとの併用時には，念のため注意する。

377

参考文献

- Lagman R, Walsh D. Dangerous nutrition? Calcium, vitamin D, and shark cartilage nutritional supplements and cancer-related hypercalcemia. Support Care Cancer. 2003; 11: 232-5.
- Miller DR, et al. Phase I/II trial of the safety and efficacy of shark cartilage in the treatment of advanced cancer. J Clin Oncol. 1998; 16: 3649-55.
- Mizumoto S, et al. Highly sulfated hexasaccharide sequences isolated from chondroitin sulfate of shark fin cartilage: insights into the sugar sequences with bioactivities. Glycobiology. 2013; 23: 155-68.

CBP

【名　称】

[和　名]　シー・ビー・ピー，濃縮乳清活性タンパク

[英　名]　CBP, Concentrated Bovine-milk whey active Protein

‖概　要

CBP とは，Concentrated Bovine-milk whey active Protein（濃縮乳清活性タンパク）の略称であり，牛乳や母乳のホエイ（whey，乳清）に含まれる天然のタンパク質の 1 種である。

従来，牛乳は，優良なカルシウム源となるなど，栄養価値を持つ食品として知られており，特に，ホエイ（乳清）タンパク質の分画は，骨代謝の改善に有用であることが示されている（Aoe）。なお，ホエイ（乳清，乳漿，ホエー，whey）とは，乳（牛乳）から乳脂肪分やカゼインタンパク質などを除いた水溶成分である。

近年，ニュージーランドの研究グループが，ホエイタンパク質の低分子画分（1～30 kDa）に，骨形成の促進を担う活性成分が含まれていることを見出し，その成分を濃縮させることでさらに機能性を高め，骨強化に役立つ機能性栄養素「濃縮乳清活性タンパク（Concentrated Bovine-milk whey active Protein；CBP）」と命名した。CBP は，生乳に 0.00015％しか存在しない希少なタンパク質成分である。

CBP に類似した機能性成分として，MBP（Milk Basic Protein，ミルク・ベーシック・プロテイン，乳塩基性タンパク質）も知られている。なお，世界的には，MBP よりも CBP のほうが広く用いられている。

これまでの研究により，CBP による骨代謝改善作用，骨密度増加作用，骨成長（伸長）作用，骨形成促進作用，ヒト由来の正常骨芽細胞の活性化作用などが報告されている。CBP の骨代謝改善作用は，① CBP による直接的な骨芽細胞の活発化，②成長ホルモンの分泌促進を介した間接的な骨芽細胞の活発化，の 2 つの機序による（Lee）。また，臨床研究でも，CBP による骨代謝改善作用が示されている。

CBP は，骨密度の増加作用に加えて，骨を伸長する働きもあるため，成長期の小児から，骨粗鬆症予防の中高年以降，高齢期まで広い年代にて，骨の強化対策として用いられている。

また，基礎研究では，CBP によるヒト皮膚コラーゲン産生能の亢進作用も見出されており，皮膚のハリや弾力に対する作用も注目されている。

CBP はホエイ由来の食品成分であり，一般に，適正使用における許容性は高い。

用途・適応

骨形成促進作用　骨伸長作用　骨代謝改善作用　骨粗鬆症予防

相互作用チェックリスト

［相互作用に注意する医薬品］⇒［臨床における対応］

現時点では，医薬品との相互作用による有害事象は報告されていない。

参考文献

- Aoe S, et al. Controlled trial of the effects of milk basic protein (MBP) supplementation on bone metabolism in healthy adult women. Biosci Biotechnol Biochem 2001; 65: 913-8.
- Donovan SM, Odle J. Growth factors in milk as mediators of infant development. Annu Rev Nutr. 1994; 14: 147-67.
- Lee J, et al. Effect of a Growth Protein-Colostrum Fraction on bone development in juvenile rats. Biosci Biotechnol Biochem. 2008; 72: 1-6.
- Lee S, et al. Concentrated Bovine-Milk Whey Active Protein (CBP) Supplement-Combined Dynamic Flamingo Therapy (DFT) Activates Bone Metabolism and Bone-Related Factors. J Diabetes Metab 4: 251.
- 内藤健太郎, 他. 乳清活性タンパク質（Concentrated-Bovine Protein；CBP）の骨密度に対する上昇効果の検証. 日本統合医療学会誌, 2009；2：114-7.
- 内藤健太郎. 骨・関節の抗老化成分「CBP」の抗ロコモ効果について. Food style 21. 2014；18：87-89.
- Tsuji-Naito K1, Jack RW. Concentrated bovine milk whey active proteins facilitate osteogenesis through activation of the JNK-ATF4 pathway. Biosci Biotechnol Biochem. 2012; 76: 1150-4.

シスチン cystine

【名 称】

　　［和　名］　シスチン，L-シスチン

　　［英　名］　cystine，L-cystine

▌概　要

　シスチン cystine は，2 分子のシステインが酸化されて結合した含硫アミノ酸である。生体内では，毛髪や爪などを構成する主要なタンパク質であるケラチンに比較的多く存在する。

　シスチンは，システイン cysteine の酸化型である。生体内において，シスチンとシステインは，酸化還元反応によって相互に転換されることから，両者はほぼ同様の作用を示すと考えられる。

　シスチンは，ケラチンに比較的多く存在する。毛髪の主な構成タンパク質であるケラチンは，約 18 種類のアミノ酸からできており，そのうち 14～18％がシスチンである（人毛ケラチンの場合）。

　本邦では，L-システインが総合アミノ酸製剤（医療用医薬品）の成分に含まれている。点滴静注用であり，各種疾患で低タンパク血症があり，かつ経口摂取が不良な場合，熱性・消耗性疾患などタンパク質の消耗・需要が著しく増大している場合に，アミノ酸補給として処方される。なお，黒色メラニン産生抑制作用や肝臓保護作用などについての作用機序は『システイン』の項を参照。

📖 相互作用チェックリスト

［相互作用に注意する医薬品］⇒［臨床における対応］

　現時点では，医薬品との相互作用による有害事象は報告されていない。

📄 参考文献

・Finkelstein JD. Inborn errors of sulfur-containing amino acid metabolism. J Nutr. 2006; 136 (6 Suppl): 1750S-1754S.

・Haavik J. L-DOPA is a substrate for tyrosine hydroxylase. J Neurochem. 1997; 69:

1720-8.
- Koyanagi T, et al. Cystine content in hair of children as influenced by Vitamin A and animal protein in the diet. Nature. 1961; 192: 457-8.
- Stipanuk MH. Metabolism of sulfur-containing amino acids. Annu Rev Nutr. 1986; 6: 179-209.
- テルモ株式会社．プロテアミン12添付文書　2014年7月改訂（第4版）．

システイン cysteine

【名 称】

[和 名] システイン，L-システイン

[英 名] cysteine，L-cysteine

[略 号] Cys

▌概 要

システイン cysteine は，基本アミノ酸20種類の一つを構成する含硫アミノ酸である。システインは，皮膚での黒色メラニン産生抑制作用や肝臓保護作用を示す。

システインは，サプリメントや一般用医薬品の成分として利用され，美白やシミ・そばかす対策といった美白・美肌作用，解毒促進による二日酔い予防といった訴求が行われている。

医療用医薬品では，肝機能改善薬や去痰剤として処方される。システインは，生体ではメチオニン methionine からシスタチオニン cystathionine をへて合成されるため，非必須アミノ酸に分類される（メチオニンは必須アミノ酸である）。システインは，シスチン cystine の還元型である。

システインは，黒色メラニン色素の産生を抑制することから美白作用を有する。その作用機序は次のようである。ヒトの皮膚に存在するメラニンは，黒色メラニン（ユーメラニン eumelanin，真性メラニン）と黄色メラニン（フェオメラニン pheomelanin）の2種類に大別される。メラニン生合成過程において，まずチロシンが血中から供給され，チロシナーゼ tyrosinase により酸化されてドーパ dopa になり，続いてドーパキノン dopaquinone へと転換される。チロシナーゼは，この2つの反応を触媒する酵素であり，この代謝過程はメラニン生合成における律速反応である。さらに，ドーパキノンは自動酸化によってインドール化合物となり，互いに結合することで黒色メラニン（ユーメラニン）を形成する。この際，システイン存在下では，ドーパキノンはシステインと結合して5-S-cysteinyl-dopa（cysdopa）となり，これが重合して黄色メラニン（フェオメラニン）が形成される。このように，システインは，チロシンからメラニンの産生過程に作用し，黒色メラニン（ユーメラニン）の産生を抑制し，黄色メラニン

383

（フェオメラニン）の産生を増やすことで，美白作用を示す。

　システインは，グルタミン酸やグリシンとともに肝臓での解毒過程で作用するグルタチオン glutathione の産生に利用される。また，システインは，タウリンの生合成にも必要とされる。

　本邦では，L-システインがグリチルリチンおよびグリシンとの配合剤（医療用医薬品）として投与される。静注用であり，肝臓疾患用薬・アレルギー用薬として処方される。含硫アミノ酸であるシステインは，SH 基の供与体として作用する。システインの活性 SH 基が粘液中のタンパク質のジスルフィド結合（S-S 結合）を開裂することで，粘液溶解作用を示す。

　一般に，適正使用における許容性は高い。L-システイン含有医薬品の副作用として，消化器系症状や皮膚症状が知られている。

用途・適応

黒色メラニン産生抑制(美白)作用　肝臓保護作用

相互作用チェックリスト

［相互作用に注意する医薬品］⇒［臨床における対応］

　現時点では，医薬品との相互作用による有害事象は報告されていない。

参考文献

- Finkelstein JD. Inborn errors of sulfur-containing amino acid metabolism. J Nutr. 2006; 136 (6 Suppl): 1750S-1754S.
- Haavik J. L-DOPA is a substrate for tyrosine hydroxylase. J Neurochem. 1997; 69: 1720-8.
- 科研製薬株式会社．プロヘパール配合錠添付文書　2009 年 9 月改訂（第 7 版）．
- 株式会社ミノファーゲン製薬．強力ネオミノファーゲンシー静注添付文書　2011 年 6 月改訂（第 11 版）．
- Koga K, et al. Novel formulations of a liver protection drug glycyrrhizin. Yakugaku Zasshi. 2007; 127: 1103-14.
- Schuller-Levis GB, et al. Taurine: new implications for an old amino acid. FEMS Microbiol Lett. 2003; 226: 195-202.
- Stipanuk MH, et al. Mammalian cysteine metabolism: new insights into regulation of cysteine metabolism. J Nutr. 2006; 136 (6 Suppl): 1652S-1659S.

・Stipanuk MH. Metabolism of sulfur-containing amino acids. Annu Rev Nutr. 1986; 6: 179-209.
・田辺三菱製薬株式会社. チスタニン糖衣錠添付文書 2015 年 4 月改訂（第 10 版）.

シ ソ *Perilla frutescens* var. *crispa*

【名　称】

[和　名] しそ，紫蘇，赤ジソ，青ジソ，縮緬紫蘇（チリメンジソ）

[別　名] 赤蘇・紅紫蘇・皺紫蘇（シュウシソ）・尖紫蘇。ソヨウ（蘇葉）・シソヨウ（紫蘇葉）。シソシ（紫蘇子）。

[英　名] Perilla（シソ），Perilla Herb（ソヨウ）

[学　名] *Perilla frutescens* var. *crispa*（＝*P. crispa*）（シソ），*Perilla frutescens* Britton var. *acuta* Kudo（シソ），*Perilla frutescens* Britton var. *crispa* Decaisne（チリメンジソ）。

▌概　要

　シソは，シソ科（Labiatae）シソ属の一年草であり，伝統的に食用および薬用に広く用いられてきた。現在，機能性食品素材としても利用されており，シソエキス・シソの葉エキス・シソの実油・シソ油といった成分がサプリメントとして市販されている。

　生薬の「ソヨウ（蘇葉）」あるいは「シソヨウ（紫蘇葉）」は，シソ（*Perilla frutescens* Britton var. *acuta* Kudo）またはチリメンジソ（*Perilla frutescens* Britton var. *crispa* Decaisne）を基原植物とし，その葉および枝先が用いられる。また，生薬の「シソシ（紫蘇子）」は，シソの種子である。なお，アカジソ，アオジソ，チリメンジソ，カタメンジソといった多くの品種があり，学名と和名の対応は厳密には統一されていない。

　シソの葉には，主要成分として，各種の精油（ペリルアルデヒド perillaldehyde，リモネン *l*-limonene，α-ピネン α-pinene，β-ピネン β-pinene，3-octanol，1-octen-3-ol，linalool，caryophyllene，α-farnesene 8-p-menthen-7-ol，*l*-perillylalcohol），アントシアン（シソニン shisonin など），フラボン類（アピゲニン apigenin，ルテオリン luteolin），カフェ酸 caffeic acid，ロスマリン酸 rosmarinic acid などが存在する。

　シソの葉に含まれるトリテルペン類は，抗炎症作用を示す。

　シソの葉は，漢方では鎮咳・去痰薬や感冒薬の処方に配合される。その他，解熱・解毒（抗アレルギー）作用も知られている。シソの種子には，α-リノレン

酸が豊富に含まれており，抗アレルギー作用および抗炎症作用を有する。

　シソ種子の有効成分として，ルテオリン，アピゲニン，クリソエリオールなどのフラボノイド類，ロスマリン酸といったポリフェノール類が知られている。抗アレルギー作用のメカニズムとして，α-リノレン酸の他，シソの葉や種子に含まれるロスマリン酸によるヒスタミン遊離抑制作用が示されている。

　予備的なヒト臨床研究において，季節性アレルギー性鼻結膜炎に対する効果が示されている。ランダム化二重検偽薬対照試験として，ロスマリン酸の豊富なシソ抽出物が 200 mg/日あるいは 50 mg/日の用量で 21 日間投与された結果，アレルギー性鼻結膜炎の症状が有意に改善したという。

　一般に，適正使用における許容性は高いと考えられる。稀にアレルギー・過敏症を生じうる。

● 用途・適応

　抗アレルギー作用（花粉症・アトピー性皮膚炎）　抗ヒスタミン作用　抗炎症作用　抗酸化作用

📖 相互作用チェックリスト

［相互作用に注意する医薬品］⇒ ［臨床における対応］

　現時点では，医薬品との相互作用による有害事象は報告されていない。

📄 参考文献

- Baba S, et al. Absorption, metabolism, degradation and urinary excretion of rosmarinic acid after intake of Perilla frutescens extract in humans. Eur J Nutr. 2005; 44: 1-9.
- Banno N, et al. Triterpene acids from the leaves of Perilla frutescens and their anti-inflammatory and antitumor-promoting effects. Biosci Biotechnol Biochem. 2004; 68: 85-90.
- 伊東宏．蘇葉の研究（第 1 報）チリメンアナジソ精油中のジヒドロペリラアルコール．生薬学雑誌 1964；18：24-25.
- 伊東宏．蘇葉の研究（第 3 報）各種蘇葉の精油成分．生薬学雑誌 1964；18：58-61.
- 伊東宏．蘇葉の研究（第 4 報）myristicin および dillapiol を主成分とするシソ類．生薬学雑誌 1966；20：73-75.
- 肥塚靖彦，他．シソのアントシアニン含量の季節的変動および系統間差異．生薬学雑誌 1984；38：233-237.

- Jeong YY, et al. Two cases of anaphylaxis caused by perilla seed. J Allergy Clin Immunol. 2006; 117: 1505-6.
- Kim JS, et al. Luteolin inhibits LPS-stimulated inducible nitric oxide synthase expression in BV-2 microglial cells. Planta Med. 2006; 72: 65-8.
- Lin CS, et al. Growth inhibitory and apoptosis inducing effect of Perilla frutescens extract on human hepatoma HepG2 cells. J Ethnopharmacol. 2007; 112: 557-67.
- Makino T, et al. Anti-allergic effect of Perilla frutescens and its active constituents. Phytother Res. 2003; 17: 240-3.
- 牧野利明，他．マウス培養血管平滑筋細胞に対する紫蘇葉の一酸化窒素（NO）産生誘導作用と増殖抑制作用．セラピューティック・リサーチ 2000；21：2801-2802.
- 御崎善敬，他．シソの抗アレルギー効果の検討．アレルギー 2005；54：330.
- 中込和哉．Anti-allergic activity of Glycopeptide isolated from Perilla frutescens BRITTON. 和漢医薬学雑誌 2001；18：239-244.
- Nakazawa T, et al. Metabolites of orally administered Perilla frutescens extract in rats and humans. Biol Pharm Bull. 2000; 23: 122-7.
- Qiao S, et al. Rosmarinic acid inhibits the formation of reactive oxygen and nitrogen species in RAW264.7 macrophages. Free Radic Res. 2005; 39: 995-1003.
- Sanbongi C, et al. Rosmarinic acid in perilla extract inhibits allergic inflammation induced by mite allergen, in a mouse model. Clin Exp Allergy. 2004; 34: 971-7.
- Takano H, et al. Extract of Perilla frutescens enriched for rosmarinic acid, a polyphenolic phytochemical, inhibits seasonal allergic rhinoconjunctivitis in humans. Exp Biol Med (Maywood). 2004; 229: 247-54.
- Ueda H, et al. Luteolin as an anti-inflammatory and anti-allergic constituent of Perilla frutescens. Biol Pharm Bull. 2002; 25: 1197-202.
- 山本浩代，他．口腔病原性細菌に対するシソ種子由来の抗菌活性成分．歯科基礎医学会雑誌 1999；41：483.
- Yamazaki M. Molecular biological studies on diversity of secondary metabolism in medicinal plants and application to the production in transgenic plants. Yakugaku Zasshi. 2002; 122: 47-56.

シトラス・アランチウム *Citrus aurantium*

【名　称】

[和　名]　ダイダイ（橙）

[別　名]　Seville orange, sour orange, ビターオレンジ

[英　名]　bitter orange

[学　名]　*Citrus aurantium*

▮ 概　要

　シトラス・アランチウム（和名：ダイダイ，橙）は，アジア原産の柑橘類である。果実は，一般に酸味が強く食用には向かないが，イランやメキシコといった地域では食用にも利用される。欧米では，果皮がマーマレードの原材料に使用される。乾燥した果皮はブーケガルニ（bouquet garni）やベルギービールの風味等にも用いられる。

　中国伝統医学や日本漢方では，乾燥した果皮や未熟果実が消化機能不全等に対する薬用植物として利用されてきた。欧米の伝統的なハーブ医学では，未熟果実もしくは成熟果実の乾燥果皮が食欲改善といった消化機能改善を目的として用いられてきた。

　有効成分として，果皮や果実にはシネフリン synephrine とオクトパミン octopamine が存在する。いずれもエピネフリン様作用を有する。また，各種の精油成分やフラボノイド類が含まれる。

　シトラス・アランチウムは，世界各地において薬用植物として，あるいは食用に利用されてきた経緯がある。それらの伝統的な用法・用量であれば，有効成分の大量摂取はあり得ないため，安全性に問題はないと考えられる。

　一方，米国においてエフェドラ（麻黄）がサプリメントやOTC（一般用医薬品）としての販売禁止になって以降，シトラス・アランチウムがエフェドラに代わる「ダイエット（減量）用サプリメント」として販売されるようになった。「エフェドラ・フリー（エフェドラ無配合）」のダイエット用サプリメントとして広く利用される一方で，有害事象報告も散見される。したがって，高血圧といった何らかの基礎疾患を有する場合，利用は慎重に行う。減量目的での利用は比較的最近であるため，用法・用量についての検討が十分ではなく，効能・効果およ

び安全性についての臨床試験報告も限られている。

♀ 用途・適応

肥満（ただし，基礎研究でのデータが中心。臨床試験では複合ハーブ剤および食事・運動との併用による予備的研究で効果が示唆された。臨床試験がさらに必要。）

📖 相互作用チェックリスト

［相互作用に注意する医薬品］⇒ ［臨床における対応］

シトラス・アランチウムは，チトクローム P450 の分子種のうち，CYP3A4 活性を阻害する。したがって，CYP3A4 により代謝される薬剤の効果が増強される可能性がある。なお，シトラス・アランチウムは，肝 CYP3A4 ではなく，腸管 CYP3A4 を選択的に阻害する。

シトラス・アランチウムによる P 糖タンパクへの影響は報告者により異なるため，臨床的意義は明らかではない。

シトラス・アランチウム抽出物は交感神経系作用を亢進するため，理論的には，同様の効果をもつ医薬品やサプリメント，食品との併用による相加作用を生じうる。特に，血圧上昇や不整脈の発生等に注意が必要である。したがって，併用は経過を観察し慎重に行うか，併用を避ける。

▶チトクローム P450 および P 糖タンパク

チトクローム P450（CYP3A4）および P 糖タンパクに関連する薬剤。（CYP や P 糖タンパクと医療用医薬品との関連については巻末の別表参照）

⇒併用は慎重に。医師の監視下に関連指標をモニターすること。

▶アドレナリン作用薬

⇒併用は念のために避ける。ただし，研究データの臨床的意義は必ずしも明確ではない。

▶高血圧治療薬

⇒併用は念のために避ける。ただし，研究データの臨床的意義は必ずしも明確ではない。

▶アミオダロン amiodarone

⇒併用は念のために避ける。ただし，研究データの臨床的意義は必ずしも明確

ではない。

▶**モノアミンオキシダーゼ（MAO）阻害薬**

⇒併用は念のために避ける。ただし，研究データの臨床的意義は必ずしも明確
ではない。

▶**コルヒチン colchicine**

⇒併用は慎重に。医師の監視下に関連指標をモニターすること。

ツ 解説：相互作用のメカニズム

■チトクローム P450 および P 糖タンパク

　シトラス・アランチウムは，チトクローム P450 の分子種のうち，CYP3A4 活
性を阻害することが示唆されている。

　10 名のボランティアを対象にしたクロスオーバーランダム化比較試験では，
シトラス・アランチウムの果汁に存在するフロクマリン類（bergamottin や di-
hydroxybergamottin）が，グレープフルーツ果汁と同様に，カルシウム拮抗薬
のフェロジピン felodipine との相互作用を生じるか，検討された。試験では，
フェロジピン徐放性製剤 10 mg が，①240 mL のシトラス・アランチウム果汁投
与群，②希釈したグレープフルーツ果汁（bergamottin および dihydroxyberga-
mottin の濃度において等価）投与群，③オレンジ果汁投与群（ネガティブ・コ
ントロール群）の 3 群それぞれと同時に投与された。その結果，フェロジピンの
AUC（血中濃度時間曲線下面積）は，オレンジ果汁投与群に比べて，シトラ
ス・アランチウム果汁投与群では 76％，グレープフルーツ果汁投与群では
93％，それぞれ増加した。フェロジピンの最大濃度は増加した一方，消失半減期
は変化しなかった点や，dehydrofelodipine の AUC は増加したが dehydrofelo-
dipine-felodipine の AUC 比は減少した点において，シトラス・アランチウム果
汁とグレープフルーツ果汁の効果は類似していた。シトラス・アランチウム果汁
では，bergamottin は 5 μmol/L，dihydroxybergamottin は 36 μmol/L であった。
また，希釈グレープフルーツ果汁では，bergamottin は 16 μmol/L，dihydroxy-
bergamottin は 23 μmol/L であった。さらに，シトラス・アランチウム果汁で
は，新たなフロクマリン類として bergapten が 31 μmol/L の濃度で検出・同定
された。培養腸管上皮細胞では，10 μmol/L の dihydroxybergamottin が CY-
P3A4 活性を 93％阻害した。また，10 μmol/L の bergapten は CYP3A4 活性を
34％阻害した。以上より，シトラス・アランチウム果汁は，グレープフルーツ果

汁と同様に，カルシウム拮抗薬であるフェロジピンと相互作用を生じる。そのメカニズムは，フロクマリン類による腸管 CYP3A4 活性の阻害によると推測される。シトラス・アランチウム果汁とシクロスポリンとの組み合わせでは相互作用を生じないことから，グレープフルーツ果汁が腸管の P 糖タンパクを阻害するのに対して，シトラス・アランチウム果汁は，腸管の CYP3A4 のみを選択的に阻害すると考えられる（なお，後述のデータも参照のこと）。なお，シクロスポリンの生物活性は，腸管 CYP3A4 よりは，肝 CYP3A4 と P 糖タンパクによって影響される（Malhotra）。

インジナビル indinavir の薬物動態に対するシトラス・アランチウム果汁の影響を検討した臨床試験が報告されている。オープンラベル・クロスオーバー臨床試験により，13 名の健康なボランティアを被験者として，シトラス・アランチウム果汁およびグレープフルーツ果汁による小腸 CYP3A4 への影響が調べられた。実験では，第 1 日目に 8 時間毎に 800 mg のインジナビルを投与し，翌朝 800 mg の 1 回投与が行われた。後半の 2 回のインジナビル投与時には，① 8 オンスのシトラス・アランチウム果汁，②グレープフルーツ果汁，③水（対照群）が，それぞれ同時投与された。その結果，シトラス・アランチウム果汁同時投与群では，インジナビルの Tmax が有意に増加した（p＜0.05）。一方，グレープフルーツ果汁では有意な変化は認められなかった（Penzak）。

以上の臨床試験から，シトラス・アランチウムはフロクマリン類による腸管 CYP3A4 活性阻害作用を有すると考えられる。

シトラス・アランチウム果汁による P 糖タンパクへの影響を検討した研究では，結果が一定ではない。これまでに次のような研究がある。

シクロスポリン投与時におけるグレープフルーツ果汁およびシトラス・アランチウム果汁の CYP3A4 と P 糖タンパクへの影響を検討した臨床試験では，グレープフルーツ果汁による変化は認めたが，シトラス・アランチウム果汁では変化はなかった。ただし，腸細胞における CYP3A4 濃度はシトラス・アランチウム果汁投与により 40％低下した。一方，dihydroxybergamottin による P 糖タンパクへの影響は認めなかった（Edwards）。

11 名の健康なボランティアを被験者として，デキストロメトルファン dextromethorphan 投与時におけるグレープフルーツ果汁およびシトラス・アランチウム果汁の CYP3A4 と P 糖タンパクへの影響を検討した臨床試験では，どちらの果汁も CYP3A4 と P 糖タンパクの活性阻害作用を有し，デキストロメトルファ

ン濃度を高めたと報告されている（Di Marco）。

　以上の研究より，シトラス・アランチウムは，bergapten や dihydroxyberga-mottin といったフロクマリン類を介して，腸管 CYP3A4 の活性を阻害すると考えられる。シクロスポリン投与による研究においてのみ，シトラス・アランチウム果汁は，グレープフルーツ果汁とは異なり，影響を及ぼさなかった。シクロスポリンの生物活性は，腸管 CYP3A4 よりは，肝 CYP3A4 と P 糖タンパクによって影響される。一方，グレープフルーツ果汁は P 糖タンパクに作用するが，シトラス・アランチウム果汁は影響を及ぼさないと考えられる。ただし，実験に用いた動物の種による違いも考慮すべきである。例えば，ブタを用いた実験では，シトラス・アランチウム果汁同時投与によって，シクロスポリンの AUC が倍増し，Cmax も有意に増加したという（Hou）。また，後述のように，シトラス・アランチウムのジュース投与により，CYP3A4 の阻害作用を介したコルヒチンの血中濃度の低下が示されている（Wason）。

　CYP3A4 の基質となる医薬品は多数あり，理論的にはそれらがすべてシトラス・アランチウムとの相互作用を生じる可能性がある。具体的には，カルシウム拮抗薬（ジルチアゼム，ニカルジピン，ベラパミル），抗がん薬（ビンブラスチン，ビンクリスチン），抗真菌薬（イトラコナゾール），グルココルチコイド類，シサプリド（Propulsid®）等である。また，これまでの臨床試験結果から，フェロジピン，デキストロメトルファン，インジナビル，ミダゾラムの代謝への影響が示されている。

■アドレナリン作用薬

　シトラス・アランチウムの有効成分シネフリンによるアドレナリン様作用・血管収縮作用等により，基礎疾患の増悪が生じうる。アドレナリン作用薬との併用時には相加作用が生じる可能性がある。また，高血圧や頻脈性不整脈，頭痛（片頭痛），緑内障等の基礎疾患をもつ患者での使用には注意する。

■高血圧治療薬

　シトラス・アランチウム抽出物は交感神経賦活作用を有するため，血圧上昇や不整脈の発生といった，心血管系における有害事象や相互作用が理論的に推測される。

　Colker らによると，正常血圧である被験者を対象にした臨床試験では，血圧や心拍数，心電図に有意な変化は認めなかった（Colker）。

一方，Christine らは，健康な成人非喫煙者 10 名を対象として，シトラス・アランチウム含有サプリメントの単回投与を行ったランダム化偽薬対照二重盲検臨床試験を実施し，血圧上昇効果を報告した。試験では，①有効成分としてシトラス・アランチウムのみを含む Advantra Z® （シネフリン 46.9 mg 含有），②複数のハーブを含む Xenadrine EFX® （シネフリン 5.5 mg 含有），③偽薬のそれぞれが単回投与された。その結果，偽薬群と比べて，Xenadrine EFX® 投与群では，投与 2 時間後における収縮期および拡張期血圧のピーク値が，サプリメント投与前値に比べて，収縮期が 9.6±6.2 mmHg （p＝0.047），拡張期が 9.1±7.8 mmHg （p＝0.002），それぞれ有意に上昇した。ただし，Advantra Z® 投与群では，血圧に変化は認められなかった。また，心拍数は，投与 6 時間後において，偽薬群に比べて，Xenadrine EFX® 投与群では 16.7拍/分 （p＝0.011），Advantra Z® 投与群では 11.4拍/分 （p＝0.031），それぞれ有意に増加した。以上のように，血圧上昇効果は，Advantra Z® 投与群では認められず，Xenadrine EFX® 投与群で示された。シトラス・アランチウムは心血管系を刺激する成分シネフリンを有するが，Advantra Z® 投与群は，Xenadrine EFX® 投与群の 8 倍ものシネフリンを投与されている。したがって，今回の作用は，シトラス・アランチウム単独の働きによるものではなく，複数のハーブの効果によって生じたと考えられた（Christine）。

■アミオダロン amiodarone

安全域・治療係数が比較的狭い抗不整脈薬のアミオダロンについて，シトラス・アランチウムとの相互作用が示唆されている。ラットを用いた基礎研究によると，シトラス・アランチウム （164 mg/kg, p.o.） とアミオダロン （50 mg/kg, p.o.） の単回経口投与による併用では薬物動態には影響は認められなかったが，シトラス・アランチウムを 14 日間，前投与し，15 日目にアミオダロンを投与したところ，アミオダロンの Cmax が上昇した （Rodrigues）。

■モノアミンオキシダーゼ（MAO）阻害薬

モノアミンオキシダーゼ（MAO）阻害薬との相互作用が理論的に示唆される。シトラス・アランチウムに含まれるチラミン，オクトパミン，シネフリンはいずれも MAO の基質である （Pellati, Visentin, Suzuki）。食品中のチラミンは，通常，腸管壁や肝臓中の MAO により分解されるが，MAO 阻害薬の投与時にはチラミンは容易に循環系に取り込まれ，体内に蓄積される。チラミンは，MAO が抑制されると，神経終末部におけるノルエピネフリンの放出を惹起し，血圧の上

昇を生じる可能性がある。MAO 阻害薬にはフェネルジン（Nardil®）やトラニ
ルシプロミン（Parnate®）等がある。

■コルヒチン colchicine

　米国でのオープンラベル試験によると，健常者 24 名を対象に，シトラス・ア
ランチウムのジュース（Seville orange juice）を 1 日あたり 480 mL（分 2）で 4
日間投与し，コルヒチン（0.6 mg）を単回投与したところ，コルヒチンの Cmax
が 24％低下，AUC が 20％低下したという（Wason）。

📑 参考文献

- Calapai G, et al. Antiobesity and cardiovascular toxic effects of Citrus aurantium extracts in the rat: A preliminary report. Fitoterapia 1999; 70: 586-92.
- Colker CM, et al. Effects of Citrus aurantium extract, caffeine, and St. John's wort on body fat loss, lipid levels, and mood states in overweight healthy adults. Curr Ther Res 1999; 60: 145-153.
- Di Marco MP, et al. The effect of grapefruit juice and seville orange juice on the pharmacokinetics of dextromethorphan: the role of gut CYP3A and P-glycoprotein. Life Sci 2002; 71: 1149-60.
- Edwards DJ, et al. 6',7'-Dihydroxybergamottin in grapefruit juice and Seville orange juice: effects on cyclosporine disposition, enterocyte CYP3A4, and P-glycoprotein. Clin Pharmacol Ther 1999; 65: 237-44.
- Fugh-Berman A, Myers A. Citrus aurantium, an ingredient of dietary supplements marketed for weight loss: Current status of clinical and basic research. Exp Biol Med 2004; 229: 698-704.
- Haller CA, et al. Hemodynamic effects of ephedra-free weight-loss supplements in humans. The American Journal of Medicine 2005; 118: 998-1003.
- Hou YC, et al. Acute intoxication of cyclosporin caused by coadministration of decoctions of the fruits of Citrus aurantium and the Pericarps of Citrus grandis. Planta Med 2000; 66: 653-5.
- Malhotra S, et al. Seville orange juice-felodipine interaction: comparison with dilute grapefruit juice and involvement of furocoumarins. Clin Pharmacol Ther 2001; 69: 14-23.
- Nasir JM, et al. Exercise-induced syncope associated with QT prolongation and ephedra-free Xenadrine. Mayo Clin Proc 2004; 79: 1059-62.
- Pellati F, et al. Determination of adrenergic agonists from extracts and herbal products of Citrus aurantium L. var. amara by LC. J Pharm Biomed Anal 2002; 29: 1113-9.
- Penzak SR, et al. Effect of Seville orange juice and grapefruit juice on indinavir pharmacokinetics. J Clin Pharmacol 2002; 42: 1165-70.
- Penzak SR, et al. Seville (sour) orange juice: synephrine content and cardiovascular ef-

シ

シトラス・アランチウム

fects in normotensive adults. J Clin Pharmacol 2001; 41: 1059-63.

- Rodrigues M, et al. Investigating herb-drug interactions: the effect of Citrus aurantium fruit extract on the pharmacokinetics of amiodarone in rats. Food Chem Toxicol. 2013; 60: 153-9.
- Suzuki O, et al. Oxidation of synephrine by type A and type B monoamine oxidase. Experientia 1979; 35: 1283-4.
- Visentin V, et al. Dual action of octopamine on glucose transport into adipocytes: inhibition via beta3-adrenoceptor activation and stimulation via oxidation by amine oxidases. J Pharmacol Exp Ther 2001; 299: 96-104.
- Wason S, et al. Effects of grapefruit and Seville orange juices on the pharmacokinetic properties of colchicine in healthy subjects. Clin Ther. 2012; 34: 2161-73.

シトルリン citrulline

【名　称】

[和　名]　シトルリン，L-シトルリン

[英　名]　citrulline，L-citrulline

▋概　要

　L-シトルリンは，スイカ（西瓜）圧搾汁から単離されたアミノ酸の1種であり，スイカ（学名 *Citrullus vulgaris*）にちなんでシトルリン citrulline と命名された。生体内では，遊離アミノ酸として存在する。

　L-シトルリンの機能として，NO（nitric oxide，一酸化窒素）産生促進作用や抗酸化作用が知られている。また，L-シトルリンは，尿素の生合成回路に関与するアミノ酸である。健康食品素材としてのL-シトルリンでは，NO産生を介した血管拡張作用，動脈硬化抑制作用，抗酸化作用，抗疲労・強壮作用といった訴求が行われている。

　生体内では，シトルリンは，アルギニンやオルニチンとともに尿素代謝におけるオルニチン回路の一員として重要である。経口摂取されたL-シトルリンは，アルギニノコハク酸を経て，L-アルギニンに転換され，さらにL-シトルリンに変換される際にNOを産生する。NOは，細胞内情報伝達機構において作用する分子であり，血管平滑筋を弛緩させることにより血管拡張作用を示す。NOは，神経伝達物質としての機能や免疫調節作用も有する。

　欧米では，L-シトルリンによる抗疲労・強壮作用が訴求されており，アスリート向けのサプリメントとしても認知されている。例えば，予備的な臨床研究では，疲労感の軽減，運動時の ATP 産生の亢進，ホスホクレアチン回復の促進といった効果が知られている。また，スイカ果汁がシトルリンの供給源となり，血中アルギニン値を上昇させるという予備的な臨床研究がある。

　さらに，シトルリンの経口投与によって，血中シトルリンおよびアルギニン値が増加し，術後の肺高血圧症のリスクが低下するという予備的な臨床研究が報告されている。その他，シトルリンは，皮膚の水分保持に関与する天然保湿因子の一つとして知られている。

　本邦では1日あたり 800 mg 程度の L-シトルリン含有サプリメントが一般

的。シトルリンと共にアルギニンを配合した製品もある。適正使用における許容性は高い。

● 用途・適応

血管拡張作用　動脈硬化抑制作用　抗酸化作用　抗疲労・強壮作用　血中アルギニン値の増加　術後肺高血圧症の予防

相互作用チェックリスト

［相互作用に注意する医薬品］⇒［臨床における対応］

現時点では，医薬品との相互作用による有害事象は報告されていない。

参考文献

・Akashi K, et al. Citrulline, a novel compatible solute in drought-tolerant wild watermelon leaves, is an efficient hydroxyl radical scavenger. FEBS Lett. 2001; 508: 438-42.
・Bendahan D, et al. Citrulline/malate promotes aerobic energy production in human exercising muscle. Br J Sports Med. 2002; 36: 282-9.
・Callis A, et al. Activity of citrulline malate on acid-base balance and blood ammonia and amino acid levels. Study in the animal and in man. Arzneimittelforschung. 1991; 41: 660-3.
・Caspers PJ, et al. In vivo confocal Raman microspectroscopy of the skin: noninvasive determination of molecular concentration profiles. J Invest Dermatol. 2001; 116: 434-42.
・Collins JK, et al. Watermelon consumption increases plasma arginine concentrations in adults. Nutrition. 2007; 23: 261-6.
・Sharma JN, et al. Role of nitric oxide in inflammatory diseases. Inflammopharmacology. 2007; 15: 252-9.
・Smith HA, et al. Nitric oxide precursors and congenital heart surgery: a randomized controlled trial of oral citrulline. J Thorac Cardiovasc Surg. 2006; 132: 58-65.
・Waugh WH, et al. Oral citrulline as arginine precursor may be beneficial in sickle cell disease: early phase two results. J Natl Med Assoc. 2001; 93: 363-71.

シナモン cinnamon

【名 称】

[和 名] シナモン，カシアシナモン，セイロンシナモン

[英 名] cinnamon, cinnamon bark, cassia cinnamon, Chinese cinnamon, Ceylon cinnamon

[学 名] *Cinnamomum cassia*（カシアシナモン，同義 *Cinnamomum aromaticum*），*Cinnamomum verum*（セイロンシナモン，同義 *Cinnamonum zeylanicum*）

▌概 要

　シナモンは，クスノキ科の常緑樹であり，世界各地で香辛料や医薬品として利用されてきた。シナモンには多くの種が知られているが，一般に，カシアシナモンとセイロンシナモンの2種類に大きく分けられる。

　シナモンは，漢方素材であり，和漢薬の成分〔樹皮がケイヒ（桂皮），枝がケイシ（桂枝），果実がニクケイシ（肉桂子）〕である。日本薬局方には，ケイヒ（cinnamon bark）として収載されている。

　主な成分に，シンナムアルデヒド（ケイヒアルデヒド，cinnamaldehyde）がある。

　漢方や中国医学におけるケイヒは，芳香性健胃薬として知られており，下痢や鼓腸といった消化器系症状に用いられる。近年，シナモン投与による糖代謝改善作用が報告されるようになった。

　基礎研究では，STZ糖尿病ラットを用いた実験にて血糖降下作用が示されている。臨床研究では，糖尿病患者を対象にした複数のランダム化比較試験において，シナモン（1〜6 g/日）による糖代謝改善作用が示唆されている。（なお，漢方や中医学における「ケイヒ」については，成書を参照のこと。）

　適正使用における許容性は高い。米国ではGRAS（generally recognized as safe）とされている。しかし，血糖コントロール改善を目的として，比較的高用量を長期投与する場合の許容性に関しては，さらに，検討が必要である。

　ドイツ連邦のリスクアセスメント研究所（BfR）は，シナモン含有サプリメントの利用に対し，シナモンの過剰摂取による健康リスクを否定できないとして注

意喚起を行っている。BfR では，香辛料として少量のシナモンを用いる際には食経験に基づき問題はないが，グラム単位のシナモンを長期間摂取する場合のデータはない，としている。シナモンにはクマリンが含まれており，体質によっては肝障害を生じる可能性があるので注意が必要である。

◉ 用途・適応

2 型糖尿病

📖 相互作用チェックリスト

［相互作用に注意する医薬品］⇒［臨床における対応］

シナモンの有する働きからの推測により，理論的な相互作用の可能性が考えられている。

▶糖尿病治療薬

⇒併用は可能と考えられる。ただし，医師の監視下に関連指標をモニターすること。

𝒥 解説：相互作用のメカニズム

■糖尿病治療薬

シナモンは，糖尿病における血糖コントロール改善作用を有しているため，理論的には，同様の効果を有する治療薬との併用によって相加作用・相乗作用を生じうる。該当する医薬品との併用には念のために注意する。投与する際には，関連指標をモニターすること。

📑 参考文献

・Altschuler JA, et al. The effect of cinnamon on A1C among adolescents with type 1 diabetes. Diabetes Care. 2007; 30: 813-6.
・Chase CK, et al. Cinnamon in diabetes mellitus. Am J Health Syst Pharm. 2007; 64: 1033-5.
・Hlebowicz J, et al. Effect of cinnamon on postprandial blood glucose, gastric emptying, and satiety in healthy subjects. Am J Clin Nutr. 2007; 85: 1552-6.

- Khan A, et al. Cinnamon improves glucose and lipids of people with type 2 diabetes. Diabetes Care. 2003; 26: 3215-8.
- Kirkham S, et al. The potential of cinnamon to reduce blood glucose levels in patients with type 2 diabetes and insulin resistance. Diabetes Obes Metab. 2009; 11: 1100-13.
- Vanschoonbeek K, et al. Cinnamon supplementation does not improve glycemic control in postmenopausal type 2 diabetes patients. J Nutr. 2006; 136: 977-80.

ジャガイモ抽出物 Potato Extract

【名　称】

　[和　名]　ジャガイモ

　[別　名]　Slendesta®（スレンデスタ®）

　[英　名]　Potato Extract

▌概　要

　ジャガイモから抽出されたタンパク質のプロテイナーゼ・インヒビター2（Proteinase Inhibitor 2, PI2）を含む機能性食品成分Slendesta®（スレンデスタ®，Kemin Health社）が，減量を目的としたサプリメントに利用されている。

　ジャガイモ抽出物スレンデスタは，PI2を5%含有する機能性素材として規格化されている。

　スレンデスタは，コレシストキニン（CCK）の放出促進作用を介して，食欲中枢に働き，満腹感を促進し，抗肥満作用を示すという。

　基礎研究では，ジャガイモ抽出物により，培養細胞（STC-1）系でのコレシストキニン（CCK）放出促進作用や，ラットでの摂食量抑制作用が示されている（Komarnytsky, Nakajima）。

　予備的な臨床研究では，ジャガイモ由来プロテイナーゼ・インヒビター2（POT II）投与により，摂取エネルギー抑制作用が示されている。具体的には，非肥満の被験者11名に，食前にPOT IIを投与したところ，摂取エネルギー量が17.5%減少したという（Hill）。また，肥満者を対象にした臨床研究では，1日あたり600 mg（分2）あるいは1,200 mg（分2）のスレンデスタ（PI2として30 mgあるいは60 mg）が，6週間から12週間投与され，減量効果が見出された。さらに，二重盲検ランダム化偽薬対照試験3報を含む4報を対象にしたメタ解析では，実薬群410名に対するスレンデスタの作用として，平均0.69 kgの有意な減量効果（95%　CI：0.34-1.04kg，p＜0.001）が見出された（Hu）。

　通常の食材に由来する成分であり，許容性は高いと考えられる。適応となる病態に対して適切な品質の製品を用法・用量を守って使用する場合，現時点では特に問題は報告されていない。スレンデスタは，GRAS（Generally Recognized As Safe）とされている。

📍 用途・適応

食欲抑制作用　摂食量減少作用　抗肥満作用

📖 相互作用チェックリスト

[相互作用に注意する医薬品] ⇒ [臨床における対応]

現時点では，医薬品との相互作用による有害事象は報告されていない。

📑 参考文献

- Hill AJ, et al. Oral administration of proteinase inhibitor II from potatoes reduces energy intake in man. Physiol Behav. 1990; 48: 241-6.
- Hu J. Slendesta® Potato extract for the promotion of weight loss in adults: A meta-analysis of clinical studies. Kemin Health, L.C. 2009.
- Komarnytsky S, et al. Potato protease inhibitors inhibit food intake and increase circulating cholecystokinin levels by a trypsin-dependent mechanism. Int J Obes (Lond). 2011; 35: 236-43.
- Nakajima S, et al. Potato extract (Potein) suppresses food intake in rats through inhibition of luminal trypsin activity and direct stimulation of cholecystokinin secretion from enteroendocrine cells. J Agric Food Chem. 2011; 59: 9491-6.

ジャワウコン *Curcuma xanthorrhiza*

【名　称】

[和　名] ジャワウコン，クスリウコン，クニッツ，テムラワク（Temulawak）

[学　名] *Curcuma xanthorrhiza*

▌概　要

　ジャワウコン（*Curcuma xanthorrhiza*）は，インドネシアの伝統医療において利用されてきたショウガ科の植物である。現地では，Temulawak と呼ばれる。

　ウコンという名称は，一般に，アキウコン（*Curcuma longa*，秋ウコン，鬱金，ターメリック），ハルウコン（*Curcuma aromatica*，春ウコン，キョウオウ），ムラサキウコン（*Curcuma zedoaria*，紫ウコン，ガジュツ，莪蒁），ジャワウコン等をさす。これらのウコン類では，クルクミノイド類や精油の種類および含有量における違いが認められる。

　ジャワウコンの主要成分は，curcumin, demethoxycurcumin, bis-demethoxycurcumin といったクルクミノイド類，xanthorrhizol, alpha-curcumene, arturmerone, germacrone, beta-curcumene, beta-sesquiphellandrene, curzerenone, alpha-turmerone, beta-turmerone 等のセスキテルペン類，camphor といったモノテルペノイド類，各種の精油である。根茎由来の精油には，alpha-curcumene 等が見出されている。

　ジャワウコンに関する基礎研究では，抗炎症作用，実験的肝障害抑制作用，抗菌作用，抗真菌作用，抗がん作用，アポトーシス誘導作用，抗血小板作用，抗マラリア作用，脂質異常症（高脂血症）改善作用，免疫調節作用が報告されている。

　特に，根茎から単離された xanthorrhizol を用いた実験において，抗菌作用や抗がん作用，抗炎症作用（COX-2 活性阻害作用および iNOS 活性阻害作用），アポトーシス誘導作用，がん転移抑制作用が報告されてきた。たとえば，マウスを用いた実験では，xanthorrhizol（200 mg/体重 kg/日，per os）によるシスプラチン誘導性腎障害および肝障害の抑制が示された。さらに，実験的肝障害抑制作用も報告されている。その他，イヌを対象にしたランダム化比較試験において，骨関節炎の症状改善作用が示唆された。

　ヒトを対象にクルクミンを投与した臨床試験では，40 mg の用量にて胆嚢収縮

作用が示された。ただし，ヒトを対象にした臨床試験は十分ではない。

⇒『ウコン（秋ウコン，*Curcuma longa*）』，『ハルウコン（春ウコン，*Curcuma aromatica*）』，『ムラサキウコン（紫ウコン，*Curcuma zedoaria*）』，『クルクミン（curcumin）』の項

◉ 用途・適応

生活習慣病予防　抗炎症作用

📖 相互作用チェックリスト

［相互作用に注意する医薬品］ ⇒ ［臨床における対応］

現時点では，医薬品との相互作用による有害事象は報告されていない。

シャンピニオン champignon

【名　称】

[和　名] ツクリタケ，セイヨウマツタケ

[別　名] シャンピニオン

[英　名] mushroom，common mushroom，white mushroom

[学　名] *Agaricus bisporus*

∎概　要

シャンピニオン champignon とは，西洋マッシュルームの一種であり，ハラタケ科に属する食用キノコである。和名はツクリタケ，セイヨウマツタケ，英名はmushroom であり，シャンピニオンとは仏語の名称である。シャンピニオン抽出物（エキス）には，腸内細菌叢を改善し，腸内異常発酵を抑制することで，口臭や体臭，便臭を抑える効果がある。そのため，消臭効果をもつ機能性食品として利用されている。

有効成分として，各種アミノ酸，フラボノイド類，セミヘルロース等の多糖類，エルゴステロール等の脂質，ビタミンやミネラルが存在する。

シャンピニオンは，腸内細菌叢において，善玉菌を増やし悪玉菌を減らす作用がある。消臭効果のメカニズムとして，腸内および血液中のタンパク質分解由来有害物質であるアンモニア，メルカプタン，インドール，硫化水素，アミン類を中和したり捕捉したりする作用が考えられている。これまでに報告された働きとして，抗酸化作用，抗アレルギー作用，痛風改善作用，腸内細菌叢の改善による胃腸症状の軽減作用，免疫賦活作用，慢性腎不全の進行抑制作用等がある。

消臭作用を検証した予備的な臨床試験では，老人保健施設の患者 32 名を対象に，1 日あたり 67 mg のシャンピニオンエキスを 10 日間投与したところ，便臭および便通の改善効果が認められたという。

また，慢性腎不全に対する効果を検証した試験では，低タンパク食を実行し，血圧が調節されている保存期腎不全患者 16 名を対象にして，1 日あたり 2〜4 g のシャンピニオンエキスを 4〜17 カ月間投与したところ，半数の例で，有意な慢性腎不全の進行抑制効果が認められたという。この作用機序の詳細は不明であるが，シャンピニオンが，腸内環境を改善し，臭気物質産生量を減少させることが

関係していると推測される。

本邦では，シャンピニオンエキスを主な有効成分とする製品（シャンピニオンゼリー）が，厚労省による「特別用途食品」として認可されており，「水分を補給する際，そしゃく・嚥下が困難な方に適した食品です」といった表示例がある。

通常の食材に由来する成分であり，許容性は高いと考えられる。適応となる病態に対して適切な品質の製品を用法・用量を守って使用する場合，現時点では特に問題は報告されていない。

ただし，基礎研究や臨床試験はまだ十分ではなく，今後の研究成果が期待される。

◉ 用途・適応

腸内細菌叢調節作用　腸内環境改善・発酵抑制による口臭および便臭抑制作用　便秘改善作用　慢性腎不全の進行抑制作用

📖 相互作用チェックリスト

［相互作用に注意する医薬品］⇒［臨床における対応］

現時点では，医薬品との相互作用による有害事象は報告されていない。

📑 参考文献

- Batterbury M, et al. Agaricus bisporus (edible mushroom lectin) inhibits ocular fibroblast proliferation and collagen lattice contraction. Exp Eye Res 2002 Mar; 74: 361-70.
- Carrizo ME, et al. The antineoplastic lectin of the common edible mushroom (Agaricus bisporus) has two binding sites, each specific for a different configuration at a single epimeric hydroxyl. J Biol Chem 2005; 280: 10614-23.
- Goto S, et al. Significance of nuclear glutathione S-transferase pi in resistance to anticancer drugs. Jpn J Cancer Res 2002; 93: 1047-56.
- Kent D, et al. Edible mushroom (Agaricus bisporus) lectin inhibits human retinal pigment epithelial cell proliferation in vitro. Wound Repair Regen 2003; 11: 285-91.
- Shi YL, et al. Role of tyrosinase in the genoprotective effect of the edible mushroom, Agaricus bisporus. Life Sci 2002; 70: 1595-608.
- Yu L, et al. Reversible inhibition of proliferation of epithelial cell lines by Agaricus bisporus (edible mushroom) lectin. Cancer Res 1993; 53: 4627-32.
- Yu LG, et al. An N-terminal truncated form of Orp150 is a cytoplasmic ligand for the anti-proliferative mushroom Agaricus bisporus lectin and is required for nuclear localization sequence-dependent nuclear protein import. J Biol Chem 2002; 277: 24538-45.

ジャンボリーキ *Allium ampeloprasum*

【名 称】

［和 名］ ジャンボリーキ，無臭ニンニク

［英 名］ elephant garlic（エレファントガーリック）

［学 名］ *Allium ampeloprasum*

∥概 要

　ジャンボリーキ（リーク，leek）は，セイヨウニンニクに比べて，無臭成分であるスコルジニンが豊富であることから，健康食品素材において「無臭ニンニク」として利用される。なお，*Allium* 属には，ジャンボリーキの他，セイヨウニンニク（ガーリック，学名 *Allium sativum*），ギョウジャニンニク（行者ニンニク，学名 *Allium victorialis* var. *platyphyllum*），ネギ（学名 *Allium fistulosum*），ラッキョウ（学名 *Allium chinense* G. Don），わけぎ（学名 *Allium wakegi*），ニラ（学名 *Allium tuberosum*）等がある。本邦における健康食品・サプリメントの成分としては，セイヨウニンニク（凍結乾燥抽出物や AGE・熟成ニンニク）およびジャンボリーキ（無臭ニンニク）が利用されることが多い。

　⇒『ニンニク』の項

📖 相互作用チェックリスト

［相互作用に注意する医薬品］⇒［臨床における対応］

　現時点では，医薬品との相互作用による有害事象は報告されていない。

📑 参考文献

・Morita T, et al. Steroidal saponins from elephant garlic, bulbs of Allium ampeloprasum L. Chem Pharm Bull (Tokyo). 1988; 36: 3480-6.

脂溶性ビタミン lipid-soluble vitamins

【名　称】

[和　名]　脂溶性ビタミン

[英　名]　lipid-soluble vitamins

▌概　要

　脂溶性ビタミンは，疎水性の性質をもつ分子であり，すべてイソプレン誘導体である。脂溶性ビタミンに属するのは，ビタミンA，ビタミンD，ビタミンE，ビタミンKである。ビタミンA（レチノール retinol）は，視覚の機能維持や糖タンパク質合成に関与する。βカロテンがプロビタミンA（ビタミンA前駆体）である。ビタミンDは，カルシウムとリンの代謝に関わる。ビタミンDはステロイドプロホルモンである。ビタミンEは，脂溶性抗酸化物質であり，種々のトコフェロールおよびトコトリエノールから構成される。ビタミンKは，血液凝固因子の生合成に必要である。これらのビタミン類は体内での需要に応じた量を合成できないため，食事から摂取する必要がある。「日本人の食事摂取基準（2015年版）」では，ビタミンAについて「推奨量（RDA：recommended dietary allowance）」，ビタミンD，E，Kの3種類について「目安量（AI：adequate intake）」が設定されている。

　ビタミンAやDでは過剰摂取による中毒症（過剰症）の発生が知られている。「日本人の食事摂取基準（2015年版）」では，ビタミンA，D，Eの3種類について「耐容上限量（UL：tolerable upper intake level）」が設定されている。

　医薬品との相互作用に関しては，⇒『ビタミンA』『ビタミンD』『ビタミンE』『ビタミンK』の各項

食　酢 vinegar

【名　称】

　[和　名]　食酢，酢酸，酢

　[英　名]　vinegar, acetate

▌概　要

　食酢とは，醸造酢あるいは合成酢をさす。食酢に関しては，農林水産省の告示
による「食酢品質表示基準」が定められている。米酢，米黒酢等の各種穀物酢や
果実酢は食酢に分類される。一方，「もろみ酢」は，泡盛の副産物であるもろみ
粕を原材料として製造した食品であり，いわゆる食酢ではない。

　従来，食酢は液体調味料であるが，近年，健康保持を目的として，希釈された
製品（清涼飲料水）を飲用するという消費が増加している。

　食酢の主成分は，酢酸である。その他，有効成分として，各種の有機酸やアミ
ノ酸が含まれている。

　酢酸の機能性として，疲労回復作用，消化液分泌促進作用，糖尿病・肥満改善
作用，血圧上昇抑制作用，血中アルコール濃度上昇遅延作用などが報告されてい
る。また，カルシウム吸収促進作用，血糖上昇抑制作用，血流改善作用に関する
報告もある。

　食酢に含まれる酢酸を用いたヒト臨床試験では，抗肥満作用や高血圧改善作用
が報告されている。本邦では，トクホ（特定保健用食品）として，「酢酸」を関
与成分とする製品が許可されており，「本品は食酢の主成分である酢酸を含んで
おり，血圧が高めの方に適した食品です」といった表示例がある。また，酢酸で
はなくガラクトオリゴ糖やキシロオリゴ糖などの「オリゴ糖」を関与成分とする
「調味酢」が特定保健用食品として認められており，「腸内のビフィズス菌を適正
に増やし，おなかの調子を良好に保つ調味酢です」といった表示が行われている。

　豊富な食経験を有する食用の成分であり，一般に，許容性は高いと考えられ
る。なお，通常の食酢の酸度では摂取時に胃に負担を生じることから，健康飲料
としては数倍以上に希釈して摂取することが一般的である。

📍 用途・適応

疲労回復　高血圧改善　体重増加抑制・体重減少

📖 相互作用チェックリスト

［相互作用に注意する医薬品］⇒［臨床における対応］

現時点では，医薬品との相互作用による有害事象は報告されていない。

📄 参考文献

- 公正取引委員会．黒酢及びもろみ酢の表示に関する実態調査について．平成18年5月12日．
- 農林水産省．醸造酢の日本農林規格．制定昭和54年6月8日農水告第801号．最終改正平成16年6月23日農水告第1215号．
- 農林水産省．食酢品質表示基準．制定平成12年12月19日農林水産省告示第1668号．改正平成16年6月23日農林水産省告示第1216号．改正平成16年10月7日農林水産省告示第1821号．
- 柳田藤治．酢の機能性について．日本醸造協会誌1990；85：134-141．
- 山下広美，他．酢酸の抗肥満効果の評価．日本栄養・食糧学会第61回大会2007年．p201．

シ

食酢

植物ステロール phytosterol

【名　称】

　[和　名]　植物ステロール

　[英　名]　phytosterol

‖概　要

　植物ステロール phytosterol とは，植物に含まれるステロール類の総称であり，カンペステロールやシトステロール，その他のステロール類から構成される。なお，phytosterol の「phyto」とは，ギリシャ語で植物を意味する。化学構造上，植物ステロールは，動物に含まれるコレステロールに類似している。

　植物ステロールは，通常の食材（植物油）に存在し，体内にもわずかに吸収される。血清のステロール類の 0.1％未満が植物ステロール類である。

　植物ステロールは，腸管におけるコレステロールの吸収を阻害する作用をもつ。植物ステロールは，胆汁酸ミセルにおいてコレステロールと競合することで，コレステロール低下作用を示す。

　植物ステロール類（スタノール/ステロールエステル）およびそれらを添加した食品は，総コレステロールや LDL コレステロールの低下作用を有する。米国では FDA が，植物ステロール/植物スタノールエステルを含む食品について，心疾患（CHD；冠状動脈疾患）のリスクを減少させるというヘルスクレーム（健康強調表示）を認可している。これまでの研究によると，1 日あたり 1.3 g の植物ステロールエステル，あるいは 3.4 g の植物スタノールエステルを摂取すれば，血中コレステロール値の有意な低下が認められる。

　植物ステロール投与による前立腺肥大症の改善も報告されている。これは，5-α 還元酵素阻害作用による働きである。

　植物ステロールは，食用の植物油にも存在する成分であり，一般に安全性は高いと考えられる。適応となる病態に対して適切な品質の製品を用法・用量を守って使用する場合，特に問題は報告されていない。

◉ 用途・適応

高コレステロール血症　前立腺肥大症

📖 相互作用チェックリスト

[相互作用に注意する医薬品] ⇒ [臨床における対応]

　現時点では，医薬品との相互作用による有害事象は報告されていない。ただし，植物ステロールは脂質異常症改善作用および前立腺肥大症改善作用を有しているため，理論的には，同様の効果を有する医薬品との併用によって相加作用・相乗作用を生じうる。該当する医薬品との併用には念のために注意する。

▶**エゼチミブ Ezetimibe（ゼチーア Zetia®）：脂質異常症治療薬**
　⇒併用は可能と考えられるが，念のため慎重に。医師の監視下に関連指標をモニターすること。

▶**スタチン系高コレステロール治療薬（HMG-CoA 還元酵素阻害薬）：プラバスタチン pravastatin（メバロチン®，プラバコール Pravachol®），シンバスタチン simvastatin**
　⇒併用は可能と考えられるが，念のため慎重に。医師の監視下に関連指標をモニターすること。

▶**脂質異常症治療薬**
　⇒併用は可能と考えられるが，念のため慎重に。医師の監視下に関連指標をモニターすること。

▶**前立腺肥大症治療薬**
　⇒併用は可能と考えられるが，念のため慎重に。医師の監視下に関連指標をモニターすること。

🔅 解説：相互作用のメカニズム

■ エゼチミブ Ezetimibe（ゼチーア Zetia®）：脂質異常症治療薬

　コレステロール吸収阻害薬であるエゼチミブ Ezetimibe（ゼチーア Zetia®）の投与は，腸管でのコレステロール吸収を阻害すると共に，植物ステロール類（βシトステロール，カンペステロール）の吸収も抑制する（Salen, Sudhop）。

■スタチン系高コレステロール治療薬：プラバスタチン pravastatin（メバロチン®，プラバコール Pravachol®），シンバスタチン simvastatin

HMG-CoA 還元酵素阻害薬であるプラバスタチンは，植物ステロールの血中濃度を有意に低下させる。Hidaka らは，プラバスタチンの投与によって，コレステロールだけではなく，植物ステロール（シトステロールとカンペステロール）の血中濃度低下が生じることを報告した（Hidaka）。プラバスタチンを投与した患者7例では，血漿コレステロール濃度が有意に減少し，血漿植物ステロール（シトステロールとカンペステロール）濃度も同様に減少していた。一方，コレスチラミンを投与した患者8例では，血漿コレステロール濃度は減少したが，植物ステロール濃度は不変であったという。また，シトステロール血症の患者では，プラバスタチンは血漿ステロール濃度に影響しなかったが，コレスチラミン投与では血漿コレステロールおよびコレスタノール濃度が減少した（Hidaka）。

理論的には，同様の変化が，プラバスタチン以外のスタチン系医薬品の投与時にも生じることが推測される。しかし，シンバスタチン simvastatin は，シトステロールやスティグマステロールには影響を与えなかったという報告がある。

Ntanios らは，高コレステロール患者を対象にして，1日40 mg あるいは80 mg のシンバスタチン（Zocor®）を24週間投与した臨床試験を実施した。その結果，血中カンペステロールは投与前に比べて有意な低下を示した。一方，血中シトステロールやスティグマステロールには影響を与えなかったという（Ntanios）。血中カンペステロール濃度は，ヒトにおけるコレステロール吸収の指標であるため，この研究データは，シンバスタチンの作用機序を反映したものと考えられる。

スタチン系医薬品として，他には，atorvastatin（リピトール®，Lipitor®），fluvastatin（ローコール®），lovastatin（Mevacor®），rosuvastatin（クレストール®）がある。

■脂質異常症治療薬

植物ステロールは脂質異常症改善作用を有しているため，理論的には，同様の効果を有する医薬品との併用によって相加作用・相乗作用を生じうる。該当する医薬品との併用には念のために注意する。

■前立腺肥大症治療薬

植物ステロールは前立腺肥大症改善作用を有しているため，理論的には，同様の効果を有する医薬品との併用によって相加作用・相乗作用を生じうる。該当す

る医薬品との併用には念のために注意する。

参考文献

- Hidaka H, et al. Effects of an HMG-CoA reductase inhibitor, pravastatin, and bile sequestering resin, cholestyramine, on plasma plant sterol levels in hypercholesterolemic subjects. J Atheroscler Thromb 1995; 2: 60-5.
- Ntanios FY, et al. Effect of 3-hydroxy-3-methylglutaryl coenzyme A reductase inhibitor on sterol absorption in hypercholesterolemic subjects. Metabolism 1999; 48: 68-73.
- Salen G, et al. Sitosterolemia. J Lipid Res 1992; 33: 945-55.
- Salen G, et al. Increased sitosterol absorption, decreased removal, and expanded body pools compensate for reduced cholesterol synthesis in sitosterolemia with xanthomatosis. J Lipid Res 1989; 30: 1319-30.
- Salen G, et al. Ezetimibe effectively reduces plasma plant sterols in patients with sitosterolemia. Circulation 2004; 109: 966-71.
- Sudhop T, et al. Inhibition of intestinal cholesterol absorption by ezetimibe in humans. Circulation 2002; 106: 1943-8.

刺 梨 *Rosa roxburghii*

【名 称】

[和 名] 刺梨, イザヨイバラ, シリ, とげなし

[学 名] *Rosa roxburghii*

▌概 要

刺梨は, 中国南西部に自生するバラ科の潅木植物である。和名はイザヨイバラ
といい, 刺梨は乾燥果実の生薬名である。

刺梨には, ビタミンCが多く含まれており, 天然ビタミンCのサプリメント
素材として利用されている。刺梨には, ビタミンCの他, 各種のポリフェノー
ル類が存在し, 抗酸化作用などによって健康保持・疾病予防効果を示す。

基礎研究では, 刺梨によるLDL酸化抑制や動脈硬化抑制といった働きが示さ
れている。ヒト臨床研究において, 刺梨サプリメントによる抗酸化作用も報告さ
れている。

豊富な食経験を有する成分であり, 一般に, 許容性は高いと考えられる。適応
となる病態に対して適切な品質の製品を使用する場合, 現時点では特に問題は報
告されていない。ただし, ビタミンCの含有量が多い製品を利用する場合, 理
論的にはビタミンC摂取時と同様の有害事象や相互作用が想定される。

⇒『ビタミンC』『アセロラ』の項

📄 参考文献

- Janse van Rensburg C, et al. Rosa roxburghii supplementation in a controlled feeding study increases plasma antioxidant capacity and glutathione redox state. Eur J Nutr. 2005; 44: 452-7.
- Zhang C, et al. Inhibitory effects of rosa roxburghii tratt juice on in vitro oxidative modification of low density lipoprotein and on the macrophage growth and cellular cholesteryl ester accumulation induced by oxidized low density lipoprotein. Clin Chim Acta. 2001; 313: 37-43.

白インゲン豆 *Phaseolus vulgaris*

【名　称】

[和　名]　白隠元豆

[別　名]　ファセオリン

[英　名]　common bean, kidney bean, white kidney bean

[学　名]　*Phaseolus vulgaris*

▌概　要

　白インゲン豆（インゲン豆 *Phaseolus vulgaris*）抽出物は，α-アミラーゼ阻害作用を有する成分を含むため，炭水化物の吸収遅延による抗肥満作用や抗糖尿病作用が示唆されている。

　抗肥満作用・脂質代謝改善作用として，ヒトを対象にした研究では，次のデータが報告されている。まず，健常者およびインスリン非依存性糖尿病患者を対象に，白インゲン豆抽出物による炭水化物吸収阻害作用の効果を検討した臨床試験がある。試験では，50 g のデンプン食と抽出物との併用投与が行われた結果，対照群に比べて，食後の血糖値およびインスリン値の上昇が，健常者と糖尿病患者の両群において抑制されたという（Layer）。

　また，白インゲン豆の水抽出物製品（Phase 2®）の体重減少作用を検証した臨床試験が報告されている。試験は，肥満者 50 名を対象に，ランダム化二重盲検法にて，偽薬群と Phase 2®（3,000 mg，分 2）投与群とで 8 週間実施された。39 名が最初のスクリーニングを通過し，27 名が試験を完了した。8 週間の試験終了時における体重減少幅は，Phase 2® 投与群では 3.79 ポンド（平均 0.47 ポンド/週），偽薬群では 1.65 ポンド（平均 0.21 ポンド/週）であった（p = 0.35，有意差なし）。中性脂肪値に関して，Phase 2® 投与群では平均 26.3 mg/dL 低下，偽薬群では平均 8.2 mg/dL 低下であった（p = 0.07，有意差なし）。試験では，副作用は特に認められなかった。以上より，白インゲン豆抽出物による体重減少効果および中性脂肪低下作用が示唆された（Udani）。

　通常の食材成分であるため，一般に安全性は高いと考えられる。適応となる病態に対して適切な品質の製品を用法・用量を守って使用する場合，特に問題は報告されていない。なお，2006 年 5 月，本邦において放送されたテレビ番組で紹

介された調理法により白インゲン豆を摂取した人が，嘔吐や下痢等の消化器症状を呈したという報告があった。これは，加熱不足の白インゲン豆を摂取したため，レクチン（糖結合タンパク質の1種）による毒性が残存していたことが原因と考えられている。したがって，白インゲン豆の有効成分（α-アミラーゼ阻害成分）による効果を得るには，サプリメントの利用が好ましい。

ただし，基礎研究や臨床試験はまだ十分ではなく，今後の研究成果が期待される。

📍 用途・適応

糖尿病　肥満

📖 相互作用チェックリスト

［相互作用に注意する医薬品］⇒ ［臨床における対応］

現時点では，医薬品との相互作用による有害事象は報告されていない。ただし，白インゲン豆抽出物の有する働きからの推測により，理論的な相互作用の可能性が考えられている。

▶糖尿病治療薬

⇒併用は可能と考えられるが，念のため慎重に。

▶脂質異常症治療薬

⇒併用は可能と考えられるが，念のため慎重に。

🔅 解説：相互作用のメカニズム

■糖尿病治療薬

白インゲン豆抽出物は食後過血糖抑制作用を有しているため，理論的には，同様の効果を有する医薬品との併用によって相加作用・相乗作用を生じうる。該当する医薬品との併用には念のために注意する。

■脂質異常症治療薬

白インゲン豆抽出物は脂質代謝改善作用を有しているため，理論的には，同様の効果を有する医薬品との併用によって相加作用・相乗作用を生じうる。該当す

る医薬品との併用には念のために注意する。

📄 参考文献

- Layer P, et al. Effect of a purified amylase inhibitor on carbohydrate tolerance in normal subjects and patients with diabetes mellitus. Mayo Clin Proc 1986; 61: 442-7.
- Moreno J, Chrispeels MJ. A lectin gene encodes the alpha-amylase inhibitor of the common bean. Proc Natl Acad Sci U S A 1989; 86: 7885-9.
- Takahashi T, et al. Identification of essential amino acid residues of an alpha-amylase inhibitor from Phaseolus vulgaris white kidney beans. J Biochem (Tokyo) 1999; 126: 838-44.
- Udani J, et al. Blocking carbohydrate absorption and weight loss: A clinical trial using phase 2 brand proprietary fractionated white bean extract. Altern Med Rev 2004; 9: 63-9.
- Wilcox ER, Whitaker JR. Some aspects of the mechanism of complexation of red kidney bean alpha-amylase inhibitor and alpha-amylase. Biochemistry 1984; 23: 1783-91.

水溶性ビタミン water-soluble vitamins

【名　称】

[和　名]　水溶性ビタミン

[英　名]　water-soluble vitamins

▌概　要

　水溶性ビタミンは，ビタミンB群とビタミンC（アスコルビン酸L-ascorbic acid）である。

　ビタミンB群は，①チアミン thiamin（ビタミンB_1），②リボフラビン riboflavin（ビタミンB_2），③ナイアシン niacin（ニコチン酸とニコチン酸アミド，ビタミンB_3），④パントテン酸 pantothenic acid（ビタミンB_5），⑤ピリドキシン pyridoxine（ビタミンB_6），⑥ビオチン biotin（ビタミンH），⑦コバラミン cobalamin（ビタミンB_{12}），⑧葉酸 folic acid（プテロイルグルタミン酸）である。

　ビタミンB群に分類されるビタミン類は，体内の酵素反応における補酵素として機能する。

　ビタミンCは，水溶性抗酸化物質であり，還元当量の供与体として働く。

　これらのビタミン類は水溶性の性質を有しており，過剰摂取分は尿中に排泄される。したがって，一般に過剰症や中毒の発生はまれである。一方，体内に蓄えられる量は限られるので，推奨量や目安量に従って，食事あるいはサプリメントから確実に摂取することが必要である。

　なお，ビタミンB_{12}は例外的に肝臓に貯蔵され，一般に，3年程度に相当する貯蔵がある。また，過剰摂取しても胃から分泌される内因子が飽和するため吸収されない。

　ビタミン欠乏症のうち，水溶性ビタミンに関係する疾患として，壊血病（アスコルビン酸欠乏），脚気（チアミン欠乏），口内炎や口角炎，舌炎，脂漏性皮膚炎（いずれもリボフラビン欠乏），ペラグラ（ナイアシン欠乏），末梢神経障害（ピリドキシン欠乏），巨赤芽球性貧血（コバラミンあるいは葉酸欠乏）などが知られている。

　⇒ビタミンB群の各成分および『ビタミンC』を参照

スピルリナ *Spirulina* species

【名　称】

[和　名]　スピルリナ

[英　名]　blue/green algae，spirulina

[学　名]　*Spirulina* species（*S. maxima*，*S. platensis*，*S. pacifica* 他）

▊概　要

　スピルリナとは，食用藻の一種であり，タンパク質，ビタミン類，鉄分といった栄養素が豊富に含まれている。特に，タンパク質は重量比で60〜70％を占めており，割合で比較すると，肉類や大豆といった良質のタンパク質食品よりもはるかに多い。ただし，スピルリナが主食になるわけではないので，栄養素が豊富といっても供給源としては限られている。タンパク質を構成するアミノ酸のうち，比較的多いものとして，分岐鎖アミノ酸（BCAA）と総称されるバリン・ロイシン・イソロイシンや，リジン，フェニルアラニンがある。スピルリナに豊富に含まれる鉄分は，ヒトの体内にも吸収され利用されることが示されている。また，ビタミンB群も豊富である。ただし，ビタミンB_{12}はヒトでは利用されない不活性型が主に存在する。

　基礎研究や小規模な臨床試験では，スピルリナ投与によって，糖尿病や脂質異常症，高血圧の改善，口腔白板症の改善，抗がん作用，免疫賦活作用，腎機能の保護作用，抗ウイルス作用等が示唆されている。また，シスプラチン cisplatin による腎障害の抑制作用や，ドキソルビシン doxorubicin による心毒性の抑制作用が示されている（Khan, Mohan）。ただし，ヒトを対象にした臨床試験での検討は十分ではない。

　スピルリナは栄養補給源としては優れた機能性食品と考えられる。藻の一種であるため，葉緑素（クロロフィル）も豊富に含まれている。葉緑素には抗酸化作用があるので，生活習慣病の予防効果も期待できる。しかし，特定の症状や疾患に対する効果に関して，臨床試験は十分とはいえない。

　通常の食材に近い成分であり，許容性は高いと考えられる。適応となる病態に対して適切な品質の製品を用法・用量を守って使用する場合，現時点では特に重篤な有害事象は報告されていない。

なお，スピルリナには葉緑素（クロロフィル）が存在する。クロロフィルにはビタミンKが含まれているため，大量摂取時には，ワルファリンwarfarinの作用を減弱させる可能性がある。

♥ 用途・適応

各種栄養素の補給　抗酸化作用　生活習慣病の予防や改善　免疫賦活作用　口腔白板症の改善　抗がん作用　抗ウイルス作用　腎機能保護作用

📖 相互作用チェックリスト

［相互作用に注意する医薬品］⇒［臨床における対応］

現時点では，医薬品との相互作用による有害事象は報告されていない。ただし，スピルリナの有する成分からの推測により，理論的な相互作用の可能性が考えられている。

▶ワルファリン

⇒併用は慎重に。医師の監視下に関連指標をモニターすること。

▶チトクローム P450

チトクロームP450の分子種のうち，CYP1A2，CYP2E1，CYP2B1，CYP3A1に関連する薬剤。（CYPと医療用医薬品との関連については巻末の別表参照）

⇒併用は可能と考えられるが，念のため慎重に。研究データの臨床的意義は不明。

▶グリタゾン類（インスリン抵抗性改善薬）

⇒併用は可能と考えられるが，念のため慎重に。研究データの臨床的意義は不明。

📑 解説：相互作用のメカニズム

■ワルファリン

ワルファリンwarfarinは，ビタミンKの代謝サイクルを阻害することで抗凝固作用を示す（作用機序は，「青汁」の項参照）。そのため，ワルファリン服用中は，ビタミンKを多く含有する食品である「納豆」や「クロレラ」の摂取を避けるようにとの食事指導が行われている。

植物中のビタミンK（ビタミンK$_1$）は，葉緑体中での光合成において重要な役割を果たしている。緑藻植物であるスピルリナは，葉緑素を含んでいることから，スピルリナ製品中にもビタミンKが存在すると推測される。そのため，理論上，スピルリナとワルファリンによる相互作用が推測される。ただし，ヒトでのデータは報告されていない。

■チトクローム P450

　ラットを用いた基礎研究において，スピルリナ投与によって，肝臓でのCYP1A2とCYP2E1の活性抑制作用が示されている（Savranoglu）。このとき，CYP2B1とCYP3A1のmRNA発現量とタンパク質は増加したが，活性には有意な変化は認められなかった。このデータの臨床的意義は不明であるが，理論的には，スピルリナによって，CYP1A2やCYP2E1を介した医薬品との相互作用が推測される。

■グリタゾン類（インスリン抵抗性改善薬）

　ラットを用いた基礎研究において，グリタゾン類 glitazones（ピオグリタゾン pioglitazone およびロシグリタゾン rosiglitazone）とスピルリナを併用投与したところ，グリタゾン類とスピルリナのいずれの体内動態（Tmax，Cmax，AUC（0-α），$t_{1/2}$，Kel）にも有意な変化は認められなかった（Gupta）。したがって，併用は可能と考えられる。

📑 参考文献

- Gupta A, et al. Assessment of pharmacokinetic interaction of spirulina with glitazone in a type 2 diabetes rat model.
- Khan M, et al. Protective effect of Spirulina against doxorubicin-induced cardiotoxicity. Phytother Res 2005; 19: 1030-7.
- Mohan IK, et al. Protection against cisplatin-induced nephrotoxicity by Spirulina in rats. Cancer Chemother Pharmacol. 2006; 58: 802-8.
- Ohkawa S, et al. Warfarin therapy and chlorella. Rinsho Shinkeigaku 1995; 35: 806-7.
- Savranoglu S, Tumer TB. Inhibitory effects of spirulina platensis on carcinogen-activating cytochrome P450 isozymes and potential for drug interactions. Int J Toxicol. 2013; 32: 376-84.

西洋シロヤナギ *Salix alba*

【名　称】

[和　名]　西洋シロヤナギ

[英　名]　purple willow, white willow, white willow bark, willow bark

[学　名]　*Salix alba*, *Salix purpurea*, *Salix fragilis*

▌概　要

　西洋シロヤナギ（*Salix alba*）の樹皮は，欧州の伝統医療において，鎮痛・抗炎症のための薬用植物として利用されてきた。樹皮には有効成分としてサリシンsalicin が存在する。サリシンは，サリチルアルコールに代謝され，さらにサリチル酸に転換される。このサリチル酸が鎮痛・解熱・抗炎症作用を示すが，胃腸障害の副作用も知られている。サリチル酸をアセチル化したものがアスピリン（アセチルサリチル酸）である。サリシン 240 mg がアスピリン 87 mg に相当するという。西洋シロヤナギ樹皮には，サリシンの他，フラボノイド類やタンニン類が存在する。

　西洋シロヤナギ樹皮のアルコール抽出物は，シクロオキシゲナーゼ（cyclooxygenase, COX）活性を阻害することで，プロスタグランジン産生を抑制する。サリシン以外の有効成分による働きとして，リポキシゲナーゼ lipoxygenase 阻害作用やプロスタグランジン放出抑制作用，サイトカイン放出抑制作用，抗酸化作用が示唆されている。西洋シロヤナギは血小板凝集阻害作用も有するが，その作用はアスピリンと比べると弱い。

　臨床試験では，腰痛，変形性関節炎，関節リウマチに対するデータが報告されている。伝統医療で利用されてきた薬用植物であり，適応となる病態に対して適切な品質の製品を用法・用量を守って使用する場合，許容性は高いと考えられる。なお，西洋シロヤナギ抽出物は胃腸障害を生じうるが，その発生頻度は，NSAIDs と比べると低いとされる。

♥ 用途・適応

　鎮痛・消炎作用

📖 相互作用チェックリスト

［相互作用に注意する医薬品］⇒［臨床における対応］

現時点では，医薬品との相互作用による有害事象は報告されていない。ただし，西洋シロヤナギ抽出物の有する働きからの推測により，理論的な相互作用の可能性が考えられている。

▶チトクローム P450

CYP2E1 に関連する薬剤。（CYP と医療用医薬品との関連については巻末の別表参照）

⇒併用は可能と考えられるが，念のため慎重に。研究データの臨床的意義は不明。

▶抗凝固薬・血小板機能抑制薬

⇒併用は慎重に。医師の監視下に関連指標をモニターすること。

▶アスピリン（アセチルサリチル酸）

⇒併用は慎重に。医師の監視下に関連指標をモニターすること。

▶サリチル酸含有医薬品

⇒併用は慎重に。医師の監視下に関連指標をモニターすること。

▶その他：アスピリンとの相互作用に関連して併用注意とされる医薬品

⇒併用は慎重に。医師の監視下に関連指標をモニターすること。

📝 解説：相互作用のメカニズム

■チトクローム P450

動物実験において，アセチルサリチル酸による CYP2E1 への影響が示唆されている。アセチルサリチル酸投与ラットでは，CYP2E1 の mRNA 発現が有意に増加したという（Damme）。ただし，ヒトでのデータは報告されておらず，臨床的意義は不明である。なお，西洋シロヤナギ抽出物によるチトクローム P450 への影響は報告されていない。

■抗凝固薬・血小板機能抑制薬

西洋シロヤナギは血小板凝集阻害作用を有するが，アスピリンと比べると弱い作用である。理論的には，抗凝固薬・血小板機能抑制薬等との併用により，出血傾向の出現といった可能性を否定できない。

■アスピリン（アセチルサリチル酸）

　西洋シロヤナギの有効成分であるサリシンは，サリチルアルコールを経てサリチル酸に転換される。理論的には，アスピリン（アセチルサリチル酸）との併用によって相加作用・相乗作用を生じうる。

■サリチル酸含有医薬品

　西洋シロヤナギの有効成分であるサリシンは，サリチルアルコールを経てサリチル酸に転換される。理論的には，サリチル酸を含有する医薬品との併用によって相加作用・相乗作用を生じうる。具体例として，非ステロイド性鎮痛薬のコリンマグネシウムトリサリチル酸（choline magnesium trisalicylate）（Trilisate®）や salsalate がある。

■その他：アスピリンとの相互作用に関連して併用注意とされる医薬品

　アスピリン製剤の添付文書には，相互作用に関連して「併用注意」リストに多数の医薬品が記載されている。これらの医薬品と西洋シロヤナギ抽出物サプリメントによる相互作用は知られていないが，念のために注意する。

📄 参考文献

- Chrubasik S, et al. Treatment of low back pain exacerbations with willow bark extract: a randomized double-blind study. Am J Med 2000; 109: 9-14.
- Damme B, Darmer D, Pankow D. Induction of hepatic cytochrome P4502E1 in rats by acetylsalicylic acid or sodium salicylate. Toxicology 1996; 106: 99-103.
- Fiebich BL, Chrubasik S. Effects of an ethanolic salix extract on the release of selected inflammatory mediators in vitro. Phytomedicine 2004; 11: 135-8.
- Krivoy N, et al. Effect of salicis cortex extract on human platelet aggregation. Planta Med 2001; 67: 209-12.
- Schmid B, et al. Pharmacokinetics of salicin after oral administration of a standardised willow bark extract. Eur J Clin Pharmacol 2001; 57: 387-91.

西洋タンポポ *Taraxacum officinale*

【名　称】

　[和　名]　西洋タンポポ，セイヨウタンポポ，蒲公英（タンポポ）

　[英　名]　dandelion

　[学　名]　*Taraxacum officinale*

▌概　要

　セイヨウタンポポは，北半球に広く分布しており，各地の伝統医療において薬用植物として用いられてきた。現在，サプリメント・健康食品の素材として，利尿作用や利胆作用，婦人科関連疾患への効果が訴求されている。

　セイヨウタンポポの薬用部位は，葉および根である。セイヨウタンポポの葉には，有効成分として各種のセスキテルペン類，トリテルペン類，ルテインなどのカロテノイド類，アピゲニンやルテオリンなどのフラボノイド類，カフェ酸やクロロゲン酸，植物ステロール類が含まれている。

　基礎研究では，葉の抽出物による利尿作用や利胆作用が報告されている。ドイツのコミッションEでは，セイヨウタンポポ葉内服の適応として，食欲不振，上腹部不快感，腹部膨満感があげられている。セイヨウタンポポの根には，セスキテルペン類，トリテルペン類，苦み成分の lactucopicrin（taraxcin），フラボノイド類，植物ステロールなどが含まれる。

　コミッションEでは，適応として，利尿作用や利胆作用，上腹部不快感をあげている。

　予備的な臨床研究では，セイヨウタンポポの根と uva ursi（ウワウルシ，学名 *Arctostaphylos uva-ursi*）の葉の併用が，女性の尿路感染症再発予防に効果があったという。閉経前の女性を対象にした予備的な研究において，セイヨウタンポポを含むハーブ複合剤による性ホルモン系への影響が示唆されている。

　伝統医療で用いられてきた成分であり，適正使用における許容性は高い。米国では GRAS（generally recognized as safe）とされている。なお，利胆作用があることから，急性・活動性の胆嚢疾患への投与は避ける。

　現時点では，医薬品との相互作用による有害事象は報告されていない。ただし，セイヨウタンポポと共通する作用機序や効能効果を有する成分との併用によ

る相加作用・相乗作用に注意する。なお，セイヨウタンポポあるいはキク科の植物に対するアレルギー・過敏症を生じうる。

● 用途・適応

利尿作用　利胆作用　上腹部不快感改善　性ホルモン系への作用

相互作用チェックリスト

［相互作用に注意する医薬品］⇒［臨床における対応］

現時点では，医薬品との相互作用による有害事象は報告されていない。

参考文献

- Greenlee H, et al. A pilot and feasibility study on the effects of naturopathic botanical and dietary interventions on sex steroid hormone metabolism in premenopausal women. Cancer Epidemiol Biomarkers Prev. 2007; 16: 1601-9.
- Jovanovic M, et al. Sesquiterpene lactone mix patch testing supplemented with dandelion extract in patients with allergic contact dermatitis, atopic dermatitis and non-allergic chronic inflammatory skin diseases. Contact Dermatitis. 2004; 51: 101-10.
- Kashiwada Y, et al. Sesquiterpene glucosides from anti-leukotriene B4 release fraction of Taraxacum officinale. J Asian Nat Prod Res. 2001; 3: 191-7.
- Kisiel W, et al. Further sesquiterpenoids and phenolics from Taraxacum officinale. Fitoterapia. 2000; 71: 269-73.
- Larsson B, et al. Prophylactic effect of UVA-E in women with recurrent cystitis: a preliminary report. Curr Ther Res 1993; 53: 441-3.
- Zhi X, et al. Dandelion T-1 extract up-regulates reproductive hormone receptor expression in mice. Int J Mol Med. 2007; 20: 287-92.
- Zhu M, et al. Effects of taraxacum mongolicum on the bioavailability and disposition of ciprofloxacin in rats. J Pharm Sci. 1999; 88: 632-4.

セサミン sesamin

【名　称】

[和　名]　セサミン

[英　名]　sesamin

▌概　要

　セサミン sesamin は，ごまリグナンの 1 種であり，ごま（学名 *Sesamum indicum*）の種子に豊富に存在する。

　ごま種子に含まれるリグナン類は，脂溶性のセサミンとセサモリン，水溶性のセサミノール配糖体が主であり，その他に，セサモリノールやピノレジノールなどが知られている。特に，セサミンとセサモリンが多く，ごま種子中に 0.3～0.5％程度存在する。セサミンは，抗酸化作用，降圧作用，コレステロール低下作用，免疫調節作用，肝臓脂肪酸組成の修飾作用，アルコール性肝障害抑制作用といった多彩な作用が報告されている。

　基礎研究では，高血圧改善，脂質代謝改善，脂肪酸 β 酸化促進作用，抗酸化作用，抗炎症作用，抗がん作用等が示されている。また，セサミンによる α リノレン酸から DHA への転換促進作用，肝臓でのアルコール代謝に関与する酵素発現への影響といった作用も知られている。

　予備的なヒト臨床研究では，セサミンによるコレステロール合成阻害および吸収抑制を介したコレステロール低下作用，セサミンが enterolactone へ代謝されることが報告されている。具体的には，高コレステロール血症患者に 1 日あたりセサミン 32.4 mg を 4 週間，続いて 64.8 mg を 4 週間，合計 8 週間投与した結果，総コレステロールおよび LDL コレステロールが対照群に比べて有意に低下したという。また，軽症高血圧症患者 25 名を対象に，1 日あたり 60 mg のセサミンを 4 週間投与した二重盲検偽薬対照クロスオーバー試験では，セサミン投与によって収縮期血圧と拡張期血圧の平均値がそれぞれ 3.5 mmHg，1.9 mmHg 低下した。その他，100 mg のセサミンを 7 日間投与した研究において，アルコール代謝促進作用を示唆する研究も報告されている。

　通常の食材に由来する成分であり，適正使用における許容性は高い。

　⇒『ゴマ』『ゴマペプチド』の項

📍 用途・適応

抗酸化作用　抗炎症作用　高血圧改善作用　脂質代謝改善作用　アルコール代謝促進作用　抗がん作用

📖 相互作用チェックリスト

[相互作用に注意する医薬品] ⇒ [臨床における対応]

現時点では，医薬品との相互作用による有害事象は報告されていない。ただし，基礎研究・非臨床研究において，一部の医薬品との相互作用が示唆されている。

▶チトクローム P450

チトクローム P450 の分子種のうち，CYP1A2，CYP2C9，CYP2C19，CYP2D6，CYP3A4 に関連する薬剤。(CYP と医療用医薬品との関連については巻末の別表参照)

⇒併用は可能と考えられるが，念のため慎重に。研究データの臨床的意義は不明。

🔄 解説：相互作用のメカニズム

■チトクローム P450

ラットを用いた基礎研究において，セサミノール投与による CYP1A2，CYP2C9，CYP2C19，CYP2D6，CYP3A4 の活性阻害作用が見出された (Jan)。また，セサミンは，核内レセプターのひとつである PXR (pregnane X receptor) の作用を阻害することで，CYP3A4 活性を抑制する (Lim)。

これらのデータの臨床的意義は不明であるが，理論的には，ゴマリグナン類の摂取によって，CYP の各分子種の阻害を介した医薬品との相互作用が推測される。

📄 参考文献

・Jan KC, et al. Tissue distribution and cytochrome P450 inhibition of sesaminol and its tetrahydrofuranoid metabolites. J Agric Food Chem. 2012; 60: 8616-23.
・Lim YP, et al. Sesamin: A Naturally Occurring Lignan Inhibits CYP3A4 by Antagonizing the Pregnane X Receptor Activation. Evid Based Complement Alternat Med. 2012; 2012: 242810.

セラミド ceramide

【名　称】

[和　名] セラミド

[英　名] ceramide

▌概　要

セラミドは，表皮の角質層において角質細胞間脂質を構成する主要成分であり，スフィンゴ脂質 sphingolipid の1種である。皮膚のバリア機能維持に関与し，保湿作用や水分蒸発抑制作用を有する（Geilen）。セラミドは，皮膚の保湿性維持のために化粧品の成分として用いられる。

セラミドは，長鎖アミノアルコールと脂肪酸が酸アミド結合した脂質である。

ヒトの皮膚には，6種類の異なる分子種のセラミドが見出されている。加齢によって，角質細胞間脂質量は有意に減少し，特に主成分であるセラミドの含有量低下が顕著である。セラミドは乾燥肌や肌荒れを改善し，肌の機能維持に関与することから美肌作用や皮膚のアンチエイジングを訴求する健康食品に利用されている。

セラミドは皮膚のバリア機能維持に関与する主要脂質であり，皮膚疾患の予防機能も想定される。しかし，皮膚疾患発症には交絡因子が多く，セラミドと皮膚疾患との直接の関連性を示すのは容易ではない。それでも，アトピー性皮膚炎などバリア機能の低下を認める皮膚疾患では，全セラミド量が減少している。セラミドの投与によって，皮膚の状態が改善される（Coderch）。

基礎研究では，ヒト皮膚線維芽細胞賦活作用やマスト細胞における脱顆粒抑制作用，メラニン産生抑制作用，保湿作用などが報告されてきた。また，アトピー性皮膚炎の症状改善作用として，掻痒モデルマウスにおける効果が示されている。その他，大腸がん抑制作用を示唆する研究もある。

スフィンゴ脂質の体内動態を検討した基礎研究では，スフィンゴミエリンが小腸においてスフィンゴミエリナーゼによって消化されることが示された。

健康食品としてのセラミドによる皮膚症状改善作用を示した臨床研究が報告されている。

乾燥肌や肌荒れの症状を示す患者33名（男性6名，女性27名）を対象に，米

由来セラミド（40 mg/日，スフィンゴ脂質 1.2 mg/日）あるいは偽薬を二重盲検法にて 6 週間経口投与した臨床試験において，有効性（顕微鏡による 3 次元的画像解析）が示された（Oryza Oil）。このとき，有害事象は認められなかった。

　米や小麦など植物に由来するセラミドが，健康食品・サプリメントの成分に利用されている。米国では，米あるいは小麦胚芽オイルを原材料とする Phyto-Derived Ceramides（植物由来セラミド）について，NDI（New Dietary Ingredient）notification が提出されている。サプリメントとしての用量は，1 サービングあたり 30 mg あるいは 1 日あたり 60 mg である。

　通常の食材に見出される成分であり，一般に，許容性は高いと考えられる。動物実験での毒性は示されておらず，ヒト臨床試験での有害事象も知られていない。適応となる病態に対して適切な品質の製品を使用する場合，現時点では特に問題は報告されていない。

♦ 用途・適応

　皮膚バリア機能維持作用　美肌作用　皮膚障害改善　保湿作用

📖 相互作用チェックリスト

［相互作用に注意する医薬品］⇒［臨床における対応］

　現時点では，医薬品との相互作用による有害事象は報告されていない。

📄 参考文献

- Coderch L, et al. Ceramides and skin function. Am J Clin Dermatol. 2003; 4: 107-29.
- Geilen CC, et al. Ceramide signalling: regulatory role in cell proliferation, differentiation and apoptosis in human epidermis. Arch Dermatol Res. 1997; 289: 559-66.
- Goldstein AM, et al. Ceramides and the stratum corneum: structure, function, and new methods to promote repair. Int J Dermatol. 2003; 42: 256-9.
- Holleran WM, et al. Epidermal sphingolipids: metabolism, function, and roles in skin disorders. FEBS Lett. 2006; 580: 5456-66.
- Oryza Oil & Fat Chemical Co LTD. ORYZA CERAMIDE. June 15, 2007.
- Soft Gel Technologies, Inc. Phyto-Derived Ceramides. New Dietary Ingredient Notification (under 21 C.F.R. Sec. 190.6).

セレン selenium

【名　称】

[和　名] セレン，セレニウム

[英　名] selenium

[化学名] Se

‖ 概　要

　セレンは，必須微量元素の一つであり，体内では，抗酸化酵素の１種であるグルタチオン・ペルオキシダーゼの作用に関与する。セレンは，ビタミンCやビタミンEと同様に抗酸化作用を有するため，生活習慣病の予防効果が期待されている。

　疫学調査では，セレンによるがん予防作用が示されてきた。平均的な日本人の食生活では，セレンの欠乏症は稀である。食品から摂る場合，魚介類や穀物などさまざまな食材から摂取できるように，バランスのとれた食生活に注意する。サプリメントを利用する場合，過剰摂取に注意する。『日本人の食事摂取基準（2015年版）』による１日あたりの推奨量（RDA）は，18歳以上の男性で30 μg，同世代の女性で25 μg である。また，耐容上限量は，30〜49歳の男性で460 μg，女性で350 μg である。なお，耐容上限量については，通常の食品による食事で一時的にこの量を超えたからといって健康障害がもたらされるものではない。

　「栄養素等表示基準値」は，28 μg と設定されている。米国での臨床試験では，セレン（200マイクログラム/日）とビタミンE（400 IU/日）を併用投与した例がある。

● 用途・適応

　抗酸化作用　動脈硬化抑制作用　抗がん作用

📖 相互作用チェックリスト

[相互作用に注意する医薬品] ⇒ [臨床における対応]

現時点では，医薬品との相互作用による有害事象は報告されていない。ただし，セレンの有する働きからの推測により，次の医薬品に関して，理論的な相互作用の可能性が考えられている。

▶**血小板増加薬**

⇒併用は可能と考えられるが，念のため慎重に。医師の監視下に関連指標をモニターすること。

▶**ナイアシンおよびシンバスタチン**

⇒併用は可能と考えられるが，念のため慎重に。医師の監視下に関連指標をモニターすること。

▶**鉄**

⇒併用は可能と考えられるが，念のため慎重に。

🗂 解説：相互作用のメカニズム

■血小板増加薬

血小板増加薬（トロンボポエチン受容体作動薬）は，制酸剤や乳製品，多価陽イオン（鉄，カルシウム，アルミニウム，マグネシウム，セレン，亜鉛等）含有製剤等と同時に服用すると，血小板増加薬の吸収が著しく妨げられることがあるので，血小板増加薬投与の前後4時間はこれらの摂取を避けることとされている。作用機序は，医薬品が，多価陽イオンと錯体を形成するためである。

■ナイアシンおよびシンバスタチン

冠状動脈疾患予防目的で行われたランダム化臨床試験では，セレンを含む抗酸化剤（1日あたりd-α-トコフェロール800 IU，ビタミンC1,000 mg，天然型ベータカロテン25 mg，セレン100マイクログラム）の併用投与が，シンバスタチンおよびナイアシンの効果を減弱させたという（Brown）。

■鉄

妊娠期間中の血中セレン上昇に対して，1日あたり18 mgの鉄投与が抑制的に作用するという研究が知られている（Dawson）。なお，相互作用による有害事象は知られていない。

434

📄 参考文献

- Brown BG, et al. Simvastatin and niacin, antioxidant vitamins, or the combination for the prevention of coronary disease. N Engl J Med. 2001; 345: 1583-92.
- Dawson EB, et al. The apparent effect of iron supplementation on serum selenium levels in teenage pregnancy. Biol Trace Elem Res. 2000; 77: 209-17.

セントジョーンズワート *Hypericum perforatum*

【名　称】

[和　名] セイヨウオトギリソウ，セントジョーンズワート

[英　名] St. John's wort

[学　名] *Hypericum perforatum*

‖概　要

　セントジョーンズワート（セイヨウオトギリソウ，以下SJW）は，欧州原産のオトギリソウ科の多年草である。古代ギリシャ時代から薬用に利用されたという記録があり，16世紀にはスイスにおいて精神疾患に用いられたという。

　1979年以降，35報以上の臨床試験により，軽症から中等症のうつ病の治療に対するSJWの効果が検証されてきた。そして，複数のメタ分析によって，有効性と安全性が示されている。なお，重症のうつ病に対するSJWの効果を示した臨床研究も散見される。

　標準化SJW抽出物は，ヒペリシンhypericin 0.3％として調整された製品が多い。この場合，SJWを1日900mg（分3）にて投与する。また，ヒペルフォリン（ヒペリフォリン）hyperforin 2～5％として調整したSJW抽出物を1日900mg（分3）にて投与する用法もある。

　SJWは，欧州で伝統的に利用されてきた薬用植物であり，一般に，標準化された製品を，通常の摂取目安量にしたがって限られた期間，単独摂取する際，SJWは比較的安全性の高い薬用植物と考えられる。これまでの報告によると，SJWは，一般的な摂取推奨量にて1～3カ月間利用する場合，非常に許容性は高い。

　臨床試験で認められた副作用の多くは，消化器系症状，皮膚障害，疲労感，不安，頭痛，眩暈，口渇感である。

　複数のメタ分析や総説では，SJW群における副作用発現率は，偽薬群と同等であると結論付けられている。また，医療用医薬品の抗うつ薬による治療群と比べて，SJW投与群での副作用は少ない。

　観察研究での副作用発現率は1～3％程度であり，これは抗うつ薬の10分の1である。SJW製品に関する1991～1999年の報告によると，約800万人中95件

の副作用発現となっている。SJW 抽出物 LI160 に関するドイツでの drug monitoring study によると，3,250 名の患者のうち，79 名（2.4%）に副作用が報告され，48 名（1.5%）が治療を中止した。SJW 抽出物の市販後調査によると，外来患者 2,404 名のうち 1%において，4〜6 週間で副作用が認められたという。

なお，SJW は薬物代謝酵素であるチトクローム P450 や P 糖タンパクの誘導作用により様々な医薬品との相互作用が報告されており，併用には注意が必要である。添付文書の「併用注意」の項目に，「SJW 含有食品を摂取しないように注意する」と記した医薬品も少なくない。

● 用途・適応

うつ病（軽症から中等症）の改善

📖 相互作用チェックリスト

［相互作用に注意する医薬品］⇒［臨床における対応］

SJW は，医薬品との相互作用が多数知られている。これは，SJW 抽出物がチトクローム P450 の分子種のうち，CYP1A2，2C9，2D6，2E1，3A4 といった酵素を誘導もしくは阻害することで，同じ酵素によって代謝される医薬品と併用すると，有効成分の濃度が増減し，薬効に影響するためである。

SJW によるチトクローム P450 の誘導作用には，性差の存在が示唆されている。Gurley らは，健康なボランティア 12 名（男女各 6 名）を対象に，SJW によるチトクローム P450 への作用を検討した。その結果，SJW 投与によって，前値に比べて CYP3A4 活性が男女ともに有意に上昇した。また，男女の比較では，男性よりも女性において，CYP3A4 活性の変化率（増加率）が有意に大きかったという（Gurley）。このデータから，SJW と医薬品との相互作用発現には，性差が存在することが推察される。

SJW によるチトクローム P450 および P 糖タンパクの活性への影響については，基礎研究および臨床試験により多くのデータが報告されてきた。CYP の同一分子種に対する影響について，*in vitro* と *in vivo*，急性と慢性では異なる結果が示されている場合も少なくない。これまでの報告では，次のような結果となっている。

〈ヒト肝細胞を用いた *in vitro* 系実験〉

CYP2C6：阻害作用（Dostalek）

CYP2C9：阻害作用（Obach）

CYP2D2：誘導作用（Dostalek）

CYP2D6：阻害作用（Obach）

CYP2E1：誘導作用（Bray）

CYP3A：誘導作用（Bray, Dostalek, Moore）阻害作用（Budzinski, Obach）

〈臨床試験による *in vivo* 系試験〉

急性作用

CYP2C9：阻害作用（Rengelshausen）

CYP2C19：阻害作用（Rengelshausen）

CYP3A：阻害作用（Rengelshausen）

MDR1：阻害作用（Wang）

慢性作用

CYP1A2：誘導作用（Nebel, Jiang）影響なし（Morimoto, Wang）

CYP2C9：誘導作用（Henderson, Jiang, Rengelshausen, Yue）影響なし（Wang）

CYP2C19：誘導作用（Rengelshausen）

CYP2D6：影響なし（Markowitz, Wang）

CYP3A：誘導作用（Barone, Bauer, Beer, Bolley, Breidenbach, Burstein, de Maat, Dresser, Durr, Frye, Hall, Hebert, Henderson, Jiang, Karliova, Mai, Mandelbaum, Markowitz, Mathijssen, Moschella, Pfrunder, Piscitelli, Rengelshausen, Roby, Ruschitzka, Sugimoto, Wang）影響なし（Markowitz）

MDR1：誘導作用（Barone, Bauer, Beer, Bolley, Breidenbach, Cott, de Maat, Dresser, Durr, Hall, Hebert, Henderson, Johne, Karliova, Mai, Mandelbaum, Moschella, Pfrunder, Piscitelli, Ruschitzka）

　まず，SJW は，CYP1A2 活性を誘導する。ただし，この誘導作用は，CYP3A4 に対するよりは弱い作用である（Henderson, Foster）。CYP1A2 の基質となる医薬品には，クロザピン clozapine，シクロベンザプリン cyclobenzaprine，フルボキサミン fluvoxamine，ハロペリドール haloperidol，イミプラミン imipramine，メキシレチン mexiletine，オランザピン olanzapine，ペンタゾシン pentazocine，プロプラノロール propranolol，ゾルミトリプタン zolmitriptan 等が

あり，これらは，理論的には相互作用を生じうる。

つぎに，SJW は，CYP2C9 活性を誘導する。ただし，この誘導作用は，CYP3A4 に対するよりは弱い作用である（Henderson, Foster, Komoroski）。CYP2C9 の基質となる医薬品には，セレコキシブ celecoxib，ジクロフェナク diclofenac，フルバスタチン fluvastatin，グリピジド glipizide，イブプロフェン ibuprofen，イルベサルタン irbesartan，ロサルタン losartan，フェニトイン phenytoin，ピロキシカム piroxicam，タモキシフェン tamoxifen，トルブタミド tolbutamide，トルセミド torsemide，ワルファリン warfarin 等があり，これらは，理論的には相互作用を生じうる。

また，SJW は，CYP3A4 活性を誘導する（Henderson, Gurley, Foster, Komoroski, Markowitz）。CYP3A4 の基質となる医薬品には，カルシウム拮抗薬（ジルチアゼム diltiazem，ニカルジピン nicardipine，ベラパミル verapamil），化学療法剤（エトポシド etoposide，パクリタキセル paclitaxel，ビンブラスチン vinblastine，ビンクリスチン vincristine，ビンデシン vindesine），抗真菌薬（ケトコナゾール ketoconazole，イトラコナゾール itraconazole），シサプリド cisapride，アルフェンタニル alfentanil，フェンタニル fentanyl，ロサルタン losartan，フルオキセチン fluoxetine，ミダゾラム midazolam，オメプラゾール omeprazole，オンダンセトロン ondansetron，プロプラノロール propranolol，フェキソフェナジン fexofenadine 等があり，これらは，理論的には相互作用を生じうる。

さらに，SJW は，P 糖タンパク/MDR-1 を誘導する（Durr, Johne, Hennessy, Kim）。腸管における P 糖タンパクが誘導されると，医薬品の一部の吸収が阻害される。また，中枢神経系への医薬品成分の移行を減少させたり，薬効部位への移行を減らすといった働きがある。P 糖タンパクの基質となる医薬品には，化学療法剤（エトポシド etoposide，パクリタキセル paclitaxel，ビンブラスチン vinblastine，ビンクリスチン vincristine，ビンデシン vindesine），抗真菌薬（ケトコナゾール ketoconazole，イトラコナゾール itraconazole），プロテアーゼ阻害薬（アンプレナビル amprenavir，インジナビル indinavir，ネルフィナビル nelfinavir，サキナビル saquinavir），H_2 拮抗薬（シメチジン cimetidine，ラニチジン ranitidine），カルシウム拮抗薬（ジルチアゼム diltiazem，ベラパミル verapamil），コルチコステロイド類，エリスロマイシン erythromycin，シサプリド cisapride，フェキソフェナジン fexofenadine，シクロスポリン cyclosporine，ロペラミド loperamide，キニジン quinidine 等があり，これらは，理論的には相互作用を生じうる。

本邦では，厚生省（当時）が「セント・ジョーンズ・ワート（セイヨウオトギリソウ）と医薬品の相互作用について」とする 2000 年 5 月 10 日付の通知によって，注意喚起を行った。

通知では，SJW 含有食品摂取により，薬物代謝酵素が誘導され，インジナビル（抗 HIV 薬），ジゴキシン（強心薬），シクロスポリン（免疫抑制薬），テオフィリン（気管支拡張薬），ワルファリン（血液凝固防止薬），経口避妊薬の効果が減少することが報告されているとした。そして，SJW 含有食品との併用により効果が減少するおそれの高い下記の医薬品については，添付文書を改訂して，本剤投与時は SJW 含有食品を摂取しないよう注意する旨を記載し，医師・薬剤師等の医療関係者に情報提供するよう当該医薬品の製造業者等に対して指示した。また，「医薬品を服用中で SJW 含有食品を摂取している患者は，SJW 含有食品の急な摂取中止により好ましくない症状が現れるおそれがあるので，十分な注意を払いつつ SJW 含有食品の摂取を中止する必要がある」とした。さらに，通知にある下記以外の医薬品についても「SJW 含有食品の薬物代謝酵素誘導により影響を受ける可能性があることから，医薬品を服用する際には SJW 含有食品を摂取しないことが望ましい」と記した。なお，これらの情報については厚生労働省ホームページ（http://www.mhlw.go.jp/）に掲載されている。

＊その後，添付文書中に「併用注意」として追加記載が行われた医薬品として，次のものなどがある。

▶チトクローム P450 および P 糖タンパク

チトクローム P450 の分子種のうち，CYP1A2，2C9，2D6，2E1，3A4 に関連する薬剤。P 糖タンパクに関連する薬剤。（CYP および P 糖タンパクと医療用医薬品との関連については巻末の別表参照）（上記の厚生省（当時）通知参照，下記の医薬品参照）

⇒併用は原則禁忌。

▶アルプラゾラム alprazolam

⇒併用は原則禁忌。

▶デキストロメトルファン dextromethorphan

⇒併用は原則禁忌。

▶ワルファリン warfarin

⇒併用は原則禁忌。

▶クロピドグレル clopidogrel
⇒併用は原則禁忌。
▶フェンプロクモン Phenprocoumon
⇒併用は原則禁忌。
▶シクロスポリン cyclosporin
⇒併用は原則禁忌。
▶タクロリムス Tacrolimus（FK506；Prograf®, Protopic®）
⇒併用は原則禁忌。
▶プロテアーゼ阻害薬 protease inhibitors
⇒併用は原則禁忌。
▶**非核酸系逆転写酵素阻害薬**
⇒併用は原則禁忌。
▶**経口避妊薬**
⇒併用は原則禁忌。
▶イリノテカン irinotecan
⇒併用は原則禁忌。
▶イマチニブ imatinib
⇒併用は原則禁忌。
▶ SSRI（selective serotonin reuptake inhibitor）
⇒併用は念のために避ける。ただし，研究データの臨床的意義は必ずしも明確
ではない。
▶メペリジン meperidine
⇒併用は念のために避ける。ただし，研究データの臨床的意義は必ずしも明確
ではない。
▶**モノアミンオキシダーゼ（MAO）阻害薬**
⇒併用は念のために避ける。ただし，研究データの臨床的意義は必ずしも明確
ではない。
▶ネファゾドン nefazodone
⇒併用は念のために避ける。ただし，研究データの臨床的意義は必ずしも明確
ではない。
▶**三環系抗うつ薬**
⇒併用は原則禁忌。

441

▶スタチン系脂質異常症薬
⇒併用は慎重に。医師の監視下に関連指標をモニターすること。

▶麻酔薬
⇒併用は念のために避ける。ただし，研究データの臨床的意義は必ずしも明確
ではない。

▶バルビツール酸誘導体
⇒併用は念のために避ける。ただし，研究データの臨床的意義は必ずしも明確
ではない。

▶フェニトイン phenytoin
⇒併用は念のために避ける。ただし，研究データの臨床的意義は必ずしも明確
ではない。

▶オピオイド
⇒併用は念のために避ける。ただし，研究データの臨床的意義は必ずしも明確
ではない。

▶ペンタゾシン pentazocine
⇒併用は念のために避ける。ただし，研究データの臨床的意義は必ずしも明確
ではない。

▶ 5HT1 受容体作動薬（トリプタン）
⇒併用は慎重に。医師の監視下に関連指標をモニターすること。

▶トラマドール tramadol
⇒併用は慎重に。医師の監視下に関連指標をモニターすること。

▶アミノレブリン酸
⇒併用は慎重に。医師の監視下に関連指標をモニターすること。

▶光感受性医薬品
⇒併用は慎重に。医師の監視下に関連指標をモニターすること。

▶アミトリプチリン amitriptyline
⇒併用は原則禁忌。

▶カルバマゼピン carbamazepine
⇒併用は念のために避ける。ただし，研究データの臨床的意義は必ずしも明確
ではない。

▶ジゴキシン digoxin
⇒併用は原則禁忌。

▶**抗腫瘍薬**

⇒併用は原則禁忌。

▶**塩酸ロペラミド loperamide**

⇒併用は可能と考えられるが，念のため慎重に。研究データの臨床的意義は不明。

▶**ミダゾラム midazolam**

⇒併用は原則禁忌。

▶**ニフェジピン nifedipine**

⇒併用は原則禁忌。

▶**テオフィリン theophylline**

⇒併用は念のために避ける。ただし，研究データの臨床的意義は必ずしも明確ではない。

▶**甲状腺刺激ホルモン**

⇒併用は慎重に。医師の監視下に関連指標をモニターすること。

▶**フェンフルラミン fenfluramine**

⇒併用は慎重に。医師の監視下に関連指標をモニターすること。

▶**フェキソフェナジン fexofenadine（Allegra®）**

⇒併用は慎重に。医師の監視下に関連指標をモニターすること。

▶**ゾルピデム Zolpidem（睡眠導入薬）（マイスリー®）**

⇒併用は慎重に。医師の監視下に関連指標をモニターすること。

▶**ブプロピオン bupropion（禁煙補助薬）：国内未承認**

⇒併用は慎重に。医師の監視下に関連指標をモニターすること。

▶**レパグリニド repaglinide（糖尿病治療薬）**

⇒併用は慎重に。医師の監視下に関連指標をモニターすること。

▶**クロザピン clozapine（統合失調症治療薬）**

⇒併用は慎重に。医師の監視下に関連指標をモニターすること。

▶**メトトレキサート methotrexate**

⇒併用は慎重に。医師の監視下に関連指標をモニターすること。

▶**ドルテグラビル（HIV インテグラーゼ阻害薬）**

⇒併用は念のために避ける。ただし，研究データの臨床的意義は必ずしも明確ではない。

📖 相互作用チェックリスト

■チトクローム P450

　基礎研究において，SJW 抽出物は，チトクローム P450 の分子種のうち，CY-P1A2，2C9，2D6，2E1，3A4 への影響が示唆されている。SJW はこれらの CYP450 酵素を誘導もしくは阻害するため，同じ酵素によって代謝される医薬品と併用すると，有効成分の濃度が増減し，薬効が影響を受けると考えられる (Dasgupta, Hu, Zhou)。

　Markowitz らは，SJW 投与による CYP 酵素への影響を検証するため，12 名の健康なボランティア（男性 6 名，女性 6 名，22〜38 歳）を対象にして，SJW を 14 日間投与するクロスオーバーオープンラベル臨床試験を実施した。CY-P3A4 と CYP2D6 の基礎値を調べるため，被験者に対する，試験薬（probe drug）としてアルプラゾラム alprazolam（2 mg）とデキストロメトルファン dextromethorphan（30 mg）が利用された。まず，7 日間の washout 期間後，SJW が 1 日 900 mg（分 3）にて 14 日間投与された。次に，試験薬と SJW1 錠（300 mg）が併用投与され，CYP 活性へ影響が検討された。SJW の投与は 48 時間継続された。そして，CYP3A4 の試験薬である alprazolam の血中薬物動態変化，CYP2D6 の試験薬である dextromethorphan とその代謝物である dextrorphan との尿中における比率が検討された。その結果，SJW 投与後に，alprazolam の AUC（血中濃度時間曲線下面積）が 2 倍の減少（p＜0.001）を示し，alprazolam クリアランスが 2 倍の増加（p＜0.001）を示した。Alprazolam 消失半減期は，平均 12.4 時間から平均 6 時間へと減少（p＜0.001）した。また，SJW 投与後に，dextrorphan に対する dextromethorphan の平均尿中比率は，前値の 0.006 から投与後の 0.014 に変化した（p＝0.26）。以上から，14 日間の SJW 投与によって，CYP3A4 酵素活性は有意に誘導されたと考えられた（Markowitz）。

　Smith らは，SJW 投与後の 3A/3A4 の誘導によるニフェジピン nifedipine 濃度の減少を報告した（Smith）。

　Wang らは，12 名の健康な被験者（男性 7 名，女性 5 名）を対象にしたオープンラベル臨床試験を行った。各 CYP の試験薬として，トルブタミド Tolbutamide（CYP2C9 の試験薬），カフェイン caffeine（CYP1A2），デキストロメトルファン dextromethorphan（CYP2D6），経口ミダゾラム midazolam（腸管および肝臓の CYP3A），経静脈 midazolam（肝臓の CYP3A）が，SJW の投与前，900 mg の短期間投与，900 mg（分 3）の 14 日間投与の後に調べられた。その結

果，SJW の短期投与では CYP 酵素活性への影響は認められなかった。SJW の長期投与では，経口 midazolam クリアランスが 121.8±70.7 から 254.5±127.8 へと有意に増加（p＜0.05）し，経口での活性が 0.28±0.15 から 0.17±0.06 へと有意に減少した。Midazolam の経口投与時に AUC が 50% 以上減少したのに対して，midazolam の静脈投与時の AUC 減少は 20% であった。また，SJW 投与による CYP1A2，2C9，2D6 への影響は認められなかった（Wang）。

　Roby らは，尿中 6-beta-hydroxycortisol/cortisol 比を指標として SJW による CYP3A4 活性への影響を検証した。試験では，18～25 歳の被験者 13 名を対象にして，SJW300 mg（hypericin 0.3%）が 1 日 3 回（900 mg/日），14 日間投与され，投与前後における 24 時間蓄尿によって，尿中 6-beta-hydroxycortisol/corti-sol 比が測定された結果，前値の 7.1±4.5 から 13.0±4.9 へと有意に増加（p＝0.003）した。したがって，SJW は CYP3A4 の活性を有意に誘導することが示された（Roby）。

　SJW による CYP3A4 への影響において，その分子機構も報告されている。Moore らは，SJW の成分である hyperforin が，pregnane X receptor のリガンドであることを示した。pregnane X receptor は，CYP3A4 monooxygenase の発現を制御する分子である。実験では，SJW あるいは hyperforin 処理したヒト肝細胞における CYP3A4 発現の誘導が認められた（Moore）。

　一方，Budzinski らは，*in vitro* 研究において，SJW による CYP3A4 の抑制効果を報告した（Budzinski）。

　また，Obach は，*in vitro* 研究において，SJW 抽出物による CYP1A2，2C9，2C19，2D6，3A4 活性の阻害作用を報告した。5 種類の比較では，CYP1A2 や CYP2C19 に比べて，CYP2D6，CYP2C9，CYP3A4 の 3 種類の感受性が高かったという。次に，HPLC にて SJW の各分画別に阻害作用を検討したところ，hy-perforin，I3，II8-biapigenin，hypericin のそれぞれを含む分画での阻害作用が認められた。また，hyperforin と I3，II8-biapigenin を単離し，5 種類の CYP に対する影響を検討したところ，阻害作用が再現された。フラボノイド類である I3，II8-biapigenin は CYP3A4，CYP2C9，CYP1A2 に対する競合的阻害作用を示した。hyperforin は，CYP2D6 に対する非競合的阻害作用と，CYP2C9 および CYP3A4 に対する競合的阻害作用を示した（Obach）。

　SJW は，CYP2D6 や CYP3A4 に影響を与えないとする報告もある。Markow-itz らは，7 名の健康なボランティアを対象にして，SJW による CYP2D6 および

3A4に対する作用を検証した。SJWとの併用投与試験薬として，dextromethorphan（2D6活性）とalprazolam（3A4活性）が用いられた。尿中dextromethorphanおよびdextrorphan濃度が定量され，DMRs（dextromethorphan metabolic ratios）が測定された。血漿検体が0～60時の間収集され，alprazolamの薬物動態解析として，tmax，Cmax，$t_{1/2}$，AUCが解析された。その結果，DMRsあるいはalprazolamに関連するいずれの指標においても有意差は認められなかったという（Markowitz）。

マウスを用いた基礎研究では，CYP3Aと2E1の誘導が示された（Bray）。

Dostalekらは，単離したラット肝臓を用いて，SJW投与（100 mg/kg；i. p.，1回/日，10日間投与）によるCYP酵素への影響を検討した。試験薬としてtolbutamide（CYP2C6），dextromethorphan（CYP2D2），midazolam（CYP3A2）が用いられ，HPLCによる定量が行われた結果，SJW投与によって，dextromethorphanとmidazolamのAUCの有意な低下，tolbutamideのAUCの有意な増加が認められた。したがって，SJWは，CYP2D2とCYP3A2の活性を誘導し，CYP2C6活性を阻害すると考えられた（Dostalek）。

SJWは，急性期にはCYP3A4活性を阻害し，反復投与時には活性を誘導する（Cott）。

これまでの報告によると，SJWが *in vivo* ではCYP3A4，2C9，2C19を誘導し，*in vitro* ではこれらを阻害することから，Rengelshausenらは，これらの酵素によって代謝される抗真菌薬のvoriconazoleを用いて，SJWによる短期と長期の作用を検証した。16名の健康な男性を被験者として，まず，400 mgのvoriconazoleが単回で単独に経口投与され，次にSJW（LI 160[®]；ヒペリシン調整セントジョーンズワート標準抽出物）が900 mg/日，分3にて15日間投与された。この15日間のうち，第1日目と第15日目には400 mgのvoriconazoleがSJWと併用投与された。また，CYP2C19の遺伝子タイプが調べられ，①CYP2C19の野生型（CYP2C19 1/1，n=9），②CYP2C9 1/2（n=6），③CYP2C9 2/2（n=2）であると判明した。なお，試験を開始した被験者は17名であり，1名（CYP2C19の野生型）が試験を中止したため，データ解析対象は16名であった。血中および尿中のvoriconazoleが測定された結果，SJW投与第1日目の最初の10時間では，voriconazoleのAUC（血中濃度時間曲線下面積）が，対照と比べて22%増加した（15.5 ± 6.84 h・μg/mL vs. 12.7 ± 4.16 h・μg/mL，p=0.02）。15日間のSJW投与後では，AUCは対照と比べて59%低下（$9.63 \pm$

6.03 h・μg/mL vs. 23.5±15.6 h・μg/mL, p＝0.0004）し, それに応じて, 経口 voriconazole クリアランス（CL/F）は 390±192 mL/min から 952±524 mL/min へと有意に増加した（p＝0.0004）。なお, CL/F の前値と増加絶対値は, CYP2C19 の野生型（1/1 型）に比べて, CYP2C9 1/2 型あるいは CYP2C9 2/2 型の被験者において有意に小さかった（p＜0.03）。以上より, voriconazole 投与時の薬物動態において, SJW の併用は短期では血中濃度の増加を生じ, 長期では減少をもたらす。また, voriconazole 治療における SJW の影響は, CYP2C19 の野生型においてより大きいと考えられた（Rengelshausen）。

ヒト肝細胞を用いた *in vitro* 研究では, SJW 投与による CYP1A2 と CYP3A4 の活性亢進, 高濃度での CYP1A2 活性阻害が示されている（Hellum）。

ヒト肝細胞を用いた *in vitro* 研究において, SJW によるタモキシフェンとイリノテカンの代謝阻害作用が認められた（Gorman）。

■アルプラゾラム alprazolam（CYP3A4）

前述のように, SJW 投与後に, アルプラゾラム alprazolam クリアランスが増加（p＜0.001）し, alprazolam 消失半減期は平均 12.4 時間から平均 6 時間へと短縮（p＜0.001）した（Markowitz）。

■デキストロメトルファン dextromethorphan（CYP2D6）

前述のように, SJW 投与後に, dextrorphan に対する dextromethorphan の平均尿中比率は, 前値の 0.006 から投与後の 0.014 に変化（p＝0.26）した（Markowitz）。

■ワルファリン warfarin（CYP1A2, 2C9, 2C19, 3A4）

ワルファリン warfarin は CYP2C9 の基質となる薬剤であり, SJW との相互作用が報告されてきた。

SJW とワルファリンの併用の結果, INR の低下を認めたという症例が 7 例報告されている（Yue）。多くのケースでは, SJW 摂取前にはワーファリゼーションは安定化していたという。SJW との相互作用によって生じた INR の低下は, 臨床的には有意であると考えられたが, 血栓塞栓症の発症は認められなかった。これらの症例では, SJW の中止とワルファリンの増量によって INR が治療閾値に回復した。

ワルファリンと SJW との相互作用においては, SJW による P 糖タンパクの誘導も関与すると考えられている（Cott）。

Jiang らは，ワルファリンの薬物動態に対する SJW の作用を検証するために，健康な被験者男性 12 名を対象に，SJW の 14 日間投与後に，ワルファリン 25 mg を投与するランダム化比較試験を行った。ワルファリン投与後 7 日間，SJW の投与も継続された。その結果，SJW 投与によって，S-warfarin および R-warfarin のクリアランスが有意に増加した。これは，racemic（rac）-warfarin の薬効の有意な低下を生じる変化である。これらは，SJW による CYP1A2，2C9，3A4 の誘導による作用と考えられた（Jiang）。なお，ワルファリンは 2 個の光学異性体の混合物（ラセミ体）で，それぞれが異なった CYP アイソザイムにより代謝される。S-warfarin では主に 2C9，R-warfarin では 2C19，3A4，1A2 と報告されている。

さらに，Groning らは，SJW の含有成分の hypericin と pseudohypericin が，物理的にワルファリンと相互作用を生じることを示した。その相互作用によってワルファリンの吸収が減少し，抗凝固作用の低下がもたらされる（Groning）。

■クロピドグレル clopidogrel

SJW は，抗血小板薬のクロピドグレル clopidogrel（Plavix®）の活性を増加させる。clopidogrel のノンレスポンダーにおいて，SJW は，clopidogrel 代謝を誘導し，活性代謝物質を生じることで，clopidogrel の抗血小板活性を亢進する（Lau）。

したがって，理論的に，clopidogrel のレスポンダーにおいて，SJW は出血傾向を生じる可能性がある。

クロピドグレルの低レスポンダー（hyporesponder）において，SJW による血小板凝集能の低下を示した臨床研究が知られている。米国において，クロピドグレルの低レスポンダー 10 名を対象に，SJW（900 mg，分 3）を 14 日間投与し，クロピドグレル（300 mg）を投与したオープンラベル試験では，SJW 投与による CYP3A4 活性亢進と血小板凝集能の低下が認められた（Lau）。また，冠動脈ステント術後にクロピドグレル（75 mg/日）を服用中の低レスポンダー 20 名（介入群 10 名）を対象にした二重盲検ランダム化偽薬対照試験では，SJW 投与による血小板反応性の有意な低下および血小板阻害作用の亢進が認められた（Lau）。

■フェンプロクモン Phenprocoumon（CYP2C9）

SJW は，CYP2C9 の活性誘導を介して，抗凝固薬である phenprocoumon（クマリン類）の代謝を促進し，薬効を低下させる可能性がある（Henderson）。

■シクロスポリン cyclosporin（CYP3A4，P糖タンパク/MDR-1）

SJW投与がシクロスポリンの血中濃度を30～70%程度，有意に低下させることが多くの報告によって示されており，移植臓器の拒絶反応といった重篤な有害事象を生じうることも知られている（Abul-Ezz, Ahmed, Alscher, Barone, Bauer, Beer, Breidenbach, Dresser, Ernst, Karliova, Mai, Moschella, Ruschitzka, Turton-Weeks）。

Bauerらは，シクロスポリンの投与を受けている腎臓移植患者11名を対象にして，SJW（600 mg/日）を14日間併用投与した臨床試験を実施し，シクロスポリン濃度が有意に低下することを示した（Bauer）。

Breidenbachらは，腎臓移植患者30名において，SJW摂取後に血中シクロスポリン濃度が低下し，SJWの中止によって血中濃度が増加したと報告した（Breidenbach）。

Dresserらは，若年健常者21名を対象にした臨床試験によって，SJWがCYP3AあるいはMDR1への作用を介して，シクロスポリン cyclosporine，ミダゾラム midazolam，フェキソフェナジン fexofenadine の3剤の濃度に影響を及ぼすことを報告した（Dresser）。

Maiらは，シクロスポリン投与中の腎臓移植患者（女性1名）において，SJW摂取を契機とした血中シクロスポリン濃度の低下を認めたという症例を報告した（Mai）。

Baroneらは，シクロスポリン投与中の腎移植患者2名において，SJW摂取による血中シクロスポリン濃度の低下を認めたという症例報告を行った。そのうち，1名の患者では，急性拒絶反応が認められた（Barone）。

Beerらは，シクロスポリン投与中の腎移植患者55歳女性が，セルフメディケーションとしてSJW（900 mg/日）を摂取した後，血中シクロスポリン濃度の低下（SJW開始前の210.0 ng/mLから併用投与中には81.1 ng/mLへ低下）を認めたという報告を行った（Beer）。

Moschellaらは，SJWとシクロスポリンとの相互作用を認めた腎移植患者の症例を報告した（Moschella）。

Ruschitzkaらは，SJWとシクロスポリンの相互作用の結果，急性拒絶反応を生じた心臓移植患者2例を報告した（Ruschitzka）。

Karliovaらは，肝硬変のために肝臓移植を受けた患者（63歳）が，移植14カ月後にシクロスポリン濃度の急な低下のため，急性拒絶反応を生じたという例を報告した。この患者は，2週間前に，うつ病に対してSJW（1,800 mg/日，分2）の摂取を開始していた。SJW中止によって，シクロスポリン値は正常化したと

いう（Karliova）。

Mandelbaum らは，腎臓移植患者におけるシクロスポリン濃度の低下を報告した（Mandelbaum）。

■タクロリムス Tacrolimus（FK506；Prograf®，Protopic®）（CYP3A4，P糖タンパク）

タクロリムスは真菌 *Streptomyces tsukubaensis* 由来のマクロライド系免疫抑制薬であり，CYP3A と P糖タンパクの基質である。SJW との併用により，タクロリムスの血中濃度が低下したという例が知られている（Bolley, Hebert, Mai）。これは，SJW による CYP3A4 および P糖タンパクへの影響を介する作用と考えられている。

Hebert らは，健康なボランティア10名を対象にして，SJW（900 mg/日，分3）併用時のタクロリムスの体内動態を検証した。SJW は，タクロリムスの AUC を有意に減少（306.9 μg・h/L±175.8 μg・h/L vs. 198.7 μg・h/L±139.6 μg・h/L；p＝0.004）し，経口クリアランスは有意に増加（349.0 mL/h/kg±126.0 mL/h/kg vs. 586.4 mL/h/kg±274.9 mL/h/kg；p＝0.01）した。SJW は，CYP3A と P糖タンパクの誘導を介して，タクロリムス代謝に作用すると考えられた（Hebert）。

Mai らは，タクロリムスと mycophenolic acid を定期的に服用している腎移植患者10名を対象に，600 mg の SJW を14日間投与して，薬物動態への影響を検討した。その結果，タクロリムスの AUC は，前値の 180 ng/mL/h から SJW 投与2週間後の 75.9 ng/mL/h へと有意に低下した。SJW 投与中は，タクロリムスの治療域維持のため，前値の 4.5 mg/日から 8.0 mg/日への用量の増量が必要であった。SJW 中止2週間後には，タクロリムスの用量は 6.5 mg/日に減量となった（Mai）。

■プロテアーゼ阻害薬 protease inhibitors（CYP3A4，P糖タンパク/MDR-1）

SJW は，CYP の誘導を介して，プロテアーゼ阻害薬の血中濃度を低下させる。

Piscitelli らは，健康なボランティアを対象にした臨床試験において，SJW との併用投与によりインジナビル indinavir の血中濃度が有意に低下することを報告した。試験では，SJW が indinavir の AUC を57％低下させた（Piscitelli）。

これらの作用は，P糖タンパクの誘導によると考えられる（Cott）。

SJW は，腸管と肝臓の CYP3A4 および P糖タンパク/MDR-1 を誘導することから，これらを介して，プロテアーゼ阻害薬との相互作用を生じると考えられる（Durr, Henderson）。

SJW によるプロテアーゼ阻害薬の血中濃度低下作用は，治療閾値の下限を下回ることで，薬剤耐性といった問題を生じる可能性がある。したがって，併用は避けるべきである。

インジナビル indinavir と同じプロテアーゼ阻害薬の医薬品としては，アンプレナビル amprenavir，ネルフィナビル nelfinavir，リトナビル ritonavir，サキナビル saquinavir があり，理論的には SJW と相互作用を生じうる。

■非核酸系逆転写酵素阻害薬（CYP3A4，P糖タンパク/MDR-1）

SJW は，CYP の誘導を介して，非核酸系逆転写酵素阻害薬 NNRTIs（non-nucleoside reverse transcriptase inhibitors）の血中濃度を低下させることが報告されてきた。SJW は，ネビラピン nevirapine の経口クリアランスを 35%増加させる。

de Maat らは，HIV 感染者5名において，NNRTI の nevirapine（Viramune®）と SJW の相互作用を報告した。SJW との併用によって，ネビラピン nevirapine の経口クリアランスが有意に増加したという（de Maat）。

SJW は，腸管と肝臓の CYP3A4 および P糖タンパク/MDR-1 を誘導することから，これらを介して，NNRTI との相互作用を生じると考えられる（Durr）。

SJW による NNRTI の血中濃度低下作用は，治療閾値の下限を下回ることで，薬剤耐性といった問題を生じる可能性がある。したがって，併用は避けるべきである。

ネビラピン nevirapine（Viramune®）と同じ NNRTI の医薬品としては，デラビルジン delavirdine（レスクリプター® Rescriptor®：販売中止）やエファビレンツ efavirenz（ストックリン®，Sustiva®）があり，理論的には相互作用を生じうる。

■経口避妊薬（CYP1A2, 2C9, 3A4）

エチニルエストラジオール ethinyloestradiol や desogestrel（黄体ホルモン）といった経口避妊薬を SJW と併用投与すると，これらの医薬品の血中濃度や半減期の低下を生じることが報告されてきた。これは，SJW による CYP1A2, 2C9, 3A4 への影響を介すると考えられており，相互作用によるホルモンバランス変動の結果として，非生理期子宮出血（不正出血 breakthrough bleeding）や（避妊効果減弱により発生したと推測される）妊娠といった症例が知られている（Baede-van Dijk, Gorski, Henderson, Ratz, Schwarz, Yue）。

Hall らは，経口避妊薬である「Ortho-Novum® 1/35」（ethinylestradiol とノル

エチステロン norethisterone の複合薬）と SJW の相互作用を検証するために，健康な女性 12 名を対象にした臨床試験を行った。その結果，SJW との併用投与によって，norethindrone の経口クリアランスが有意に増加（8.2±2.7 L/h から 9.5±3.4 L/h へ，p＝0.042）し，ethinylestradiol の半減期が有意に減少（23.4±19.5 h から 12.2±7.1 h へ，p＝0.023）した。SJW の併用により，ミダゾラム midazolam の経口クリアランスは有意に増加（109.2±47.9 L/h から 166.7±81.3 L/h へ，p＝0.007）したが，midazolam の全身クリアランスには変化を認めなかった（37.7±11.3 L/h から 39.0±10.3 L/h へ，p＝0.567）。非生理期子宮出血が，対照フェーズでは 12 名中 2 名に，SJW 投与フェーズでは 12 名中 7 名に認められた。この試験にみられた SJW による ethinylestradiol と norethindrone の代謝誘導は，CYP3A 活性の誘導と一致していると考えられた（Hall）。

Pfrunder らは，健康な女性 18 名を対象にして，低用量ピル（0.02 mg の ethinyloestradiol と 0.150 mg の desogestrel）単独投与群，あるいは SJW（cycle A；600 mg/日，cycle B；900 mg/日）との併用投与群による卵巣機能への影響を検証した。その結果，非生理期子宮出血（intracyclic bleeding）の症例が有意に増加した（Pfrunder）。

経口避妊薬使用時に SJW を併用投与した結果による予定外の妊娠という症例が報告されている（Schwarz）。

「Medical Products Agency of Sweden」では，経口避妊薬と SJW の併用例において，非生理期子宮出血（不正出血 breakthrough bleeding）8 例，月経出血量の変化 1 例という報告を受けた。SJW 開始後，約 1 週間にて，これらのイベントが生じたという（Yue）。

Murphy らは，SJW による norethindrone と ethinyl estradiol への影響，および卵巣機能や非生理期子宮出血への作用を検証するために，健康な女性 16 名を対象に，低用量ピル（Loestrin® 1/20）投与群と偽薬群の比較による臨床試験を行った。まず，月経周期 2 サイクル期間に低用量ピルあるいは偽薬が投与され，続いて，さらに 2 サイクル，SJW が 900 mg（分 3）にて投与された。その結果，薬物動態的に，SJW は，投与された経口避妊薬の 13〜15％にあたる低下をもたらした（有意差あり）。さらに，非生理期子宮出血の増加も認められたという（Murphy）。

一方，低用量の経口避妊薬への影響を認めなかったという報告もある。具体的には，3 カ月以上，経口避妊薬（0.02 mg ethinylestradiol＋0.15 mg desogestrel）を服用している女性 16 名を対象に，SJW（hyperforin 含量の少ない製品「Ze

117」，250 mg×2回/日）を14日間投与し，その前後で薬物動態が測定された結果，AUC，Cmax，tmax といった指標に有意な影響は認められなかった（Will-Shahab）。

■イリノテカン irinotecan（CYP3A4）

SJW は，CYP の誘導を介して，イリノテカン irinotecan（CPT-11）の活性代謝物である SN-38 の血中濃度を低下させることが報告された。CPT-11 は，SN-38 のプロドラッグであり，CYP3A4 によって代謝される分子である。

Mathijssen らは，CPT-11 投与中の患者における SJW の影響を報告した。被験者は，irinotecan の静脈投与を 350 mg/m^2 の用量で受けているがん患者5名であり，SJW（900 mg/日，18日間経口投与）の併用の有無における作用が，非盲検ランダム化クロスオーバー法にて検討された。その結果，活性代謝物の SN-38 の血中濃度は，SJW との併用投与によって42％減少したという（Mathijssen）。

■イマチニブ imatinib（CYP3A4）

SJW は，腫瘍治療薬であるイマチニブ imatinib の血中濃度を減少させることが報告された。イマチニブが主に CYP3A4 によって代謝されることから，Frye らは，健康な被験者12名（男性6名，女性6名）を対象に，イマチニブ 400 mg と SJW 900 mg の相互作用を検討した。その結果，SJW によって，イマチニブのクリアランスは43％増加（p＜0.001）し，AUC は30％減少（p＜0.001）した。また，イマチニブの半減期や Cmax も有意に減少（p＜0.005）した（Frye）。

■ SSRI（selective serotonin reuptake inhibitor）

SSRI と SJW を併用すると，SSRI に伴う副作用が増加し，セロトニン症候群といった有害事象を生じることがある。

Lantz らは，SSRI と SJW との併用によって中枢性セロトニン症候群を生じた高齢のうつ病患者5名を報告した。4例はセルトラリン sertraline，1例はネファゾドン nefazodone の投与を受けており，SJW との併用によって，悪心，嘔吐，頭痛，眩暈，不安，意識混濁，焦燥感といった症状を生じた。SJW を中止後，1週間以内にこれらの症状は消失したという（Lantz）。

Gordon は，SJW（600 mg/日）を摂取していた50歳女性が，20 mg のパロキセチン paroxetine の単回投与を受けた後で，錯乱や昏睡を生じたというケースを報告した。患者は，過去に8カ月間，paroxetine の投与受け，特に問題を生

じなかったという（Gordon）。

Waksman らは，SJW と paroxetine の併用によって生じたセロトニン症候群と思われる 61 歳女性の症例を報告した（Waksman）。

Barbenel らは，停留睾丸に対する両側性の精巣摘出術後にうつ病を発症した患者の 28 歳男性の例を報告した。患者は，sertraline（Zoloft®，50 mg/日）の処方を受けたが，主治医の指示に反して SJW の摂取も続けた結果，併用 5 週間後に躁病のエピソードを生じたという（Barbenel）。

以上のように，これまでに sertraline，nefazodone，paroxetine による相互作用が報告されている。これら以外でも，同様の機序を有する医薬品は，SJW と相互作用を生じる可能性がある。

なお，セロトニン作動性の促進によって，理論的に，Call-Fleming syndrome（可逆性分節性脳血管収縮）を生じる可能性が示唆されている（Singhal）。

■メペリジン meperidine

メペリジン meperidine 投与によってセロトニン症候群を生じた症例が複数報告されている。SJW との併用による例は知られていないが，理論的には相互作用を生じうるので，注意が必要である。

■モノアミンオキシダーゼ（MAO）阻害薬

SJW による MAO 阻害作用のため，理論上，MAO 阻害薬との相互作用が考えられる。

まず，*in vitro* 研究で，hypericin による MAO 阻害作用が示された（Suzuki）。また，SJW に含まれる xanthon や flavonol も，MAO-A 阻害作用を有する（Demisch）。

SJW による MAO 阻害作用を検証した *in vitro* 研究では，hypericin 分画および flavonol 分画による阻害作用が示された。また，flavonol と xanthon による COMT（catechol-O-methyltransferase）阻害作用も認められたという（Thiede）。

さらに，他の *in vitro* 研究において，SJW による比較的弱い MAO 阻害作用が報告されている（Bladt, Cott, Miller）。

ただし，投与濃度を考慮するとき，SJW の MAO 阻害作用は，抗うつ作用の発現には十分ではない（Bladt）。また，*in vitro* 研究では，ヒペリシンは 10 マイクロモルの濃度でも有意な MAO 阻害作用は認められなかった（Cott）。

SJW の薬物動態学的解析研究等からも，MAO 阻害作用は，SJW の抗うつ作

用への関連は否定的である（Staffeldt）。

ただし，理論上，MAO 阻害薬との相互作用による有害事象の可能性は否定できない（DeVane）。

■ネファゾドン nefazodone

Lantz らは，抗うつ薬のネファゾドン nefazodone（Serzone®）と SJW との併用によって中枢性セロトニン症候群を生じた高齢のうつ病患者を報告した。nefazodone の投与を受けていた1例が，SJW との併用によって，悪心，嘔吐，焦燥感といった症状を生じたという（Lantz）。

■三環系抗うつ薬（CYP1A2，2C19，3A4，2D6）

三環系抗うつ薬の代謝には，CYP1A2，2C19，3A4，2D6 といった酵素が関与する（Nelson）。したがって，SJW と三環系抗うつ薬とは相互作用を有すると考えられる。

Johne らは，うつ病患者12名を対象に，SJW（LI160®）とアミトリプチリン amitriptyline を併用投与した臨床試験を行い，amitriptyline 濃度の有意な低下を報告した（Johne）。試験では，amitriptyline による治療を受けていた患者12名に，第1日目に 900 mg の SJW が単回投与された。そして，amitriptyline（150 mg，分2）を 12～14 日間投与し，続いて，SJW（900 mg/日）が 14～16日間投与された。amitriptyline の薬物動態が検討された結果，SJW 投与によって，amitriptyline の AUC における有意な低下が認められたという。これは，SJW による CYP あるいは P 糖タンパクの誘導による作用と考えられた（Johne）。

■スタチン系脂質異常症薬（CYP3A4，P 糖タンパク）

SJW との併用によって，スタチン系脂質異常症薬のシンバスタチン simvastatin の血中濃度が低下することが報告されている。

Sugimoto らは，健康な男性16名を対象にして，SJW（900 mg/日，分3）あるいは偽薬を14日間投与し，二重盲検クロスオーバー法による試験を実施した。14日目に，①シンバスタチン simvastatin を 10 mg 単回投与した群（n＝8），あるいは②プラバスタチン pravastatin を 20 mg 単回投与した群（n＝8）に分け，相互作用を検証した。その結果，SJW 投与によって，血中 simvastatin 濃度が低下し，代謝物質である simvastatin hydroxy acid が有意に低下した。simvastatin hydroxy acid の血中ピーク値は，偽薬群の 0.72（比）であり，28%減少した。また，SJW 投与後0から24時間における AUC は，偽薬群の 0.48（比）

と有意に低下（p＜0.05）した。一方，SJW は，pravastatin の代謝には影響を及ぼさなかった。simvastatin の代謝に関連する酵素として，SJW は CYP3A4 や P 糖タンパク/MDR-1 を誘導する。simvastatin の代謝は主に肝臓および腸管の CYP3A4 に依存するため，SJW による影響を受けやすいと考えられた（Sugimoto）。

CYP3A4 や P 糖タンパク/MDR-1 の影響を受けない pravastatin やフルバスタチン fluvastatin に対して，SJW は影響を与えないようである。

一方，CYP3A4 の基質であるアトルバスタチン atorvastatin や lovastatin は，SJW による影響を受け，薬効が低下する可能性を持つ。

■麻酔薬

理論的に，SJW と麻酔薬との相互作用が示唆されている（Koupparis）。

手術の 6 カ月前から SJW を毎日摂取していた 23 歳女性が，手術中に心血管虚脱 cardiovascular collapse をきたしたという症例報告がある（Irefin）。なお，この患者は，SJW を摂っていなかった 2 年前の全身麻酔時には，特に問題は認められなかったという。

SJW は，抗うつ薬と同様に，アドレナリン作動薬の脱感作現象，つまり，受容体作動薬による受容体の感受性低下を生じ，昇圧薬に対する反応を低下させる可能性がある。

■バルビツール酸誘導体

SJW は，バルビツール酸による睡眠時間を短縮させる可能性がある（Upton）。該当する医薬品としては，ペントバルビタール pentobarbital，フェノバルビタール phenobarbital，セコバルビタール secobarbital 等がある。

SJW は phenobarbital の薬物代謝を亢進することで，薬効を低下させる可能性があるため，併用時にはモニタリングを行う。あるいは，併用を避ける（Henderson）。

■フェニトイン phenytoin

SJW はフェニトイン phenytoin の薬物代謝を亢進することで，薬効を低下させる可能性があるため，併用時にはモニタリングが必要である。あるいは，併用を避ける（Henderson）。

■オピオイド

メサドン methadone 服用中の患者において，SJW 投与が，methadone の血中

濃度を低下させたという報告がある。4名の患者で，平均で前値の47%まで低下したという（Eich-Hochli）。

■ペンタゾシン pentazocine

　理論的に，SJW はセロトニン作動性を促進することによって，ペンタゾシンとの相互作用を生じる可能性がある。セロトニン症候群といったリスクが高まる。ただし，これまでのところ，SJW とペンタゾシンとの相互作用による有害事象の報告は知られていない。

■ 5HT1 受容体作動薬（トリプタン）

　理論的に，SJW はセロトニン作動性を促進することによって，片頭痛治療薬である 5HT1 受容体作動薬（トリプタン Triptan）との相互作用によるセロトニン症候群を生じる可能性がある（Henderson）。該当する医薬品としては，フロバトリプタン frovatriptan，ナラトリプタン naratriptan，リザトリプタン rizatriptan，スマトリプタン sumatriptan，ゾルミトリプタン zolmitriptan 等がある。

　セロトニン作動性の促進によって，理論的に，Call-Fleming syndrome（可逆性分節性脳血管収縮）を生じる可能性が示唆されている（Singhal）。

■トラマドール tramadol

　理論的に，SJW はセロトニン作動性を促進することによって，トラマドール tramadol（Ultram®）との相互作用によるセロトニン症候群を生じる可能性がある（Calapai, Kleber, Müller）。ただし，これまでのところ，SJW と tramadol との相互作用による有害事象の報告は知られていない。

　セロトニン作動性の促進によって，理論的に，Call-Fleming syndrome（可逆性分節性脳血管収縮）を生じる可能性が示唆されている（Singhal）。

■アミノレブリン酸

　δ-アミノレブリン酸 delta-aminolevulinic acid 投与中の患者において，SJW との併用時に，顔や首，手に紅疹や腫れが認められ，相互作用による光毒性としての副作用が疑われた（Ladner）。

■光感受性医薬品

　理論的に，SJW との併用によって，光感受性亢進によるリスクを生じる医薬品がある。具体的には，アミトリプチリン amitriptyline，キノロン系抗菌薬 quinolones，サルファ系抗生物質 sulfa drugs，テトラサイクリン tetracycline 等で

ある（Miller）。

■アミトリプチリン amitriptyline（CYP3A4，P糖タンパク/MDR-1）

SJWとの併用によって，アミトリプチリン amitriptyline の血中濃度は22%低下，その代謝物質である nortriptyline は，42%低下した（Roots, Schulz）。SJWは，肝と腸管の CYP3A4 および P糖タンパク/MDR-1 の活性を誘導することによって，アミトリプチリンのクリアランスを増加すると考えられる（Durr）。

■カルバマゼピン carbamazepine（CYP3A4）

健康なボランティア8名（男性5名，女性3名）を対象に，カルバマゼピンとSJWとの相互作用が検証された臨床試験では，まず，カルバマゼピン（200 mg/日（分2）で3日間，次に 400 mg/日（分2）で3日間，さらに 400 mg/日を1日1回投与で14日間）が投与され，21日目に血液検体が採取された。続いて，SJW（900 mg/日）がカルバマゼピンと14日間併用投与され，35日目に血液採取が行われた。その結果，SJW投与の前後において，カルバマゼピンの薬物代謝に有意な変化は認められなかった。SJWによる相互作用を認めなかった理由として，カルバマゼピン投与によって SJW のクリアランス増加といった可能性が考えられる（Burstein）。

■ジゴキシン digoxin（P糖タンパク）

SJWとジゴキシンの相互作用が報告されている。

健康な被験者に対して，ジゴキシン digoxin（0.25 mg/日）と，①偽薬との併用投与群（n＝12），② SJW（900 mg/日）との併用投与群（n＝13）を比較した臨床試験では，ジゴキシンの血中濃度の低下が認められた。10日間の SJW 投与によって，ジゴキシンの AUC が25%低下したという。この作用機序として，SJWによる P糖タンパク質の誘導が原因と考えられた（Johne）。Andelic は，長期間，ジゴキシン治療を受けていた80歳男性の症例を報告した。男性は，うつ病に対して SJW のハーブ茶（2,000 mL/日）の摂取を行い，ハーブ茶の中止後，ジゴキシン中毒の所見を認めたという（Andelic）。

■抗腫瘍薬

SJWの成分である hypericin は，*in vitro* 研究において，DNA トポイソメラーゼ II α を阻害する作用が示されている。したがって，理論的に，SJW は，この作用を介して，化学療法剤の拮抗薬として作用しうる（Peebles）。Anthracyclines といった細胞毒性の医薬品との併用には注意する。

■塩酸ロペラミド loperamide

止瀉薬である塩酸ロペラミド loperamide（Imodium®，ロペミン®），バレリアン *Valeriana officinalis*，SJW の 3 剤を併用した患者において，急性せん妄を認め，投与中止によって回復したという 1 症例が報告されている。しかし，SJW との因果関係は不明である（Khawaja）。

■ミダゾラム midazolam（CYP3A4）

SJW の CYP3A4 誘導作用によって，ベンゾジアゼピン系のミダゾラム midazolam の血中濃度が低下したという報告がある（Dresser）。

■ニフェジピン nifedipine（CYP3A4）

ラットを用いた基礎研究では，SJW の CYP3A4 誘導作用によって，ニフェジピンの血中濃度が有意に低下したという報告がある（Kobayashi）。

Smith らは，SJW 投与後の CYP3A/3A4 の誘導によるニフェジピン血中濃度の減少を報告した（Smith）。

■テオフィリン theophylline（CYP1A2）

テオフィリン theophylline に対する SJW の作用は明確ではない。

42 歳女性において，SJW（300 mg/日）を併用した結果，テオフィリンの血中濃度が低下したという症例報告がある。この患者は，他に 11 種類の医薬品を併用しており，喫煙者であった。SJW の中止後 1 週間以内に，テオフィリン濃度は，9 μg/mL から 19 μg/mL へと上昇したという（Nebel）。このテオフィリンの増加は，SJW による CYP1A2 の誘導作用が消失したことによると考えられた（Schulz, Henderson）。

一方，12 名の健康な日本人の被験者を対象にして，SJW によるテオフィリン薬物動態への影響を検証したランダム化クロスオーバー臨床試験では，まず SJW（900 mg/日）が 15 日間投与され，次に 14 日目にテオフィリン 400 mg が単回投与され，その後の 48 時間の薬物動態が検証された。その結果，SJW は，テオフィリンおよびその代謝物質の血中濃度に影響を与えなかったという（Morimoto）。

■甲状腺刺激ホルモン

SJW の摂取と甲状腺刺激ホルモン（TSH）値の上昇との関連を示唆する報告がある。後ろ向きケースコントロール研究によって，TSH の上昇を認めた 37 名の被験者と，居住地域や年齢・性別を一致させた TSH が正常な被験者が比較さ

れた。TSH 測定前の 3〜6 カ月間に SJW を摂取したかどうか，電話調査したところ，TSH 上昇群では 37 名中 4 名，TSH 正常群では 37 名中 2 名が SJW を摂取していた。SJW 摂取と TSH 上昇との相関についてのオッズ比は，2.12（95% CI；0.36 to 12.36）であったという（Ferko）。ただし，この後ろ向き研究では，サンプル数が少なく，SJW 摂取と TSH 上昇について，明確な関連性は示されていない。

■フェンフルラミン fenfluramine

フェンフルラミンは中枢性セロトニン作動薬として働き，中枢神経系に抑制的に作用する中枢性抗肥満薬である。SJW との併用によって，セロトニン作用が増強され，セロトニン症候群様の症状を生じるリスクがある。フェンフルラミンと SJW（600 mg/日）の併用によって，悪心，頭痛，不安を生じうる（Beckman）。

■フェキソフェナジン fexofenadine（Allegra®）（P 糖タンパク）

Wang らによると，SJW の単回投与は，抗ヒスタミン薬のフェキソフェナジンの経口クリアランスを 20% 減少（$p < 0.05$）し，フェキソフェナジンの血中濃度を 45% 増加（$p < 0.05$）した。このとき，血中半減期や腎クリアランスには変化を認めなった。一方，SJW の長期（2 週間）投与は，フェキソフェナジンに対して有意な影響を与えなかった。SJW の単回投与に比べて，SJW の長期投与では，フェキソフェナジンの血中濃度が 35% 減少（$p < 0.05$）し，経口クリアランスが 47% 増加（$p < 0.05$）した。したがって，SJW の単回投与は，腸管 P 糖タンパクの有意な阻害を生じるが，長期投与では，単回投与時に認められたフェキソフェナジンの薬物動態の変化は消失すると考えられた（Wang）。

■ゾルピデム Zolpidem（睡眠導入薬）（マイスリー®）（CYP3A4）

本邦の秋田大学から報告されたオープンラベル比較試験によると，健常男性 14 名を対象に，SJW（900 mg，分 3）を 14 日間投与し，14 日目にゾルピデム（10 mg）を併用投与したところ，ゾルピデムの AUC や Cmax が有意に減少し，全身クリアランス（CL/F）が増加した。作用機序として，SJW による CYP3A4 活性の亢進が考えられている。ただし，3 名の被験者では，SJW 投与により AUC の軽度の上昇が認められたという（Hojo）。

■ブプロピオン bupropion（禁煙補助薬）：国内未承認（CYP2B6）

中国での健常男性 18 名を対象にしたオープンラベル試験によると，SJW

（325 mg×3回/日）を14日間投与し，SJWの投与前後で，ブプロピオン（CYP2B6基質）単回投与による薬物動態への影響が調べられた結果，ブプロピオンのAUCが減少し，経口クリアランスが増加したという（Lei）。作用機序として，CYP2B6の誘導が考えられている。

■レパグリニド repaglinide（糖尿病治療薬）

　SJW投与がレパグリニド repaglinide（CYP3A4基質）への薬物動態に影響を与えなかったという研究が報告されている。中国において，健常男性15名（遺伝素因がSLCO1B1を有しCYP2C8＊3非キャリア）を対象に，SJW（325 mg×3回/日）を14日間投与した後，15日目にレパグリニド（1 mg）を単回投与し，15分後にグルコース75 gを負荷した臨床試験では，レパグリニドの薬物動態（AUCやCmaxなど）に有意な変化はなく，レパグリニドの血糖低下作用やインスリン分泌促進作用も影響は認められなかったという（Fan）。

■クロザピン clozapine（統合失調症治療薬）（CYP1A2, 3A4）

　SJWによる統合失調症治療薬のクロザピン薬効低下を示唆する症例報告が知られている。オランダにおいて，統合失調症に対してクロザピン（500 mg/日）の投与により症状が安定していた41歳女性が，SJW（900 mg/日）の摂取により，血中クロザピン値の低下による症状の増悪を示し，SJWの中止により改善したという（Van Strater）。クロザピンは，主にCYP1A2と3A4で代謝されることから，SJWによるこれらのCYPの活性亢進による作用機序が想定されている。

■メトトレキサート methotrexate

　ラットを用いた基礎研究において，SJWとメトトレキサート（MTX）の併用投与により，MTXのAUCとCmaxが有意に増加したという（Yang）。臨床的意義は不明であるが，相互作用が示唆されるので，臨床指標をモニタリングすること。

■ドルテグラビル（HIVインテグラーゼ阻害薬）（CYP3A4）

　HIVインテグラーゼ阻害薬のドルテグラビル（商品名テビケイ®錠）の添付文書には，セントジョーンズワートとの「併用注意」として記載されている。ドルテグラビルは，主に，UDPグルクロン酸転移酵素（UGT：uridine diphosphate glucuronosyltransferase）のひとつであるUGT1A1の基質であり，CYP3A4でもわずかに代謝される。添付文書には，「セイヨウオトギリソウがCYP3A4およびUGT1A1を誘導することにより，本剤の代謝が促進される」とある。なお，

マウスを用いた基礎研究では，SJW による CYP3A，CYP1A，CYP2E1，UDP-glucuronosyltransferase（UDPGT）への影響が検証された結果，SJW は，CYP3A と CYP2E1 を誘導したが，UDPGT には影響を与えなかった，という報告がある（Bray）。

📄 参考文献

- Abul-Ezz SR, et al. Effect of herbal supplements on cyclosporine blood levels and associated acute rejection. Am Soc of Nephrol Ann Mtg, Toronto, CAN 2000; Oct. 11-16: abstract A3754.
- Ahmed SM, et al. Low cyclosporin-A level due to Saint-John's-wort in heart transplant patients. J Heart Lung Transplant 2001; 20: 795.
- Alscher DM, Klotz U. Drug interaction of herbal tea containing St. John's wort with cyclosporine. Transpl Int 2003; 16: 543-544.
- Andelic S. Bigeminy —— the result of interaction between digoxin and St. John's wort. Vojnosanit Pregl 2003; 60: 361-364.
- Baede-van Dijk PA, et al. Drug interactions of Hypericum perforatum (St. John's wort) are potentially hazardous. Ned Tijdschr Geneeskd 2000; 144: 811-812.
- Barbenel DM, et al. Mania in a patient receiving testosterone replacement postorchidectomy taking St John's wort and sertraline. J Psychopharmacol 2000; 14: 84-86.
- Barone GW, et al. Herbal supplements: a potential for drug interactions in transplant recipients. Transplantation 2001; 71: 239-241.
- Bauer S, et al. Alterations in cyclosporin A pharmacokinetics and metabolism during treatment with St John's wort in renal transplant patients. Br J Clin Pharmacol 2003; 55: 203-211.
- Beckman SE, et al. Consumer use of St. John's wort: a survey on effectiveness, safety, and tolerability. Pharmacotherapy 2000; 20: 568-574.
- Beer AM, Ostermann T. St. John's wort: interaction with cyclosporine increases risk of rejection for the kidney transplant and raises daily cost of medication. Med Klin 2001; 96: 480-483.
- Bladt S, Wagner H. Inhibition of MAO by fractions and constituents of hypericum extract. J Geriatr Psychiatry Neurol 1994; 7 Suppl 1: S57-S59.
- Bolley R, et al. Tacrolimus-induced nephrotoxicity unmasked by induction of the CYP3A4 system with St John's wort. Transplantation 2002; 73: 1009.
- Bray BJ, et al. St. John's wort extract induces CYP3A and CYP2E1 in the Swiss webster mouse. Toxicol Sci 2002; 66: 27-33.
- Breidenbach T, Hoffmann MW, Becker T, et al. Drug interaction of St John's wort with cyclosporin. Lancet 2000; 355: 1912.
- Breidenbach T, et al. Profound drop of cyclosporin A whole blood trough levels caused by St. John's wort (Hypericum perforatum). Transplantation 2000; 69: 2229-2232.

- Budzinski JW, et al. An in vitro evaluation of human cytochrome P450 3A4 inhibition by selected commercial herbal extracts and tinctures. Phytomedicine 2000; 7: 273-282.
- Burstein AH, Horton RL, Dunn T, et al. Lack of effect of St John's Wort on carbamazepine pharmacokinetics in healthy volunteers. Clin Pharmacol Ther 2000; 68: 605-612.
- Calapai G, Crupi A, Firenzuoli F, et al. Serotonin, norepinephrine and dopamine involvement in the antidepressant action of hypericum perforatum. Pharmacopsychiatry 2001; 34: 45-49.
- Cott J. NCDEU update. Natural product formulations available in Europe for psychotropic indications. Psychopharmacol Bull 1995; 31: 745-751.
- Cott JM, Rosenthal N, Blumenthal M. St John's wort and major depression. JAMA 2001; 286: 42-45.
- Cott JM. Herb-drug interactions: focus on pharmacokinetics. CNS Spectr 2001; 6: 827-832.
- Cott JM. In vitro receptor binding and enzyme inhibition by Hypericum perforatum extract. Pharmacopsychiatry 1997; 30 Suppl 2: 108-112.
- Dasgupta A. Herbal supplements and therapeutic drug monitoring: focus on digoxin immunoassays and interactions with St. John's wort. Ther Drug Monit. 2008; 30: 212-7.
- de Maat MM, et al. Drug interaction between St John's wort and nevirapine. AIDS 2001; 15: 420-421.
- Demisch L, et al. Identification of selective MAO-type-A inhibitors in Hypericum perforatum L. (Hyperforat). Pharmacopsychiat 1989; 22: 194.
- DeVane CL, Nemeroff CB. 2000 Guide to psychotropic drug interactions. Primary Psych 2000; 7: 40-68.
- Dostalek M, et al. Effect of St John's wort (Hypericum perforatum) on cytochrome P-450 activity in perfused rat liver. Life Sci 2005; 78: 239-44.
- Dostalek M, et al. The effect of St John's wort (hypericum perforatum) on cytochrome p450 1a2 activity in perfused rat liver. Biomed Pap Med Fac Univ Palacky Olomouc Czech Repub. 2011; 155: 253-7.
- Dresser GK, et al. Coordinate induction of both cytochrome P4503A and MDR1 by St John's wort in healthy subjects. Clin Pharmacol Ther 2003; 73: 41-50.
- Durr D, et al. St John's Wort induces intestinal P-glycoprotein/MDR1 and intestinal and hepatic CYP3A4. Clin Pharmacol Ther 2000; 68: 598-604.
- Eich-Hochli D, et al. Methadone maintenance treatment and St. John's Wort – a case report. Pharmacopsychiatry 2003; 36: 35-37.
- Ernst E, et al. Adverse effects profile of the herbal antidepressant St. John's wort (Hypericum perforatum L.). Eur J Clin Pharmacol 1998; 54: 589-594.
- Ernst E. St. John's Wort, an anti-depressant? A systematic, criteria-based review. Phytomed 1995; 2: 67-71.
- Ernst E. St. John's Wort supplements endanger the success of organ transplantation. Arch Surg 2002; 137: 316-9.
- Fan L, et al. The pregnane X receptor agonist St John's Wort has no effects on the

pharmacokinetics and pharmacodynamics of repaglinide. Clin Pharmacokinet. 2011; 50: 605-11.

- Ferko N, Levine MA. Evaluation of the association between St. John's wort and elevated thyroid-stimulating hormone. Pharmacotherapy 2001; 21: 1574-1578.
- Foster BC, et al. In vitro inhibition of human cytochrome P450-mediated metabolism of marker substrates by natural products. Phytomedicine 2003; 10: 334-42.
- Frye RF, et al. Effect of St. John's wort on imatinib mesylate pharmacokinetics. Clin Pharmacol Ther 2004; 76: 323-9.
- Gordon JB. SSRIs and St. John's Wort: possible toxicity? Am Fam Physician 1998; 57: 950, 953.
- Gorman GS, et al. Effects of herbal supplements on the bioactivation of chemotherapeutic agents. J Pharm Pharmacol. 2013; 65: 1014-25.
- Gorski JC, et al. The effect of St. John's wort on the efficacy of oral contraceptives (abstract MPI-80). Clin Pharmacol Ther 2001; 71: P25.
- Groning R, et al. Physico-chemical interactions between extracts of Hypericum perforatum L. and drugs. Eur J Pharm Biopharm 2003; 56: 231-6.
- Gurley BJ, et al. Cytochrome P450 phenotypic ratios for predicting herb-drug interactions in humans. Clin Pharmacol Ther 2002 Sep; 72: 276-87.
- Hall SD, et al. The interaction between St John's wort and an oral contraceptive. Clin Pharmacol Ther 2003; 74: 525-535.
- Hebert MF, et al. Effects of St. John's wort (Hypericum perforatum) on tacrolimus pharmacokinetics in healthy volunteers. J Clin Pharmacol 2004; 44: 89-94.
- Hellum BH, et al. The induction of CYP1A2, CYP2D6 and CYP3A4 by six trade herbal products in cultured primary human hepatocytes. Basic Clin Pharmacol Toxicol. 2007; 100: 23-30.
- Henderson L, et al. St John's wort (Hypericum perforatum): drug interactions and clinical outcomes. Br J Clin Pharmacol 2002; 54: 349-56.
- Hojo Y, et al. Drug interaction between St John's wort and zolpidem in healthy subjects. J Clin Pharm Ther. 2011; 36: 711-5.
- Hu Z, et al. Herb-drug interactions: a literature review. Drugs. 2005; 65: 1239-82.
- Irefin S, Sprung J. A possible cause of cardiovascular collapse during anesthesia: long-term use of St. John's Wort. J Clin Anesth 2000; 12: 498-499.
- Jiang X, et al. Effect of St John's wort and ginseng on the pharmacokinetics and pharmacodynamics of warfarin in healthy subjects. Br J Clin Pharmacol 2004; 57: 592-9.
- Johne A, et al. Interaction of St. John's wort extract with digoxin. Eur J Clin Pharmacol 1999; 55: a22.
- Johne A, et al. Pharmacokinetic interaction of digoxin with an herbal extract from St John's wort (Hypericum perforatum). Clin Pharmacol Ther 1999; 66: 338-345.
- Johne A, et al. Decreased Plasma Levels of Amitriptyline and Its Metabolites on Comedication With an Extract From St. John's Wort (Hypericum perforatum). J Clin Psychopharmacol 2002; 22: 46-54.

- Karliova M, et al. Interaction of Hypericum perforatum (St. John's wort) with cyclosporin A metabolism in a patient after liver transplantation. J Hepatol 2000; 33: 853-855.
- Khawaja IS, et al. Herbal medicines as a factor in delirium. Psychiatr Serv 1999; 50: 969-970.
- Kim HL, et al. St. John's wort for depression: a meta-analysis of well-defined clinical trials. J Nerv Ment Dis 1999; 187: 532-538.
- Kim RB. Drugs as P-glycoprotein substrates, inhibitors, and inducers. Drug Metab Rev 2002; 34: 47-54.
- Kobayashi M, et al. Apocynum venetum extract does not induce CYP3A and P-glycoprotein in rats. Biol Pharm Bull 2004 Oct; 27: 1649-52.
- Komoroski BJ, et al. Induction and inhibition of cytochromes p450 by the St. John's wort constituent hyperforin in human hepatocyte cultures. Drug Metab Dispos 2004; 32: 512-8.
- Koupparis LS. Harmless herbs: a cause for concern? Anaesthesia 2000; 55: 101-102.
- Ladner DP, et al. Synergistic toxicity of delta-aminolaevulinic acid-induced protoporphyrin IX used for photodiagnosis and hypericum extract, a herbal antidepressant. Br J Dermatol 2001; 144: 916-918.
- Lantz MS, et al. St. John's wort and antidepressant drug interactions in the elderly. J Geriatr Psychiatry Neurol 1999; 12: 7-10.
- Lau WC, et al. St. John's Wort Enhances the Platelet Inhibitory Effect of Clopidogrel in Clopidogrel "Resistant" Healthy Volunteers. American College of Cardiology Annual Meeting, Orlando, FL 2005: Presentation 1043-129.
- Lau WC, et al. The effect of St John's Wort on the pharmacodynamic response of clopidogrel in hyporesponsive volunteers and patients: increased platelet inhibition by enhancement of CYP3A4 metabolic activity. J Cardiovasc Pharmacol. 2011; 57: 86-93.
- Lei HP, et al. Effect of St. John's wort supplementation on the pharmacokinetics of bupropion in healthy male Chinese volunteers. Xenobiotica. 2010; 40: 275-81.
- Mai I, et al. Impact of St John's wort treatment on the pharmacokinetics of tacrolimus and mycophenolic acid in renal transplant patients. Nephrol Dial Transplant 2003; 18: 819-822.
- Mandelbaum A, et al. Unexplained decrease of cyclosporin trough levels in a compliant renal transplant patient. Nephrol Dial Transplant 2000; 15: 1473-4.
- Markowitz JS, et al. Effect of St. John's wort (Hypericum perforatum) on cytochrome P-450 2D6 and 3A4 activity in healthy volunteers. Life Sci 2000; 66: PL133-L139.
- Markowitz JS, et al. Effect of St John's wort on drug metabolism by induction of cytochrome P450 3A4 enzyme. JAMA 2003; 290: 1500-1504.
- Mathijssen RHJ, et al. Modulation of irinotecan (CPT-11) metabolism by St. John's wort in cancer patients. American Association for Cancer Research, 93rd Annual Meeting, April 6-10, 2002, San Francisco, CA, USA.
- Mathijssen RHJ, et al. Effects of St. John's wort on irinotecan metabolism. J Natl Cancer Inst 2002 Aug 21; 94: 1247-9.

- Miller AL. St. John's wort (Hypericum perforatum): clinical effects on depression and other conditions. Alt Med Rev 1998; 3: 18-26.
- Miller LG. Drug interactions known or potentially associated with St. John's wort. J Herbal Pharmacother 2001; 1: 51-64.
- Moore LB, et al. St. John's wort induces hepatic drug metabolism through activation of the pregnane X receptor. Proc Natl Acad Sci U S A 2000; 97: 7500-7502.
- Morimoto T, et al. Effect of St. John's wort on the pharmacokinetics of theophylline in healthy volunteers. J Clin Pharmacol 2004; 44: 95-101.
- Moschella C, Jaber BL. Interaction between cyclosporine and Hypericum perforatum (St. John's wort) after organ transplantation. Am J Kidney Dis 2001; 38: 1105-1107.
- Müller WE, et al. Effects of hypericum extract (LI 160) in biochemical models of antidepressant activity. Pharmacopsychiatry 1997; 30 Suppl 2: 102-107.
- Murphy PA, et al. Interaction of St. John's Wort with oral contraceptives: effects on the pharmacokinetics of norethindrone and ethinyl estradiol, ovarian activity and breakthrough bleeding. Contraception 2005; 71: 402-8.
- Nebel A, et al. Potential metabolic interaction between St. John's wort and theophylline. Ann Pharmacother 1999; 33: 502.
- Nelson JC. Tricyclics and tetracyclics. In: Sadock BJ, Sadock, editors. Comprehensive Textbook of Psychiatry. Philadelphia, PA: Lippincott Williams & Wilkins, 2000.
- Obach RS. Inhibition of human cytochrome P450 enzymes by constituents of St. John's Wort, an herbal preparation used in the treatment of depression. J Pharmacol Exp Ther 2000; 294: 88-95.
- Peebles KA, et al. Catalytic inhibition of human DNA topoisomerase II alpha by hypericin, a naphthodianthrone from St. John's wort (Hypericum perforatum). Biochem Pharmacol 2001; 62: 1059-1070.
- Piscitelli SC, et al. Indinavir concentrations and St John's wort. Lancet 2000; 355(9203): 547-548.
- Ratz AE, et al. St. John's wort: a pharmaceutical with potentially dangerous interactions. Schweiz Rundsch Med Prax 2001; 90: 843-849.
- Rengelshausen J, et al. Opposite effects of short-term and long-term St John's wort intake on voriconazole pharmacokinetics. Clin Pharmacol Ther 2005 Jul; 78: 25-33.
- Roby CA, et al. St John's Wort: effect on CYP3A4 activity. Clin Pharmacol Ther 2000; 67: 451-457.
- Roots I, et al. Interaction of a herbal extract from St. John's wort with amitriptyline and its metabolites. Clin Pharm Ther 2000; 67: 159.
- Ruschitzka F, et al. Acute heart transplant rejection due to Saint John's wort. Lancet 2000; 355: 548-549.
- Schmidt U, et al. A long-term change-over study with the St. John's wort extract lohyp-57. An observational study of 95 patients with mild and moderate depression. Nervenheilkunde 1999; 18: 106-109.
- Schmidt U, et al. Equivalence comparison of the St. John's wort extract lohyp-57 versus

fluoxetine HCL. Zeitschrift fur Phytotherapie 1999; 20: 89-90.

- Schmidt U, et al. Interaction of Hypericum extract with alcohol. Placebo controlled study with 32 volunteers. Nervenheilkunde 1993; 12: 314-319.
- Schmidt U, et al. Zur Therapie depressiver Verstimmungen. Psycho 1989; 15: 665-671.
- Schulz H, Jobert M. Effects of hypericum extract on the sleep EEG in older volunteers. J Geriatr Psychiatry Neurol 1994; 7 Suppl 1: S39-S43.
- Schulz V. Incidence and clinical relevance of the interactions and side effects of Hypericum preparations. Phytomedicine 2001; 8(2): 152-160.
- Schwarz UI, Buschel B, Kirch W. Unwanted pregnancy on self-medication with St John's wort despite hormonal contraception. Br J Clin Pharmacol 2003; 55: 112-113.
- Smith M, Lin KM, Zheng YP. PIII-89 an open trial of nifedipine-herb interactions: Nifedipine with St. John's wort, ginseng or ginkgo biloba. Clin Pharm Ther 2001; 69: P86.
- Singhal AB, et al. Cerebral vasoconstriction and stroke after use of serotonergic drugs. Neurology 2002; 58: 130-3.
- Staffeldt B, et al. Pharmacokinetics of hypericin and pseudohypericin after oral intake of the hypericum perforatum extract LI 160 in healthy volunteers. J Geriatr Psychiatry Neurol 1994; 7 Suppl 1: S47-S53.
- Sugimoto K, et al. Different effects of St John's wort on the pharmacokinetics of simvastatin and pravastatin. Clin Pharmacol Ther 2001; 70: 518-524.
- 杉本孝一，他．HMG-CoA 還元酵素阻害薬の薬物動態に及ぼすセントジョーンズワートの影響　プラバスタチン及びシンバスタチンでの検討．臨床薬理 33 巻 1 号　Page5S-6S（2002.01）．
- Suzuki O, et al. Inhibition of monoamine oxidase by hypericin. Planta Med 1984; 50: 272-274.
- Thiede HM, Walper A. Inhibition of MAO and COMT by hypericum extracts and hypericin. J Geriatr Psychiatry Neurol 1994; 7 Suppl 1: S54-S56.
- Turton-Weeks SM, et al. St. John's wort: a hidden risk for transplant patients. Prog Transplant 2001; 11: 116-120.
- Upton R, ed. St. John's wort, Hypericum perforatum: Quality control, analytical and therapeutic monograph. Santa Cruz, CA: American Herbal Pharmacopoeia 1997; 1-32.
- Van Strater AC, Bogers JP. Interaction of St John's wort (Hypericum perforatum) with clozapine. Int Clin Psychopharmacol. 2012; 27: 121-4.
- Waksman JC, et al. Serotonin syndrome associated with the use of St. John's wort (hypericum perforatum) and paroxetine. J Toxicol Clin Toxicol 2000; 38: 521.
- Wang Z, et al. The effects of St John's wort (Hypericum perforatum) on human cytochrome P450 activity. Clin Pharmacol Ther 2001; 70: 317-326.
- Wang Z, et al. Effect of St. John's wort on the pharmacokinetics of fexofenadine. Clin Pharmacol Ther 2002; 71: 414-20.
- Will-Shahab L, et al. St John's wort extract (Ze 117) does not alter the pharmacokinetics of a low-dose oral contraceptive. Eur J Clin Pharmacol. 2009; 65: 287-94.
- Yue QY, et al. Safety of St John's wort (Hypericum perforatum). Lancet 2000; 355: 576-

577.

- Yang SY, et al. St. John's wort significantly increased the systemic exposure and toxicity of methotrexate in rats. Toxicol Appl Pharmacol. 2012; 263: 39-43.
- Zhou S, et al. Pharmacokinetic interactions of drugs with St John's wort. J Psychopharmacol. 2004; 18: 262-76.

セントジョーンズワート併用注意医療用医薬品

薬効分類	成分名	代表的製品名
SSRI	セルトラリン塩酸塩	ジェイゾロフト
SSRI	パロキセチン塩酸塩	パキシル
SSRI	エスシタロプラムシュウ酸塩	レクサプロ
SSRI	フルボキサミンマレイン酸塩	デプロメール
気管支拡張薬	アミノフィリン	アミノフィリン
気管支拡張薬	テオフィリン	テオドール
強心薬	ジゴキシン	ジゴシン
強心薬	デスラノシド	ジギラノゲン
強心薬	メチルジゴキシン	ラニラピッド
経口避妊薬	エチニルエストラジオール・デソゲストレル	マーベロン
経口避妊薬	エチニルエストラジオール・ノルエチステロン	ルナベル（月経困難症治療剤）シンフェーズ　オーソ
経口避妊薬	エチニルエストラジオール・レボノルゲストレル	アンジュ　トリキュラー
卵胞ホルモン薬	エチニルエストラジオール	プロセキソール
卵胞ホルモン薬	エストラジオール	エストラーナ
黄体・卵胞ホルモン薬	ノルゲストレル・エチニルエストラジオール	プラノバール
黄体・卵胞ホルモン薬	ドロスピレノン・エチニルエストラジオール	ヤーズ
緊急避妊薬	レボノルゲストレル	ノルレボ
C型肝炎治療薬	シメプレビルナトリウム	ソブリアード
C型肝炎治療薬	ダクラタスビル塩酸塩	ダクルインザ
C型肝炎治療薬	アスナプレビル	スンベプラ
C型肝炎治療薬	バニプレビル	バニヘップ
C型肝炎治療薬	テラプレビル	テラビック
抗HIV薬	エトラビリン	インテレンス
抗HIV薬	エファビレンツ	ストックリン
抗HIV薬	ネビラピン	ビラミューン
抗HIV薬	リルピビリン塩酸塩	エジュラント
抗HIV薬	エルビテグラビル／コビシスタット／エムトリシタビン／テノホビル　ジソプロキシルフマル酸塩	スタリビルド

薬効分類	成分名	代表的製品名
抗 HIV 薬 (プロテアーゼ阻害)	ダルナビル	プリジスタ
抗 HIV 薬 (プロテアーゼ阻害)	アタザナビル硫酸塩	レイアタッツ
抗 HIV 薬 (プロテアーゼ阻害)	インジナビル硫酸塩	クリキシバン
抗 HIV 薬 (プロテアーゼ阻害)	サキナビルメシル酸塩	インビラーゼ
抗 HIV 薬 (プロテアーゼ阻害)	ネルフィナビルメシル酸塩	ビラセプト
抗 HIV 薬 (プロテアーゼ阻害)	ホスアンプレナビルカルシウム	レクシヴァ
抗 HIV 薬 (プロテアーゼ阻害)	リトナビル	ノービア
抗 HIV 薬 (プロテアーゼ阻害)	ロピナビル・リトナビル	カレトラ
抗 HIV 薬 (CCR5 阻害)	マラビロク	シーエルセントリ
抗 HIV 薬 (インテグラーゼ阻害)	ドルテグラビル	テビケイ
抗悪性腫瘍薬	イマチニブメシル酸塩	グリベック
抗悪性腫瘍薬	イリノテカン塩酸塩	カンプト　トポテシン
抗悪性腫瘍薬	エルロチニブ塩酸塩	タルセバ
抗悪性腫瘍薬	ゲフィチニブ	イレッサ
抗悪性腫瘍薬	ソラフェニブトシル酸塩	ネクサバール
抗悪性腫瘍薬	ダサチニブ	スプリセル
抗悪性腫瘍薬	ニロチニブ塩酸塩	タシグナ
抗悪性腫瘍薬	ラパチニブトシル酸塩	タイケルブ
抗悪性腫瘍薬	テムシロリムス	トーリセル
抗悪性腫瘍薬	アキシチニブ	インライタ
抗悪性腫瘍薬	スニチニブリンゴ酸塩	スーテント
抗悪性腫瘍薬	アファチニブマレイン酸塩	ジオトリフ
抗悪性腫瘍薬	ルキソリチニブリン酸塩	ジャカビ
抗悪性腫瘍薬	ボスチニブ	ボシュリフ
光線力学診断用剤	アミノレブリン酸塩酸塩	アラベル　アラグリオ
癌疼痛治療薬	メサドン塩酸塩	メサペイン
急性前骨髄球性 白血病治療薬	タミバロテン	アムノレイク
降圧薬	エプレレノン	セララ
利尿薬	トルバプタン	サムスカ
Ca 拮抗薬	フェロジピン	ムノバール
抗凝固薬	ワルファリンカリウム	ワーファリン　ワーリン アレファリン

469

薬効分類	成分名	代表的製品名
直接トロンビン阻害薬	ダビガトランエテキシラートメタンスルホン酸塩	プラザキサ
選択的直接作用型第Xa因子阻害薬	リバーロキサバン	イグザレルト
経口FXa阻害薬	アピキサバン	エリキュース
抗真菌薬	ボリコナゾール	ブイフェンド
抗てんかん薬	カルバマゼピン	テグレトール
抗てんかん薬	トピラマート	トピナ
抗てんかん薬	フェニトイン　フェニトインナトリウム　フェニトイン配合剤	アレビアチン
抗てんかん薬	フェノバルビタール　フェノバルビタールナトリウム	フェノバール
抗不整脈薬	アミオダロン塩酸塩	アンカロン
抗不整脈薬	キニジン硫酸塩	硫酸キニジン
抗不整脈薬	ジソピラミド　ジソピラミドリン酸塩	リスモダン
抗不整脈薬	プロパフェノン塩酸塩	プロノン
抗不整脈薬	リドカイン塩酸塩	オリベス
三環系抗うつ薬	アミトリプチリン塩酸塩	トリプタノール　ノーマルン
抗うつ薬	ミルタザピン	レメロン
抗うつ薬	デュロキセチン塩酸塩	サインバルタ
肺動脈性肺高血圧症治療薬	ボセンタン	トラクリア
閉経後骨粗鬆症治療薬	エストラジオール・レボノルゲストレル	ウェールナラ
片頭痛治療薬	エレトリプタン臭化水素酸塩	レルパックス
免疫抑制薬	エベロリムス	サーティカン
免疫抑制薬	シクロスポリン	サンディミュン　ネオーラル
免疫抑制薬	タクロリムス	プログラフ　グラセプター
関節リウマチ治療薬	トファシチニブクエン酸塩	ゼルヤンツ
プロトンポンプインヒビター	エソメプラゾールマグネシウム	ネキシウム
プロトンポンプインヒビター	オメプラゾール	オメプラール
過活動膀胱治療薬	フェソテロジンフマル酸塩	トビエース

大豆イソフラボン soy isoflavones

【名　称】
[和　名] 大豆イソフラボン
[英　名] soy isoflavones
[学　名] *Glycine max*（大豆）

▌概　要

　大豆イソフラボンとは，大豆 *Glycine max* に含まれるファイトケミカルである。女性ホルモン様作用を有することから，機能性食品成分として注目されている。

　大豆に含まれるファイトエストロゲン（植物に含まれるエストロゲン様物質）は，イソフラボン類あるいはイソフラボン配糖体である。具体的には，ゲニステイン genistein（ゲニスチン genistin），ダイゼイン daidzein（ダイジン daidzin），グリシテイン（グリシチン）が主な非配糖体（配糖体）として知られている。大豆イソフラボン類は，エストロゲン受容体（ER）への親和性を有しており，ER に対する調節因子として作用する。また，イソフラボン類による抗酸化作用も報告されている。

　疫学調査や基礎研究，予備的な臨床試験では，大豆製品あるいは大豆イソフラボン類の摂取が乳がんや肺がん，前立腺がんの抑制効果をもつことが示されてきた。また，糖尿病および糖尿病神経障害に対する予防作用も報告されている。その他，大豆イソフラボンによる更年期障害症状の改善作用，骨粗鬆症の予防作用，認知機能の改善作用等が示唆されている。ただし，有意な効果を認めないとするデータも報告されており，各疾患の予防や改善に関する適切な用法・用量を見出すための臨床試験が必要である。特に，乳がんの予防・治療・再発予防における大豆イソフラボンの臨床的意義については，さまざまな議論があり，明確な結論は得られていない。

　通常の食材に由来する成分であり，食品からの摂取に準じる量であれば，許容性は高いと考えられる。適応となる病態に対して適切な品質の製品を用法・用量を守って使用する場合，現時点では特に問題は報告されていない。ただし，大豆に対するアレルギーや過敏症の人は摂取を避ける。また，イソフラボン類は女性

ホルモン様の作用を有するため，妊娠中は念のために避ける。さらに，ホルモン感受性が問題になる病態や疾患でも注意が必要である。

なお，大豆イソフラボンのサプリメントとして，大豆イソフラボングリコシド（配糖体 glycoside）を含有する製品と，大豆イソフラボンアグリコンを主成分とするものがある。グリコシド型に比べて，アグリコン型は，体内に吸収されやすく，血中濃度の上昇をもたらすがアグリコン型の高用量・長期投与による安全性は明らかではない。一方，天然食材に存在する構造であるグリコシド型であれば，安全性は確立されていると考えられる。サプリメントを利用する際，通常の食品からの摂取に準じた量をグリコシド型で摂る場合には問題はないであろう。

2006年5月，本邦の内閣府食品安全委員会は，大豆イソフラボンの安全な一日摂取目安量の上限値として，70〜75 mg/日（大豆イソフラボンアグリコン換算値）を設定した。これは，イタリアでの臨床試験において，閉経後女性を対象に大豆イソフラボン錠剤を150 mg/日の用量にて，5年間投与した結果，子宮内膜増殖症の発症が投与群で有意に高かったことから，大豆イソフラボン（150 mg/日）が，ヒトにおける健康被害の発現が懸念される「影響量」と推測したことによる。そして，試験対象者が閉経後女性のみであることや個人差等を考慮し，150 mg/日の半量である75 mg/日（大豆イソフラボンアグリコン換算値）を臨床試験に基づく安全な摂取目安量の上限値とした。

また，「トクホ（特定保健用食品）」としての大豆イソフラボンについては，1日あたりの摂取上限量をアグリコン量換算で1日あたり30 mgとした。この場合，通常の食事に由来する大豆イソフラボン量を考慮し，それに上乗せして「特定保健用食品」として摂取しても安全な量が30 mgということである。これは，「食事以外の摂取上限量は30 mg」という意味になり，「いわゆる健康食品」であるサプリメントからの摂取上限量がアグリコン換算で30 mg/日とされる根拠である。

その他，妊婦や小児に対する有益性及び有害性については，十分なデータがなく，判断できないというのが食品安全委員会の見解である。

なお，大豆イソフラボンを関与成分とする特定保健用食品では，取扱いに関する指針において，注意事項の表示として，次の事項を表示することとされている。

・妊娠中の方，授乳中の方，乳幼児及び小児は摂取しないこと。

・過剰摂取はしないこと。（イソフラボンを含有する他の特定保健用食品等との併用には注意すること。）

・医療機関にかかっている方は医師に相談すること。

　本邦では「大豆イソフラボンアグリコンの安全な一日摂取目安量の上限値」という表現が一人歩きし，過度に神経質になることが懸念される。例えば，「イソフラボンの摂取により子宮内膜肥厚が生じ，子宮がんのリスクが高まる」といった誤解である。

　一般に，長期間，アグリコンの形で大量に摂取することに対しては，その安全性と有効性のバランスについて，個別に判断が必要である。短期的には，イソフラボンの高用量投与が不妊治療に有用とする臨床データも知られている。具体的には，不妊治療中の女性213名を対象に，1日あたり1,500 mgの大豆イソフラボンあるいは偽薬を投与したところ，妊娠率が16.2％から30.0％に有意的に改善したという（Unfer）。

📍 用途・適応

　更年期障害改善作用　乳がん予防作用　月経前症候群（PMS）改善作用抗酸化作用　抗がん作用

📖 相互作用チェックリスト

［相互作用に注意する医薬品］⇒ ［臨床における対応］

　現時点では，医薬品との相互作用による有害事象は報告されていない。ただし，大豆イソフラボンの有する働きからの推測により，理論的な相互作用の可能性が考えられている。

▶経口避妊薬・ホルモン薬

　⇒併用は慎重に。医師の監視下に関連指標をモニターすること。

▶チトクローム P450 および P 糖タンパク

　チトクローム P450 の分子種のうち，CYP3A に関連する薬剤と P 糖タンパクに関連する薬剤。（CYP や P 糖タンパクと医療用医薬品との関連については巻末の別表参照）

　⇒併用は可能と考えられるが，念のため慎重に。研究データの臨床的意義は不明。

▶パクリタキセル（抗がん薬）

⇒併用は慎重に。医師の監視下に関連指標をモニターすること。

▶抗生物質

⇒併用は慎重に。医師の監視下に関連指標をモニターすること。

解説：相互作用のメカニズム

■経口避妊薬・ホルモン薬

大豆イソフラボンは女性ホルモン様作用を有する。理論的には，大量摂取時に経口避妊薬・抗腫瘍性ホルモン薬（タモキシフェン tamoxifen 等）との併用による影響が想定されるので，念のために注意する（This）。de Lemos らによるレビューでは，大豆のファイトエストロゲン（genistein および daidzein）は，既存の乳がんに対する増殖刺激作用やタモキシフェンに対する拮抗作用を有する可能性があるとされている（de Lemos, Woo）。

その他，男女を問わず，ホルモン感受性が問題になる病態や疾患では，相互作用に注意が必要である。

ラットを用いた基礎研究において，ビオカニン A（biochanin A，イソフラボンの1種）の投与により，タモキシフェンの血中濃度とバイオアベイラビリティの有意な低下が認められた（Singh）。

■チトクローム P450 および P 糖タンパク

臨床研究において，ゲニステインによる CYP3A と P 糖タンパクの誘導が示されている。中国での健常男性 18 名を対象に行われたランダム化二重盲検偽薬対照クロスオーバー試験では，ゲニステイン（1,000 mg/日）を 14 日間投与し，その後，ミダゾラム midazolam 7.5 mg（CYP3A プローブ）とタリノロール talinolol 100 mg（P 糖タンパクプローブ）を単回投与した結果，各プローブ薬剤の AUC と Cmax が有意に低下し，経口クリアランスが増加した。作用機序として，CYP3A と P 糖タンパクの活性誘導が考えられた（Xiao）。

ラットを用いた基礎研究において，葛（クズ，*Pueraria lobata*）由来イソフラボンのプエラリンによる CYP2A1，1A1/2，3A1，2C11，CYP1A2，3A1，2B1 の誘導および CYP3A，2E1，2B1 の阻害（不活性化）が示されている（Guerra）。ただし，臨床的意義は不明である。

基礎研究（*in vitro* 系）では，レッドクローバー（*Trifolium pratense*）由来の

イソフラボンによる CYP1A2，2C19，2C9，3A4 の阻害作用が示されている（Nelsen, Unger）。ただし，臨床的意義は不明である。

■パクリタキセル（抗がん薬）

ラットを用いた基礎研究において，ゲニステインの静注あるいは経口投与によって，パクリタキセル paclitaxel の血中濃度（AUC，Cmax）の増加と，バイオアベイラビリティの亢進が認められた（Li）。臨床的意義は不明であるが，併用時には念のために注意する。

📄 参考文献

- de Lemos ML. Effects of soy phytoestrogens genistein and daidzein on breast cancer growth. Ann Pharmacother 2001; 35: 1118-21.
- Guerra MC, et al. Comparison between chinese medical herb Pueraria lobata crude extract and its main isoflavone puerarin antioxidant properties and effects on rat liver CYP-catalysed drug metabolism. Life Sci. 2000; 67: 2997-3006.
- Lee YB, et al. Soy isoflavones and cognitive function. J Nutr Biochem 2005; 16: 641-9.
- Li X, Choi JS. Effect of genistein on the pharmacokinetics of paclitaxel administered orally or intravenously in rats. Int J Pharm. 2007; 337: 188-93.
- Low Dog T. Menopause: a review of botanical dietary supplements. Am J Med 2005; 118(12 Suppl 2): 98-108.
- Mahady GB. Do soy isoflavones cause endometrial hyperplasia? Nutr Rev 2005; 63: 392-7.
- 内閣府食品安全委員会．大豆イソフラボンを含む特定保健用食品の安全性評価の基本的な考え方．2006 年 5 月．
- Nelsen J, et al. Red clover (Trifolium pratense) monograph: a clinical decision support tool. J Herb Pharmacother. 2002; 2: 49-72.
- Nelson HD, et al. Nonhormonal therapies for menopausal hot flashes: systematic review and meta-analysis. JAMA 2006 May 3; 295(17): 2057-71.
- Ravindranath MH, et al. Anticancer therapeutic potential of soy isoflavone, genistein. Adv Exp Med Biol 2004; 546: 121-65.
- Reinwald S, Weaver CM. Soy isoflavones and bone health: a double-edged sword? J Nat Prod 2006 Mar; 69(3): 450-9.
- Singh SP, et al. Reduced bioavailability of tamoxifen and its metabolite 4-hydroxy-tamoxifen after oral administration with biochanin A (an isoflavone) in rats. Phytother Res. 2012; 26: 303-7.
- This P, et al. Phytoestrogens after breast cancer. Endocr Relat Cancer. 2001; 8: 129-34.
- Unfer V, et al. Phytoestrogens may improve the pregnancy rate in in vitro fertilization-embryo transfer cycles: A prospective, controlled, randomized trial. Fertil Steril. 2004;

82: 1509-13.

- Unger M, Frank A. Simultaneous determination of the inhibitory potency of herbal extracts on the activity of six major cytochrome P450 enzymes using liquid chromatography/mass spectrometry and automated online extraction. Rapid Commun Mass Spectrom. 2004; 18: 2273-81.
- Woo J, et al. Comparison of Pueraria lobata with hormone replacement therapy in treating the adverse health consequences of menopause. Menopause. 2003; 10: 352-61.
- Xiao CQ, et al. Effect of genistein on the activities of cytochrome P450 3A and P-glycoprotein in Chinese healthy participants. Xenobiotica. 2012; 42: 173-8.
- Yamamoto S, et al. Soy, isoflavones, and breast cancer risk in Japan. J Natl Cancer Inst 2003; 95: 906-13.

大豆オリゴ糖 soya-oligosaccharide

【名　称】

[和　名]　大豆オリゴ糖

[英　名]　soya-oligosaccharide

▊ 概　要

大豆オリゴ糖とは，大豆に存在するラフィノース raffinose，スタキオース stachyose，ショ糖 sucrose などの糖類（少糖類）の総称である。生大豆におけるオリゴ糖の含有量（乾燥重量）は，ラフィノース：7.52 g/kg，スタキオース：41.32 g/kg，ショ糖：43.05 g/kg である。これらは水溶性であり，通常は加工処理の過程で副産物中に失われる。

大豆オリゴ糖は，プレバイオティクス prebiotics としての機能性が注目されており，消化酵素の影響を受けず（難消化性）に大腸まで到達し，有用菌であるビフィズス菌を増加させ，悪玉菌を抑制するという特徴を持つ。

基礎研究では，ラフィノースによる抗アレルギー作用や免疫調節作用が示されている。

ヒト臨床研究では，ランダム化比較試験において大豆オリゴ糖による整腸作用が報告されている。

本邦では，大豆オリゴ糖を関与成分とするトクホ（特定保健用食品）が認可されており，「腸内のビフィズス菌を適正に増やし，お腹の調子を良好に保つ食品です」といった表示例がある。また，ラフィノースを関与成分とする特定保健用食品も認可されており，「腸内のビフィズス菌を適正に増やして，お腹の調子を良好に保つ食品です。」といった表示例がある。

一般に，適正使用における許容性は高い。⇒『オリゴ糖』の項

◉ 用途・適応

整腸作用　ビフィズス菌の増加

📖 相互作用チェックリスト

［相互作用に注意する医薬品］⇒［臨床における対応］

現時点では，医薬品との相互作用による有害事象は報告されていない。

📑 参考文献

- Bouhnik Y, et al. The capacity of nondigestible carbohydrates to stimulate fecal bifidobacteria in healthy humans: a double-blind, randomized, placebo-controlled, parallel-group, dose-response relation study. Am J Clin Nutr. 2004; 80: 1658-64.
- Delzenne NM. Oligosaccharides: state of the art. Proc Nutr Soc. 2003; 62: 177-82.
- Donovan GK, et al. Chronic diarrhea and soy formulas. Inhibition of diarrhea by lactose. Am J Dis Child. 1987; 141: 1069-71.
- Gibson GR, et al. Dietary modulation of the human colonic microbiota: introducing the concept of prebiotics. J Nutr. 1995; 125: 1401-12.
- Hamilton-Miller JM. Probiotics and prebiotics in the elderly. Postgrad Med J. 2004; 80: 447-51.
- Macfarlane S, et al. Review article: prebiotics in the gastrointestinal tract. Aliment Pharmacol Ther. 2006; 24: 701-14.
- Moro G, et al. A mixture of prebiotic oligosaccharides reduces the incidence of atopic dermatitis during the first six months of age. Arch Dis Child. 2006; 91: 814-9.
- Moro GE, et al. Effects of a new mixture of prebiotics on faecal flora and stools in term infants. Acta Paediatr Suppl. 2003; 91: 77-9.
- Nagura T, et al. Suppressive effect of dietary raffinose on T-helper 2 cell-mediated immunity. Br J Nutr. 2002; 88: 421-6.
- 名倉泰三, 他. 難消化性オリゴ糖の抗アレルギー免疫調節作用. 腸内細菌学雑誌. 2004；18：7-14.
- Oku T, et al. Comparison of digestibility and breath hydrogen gas excretion of fructo-oligosaccharide, galactosyl-sucrose, and isomalto-oligosaccharide in healthy human subjects. Eur J Clin Nutr. 2003; 57: 1150-6.
- Saavedra JM, et al. Human studies with probiotics and prebiotics: clinical implications. Br J Nutr. 2002; 87: S241-6.
- Scholz-Ahrens KE, et al. Prebiotics, probiotics, and synbiotics affect mineral absorption, bone mineral content, and bone structure. J Nutr. 2007; 137: 838S-46S.
- Sonoyama K, et al. Allergic airway eosinophilia is suppressed in ovalbumin-sensitized Brown Norway rats fed raffinose and alpha-linked galactooligosaccharide. J Nutr. 2005; 135: 538-43.
- Swennen K, et al. Non-digestible oligosaccharides with prebiotic properties. Crit Rev Food Sci Nutr. 2006; 46: 459-71.
- 和田光一, 他. 大豆オリゴ糖の各摂取量によるヒト腸内フローラに及ぼす影響. ビフィ

ズス．1991；5：51-54.
- Wang Q, et al. Change in oligosaccharides during processing of soybean sheet. Asia Pac J Clin Nutr. 2007; 16: 89-94.
- Watanabe H, et al. Reduction of allergic airway eosinophilia by dietary raffinose in Brown Norway rats. Br J Nutr. 2004; 92: 247-55.

タベブイア　Tabebuia

【名　称】

[和　名]　タベブイア

[別　名]　タヒボ，イペ，紫イペ，パウ・ダルコ

[英　名]　Tabebuia, Taheebo, Ipe Roxo, Pau d'arco, Taheebo Tea, Trumpet Bush, Red Lapacho

[学　名]　*Tabebuia avellanedae*（異名 *Tabebuia impetiginosa*, *Tabebuia palmeri*, *Tecoma impetiginosa*），*Tabebuia heptaphylla*（異名 *Bignonia heptaphylla*, *Tabebuia ipe*, *Tecoma ipe*）

▍概　要

　タベブイア（別名パウ・ダルコ）は，南米アマゾン地域を中心に自生するノウゼンカズラ科（Bignoniaceae）タベブイア属の樹木であり，*Tabebuia avellanedae*（タベブイア・アベラネダエ）や *Tabebuia heptaphylla* などが知られている。

　南米の先住民は，パウ・ダルコと呼ばれるノウゼンカズラ科タベブイア属の樹木の樹皮（表皮の内側の内部樹皮）を飲用に用いてきた。パウ・ダルコは，*Tabebuia avellanedae* や *Tabebuia heptaphylla* などの総称である。このうち，*Tabebuia avellanedae* のみをタヒボという場合と，これらを区別せずにタヒボと総称する場合がある。

　タベブイアは，南米において，樹皮（表皮の内側の内部樹皮）抽出物が飲用や薬用にされてきた。ブラジルやアルゼンチンの民間療法では，樹皮（inner bark）抽出物が感染症や消化器病などさまざまな疾患に対して経口投与されてきた。パウ・ダルコの薬用については，1873 年にすでに報告が見られるという。1960 年代に，タベブイアの抗がん作用が注目されたが，その毒性のために中止された経緯がある（Gómez Castellanos）。

　有効成分として，ナフトキノン誘導体のラパコール（lapachol）および β ラパコーン（beta-lapachone）が存在する。

　基礎研究では，抗酸化作用や抗がん作用，創傷治癒促進作用が示されている。また，予備的な臨床研究では，がん患者へのタベブイア（タヒボ）投与による QOL 改善作用が報告されている。ただし，質の高い臨床研究は十分ではない。

用法用量は，確立されていない。チンキ剤では，1回あたり0.5〜1.0 mLを1日3回利用する。

症例シリーズでは，がん患者12例にタベブイア・アベラネダエ粉末5gまたは30gより抽出したタヒボエキスを120日間，毎日経口摂取させた例がある（Bacowsky 2006）。

豊富な食経験を有する成分であり，適正使用における許容性は高いと考えられる。適応となる病態に対して適切な品質の製品を使用する場合，現時点では特に問題は報告されていない。ただし，個別製品の間では主要成分の含有量などに違いがあり，基原植物の確認も必要であろう。現時点では，医薬品との相互作用による有害事象は報告されていない。

📍 用途・適応

抗酸化作用　抗炎症作用　がん患者のQOL改善作用　創傷治癒促進作用

📖 相互作用チェックリスト

［相互作用に注意する医薬品］⇒［臨床における対応］

現時点では，医薬品との相互作用による有害事象は報告されていない。ただし，タベブイアの有する抗血小板作用からの推測により，類似した働きを有する薬剤との理論的な相互作用の可能性が考えられている（Gómez Castellanos, Son）。したがって，このような医薬品と併用する際には，必要に応じて臨床所見や検査指標の経過観察を行う。

📑 参考文献

- Bacowsky H. Short report on intratumoral injection of Taheebo extract in combination with electrochemical treatment (ECT) in 18 patients suffering from cancer of the prostate. 新薬と臨牀. 2005; 54: 1173-1185.
- Bacowsky H. 健常被験者11例の血液検査項目におけるタヒボエキスの影響．新薬と臨牀．2006；55：1615-1624.
- Bacowsky H. 病状および病期が異なる癌患者12例を対象としたタヒボエキスの血液検査項目およびQOLに対する影響．新薬と臨牀．2006；55：1625-1643.
- Bacowsky H. 手術不能な高度進行肝肉腫患者におけるタヒボ30gエキスの連日経口摂取．新薬と臨牀．2006；55：1784-1792.

- Bacowsky H. 転移性進行気管支癌患者において化学療法を併用したタヒボ 30 g エキスの連日経口摂取. 新薬と臨牀. 2006；55：1793-1801.
- Byeon SE, et al. In vitro and in vivo anti-inflammatory effects of taheebo, a water extract from the inner bark of Tabebuia avellanedae. J Ethnopharmacol. 2008; 119: 145-52.
- 海老名卓三郎, 他. 樹木茶タヒボ抽出物の抗腫瘍効果. Biotherapy. 2002；16：321-327.
- Gómez Castellanos JR, et al. Red Lapacho (Tabebuia impetiginosa) — a global ethnopharmacological commodity? J Ethnopharmacol. 2009; 121: 1-13.
- Kim SO, et al. Induction of Egr-1 is associated with anti-metastatic and anti-invasive ability of beta-lapachone in human hepatocarcinoma cells. Biosci Biotechnol Biochem. 2007; 71: 2169-76.
- Kung HN, et al. In vitro and in vivo wound healing-promoting activities of beta-lapachone. Am J Physiol Cell Physiol. 2008; 295: C931-43.
- Kung HN, et al. Involvement of NO/cGMP signaling in the apoptotic and anti-angiogenic effects of beta-lapachone on endothelial cells in vitro. J Cell Physiol. 2007; 211: 522-32.
- Lee JI, et al. beta-lapachone induces growth inhibition and apoptosis in bladder cancer cells by modulation of Bcl-2 family and activation of caspases. Exp Oncol. 2006; 28: 30-5.
- Mukherjee B, et al. Growth inhibition of estrogen receptor positive human breast cancer cells by Taheebo from the inner bark of Tabebuia avellandae tree. Int J Mol Med. 2009; 24: 253-60.
- Queiroz ML, et al. Comparative studies of the effects of Tabebuia avellanedae bark extract and beta-lapachone on the hematopoietic response of tumour-bearing mice. J Ethnopharmacol. 2008; 117: 228-35.
- Son DJ, et al. Inhibitory effects of Tabebuia impetiginosa inner bark extract on platelet aggregation and vascular smooth muscle cell proliferation through suppressions of arachidonic acid liberation and ERK1/2 MAPK activation. J Ethnopharmacol. 2006; 108: 148-51.
- 鈴木郁功, 他. タヒボ茶水抽出物の抗酸化活性. 日本未病システム学会雑誌. 2002；8：218-220.
- Twardowschy A, et al. Antiulcerogenic activity of bark extract of Tabebuia avellanedae, Lorentz ex Griseb. J Ethnopharmacol. 2008; 118: 455-9.
- Woo HJ, et al. Growth inhibition of A549 human lung carcinoma cells by beta-lapachone through induction of apoptosis and inhibition of telomerase activity. Int J Oncol. 2005; 26: 1017-23.
- Yamashita M, et al. Stereoselective synthesis and cytotoxicity of a cancer chemopreventive naphthoquinone from Tabebuia avellanedae. Bioorg Med Chem Lett. 2007; 17: 6417-20.

タモギタケ *Pleurotus cornucopiae*

【名　称】

[和　名] たもぎ茸，タモキノコ，ニレタケ（楡茸），ワカイ

[英　名] Tamogi-take mushroom，golden oyster mushroom，yellow oyster mushroom

[学　名] *Pleurotus cornucopiae*

‖ 概　要

　タモギタケは，北海道や東北の一部に分布するハラタケ目キシメジ科ヒラタケ属のキノコである。主にニレ類の倒木や枯幹枝に発生し，北海道では食用にされる。近年，人工栽培法が確立され，生活習慣病予防のための機能性食品素材として利用されるようになった。

　主な有効成分は多糖類の β グルカンであり，その他，糖アルコールの 1 種であるマンニトール，ビタミン類やミネラル類，各種の脂質が含まれている。

　基礎研究では，ACE 阻害作用および高血圧改善作用，遺伝子損傷抑制作用，フィチン酸分解活性，2 型糖尿病における血糖値抑制作用などが報告されてきた。また，原材料メーカーによって，腫瘍細胞増殖抑制作用や免疫賦活作用，血糖上昇抑制作用が示されている。ただし，ヒトを対象にした質の高い臨床研究は知られていない。

　豊富な食経験を有する食用の成分であり，適正使用における許容性は高いと考えられる。食用あるいはサプリメント摂取に関連して，特に問題は知られていない。ただし，職業性喘息や，タモギタケ栽培キノコ農家における呼吸器障害の症例報告がある。

　現時点では，医薬品との相互作用による有害事象は報告されていない。なお，基礎研究や臨床試験はまだ十分ではなく，今後の研究成果が期待される。

● 用途・適応

　生活習慣病の予防と改善

📖 相互作用チェックリスト

［相互作用に注意する医薬品］⇒［臨床における対応］

　現時点では，医薬品との相互作用による有害事象は報告されていない。

　なお，キノコ類は，抗がん作用を意図して投与されることがある。これは，宿主の免疫能に対する賦活化作用による。有効成分の多糖類は，主に β-1,3-D-グルカンと β-1,6-D-グルカンである。

　がん治療（化学療法・放射線療法）時にタモギタケ含有サプリメントを摂取することが想定される。現時点では，がん治療とタモギタケとの相互作用による有害事象は報告されていない。したがって，「適切な品質管理のもとに製造された製品」を「アレルギー・過敏症を有しない」対象者に，医師の監視下で併用する条件下で，タモギタケ製品をがん治療の補完療法として利用することが考えられる。ただし，有効性や安全性についての評価は，今後の科学的根拠次第で変更となりうる。また，費用対効果の視点からの判断も重要であろう。

📄 参考文献

- El BK, et al. Protective effect of Pleurotus cornucopiae mushroom extract on carbon tetrachloride-induced hepatotoxicity. Jpn J Vet Res. 2009; 57: 109–18.
- Hagiwara SY, et al. A phytochemical in the edible Tamogi-take mushroom (Pleurotus cornucopiae), D-mannitol, inhibits ACE activity and lowers the blood pressure of spontaneously hypertensive rats. Biosci Biotechnol Biochem. 2005; 69: 1603–5.
- Jang JH, et al. Characterisation of a new antihypertensive angiotensin I-converting enzyme inhibitory peptide from Pleurotus cornucopiae. Food Chem. 2011; 127: 412–8.

タンパク質分解酵素 proteolytic enzyme

【名　称】

　　[和　名]　タンパク質分解酵素

　　[英　名]　proteolytic enzyme

▌概　要

　タンパク質分解酵素は，抗炎症作用や免疫調節作用を有し，サプリメントや医薬品の有効成分として利用されている。サプリメントでは，パパイア由来のパパイン papain やパイナップル由来のブロメライン bromelain を有効成分とする製品が知られている。

　タンパク質分解酵素活性を応用した補完医療は，1960年代にドイツにおいて試みられた。基礎研究や臨床研究によって，パパインやブロメライン，パンクレアチン pancreatin，トリプシン trypsin，キモトリプシン chymotrypsin といった酵素剤が利用され，抗炎症作用や免疫調節作用，がん補完療法としての作用が報告されている（Beuth, Gujral, Wald）。一方，パパイン，トリプシン，キモトリプシンの複合酵素製剤を投与しても，放射線療法後の急性毒性は改善されなかったとするランダム化偽薬対照試験が知られている（Martin）。

　タンパク質分解酵素は，炎症巣および周辺の壊死組織や変性タンパク質，フィブリン様物質を非特異的に分解し，炎症部分における微小循環を改善することで，抗炎症作用を示す。また，ブラジキニン等の炎症惹起性ポリペプチドを分解し，腫脹を緩解する。その他，TNF や IL-6 等といった細胞障害性サイトカイン類の産生を促進することによる抗炎症作用も考えられる（Desser）。

　サプリメントでは，パパイア抽出物やパイナップル抽出物が用いられる。パパイアの未熟果実や葉，種子にはパパインが含まれる。ブロメラインは，パイナップルに含まれるタンパク質分解酵素の１種であり，本邦では既存添加物として扱われ，パイナップルの果実あるいは根茎から抽出して得られる。

　本邦では，ブロメラインおよびトリプシンを有効成分とする医薬品（キモタブ）が1960年代に承認（薬価収載）され，2011年まで炎症緩解用酵素製剤として利用されていた。この医薬品の効能効果は，「次の疾患・症候における腫脹の緩解　・手術後及び外傷後　・乳汁うっ滞（乳房マッサージ及び搾乳を行ってい

る場合）」であった。

　現在，ブロメラインやパンクレアチンを有効成分とする医薬品が，緩解用酵素製剤や消化酵素剤として利用されている。

　伝統医療で利用されてきた成分であり，適応となる病態に対して適切な品質の製品を使用する場合，許容性は高いと考えられる。現時点では，特に重篤な副作用や有害事象は報告されていない。ただし，副作用として，胃部不快感や食欲不振等の消化器系症状，発疹等の皮膚症状，鼻出血・血痰等の出血傾向を生じることがある。

　⇒『パパイア』の項

● 用途・適応

抗炎症作用　免疫調節作用

📖 相互作用チェックリスト

［相互作用に注意する医薬品］⇒［臨床における対応］

▶ワルファリン・抗凝固薬

　タンパク質分解酵素の有する働きからの推測により，理論的な相互作用の可能性が考えられている。

　⇒併用は可能と考えられる。ただし，医師の監視下に関連指標をモニターすること。

💹 解説：相互作用のメカニズム

■ワルファリン・抗凝固薬

　タンパク質分解酵素製剤は，フィブリン溶解作用を有するため，抗凝固薬との併用によって理論的には相加作用を生じうる。また，パパイア抽出物とワルファリンとの相互作用を否定できない症例が報告されている（Chan, Izzo）。したがって，これらの医薬品と併用する際には，必要に応じて臨床所見や検査指標の経過観察を行う。

参考文献

- Beuth J, et al. Impact of complementary oral enzyme application on the postoperative treatment results of breast cancer patients--results of an epidemiological multicentre retrolective cohort study. Cancer Chemother Pharmacol. 2001; 47 Suppl: S45-54.
- Chan HT, et al. Effect of herbal consumption on time in therapeutic range of warfarin therapy in patients with atrial fibrillation. J Cardiovasc Pharmacol. 2011; 58: 87-90.
- Desser L, et al. Induction of tumor necrosis factor in human peripheral-blood mononuclear cells by proteolytic enzymes. Oncology. 1990; 47: 475-7.
- Desser L, et al. Proteolytic enzymes and amylase induce cytokine production in human peripheral blood mononuclear cells in vitro. Cancer Biother. 1994; 9: 253-63.
- Gujral MS, et al. Efficacy of hydrolytic enzymes in preventing radiation therapy-induced side effects in patients with head and neck cancers. Cancer Chemother Pharmacol. 2001; 47 Suppl: S23-8.
- Izzo AA, et al. Cardiovascular pharmacotherapy and herbal medicines: the risk of drug interaction. Int J Cardiol. 2005; 98: 1-14.
- Martin T, et al. Does prophylactic treatment with proteolytic enzymes reduce acute toxicity of adjuvant pelvic irradiation? Results of a double-blind randomized trial. Radiother Oncol. 2002; 65: 17-22.
- Tysnes BB, et al. Bromelain reversibly inhibits invasive properties of glioma cells. Neoplasia. 2001; 3: 469-79.
- Wald M, et al. Mixture of trypsin, chymotrypsin and papain reduces formation of metastases and extends survival time of C57Bl6 mice with syngeneic melanoma B16. Cancer Chemother Pharmacol 2001; 47 Suppl: S16-S22.

チェストツリー *Vitex agnus-castus*

【名　称】

[和　名] イタリアニンジンボク，セイヨウニンジンボク，チェストツリー，
チェストベリー

[英　名] Chaste tree，Monk's Pepper

[学　名] *Vitex agnus-castus*

▌概　要

チェストツリーは，欧州の伝統医療で用いられてきたクマツヅラ科の薬用植物である。薬用部分は果実，種子，葉で，果実には各種のフラボノイド類 flavonoids（casticin など），イリドイド類 iridoids を含む。精油成分としてリモネン limonene，シネオール cineol，ピネン pinene，サビネン sabinene などが存在する。

果実抽出物が，月経前症候群（PMS），月経不順，黄体機能不全症，高プロラクチン血症，不妊症，尋常性ざ瘡（にきび），更年期障害などの婦人科系疾患に利用されてきた。

ドイツのコミッションＥは，チェストツリーの適応として，月経不順や月経前症候群，乳房痛をあげている。

チェストツリーの働きは黄体と類似していると考えられ，黄体形成ホルモンや卵胞刺激ホルモンに影響を与えることなく，ドーパミンを介してプロラクチン分泌を調整する。βエンドルフィンやオピオイド受容体への結合を介した作用も有する。臨床研究では，月経前症候群（PMS）に伴う症状（乳房痛，神経症状，頭痛，便秘）の改善効果，月経前不快気分障害（premenstrual dysphoric disorder；PMDD）の改善効果などが知られている。また，黄体機能不全および月経不順による不妊症の患者において，チェストツリー抽出物による妊娠の増加が報告されている。

これまでの臨床研究では，婦人科系疾患に対する有効性が報告されている（Born, Girman, Mancho, Veal）。

まず，月経前症候群（PMS）患者を対象に，チェストツリー果実抽出物を3月経周期にわたって投与した二重盲検偽薬対照ランダム化比較試験において

PMS 症状（乳房痛，神経症状，頭痛，便秘）改善効果が認められた（Schellenberg 2001）。多施設共同臨床試験でも，PMS に対する有効性が示されている（Berger, Loch）。

例えば，2012 年にドイツから報告された多施設共同ランダム化偽薬対照二重盲検試験では，18 歳から 25 歳までの PMS 患者 62 名を対象に，偽薬あるいは8 mg，20 mg，30 mg のチェストツリー抽出物が，3 周期の生理期間中に投与された結果，VSA スケールにおいて PMS 関連症状の有意な改善が認められた。この試験では，20 mg が最も有効であり，合理的な投与量とされた（Schellenberg 2012）。また，2013 年にイタリアから報告されたオープンラベル試験では，PMS 患者 107 名を対象に，40 mg のチェストツリー抽出物が 3 カ月間投与され，100 名が試験を完了し，66 名において PMS 症状の顕著な減少（改善）が認められた。26 名は軽度の改善，8 名は変化なし，であった（Ambrosini）。

チェストツリー抽出物による PMS 改善効果は，アジア人でも示されている。具体的には，2010 年に中国から報告されたランダム化二重盲検偽薬対照試験では，PMS 症状を有する中国人 67 名を対象に，3 周期の生理期間中，チェストツリー抽出物あるいは偽薬が投与され，64 名（実薬 31 名，偽薬 33 名）が試験を完了し，17 項目の PMS 症状スコア中 16 項目において，偽薬群よりも実薬群のほうが有意な改善を示した（Ma）。

月経前不快気分障害（premenstrual dysphoric disorder；PMDD）患者を対象にしたランダム化比較試験において，チェストツリー抽出物は，医薬品フルオキセチン（Fluoxetine；SSRI（選択的セロトニン再取り込み阻害薬）の 1 種）と同等の効果が認められた。具体的には，トルコにおいて，DSM-IV により PMDD と診断された被験者 41 名を対象に，アウトカムとして Penn daily symptom report（DSR），Hamilton depression rating scale（HAM-D），the clinical global impression-severity of illness（CGI-SI）といった指標を解析した結果，症状が改善した被験者の割合は，フルオキセチン投与群では 68.4%（13 名），チェストツリー抽出物投与群では 57.9%（11 名）であった（Atmaca）。

黄体機能不全および月経不順による不妊症の患者を対象にしたランダム化二重盲検偽薬対照試験において，チェストツリー抽出物による妊娠の増加が報告されている。具体的には，ランダム化偽薬対照二重盲検試験として，不妊症の女性96 名（続発性無月経症 38 名，黄体機能不全 31 名，特発性不妊症 27 名）を対象

チ

チェストツリー

に，チェストツリー抽出物あるいは偽薬が3カ月間投与され，66名が評価対象となり，アウトカムとしての妊娠あるいは生理が31名に見出された。偽薬群（36.0%）と比べて，チェストツリー抽出物投与群（57.6%）において，アウトカム（妊娠あるいは生理）に達した被験者の割合が有意に多かったという（Gerhard）。介入期間中15名（無月経症7名，特発性不妊症4名，黄体機能不全4名）に妊娠が認められ，偽薬群に比べてチェストツリー投与群での妊娠の割合は2倍であった。

その他，欧州の民間療法では，チェストツリーが乳汁（母乳）分泌促進目的で用いられてきたが，臨床試験によるデータは十分ではない（Roemheld-Hamm）。また，性欲抑制目的での利用が知られているが，この作用を支持する臨床研究は知られていない（Roemheld-Hamm）。

臨床試験では，チェストツリー果実抽出物が20 mg/日の用量で数週間から数カ月間投与されている。

適正使用における許容性は高い。稀に，悪心・嘔吐などの消化器系症状，頭痛，めまい，口腔乾燥，月経不順，にきび，発疹，掻痒感といった副作用を生じることがある。

♀ 用途・適応

月経前症候群（PMS）　不妊症　月経不順　黄体機能不全症　高プロラクチン血症　尋常性ざ瘡（にきび）　更年期障害

📖 相互作用チェックリスト

［相互作用に注意する医薬品］⇒ ［臨床における対応］

現時点では，医薬品・サプリメント・食品との相互作用による有害事象は報告されていない。ただし，チェストツリーの有する働きからの推測により，理論的な相互作用の可能性が考えられている。

▶ **ドパミン作動薬およびドパミン拮抗薬**

⇒併用は可能と考えられるが，念のため慎重に。研究データの臨床的意義は不明。

▶ **女性ホルモン製剤**

⇒併用は慎重に。医師の監視下に関連指標をモニターすること。

▶チトクローム P450

チトクローム P450 の分子種のうち，CYP2C19 および CYP3A4 に関連する薬剤。（CYP と医療用医薬品との関連については巻末の別表参照）

⇒併用は可能と考えられるが，念のため慎重に。研究データの臨床的意義は不明。

🌀 解説：相互作用のメカニズム

■ドパミン作動薬およびドパミン拮抗薬

ラット下垂体細胞系を用いた *in vitro* 系において，チェストツリー抽出物によるドパミン作動薬としての作用が示されている（Jarry）。チェストツリー抽出物は，ドパミン作用を有しており，ドパミン作動薬や拮抗薬との併用による相互作用が想定される（Meier, Nasri）。

■女性ホルモン製剤

チェストツリーは，ホルモン様作用を有しているため，女性ホルモン様作用を有する医薬品との併用は，念のために注意する。必要に応じてモニタリングを行う。なお，相互作用による有害事象は知られていない。

■チトクローム P450

基礎研究（*in vitro* 系）において，チェストツリー投与による CYP2C19 および CYP3A4 への影響が示唆されている（Ho）。このデータの臨床的意義は不明であるが，理論的には，CYP2C19 あるいは CYP3A4 を介した医薬品との相互作用が推測される。

📄 参考文献

- Ambrosini A, et al. Use of Vitex agnus-castus in migrainous women with premenstrual syndrome: an open-label clinical observation. Acta Neurol Belg. 2013; 113: 25–9.
- Atmaca M, et al. Fluoxetine versus Vitex agnus castus extract in the treatment of premenstrual dysphoric disorder. Hum Psychopharmacol. 2003; 18: 191–5.
- Berger D, et al. Efficacy of Vitex agnus castus L. extract Ze 440 in patients with premenstrual syndrome (PMS). Arch Gynecol Obstet. 2000; 264: 150–3.
- Born L, et al. Current management of premenstrual syndrome and premenstrual dysphoric disorder. Curr Psychiatry Rep. 2001; 3: 463–9.
- Gerhard I I, et al. Mastodynon (R) bei weiblicher Sterilitat. Forsch Komplementarmed.

1998; 5: 272-278.

- Girman A, et al. An integrative medicine approach to premenstrual syndrome. Am J Obstet Gynecol. 2003; 188: S56-65.
- Ho SH, et al. The effects of commercial preparations of herbal supplements commonly used by women on the biotransformation of fluorogenic substrates by human cyto-chromes P450. Phytother Res. 2011; 25: 983-9.
- Jarry H, et al. In vitro prolactin but not LH and FSH release is inhibited by compounds in extracts of Agnus castus: direct evidence for a dopaminergic principle by the dopa-mine receptor assay. Exp Clin Endocrinol. 1994; 102: 448-54.
- Loch EG, et al. Treatment of premenstrual syndrome with a phytopharmaceutical for-mulation containing Vitex agnus castus. J Womens Health Gend Based Med. 2000; 9: 315-20.
- Ma L, et al. Evaluating therapeutic effect in symptoms of moderate-to-severe premen-strual syndrome with Vitex agnus castus (BNO 1095) in Chinese women. Aust N Z J Obstet Gynaecol. 2010; 50: 189-93.
- Mancho P, et al. Chaste tree for premenstrual syndrome. An evolving therapy in the United States. Adv Nurse Pract. 2005; 13: 43-4.
- Meier B, et al. Pharmacological activities of Vitex agnus-castus extracts in vitro. Phyto-medicine. 2000; 7: 373-81.
- Nasri S, et al. The effects of Vitex agnus castus extract and its interaction with dopami-nergic system on LH and testosterone in male mice. Pak J Biol Sci. 2007; 10: 2300-7.
- Roemheld-Hamm B. Chasteberry. Am Fam Physician. 2005; 72: 821-4.
- Schellenberg R. Treatment for the premenstrual syndrome with agnus castus fruit ex-tract: prospective, randomised, placebo controlled study. BMJ. 2001; 322: 134-7.
- Schellenberg R, et al. Dose-dependent efficacy of the Vitex agnus castus extract Ze 440 in patients suffering from premenstrual syndrome. Phytomedicine. 2012; 19: 1325-31.
- Veal L. Complementary therapy and infertility: an Icelandic perspective. Complement Ther Nurs Midwifery. 1998; 4: 3-6.

茶 *Camellia sinensis*

【名　称】

[和　名]　茶，紅茶，緑茶，ウーロン(烏龍)茶

[英　名]　tea，black tea，green tea，oolong tea

[学　名]　*Camellia sinensis*

∥概　要

　茶は，いずれもツバキ科の *Camellia sinensis*（カメリア・シネンシス）の葉から作られる。紅茶 black tea，緑茶 green tea，ウーロン(烏龍)茶 oolong tea の違いは，発酵の程度に由来する。

　紅茶は発酵茶，ウーロン茶は半発酵茶である。緑茶は，摘み立ての茶葉を加熱処理した不発酵茶であり，葉に由来するビタミンなどの成分を多く含む。

　共通する有効成分は，カテキン類，タンニン類，その他のファイトケミカル類（ポリフェノール類），カフェインである。緑茶には，アミノ酸の1種であるテアニンが有意に存在する。茶カテキンは発酵による影響を受けるため，緑茶での含有量が多い。茶の有効成分は，発酵の度合い，茶の木の栽培方法や茶摘みの時期，利用する葉の部位，製茶方法によって相違がある。

　茶カテキンは，基礎研究や疫学調査によって抗がん作用が報告されてきた。また，近年ではカテキンによる抗肥満作用が知られている。紅茶ポリフェノールに関しては，抗酸化作用や抗炎症作用に基づく心臓病予防作用・生活習慣病予防作用が報告されてきた。ウーロン茶では，ポリフェノールを関与成分とするトクホ（特定保健用食品）が製品化されている。

　豊富な食経験を有する食用の成分であり，一般に，許容性は高い。なお，カメリア・シネンシスの葉以外に由来する製品においても，「茶」や「ティー（tea）」といった表現が用いられる。各種のハーブ茶，ハーブティー，健康茶などがある。⇒『カテキン』および『テアニン』の項

● 用途・適応

　生活習慣病の予防

📖 相互作用チェックリスト

[相互作用に注意する医薬品] ⇒ [臨床における対応]

　緑茶の機能性が広く知られるようになり，欧米でも緑茶飲料や緑茶成分含有サプリメントが用いられるようになってきた。そして，欧米では，いわゆる'緑茶'製品と，一部の医薬品との相互作用が示唆されている。

　ただし，これらの症例報告は，個別の緑茶製品に特有の問題と考えられ，茶（緑茶）全般への注意喚起は疑問と考えられる。

　なお，緑茶にはビタミンKも含まれるため，食生活を大きく変化させることになる一時的な大量の摂取による相互作用は生じうる。

　その他，緑茶にも含まれるカフェインは，一部の医薬品との相互作用が知られている。カフェインは，水溶性であり，1杯目の緑茶には多く含有されるが，2杯目以降には少ない。

▶**チトクローム P450 および P 糖タンパク**

　チトクローム P450 の分子種のうち，CYP2B6，2C8，2C9，2C19，2D6，3A4 に関連する薬剤。P糖タンパクに関連する薬剤。(CYP，P糖タンパクと医療用医薬品との関連については巻末の別表参照)

　⇒併用は可能と考えられるが，念のため慎重に。研究データの臨床的意義は不明。

▶**ワルファリン**

　⇒併用は可能と考えられる。ただし，医師の監視下に関連指標をモニターすること。

▶**スタチン剤**

　⇒併用は可能と考えられる。ただし，医師の監視下に関連指標をモニターすること。

▶**タクロリムス tacrolimus（免疫抑制薬）**

　⇒併用は慎重に。医師の監視下に関連指標をモニターすること。

▶**スニチニブ sunitinib（抗がん薬）**

　⇒併用は念のために避ける。

▶**ナドロール nadolol（β ブロッカー）**

　⇒併用は慎重に。医師の監視下に関連指標をモニターすること。

▶**ボルテゾミブ bortezomib（プロテアソーム阻害薬）**

　⇒併用は念のために避ける。ただし，研究データの臨床的意義は必ずしも明確

ではない。

解説：相互作用のメカニズム

■チトクローム P450 および P 糖タンパク

ラットを用いた基礎研究において，中国茶（'Wuniu early tea', *Camellia sinensis*）投与によって，CYP2C9 活性の阻害作用が見出された（Xu）。また，CYP1A2，CYP2C19，CYP2B6 の活性には有意な影響は示されなかった。このデータの臨床的意義は不明であるが，理論的には，茶製品によって，CYP2C9 を介した医薬品との相互作用が推測される。

ラットを用いた基礎研究において，緑茶抽出物投与によるシンバスタチン（CYP3A 基質）の AUC 増大作用が示されている（Misaka）。

また，*in vitro* 系において，緑茶による CYP3A4 活性阻害作用が見出されているが，臨床的意義は不明である（Engdal）。

さらに，ヒト肝ミクロソームを用いた *in vitro* 系において，市販の緑茶抽出物製品を検証した研究では，12 製品中 8 製品が CYP3A4 阻害作用を示したという（Wanwimolruk）。

基礎研究（ラットやヒト肝ミクロソーム）において，緑茶カテキン（EGCG）により CYP3A および P 糖タンパクの活性が阻害されたと報告されている（Choi, Chung）。例えば，ラットにおいて，EGCG の投与による CYP3A 活性阻害の結果，verapamil の AUC が増大したという（Chung）。

その他，*in vitro* 系（ヒト肝およびヒト腸ミクロソーム）にて，EGCG 投与により CYP2B6，CYP2C8，CYP2C19，CYP2D6，CYP3A の活性が阻害された（Misaka）。

以上のデータの臨床的意義は明確ではないが，併用は念のため慎重に。

■ワルファリン

緑茶の大量摂取により，緑茶由来のビタミン K がワルファリンの作用を阻害したという症例報告が複数知られている（Cheng, Taylor）。例えば，心臓弁置換術後にワルファリンを服用していた 44 歳の白人男性の例では，INR が 3.79 や 3.20 であったが，1 日あたり半ガロン（約 2 L）の緑茶摂取を継続したところ，INR が 1.14 や 1.37 へと低下し，緑茶の中止によって 2.55 へ回復した（Taylor）。

ワルファリン服用中は，緑茶などビタミン K を含む食品の摂取量が大きく変

動しないように注意が必要である。併用は可能であるが，医師の監視下に関連指標をモニターすること。

■スタチン薬

欧州において，脂質異常症と高血圧を有する61歳男性が，スタチン薬（10 mg/日）を服用中に緑茶を摂取したところ，筋痛症の症状を呈し，緑茶との相互作用によるシンバスタチンの血中濃度上昇による有害事象が示唆されたという（Werba）。

■タクロリムス tacrolimus（免疫抑制薬）

イタリアにおいて，腎移植後にタクロリムス（1mg/日）を服用していた58歳男性において，緑茶摂取により血中タクロリムス値が上昇，緑茶摂取の中止によて回復したという症例が知られている（Vischini）。因果関係は必ずしも明確ではないが，併用時には関連指標をモニタリングする。

■スニチニブ sunitinib（抗がん薬）

スニチニブにより治療中の患者が，緑茶の摂取により相互作用を生じ，スニチニブの効果が減弱したという症例報告がある（Ge）。ラットを用いた基礎研究では，EGCG の投与によって，スニチニブの血中濃度が低下し，生物学的利用能の阻害が認められたという（Ge）。

■ナドロール nadolol（βブロッカー）

ナドロールは，複数の薬物トランスポーターの基質となり，肝チトクロームで代謝されることはない。ラットを用いた基礎研究では，緑茶抽出物あるいはEGCG の前投与によって，ナドロールの AUC が有意に低下することが示されている。作用機序として，EGCG による腸管でのナドロール吸収阻害作用が考えられている（Misaka）。相互作用による有害事象の報告は知られていないが，併用は慎重に。医師の監視下に関連指標をモニターすること。

■ボルテゾミブ bortezomib（プロテアソーム阻害薬）

ボルテゾミブは，プロテアソーム阻害薬であり，多発性骨髄腫の治療薬である。基礎研究（ヒト多発性骨髄腫細胞を用いた *in vitro* 系およびマウスを用いた *in vivo* 系）において，緑茶ポリフェノール（特にEGCG）により，ボルテゾミブの作用が阻害されたという（Golden）。

参考文献

- Cheng TO. Green tea may inhibit warfarin. Int J Cardiol. 2007; 115: 236.
- Choi JS, Burm JP. Effects of oral epigallocatechin gallate on the pharmacokinetics of nicardipine in rats. Arch Pharm Res. 2009; 32: 1721-5.
- Chung JH, et al. Effects of oral epigallocatechin gallate on the oral pharmacokinetics of verapamil in rats. Biopharm Drug Dispos. 2009; 30: 90-3.
- Engdal S and Nilsen OG. In vitro inhibition of CYP3A4 by herbal remedies frequently used by cancer patients. Phytother Res. 2009; 23: 906-12.
- Ge J, et al. Interaction of green tea polyphenol epigallocatechin-3-gallate with sunitinib: potential risk of diminished sunitinib bioavailability. J Mol Med (Berl). 2011; 89: 595-602.
- Golden EB, et al. Green tea polyphenols block the anticancer effects of bortezomib and other boronic acid-based proteasome inhibitors. Blood. 2009; 113: 5927-37.
- Misaka S, et al. Effects of green tea catechins on cytochrome P450 2B6, 2C8, 2C19, 2D6 and 3A activities in human liver and intestinal microsomes. Drug Metab Pharmacokinet. 2013; 28: 244-9.
- Misaka S, et al. Green tea extract affects the cytochrome P450 3A activity and pharmacokinetics of simvastatin in rats. Drug Metab Pharmacokinet. 2013; 28: 514-8.
- Misaka S, et al. Effects of green tea extract and (-)-epigallocatechin-3-gallate on pharmacokinetics of nadolol in rats. Phytomedicine. 2013; 20: 1247-50.
- Taylor JR, Wilt VM. Probable antagonism of warfarin by green tea. Ann Pharmacother. 1999; 33: 426-8.
- Vischini G, et al. Increased plasma levels of tacrolimus after ingestion of green tea. Am J Kidney Dis. 2011; 58: 329.
- Wanwimolruk S, et al. Variable inhibitory effect of different brands of commercial herbal supplements on human cytochrome P-450 CYP3A4. Drug Metabol Drug Interact. 2009; 24: 17-35.
- Werba JP, et al. The effect of green tea on simvastatin tolerability. Ann Intern Med. 2008; 149: 286-7.
- Xu RA, et al. Effect of Repeated Wuniu Early Tea Administration on the CYP450 Activity Using a Cocktail Method. Indian J Pharm Sci. 2013; 75: 94-8.

チャーガ *Inonotus obliquus*

【名　称】

[和　名] カバノアナタケ，白樺茸，チャーガ
[英　名] chaga, chagi
[学　名] *Inonotus obliquus*

▌概　要

チャーガは，ロシアを中心とした寒冷地にて採取されるキノコ類の1種であり，本邦では北海道で見出されるという。カバノアナタケあるいは白樺茸とも呼ばれる。

免疫賦活作用を持つβグルカンが豊富に含まれ，また，高い抗酸化作用をもつことから，抗腫瘍作用が期待されている。

基礎研究では，チャーガ由来の多糖類によるB細胞およびマクロファージの活性化作用，抗がん作用が報告された (Kim)。また，抗酸化作用や抗炎症作用も示されている (Park)。さらに，放射線防御効果や抗ウイルス作用，ヒスタミン遊離抑制作用，血小板凝集抑制作用といったデータも示唆されている (Hyun)。

シベリア地域では伝統療法としてチャーガが利用されてきた (Saar)。例えば，がんに対する民間療法として用いられたり，抗がん薬や放射線療法の副作用を軽減するために利用されたりしてきたという。

伝統医療で用いられてきた薬用成分であり，許容性は高いと考えられる。適応となる病態に対して適切な品質の製品を用法・用量を守って使用する場合，現時点では特に問題は報告されていない。

ただし，基礎研究や臨床試験はまだ十分ではなく，今後の研究成果が期待される。

♦ 用途・適応

免疫賦活作用　抗酸化作用　血小板凝集抑制作用　ヒスタミン遊離抑制作用
抗ウイルス作用

📖 相互作用チェックリスト

［相互作用に注意する医薬品］⇒［臨床における対応］

現時点では，医薬品との相互作用による有害事象は報告されていない。ただし，チャーガの有する働きからの推測により，理論的な相互作用の可能性が考えられている。

▶抗凝固薬・血小板機能抑制薬

⇒併用は可能と考えられるが，念のため慎重に。研究データの臨床的意義は不明。

▶がん治療（化学療法・放射線療法）

⇒併用は可能と考えられるが，念のため慎重に。医師の監視下に関連指標をモニターすること。

📖 解説：相互作用のメカニズム

■抗凝固薬・血小板機能抑制薬

チャーガのエタノール抽出物による血小板凝集抑制作用が報告されている。チャーガに由来する365Daのペプチドが血小板凝集抑制能をもつという(Hyun)。ただし，臨床的意義は明確ではなく，ヒトにおけるデータは報告されていない。

理論的には，抗凝固薬・血小板機能抑制薬等との併用による相加作用・相乗作用が想定される。

■がん治療（化学療法・放射線療法）

現時点では，がん治療とチャーガとの相互作用による有害事象は報告されていない。したがって，「適切な品質管理のもとに製造された製品」を「アレルギー・過敏症を有しない」対象者に，医師の監視下で併用する場合，チャーガ製品をがん治療の補完療法として利用することが考えられる。ただし，有効性や安全性についての評価は，今後の科学的根拠次第で変更となりうる。例えば，チャーガは抗酸化作用を有することから，理論的には，チャーガの大量投与が化学療法や放射線療法の効果と拮抗する可能性も否定できない。さらに，費用対効果の視点からの判断も重要であろう。

参考文献

- Hyun KW, et al. Isolation and characterization of a novel platelet aggregation inhibitory peptide from the medicinal mushroom, Inonotus obliquus. Peptides. 2006; 27: 1173-8.
- Kim YO, et al. Anti-cancer effect and structural characterization of endo-polysaccharide from cultivated mycelia of Inonotus obliquus. Life Sci. 2006; 79: 72-80.
- Kim YO, et al. Immuno-stimulating effect of the endo-polysaccharide produced by submerged culture of Inonotus obliquus. Life Sci 2005; 77: 2438-56.
- Park YM, et al. In vivo and in vitro anti-inflammatory and anti-nociceptive effects of the methanol extract of Inonotus obliquus. J Ethnopharmacol 2005; 101: 120-8.
- Saar M. Fungi in Khanty folk medicine. J Ethnopharmacol 1991; 31: 175-9.

チロソール tyrosol

【名 称】
［和 名］ チロソール
［英 名］ tyrosol

‖ 概 要

　チロソール tyrosol およびヒドロキシチロソール hydroxytyrosol は，オリーブ果実に含まれるポリフェノール類である。オリーブオイルの抗酸化作用は，チロソール，ヒドロキシチロソール，オレユロペン oleuropein といった有効成分による働きである（Vissers, Wahle, Weinbrenner）。ヒトの体内動態についても臨床試験による検証が行われている（Miro-Casas, Tuck）。

　チロソールおよびヒドロキシチロソールは，強い抗酸化作用を有しており，LDL コレステロール酸化抑制，チロシナーゼ活性阻害によるメラニン産生抑制といった作用が報告されてきた（Marrugat, Owen）。近年，皮膚に対する美容目的（美肌・美白）を目的としたサプリメントの利用が行われている。

　通常の食材に由来する成分であり，許容性は高いと考えられる。適応となる病態に対して適切な品質の製品を用法・用量を守って使用する場合，現時点では特に問題は報告されていない。

用途・適応

抗酸化作用　生活習慣病予防　メラニン産生抑制　美白・美肌作用

相互作用チェックリスト

［相互作用に注意する医薬品］⇒［臨床における対応］

　現時点では，医薬品との相互作用による有害事象は報告されていない。

参考文献

- Covas MI, et al. Bioavailability of tyrosol, an antioxidant phenolic compound present in wine and olive oil, in humans. Drugs Exp Clin Res 2003; 29: 203-6.
- Marrugat J, et al. Effects of differing phenolic content in dietary olive oils on lipids and LDL oxidation ── a randomized controlled trial. Eur J Nutr 2004; 43: 140-7.
- Miro-Casas E, et al. Tyrosol and hydroxytyrosol are absorbed from moderate and sustained doses of virgin olive oil in humans. Eur J Clin Nutr 2003; 57: 186-90.
- Owen RW, et al. Olives and olive oil in cancer prevention. Eur J Cancer Prev 2004 Aug; 13: 319-26.
- Tuck KL, Hayball PJ. Major phenolic compounds in olive oil: metabolism and health effects. J Nutr Biochem 2002; 13: 636-644.
- Vissers MN, et al. Bioavailability and antioxidant effects of olive oil phenols in humans: a review. Eur J Clin Nutr 2004; 58: 955-65.
- Wahle KW, et al. Olive oil and modulation of cell signaling in disease prevention. Lipids 2004; 39: 1223-31.
- Weinbrenner T, et al. Bioavailability of phenolic compounds from olive oil and oxidative/antioxidant status at postprandial state in healthy humans. Drugs Exp Clin Res 2004; 30: 207-12.

月見草 *Oenothera biennis*

【名　称】

[和　名]　月見草（ツキミソウ）

[英　名]　evening primrose

[学　名]　*Oenothera biennis*

▌概　要

　月見草は，北米原産のアカバナ科マツヨイグサ属の植物である。月見草の種子から得られる脂質（月見草種子油 evening primrose seed oil）が，伝統的に薬用・食用に用いられてきた。

　月見草種子油には，γリノレン酸（GLA，gamma linolenic acid），リノール酸，ビタミンＥが含まれる。月見草種子油の薬理作用はGLAに依存する部分が大きく，抗炎症作用が知られている。例えば，GLAは，IL-1β産生を抑制することで関節リウマチへの効果が期待できる。また，GLAは，DGLA（dihomo-gammalinolenic acid）に代謝され，抗炎症作用を示す。この作用のため，月見草種子油が関節リウマチやアトピー性皮膚炎に利用される。

　PMS（月経前症候群）やADHD（注意欠陥多動性障害 attention deficit hyper-activity disorder）といった病態では，GLAあるいはDGLA等の脂肪酸の体内濃度が低下しているという報告がある。そこで，月見草種子油が，PMSやADHDに対しても用いられてきた。

　月見草種子油の薬理作用として，血小板凝集抑制作用，脂質代謝改善作用，抗エストロゲン作用，糖尿病神経障害予防作用に関する報告がある。

　臨床試験では，関節リウマチ，PMS（月経前症候群），乳房痛，アトピー性皮膚炎，骨粗鬆症，ADHD（注意欠陥多動性障害）といった疾患に対する月見草種子油の働きが検証されてきた。

　まず，乳房痛に対する効果が報告されている。具体的には，イブニングプリムローズ種子油の摂取により，周期性乳房痛患者の45％，非周期性乳房痛患者の27％における改善効果が示された。この効果は，ブロモクリプチンと同程度であり，ダナゾールよりは劣るという（Pye）。

　初期の研究では，アトピー性皮膚に対する効果が示されている（Morse）。例え

ば，アトピー性皮膚患者の小児 24 名を対象に 4 週間の投与によって症状改善が認められた（Bordoni）。また，成人患者 25 名を対象にした二重盲検試験では，12 週間の投与によって有意な改善が見出された（Schalin-Karrila）。さらに，二重盲検偽薬対照試験にて，アトピー性皮膚炎の乳児における肌質改善効果も示唆されている（Biagi）。一方，効果を認めなかったとする臨床研究も報告されている（Hederos, Whitaker）。

ADHD（注意欠陥多動性障害）に対する効果が示唆されている。例えば，7 歳から 12 歳の ADHD 患者 132 名を対象に，ランダム化二重盲検偽薬対照試験として，魚油（400 mg）とイブニングプリムローズオイル（100 mg）を 15 週間併用投与したところ，改善効果が示されたという（Sinn）。

臨床研究では，イブニングプリムローズオイルの投与による PMS（月経前症候群）の関連症状を改善する明確な作用は見出されていない。これは，投与期間が 4 カ月以内と短いためであり，効果の検出には 6 カ月以上の投与が必要であるとされる（Horrobin）。

骨粗鬆症に対する効果が示唆されている。具体的には，イブニングプリムローズ種子油と魚油，カルシウムとの併用投与によって，高齢者における骨代謝改善が示された（Kruger）。

予備的な臨床研究では，リウマチ患者の症状改善に対してイブニングプリムローズ種子オイルが有効であったという報告がある（Belch）。なお，関節リウマチに対しては，標準治療が非常に有効であり，確定診断が得られたら，速やかに西洋医学による治療を受けるべきである。

一般に安全性は高く，適正使用における許容性は高いと考えられる。適応となる病態に対して適切な品質の製品を用法・用量を守って使用する場合，現時点では特に問題は報告されていない。小児を対象にした臨床試験も報告されている。

● 用途・適応

関節リウマチ　PMS（月経前症候群）　乳房痛　アトピー性皮膚炎　骨粗鬆症　ADHD（注意欠陥多動性障害）

📖 相互作用チェックリスト

［相互作用に注意する医薬品］⇒［臨床における対応］

現時点では，医薬品との相互作用による有害事象は報告されていない。ただし，月見草種子油あるいは GLA（γリノレン酸）の有する働きからの推測により，理論的な相互作用の可能性が考えられている。

▶**抗凝固薬・血小板機能抑制薬**

⇒併用は可能と考えられるが，念のため慎重に。

▶**フェノチアジン Phenothiazine 誘導体**

⇒併用は可能と考えられるが，念のため慎重に。

💡 解説：相互作用のメカニズム

■抗凝固薬・血小板機能抑制薬

月見草種子油には GLA（γリノレン酸）が存在するために，抗凝固作用・血小板凝集抑制作用が考えられる（Guivernau）。理論的には，抗凝固薬・血小板機能抑制薬等との併用による相加作用・相乗作用が想定される。

■フェノチアジン Phenothiazine 誘導体

月見草種子油製品（Epogam® 添付文書）において，フェノチアジン phenothiazine 誘導体との併用により，理論的に発作発現のリスクが増加するという記載がある。フェノチアジン誘導体投与中の患者において，発作発現の閾値を下げる可能性が示唆されている（Holman）。

📄 参考文献

- Belch JJ, Hill A. Evening primrose oil and borage oil in rheumatologic conditions. Am J Clin Nutr 2000; 71: 352S-6S.
- Biagi PL, et al. The effect of gamma-linolenic acid on clinical status, red cell fatty acid composition and membrane microviscosity in infants with atopic dermatitis. Drugs Exp Clin Res. 20: 77-84, 1994.
- Bordoni A, et al. Evening primrose oil (Efamol) in the treatment of children with atopic eczema. Drugs Exp Clin Res. 14: 291-7, 1988.
- EPOGAM Capsules. G.D. Searle (South Africa) (Pty) Ltd. http://home.intekom.com/pharm/searle/epogm.html
- Guivernau M, et al. Clinical and experimental study on the long-term effect of dietary

gamma-linolenic acid on plasma lipids, platelet aggregation, thromboxane formation, and prostacyclin production. Prostaglandins Leukot Essent Fatty Acids 1994; 51: 311-6.
- Hederos CA and Berg A. Epogam evening primrose oil treatment in atopic dermatitis and asthma. Arch Dis Child. 75: 494-7, 1996.
- Holman CP, et al. A trial of evening primrose oil in the treatment of chronic schizophrenia. J Orthomolecular Psychiatry 1983; 12: 302-4.
- Horrobin DF. Evening primrose oil and premenstrual syndrome. Med J Aust. 153: 630-1, 1990.
- Kleijnen J. Evening primrose oil. BMJ 1994; 309: 824-825.
- Kruger MC, et al. Calcium, gamma-linolenic acid and eicosapentaenoic acid supplementation in senile osteoporosis. Aging. 10: 385-94, 1998.
- Morse PF, et al. Meta-analysis of placebo-controlled studies of the efficacy of Epogam in the treatment of atopic eczema. Relationship between plasma essential fatty acid changes and clinical response. Br J Dermatol 1989; 121: 75-90.
- Pye JK, et al. Clinical experience of drug treatments for mastalgia. Lancet 1985; 2: 373-7.
- Schalin-Karrila M, et al. Evening primrose oil in the treatment of atopic eczema: effect on clinical status, plasma phospholipid fatty acids and circulating blood prostaglandins. Br J Dermatol. 117: 11-9, 1987.
- Shaw D, et al. Traditional remedies and food supplements: a 5-year toxicological study (1991-1995). Drug Saf 1997; 17: 342-56.
- Sinn N and Bryan J. Effect of supplementation with polyunsaturated fatty acids and micronutrients on learning and behavior problems associated with child ADHD. J Dev Behav Pediatr. 28: 82-91, 2007.
- Whitaker DK, et al. Evening primrose oil (Epogam) in the treatment of chronic hand dermatitis: disappointing therapeutic results. Dermatology. 193: 115-20, 1996.

テアニン theanine

【名　称】

[和　名]　テアニン

[英　名]　theanine，L-theanine，γ-glutamylethylamide

▌概　要

　テアニン theanine（γグルタミン酸エチルアミド γ-glutamylethylamide）とは，緑茶に含まれるアミノ酸の一種である。抗不安作用を有し，興奮を鎮め緊張をやわらげるリラックス効果を示す。

　近年，緑茶の機能性成分として，カテキン類による多彩な作用が注目されている。カテキン類は緑茶だけでなく紅茶等にも含まれるが，テアニンは紅茶よりも緑茶に豊富に存在する。緑茶の苦味や渋味はカテキン類で，うまみや甘味がテアニンによる。グルタミン酸からの代謝経路において，栽培時の日光曝露量が少ないとテアニンになり，逆に日光曝露が多いとテアニンが分解されカテキン生成を促す。したがって，緑茶の種類や採取時期によって，テアニンやカテキンの含有量に違いがある。例えば，玉露や抹茶は覆いをされ日陰で育つのに対し，煎茶は日光に当てられて栽培される。

　基礎研究では，ラットにおいてテアニン投与による記憶力・学習能力の改善が示されている。作用機序としては，投与されたテアニンが脳血液関門を通過し，脳内にて神経伝達物質であるドパミンやセロトニンの濃度を変化させるためと推測されている。また，高血圧ラットでの研究では，テアニン投与による降圧作用が示された（Yokogoshi）。さらに，動物実験では，テアニンが虚血による脳神経細胞の障害を軽減し，神経細胞を保護することも示唆された（Kakuda）。その他，脳内セロトニン量の低下作用や，カフェインによる覚醒作用を抑制する効果が報告されている。

　予備的な臨床試験では，健常者16名を対象にして 200 mg/日の L-theanine が投与された結果，リラックス効果が認められたという（Lu）。その他，本邦での臨床試験では，リラックス効果，月経前症候群の症状改善，抗肥満作用等が示唆されている。

　なお，緑茶の抗がん作用としては，カテキンによる働きが基礎研究において多

く報告されている。一方，テアニン自体には抗がん作用は知られていない。基礎研究では，テアニンとの併用投与による抗がん薬の作用増強効果が示されている。

テアニンは，玉露等の緑茶に存在する食品成分であるが，緑茶にはカフェインも含まれているため，テアニンのみを効率よく摂取する方法として，サプリメントが利用される。

通常の食材に由来する成分であり，許容性は高いと考えられる。適応となる病態に対して適切な品質の製品を用法・用量を守って使用する場合，現時点では特に問題は報告されていない。

📍 用途・適応

リラクセーション(リラックス)効果

📖 相互作用チェックリスト

［相互作用に注意する医薬品］⇒ ［臨床における対応］

現時点では，医薬品との相互作用による有害事象は報告されていない。ただし，テアニンは，リラックス作用・抗不安作用，降圧作用，中枢神経系への作用等を有するため，類似した効果を示す医薬品と併用した場合，理論的な相互作用の可能性が考えられる。

▶降圧薬

⇒併用は可能と考えられるが，念のため慎重に。

📑 解説：相互作用のメカニズム

■降圧薬

高血圧モデルラットを用いた基礎研究において，テアニン投与による降圧作用が報告されている（Yokogoshi）。

📄 参考文献

・Desai MJ, et al. Pharmacokinetics of theanine enantiomers in rats. Chirality 2005; 17: 154-62.
・Kakuda T, et al. Protective effect of gamma-glutamylethylamide (theanine) on ischemic

delayed neuronal death in gerbils. Neurosci Lett. 2000; 289: 189-92.

- Kaneko S, et al. Molecular and sensory studies on the umami taste of Japanese green tea. J Agric Food Chem 2006; 54: 2688-94.
- Lu K, et al. The acute effects of L-theanine in comparison with alprazolam on anticipatory anxiety in humans. Hum Psychopharmacol Clin Exp 2004; 19: 457-65.
- Sadzuka Y, et al. The effects of theanine, as a novel biochemical modulator, on the antitumor activity of adriamycin. Cancer Lett 1996; 105: 203-9.
- Yokogoshi H, et al. Theanine-induced reduction of brain serotonin concentration in rats. Biosci Biotechnol Biochem 1998; 62: 816-7.
- Yokogoshi H, Kobayashi M. Hypotensive effect of gamma-glutamylmethylamide in spontaneously hypertensive rats. Life Sci. 1998; 62: 1065-8.

DHA docosahexaenoic acid

【名　称】

[和　名]　DHA　ドコサヘキサエン酸

[別　名]　魚油　フィッシュオイル　オメガ3系必須脂肪酸　n-3系必須脂肪酸

[英　名]　docosahexaenoic acid

▌概　要

　DHA（ドコサヘキサエン酸）は，EPA（エイコサペンタエン酸，eicosapentaenoic acid）とともに魚油に多く含まれる多価不飽和脂肪酸の一つである。中性脂肪値を改善し，動脈硬化性疾患を予防する。抗ストレス作用や抗アレルギー・抗炎症作用といった働きも知られている。

　DHAは，n-3系脂肪酸に分類される多価不飽和脂肪酸である。不飽和脂肪酸には，EPAやDHAなどのn-3系と，アラキドン酸やγリノレン酸などのn-6系とがある。ヒトの体内ではDHAの合成は十分ではないため，一般に体内のDHA量は魚油の摂取量を反映する。DHAは，ヒトの体内では，中枢神経系，網膜，心臓，母乳中などに多く含まれている。DHAはアラキドン酸と脂質代謝経路で競合するため，n-3系とn-6系とのバランスが生活習慣病などの罹患率に影響すると考えられている。

　疫学研究では，DHAの摂取と，心血管疾患の減少，加齢黄斑変性症（AMD）の減少，認知症の進展抑制との関連が示されている。小児では，血中DHAの低値とADHDとの関連が示唆されている。DHAおよびEPAの豊富な種類の魚類を適度に（米国の基準で1週間あたり1～2サービングサイズ程度）摂取することで，心血管死が36％減少，全死亡率が17％低下するという。臨床研究では，高中性脂肪血症の改善，うつ病の改善が示されている。

　臨床研究では，1日あたり数百mgから1gあるいは2g程度の投与が多い。脂質異常症患者に対して4gのDHAを投与した臨床試験もある。一次予防目的の場合，魚油からのオメガ3系脂肪酸摂取量は，DHAとEPAの合計にて1日あたり250mgで十分であるという総説がある。また，DHAとEPAの一日あたりの総摂取目安量について，心血管疾患に対する一次予防では500mg，二次予防では800～1,000mgという報告もある。『日本人の食事摂取基準（2015年版）』

では,「n-3系脂肪酸」としての基準が設定されており,1日あたりの目安量は,30〜49歳の成人男性で2.1 g,同世代の女性で1.6 gである。

⇒『EPA(エイコサペンタエン酸)』『クリルオイル(オキアミ油)』の項

♥ 用途・適応

高中性脂肪血症改善　認知症予防　心血管疾患予防　うつ病の改善　動脈硬化性疾患予防

📖 相互作用チェックリスト

[相互作用に注意する医薬品] ⇒ [臨床における対応]

現時点では,医薬品との相互作用による有害事象は報告されていない。ただし,DHA あるいは魚油の有する作用のため,一部の医薬品との相互作用が想定されている。併用時には,医薬品の最新の添付文書を確認すること。

▶抗凝固薬・血小板凝集抑制薬

⇒併用は可能と考えられるが,念のため慎重に。医師の監視下に関連指標をモニターすること。

解説:相互作用のメカニズム

■抗凝固薬・血小板凝集抑制薬

DHA を含む魚油サプリメントは抗血小板作用を有するため,抗凝血薬(ワルファリン等)や血小板凝集を抑制する薬剤(アスピリン,インドメタシン,チクロピジン,シロスタゾール等)との併用により,相加的に出血傾向が増大することが想定される。併用は可能であるが,関連指標をモニターすること。

なお,予備的な臨床研究では,EPA と DHA を含む魚油による影響は報告されていない。

まず,米国において行われたランダム化二重盲検偽薬対照試験では,ワルファリン服用中の男女16名を対象に,1日あたり3 gあるいは6 gの魚油が4週間投与された結果,INR(国際標準比)に有意な影響は認められなかった(Bender)。

つぎに,デンマークにおいて行われた臨床試験では,健康な男性18名を対象に,魚油(n-3系不飽和脂肪酸として10 g/日)あるいは偽薬が14日間投与され

た結果，アセチルサリチル酸（100 mg）の作用に影響は認められなかった（Svaneborg）。

さらに，米国での後向き研究では，冠状動脈疾患患者182名（平均年齢61±11歳）において，魚油と医薬品との相互作用が検証された結果，魚油（平均摂取量3±1.25）の摂取と，アスピリン（平均用量161±115 mg）およびクロピドグレル clopidogrel（平均用量75 mg）との併用患者の出血傾向に影響は認められなかったという（Watson）。

📑 参考文献

- Bender NK, et al. Effects of Marine Fish Oils on the Anticoagulation Status of Patients Receiving Chronic Warfarin Therapy. J Thromb Thrombolysis. 1998; 5: 257-261.
- Svaneborg N, et al. The acute and short-time effect of supplementation with the combination of n-3 fatty acids and acetylsalicylic acid on platelet function and plasma lipids. Thromb Res. 2002; 105: 311-6.
- Watson PD, et al. Comparison of bleeding complications with omega-3 fatty acids + aspirin + clopidogrel — versus — aspirin + clopidogrel in patients with cardiovascular disease. Am J Cardiol. 2009; 104: 1052-4.

鉄 iron

【名　称】

[和　名]　鉄

[英　名]　iron

[化学名]　Fe

▌概　要

　成人の体内での鉄貯蔵量は，男性で 4～5 g，女性でその 7 割ほどである。鉄の多くは，赤血球中のヘモグロビン（血色素）中にヘム鉄（機能鉄）として存在する。鉄は，赤血球中のヘモグロビンを構成する因子であり，酸素を運搬する機能をもつ。また，鉄の一部は，筋肉中にミオグロビンとして存在し，筋肉における酸素の運搬や，体内の酸化・還元反応に関与する。

　一般に，鉄は吸収効率が低い。そのため，月経の出血で鉄が失われる女性では，鉄が不足しないように注意する。ただし，過剰の鉄は活性酸素による酸化障害と相関することが知られており，必要以上の摂取は好ましくない。

　鉄補給による効果として，鉄欠乏性貧血の予防と改善，鉄欠乏の小児にみられる高次機能障害の改善，腎不全患者における造血因子製剤の効果促進などがあげられる。鉄欠乏に伴う症状が認められる場合，あるいは月経のある年代の女性において鉄欠乏性貧血の予防・改善を目的とする場合，目安量にしたがって摂取する。

　なお，食品に含まれるビタミンやミネラル，タンニン酸などの成分が，鉄の吸収効率に影響を与えるというデータが知られている。そのため，鉄欠乏に伴う病態が改善しない場合には，それらの成分による影響も考慮して摂取方法に注意する。

　本邦では，ヘム鉄を関与成分としたトクホ（特定保健用食品）が認可されており，「鉄の補給を必要とする貧血気味の人に適します」といった表示例がある。

　『日本人の食事摂取基準（2015 年版）』による 1 日あたりの推奨量（RDA）は，30～49 歳の成人男性で 7.5 mg，同世代の女性で月経なしの場合は 6.5 mg，月経ありの場合は 10.5 mg である。また，30～49 歳での耐容上限量は，男性 55 mg，女性 40 mg である。なお，耐容上限量については，通常の食品による食

事で一時的にこの量を超えたからといって健康障害がもたらされるものではない。「栄養素等表示基準値」は，6.8 mg と設定されている。「栄養機能食品」の規格基準において，上限値 10 mg，下限値 2.04 mg とされている。「栄養機能食品」としての鉄の栄養機能表示は，「鉄は，赤血球を作るのに必要な栄養素です。」である。

　適正使用における許容性は高い。高用量を摂取するとき，稀に胃腸障害などを生じることがある。過剰の鉄は好ましくないため，必要以上には摂取しない。

● 用途・適応

　鉄欠乏の予防

📖 相互作用チェックリスト

[相互作用に注意する医薬品・食品] ⇒ [臨床における対応]

　鉄と一部の医薬品との相互作用が知られており，併用に注意する（医薬品の添付文書を確認する）。具体的には，鉄の吸収に影響を与える医薬品が多数知られている。また，ビタミンＣやカルシウム，茶，タンパク質，アルコールなど多くの食品成分が，鉄の吸収に影響を与える（Hallberg, Lynch）。例えば，コーヒーは鉄吸収を抑制し，ビタミンＣやアルコールは鉄吸収を促進する（Fleming）。

▶レボドパ含有製剤
　⇒併用は可能と考えられるが，念のため慎重に。医師の監視下に関連指標をモニターすること。

▶ビスホスホネート系薬剤（骨吸収抑制薬）
　⇒併用は可能と考えられるが，念のため慎重に。医師の監視下に関連指標をモニターすること。

▶ペニシラミン（抗リウマチ薬）
　⇒併用は可能と考えられるが，念のため慎重に。医師の監視下に関連指標をモニターすること。

▶セフジニル（セフェム系抗菌薬）
　⇒併用は可能と考えられるが，念のため慎重に。医師の監視下に関連指標をモニターすること。

514

▶**テトラサイクリン系抗菌薬**

⇒併用は可能と考えられるが，念のため慎重に。医師の監視下に関連指標をモニターすること。

▶**ニューキノロン系抗菌薬**

⇒併用は可能と考えられるが，念のため慎重に。医師の監視下に関連指標をモニターすること。

▶**血小板増加薬**

⇒併用は可能と考えられるが，念のため慎重に。医師の監視下に関連指標をモニターすること。

▶**ドルテグラビルナトリウム（HIV インテグラーゼ阻害薬）**

⇒併用は可能と考えられるが，念のため慎重に。医師の監視下に関連指標をモニターすること。

▶**H₂ 阻害薬・プロトンポンプ阻害薬**

⇒併用は可能と考えられるが，念のため慎重に。医師の監視下に関連指標をモニターすること。

▶**アスピリン**

⇒併用は可能と考えられるが，念のため慎重に。医師の監視下に関連指標をモニターすること。

▶**コレスチラミン**

⇒併用は可能と考えられるが，念のため慎重に。医師の監視下に関連指標をモニターすること。

▶**パンクレアチン**

⇒併用は可能と考えられるが，念のため慎重に。医師の監視下に関連指標をモニターすること。

▶**甲状腺ホルモン剤**

⇒併用は慎重に。医師の監視下に関連指標をモニターすること。

▶**メチルドパ**

⇒併用は慎重に。医師の監視下に関連指標をモニターすること。

▶**抗生物質**

⇒併用は慎重に。医師の監視下に関連指標をモニターすること。

▶**茶・コーヒー・タンニン類**

⇒併用は可能と考えられるが，念のため慎重に。医師の監視下に関連指標をモニターすること。

▶ビタミン類

⇒併用は可能と考えられるが，念のため慎重に。医師の監視下に関連指標をモ
ニターすること。

▶**亜　鉛**

⇒併用は可能と考えられるが，念のため慎重に。医師の監視下に関連指標をモ
ニターすること。

▶**カルシウム**

⇒併用は可能と考えられるが，念のため慎重に。医師の監視下に関連指標をモ
ニターすること。

▶**大豆タンパク質**

⇒併用は可能と考えられるが，念のため慎重に。医師の監視下に関連指標をモ
ニターすること。

▶**乳製品**

⇒併用は可能と考えられるが，念のため慎重に。医師の監視下に関連指標をモ
ニターすること。

▶**ポリフェノール類**

⇒併用は可能と考えられるが，念のため慎重に。医師の監視下に関連指標をモ
ニターすること。

解説：相互作用のメカニズム

■レボドパ含有製剤

鉄とキレートを形成し，本剤の吸収が減少するとの報告がある。医薬品の添付
文書では，「併用注意」としてあげられている。

■ビスホスホネート系薬剤（骨吸収抑制薬）

骨吸収抑制薬として用いられているビスホスホネート系薬剤は，鉄とキレート
を形成することがあるので，併用すると薬剤の吸収を低下させる。そのため，エ
チドロン酸二ナトリウム（ダイドロネル®）の添付文書には，併用注意として，
「同時（服薬前後2時間）に併用（摂取）しないこと。①食物，特に牛乳や乳製
品のような高カルシウム食，②カルシウム，鉄，マグネシウム，アルミニウムの
ような金属を多く含むミネラル入りビタミン剤又は制酸剤等〔本剤の投与前後2
時間以内は摂取及び服用を避けること。本剤はカルシウム等と錯体を作ること，

516

また動物実験で非絶食投与により，吸収が著しく低下すること〕が確認されている」と記載されている。また，同様のメカニズムにより，リセドロン酸ナトリウム水和物（ベネット®，アクトネル®），ミノドロン酸水和物（ボノテオ®）の添付文書には，少なくとも 30 分間隔をあけることが記載されている。

■ペニシラミン（抗リウマチ薬）

ペニシラミン製剤の添付文書には，併用注意として，経口鉄剤（クエン酸第一鉄ナトリウム，硫酸鉄等）があげられている。同時投与した場合，抗リウマチ薬の吸収率が低下するとの報告がある。したがって，抗リウマチ薬の効果を減弱するおそれがあるので，やむを得ず投与する場合には，同時投与は避けること。

■セフジニル（セフェム系抗菌薬）

セフジニルの添付文書には，併用注意として，「鉄剤」があげられている。腸管内において鉄イオンとほとんど吸収されない錯体を形成することで，セフジニルの吸収を約 10 分の 1 まで阻害するという。したがって，併用は避けることが望ましい。やむを得ず併用する場合には，セフジニルの投与後 3 時間以上間隔をあけて投与する。

■テトラサイクリン系抗菌薬

テトラサイクリン系抗菌薬（テトラサイクリン塩酸塩，デメチルクロルテトラサイクリン塩酸塩，ドキシサイクリン塩酸塩水和物，ミノサイクリン塩酸塩）は，鉄とキレートを形成し，薬剤の吸収が阻害される。そのため，2〜4 時間，間隔をあけて服用するなど注意する。医薬品の添付文書に，「併用注意」として，服用時間の間隔に関する記載があるので，確認すること。

■ニューキノロン系抗菌薬

ニューキノロン系抗菌薬（ノルフロキサシン，メシル酸ガレノキサシン水和物，オフロキサシン，レボフロキサシン，シプロフロキサシン，ロメフロキサシン塩酸塩，トスフロキサシントシル酸塩水和物，プルリフロキサシン，モキシフロキサシン塩酸塩，シタフロキサシン水和物）は，鉄剤などとの併用時に，キレートを形成し，薬剤の吸収が阻害され，薬剤の効果が低下する。そのため，1〜2 時間，あるいは，2 時間以上，間隔をあけて服用するなど注意する。医薬品の添付文書に，「併用注意」として，服用時間の間隔に関する記載があるので，確認すること。

■血小板増加薬

血小板増加薬（トロンボポエチン受容体作動薬）は，制酸剤や乳製品，多価陽イオン（鉄，カルシウム，アルミニウム，マグネシウム，セレン，亜鉛等）含有製剤等と同時に服用すると，血小板増加薬の吸収が著しく妨げられることがあるので，血小板増加薬投与の前後4時間はこれらの摂取を避けることとされている。作用機序は，医薬品が，多価陽イオンと錯体を形成するためである。

■ドルテグラビルナトリウム（HIV インテグラーゼ阻害薬）

ドルテグラビルナトリウム（テビケイ®）の添付文書には，「併用注意」として「鉄剤，カルシウム含有製剤（サプリメント等）」があげられている。鉄，カルシウムと錯体を形成することにより，医薬品の吸収が阻害される。したがって，食事と同時に摂取する場合を除き，ドルテグラビルナトリウムは鉄剤，カルシウム含有製剤の投与2時間前又は6時間後の投与が推奨される。

■H_2 阻害薬・プロトンポンプ阻害薬

H_2 阻害薬やプロトンポンプ阻害薬による鉄の吸収不良が知られている。これは，胃酸が鉄吸収に必要であるためであり，例えば，健常者においてシメチジンの投与による食事中の非ヘム鉄の吸収が28％減少したという報告がある（Skikne）。オメプラゾールによる鉄の吸収阻害も知られている（Koop）。短期投与では臨床的な問題は生じないが，H_2 阻害薬の長期投与では注意が必要である（Aymard）。

■アスピリン

アスピリンの長期投与による高齢者での鉄欠乏性貧血が知られている（Black）。

■コレスチラミン

コレスチラミンは鉄の吸収を低下させる（Watkins）。

■パンクレアチン

膵臓酵素の長期摂取による鉄欠乏を示した臨床研究が知られている（Zempsky）。

■甲状腺ホルモン剤

甲状腺機能低下症患者14名を対象に，サイロキシンと硫酸鉄剤（300 mg 錠）の12週間の併用投与により，鉄のサイロキシンへの結合の結果，サイロキシンの有効性が低下したという報告がある（Campbell）。

■メチルドパ

鉄はメチルドパの吸収を阻害し，メチルドパの降圧作用を抑制する結果，血圧上昇を生じる。健常者12名を対象にしたランダム化クロスオーバー試験では，硫酸鉄剤（325 mg）とメチルドパ（500 mg）の併用投与により，メチルドパの降圧作用の抑制（血圧上昇）と，鉄剤中止による降圧作用が示されている（Campbell）。

■抗生物質

基礎研究において，テトラサイクリンによる鉄吸収阻害，クロラムフェニコールとストレプトマイシンによる鉄吸収亢進が示されている（Djaldetti）。

■茶・コーヒー・タンニン類

茶やコーヒーなどタンニン類を含む飲料との摂取は，タンニンによる鉄吸収率の阻害を生じる（Hallberg）。コーヒーの摂取により鉄吸収は阻害される（Fleming, Morck）。食事の1時間前にコーヒーを摂る場合には，鉄吸収の抑制は見られないが，食事の1時間後のコーヒーの摂取は鉄吸収を阻害する（Morck）。

■ビタミン類

ビタミンCは，鉄吸収を促進する（Fishman, Fleming, Lynch）。ビタミンB_2（リボフラビン）欠乏では，ビタミンB_2サプリメントが，鉄欠乏性貧血における鉄への反応性を改善する（Fishman）。ただし，一般に，鉄欠乏性貧血におけるビタミンサプリメントの臨床的意義は明確ではない（Fishman）。

■亜　鉛

亜鉛は，空腹時において鉄吸収を阻害する（Crofton, Donangelo, O'Brien, Solomons, Valberg）。食事と一緒の摂取では，亜鉛による鉄吸収阻害は生じなかった（Rossander-Hultén）。

■カルシウム

カルシウムによる鉄吸収抑制作用が知られている（Hallberg）。

■大豆タンパク質

大豆タンパク質は非ヘム鉄の吸収を抑制する（Hallberg, Lynch）。

■乳製品

牛乳やチーズなどの乳製品は，鉄吸収を抑制するのため，女性や小児など鉄の

必要量が多い場合には，食事の際の乳製品の摂取量に注意する（Hallberg）。

■ポリフェノール類

腸管細胞を用いた基礎研究において，EGCG（緑茶カテキンの1種）および
GSE（ブドウ種子抽出物）によるヘム鉄と非ヘム鉄の吸収抑制が示されている
（Ma, Kim）。

📑 参考文献

- Aymard JP, et al. Haematological adverse effects of histamine H2-receptor antagonists. Med Toxicol Adverse Drug Exp. 1988; 3: 430-48.
- Black DA, Fraser CM. Iron deficiency anaemia and aspirin use in old age. Br J Gen Pract. 1999; 49: 729-30.
- Campbell NR, et al. Ferrous sulfate reduces thyroxine efficacy in patients with hypothyroidism. Ann Intern Med. 1992; 117: 1010-3.
- Campbell N, et al. Alteration of methyldopa absorption, metabolism, and blood pressure control caused by ferrous sulfate and ferrous gluconate. Clin Pharmacol Ther. 1988; 43: 381-6.
- Crofton RW, et al. Inorganic zinc and the intestinal absorption of ferrous iron. Am J Clin Nutr. 1989; 50: 141-4.
- Djaldetti M, et al. The effect of tetracycline administration on iron absorption in mice. Biomedicine. 1981; 35: 150-2.
- Donangelo CM, et al. Supplemental zinc lowers measures of iron status in young women with low iron reserves. J Nutr. 2002; 132: 1860-4.
- Fleming DJ, et al. Dietary determinants of iron stores in a free-living elderly population: The Framingham Heart Study. Am J Clin Nutr. 1998; 67: 722-33.
- Hallberg L. Does calcium interfere with iron absorption? Am J Clin Nutr. 1998; 68: 3-4.
- Hallberg L, Hulthén L. Prediction of dietary iron absorption: an algorithm for calculating absorption and bioavailability of dietary iron. Am J Clin Nutr. 2000; 71: 1147-60.
- Hallberg L, et al. Calcium and iron absorption: mechanism of action and nutritional importance. Eur J Clin Nutr. 1992; 46: 317-27.
- Kim EY, et al. Bioactive dietary polyphenolic compounds reduce nonheme iron transport across human intestinal cell monolayers. J Nutr. 2008; 138: 1647-51.
- Koop H, Bachem MG. Serum iron, ferritin, and vitamin B12 during prolonged omeprazole therapy. J Clin Gastroenterol. 1992; 14: 288-92.
- Lynch SR. Interaction of iron with other nutrients. Nutr Rev. 1997; 55: 102-10.
- Lynch SR, et al. Inhibitory effect of a soybean-protein — related moiety on iron absorption in humans. Am J Clin Nutr. 1994; 60: 567-72.
- Ma Q, et al. Bioactive dietary polyphenols decrease heme iron absorption by decreasing basolateral iron release in human intestinal Caco-2 cells. J Nutr. 2010; 140: 1117-21.

- Morck TA, et al. Inhibition of food iron absorption by coffee. Am J Clin Nutr. 1983; 37: 416-20.
- O'Brien KO, et al. Prenatal iron supplements impair zinc absorption in pregnant Peruvian women. J Nutr. 2000; 130: 2251-5.
- Rossander-Hultén L, et al. Competitive inhibition of iron absorption by manganese and zinc in humans. Am J Clin Nutr. 1991; 54: 152-6.
- Skikne BS, et al. Role of gastric acid in food iron absorption. Gastroenterology. 1981; 81: 1068-71.
- Solomons NW, Jacob RA. Studies on the bioavailability of zinc in humans: effects of heme and nonheme iron on the absorption of zinc. Am J Clin Nutr. 1981; 34: 475-82.
- Valberg LS, et al. Effects of iron, tin, and copper on zinc absorption in humans. Am J Clin Nutr. 1984; 40: 536-41.
- Watkins DW, et al. Alterations in calcium, magnesium, iron, and zinc metabolism by dietary cholestyramine. Dig Dis Sci. 1985; 30: 477-82.
- Zempsky WT, et al. Effect of pancreatic enzyme supplements on iron absorption. Am J Dis Child. 1989; 143: 969-72.

デュナリエラ Dunaliella

【名　称】

[和　名] デュナリエラ抽出物，デュナリエラカロテン，ドナリエラ

[英　名] Dunaliella

[学　名] *Dunaliella salina*，*Dunaliella bardawil*

▌概　要

デュナリエラとは藻類の1種であり，β-カロテンを多く含有するために天然型 β-カロテンの健康食品素材として用いられる。デュナリエラ由来カロテノイド類の吸収を検討したヒト臨床試験によると，全トランス型 β-カロテンおよび α カロテンがよく吸収された。このときの血中 β-カロテンは全トランス型の増加が認められ，9-シス型は変化しなかったという。なお，デュナリエラの β-カロテンは全トランス型および9-シス型である。

基礎研究において，デュナリエラ由来 β-カロテンによる抗酸化作用や免疫調節作用，抗がん作用が示されている。ラットを用いた亜急性毒性試験において，デュナリエラ由来カロテンの NOAEL 値（副作用非発現量，無毒性量）は，雄では 696 mg/kg/日，雌では 2,879 mg/kg/日と推定された。一般に，適正使用における許容性は高いと考えられる。

⇒『β-カロテン』の項

● 用途・適応

天然型ベータカロテンの補給

📄 参考文献

・Amar EC, et al. Enhancement of innate immunity in rainbow trout (Oncorhynchus mykiss Walbaum) associated with dietary intake of carotenoids from natural products. Fish Shellfish Immunol. 2004; 16: 527-37.

・Chidambara Murthy KN, et al. In vivo antioxidant activity of carotenoids from Dunaliella salina — a green microalga. Life Sci. 2005; 76: 1381-90.

- Erdman JW Jr, et al. All-trans beta-carotene is absorbed preferentially to 9-cis beta-carotene, but the latter accumulates in the tissues of domestic ferrets (Mustela putorius puro). J Nutr. 1998; 128: 2009-13.
- Kuroiwa Y, et al. A subchronic toxicity study of dunaliella carotene in F344 rats. Food Chem Toxicol. 2006; 44: 138-45.
- Nagasawa H, et al. Inhibition by beta-carotene-rich algae Dunaliella of spontaneous mammary tumourigenesis in mice. Anticancer Res. 1989; 9: 71-5.
- Stahl W, et al. Human serum concentrations of all-trans beta- and alpha-carotene but not 9-cis beta-carotene increase upon ingestion of a natural isomer mixture obtained from Dunaliella salina (Betatene). J Nutr. 1993; 123: 847-51.

田七人参 *Panax notoginseng*

【名 称】

[和 名] 田七人参（でんしちにんじん），三七人参（さんしちにんじん）

[学 名] *Panax notoginseng*, *Panax pseudoginseng*

▌概 要

　田七人参は，高麗人参（朝鮮人参）と同じくウコギ科ニンジン属の生薬であり，中国の雲南省や広西省などで栽培されている。中国医学では古くから珍重されてきた漢方薬の成分である。高麗人参とは，有効成分の種類や含有量に違いがある。

　田七人参の有効成分として，サポニン配糖体に分類されるジンセノサイドがある。ジンセノサイド類では Rb1, Rg1, Rd, Re 等が知られており，これらのジンセノサイドの含有量は，高麗人参よりも多いとされる。田七人参のジンセノサイドについて，個々の成分では相反する働きを有することがあり，陰陽の考えに基づく説明が行われる。例えば，Rg1 は血管新生作用を有し，Rb1 は逆の作用を持つ。

　基礎研究では，心臓の栄養血管である冠状動脈の拡張作用や血管抵抗の低下作用が示されており，心臓病や高血圧症に対する効果が期待される。また，不整脈に対する効果もあるとされる。その他，抗炎症作用や肝障害抑制作用，認知機能改善作用，赤血球変形能の改善作用，心筋の虚血と再還流に伴って生じる酸化的ストレスの低減作用などの効果も報告されている。

　予備的な臨床研究では，網膜の出血や浮腫といった循環障害に伴う所見の改善，腎臓における微小循環改善および尿中に排泄されるアルブミン量の低下効果，肝臓細胞の再生促進作用や肝循環改善作用，疲労倦怠感や食欲不振の症状改善作用，持久運動における運動耐容能の向上作用が認められたという。その他，抗がん作用，抗真菌作用，抗酸化作用，精子の運動能改善作用なども報告されている。

　伝統医療で用いられてきた生薬の成分であり，適正使用における許容性は高い。ただし，妊娠中や授乳中は利用を避ける。また，口渇感や動悸，発疹，悪心や嘔気，不眠などを認めることがある。アレルギー・過敏症，消化器系症状，皮

膚症状が生じうる。現時点では，医薬品との相互作用による有害事象は報告されていない。

♀ 用途・適応

アダプトゲン作用　運動耐容能向上作用　高血圧および心疾患に対する改善作用　肝臓保護作用　不定愁訴の改善　抗がん作用　抗炎症作用　抗酸化作用

📖 相互作用チェックリスト

[相互作用に注意する医薬品] ⇒ [臨床における対応]

▶チトクローム P450

チトクローム P450 の分子種のうち，CYP1A2 に関連する薬剤。（CYP と医療用医薬品との関連については巻末の別表参照）

⇒併用は可能と考えられるが，念のため慎重に。研究データの臨床的意義は不明。

▶女性ホルモン製剤

⇒併用は可能と考えられるが，念のため慎重に。研究データの臨床的意義は不明。

🕮 解説：相互作用のメカニズム

■チトクローム P450

ラットを用いた基礎研究において，田七人参由来サポニン類の 1 週間の前投与によって，CYP1A2 タンパク質の発現増加が認められた。一方，CYP2C9，2D6，3A4 の活性には有意な変化は示されなかった（Liu）。このデータの臨床的意義は不明であるが，理論的には，田七人参によって，CYP1A2 を介した医薬品との相互作用が推測される。

■女性ホルモン製剤

ヒト乳がん細胞系を用いた基礎研究において，田七人参由来のジンセノサイド Rg1 によるエストロゲン様作用が示唆されている（Chan）。

参考文献

- Chan RY, et al. Estrogen-like activity of ginsenoside Rg1 derived from Panax notoginseng. J Clin Endocrinol Metab. 2002; 87: 3691-5.
- Liu R, et al. Effects of Panax notoginseng saponins on the activities of CYP1A2, CYP2C9, CYP2D6 and CYP3A4 in rats in vivo. Phytother Res. 2012; 26: 1113-8.

甜　茶 *Rubus suavissimus*

【名　称】

　　[和　名]　甜茶

　　[英　名]　Sweet tea leaves, Chinese Blackberry

　　[学　名]　*Rubus suavissimus*

∥概　要

　甜茶はバラ科キイチゴ属の植物であり，葉が薬用や食用とされる。中国では，甜茶は「甘いお茶」の総称であり，いくつかの種類が知られているという。本邦においてサプリメントとして利用されているのは，中国南部の広西壮族自治区で飲用されてきた「甜葉懸鈎子（テンヨウケンコウシ）」という種類である。

　甜茶に含まれる有効成分は，ポリフェノール類である。「甜茶ポリフェノール」が，抗炎症・抗アレルギー作用をもつことが示され，花粉症・アレルギー性鼻炎に対して利用されている。摂取後，比較的早く効果を示すという特徴がある。

　花粉症やアレルギー性鼻炎では，花粉などの刺激によって作り出されたIgE抗体が，肥満細胞のIgE受容体に結合し，その結果，ヒスタミンやロイコトリエンといった分子が放出される。これらが，くしゃみや鼻水，かゆみなどのアレルギー症状を引き起こす。

　甜茶の抗アレルギー効果については，基礎研究や予備的臨床試験が報告されている。

　動物実験では，甜茶によるヒスタミンの過剰分泌抑制作用，アトピー性皮膚炎の症状改善作用が示されてきた。例えば，スギ花粉を与えたマウスにおける各種茶類の効果を検討した研究では，甜茶による血中IgE濃度の減少と腹腔マクロファージの TNFα 産生抑制が認められたという。

　予備的臨床試験として，次の報告が知られている。まず，アレルギー性鼻炎患者18名を対象に，甜茶エキスキャンディ（1粒あたり40 mgの甜茶エキスを含む）を1日3粒ずつ4週間にわたり投与した結果，2週間後に65%，4週間後に75%の改善率（著明改善，中等度改善，軽度改善の合計）を認めたという。具体的には，くしゃみ発作，鼻汁，水性分泌量，鼻誘発反応といった所見の改善が示された。次に，アレルギー性鼻炎の患者に甜茶エキス20 mgを1日4回投与し

たところ，非投与群に比べて，症状の改善が認められたという。さらに，スギ花粉症患者43名を対象にして，甜茶とシソ含有食品を，スギ花粉飛散1カ月前から2カ月間投与した研究では，花粉症の発症予防と症状緩和の効果が報告された。

　一般に，適応となる病態に対して適切な品質の製品を用法・用量を守って使用する場合，許容性は高いと考えられる。

　なお，基礎研究や臨床試験はまだ十分ではなく，今後の研究成果が期待される。

● 用途・適応

　花粉症やアレルギー性鼻炎に伴う症状の緩和　アトピー性皮膚炎の症状改善
抗ヒスタミン作用

相互作用チェックリスト

［相互作用に注意する医薬品］⇒［臨床における対応］

　現時点では，医薬品との相互作用による有害事象は報告されていない。

参考文献

- Chou WH, et al. Diterpene glycosides from leaves of Chinese Rubus chingii and fruits of R. suavissimus, and identification of the source plant of the Chinese folk medicine "fu-pen-zi（覆盆子）". Chem Pharm Bull (Tokyo) 1987; 35: 3021-4.
- Ohtani K, et al. Further study on the 1,4-alpha-transglucosylation of rubusoside, a sweet steviol-bisglucoside from Rubus suavissimus. Agric Biol Chem 1991; 55: 449-53.
- Sugimoto N, et al. Analysis of rubusoside and related compounds in tenryocha extract sweetener. Shokuhin Eiseigaku Zasshi 2002; 43: 250-3.

銅 copper

【名　称】

[和　名] 銅

[英　名] copper

[化学名] Cu

‖概　要

銅は必須微量元素の一つであり，脂質代謝や糖代謝に関与する。また，赤血球中のヘモグロビン合成過程において，鉄の利用を促進する働きをもつ。赤血球中のヘモグロビン合成には鉄が必須であり，鉄が利用されるためには銅を構成成分とするセルロプラスミンというタンパク質の作用が必要である（銅は，血漿中ではセルロプラスミンとして存在する）。したがって，銅が不足するとヘモグロビン合成が十分に行われず，鉄欠乏性貧血の病態を生じる。また，銅が欠乏すると高コレステロール血症を生じるため，脂質代謝における働きが注目されている。しかし，心疾患との相関は明確ではない。その他，銅は，さまざまな酵素およびタンパク質の構成成分である。

銅補給の効果として，鉄利用の促進による貧血の予防，関節炎の緩和，高コレステロール血症の予防などがあげられる。

サプリメント利用時には，目安量にしたがって摂取する。一般に，銅単独のサプリメントではなく，「マルチミネラル」などといった製品に組み合わせの成分として含まれている場合が多い。なお，平均的な食事を摂っている健常者では，欠乏症は稀である。

『日本人の食事摂取基準（2015年版）』による1日あたりの推奨量（RDA）は，30～49歳の成人男性で1.0 mg，同世代の女性で0.8 mg，耐容上限量は10 mgである。なお，耐容上限量については，通常の食品による食事で一時的にこの量を超えたからといって健康障害がもたらされるものではない。「栄養素等表示基準値」は，0.9 mgと設定されている。「栄養機能食品」の規格基準において，上限値6 mg，下限値0.27 mgとされている。

適正使用における許容性は高いが，過剰摂取時には消化器系症状などを生じることがある。

📍 用途・適応

「栄養機能食品」としての栄養機能表示は、「銅は、赤血球の形成を助ける栄養素です。銅は、多くの体内酵素の正常な働きと骨の形成を助ける栄養素です」である。

📖 相互作用チェックリスト

[相互作用に注意する医薬品] ⇒ [臨床における対応]

▶ビタミンC

　⇒併用は可能と考えられるが、念のため慎重に。

▶亜　鉛

　⇒併用は可能と考えられるが、念のため慎重に。

▶エタンブトール

　⇒併用は可能と考えられるが、念のため慎重に。

〽 解説：相互作用のメカニズム

■ビタミンC

高用量のビタミンC投与は、銅代謝に影響を与える。例えば、ビタミンCによる銅の代謝への影響を調べた臨床試験では、1日1,500mgのビタミンCを64日間投与した結果、血中セルロプラスミン活性の有意な低下、血中銅濃度の低下傾向が認められたという（Finley）。

■亜　鉛

過剰の亜鉛摂取は、銅の吸収を抑制し、銅欠乏を生じうる。臨床的には、過剰な亜鉛による銅欠乏から可逆性の貧血を生じた例が知られている（Broun）。また、銅の蓄積を生じるウイルソン病では、銅排泄促進のために亜鉛投与が行われる（Brewer）。なお、体重60kgの成人では、OTC薬からの亜鉛の摂取は、9mgまでが安全と推計されている（Sandstead）。一般的な亜鉛サプリメントの摂取では、銅代謝に臨床的に有意な影響を生じることは考えにくい。

■エタンブトール

銅は、エタンブトールと錯体を形成するが、エタンブトールの静菌作用には影

響を与えない（Kozak）。

参考文献

- Brewer GJ, et al. Treatment of Wilson's disease with zinc: XV long-term follow-up studies. J Lab Clin Med. 1998; 132: 264-78.
- Broun ER, et al. Excessive zinc ingestion. A reversible cause of sideroblastic anemia and bone marrow depression. JAMA. 1990; 264: 1441-3.
- Finley EB, Cerklewski FL. Influence of ascorbic acid supplementation on copper status in young adult men. Am J Clin Nutr. 1983; 37: 553-6.
- Kozak SF, et al. The role of copper on ethambutol's antimicrobial action and implications for ethambutol-induced optic neuropathy. Diagn Microbiol Infect Dis. 1998; 30: 83-7.
- Sandstead HH. Requirements and toxicity of essential trace elements, illustrated by zinc and copper. Am J Clin Nutr. 1995; 61(3 Suppl): 621S-624S.

銅

冬虫夏草 *Cordyceps sinensis*

【名　称】

[和　名] 冬虫夏草 (トウチュウカソウ)

[学　名] *Cordyceps sinensis*

‖概　要

　冬虫夏草とは，昆虫に寄生する真菌類であり，バッカク菌科に属する。中国伝統医学において利用されてきた素材であり，免疫賦活作用や滋養強壮作用，生活習慣病予防効果がある (Buenz, Ng, Zhu)。

　有効成分として各種の多糖類が存在する。これまでに各種の基礎研究が行われており，冬虫夏草による免疫系や内分泌系，循環器系等への好影響が示されてきた。具体的には，免疫賦活作用として，NK 細胞の活性化，単球やヘルパー T リンパ球の活性化，インターフェロンやインターロイキン 1 の産生増加が示された。また，抗腫瘍作用として，肺がん細胞や悪性黒色腫細胞に対する効果が報告された。がん細胞を移植した動物に冬虫夏草を投与したところ，延命効果が認められたというデータもある。化学療法時の副作用軽減作用が示唆されており，がん患者における QOL 改善に効果が期待される。本邦でも冬虫夏草による効果を認めたという症例報告が知られている。さらに，抗糖尿病作用，コレステロール低下作用，肝障害や腎臓障害の改善作用，育毛（毛再生）促進作用等が示唆されてきた。動物実験では，冬虫夏草の菌糸体熱水抽出物が，総コレステロールおよび LDL コレステロールを減少させ，HDL コレステロールを増加させた。その他，健常者に投与した試験では，運動能力，抗疲労能，循環機能の向上を認めたという報告がある。

　伝統医療で用いられてきた成分であり，許容性は高いと考えられる。適応となる病態に対して適切な品質の製品を用法・用量を守って使用する場合，現時点では特に問題は報告されていない。

　ただし，基礎研究や臨床試験はまだ十分ではなく，今後の研究成果が期待される。

用途・適応

免疫賦活作用　滋養強壮作用　脂質異常症・糖尿病改善作用　抗疲労作用　運動能力向上作用　抗がん作用

相互作用チェックリスト

［相互作用に注意する医薬品］ ⇒ ［臨床における対応］

現時点では，医薬品との相互作用による有害事象は報告されていない。ただし，冬虫夏草は，抗腫瘍作用，生活習慣病改善作用等を有するため，類似した効果を示す医薬品と併用した場合，理論的な相互作用の可能性が考えられる。また，免疫賦活作用を有するため，免疫系に作用する医薬品と併用した場合，理論的な相互作用の可能性がある。

⇒併用は可能と考えられるが，念のため慎重に。必要に応じて，医師の監視下に関連指標をモニターすること。

参考文献

- Buenz EJ, et al. The traditional Chinese medicine Cordyceps sinensis and its effects on apoptotic homeostasis. J Ethnopharmacol 2005; 96: 19-29.
- Ng TB, Wang HX. Pharmacological actions of Cordyceps, a prized folk medicine. J Pharm Pharmacol 2005; 57: 1509-19.
- Zhu JS, et al. The scientific rediscovery of a precious ancient Chinese herbal regimen: Cordyceps sinensis: part II. J Altern Complement Med 1998; 4: 429-57.

トコトリエノール tocotrienol

【名　称】

[和　名]　トコトリエノール

[英　名]　tocotrienol

[化学名]　tocotrienol, alpha-tocotrienol, beta-tocotrienol, delta-tocotrienol, gamma-tocotrienol

‖ 概　要

　トコトリエノールは，ビタミンEの1種であり，強い抗酸化作用を有することから，動脈硬化性疾患など生活習慣病の予防目的で利用される。

　ビタミンEは，大きくトコフェロールとトコトリエノールの2種類に分けられ，さらにそれぞれがアルファ（α），ベータ（β），ガンマ（γ），デルタ（δ）に分類される。自然界には α-, β-, γ-, δ-トコフェロールと，α-, β-, γ-, δ-トコトリエノールの合計8種類が知られている。このうち，d-α-トコフェロールは，広く自然界に存在し，強い生物活性を有している。

　一般に，ビタミンEのサプリメントは，d-α-トコフェロールを主成分とする。トコフェロールについては，『ビタミンE』および『ガンマ-トコフェロール』の項を参照のこと。

　トコトリエノールは植物性油脂の成分であり，特にパームオイルに豊富に含まれている他，米や麦類，ココナッツの油脂成分にも存在する。ただし，キャノーラオイルやオリーブオイル，ピーナッツ，大豆などよく用いられる植物オイルには，トコトリエノールはほとんど含まれていない。

　トコトリエノールは，抗酸化作用，動脈硬化予防作用，抗がん作用，免疫調節作用，コレステロール低下作用，血栓症の予防作用などが報告されている。

　トコトリエノールの用量は，1日あたり100〜200 mg 程度である。臨床研究では，200 mg のガンマ-トコトリエノール単独投与の他，ビタミンEの複合剤（40 mg のアルファ-トコフェロール＋48 mg のアルファ-トコトリエノール＋112 mg のガンマ-トコトリエノール＋60 mg のデルタ-トコトリエノール）といった例がある。

　豊富な食経験を有する食用の成分であり，適正使用における許容性は高い。1

日あたり 320 mg までの投与では高い安全性が示されており，過剰症は知られていない。

　現時点では，医薬品との相互作用による有害事象は報告されていない。ただし，共通する作用機序を有する成分との併用には念のために注意する。また，トコトリエノールは，チトクローム P450 3A4（CYP3A4）遺伝子の発現を亢進することから，薬剤代謝に影響を与え，相互作用を生じる可能性がある。現時点では，CYP への作用を介したトコトリエノールと医薬品との相互作用は知られていないが，念のために注意する。

● 用途・適応

　抗酸化作用　動脈硬化予防作用　抗がん作用　免疫調節作用　コレステロール低下作用　血栓症の予防作用

📖 相互作用チェックリスト

［相互作用に注意する医薬品］⇒［臨床における対応］
▶チトクローム P450

　チトクローム P450 の分子種のうち，CYP3A4 に関連する薬剤。（CYP と医療用医薬品との関連については巻末の別表参照）

　⇒併用は可能と考えられるが，念のため慎重に。研究データの臨床的意義は不明。

〽 解説：相互作用のメカニズム

■チトクローム P450

　基礎研究（*in vitro* 系）において，トコトリエノール投与によって，肝細胞系での CYP3A4 遺伝子の発現誘導作用が示されている（Zhou）。このデータの臨床的意義は不明であるが，理論的には，トコトリエノールによって，CYP3A4 を介した医薬品との相互作用が推測される。

ト

トコトリエノール

535

参考文献

- Brigelius-Flohé R. Vitamin E and drug metabolism. Biochem Biophys Res Commun. 2003; 305: 737-40.
- Zhou C, et al. Tocotrienols activate the steroid and xenobiotic receptor, SXR, and selectively regulate expression of its target genes. Drug Metab Dispos. 2004; 32: 1075-82.

杜　仲 *Eucommia ulmoides*

【名　称】

[和　名]　杜　仲

[学　名]　*Eucommia ulmoides*

▌概　要

　杜仲（トチュウ）とは，中国四川省原産の落葉高木である。中国伝統医学では樹皮が薬用に利用されており，本邦でも生薬として用いられる。

　機能性成分は，樹皮と葉に存在するさまざまな配糖体であり，ゲニポシド酸 geniposidic acid 等が知られている。基礎研究では，杜仲葉抽出物による高血圧改善作用，糖尿病改善作用，脂質異常症改善作用，抗酸化作用等が報告されてきた。

　本邦では，杜仲茶配糖体を含む食品が，血圧が高めの人を対象にしたトクホ（特定保健用食品）として認可されている。作用機序として，ゲニポシド酸による副交感神経賦活を介した末梢血管弛緩作用が考えられる。なお，「杜仲茶」が健康飲料としてブームになったが，トチュウは「茶 *Camellia sinensis*」とは異なる植物である。

　伝統医療で用いられてきた成分であり，許容性は高いと考えられる。適応となる病態に対して適切な品質の製品を用法・用量を守って使用する場合，現時点では特に問題は報告されていない。

　ただし，基礎研究や臨床試験はまだ十分ではなく，今後の研究成果が期待される。

◉ 用途・適応

高血圧改善作用　糖尿病改善作用　脂質異常症改善作用　抗酸化作用

📖 相互作用チェックリスト

［相互作用に注意する医薬品］⇒［臨床における対応］

　現時点では，医薬品との相互作用による有害事象は報告されていない。ただし，杜仲は，高血圧改善作用，糖尿病改善作用，脂質異常症改善作用を有するため，類似した効果を示す医薬品と併用した場合，相加作用・相乗作用が考えられる。

　⇒併用は可能と考えられるが，念のため慎重に。

📄 参考文献

- Deyama T, et al. Constituents and pharmacological effects of Eucommia and Siberian ginseng. Acta Pharmacol Sin 2001; 22: 1057-70.
- Lang C, et al. Effect of Eucommia ulmoides on systolic blood pressure in the spontaneous hypertensive rat. Am J Chin Med 2005; 33: 215-30.

ドロマイト dolomite

【名　称】

[和　名]　苦灰石，苦灰岩，白雲石，ドロマイト，炭酸カルシウムマグネシウム
[英　名]　dolomite
[化学名]　$CaMg(CO_3)_2$

■ 概　要

　ドロマイトとは，炭酸カルシウムマグネシウムを組成とする鉱物の名称であり，この鉱物を含む岩石名としても用いられている。ドロマイトは，サンゴや貝などが堆積して形成された石灰石中のカルシウムが，海水中のマグネシウムに置き換わることで生成したとされる。つまり，石灰石中の方解石やあられ（霰）石（化学組成はどちらも $CaCO_3$）が，マグネシウムの豊富な間隙（かんげき）水と反応し，苦灰石化（dolomitization）して生じたものである（最初からドロマイトとして堆積したケースもある）。

　ドロマイトの従来の用途は，土木建築といった工業用が中心であった。その後，環境保全や土壌改良，農畜産業，電子機器関連製品において利用されてきた。さらに近年では，天然素材によるカルシウムとマグネシウムの供給源として注目され，サプリメント・健康食品への応用が行われるようになった。

　ドロマイトは，カルシウムおよびマグネシウムの供給を目的としたサプリメントである。したがって，1日あたりの摂取量は，「日本人の食事摂取基準」にて定められたカルシウムおよびマグネシウムの推奨量（RDA）に準じる。

　適正使用における許容性は高い。現時点では，医薬品との相互作用による有害事象は報告されていない。ただし，ドロマイトがカルシウムやマグネシウムの供給源であることから，これらのミネラルとの相互作用が問題となる医薬品との併用には注意が必要である。

　⇒『カルシウム』『マグネシウム』の各項

● 用途・適応

　カルシウムおよびマグネシウムの補給

参考文献

- Ross EA, et al. Lead content of calcium supplements. JAMA. 2000; 284: 1425-9.
- Scelfo GM, et al. Lead in calcium supplements. Environ Health Perspect. 2000; 108: 309-19.

トンカット・アリ *Eurycoma longifolia*

【名　称】

[和　名]　ナガエカサ，トンカットアリ，トンカット・アリ

[英　名]　Tongkat Ali

[別　名]　Ali's Walking Stick，Malaysian Ginseng

[学　名]　*Eurycoma longifolia*

▌概　要

　トンカット・アリ（トンカットアリ，tongkat ali）は，マレーシアの民間療法において，男性の強壮目的で利用されてきた薬用植物である。不妊症や勃起障害に対して利用される。

　トンカット・アリの根には，有効成分としてクアシノイド類 quassinoids（ユーリコマノン eurycomanone などの変形テルペノイド）やアルカロイド類，トリテルペン類が存在する。生物活性を有するクアシノイド類として，eurycomanone や eurycomanol などが知られている。

　基礎研究では，強壮作用，抗マラリア作用，抗潰瘍作用，細胞毒性作用，細胞増殖抑制作用，抗腫瘍作用，アポトーシス誘導作用が報告されてきた。また，動物に投与した実験では，トンカット・アリによる催淫作用，ED（勃起障害）改善作用，精子機能改善作用が示唆されている。予備的な臨床研究では，強壮作用が示されているが，質の高い臨床試験は十分ではない。

　トンカット・アリによる男性の QOL および性的リビドーの改善作用が報告されている。具体的には，ランダム化二重盲検偽薬対照試験として，30 歳から 55 歳の男性 109 名を対象に，トンカット・アリ抽出物（300 mg/日）あるいは偽薬が 12 週間投与され，SF-36 による QOL の評価，性的ウエルビーングに対する IIEF（国際勃起機能スコア）や SHQ による評価が行われた結果，トンカット・アリ投与群では，偽薬群に比べて，SF-36 の身体機能における有意な改善，国際勃起機能スコアの有意な改善，性的リビドーの改善，精子運動性の改善 44.4%，精液量の増加が見出された（Ismail）。

　一般に，短期間では効果が期待できないので，継続して利用する。東南アジア各国の民間療法で用いられてきたハーブであり，適正使用における許容性は高い

と考えられる。なお，マレーシアでの調査によると，トンカット・アリ製品の一部に重金属汚染が見出された。本邦では，トンカット・アリの名称を利用したマレーシア産の製品において，ED治療薬が検出されたという報告がある。したがって，信頼のできるメーカーの製品を選ぶことが重要であろう。

● 用途・適応

強壮作用　催淫作用　ED(勃起障害)改善作用　精子機能改善作用

相互作用チェックリスト

[相互作用に注意する医薬品] ⇒ [臨床における対応]

現時点では，医薬品との相互作用による有害事象は報告されていない。ただし，トンカット・アリの有する働きからの推測により，次の医薬品に関して，理論的な相互作用の可能性が考えられている。

▶チトクローム P450

チトクローム P450 の分子種のうち，CYP1A2，CYP2A6，CYP2C8，CYP2C9，CYP2C19，CYP2E1，CYP3A4 に関連する薬剤。(CYP と医療用医薬品との関連については巻末の別表参照)

⇒併用は可能と考えられる。

解説：相互作用のメカニズム

■チトクローム P450

基礎研究（*in vitro* 系）において，トンカット・アリの主要成分である eurycomanone 投与によるチトクローム P450 の分子種への影響を検証した結果，CYP1A2，CYP2A6，CYP2C8，CYP2C9，CYP2C19，CYP2E1，CYP3A4 のいずれの活性へも有意な変化は認められなかったという (Pan)。

参考文献

・Ismail SB, et al. Randomized Clinical Trial on the Use of PHYSTA Freeze-Dried Water Extract of Eurycoma longifolia for the Improvement of Quality of Life and Sexual Well-Being in Men. Evid Based Complement Alternat Med. 2012; 2012: 429268.

・Pan Y, et al. Effect of eurycomanone on cytochrome P450 isoforms CYP1A2, CYP2A6, CYP2C8, CYP2C9, CYP2C19, CYP2E1 and CYP3A4 in vitro. J Nat Med. 2014; 68: 402-6.

ナイアシン niacin

【名　称】

　[和　名]　ナイアシン，ナイアシンアミド，ニコチン酸，ニコチン酸アミド
　[英　名]　niacin

▮概　要

　ナイアシンとは，ニコチン酸とニコチン酸アミドの総称であり，いずれもビタミンB群に分類される（ナイアシンはニコチン酸の別称であり，ナイアシンアミドはニコチン酸アミドの別称である）。ニコチン酸は，ピリジンのモノカルボン酸誘導体である。

　ナイアシンは，酸化還元酵素に関与する補酵素として働く。食事中のニコチン酸アミドは，脱アミノ化を受けてニコチン酸となる。細胞質において，ニコチン酸はアデニリル化等を介して，補酵素であるニコチンアミドアデニンジヌクレオチド（NAD^+）を生成し，NAD^+はさらにリン酸化されてニコチンアミドアデニンジヌクレオチドリン酸（$NADP^+$）を生成する。NAD^+と$NADP^+$は多くの酸化還元酵素の補酵素である。

　ナイアシン欠乏症として，皮膚炎・消化管障害・精神神経障害を主症状とするペラグラ pellagra が生じうる。ただし，本邦では欠乏症は稀である。国民健康・栄養調査によると，ナイアシンは平均的な食事でほぼ充足されている。

　ナイアシン（ニコチン酸）の補給は，①ニコチン酸欠乏症（ペラグラ）の予防と改善，②ニコチン酸の需要が増大し，食事からの摂取が十分ではないとき（消耗性疾患，妊産婦，授乳婦，激しい肉体労働時等），③口角炎，口内炎，舌炎，接触性皮膚炎，急・慢性湿疹，光線過敏性皮膚炎，メニエール症候群，末梢循環障害（レイノー病），耳鳴り，難聴の疾患のうちニコチン酸の欠乏または代謝障害が関与すると推定される場合などに効果が期待できる。

　『日本人の食事摂取基準（2015年版）』による1日あたりの推奨量（RDA）は，30〜49歳の成人男性で15 mgNE（ナイアシン当量），同世代の女性で12 mgNE，耐容上限量はニコチン酸アミドとして同世代の男性で350 mgNE，女性で250 mgNE，また，ニコチン酸として男性85 mg，女性65 mgである。なお，耐容上限量については，通常の食品による食事で一時的にこの量を超えた

からといって健康障害がもたらされるものではない。『栄養素等表示基準値』
は，13 mg と設定されている。『栄養機能食品』の規格基準において，上限値
60 mg，下限値 3.9 mg とされている。

用途・適応

「栄養機能食品」としての栄養機能表示は，「ナイアシンは，皮膚や粘膜の健康
維持を助ける栄養素です」である。

相互作用チェックリスト

[相互作用に注意する医薬品・食品] ⇒ [臨床における対応]

　ナイアシンはビタミンであり，サプリメントの適正使用における許容性は高
い。ただし，海外において，一部の医薬品との相互作用を示唆する症例報告が知
られている。個別のサプリメント製品の品質管理や個人の体質に起因するケース
もあると推察され，相互作用として一般化はできないと考えられる。併用時に
は，医薬品の最新の添付文書を確認し，関連する臨床指標をモニタリングするこ
と。

▶**スタチン剤**
　⇒併用は可能と考えられる。研究データの臨床的意義は不明であるが，念のた
　　め，医師の監視下に関連指標をモニターすること。

▶**ニコチン**
　⇒併用は可能と考えられるが，念のため慎重に。研究データの臨床的意義は不
　　明。

▶**抗けいれん薬（プリミドン，カルバマゼピン）**
　⇒併用は可能と考えられるが，念のため慎重に。研究データの臨床的意義は不
　　明。

▶**酵母含有食品**
　⇒併用は可能と考えられるが，念のため慎重に。研究データの臨床的意義は不
　　明。

▶**糖尿病治療薬**
　⇒併用は可能と考えられる。ただし，医師の監視下に関連指標をモニターする
　　こと。

ナ

ナイアシン

545

▶痛風治療薬

⇒併用は可能と考えられる。ただし，医師の監視下に関連指標をモニターすること。

▶消化性潰瘍治療薬

⇒併用は可能と考えられる。ただし，医師の監視下に関連指標をモニターすること。

▶肝臓疾患治療薬

⇒併用は可能と考えられる。ただし，医師の監視下に関連指標をモニターすること。

▶抗酸化剤

⇒併用は可能と考えられる。ただし，医師の監視下に関連指標をモニターすること。

▶亜　鉛

⇒併用は可能と考えられる。ただし，医師の監視下に関連指標をモニターすること。

解説：相互作用のメカニズム

■スタチン剤

　ニコチン酸とスタチン剤との併用中に，横紋筋融解症を生じた例が報告されている。高コレステロール血症に対して，ロバスタチン（40 mg×2 回/日），コレスチポール（10 g×2 回/日）およびニコチン酸（2.5 g/日）を服用していた男性において，横紋筋融解症が認められたという（Reaven）。ただし，横紋筋融解症は，スタチン剤の副作用として知られているため，ニコチン酸併用との因果関係は不明である。

　本邦でも，処方箋医薬品として収載されているスタチン剤の添付文書において，使用上の注意に，ニコチン酸製剤とは「併用注意」とある。

■ニコチン

　経皮吸収タイプのニコチンとナイアシンとの併用中に，ナイアシンによる紅潮の増悪を認めたという症例が報告されているが，因果関係は必ずしも明確ではない（Rockwell）。

■抗けいれん薬（プリミドン，カルバマゼピン）

てんかん患者3名を対象にした臨床研究およびマウスを用いた基礎研究において，ニコチンアミドの投与により，プリミドン primidone の半減期が増大したという報告がある（Bourgeois）。また，2名の患者では，ニコチンアミド投与により，カルバマゼピン carbamazepine の血中濃度の上昇が認められた（Bourgeois）。ニコチンアミドとプリミドンの併用による有害事象が知られているが，臨床的意義や因果関係は必ずしも明確ではない（Letsas）。

■酵母含有食品

ニュージーランドにおいて，感染性単核球症と診断された25歳女性が，複数のサプリメントを摂取中に，ペラグラと診断され，ニコチンアミド投与により回復したという症例が報告されている（Wood）。複数のサプリメント（亜鉛，カルシウム，'コンブ茶の特効薬（Kombucha elixir）'）の併用によりナイアシンの吸収が阻害されたことが原因として考えられたという。なお，Kombucha elixir（あるいは満州茶 Manchurian tea）は，*Acetobacter* species と2種類の酵母（*Saccharomyces* or *Pichia* species）を含む民間療法の健康食品であった。ただし，臨床的意義や因果関係は不明であり，本邦において一般化できる症例ではないと考えられる。

■糖尿病治療薬

ナイアシンは，糖代謝に影響を与えうるので，糖尿病治療薬との併用時には念のために注意する（Crouse, Garg）。クロムなど糖代謝に影響を与える機能性食品成分との併用時も同様である。

■痛風治療薬

ナイアシンは，痛風を増悪しうるので，治療薬との併用時には薬剤の増量が必要となりうるとされている。念のために注意する（Crouse）。

■消化性潰瘍治療薬

ナイアシンは，消化性潰瘍を増悪しうるので，治療薬との併用時には薬剤の増量が必要となりうるとされている。念のために注意する（Crouse）。

■肝臓疾患治療薬

ナイアシンは，肝炎を増悪しうるので，治療薬との併用時には薬剤の増量が必要となりうるとされている。念のために注意する（Crouse）。

■抗酸化剤

冠状動脈疾患予防目的で行われたランダム化臨床試験では，抗酸化剤（1日あたり d-α-トコフェロール 800 IU，ビタミン C 1,000 mg，天然型ベータカロテン 25 mg，セレン 100 μg）の併用投与が，シンバスタチンおよびナイアシンの効果を減弱させたという（Brown）。

■亜　鉛

ペラグラを伴うアルコール依存症患者を対象にした臨床研究では，亜鉛投与によるトリプトファンからナイアシンへの転換促進が示されている（Vannucchi）。理論的には，栄養障害やナイアシン欠乏により，高用量のナイアシンが投与されている状態では，亜鉛との併用によるナイアシン過剰のリスクが想定される。

📄 参考文献

- Bourgeois BF, et al. Interactions between primidone, carbamazepine, and nicotinamide. Neurology. 1982; 32: 1122-26.
- Brown BG, et al. Simvastatin and niacin, antioxidant vitamins, or the combination for the prevention of coronary disease. N Engl J Med. 2001; 345: 1583-92.
- Crouse JR 3rd. New developments in the use of niacin for treatment of hyperlipidemia: new considerations in the use of an old drug. Coron Artery Dis. 1996; 7: 321-6.
- Garg A, Grundy SM. Nicotinic acid as therapy for dyslipidemia in non-insulin-dependent diabetes mellitus. JAMA. 1990; 264: 723-6.
- Letsas KP, et al. Pathophysiology and management of syncope in Kearns-Sayre syndrome. Am Heart Hosp J. 2006; 4: 301-2.
- Reaven P, Witztum JL. Lovastatin, nicotinic acid, and rhabdomyolysis. Ann Intern Med. 1988; 109: 597-8.
- Rockwell KA Jr. Potential interaction between niacin and transdermal nicotine. Ann Pharmacother. 1993; 27: 1283-8.
- Vannucchi H, Moreno FS. Interaction of niacin and zinc metabolism in patients with alcoholic pellagra. Am J Clin Nutr. 1989; 50: 364-9.
- Wood B, et al. Pellagra in a woman using alternative remedies. Australas J Dermatol. 1998; 39: 42-4.

ナットウキナーゼ nattokinase

【名　称】

[和　名]　ナットウキナーゼ

[英　名]　nattokinase

▌概　要

　ナットウキナーゼ nattokinase とは，納豆に見出された血栓溶解活性を有する酵素である。納豆1パック（50 g）には，約1,500 FU のウロキナーゼに匹敵する効果があるという。

　ナットウキナーゼは，ウロキナーゼ等の血栓溶解酵素と比べて分子量が小さく，一本鎖構造のポリペプチドである。しかし，そのままで吸収されるほどには小さくなく，タンパク分解酵素の働きによってある程度の大きさのペプチド断片まで分解される。そのペプチドの中に，血栓溶解活性をもつ分子があると考えられている。ナットウキナーゼが腸管から吸収されて血液中に検出されたという基礎研究データもある。このため，ナットウキナーゼは，ペプチドとして，経口摂取によって血栓溶解酵素としての働きを発揮する。経口摂取されたナットウキナーゼの作用時間は，短い場合で4時間，長い場合には8～12時間であるという。実験的に形成された血栓が，ナットウキナーゼの経口摂取によって溶解することも示された。ヒトを用いた予備的研究では，真性グロブリン分解時間の短縮や真性グロブリン線溶活性の上昇が認められ，血栓溶解活性が増強されることが報告された。また，臨床試験では，ナットウキナーゼによる血流改善作用も示されている。その他，基礎研究では，ラット大腿動脈においてナットウキナーゼが血管内皮障害後に生じる内膜肥厚を抑制することが示された。

　健常者を対象にしたヒト臨床研究において，ナットウキナーゼの経口投与後の体内動態が検証されており，ナットウキナーゼ含有カプセルを経口摂取後，その血中濃度は 13.3±2.5 時間で最大に達した（Ero）。

　通常の食材に由来する成分であり，許容性は高いと考えられる。適応となる病態に対して適切な品質の製品を用法・用量を守って使用する場合，現時点では特に問題は報告されていない。なお，納豆やビタミンＫを含む食品は，ワルファリンとの併用を避ける。一方，サプリメントの場合，ビタミンＫを取り除いた

製品であれば利用が可能である。

● 用途・適応

血栓溶解作用　脳梗塞・脳塞栓症予防作用

▥ 相互作用チェックリスト

［相互作用に注意する医薬品］⇒［臨床における対応］

　現時点では，医薬品との相互作用による有害事象は報告されていない。ただし，ナットウキナーゼは，血栓溶解活性等を有するため，類似した効果を示す医薬品と併用した場合，理論的な相互作用の可能性が考えられる。

▶抗凝固薬・血小板機能抑制薬

⇒併用は慎重に。医師の監視下に関連指標をモニターすること。

㋝ 解説：相互作用のメカニズム

■抗凝固薬・血小板機能抑制薬

　理論的には，抗凝固薬・血小板機能抑制薬等との併用による出血傾向の副作用に関して相加作用・相乗作用が想定される。現時点では，医薬品との相互作用による有害事象は報告されていないが，念のために注意する。

▤ 参考文献

- Cesarone MR, et al. Prevention of venous thrombosis in long-haul flights with Flite Tabs: the LONFLIT-FLITE randomized, controlled trial. Angiology 2003; 54: 531-9.
- Ero MP, et al. A pilot study on the serum pharmacokinetics of nattokinase in humans following a single, oral, daily dose. Altern Ther Health Med. 2013; 19: 16-9.
- Fujita M, et al. Thrombolytic effect of nattokinase on a chemically induced thrombosis model in rat. Biol Pharm Bull 1995; 18: 1387-91.
- Fujita M, et al. Transport of nattokinase across the rat intestinal tract. Biol Pharm Bull 1995; 18: 1194-6.
- Fujita M, et al. Purification and characterization of a strong fibrinolytic enzyme (nattokinase) in the vegetable cheese natto, a popular soybean fermented food in Japan. Biochem Biophys Res Commun 1993; 197: 1340-7.

- Sumi H, et al. A novel fibrinolytic enzyme (nattokinase) in the vegetable cheese Natto; a typical and popular soybean food in the Japanese diet. Experientia 1987; 43: 1110-1.
- Sumi H, et al. Enhancement of the fibrinolytic activity in plasma by oral administration of nattokinase. Acta Haematol 1990; 84: 139-43.
- Suzuki Y, et al. Dietary supplementation with fermented soybeans suppresses intimal thickening. Nutrition 2003; 19: 261-4.
- Suzuki Y, et al. Dietary supplementation of fermented soybean, natto, suppresses intimal thickening and modulates the lysis of mural thrombi after endothelial injury in rat femoral artery. Life Sci 2003; 73: 1289-98.
- Urano T, et al. The profibrinolytic enzyme subtilisin NAT purified from Bacillus subtilis Cleaves and inactivates plasminogen activator inhibitor type 1. J Biol Chem 2001; 276: 24690-6.

難消化性デキストリン indigestible dextrin

【名　称】

[和　名]　難消化性デキストリン
[英　名]　indigestible dextrin

▌概　要

　デキストリンとは，デンプンを酸や酵素などによって加水分解して得られるさまざまな中間生成物の総称である。デキストリンは，水溶性であり粘着性を示し，糊剤・乳化剤・増粘剤などとして利用される。デキストリンには，グルコースのポリマーであるマルトデキストリン，グルコースが環状に重合したシクロデキストリンなどがある。難消化性デキストリンは，デンプンに酸を加えて加熱し，α-アミラーゼおよびグルコアミラーゼで分解処理した後に得られる難消化性画分（食物繊維画分）である。

　基礎研究および臨床研究において，難消化性デキストリンによる整腸作用（便秘改善作用）や食後血糖上昇抑制作用が示されている。本邦では，難消化性デキストリン（食物繊維として）を関与成分とするトクホ（特定保健用食品）が認可されており，整腸作用や食後過血糖抑制作用の表示が許可されている。

　臨床研究における投与量は1日あたり4～6g前後が多い。特定保健用食品（規格基準型）の関与成分としての「難消化性デキストリン（食物繊維として）」の1日摂取目安量は，おなかの調子を整える用途では3～8gである。また，食後の血糖値をおだやかにする用途では，1日1回食事とともに摂取する目安量として4～6gである。

　難消化性デキストリンは，炭水化物/食物繊維として分類される成分であり，適正使用における許容性は高い。現時点では，医薬品との相互作用による有害事象は報告されていない。

◉ 用途・適応

　整腸作用（便秘改善）　食後過血糖抑制作用

📖 相互作用チェックリスト

［相互作用に注意する医薬品］⇒［臨床における対応］

　現時点では，医薬品との相互作用による有害事象は報告されていない。ただし，難溶性デキストリンを関与成分とするトクホ（特定保健用食品）には，糖の吸収をおだやかにする機能があることから，食後過血糖抑制作用を有する医薬品の併用によって，理論的な相互作用が考えられている。該当する医薬品との併用には念のために注意する。

📄 参考文献

- 林範子, 他. 還元難消化性デキストリンの食後血糖値に及ぼす影響. 日本栄養・食糧学会誌. 2006；59：247-253.
- 福田悟志, 他. 食後血糖上昇に対する難消化性デキストリン配合緑茶飲料の影響および長期連続摂取による安全性の検討. 日本臨床生理学会雑誌. 2002；32：207-212.
- 伊藤聖, 他. 難消化性デキストリン含有甘藷若葉青汁粉末飲料の摂取が便秘傾向者の便通に及ぼす影響. 薬理と治療. 2007；35：399-405.
- 伊藤聖, 他. 難消化性デキストリン含有大麦若葉粉末飲料の食後血糖値への影響および長期摂取時の安全性. 薬理と治療. 2006；34：945-952.
- 岩塚英文, 他. 難消化性デキストリン配合茶飲料（グルコカット）の食後血糖値上昇抑制効果および長期摂取における安全性の検討. 臨床栄. 2007；111：363-370.
- Kishimoto Y, et al. Acute toxicity and mutagenicity study on branched corn syrup and evaluation of its laxative effect in humans. J Nutr Sci Vitaminol (Tokyo). 2001; 47: 126-31.
- 馬上元彦, 他. 難消化性デキストリンを含む野菜粉末加工食品のヒトの便通に及ぼす効果とその過剰摂取による安全性の検討. 栄養−評価と治療. 2004；21：483-490.
- 長田正久, 他. 難消化性デキストリン配合粉末緑茶の長期摂取における血糖値および安全性に対する影響. PROGRESS IN MEDICINE. 2007；27：1023-1029.
- 里内美津子, 他. 加水分解焙焼デキストリンのヒト腸内フローラに及ぼす影響. ビフィズス. 1997；10：201.
- 若林茂, 他. 各種糖質負荷後のラットの血糖値ならびにインスリン分泌に及ぼす難消化性デキストリンの影響. 日本栄養・食糧学会誌. 1993；46：131-137.
- 若林茂, 他. 高ショ糖食 SD 系ラットの耐糖能に及ぼす難消化性デキストリンの影響. 医学のあゆみ. 1991；159：945-946.

苦 瓜 *Momordica charantia*

【名 称】

[和　名]　苦瓜（ニガウリ），ツルレイシ，ゴーヤ

[英　名]　bitter melon, bitter cucumber, bitter gourd

[別　名]　Karela, Kerala, Momordique

[学　名]　*Momordica charantia*

▌概 要

　苦瓜は，伝統医療において，血糖コントロールを改善する目的で，糖尿病の治療に利用されてきた。一般的な利用部位は果実であり，果汁や抽出物もしくは粉末が投与される。その他，葉や茎に由来するハーブ茶が用いられることもある。

　有効成分として，インスリン様ポリペプチドであるポリペプチド-P（polypeptide-P）が存在する。これは，植物インスリン（plant insulin）あるいはP-インスリンとも呼ばれる分子である。

　また，*in vitro* 研究では，苦瓜由来のMAP30（Momordica Anti-HIV Protein）という有効成分による抗ウイルス作用や抗腫瘍作用が知られている。

　苦瓜由来の成分による血糖降下作用，耐糖能改善作用が基礎研究や小規模な臨床試験において報告されてきた。苦瓜の果汁を用いた，2型糖尿病患者を対象にした臨床試験での効果が示されている。

　通常の食材に由来する成分であり，適応となる病態に対して適切な品質の製品を用法・用量を守って使用する場合，一般に安全性は高いと考えられる。

　ただし，基礎研究や臨床試験はまだ十分ではなく，今後の研究成果が期待される。

● 用途・適応

　2型糖尿病

📖 相互作用チェックリスト

［相互作用に注意する医薬品］⇒［臨床における対応］

現時点では，医薬品との相互作用による有害事象は報告されていない。ただし，苦瓜と糖尿病治療薬との併用による相加作用が知られている。

▶**糖尿病治療薬**

⇒併用は慎重に。医師の監視下に関連指標をモニターすること。

〽 解説：相互作用のメカニズム

■**糖尿病治療薬**

苦瓜は血糖降下作用を有しているため，同様の効果を有する糖尿病治療薬との併用によって相加作用・相乗作用を生じうる。該当する医薬品との併用には念のために注意する。

例えば，インスリン非依存性糖尿病患者9名（うち8名はSU剤の服用を併用）を対象にした臨床試験では，苦瓜果実抽出液あるいは乾燥果実投与によって糖代謝改善効果が認められた（Leatherdale）。このように相加作用が認められるため，苦瓜と糖尿病治療薬との併用時には，血糖値やHbA1c等の関連指標をモニタリングする。

また，苦瓜と糖尿病治療薬との相加作用を示唆する報告がある。2型糖尿病にてクロルプロパミドchlorpropamide（Diabinese®）を服用していた40歳女性が，苦瓜とニンニクを含むカレーを摂ったところ，クロルプロパミドに相加的な血糖降下作用を認めたという報告がある（Aslam）。なお，ニンニクも伝統医療において逸話的に血糖降下作用があるとされてきた成分である。

基礎研究では，ラットに苦瓜とSU剤トルブタミドtolbutamide（Orinase®）を併用投与した実験において，血糖降下作用が報告されている（Kulkarni）。

📄 参考文献

・Aslam M, Stockley IH. Interaction between curry ingredient (karela) and drug (chlorpropamide). Lancet 1979; 1: 607.
・Kulkarni RD, Gaitonde BB. Potentiation of tolbutamide action by jasad bhasma and karela (Momordica charantia). Indian J Med Res 1962; 50: 715-9.
・Leatherdale BA, et al. Improvement in glucose tolerance due to Momordica charantia (karela). Br Med J (Clin Res Ed) 1981; 282: 1823-4.

乳果オリゴ糖 lactosucrose

【名　称】

[和　名]　乳果オリゴ糖　ラクトスクロース

[英　名]　lactosucrose beta-D-galactosylsucrose

▌概　要

　乳果オリゴ糖（ラクトスクロース）とは，ラクトース（乳糖 lactose）とスクロース（ショ糖 sucrose，サッカロース）を構成糖として有するオリゴ糖（三糖）である。乳果オリゴ糖は，プレバイオティクス prebiotics としての機能性が注目されており，消化酵素の影響を受けず（難消化性）に大腸まで到達し，有用菌であるビフィズス菌を増加させ，悪玉菌を抑制するという特徴を持つ。

　なお，オリゴ糖は，2～10 個程度の単糖がグリコシド結合で連なった炭水化物である。また，ショ糖（スクロース）は，ブドウ糖（グルコース）と果糖（フルクトース fructose）とが脱水縮合した二糖類である。乳糖（ラクトース）は，加水分解でグルコースとガラクトース（単糖類の一種）になる。

　ヒト臨床研究において，乳果オリゴ糖による消化管からのカルシウム吸収促進作用，炎症性腸疾患（クローン病）の症状改善作用等が報告されている。

　本邦では，乳果オリゴ糖を関与成分とするトクホ（特定保健用食品）が認可されており，「腸内のビフィズス菌を適正に増やし，お腹の調子を良好に保つ」といった表示例がある。

　一般に，適正使用における許容性は高い。⇒『オリゴ糖』の項

♀ 用途・適応

整腸作用　ビフィズス菌の増加・腸内細菌叢の改善，カルシウムの吸収促進

📖 相互作用チェックリスト

［相互作用に注意する医薬品］⇒［臨床における対応］

　現時点では，医薬品との相互作用による有害事象は報告されていない。

📖 参考文献

- Delzenne NM. Oligosaccharides: state of the art. Proc Nutr Soc. 2003; 62: 177-82.
- Gibson GR, et al. Dietary modulation of the human colonic microbiota: introducing the concept of prebiotics. J Nutr. 1995; 125: 1401-12.
- Hamilton-Miller JM. Probiotics and prebiotics in the elderly. Postgrad Med J. 2004; 80: 447-51.
- Macfarlane S, et al. Review article: prebiotics in the gastrointestinal tract. Aliment Pharmacol Ther. 2006; 24: 701-14.
- Moro G, et al. A mixture of prebiotic oligosaccharides reduces the incidence of atopic dermatitis during the first six months of age. Arch Dis Child. 2006; 91: 814-9.
- Moro GE, et al. Effects of a new mixture of prebiotics on faecal flora and stools in term infants. Acta Paediatr Suppl. 2003; 91: 77-9.
- Saavedra JM, et al. Human studies with probiotics and prebiotics: clinical implications. Br J Nutr. 2002; 87: S241-6.
- Scholz-Ahrens KE, et al. Prebiotics, probiotics, and synbiotics affect mineral absorption, bone mineral content, and bone structure. J Nutr. 2007; 137: 838S-46S.
- Swennen K, et al. Non-digestible oligosaccharides with prebiotic properties. Crit Rev Food Sci Nutr. 2006; 46: 459-71.
- Teramoto F, et al. Long-term administration of 4G-beta-D-galactosylsucrose (lactosucrose) enhances intestinal calcium absorption in young women: a randomized, placebo-controlled 96-wk study. J Nutr Sci Vitaminol (Tokyo). 2006; 52: 337-46.
- Teramoto F, et al. Effect of 4G-beta-D-galactosylsucrose (lactosucrose) on fecal microflora in patients with chronic inflammatory bowel disease. J Gastroenterol. 1996; 31: 33-9.

乳果オリゴ糖

乳酸菌 *Lactobacillus* species

【名　称】

[和　名]　乳酸菌，乳酸桿菌，乳酸球菌，ビフィズス菌

[英　名]　Lactobacillus

[学　名]　*Lactobacillus* species. *Bifidobacterium* species（ビフィズス菌）
　　　　　Lactococcus species（乳酸球菌）

▌概　要

　広義に，乳酸菌とは，糖類を分解して乳酸を産生する菌の総称である。ビフィズス菌（*Bifidobacterium* species）やアシドフィルス菌（*Lactobacillus acidophilus*）がよく知られている。腸内フローラ（腸内細菌叢）のバランスを改善し，宿主に有益な作用をもたらすプロバイオティクスとして，乳酸菌が注目されている。乳酸菌の機能性として，免疫調節作用，アレルギー症状軽減作用，炎症性腸疾患改善作用，整腸作用などがある。なお，オリゴ糖は乳酸菌が利用する糖類であり，善玉菌の栄養源としてサプリメントにも配合されている。

　乳酸菌は，発酵乳や発酵製品，乳酸菌飲料，乳製品などに利用されている。代表的な菌種として，はっ酵乳・乳酸菌飲料に用いられる乳酸桿菌の *Lactobacillus delbrueckii* や *Lactobacillus helveticus*，乳酸球菌の *Lactococcus lactis* がある。また，*Lactobacillus acidophilus* や *Lactobacillus casei* といった乳酸桿菌，*B. breve* や *B. bifidum* といったビフィズス菌（*Bifidobacterium*）が知られている。

　乳酸菌の作用を検証した臨床研究が数多く報告されており，下痢の予防や治療といった整腸作用，抗生物質の服用によって生じる下痢の治療，抗ピロリ菌作用，アトピー性皮膚炎の改善，カンジダ性腟炎の再発予防効果が示されている。

　本邦では，乳酸菌を含む製品が，医療用医薬品・一般用医薬品・特定保健用食品として認められている。一般に，適正使用における許容性は高い。また，医薬品・サプリメント・食品との相互作用による有害事象は報告されていない。

用途・適応

　整腸作用（下痢の予防・治療，腸のぜん動運動の調整，腸内細菌叢のバランス調整，有害菌の増殖抑制作用）　腸内細菌叢の異常によって生じる症状の改善　免疫賦活作用　アレルギー軽減作用　炎症性腸疾患改善作用　ピロリ菌抑制作用

相互作用チェックリスト

［相互作用に注意する医薬品］⇒［臨床における対応］

　現時点では，医薬品との相互作用による有害事象は報告されていない。ただし，乳酸菌は整腸作用や生活習慣病の症状改善作用を有しているため，理論的には，同様の効果を有する医薬品との併用によって相加作用・相乗作用を生じうる。また，抗生物質など腸内細菌叢の変化を生じうる医薬品との併用時には，摂取した乳酸菌の作用にも影響を生じうる。該当する医薬品との併用には念のために注意する。投与する際には，関連指標をモニターすること。

参考文献

- 味の素株式会社. エンテロノン-R 添付文書. 2010 年 4 月作成（第 3 版）.
- Ammor MS, et al. Antibiotic resistance in non-enterococcal lactic acid bacteria and bifidobacteria. Food Microbiol. 2007; 24: 559-70.
- ビオフェルミン製薬株式会社. ビオフェルミン錠剤添付文書. 2010 年 10 月改訂（第 6 版）.
- ビオフェルミン製薬株式会社. ビオフェルミン R 散/ビオフェルミン R 錠添付文書. 2013 年 2 月改訂（第 7 版）.
- Claesson MJ, et al. The genus Lactobacillus — a genomic basis for understanding its diversity. FEMS Microbiol Lett. 2007; 269: 22-8.
- de Vrese M, et al. Probiotics and prebiotics: effects on diarrhea. J Nutr. 2007; 137: 803S-11S.
- Falagas ME, et al. Probiotics for the treatment of women with bacterial vaginosis. Clin Microbiol Infect. 2007; 13: 657-64.
- Felis GE, et al. Taxonomy of Lactobacilli and Bifidobacteria. Curr Issues Intest Microbiol. 2007; 8: 44-61.
- Johnston BC, et al. Probiotics for the prevention of pediatric antibiotic-associated diarrhea. Cochrane Database Syst Rev. 2007; 2: CD004827.
- Kamiya S. Helicobacter pylori infection and probiotics. Nippon Saikingaku Zasshi. 2007; 62: 271-7.

- Klaenhammer TR, et al. Influence of the dairy environment on gene expression and substrate utilization in lactic acid bacteria. J Nutr. 2007; 137: 748S-50S.
- 興和株式会社. ラックビー R 添付文書. 2009 年 9 月改訂（第 8 版）.
- Matsuzaki T, et al. Intestinal microflora: probiotics and autoimmunity. J Nutr. 2007; 137: 798S-802S.
- Ouwehand AC. Antiallergic effects of probiotics. J Nutr. 2007; 137: 794S-7S.
- Salvatore S, et al. Probiotics and zinc in acute infectious gastroenteritis in children: are they effective? Nutrition. 2007; 23: 498-506.
- Segarra-Newnham M. Probiotics for Clostridium difficile-associated diarrhea: focus on Lactobacillus rhamnosus GG and Saccharomyces boulardii. Ann Pharmacother. 2007; 41: 1212-21.
- Szajewska H, et al. Meta-analysis: Lactobacillus GG for treating acute diarrhoea in children. Aliment Pharmacol Ther. 2007; 25: 871-81.
- Watson C, et al. Comprehensive review of conventional and non-conventional methods of management of recurrent vulvovaginal candidiasis. Aust N Z J Obstet Gynaecol. 2007; 47: 262-72.
- Yoo J, et al. Microbial manipulation of immune function for asthma prevention: inferences from clinical trials. Proc Am Thorac Soc. 2007; 4: 277-82.

ニンニク *Allium sativum*

【名　称】

[和　名]　セイヨウニンニク，ニンニク

[別　名]　ガーリック

[英　名]　garlic

[学　名]　*Allium sativum*

▌概　要

　通常の食材であるニンニク（ガーリック）は，サプリメントの成分としても広く利用されている。ニンニクの薬用部分は，鱗茎（球根）である。

　新鮮なニンニクは，アミノ酸の1種であるアリイン alliin を含む。アリイン自体は無臭であるが，ニンニクを切る（つぶす）ことで細胞が破壊されると，アリイナーゼ alliinase の作用によってアリシン allicin に変化する。アリシンは，空気に触れることで S-アリルメルカプトシステインやアリルシステインに変わる。アリシンから生じる脂溶性の化合物として，アリルスルフィド類，アリルメチルスルフィド類，ビニルジチイン，アホエンなどがある。

　基礎研究では，抗血小板作用，抗菌・抗ウイルス・抗真菌作用，免疫調節作用（T 細胞増殖刺激作用，IL-2 および TNF-α 放出促進作用等），抗酸化作用，抗がん作用，アポトーシス誘導作用，血管弛緩作用，肝臓保護作用，LDL コレステロール酸化阻害作用，血管内皮細胞保護作用，HMG-CoA 還元酵素阻害作用（S-allyl-L-cysteine 等による作用）などが示されている。

　臨床研究では，抗血小板作用，高血圧の改善，脂質異常症の改善（総コレステロール，LDL，中性脂肪の低下），動脈硬化の予防と進展抑制，前立腺がん随伴症状の改善が報告されてきた。その他，ニンニクの摂取量が多いと，胃がんや大腸がん，前立腺がんの発症が少ないという疫学データがある。

　サプリメントとしては，①（凍結乾燥）ニンニク粉末，②熟成ニンニク抽出物（AGE：Aged Garlic Extract），③ニンニク精油などがある。

　脂質異常症や高血圧に対しては，ニンニク抽出物を 600〜1,200 mg/日にて投与する（多くの臨床試験は 600〜900 mg/日であり，これは 3.6〜5.4 mg/日のアリシンに相当）。

適正使用における許容性は高い。用量依存的な消化器症状（悪心・嘔吐・胸焼け・下痢等）の発生が知られており，特に生ニンニク摂取時に認められる。

♥ 用途・適応

脂質異常症　高血圧　動脈硬化の予防と進展抑制　抗がん作用

📖 相互作用チェックリスト

［相互作用に注意する医薬品］⇒［臨床における対応］

ニンニクと共通する作用機序あるいは効能効果を有する成分との併用に注意する。具体的には，抗血小板薬，抗凝固薬，脂質異常症薬，高血圧薬などが該当する。その他，次の医薬品に関して，ニンニクの有する働きからの推測により，理論的な相互作用の可能性が考えられている。

〈医薬品〉

▶**チトクローム P450**

チトクローム P450 の分子種のうち，CYP2C9，2D6，2E1，3A4 に関連する薬剤。（CYP と医療用医薬品との関連については巻末の別表参照）

⇒併用は可能と考えられるが，念のため慎重に。研究データの臨床的意義は不明。

▶**イソニアジド（INH）**

⇒併用は可能と考えられるが，念のため慎重に。医師の監視下に関連指標をモニターすること。

▶**非ヌクレオシド系逆転写酵素阻害薬（NNRTIs）**

⇒併用は慎重に。医師の監視下に関連指標をモニターすること。

▶**サキナビルメシル酸塩製剤（サキナビル，HIV プロテアーゼ阻害薬）**

⇒併用は慎重に。医師の監視下に関連指標をモニターすること。

▶**抗凝固薬・抗血小板薬・ワルファリン**

⇒併用は慎重に。医師の監視下に関連指標をモニターすること。

▶**スタチン剤**

⇒併用は可能と考えられるが，念のため慎重に。

▶**高血圧治療薬**

⇒併用は可能と考えられるが，念のため慎重に。

〈サプリメント〉

イチョウ葉エキスや魚油サプリメントとの併用による臨床試験が報告されている（つまり，併用は可能である）。ただし，抗血小板作用や出血傾向を生じうる成分との併用は慎重に。必要に応じて臨床検査指標によるモニタリングを行う。なお，抗凝固作用や抗血小板作用を有するサプリメント成分は多数知られている。

〈食　品〉

ニンニクと共通する作用機序を有する成分との併用に注意。なお，現時点では，相互作用による有害事象は報告されていない。

📖 解説：相互作用のメカニズム

〈医薬品〉

■チトクローム P450

ニンニクは，チトクローム P450 の分子種のうち，CYP2E1，3A4 への阻害作用が示唆されている（Gurley, Taubert）。したがって，これらの活性によって影響される医薬品との併用には，念のために注意する（CYP と医療用医薬品との関連については巻末の別表を参照）。

一方，CYP1A2，2D6，3A4 に対して有意な影響は認めなかったという臨床試験がある（Gurley, Markowitz）。

また，2D6 については，活性を阻害したという報告もある。さらに，3A4 については，ニンニクによって活性が阻害されたというデータと活性が誘導されたとするデータの両方が知られている。例えば，ニンニクによって HIV 薬である saquinavir の AUC が有意に低下したという報告があり，これは 3A4 の誘導による作用と考えられている。

一方，ヒト肝細胞を用いた基礎研究では，ニンニク抽出物投与により，CYP2C9 の発現と活性の抑制を認めたが，CYP3A4 には影響は示されなかったという（Ho）。

なお，アリシンの含有量が多いと，3A4 等を介した相互作用の発生が高いという考えもある。

AGE に含まれる 8 種類の水溶性成分（alliin, cycloalliin, methylin, S-methyl-L-cysteine, SAC, N-acetyl-SAC, S-allomercapto-L-cysteine, gamma-glutamyl-SAC）について，6 種類のチトクローム P450（CYP1A2，2B6，2C9，2C19，2D6，3A）に対する影響を検討した *in vitro* 研究では，高濃度

（100 μmol/L）のS-methyl-L-cysteineおよびS-allyl-L-cysteineによって，CYP3Aの阻害作用が認められた。この2つの組み合わせ以外では，高濃度でも特に顕著な阻害作用は示されなかった。なお，*in vivo*研究では，CYP3Aに対する阻害作用は示されていないことから，CYP3Aを介したAGEと医薬品の相互作用発生は否定的と考えられる（Greenblatt）。

CYP450の各分子種に対する影響の臨床的意義については，さらに検討が必要である。

■イソニアジド（INH）

イソニアジド（INH）のCmaxやAUCが，ニンニク抽出物投与によって低下したという報告がある。したがって，相互作用の発生に注意する。ただし，作用機序は明確ではない。

■非ヌクレオシド系逆転写酵素阻害薬（NNRTIs）

非ヌクレオシド系逆転写酵素阻害薬（NNRTIs：non-nucleoside reverse transcriptase inhibitors）の血中濃度やAUCが，ニンニク抽出物投与によって低下したという報告がある。

■サキナビルメシル酸塩製剤（サキナビル，HIVプロテアーゼ阻害薬）

HIVプロテアーゼ阻害薬の1種であるサキナビルメシル酸塩製剤（インビラーゼ®）の添付文書には，「ニンニク成分含有製品」が「併用注意」として記載されている。添付文書には，サキナビルメシル酸塩製剤の血中濃度が低下する可能性があるため，本剤投与時はニンニク成分含有製品を摂取しないよう注意とある。サキナビル（1,200 mg 1日3回）とニンニクカプセル（ニンニク約8 gに相当）を併用した場合に，サキナビルのAUCが51％，8時間後の平均トラフ値が49％，Cmaxが54％減少したとの報告がある（Piscitelli）。明確な作用機序は不明であるが，ニンニク成分により誘導されたチトクロームP450が薬剤の代謝を促進し，クリアランスを上昇させるためと考えられている。なお，サキナビルメシル酸塩製剤は，肝薬剤代謝酵素CYP3A4によって代謝される。また，P糖タンパクの基質でもある。

一方，健常者を対象に，ニンニク抽出物含有カプセルを4日間投与した臨床研究では，HIVプロテアーゼ阻害薬のリトナビル ritonavir の単回投与時の薬物動態への有意な影響は認められていない（Gallicano）。

■抗凝固薬・抗血小板薬・ワルファリン

生ニンニクおよびニンニク抽出物，熟成ニンニク抽出物（AGE）は，抗凝固作用・抗血小板作用が示されている（Kiesewetter, Legnani, Rahman, Steiner）。そのため，抗凝固薬・抗血小板薬・ワルファリンなどとの併用には注意する。実際，基礎疾患を有する高齢者を中心に，ニンニク抽出物の摂取と，出血傾向の亢進，術後の過剰な出血，血小板凝集能の低下との関連を示唆する症例が多数報告されている（Burnham）。また，アスピリン（75 mg/日）と，ニンニク含有錠，マリアザミを併用した健康な 25 歳男性において，鼻出血を認めたという症例報告がある（Shakeel）。その他，ギリシャにおいて，ニンニク抽出物（600 mg×2 錠）を 1 年間摂取していた 51 歳男性が，腎結石に対する体外衝撃波砕石術の施行後，腎臓血腫を生じたという症例報告がある（Gravas）。

これらに対して，健常男性 12 名を対象としたクロスオーバーランダム化比較試験では，ニンニク抽出物を 2 週間投与し，その後，ワルファリン 25 mg を単回服用させたところ，INR に変化はなく，ワルファリンの薬物動態への影響は認められなかったという（Mohammed Abdul）。

一般に，生ニンニクのほうが，調理されたニンニクよりも強い抗血小板作用を示す。

なお，ワルファリン投与中の患者 48 名に対して，熟成ニンニク抽出物（AGE）を 1 日あたり 10 mL の用量にて 12 週間投与した臨床試験では，INR に対して有意な変化は認められていない。ただし，理論的には相互作用が考えられるので，必要に応じて関連指標をモニタリングする。

■スタチン剤

脂質異常症モデルラットを用いた基礎研究において，ニンニクとアトルバスタチンの併用による影響が検証された結果，ニンニクの経口投与によって，肝チトクローム P450 活性の抑制，アトルバスタチンの Cmax や AUC の有意な増加が認められた（Reddy）。

ニンニク抽出物は，脂質異常症改善作用を有するため，治療薬との併用により相加作用や相乗作用が想定される（Auer）。

■高血圧治療薬

ニンニク抽出物は，高血圧改善作用を有するため，降圧薬との併用により相加作用や相乗作用が想定される（McMahon, Silagy）。

参考文献

- Auer W, et al. Hypertension and hyperlipidaemia: garlic helps in mild cases. Br J Clin Pract Suppl. 1990; 69: 3-6.
- Burnham BE. Garlic as a possible risk for postoperative bleeding. Plast Reconstr Surg. 1995; 95: 213.
- 中外製薬株式会社. インビラーゼ添付文書. 2011年3月改訂（第4版）.
- El-Bayoumy K, et al. Cancer chemoprevention by garlic and garlic-containing sulfur and selenium compounds. J Nutr. 2006; 136 (3 Suppl): 864S-869S.
- Gallicano K, et al. Effect of short-term administration of garlic supplements on single-dose ritonavir pharmacokinetics in healthy volunteers. Br J Clin Pharmacol. 2003; 55: 199-202.
- Gravas S, et al. Extracorporeal shock-wave lithotripsy and garlic consumption: a lesson to learn. Urol Res. 2010; 38: 61-3.
- Greenblatt DJ, et al. In vitro interactions of water-soluble garlic components with human cytochromes p450. J Nutr. 2006; 136 (3 Suppl): 806S-809S.
- Gurley BJ, et al. Clinical assessment of effects of botanical supplementation on cytochrome P450 phenotypes in the elderly: St. John's wort, garlic oil, Panax ginseng and Ginkgo biloba. Drugs Aging. 2005; 22: 525-39.
- Ho BE, et al. Effects of Garlic on Cytochromes P450 2C9- and 3A4-Mediated Drug Metabolism in Human Hepatocytes. Sci Pharm. 2010; 78: 473-81.
- Kiesewetter H, et al. Effect of garlic on platelet aggregation in patients with increased risk of juvenile ischaemic attack. Eur J Clin Pharmacol. 1993; 45: 333-6.
- Legnani C, et al. Effects of a dried garlic preparation on fibrinolysis and platelet aggregation in healthy subjects. Arzneimittelforschung. 1993; 43: 119-22.
- Markowitz JS, et al. Effects of garlic (Allium sativum L.) supplementation on cytochrome P450 2D6 and 3A4 activity in healthy volunteers. Clin Pharmacol Ther. 2003; 74: 170-7.
- McMahon FG, Vargas R. Can garlic lower blood pressure? A pilot study. Pharmacotherapy. 1993; 13: 406-7.
- Mohammed Abdul MI, et al. Pharmacodynamic interaction of warfarin with cranberry but not with garlic in healthy subjects. Br J Pharmacol. 2008; 154: 1691-700.
- Piscitelli SC, et al. The effect of garlic supplements on the pharmacokinetics of saquinavir. Clin Infect Dis. 2002; 34: 234-8.
- Rahman K, et al. Garlic and cardiovascular disease: a critical review. J Nutr. 2006; 136 (3 Suppl): 736S-740S.
- Rahman K, Billington D. Dietary supplementation with aged garlic extract inhibits ADP-induced platelet aggregation in humans. J Nutr. 2000; 130: 2662-5.
- Reddy GD, et al. Pharmacokinetic interaction of garlic and atorvastatin in dyslipidemic rats. Indian J Pharmacol. 2012; 44: 246-52.
- Shakeel M, et al. Complementary and alternative medicine in epistaxis: a point worth

considering during the patient's history. Eur J Emerg Med. 2010; 17: 17-9.
- Shamseer L, et al. Complementary, holistic, and integrative medicine: garlic. Pediatr Rev. 2006; 27: e77-80.
- Silagy CA, Neil HA. A meta-analysis of the effect of garlic on blood pressure. J Hypertens. 1994; 12: 463-8.
- Steiner M, Li W. Aged garlic extract, a modulator of cardiovascular risk factors: a dose-finding study on the effects of AGE on platelet functions. J Nutr. 2001; 131(3s): 980S-4S.
- Tattelman E. Health effects of garlic. Am Fam Physician. 2005; 72: 103-6.
- Taubert D, et al. The garlic ingredient diallyl sulfide inhibits cytochrome P450 2E1 dependent bioactivation of acrylamide to glycidamide. Toxicol Lett. 2006; 164: 1-5.

ニンニク+卵黄 egg yolk-enriched garlic extract

【名　称】

[和　名]　ニンニク＋卵黄，ニンニク・卵黄複合食品
[英　名]　egg yolk-enriched garlic extract，egg yolk-garlic extract complex

▌概　要

　ニンニク卵黄複合食品は，九州地方南部の伝統食品であり，有効成分として，ニンニクに存在するファイトケミカル類，卵黄に含まれるリン脂質等が考えられる。

　基礎研究において，卵黄添加にんにく末（egg yolk-enriched garlic powder，EGP）は，用量依存的に LDL コレステロール酸化を抑制し，活性酸素の発生を有意に抑制したという報告がある。

　ニンニク・卵黄複合食品を用いた予備的なヒト臨床研究では，軽症高コレステロール血症患者における総コレステロールおよび LDL コレステロールの低下（改善）作用，中高年における四肢末梢血管の血行改善作用，中高年者における脳機能改善（浜松方式高次脳機能スケール改善）作用，更年期女性における更年期に付随する精神神経症状の改善作用，スギ花粉症発症遅延作用および症状軽減作用が示唆された。

　豊富な食経験を有する食用の成分であり，適正使用における許容性は高い。
⇒『ニンニク』『レシチン』の項

◉ 用途・適応

抗酸化作用　健康保持作用　生活習慣病予防作用

📑 参考文献

・仲宗根靖，他．中高年者におけるニンニク・卵黄複合食品の末梢血行改善効果．日本栄養・食糧学会第 61 回大会 2007 年．pp264.
・仲宗根靖，他．中高年者におけるニンニク・卵黄複合食品の脳機能改善作用．日本栄養・食糧学会第 61 回大会 2007 年．pp261.

568

- 仲宗根靖，他．軽度高コレステロール血症者におけるニンニク・卵黄複合食品の改善効果．日本栄養・食糧学会第 61 回大会 2007 年．pp94.
- 仲宗根靖，他．更年期女性におけるニンニク・卵黄複合食品の更年期症状緩和作用．日本栄養・食糧学会第 61 回大会 2007 年．pp261.
- 小田川紘子，他．ニンニク・卵黄複合食品のスギ花粉症発症予防並びに症状軽減効果．日本栄養・食糧学会第 61 回大会 2007 年．pp214.
- Yamaji K, et al. Anti-atherogenic effects of an egg yolk-enriched garlic supplement. Int J Food Sci Nutr. 2004; 55: 61-6.

ノコギリヤシ *Serenoa repens*

【名 称】
[和 名] ノコギリヤシ，ノコギリ椰子，ソー・パルメット
[英 名] saw palmetto
[学 名] *Serenoa repens*

▌概 要

　ノコギリヤシ（ソー・パルメット）は，北米産のヤシ科の植物であり，果実が薬用に利用される。欧米では前立腺肥大症（BPH）に対して広く利用されてきた。かつて，ノコギリヤシは医薬品として，1906～16 年の間，「米国薬局方（USP, United States Pharmacopeia）」に収載，1926～50 年には「米国 National Formulary」に収載されていた。現在はサプリメントとして扱われ，米国では 90 年代半ば以降，常に売上げ上位にある。また，ドイツでは，最もよく処方される薬用植物の一つとされる。ドイツのコミッション E では，軽症から中等度の BPH（ステージ I，II）への有効性を認めている。作用機序として，5α-reductase 阻害作用（つまり，テストステロンからジヒドロテストステロンへの転換を阻害），エストロゲン作用，抗アンドロゲン作用，抗炎症作用等が報告されている。多くの臨床試験でも BPH への有効性が示されており，また，安全性は比較的高いと考えられている。

　これまでに行われた多くの臨床試験を総括すると，ノコギリヤシは BPH に伴う諸症状を改善，つまり，尿流率・尿流量の増加，残尿の減少，夜間頻尿の改善等の効果を示す。これらの効果は，抗アンドロゲン作用を持つ医薬品（finasteride 等）と同等の作用であり，かつ副作用は少ない。例えば，19 報の臨床試験では合計 7,210 名が被験者となり，17 報の試験においてノコギリヤシの効果が認められた（Blumenthal）。ただし，多くの臨床試験では，投与期間が 1～6 カ月間と比較的短く，また，評価手法として一般的な IPSS（国際前立腺スコア，International Prostate Symptom Score）を用いた研究が少ないといった限界がある。ノコギリヤシの毒性について，文献上の報告はなく，安全性は高いと考えられる（Marks, Wilt）。米国での臨床研究でも，安全性は高く，特に問題となる有害事象は知られていない（McCaleb）。

比較的長期間（3〜5年間）の投与でも許容性は高い。一般的な副作用は，胃腸障害である。18報のランダム化比較試験を解析した総説によると，合計2,939名の男性被験者が48週間までの投与を受けた結果，ノコギリヤシ群に認められた副作用は比較的軽度であり，偽薬群と同程度であった。また，ED（勃起障害）の発生や試験からの脱落は，finasteride投与群よりも少ないという（Wilt）。

　許容性を検討した3年間の投与試験では，被験者として参加した医師および患者の98%が「よい（good）」あるいは「非常によい（very good）」と評価した。また，315名の被験者中，46件の副作用が報告され，その3分の1が胃腸障害であった（Bach）。26名の患者を5年間観察した試験では，ノコギリヤシ投与によって，特に問題となる有害事象は認められていない。なお，これまでに，ノコギリヤシ投与との関連が指摘されている出血例が報告されている（Cheema, Stepanov）。

♀ 用途・適応

前立腺肥大症に伴う排尿障害の改善

📖 相互作用チェックリスト

[相互作用に注意する医薬品] ⇒ [臨床における対応]

　医薬品とノコギリヤシとの相互作用は報告されていない。ただし，臨床試験の多くは，α遮断薬，利尿薬，抗凝固薬等の医薬品を服用している男性を，被験者から除外しているため，医薬品との相互作用の可能性は否定できない。現時点では，文献上，医薬品との相互作用による有害事象は認められない。

▶チトクローム P450

　チトクローム P450（CYP2D6，3A4）に関連する薬剤（CYPと医療用医薬品との関連については巻末の別表参照）

　⇒併用は可能と考えられるが，念のため慎重に。

▶抗アンドロゲン作用薬

　⇒併用は慎重に。医師の監視下に関連指標をモニターすること。

▶アンドロゲン作用薬

　⇒併用は慎重に。医師の監視下に関連指標をモニターすること。

▶エストロゲン作用薬

⇒併用は慎重に。医師の監視下に関連指標をモニターすること。

▶抗凝固薬・血小板機能抑制薬

⇒併用は可能と考えられるが，念のため慎重に。研究データの臨床的意義は不明。

▶降圧薬・昇圧薬

⇒併用は可能と考えられるが，念のため慎重に。研究データの臨床的意義は不明。

▶タムスロシン（α_1 受容体遮断薬）

⇒併用は可能と考えられる。

解説：相互作用のメカニズム

■チトクローム P450

チトクローム P450（CYP）に関して，男女各 6 名の健康な被験者を対象に，1日 360 mg のノコギリヤシを 14 日間投与し，CYP2D6 と CYP3A4 に対する影響を検証した臨床試験では，これらのチトクロームに対する有意な影響は認められなかった（Markowitz）。

■抗アンドロゲン作用薬

ノコギリヤシは抗アンドロゲン作用をもつことから，同様に抗アンドロゲン作用を発揮する医薬品とは相加作用を生じうる。併用に注意するべき医薬品には5α-reductase 阻害薬（フィナステリド finasteride），アンドロゲン受容体拮抗薬（ビカルタミド bicalutamide，フルタミド flutamide，ニルタミド nilutamide），GnRH 作動薬（ロイプロリド leuprolide，ゴセレリン goserelin，ヒストレリン histrelin）等がある。

■アンドロゲン作用薬

ノコギリヤシは抗アンドロゲン作用をもつことから，アンドロゲン作用を有する医薬品に対して拮抗作用を生じうる。併用に注意するべき医薬品には，テストステロン testosterone，メチルテストステロン methyltestosterone，フルオキシメステロン fluoxymesterone，デカン酸ナンドロロン nandrolone decanoate，スタノゾロール stanozolol 等がある。

■エストロゲン作用薬

ノコギリヤシは *in vitro* においてエストロゲン受容体への影響が示唆されているため，エストロゲン作用を有する医薬品に対して相互作用を生じうる（Elghamry, Di Silverio）。

■抗凝固薬・血小板機能抑制薬

因果関係は不明であるが，ノコギリヤシ服用時の出血症例が報告されているため，抗凝固薬，抗血小板薬等との併用は念のために注意する（Cheema, Villanueva）。

■降圧薬・昇圧薬

臨床的意義は不明であるが，臨床試験においてノコギリヤシ投与群および偽薬群の両方に高血圧が報告されている。降圧薬や昇圧薬との併用には念のために注意する。

■タムスロシン（α_1 受容体遮断薬）

ノコギリヤシ・リコピン・セレン含有サプリメントと，タムスロシン（前立腺肥大症の排尿障害改善薬）との併用投与によるシナジーが示されている。イタリアで行われた多施設共同研究（PROCOMB trial）では，ランダム化二重盲検試験として，55歳から80歳の患者225名（PSA $\leq$ 4 ng/mL，IPSS $\geq$ 12，前立腺容積 $\leq$ 60 cc，Qmax $\leq$ 15 mL/sec，PVR＜150 mL）を対象に，ノコギリヤシ・リコピン・セレン含有サプリメント，タムスロシン（0.4 mg），両者の併用投与の3群について1年間の介入が行われた結果，単独投与の2群に比べて，併用投与群においてIPSSやQmax，PVRといった指標の有意な改善が認められた（Morgia）。したがって，ノコギリヤシと α_1 受容体遮断薬との併用は可能と考えられる。

また，ノコギリヤシとタムスロシンの併用投与のほうが，タムスロシン単独投与よりも有効であるという臨床研究が知られている（Ryu）。具体的には，前立腺肥大症に伴う下部尿路症状（IPSS $\geq$ 10）を有する男性を対象に，ノコギリヤシ（320 mg/日）とハルナール（タムスロシン，0.2 mg/日）の併用投与群（60名）と，タムスロシン（0.2 mg/日）単独投与群（60名）の2群について，12カ月間の介入が行われ，103名が試験を完了し，解析の結果，併用投与群のほうが単独投与群よりも症状改善に優れていたことから，両者の併用は可能と考えられる。

参考文献

- Bach D, Ebeling L. Long-term drug treatment of benign prostatic hyperplasia —— results of a prospective 3-year multicenter study using Sabal extract IDS 89. Phytomed 1996; 3: 105-111.
- Blumenthal M. The ABC Clinical Guide to Herbs. NY, Thieme 2003.
- Blumenthal M, Busse WR, Goldberg A, Hall T, Riggins CW, Rister RS, eds. Klein S, Rister RS, trans. The Complete German Commission E Monographs - Therapeutic Guide to Herbal Medicines. Boston: Integrative Medicine Communications; Austin, TX: American Botanical Council, 1998.
- Blumenthal M, Goldberg A, Brinckmann J, eds. Herbal Medicine Expanded Commission E Monographs. Newton, MA: Integrative Medicine Communications, 2000.
- Cheema P, et al. Intraoperative haemorrhage associated with the use of extract of Saw Palmetto herb: a case report and review of literature. J Intern Med 2001; 250: 167-169.
- Di Silverio F, et al. Evidence that Serenoa repens extract displays an antiestrogenic activity in prostatic tissue of benign prostatic hypertrophy patients. Eur Urol 1992; 21: 309-314.
- Di Silverio F, et al. Effects of long-term treatment with Serenoa repens (Permixon) on the concentrations and regional distribution of androgens and epidermal growth factor in benign prostatic hyperplasia. Prostate 1998; 37: 77-83.
- Di Silverio F, et al. Zonal distribution of androgens and epidermal growth factor (EGF) in human BPH tissue: responsiveness to flutamide, finasteride, and Serenoa repens administration. Brit J Urol 1997; 80(Suppl 2): 214.
- Elghamry MI, Hansel R. Activity and isolated phytoestrogen of shrub palmetto fruits (Serenoa repens Small), a new estrogenic plant. Experientia 1969; 25: 828-829.
- Markowitz JS, et al. Multiple doses of saw palmetto (Serenoa repens) did not alter cytochrome P450 2D6 and 3A4 activity in normal volunteers. Clin Pharmacol Ther 2003; 74: 536-542.
- Marks LS, et al. Tissue effects of saw palmetto and finasteride: use of biopsy cores for in situ quantification of prostatic androgens. Urology 2001; 57: 999-1005.
- Marks LS, et al. Effects of a saw palmetto herbal blend in men with symptomatic benign prostatic hyperplasia. J Urol 2000; 163: 1451-1456.
- Marks LS, Tyler VE. Saw palmetto extract: newest (and oldest) treatment alternative for men with symptomatic benign prostatic hyperplasia. Urology 1999; 53: 457-461.
- McCaleb RS. Benign Prostatic Hypertrophy and other urological conditions. Presentation at 10th Annual Course Botanical Medicine in Modern Clinical Practice, June 6. 2005 at Columbia U.
- Morgia G, et al. Serenoa repens, lycopene and selenium versus tamsulosin for the treatment of LUTS/BPH. An Italian multicenter double-blinded randomized study between single or combination therapy (PROCOMB trial). Prostate. 2014; 74: 1471-80.
- Ryu YW, et al. Comparison of Tamsulosin Plus Serenoa Repens with Tamsulosin in the

Treatment of Benign Prostatic Hyperplasia in Korean Men: 1-Year Randomized Open Label Study. Urol Int. 2015 Jan 23.
- Stepanov VN, et al. Efficacy and tolerability of the lipidosterolic extract of Serenoa repens (Permixon) in benign prostatic hyperplasia: a double-blind comparison of two dosage regimens. Adv Ther 1999; 16: 231-241.
- Villanueva S, González J. Coagulopathy induced by saw palmetto: a case report. Bol Asoc Med P R. 2009; 101: 48-50.
- Wilt T, et al. Serenoa repens for benign prostatic hyperplasia. Cochrane Database Syst Rev 2000; (2): CD001423.
- Wilt TJ, et al. Saw palmetto extracts for treatment of benign prostatic hyperplasia: a systematic review. JAMA 1998; 280: 1604-1609.

ノ　ニ　*Morinda citrifolia*

【名　称】

[和　名]　ヤエヤマアオキ，ノニ

[英　名]　Noni，Tahitian Noni

[学　名]　*Morinda citrifolia*

▌概　要

　ノニ（学名；モリンダ・シトリフォリア *Morinda citrifolia*）は，東南アジア原産で，果実が可食部である。本邦でも沖縄・八重山諸島等に自生する。

　現在，ノニの果実に由来するサプリメントが，生活習慣病を予防する機能性食品として注目されている。ノニは，その果実や根，葉が薬用部分であり，ポリネシア諸島の国々における伝統医療において，鎮痛消炎作用の他，種々の効果をもつ万能薬として，2000年以上の間，用いられてきたという。

　ノニの有効成分として，米国農商務省のファイトケミカル・データベースには，アントラキノン類 anthraquinones に属するダムナカンタール damnacanthal，アルカロイド類やテルペン類，フラボノイド類が登録されている。具体的には，ウルソール酸 ursolic acid やルチン rutin，ビタミンC，カリウム等が存在する。果汁に含まれるカリウム濃度は 56.3 mEq/L であるという（Mueller）。

　基礎研究では，抗菌作用，抗ウイルス作用，免疫賦活作用，抗がん作用，降圧作用，鎮痛作用が報告されてきた（Wang）。例えば，肺腫瘍マウスにノニ果汁を投与した研究では，生存率の上昇が示された（Hirazumi）。また，動物実験において，ノニによる中枢性の鎮静効果が示唆されている。さらに，ノニ葉抽出物の糖尿病に対する改善効果が，基礎研究と臨床試験によって報告された。まず，薬剤誘導性糖尿病ラットおよび自然発症2型糖尿病マウスに対して，ノニ葉抽出物を投与したところ，血糖値の上昇が抑制されたという。次に，ボランティアの被験者を用いた臨床試験では，ノニ抽出物添加によって空腹時血糖値の低下が認められた。その他，ノニに存在する脂質過酸化抑制物質に関する研究報告も発表されている。ただし，ヒトを対象にした臨床試験はまだ十分ではない。

　なお，ノニの作用メカニズムとして，キセロニン xeronine・システムという仮説が提唱されている。キセロニンは，アルカロイドの一種であり，ノニの有効

成分の1つ，プロキセロニン proxeronine からプロキセロナーゼという酵素の働きで作り出される。このキセロニンが，体内で働くさまざまな酵素等のタンパク質に作用することで，効果を発揮するという。ただし，これらの物質の同定や解析に関して，医学文献での報告は知られておらず，仮説に対する疑問もある。

伝統医療で用いられてきた成分であり，許容性は高いと考えられる。適応となる病態に対して適切な品質の製品を用法・用量を守って使用する場合，現時点では特に問題は報告されていない。なお，ノニジュース摂取後に肝障害を生じたという45歳男性の症例が報告されている（Millonig）。論文著者らは，肝障害の原因がアントラキノン類によるという考察を行っている。ただし，製品自体の品質管理といった問題もあるため，この1例報告だけでは，肝障害発生をノニの副作用として一般化することは困難であろう。

その他，カリウム摂取制限を指示されていた慢性腎不全の患者が，毎食後にノニジュースを摂取した結果，血中のカリウム値が上昇したという例がある。ただし，一般的なノニジュースのカリウム含有量は，オレンジジュースと同程度であり，健常者が生活習慣病予防の目的で摂取する場合には，特に問題が生じるとは考えにくい。

現時点では，サプリメントや医薬品との相互作用は報告されておらず，併用は問題ないと考えられている。

なお，基礎研究や臨床試験はまだ十分ではなく，今後の研究成果が期待される。

♥ 用途・適応

抗酸化作用

📖 相互作用チェックリスト

［相互作用に注意する医薬品］⇒［臨床における対応］

▶チトクローム P450

チトクローム P450 の分子種のうち，CYP3A4 に関連する薬剤。（CYP と医療用医薬品との関連については巻末の別表参照）

⇒併用は可能と考えられるが，念のため慎重に。研究データの臨床的意義は不明。

▶ワルファリン

⇒併用は慎重に。医師の監視下に関連指標をモニターすること。

▶腎疾患治療中・薬剤性高カリウム血症関連薬

⇒併用は慎重に。医師の監視下に関連指標をモニターすること。

解説：相互作用のメカニズム

■チトクローム P450

基礎研究（*in vitro* 系）において，ノニジュース投与によって，CYP3A4 活性の阻害作用が示されたが，臨床的な意義は低いと考えられている（Engdal）。

■ワルファリン

ノニとワルファリンとの相互作用を示唆する症例が報告されている（Carr）。米国では，ワルファリンを服用中にノニ果汁含有製品を摂取した 41 歳女性において，INR が低下し，ワルファリン作用の減弱が示され，製品の中止によって回復したという。ノニ果汁製品に含まれていたビタミン K による相互作用と推定されている。ビタミン K 含有量は個別の製品により異なると考えられるので，すべてのノニサプリメントにおいて同様のケースが生じるとは考えにくいが，ワルファリンとの併用時には関連指標のモニタリングを行うこと。

■腎疾患治療中・薬剤性高カリウム血症関連薬

ノニ果汁のカリウム含有量からの推測により，理論的な相互作用の可能性が考えられている。

Mueller らは，代替療法としてノニジュース製品を摂取し，高カリウム血症を呈した慢性腎不全の男性患者を報告した。症例では，低カリウム食を摂っていたという。ノニジュースのサンプルのカリウム濃度は 56.3 mEq/L であった。このカリウム濃度は，オレンジジュースやトマトジュースとほぼ同等である（Mueller）。したがって，ノニジュースが，他の果汁と比べて特にカリウム濃度が高いわけではないが，慢性腎不全患者や，カリウム代謝に影響を与える医薬品服用中の患者では念のために注意が必要である。具体的には，ACE 阻害薬や ARB（アンジオテンシン受容体拮抗薬），カリウム保持性利尿薬といった医薬品が該当する。

参考文献

- Carr ME, et al. Coumadin resistance and the vitamin supplement "Noni". Am J Hematol. 2004; 77: 103.
- Engdal S, Nilsen OG. In vitro inhibition of CYP3A4 by herbal remedies frequently used by cancer patients. Phytother Res. 2009; 23: 906-12.
- Hirazumi A, Furusawa E. An immunomodulatory polysaccharide-rich substance from the fruit juice of Morinda citrifolia (noni) with antitumour activity. Phytother Res 1999; 13: 380-7.
- Millonig G, et al. Herbal hepatotoxicity: acute hepatitis caused by a Noni preparation (Morinda citrifolia). Eur J Gastroenterol Hepatol 2005; 17: 445-7.
- Mueller BA, et al. Noni juice (Morinda citrifolia): hidden potential for hyperkalemia? Am J Kidney Dis 2000; 35: 310-2.
- Wang MY, et al. Morinda citrifolia (Noni): a literature review and recent advances in Noni research. Acta Pharmacol Sin 2002; 23: 1127-41.
- Zhang ZQ, et al. The effect of Morinda officinalis How, a Chinese traditional medicinal plant, on the DRL 72-s schedule in rats and the forced swimming test in mice. Pharmacol Biochem Behav 2002; 72: 39-43.

パセリ *Petroselinum crispum*

【名　称】

[和　名]　パセリ

[英　名]　Parsley, Common Parsley, Garden Parsley

[学　名]　*Petroselinum crispum*

▌概　要

　パセリは，セリ科の香味野菜であり，葉，種子，根が食用および薬用に利用されてきた。欧米では，さまざまな消化管系疾患や腎臓・泌尿器系疾患等に用いられてきた。本邦では，新鮮葉が薬味として食用に用いられる。

　有効成分として，フラボン類のアピゲニン apigenin を含み，抗酸化作用や抗炎症作用を示す。種子由来の油脂には，消臭作用をもつアピオール apiole やピネン pinene といった精油成分が存在し，口臭対策のサプリメントとして利用される。

　通常の食材に由来する成分であり，許容性は高いと考えられる。適応となる病態に対して適切な品質の製品を用法・用量を守って使用する場合，現時点では特に問題は報告されていない。米国では FDA により「GRAS（generally recognized as safe)」とされている。

♀ 用途・適応

　消臭作用　抗酸化作用

📖 相互作用チェックリスト

[相互作用に注意する医薬品] ⇒ [臨床における対応]

　現時点では，医薬品との相互作用による有害事象は報告されていない。

　ただし，パセリに含まれるアピオール apiole やミリスチシン myristicin といった成分は，大量摂取・過剰摂取により毒性を生じうる。また，パセリには，子宮刺激作用，堕胎作用があるとされる。

伝統医療においては，パセリは，腎疾患患者には禁忌とされてきた。また，理論的には，浮腫や高血圧を悪化させる可能性がある。

▶ワルファリン

　⇒併用は可能と考えられるが，念のため慎重に。

▶アスピリン（アセチルサリチル酸）

　⇒併用は可能と考えられるが，念のため慎重に。

▶利尿薬

　⇒併用は可能と考えられるが，念のため慎重に。

解説：相互作用のメカニズム

■ワルファリン

　ワルファリン warfarin は，ビタミン K の作用に拮抗することで抗凝固作用を示す（作用機序は，「青汁」の項参照）。そのため，ワルファリン服用中は，ビタミン K を多く含有する食品である「納豆」や「クロレラ」の摂取を避けるようにとの食事指導が行われている。

　植物中のビタミン K（ビタミン K_1）は，葉緑体中での光合成において重要な役割を果たしている。パセリの葉にはビタミン K が豊富に存在することから，葉の大量摂取によりワルファリンとの相互作用を生じうる。実際の症例報告は知られていないが，念のために注意する。

■アスピリン（アセチルサリチル酸）

　パセリに対するアレルギー・過敏症を有する患者が，アスピリンとパセリを摂取後に重症の発疹と浮腫を生じたという症例が報告されている（Paul）。パセリに対するアレルギー・過敏症を有する場合には，アスピリンとの併用に念のために注意する。

■利尿薬

　パセリは利尿作用を有するため，利尿薬との併用により理論的には相加作用・相乗作用を生じうる（Kreydiyyeh）。実際の症例報告は知られていないが，念のために注意する。

参考文献

- Hempel J, et al. Flavonols and flavones of parsley cell suspension culture change the antioxidative capacity of plasma in rats. Nahrung 1999; 43: 201-4.
- Kreydiyyeh SI, Usta J. Diuretic effect and mechanism of action of parsley. J Ethnopharmacol. 2002; 79: 353-7.
- Nielsen SE, et al. Effect of parsley (Petroselinum crispum) intake on urinary apigenin excretion, blood antioxidant enzymes and biomarkers for oxidative stress in human subjects. Br J Nutr 1999; 81: 447-55.
- Paul E, et al. Dramatic augmentation of a food allergy by acetylsalicylic acid. J Allergy Clin Immunol. 2000; 105: 844.

ハタケシメジ *Lyophyllum decastes*

【名　称】

[和　名] ハタケシメジ

[英　名] Fried Chicken Mushroom

[学　名] *Lyophyllum decastes*

▌概　要

　ハタケシメジは，キシメジ科シメジ属のキノコであり，近年，人工栽培技術が確立された。食用キノコでは，ホンシメジ（学名 *Lyophyllum shimeji*）に類似する。

　主な有効成分は多糖類の β グルカンであり，その他，ビタミン類やミネラル類，各種の脂質が含まれている。

　主要成分として，$(1 \to 3)$-β-D-glucan および $(1 \to 6)$-β-D-glucan を含む（Ukawa 2000）。

　基礎研究や予備的な臨床研究において，抗腫瘍作用，ACE 阻害作用，コレステロール低下作用，血糖上昇抑制作用等が報告されてきた。担癌患者における腫瘍免疫改善作用を示唆するデータも知られている。ただし，ヒトを対象にした質の高い臨床研究は十分ではない。

　基礎研究では，抗腫瘍作用（Ukawa 2000），コレステロール低下作用（Ukawa 2002），糖尿病改善作用（Miura），犬および猫における皮膚脂漏症改善（新山），アンジオテンシン I 変換酵素阻害（卯川 2001），放射線障害抑制作用（Nakamura），アトピー性皮膚炎改善作用（Ukawa 2007）といった報告がある。

　ハタケシメジの抗腫瘍活性本体は，β-1,6 分岐を有する β-1,3 グルカンおよび β-1,3 分岐を有する酸性 β-1,6 グルカンであり，その活性はシイタケと同等以上である（Ukawa 2000）。

　9 種類の食用キノコの ACE 阻害活性を比較した研究では，ハタケシメジが最も高い活性を示し，ヒラタケ，ブナシメジの順であった（卯川 2001）。また，9 種類の食用キノコの抗腫瘍活性に関する比較では，ハタケシメジ，マイタケ，シイタケの順に高い活性が認められた（卯川 2001）。

　ビーグル犬を用いた研究において，ハタケシメジ抽出物がカルボプラチン投与

後の白血球減少を抑制するという報告がある（清水）。

症例研究では担癌患者における腫瘍免疫改善作用が報告されている。

例えば，外来通院中の担癌患者14名（平均年齢57.8歳）を対象に，1日あたり1,400 mgの用量でハタケシメジ熱水抽出物カプセルを3カ月間投与した結果，12例において腫瘍免疫改善効果が認められたという（水嶋）。

用法・用量は，確立されていない。1日あたりの摂取目安量を720～2,160 mgとするハタケシメジ抽出エキス乾燥粉末製品がある。

豊富な食経験を有する食用の成分であり，適正使用における許容性は高いと考えられる。

安全性に関して，マウスおよびヒトにおいてハタケシメジ熱水抽出物を用いた安全性試験が報告されている。まず，ハタケシメジ抽出エキスをマウスに単回経口投与あるいは20週間連続投与した試験では，特に副作用は認められていない。また，健常者11名を対象に，1日あたり2.88 gのハタケシメジ熱水抽出エキスを2週間投与した試験では，生理学的所見および血液生化学所見における異常所見は認められなかった（卯川2007）。

副作用として，ハタケシメジ摂取によって肝障害を生じた例が報告されている。2型糖尿病にてインスリン治療を受けていた65歳女性において，ハタケシメジ末を3カ月間摂取後に重症肝障害が認められた。ハタケシメジ末によるリンパ球刺激試験が陽性であったこと，また，摂取中止により回復したことから，ハタケシメジ末が原因と推定されている（Iwasa）。

現時点では，医薬品との相互作用による有害事象は報告されていない。なお，基礎研究や臨床試験はまだ十分ではなく，今後の研究成果が期待される。

用途・適応

免疫調節作用　抗腫瘍作用

相互作用チェックリスト

［相互作用に注意する医薬品］⇒［臨床における対応］

現時点では，医薬品との相互作用による有害事象は報告されていない。

📑 参考文献

- Iwasa M, et al. Hepatotoxicity associated with Lyophyllum decastes Sing (Hatakeshimeji). J Gastroenterol. 2006; 41: 606-7.
- Miura T, et al. Antidiabetic activity of Lyophyllum decastes in genetically type 2 diabetic mice. Biol Pharm Bull. 2002; 25: 1234-7.
- 水嶋丈雄, 他. 担癌患者におけるハタケシメジ熱水抽出物カプセルの免疫系にあたえる影響について. Japanese Journal of Oriental Medicine. 2001；51：193.
- Nakamura T, et al. Radioprotective effect of Lyophyllum decastes and the effect on immunological functions in irradiated mice. J Tradit Chin Med. 2007; 27: 70-5.
- 新山雅美, 他. ハタケシメジ（Lyophyllum decastes Sing）熱水抽出物カプセル内服の犬および猫における臨床効果—ウイルス性疾患および高齢時の活力回復と皮膚脂漏症の改善. 小動物臨床 2002；21：457-462.
- 清水純一郎, 他. ハタケシメジ抽出物によるカルボプラチン投与後の白血球数減少抑制作用についての基礎的研究. 動物臨床医学. 2008；17：87-89.
- Ukawa Y, et al. Antitumor effects of （1—>3）-beta-D-glucan and （1—>6）-beta-D-glucan purified from newly cultivated mushroom, Hatakeshimeji (Lyophyllum decastes Sing.). J Biosci Bioeng. 2000; 90: 98-104.
- Ukawa Y, et al. Effect of Hatakeshimeji (Lyophyllum decastes Sing). Mushroom on serum lipid levels in rats. J Nutr Sci Vitaminol. 2002; 48: 73-6.
- Ukawa Y, et al. Oral administration of the extract from Hatakeshimeji (Lyophyllum decastes sing.) mushroom inhibits the development of atopic dermatitis-like skin lesions in NC/Nga mice. J Nutr Sci Vitaminol. 2007; 53: 293-6.
- 卯川裕一, 他. ハタケシメジのアンジオテンシンⅠ変換酵素阻害活性および抗腫瘍活性. 日本食品科学工学会誌. 2001；48：58-63.
- 卯川裕一, 他. ハタケシメジ熱水抽出物の安全性評価. 日本食品科学工学会誌. 2001；54：133〜7.

発芽玄米 germinated brown rice

【名　称】

[和　名] 発芽玄米

[英　名] germinated brown rice, pre-germinated brown rice (PGBR), germinated rice

▮ 概　要

　発芽玄米とは，玄米に水分を含ませ，わずかに発芽させた米である。発芽玄米では，胚芽中の各種酵素が活性化されており，種子として休眠状態にある玄米に比べて，栄養素の種類や含有量に有益な変化が生じている。基礎研究や臨床研究において，発芽玄米による生活習慣病の予防や改善作用が報告され，機能性食品素材として注目されるようになった。

　玄米に含まれるミネラル類は，フィチン酸（IP6：イノシトール6リン酸）と結合した形で存在し，そのままでは吸収されにくい。発芽玄米は，玄米に比べて，フィチン酸含有量は低く，ミネラルなどの栄養素が吸収されやすい。フィチン酸自体は，抗酸化作用があるとされ，健康に有用な成分と考えられており，玄米，発芽玄米の他，豆類にも含まれる。また，発芽玄米では，発芽段階でグルタミン酸からガンマ・アミノ酪酸（GABA）が産生されるため，玄米や白米に比べて数倍のGABAを含有する。GABAの含有量が多いため，高血圧改善作用などが示唆される。

　基礎研究では，脳内セロトニン増加による抗うつ作用，コレステロール低下作用，認知機能改善作用，糖尿病改善作用，慢性アルコール性肝障害抑制作用，抗がん作用が示されている。

　発芽玄米では，白米や玄米と比べて，米アレルギーの原因となるアレルゲンタンパク質が減少しており，アレルギーを生じにくい。これは，発芽玄米の製造過程における発芽・加熱処理による。なお，アレルゲンタンパク質は減少するが，総タンパク質の栄養価に変化は認められないことから，栄養学的な問題は生じないと考えられる。

　予備的な臨床研究では，発芽玄米による食後過血糖の抑制作用が示されている（Hsu）。メンタルヘルスに対する好影響を示唆する研究も知られている（Sakamoto）。

　通常の食材成分であるため，適正使用における許容性は高い。現時点では，医薬品との相互作用による有害事象は報告されていない。

● 用途・適応

　糖尿病改善（食後過血糖改善）作用　脂質異常症の予防や改善　アトピー性皮膚炎の予防や改善　肥満の改善　生活習慣病の予防

📖 相互作用チェックリスト

［相互作用に注意する医薬品］⇒［臨床における対応］

　現時点では，医薬品との相互作用による有害事象は報告されていない。

📄 参考文献

- Hsu TF, et al. Effects of pre-germinated brown rice on blood glucose and lipid levels in free-living patients with impaired fasting glucose or type 2 diabetes. J Nutr Sci Vitaminol. 2008; 54: 163-8.
- Sakamoto S, et al. Pre-germinated brown rice could enhance maternal mental health and immunity during lactation. Eur J Nutr. 2007; 46: 391-6.

白金ナノコロイド colloidal platinum

【名　称】
[和　名]　白金ナノ粒子，白金ナノコロイド，プラチナナノコロイド
[英　名]　colloidal platinum

▌概　要

　白金ナノコロイド（プラチナナノコロイド，白金ナノ粒子）は，白金を微粒子（コロイド粒子）としてナノメートル単位のサイズにした素材であり，抗酸化作用を有する。一般に，コロイド colloid（膠質）とは，極微細な粒子が液体・固体・気体の中に分散している状態をさす。白金は食品添加物としての利用が認められており，白金ナノコロイドがサプリメント・健康食品の成分として用いられている。

　従来，白金は酸化還元反応の触媒として知られており，基礎研究において，白金ナノコロイドの抗酸化作用が示されている。また，広く利用されてきた抗腫瘍薬のシスプラチンは，白金製剤である。ただし，白金イオンであり，白金ナノコロイドとは異なる。

　製品化された白金ナノコロイドは，平均直径が2ナノメートル程度であり，ショ糖（スクロース）のような有機分子よりは大きく，タンパク質の分子よりは小さい。負の電荷を有する。2ナノメートル程度のサイズであること，また，コロイド粒子表面が親水性であることから，（飲作用 pinocytosis 以外では）白金ナノコロイドは生体膜を透過しないとされる。

　白金ナノコロイドは，過酸化水素，DCIP，DPPH に対する還元作用を示すことから，生体内において抗酸化作用を示すと考えられる。基礎研究において，糖尿病モデルマウスでの臓器障害進展抑制作用・抗酸化作用，喫煙暴露の酸化ストレスによる急性炎症抑制作用，パーキンソン病モデルマウスでの脳内過酸化脂質量の抑制作用が報告されている。

　予備的なヒト臨床研究では，1日あたり6マイクログラムの白金ナノコロイドを1週間摂取した結果，血中過酸化脂質および尿中 8-OHdG 排泄の低下傾向が認められたことから，体内における抗酸化作用が推察されている（平岡）。また，重症扁平苔癬に対して，白金ナノコロイド含有口腔内洗浄液による効果を示唆する報告がある（堀本）。

588

白金は食品添加物として認可されており，適正使用における許容性は高いと考えられる。

📍 用途・適応

抗酸化作用

📖 相互作用チェックリスト

［相互作用に注意する医薬品］⇒ ［臨床における対応］

現時点では，医薬品との相互作用による有害事象は報告されていない。

📑 参考文献

・Aiuchi T, et al. Reducing activity of colloidal platinum nanoparticles for hydrogen peroxide, 2,2-diphenyl-1-picrylhydrazyl radical and 2,6-dichlorophenol indophenol. Biol Pharm Bull. 2004; 27: 736-8.

・平岡厚，他．白金ナノコロイドが配合された水製品の飲用が，被験者の体内酸化ストレス及び肝・腎機能に及ぼす影響の検討．Biomedical Research on Trace Elements. 2009；20：186.

・堀本進．重症扁平苔癬に対する白金ナノコロイドによる抗酸化作用の効果．歯界展望. 2007；110：321-325.

・金子知代，他．新規抗酸化物質である白金ナノコロイドはメタボリックシンドロームにおける心血管障害を抑制する．日本内分泌学会雑誌．2007；83：185.

・金子知代，他．新規抗酸化物質である白金ナノコロイドのシスプラチン腎症に対する効果．日本腎臓学会誌．2007；49：234.

・金子知代，他．メタボリックシンドロームにおける酸化ストレスと臓器障害の関連及び新しい抗酸化薬について．日本内分泌学会雑誌．2006；82：176.

・金子知代，他．新しい抗酸化薬の代謝症候群に対する効果．第28回日本高血圧学会総会プログラム・抄録．2005；pp. 112.

・宮本有正．次世代型抗酸化剤白金ナノ粒子の口腔内洗浄液への応用．デンタル・ダイヤモンド．2006；31：78-80.

・鬼澤重光，他．白金ナノコロイドは喫煙による気道・肺の急性炎症を抑制する．日本呼吸器学会雑誌．2006；44：268.

・高橋英里子，他．白金ナノ粒子および白金ナノ粒子添加電解還元水の抗酸化作用とパーキンソン病モデル動物に及ぼす影響．日本農芸化学会2006年大会・抄録．2006；pp. 68.

・吉田秀明，他．ラット脳出血モデルに対する白金ナノクラスターの効果に関する検討．神経治療学．2005；22：341.

発酵バガス sugar cane bagasse

【名　称】

[和　名]　発酵バガス

[別　名]　バガス，サトウキビ粕

[英　名]　sugar cane bagasse

▌概　要

　バガス bagasse とは，サトウキビを圧搾した後に得られる繊維成分である。サトウキビ圧搾粕であるバガスは，セルロース（46～63%），リグニン（16～22%），ペントザン（25～33%）などで構成される。このバガスを発酵処理した機能性食物繊維が発酵バガスであり，機能性成分としてキシロオリゴ糖を含有する。

　発酵バガスの機能性は，キシロビオースやキシロトリオースといったキシロオリゴ糖の整腸作用，フェルラ酸による抗酸化作用に基づくと考えられる。基礎研究では，バガスよりも発酵バガスにおいて強い抗酸化作用が示されている。ヒト臨床試験では，腸内環境改善作用（ビフィズス菌数増加作用），食後過血糖抑制作用，中性脂肪低下作用，抗酸化作用（尿中 8-OHdG 低下）等が認められた。

　一般に，適正使用における許容性は高い。動物を用いた安全性試験では，急性毒性試験，亜急性毒性試験，変異原性試験のいずれにおいても問題は認められなかった。現時点では，医薬品との相互作用による有害事象は報告されていない。

　⇒『キシロオリゴ糖』の項

◉ 用途・適応

　生活習慣病の予防

📖 相互作用チェックリスト

［相互作用に注意する医薬品］⇒［臨床における対応］

　現時点では，医薬品との相互作用による有害事象は報告されていない。

参考文献

- Pereira AA, et al. Lignin from sugar cane bagasse: extraction, fabrication of nanostructured films, and application. Langmuir. 2007; 23: 6652-9.
- Techapun C, et al. Optimization of aeration and agitation rates to improve cellulase-free xylanase production by thermotolerant Streptomyces sp. Ab106 and repeated fed-batch cultivation using agricultural waste. J Biosci Bioeng. 2003; 95: 298-301.

はとむぎ *Coix lacryma-jobi*

【名　称】

[和　名]　鳩麦（ハトムギ）

[別　名]　ヨクイニン（薏苡仁）

[英　名]　Job's tears，coix seed

[学　名]　*Coix lacryma-jobi*

‖ 概　要

はとむぎは，イネ科ジュズダマ属の植物であり，種子が健康食品や茶飲料として利用されている。一方，漢方では，種子がヨクイニン（薏苡仁）として薬用に用いられてきた。

有効成分として，種子にはコイキセノライド（コイクセノリド）coixenolideが見出されている。その他，植物ステロールやγトコフェロール等が存在する（Moreau）。

基礎研究において，はとむぎ種子の水抽出物によるマクロファージ活性化が示唆されている（Soh）。また，抗炎症作用や抗がん作用に関する報告もある（Hsia，Hung）。さらに，抗肥満作用・脂質代謝改善作用も示唆されている（Kim）。一方，7種類の薬用植物を対象に，α-アミラーゼ阻害作用を検討した *in vitro* 研究では，はとむぎによる有意な作用は認められなかったという（Kotowaroo）。小規模な臨床試験として，ボランティア7名を対象にした研究では，末梢リンパ球サブセットに対する影響が示唆された（Kaneda）。

日本薬局方には，ヨクイニン（薏苡仁）として収載されている。漢方では，種皮(殻)を取り除いた成熟種子が，利尿や消炎，鎮痛，排膿，疣贅，湿疹等に対して用いられてきた。本邦では，ヨクイニンを含む漢方エキス製剤が医療機関で処方される。

食用としては，はとむぎ由来のサプリメント・健康食品が美肌や美容，滋養強壮目的で利用されている。

伝統医療で用いられてきた成分であり，許容性は高いと考えられる。適応となる病態に対して適切な品質の製品を用法・用量を守って使用する場合，現時点では特に問題は報告されていない。

なお，妊娠ラットを用いた基礎研究では，はとむぎ種子水抽出物投与による催奇形性や胎児成長への有意な影響は認められなかったが，子宮収縮作用の有意な促進が示されたという（Tzeng）。臨床的意義は明確ではないが，念のために，妊娠中の利用は避ける。

ただし，基礎研究や臨床試験はまだ十分ではなく，今後の研究成果が期待される。

用途・適応

美肌・美容（サプリメント）
利尿・消炎・鎮痛・排膿・強壮等（漢方）

相互作用チェックリスト

［相互作用に注意する医薬品］⇒ ［臨床における対応］

食用あるいはサプリメントとしてのはとむぎの摂取に関して，現時点では，医薬品との相互作用による有害事象は報告されていない。ただし，漢方の生薬であるヨクイニンの処方に関しては，専門医による判断が必要である。

⇒併用は可能と考えられるが，念のため慎重に。

参考文献

- Hsia SM, et al. Downregulation of progesterone biosynthesis in rat granulosa cells by adlay (Coix lachryma-jobi L. var. ma-yuen Stapf.) bran extracts. Int J Impot Res 2006; 18: 264-74.
- Hung WC, Chang HC. Methanolic extract of adlay seed suppresses COX-2 expression of human lung cancer cells via inhibition of gene transcription. J Agric Food Chem 2003; 51: 7333-7.
- Kaneda T, et al. Effect of coix seed on the changes in peripheral lymphocyte subsets. Rinsho Byori 1992; 40: 179-81.
- Kim SO, et al. Hypolipidemic effects of crude extract of adlay seed (Coix lachrymajobi var. mayuen) in obesity rat fed high fat diet: relations of TNF-alpha and leptin mRNA expressions and serum lipid levels. Life Sci 2004; 75: 1391-404.
- Kondo Y, et al. Isolation of ovulatory-active substances from crops of Job's tears (Coix lacryma-jobi L. var. ma-yuen STAPF.). Chem Pharm Bull (Tokyo) 1988; 36(8): 3147-52.
- Kotowaroo MI, et al. Screening of traditional antidiabetic medicinal plants of mauritius

for possible alpha-amylase inhibitory effects in vitro. Phytother Res 2006; 20: 228-31.

- Moreau RA, et al. Comparison of oil and phytosterol levels in germplasm accessions of corn, teosinte, and Job's tears. J Agric Food Chem 2001; 49: 3793-5.
- Soh CT, et al. Biostatic activity of Coix lacryma seed extract on Toxoplasma gondii in macrophages. Korean J Parasitol 1996; 34: 197-206.
- ツムラ　ヨクイニントウ　エキス顆粒（医療用）　添付文書　2007 年 8 月改訂（第 6 版）.
- Tzeng HP, Chiang W, Ueng TH, Liu SH. The abortifacient effects from the seeds of Coix lachryma-jobi L. var. ma-yuen Stapf. J Toxicol Environ Health A 2005; 68: 1557-65.

バナバ *Lagerstroemia speciosa*

【名　称】

[和　名]　オオバナサルスベリ，バナバ

[英　名]　banaba

[学　名]　*Lagerstroemia speciosa*

▌概　要

　バナバ（*Lagerstroemia speciosa*）は，熱帯地方に分布するミソハギ科の落葉広葉樹であり，フィリピンの伝統医療では抗糖尿病作用を有する薬用植物として，その葉を煎じた茶が利用されてきた。バナバとは，フィリピン等の東南アジア原産のサルスベリ（crepe myrtle，百日紅）属のタガログ語名である。

　薬用に利用されるのは主に葉であり，有効成分としてコロソリン酸（corosolic acid）やタンニン類が見出されている。基礎研究では，血糖降下作用や抗肥満作用，抗酸化作用，脂肪細胞へのブドウ糖取り込み促進作用，インスリン受容体βサブユニットのチロシンリン酸化および Erk 活性促進作用，キサンチン酸化酵素 Xanthine oxidase（XOD）阻害作用などが示されてきた。

　予備的な臨床試験では 2 型糖尿病に対する血糖改善作用が示されてきた。例えば，コロソリン酸 corosolic acid 1%含有として標準化したバナバ葉抽出物製品を用いた臨床研究では，2 型糖尿病患者に 1 日 32 mg あるいは 48 mg の抽出物が 2 週間投与された（Judy）。1 錠中にバナバ葉熱水抽出物を 125 mg 含有するサプリメント製品を利用した臨床研究では 1 日 9 錠（分 3，毎食後）が投与された（池田）。

　伝統医療での用法・用量に準じた投与であれば，安全性は比較的高いと考えられる。バナバ抽出物をラットやマウスに経口投与した毒性試験では，特に有害事象は認められていない。現時点では，臨床研究において，バナバによる有害事象は報告されていない。

　18 歳未満の被験者や妊婦・授乳婦を対象にした臨床試験は報告されておらず，安全性は確立されていない（文献上，明らかではない）。

　なお，バナバの安全性に関して，血糖降下作用による影響を考慮する必要がある。つまり，何らかの血糖降下薬を投与されている患者では，バナバによって糖

尿病治療薬の必要量に変化を生じることも考えられる。したがって，糖尿病患者は，医師の監視下に利用すべきである。

● 用途・適応

2 型糖尿病

📖 相互作用チェックリスト

［相互作用に注意する医薬品］⇒［臨床における対応］

現時点では，医薬品との相互作用による有害事象は報告されていない。ただし，バナバの有する働きからの推測により，理論的な相互作用の可能性が考えられている。

▶**糖尿病治療薬**

⇒併用は慎重に。医師の監視下に関連指標をモニターすること。

📝 解説：相互作用のメカニズム

■**糖尿病治療薬**

バナバは血糖降下作用を有しているため，理論的には，同様の効果を有する糖尿病治療薬との併用によって相加作用・相乗作用を生じうる。該当する医薬品との併用には念のために注意する。

📄 参考文献

・池田義雄，他.「血糖値が気になる人」におけるバナバ抽出エキス投与による有効性及び安全性. プラクティス 18 巻 4 号　Page439-445（2001.07）.
・池田義雄，他. バナバ抽出エキス含有バナバミン錠の軽症糖尿病患者に対する有効性と安全性. 薬理と治療　27：829-834；1999.
・Judy WV, et al. Antidiabetic activity of a standardized extract (Glucosol) from Lagerstroemia speciosa leaves in Type II diabetics. A dose-dependence study. J Ethnopharmacol 2003; 87: 115-117.

ハナビラタケ *Sparassis crispa*

【名　称】

[和　名]　ハナビラタケ

[別　名]　カリフラワー・マッシュルーム　カラマツマイタケ

[英　名]　cauliflower mushroom

[学　名]　*Sparassis crispa*

▎概　要

　ハナビラタケは，ハナビラタケ科ハナビラタケ属のキノコである。カラマツやアカマツ等の針葉樹の倒木や切り株に特異的に発生する。ハナビラタケは，日本固有のキノコであり，中国や台湾，韓国では自然界には存在しない。また，北米のハナビラタケは，*S. herbstii* であり，異なる種類である。

　近年，人工栽培法が確立され，生活習慣病予防のための機能性食品素材として利用されるようになった。

　主な有効成分は多糖類のβグルカンであり，その他，ビタミン類やミネラル類，各種の脂質が含まれている（Harada 2008）。ハナビラタケ由来のセスキテルペノイド類が単離されている（Kodani 2009）。

　ハナビラタケは，キノコ類の中でもβグルカンの含有量が多い。例えば，乾燥 100 g あたりのβグルカンは，アガリクスが 11.6 g，マイタケが 18.1 g であるのに対して，ハナビラタケでは 43.6 g にも達する。また，ハナビラタケのβグルカンは，主にβ（1→3）グルカンである。アガリクスやマイタケでは，β（1→6）グルカンが多いため，β（1→3）グルカンの高含有はハナビラタケの特徴である。

　基礎研究では，抗腫瘍作用（長谷川, Ohno）が示されている。例えば，ハナビラタケ粉末を経口投与したマウスにおける抗腫瘍作用およびアトピー性皮膚炎様症状改善作用が示されている（長谷川）。また，STZ 糖尿病モデルラットにおいて，ハナビラタケを 1,000 mg/kg 体重/日にて 4 週間，経口投与した研究では，対照群に比べて，創傷治癒促進効果が認められた（Kwon）。白血球減少モデルマウスにおいて，ハナビラタケ由来可溶性βグルカンの経口投与による造血促進作用は，大豆イソフラボンアグリコンとの併用によって増強された（Harada

2005)。その他，抗腫瘍作用として，血管新生抑制作用および転移抑制作用が示されている（Yamamoto）。

ハナビラタケ粉末を経口投与した健常者において，摂取8週間でNK細胞活性が上昇し，投与中止4週間後には低下したという報告がある（長谷川）。

また，ハナビラタケ由来のβ-グルカン（SCG）の免疫系への作用を検証した研究によると，①健常人全血をSCGと共に培養すると，サイトカイン産生（IL-1，IL-6，IL-8，TNF）の上昇が認められ，②大腸がん，肝がん，前立腺がん，乳がん，子宮がんの転移進行がん14例に対してハナビラタケ（300 mg）を6カ月間，経口投与したところ，多くの症例で，症状の改善，転移巣の縮小効果が認められたという（大野）。

豊富な食経験を有する食用の成分であり，適正使用における許容性は高いと考えられる。現時点では，医薬品との相互作用による有害事象は報告されていない。なお，基礎研究や臨床試験はまだ十分ではなく，今後の研究成果が期待される。

キノコ類は，抗がん作用を意図して投与されることがある。これは，宿主の免疫能に対する賦活化作用による。有効成分の多糖類は，主にβ-1,3-D-グルカンとβ-1,6-D-グルカンである。

キノコ類に由来する医療用医薬品としての抗悪性腫瘍剤として，シイタケ（*Lentinus edodes*）由来の多糖類であるレンチナン（レンチナン®），カワラタケ由来の多糖体製剤であるクレスチン®，スエヒロタケ由来のシゾフィラン（ソニフィラン®）がある（シゾフィランは，2011年3月31日より販売なし）。

がん治療（化学療法・放射線療法）時にハナビラタケ含有サプリメントを摂取することが想定される。現時点では，がん治療とハナビラタケとの相互作用による有害事象は報告されていない。したがって，「適切な品質管理のもとに製造された製品」を「アレルギー・過敏症を有しない」対象者に，医師の監視下で併用する条件下で，ハナビラタケ製品をがん治療の補完療法として利用することが考えられる。ただし，有効性や安全性についての評価は，今後の科学的根拠次第で変更となりうる。また，費用対効果の視点からの判断も重要であろう。

● 用途・適応

免疫調節作用　抗腫瘍作用

相互作用チェックリスト

［相互作用に注意する医薬品］⇒ ［臨床における対応］

現時点では，医薬品との相互作用による有害事象は報告されていない。

参考文献

- Harada T, et al. Soy isoflavone aglycone modulates a hematopoietic response in combination with soluble beta-glucan: SCG. Biol Pharm Bull. 2005; 28: 2342-5.
- Harada T, et al. Contribution of dectin-1 and granulocyte macrophage-colony stimulating factor (GM-CSF) to immunomodulating actions of beta-glucan. Int Immunopharmacol. 2008; 8: 556-66.
- 長谷川明彦，他．ハナビラタケの免疫調整作用について．癌と化学療法．2004；31：1761-1763.
- Kodani S, et al. New sesquiterpenoid from the mushroom Sparassis crispa. Biosci Biotechnol Biochem. 2009; 73: 228-229.
- Kwon AH, et al. Effects of medicinal mushroom (Sparassis crispa) on wound healing in streptozotocin-induced diabetic rats. Am J Surg. 2009; 197: 503-509.
- Ohno N, et al. Antitumor 1,3-beta-glucan from cultured fruit body of Sparassis crispa. Biol Pharm Bull. 2000; 23: 866-872.
- 大野尚仁，他．：ハナビラタケの白血球活性化作用と移入免疫療法の強化作用．第61回日本癌学会総会．2002，東京．
- Yamamoto K, et al. Anti-angiogenic and anti-metastatic effects of beta-1,3-D-glucan purified from Hanabiratake, Sparassis crispa. Biol Pharm Bull. 2009; 32: 259-63.

パパイア *Carica papaya*

【名 称】
[和 名] パパイア，パパイア濃縮物
[英 名] papaya
[学 名] *Carica papaya*

▌概 要

　パパイアの未熟果実や葉，種子には，パパインと総称されるプロテアーゼ（タンパク質分解酵素）が含まれる。タンパク質分解活性および胃粘膜保護作用などのため，消化補助剤として利用される。

　パパインは，papain，chymopapain，papaya proteinase III（PPIII），papaya proteinase IV（PP IV）などでスーパーファミリーを構成する（Kamphuis, Ritonja）。

　東南アジアにおける民間療法では，パパイア抽出物が，消化補助剤として，あるいは寄生虫駆除のために広く利用されてきた。また，タンパク質分解酵素活性を利用した調理法では，パパイア種子が用いられる。

　タンパク質分解酵素活性を応用した補完医療は，1960 年代にドイツにおいて試みられた。このとき，パパイン以外にも，パンクレアチン pancreatin，トリプシン trypsin，キモトリプシン chymotrypsin，ブロメライン bromelain といった酵素剤が利用され，抗炎症作用や免疫調節作用が報告されている。本邦では，ブロメラインおよびトリプシンを有効成分とする医薬品（キモタブ）が 1960 年代に承認（薬価収載）され，2011 年まで炎症緩解用酵素製剤として利用されていた。現在も，ブロメラインやパンクレアチンを有効成分とする医薬品が承認されており，痔核緩解用酵素製剤や消化酵素剤として利用されている。

　基礎研究では，パパインの胃粘膜保護作用，利尿作用，血圧降下作用，消化性潰瘍予防作用などが報告されている（Chen）。

　予備的な臨床研究では，パパイア抽出物が手術や外傷に伴う炎症および痛みを軽減すると報告されてきた。これは，パパインの抗炎症作用によると考えられる。パパイン以外のタンパク質分解酵素との併用による研究も報告されている。これまでに，頭頸部や腹部の手術後の浮腫や炎症，痛みに対する効果や，打撲傷

に対する効果が示唆されてきた。ただし，質の高い臨床研究は十分ではない。例えば，頭頸部腫瘍に対する放射線療法施行に際し，施行前から施行期間中および終了後数日間，パパインなどの酵素剤を投与すると，治療後の嚥下障害などの症状が抑えられたという（Gujral）。また，喉頭炎に対する抗炎症効果や，胃石に対する治療効果なども報告されている（Bienen, Raus, Reinecke）。一方，パパイン，トリプシン，キモトリプシンの複合酵素製剤を投与しても，放射線療法後の急性毒性は改善されなかったとするランダム化偽薬対照試験が知られている（Martin）。

　通常の食材成分であるため，一般に安全性は高く，適応となる病態に対して適切な品質の製品を使用する場合，特に重篤な問題は生じないと考えられる。米国ではFDAによりGRAS（generally recognized as safe）とされている。

　なお，精製していないパパイア抽出物に対して，皮膚症状や胃腸障害といったアレルギー症状や過敏症が現れることがある（Mansfield）。これらの症状がみられたら使用を見合わせる。一般に，サプリメントとして精製されたパパインでは，アレルギーの頻度は低い。ただし，パパインおよびパパイアは，イチジクやキウィなどの果物と交差反応性を有する（Diez-Gómez）。したがって，これらの果物アレルギーを有する場合には摂取に注意する。

　パパイン曝露の職場環境にあった男性1例においてアナフィラキシーショックが報告されている（Freye）。これは，特殊な環境における症例であり，通常のサプリメント利用での発生は考えにくいが，念のために注意する。

　⇒『タンパク質分解酵素　proteolytic enzyme』の項

📍 用途・適応

消化補助作用　抗炎症作用

📖 相互作用チェックリスト

［相互作用に注意する医薬品・食品］⇒［臨床における対応］

　パパイア抽出物と医薬品の相互作用を示唆する例が知られている。

▶ワルファリン

　⇒併用は可能と考えられるが，念のため慎重に。医師の監視下に関連指標をモニターすること。

▶フラボノイド類

⇒併用は可能と考えられる。

解説：相互作用のメカニズム

■ワルファリン

　パパイア抽出物とワルファリンとの相互作用を否定できない症例が1例報告されている。症例は，心臓手術目的で入院した男性でINRの上昇を認めたという。ただし，作用機序は不明であり，パパイア抽出物の摂取と因果関係は必ずしも明確ではない（Fugh-Berman, Izzo, Shaw）。念のため，パパイアサプリメントとワルファリンとの併用には注意し，INR等の関連指標をモニタリングする。

■フラボノイド類

　パパインは，食品成分であるフラボノイド類の吸収を促進する作用を持つ。パパインおよびブロメライン bromelain との併用で，ケルセチン quercetin などフラボノイド類の消化吸収が促進される（Shoskes）。なお，ブロメラインは，パイナップルに含まれるタンパク質分解酵素の1種であり，本邦では既存添加物として扱われ，パイナップルの果実あるいは根茎から抽出して得られる。

参考文献

- Bienen H, et al. Therapeutic comparison of throat lozenges. MMW Munch Med Wochenschr. 1981; 123: 745-7.
- Chen CF, et al. Protective effects of Carica papaya Linn on the exogenous gastric ulcer in rats. Am J Chin Med. 1981; 9: 205-12.
- Diez-Gómez ML, et al. Asthma caused by Ficus benjamina latex: evidence of cross-reactivity with fig fruit and papain. Ann Allergy Asthma Immunol. 1998; 80: 24-30.
- Freye HB. Papain anaphylaxis: a case report. Allergy Proc. 1988; 9: 571-4.
- Fugh-Berman A, et al. Herb-drug interactions: review and assessment of report reliability. Br J Clin Pharmacol. 2001; 52: 587-95.
- Gujral MS, et al. Efficacy of hydrolytic enzymes in preventing radiation therapy-induced side effects in patients with head and neck cancers. Cancer Chemother Pharmacol. 2001; 47 Suppl: S23-8.
- Izzo AA, et al. Cardiovascular pharmacotherapy and herbal medicines: the risk of drug interaction. Int J Cardiol. 2005; 98: 1-14.
- Kamphuis IG, et al. Structure of papain refined at 1.65 A resolution. J Mol Biol. 1984; 179: 233-56.

- Mansfield LE, et al. The incidence and clinical implications of hypersensitivity to papain in an allergic population, confirmed by blinded oral challenge. Ann Allergy. 1985; 55: 541-3.
- Martin T, et al. Does prophylactic treatment with proteolytic enzymes reduce acute toxicity of adjuvant pelvic irradiation? Results of a double-blind randomized trial. Radiother Oncol. 2002; 65: 17-22.
- Raus I. Clinical studies on Frubienzyme in a controlled double-blind trial. Fortschr Med. 1976; 94: 1579-82.
- Reinecke M. Treatment of inflammatory diseases of the mouth and throat with Larypront in ENT practice. MMW Munch Med Wochenschr. 1976; 118: 1253-4.
- Ritonja A, et al. Papaya proteinase IV amino acid sequence. FEBS Lett. 1989; 258: 109-12.
- Shaw D, et al. Traditional remedies and food supplements. A 5-year toxicological study (1991-1995). Drug Saf. 1997; 17: 342-56.
- Shoskes DA, et al. Quercetin in men with category III chronic prostatitis: a preliminary prospective, double-blind, placebo-controlled trial. Urology. 1999; 54: 960-3.

バラ花弁 *Rosa centifolia*

【名　称】

[和　名]　バラ（薔薇）

[別　名]　バラ花弁(花びら)抽出物，バラの花エキス

[英　名]　rose

[学　名]　*Rosa centifolia*

▌概　要

　バラ（薔薇）には，ポリフェノール類が含まれており，抗アレルギー活性が示されている。野生種のバラ（*Rosa centifolia*）の花弁（花びら）を加熱抽出した成分が，バラの花エキスあるいはバラ花弁抽出物として，花粉症対策のサプリメントに用いられるようになった。

　主要成分はポリフェノールの1種，オイゲニイン eugeniin（オイゲニン）などであり，花粉症やアレルギー性鼻炎の症状改善が報告されている。オイゲニインは，①IgE抗体が肥満細胞と結合するのを防ぎ，②肥満細胞からのヒスタミンの放出を抑制する，という作用をもつ。その他，血小板の凝集を抑える働きや，抗ウイルス作用も示されている。

　予備的な研究において，オイゲニインによる抗アレルギー効果が報告されている。具体的には，バラの花の熱水抽出成分が，ヒトIgE抗体-IgE受容体結合阻害やヒスタミン遊離抑制といった作用を示したという。

　花粉症などアレルギー症状対策のサプリメントとして，1日あたり400〜800 mgのバラ花弁抽出物を摂取する。花粉症・アレルギー性鼻炎に対しては，甜茶やシソの実油などとの併用も可能である。

　その他，用途は異なるが，バラ花弁以外の素材としてバラの香気成分を経口摂取し皮膚から放出するための食品が製品化されている。バラの主要な香気成分は，ゲラニオール geraniol，シトロネロール citronellol，リナロール linalool の3種類である。予備的なヒト臨床研究では，皮膚からの検出量が最大になるのに要する時間は，バラ精油では摂取後30〜60分であり，ローズカプセルでは90〜120分であった（Akiyama）。これは，食品の形状によって香気成分の体内吸収時間や代謝時間が異なり，放出時間にも相違が生じるためと考えられる。現在，ブ

ルガリアンローズオイルといったローズカプセルや通常食品（ガムなど）が香気成分の摂取のために利用されるようになった。

一般に，適正使用における許容性は高いと考えられる。現時点では，医薬品との相互作用による有害事象は報告されていない。

📍 用途・適応

花粉症・アレルギー性鼻炎・アトピー性皮膚炎に伴う症状の緩和作用　抗酸化作用

📖 相互作用チェックリスト

［相互作用に注意する医薬品］⇒［臨床における対応］

現時点では，医薬品との相互作用による有害事象は報告されていない。

📑 参考文献

・Akiyama A, et al. Determination of aromatic compounds in exhalated from human skin by solid-phase micro extraction and GC/MS with thermo desorption system. Bunseki Kagaku. 2006; 55: 787-792.

バリン valine

【名 称】

　［和 名］ バリン

　［英 名］ valine

▌概 要

　バリンは，必須アミノ酸の一つである。バリンは，その分子構造上の特徴から，ロイシン，イソロイシンとともに分岐鎖アミノ酸（BCAA；branched chain amino acid）と総称される。BCAA は，安静時のヒト筋肉組織において，タンパク質合成速度の亢進およびタンパク質崩壊速度の抑制により，タンパク質同化作用を示す。また，持久運動からの回復期においても，BCAA は，ヒト筋肉組織においてタンパク質同化作用を示す。これらの働きは，タンパク質合成調節において，情報伝達機構に関与する各種の分子への作用を介して発現する。

　⇒『分岐鎖アミノ酸』の項

📖 相互作用チェックリスト

［相互作用に注意する医薬品］ ⇒ ［臨床における対応］

　BCAA は，一部の医薬品との相互作用が示唆されている。併用時には，医薬品の最新の添付文書を確認すること。

▶レボドパ Levodopa

　⇒併用は慎重に。医師の監視下に関連指標をモニターすること。

▶糖尿病治療薬

　⇒併用は慎重に。医師の監視下に関連指標をモニターすること。

▶筋萎縮性側策硬化症（ALS)に対する BCAA

　⇒併用は避ける。

解説：相互作用のメカニズム

■レボドパ Levodopa

BCAA（L-ロイシン）の投与によって，ヒト小腸でのレボドパの吸収が阻害されたという（Lennernäs）。理論的には，BCAAとレボドパの併用によって，腸管と脳でのレボドパ輸送が競合され，作用が減弱する（Rosen）。

■糖尿病治療薬

BCAA（L-ロイシン等）の投与によって，インスリン分泌促進を介した糖代謝への影響が知られている（Anthony, Hutson, Kimball, van Loon）。理論的には，糖尿病治療薬と相加的な作用が想定される。

■筋萎縮性側索硬化症（ALS）に対する BCAA

ALS患者へのBCAA（1日あたりL-ロイシン12 g，L-イソロイシン6 g，L-バリン6 g）投与を行ったランダム化比較試験は，BCAA投与群での死亡率上昇のため中止となった（Italian ALS Study Group）。

ALS患者へのBCAA（1日あたりL-ロイシン12 g，L-イソロイシン8 g，L-バリン6.4 g）投与あるいはL-トレオニン（1日あたり4 g）投与を行ったランダム化比較試験では，BCAAあるいはL-トレオニンによる改善は認められなかった。また，BCAA投与による肺機能の増悪が否定できなかったという（Tandan）。

■参考文献

- Anthony JC, et al. Contribution of insulin to the translational control of protein synthesis in skeletal muscle by leucine. Am J Physiol Endocrinol Metab. 2002; 282: E1092-101.
- Hutson SM, Harris RA. Introduction. Symposium: Leucine as a nutritional signal. J Nutr. 2001; 131: 839S-840S.
- Italian ALS Study Group. Branched-chain amino acids and amyotrophic lateral sclerosis: a treatment failure? The Italian ALS Study Group. Neurology. 1993; 43: 2466-70
- Kimball SR, et al. Invited Review: Role of insulin in translational control of protein synthesis in skeletal muscle by amino acids or exercise. J Appl Physiol (1985). 2002; 93: 1168-80.
- Kimball SR, Jefferson LS. Control of protein synthesis by amino acid availability. Curr Opin Clin Nutr Metab Care. 2002; 5: 63-7.
- Lennernäs H, et al. The effect of L-leucine on the absorption of levodopa, studied by regional jejunal perfusion in man. Br J Clin Pharmacol. 1993; 35: 243-50.
- Rosen HM, et al. Plasma amino acid patterns in hepatic encephalopathy of differing eti-

ology. Gastroenterology. 1977; 72: 483-7.
- Tandan R, et al. A controlled trial of amino acid therapy in amyotrophic lateral sclerosis: I. Clinical, functional, and maximum isometric torque data. Neurology. 1996; 47: 1220-6.
- van Loon LJ, et al. Amino acid ingestion strongly enhances insulin secretion in patients with long-term type 2 diabetes. Diabetes Care. 2003; 26: 625-30.

ハルウコン *Curcuma aromatica*

【名称】

[和 名] キョウオウ，姜黄，春ウコン，ハルウコン

[学 名] *Curcuma aromatica*

▌概 要

ウコンという名称は，一般に，アキウコン（*Curcuma longa*，秋ウコン，鬱金，ターメリック），ハルウコン（*Curcuma aromatica*，春ウコン，キョウオウ），ムラサキウコン（*Curcuma zedoaria*，紫ウコン，ガジュツ，莪迷），ジャワウコン（*Curcuma xanthorrhiza*，クスリウコン，クニッツ，テムラワク）等をさす。これらのウコン類では，クルクミノイドや精油の種類および含有量における違いが認められる。

ハルウコン（*Curcuma aromatica*）の主要成分は，セスキテルペン類や各種の精油である。根茎から curcumol，tetramethylpyrazine，1,2-hexadecanediol，neocurdione，isoprocurcumenol，9-oxo-neoprocurcumenol といった成分が単離された。根茎由来の精油には，curdione，germacrone，1,8-cineole，beta-elemene，linalool といった成分が見出されている。

ハルウコンに関する基礎研究では，抗炎症作用，抗酸化作用，抗がん作用，血管新生阻害作用，高コレステロール血症改善作用，エストロゲン受容体への相対親和性等が報告されてきた。

なお，ウコン類の生薬名について，日本漢方と中国では「ウコン」と「キョウオウ」が逆になっている。つまり，学名 *Curcuma longa* のアキウコンは，中国名では根茎の一般名を姜黄（きょうおう），塊根の一般名を郁金（うこん）といい，同じ *Curcuma longa* の日本漢方における根茎の一般名が鬱金（うこん）である。

通常，日本では，アキウコン（*Curcuma longa*）に関して，一般生薬名称として根茎がウコン，鬱金，アキウコン等と称される。一方，ハルウコン（学名 *Curcuma aromatica*）では，根茎の一般名がハルウコンあるいはキョウオウとされる。

ウコンのサプリメントは，アキウコン（*Curcuma longa*，ターメリック）の根

茎を利用していることが多い。アキウコンはクルクミンの含有量が多く，ハルウコンは精油が多い。ガジュツは芳香性健胃薬として利用される。

　ウコンに関する研究データの多くは，アキウコンを中心としたものである。その他，ハルウコンやムラサキウコン，ジャワウコンを利用した研究も知られている。

　⇒『ウコン（秋ウコン）』，『ムラサキウコン』，『クルクミン』，『ジャワウコン』
　　の項

📖 相互作用チェックリスト

［相互作用に注意する医薬品］⇒［臨床における対応］
　⇒『ウコン』の項

バレリアン *Valeriana officinalis*

【名　称】

[和　名] セイヨウカノコソウ，バレリアン

[英　名] valerian

[学　名] *Valeriana officinalis*

▌概　要

バレリアン（セイヨウカノコソウ）は，19世紀半ば以降，不眠や情動不安に対して欧米において広く利用されてきた薬用植物である。現在，欧州では医薬品あるいはサプリメントとして人気がある。日本や米国ではサプリメントとして扱われている。

臨床試験では，バレリアンによる睡眠の質および時間の改善（睡眠潜時の短縮）が認められている。不眠の程度が強いほど，効果も高いとされる。また，単回投与でも効果が期待できるが，数週間単位での投与のほうが継続的な改善効果を得られるとのデータもある。ただし，これまでに臨床試験で示されたデータの多くは自覚的改善効果であるため，客観的な評価手法を用いた質の高い臨床試験が必要とされる。

臨床試験では，4〜6週間のバレリアン投与によって特に問題となる有害事象は報告されていない。稀に，副作用として頭痛，眩暈，（効果の）残存等が生じる。

通常の摂取目安量の範囲内では，バレリアンには，鎮静作用は認められず，ベンゾジアゼピン系医薬品と比較して，反応時間や集中力，協調等への影響もないとされる。ただし，摂取後2〜3時間は覚醒状態や思考過程への影響を認めるという報告もあり，慎重に利用すべきである。摂取後の機械の操作や運転等は念のために避ける。

◉ 用途・適応

不眠（症）　不安

📖 相互作用チェックリスト

[相互作用に注意する医薬品・食品] ⇒ [臨床における対応]

バレリアンと医薬品との相互作用は報告されていない（Fugh-Berman）。

バレリアンは，チトクローム P450 の分子種のうち，CYP3A4 を阻害するが，CYP2D6 には影響を与えないというデータが報告されている。ただし，相互作用に関連した有害事象は知られておらず，臨床的意義は明らかではない。

バレリアンと類似の作用機序あるいは効能効果をもつ医薬品やサプリメントとの併用には，念のために注意する。

▶**チトクローム P450 および P 糖タンパク**

チトクローム P450 の分子種のうち，CYP3A4，2D6，2C19 に関連する薬剤や P 糖タンパクに関連する薬剤（CYP や P 糖タンパクと医療用医薬品との関連については巻末の別表参照）

⇒併用は慎重に。医師の監視下に関連指標をモニターすること。

▶**催眠・鎮静薬**

⇒併用は慎重に。医師の監視下に関連指標をモニターすること。

▶**ロラゼパム（抗不安薬）**

⇒併用は慎重に。医師の監視下に関連指標をモニターすること。

▶**選択的セロトニン再取り込み阻害薬（SSRI）**

⇒併用は慎重に。医師の監視下に関連指標をモニターすること。

▶**アルコール**

⇒併用は慎重に。医師の監視下に関連指標をモニターすること。

▶**塩酸ロペラミド**

⇒併用は可能と考えられるが，念のため慎重に。研究データの臨床的意義は不明。

▶**β 遮断薬**

⇒併用は可能と考えられるが，念のため慎重に。研究データの臨床的意義は不明。

🗒 解説：相互作用のメカニズム

■チトクローム P450

バレリアンによるチトクローム P450 の各分子種への影響を調べた臨床研究と

して，下記の報告がある。

　バレリアンは，CYP3A4 を阻害する一方，CYP2D6 には影響を与えない。健康なボランティア 12 名を対象にして，バレリアン 1,000 mg（valerenic acid 11.02 mg 含有）を 14 日間投与して，チトクローム P450 への影響を検証した臨床試験がある。CYP3A4 活性に対しては alprazolam（2 mg），CYP2D6 活性に対しては dextromethorphan（30 mg）が用いられた。その結果，バレリアン投与後に alprazolam の血中濃度が有意に増加した。ただし，その他の薬物動態学的な指標には変化は認めなかった。論文著者らは，バレリアンが CYP3A4 や CYP2D6 を介して臨床的に有意な変化を生じることは考えにくいと述べている（Donovan）。

　ただし，理論的には，CYP3A4 によって代謝される薬剤の血中濃度を上昇させる可能性がある。CYP3A4 に関連するのは，fexofenadine, itraconazole, ketoconazole, lovastatin, triazolam 等，多数知られている。現時点では，バレリアンとの相互作用による有害事象は報告されていないが，念のため，これらの薬剤とバレリアンとの併用には注意する。

　バレリアンは，CYP1A2, 2D6, 2E1, 3A4/5 のいずれにも影響を与えなかったという臨床研究が知られている。米国において，健康な成人 12 名（平均 24 歳，女性 6 名）を対象に，ゴールデンシール，カバ（カバカバ），ブラック・コホシュ，バレリアンの各ハーブによる CYP への影響を調べた研究では，バレリアン根抽出物（375 mg, 分 3）が 28 日間投与された結果，CYP1A2, 2D6, 2E1, 3A4/5 のいずれにも影響は見出されなかったという（Gurley）。

　次に，基礎研究では下記の報告が知られている。

　マウスを用いた *in vivo* 試験および，ヒトとマウスの肝ミクロソームを用いた *in vitro* 試験では，バレリアン，サラシア，ブラック・コホシュの各ハーブの CYP への影響が検証された結果，バレリアン抽出物では，CYP1A1, CYP1A2, CYP2C9, CYP3A4 のいずれの分子種への影響も認められなかったという（Yokotani）。

　また，*in vitro* 研究では，次の報告があるが，各分子種の活性の阻害や誘導などが示されており，いずれも臨床的意義は不明である。

　ヒト肝細胞を用いた研究において，バレリアン抽出物による CYP2D6 および CYP3A4 の活性誘導が見出された（Hellum）。

　ヒト肝細胞において，バレリアン抽出物は CYP2C19 の活性誘導作用を示した（Hellum）。

バレリアン含有市販製品を用いた *in vitro* 研究では，CYP3A4 や P 糖タンパク活性の阻害作用が見出された（Lefebvre）。

バレリアン含有市販製品を用いた *in vitro* 研究では，バレリアン根抽出物およびバレレン酸による CYP3A4 活性の阻害作用が示された（Budzinski）。

バレリアン含有市販製品を用いた *in vitro* 研究において，バレリアンによる CYP3A4，CYP2C19，CYP2D6 活性への阻害作用が示されている（Strandell）。

■催眠・鎮静薬

バレリアンの作用機序はすべてが解明されたわけではないが，中枢に対する何らかの作用があると考えられる。バレリアン単独投与では鎮静作用の出現は否定的であり，バレリアンによる覚醒状態や集中力への影響は，ベンゾジアゼピン誘導体による作用よりも弱いと考えられる。現時点では，中枢神経系への作用をもつ薬剤とバレリアンとの併用による有害事象の発生（増加）は報告されていない（Plushner）。ただし，動物実験や *in vitro* のデータによって，バレリアンによるバルビツール酸誘導体への影響が示唆されている。

■ロラゼパム（抗不安薬）

スペインにおいて，抗不安薬のロラゼパム（2 mg/日）を服用していた 40 歳の男性が，セルフメディケーションとして，バレリアン根茎乾燥抽出物（350 mg）とパッションフラワー（*Passiflora incarnata*）根茎および地上部由来成分（380 mg）含むタブレットを併用したところ，手の振戦，めまい，動機，筋疲労を生じたという症例が報告されている（Carrasco）。作用機序として相加作用が推定されており，バレリアンやパッションフラワーの成分が，ベンゾジアゼピンによる GABA 受容体への結合阻害作用を増強すると考察されている。

■選択的セロトニン再取り込み阻害薬（SSRI）

fluoxetine（プロザック®）およびアルコールを摂った患者が，バレリアンを併用し，その 12 時間後に神経精神症状を呈した（Yager）。各種の症状は 12 時間後には消失した。この症例では，利用されたバレリアンの製品についての詳細な情報はなく，臨床的意義は明らかではない。

■アルコール

理論的には，アルコールによる鎮静作用や中枢神経系抑制作用に相加作用を生じうる。米国において，ワインやウォッカを摂取していた健康な 51 歳女性の飲酒者において，バレリアンやイチョウ葉エキスの併用による影響（失神や妄想，

言語混乱など）を示した症例が報告されている（Chen）。一方，バレリアン/レモンバームと，アルコールとの併用によって，問題は生じなかったとする報告もある（Albrecht）。その他，アルコールとバレリアンとの相互作用を認めなかったとするデータも知られている（Plushner, Mayer）。

■塩酸ロペラミド

止痢薬である塩酸ロペラミド（ロペミン®），バレリアン，セントジョーンズワートの3剤を併用した患者において，急性せん妄を認め，投与中止によって回復したという1症例が報告されている。しかし，バレリアンとの因果関係は不明である（Khawaja）。

■β遮断薬

バレリアンによる鎮静作用を検証したランダム化二重盲検臨床試験において，プロプラノロール（インデラル®）20 mgとバレリアン100 mgの同時投与によって，集中力の低下を認めたという（Kohnen）。ただし，この研究では，プロプラノロール単独投与群との比較がない等，研究デザインや評価手法には議論の余地があり，臨床的意義は不明である。

📑 参考文献

- Albrecht M, et al. Psychopharmaceuticals and traffic safety: the effect of Euvegal® Dragees Forte on driving ability and combination effects with alcohol. Z Allg Med 1995; 71: 1215-1225.
- Budzinski JW, et al. An in vitro evaluation of human cytochrome P450 3A4 inhibition by selected commercial herbal extracts and tinctures. Phytomedicine. 2000; 7: 273-82.
- Carrasco MC, et al. Interactions of Valeriana officinalis L. and Passiflora incarnata L. in a patient treated with lorazepam. Phytother Res. 2009; 23: 1795-6.
- Chen D, et al. Mental status changes in an alcohol abuser taking valerian and gingko biloba. Am J Addict 2002; 11: 75-77.
- Donovan JL, et al. Multiple night-time doses of valerian (Valeriana officinalis) had minimal effects on CYP3A4 activity and no effect on CYP2D6 activity in healthy volunteers. Drug Metab Dispos 2004; 32: 1333-6.
- Fugh-Berman A. Herb-Drug Interactions. Presentation at 10th Annual Course Botanical Medicine in Modern Clinical Practice, June 7. 2005 at Columbia U.
- Gurley BJ, et al. In vivo effects of goldenseal, kava kava, black cohosh, and valerian on human cytochrome P450 1A2, 2D6, 2E1, and 3A4/5 phenotypes. Clin Pharmacol Ther. 2005; 77: 415-26.
- Hellum BH, et al. The induction of CYP1A2, CYP2D6 and CYP3A4 by six trade herbal

products in cultured primary human hepatocytes. Basic Clin Pharmacol Toxicol. 2007; 100: 23-30.

- Hellum BH, et al. Trade herbal products and induction of CYP2C19 and CYP2E1 in cultured human hepatocytes. Basic Clin Pharmacol Toxicol. 2009; 105: 58-63.
- Khawaja IS, et al. Herbal medicines as a factor in delirium. Psychiatr Serv 1999; 50(7): 969-970.
- Kohnen R, Oswald WD. The effects of valerian, propranolol, and their combination on activation, performance, and mood of healthy volunteers under social stress conditions. Pharmacopsychiatry 1988; 21: 447-8.
- Lefebvre T, et al. In vitro activity of commercial valerian root extracts against human cytochrome P450 3A4. J Pharm Pharm Sci. 2004; 7: 265-73.
- Mayer B, Springer E. Psychoexperimental studies on the effect of a valepotriate combination as well as the combined effects of valtratum and alcohol. Arzneimittelforschung 1974; 24: 2066-70.
- Plushner SL. Valerian: Valeriana officinalis. American Journal of Health-System Pharmacy 2000; 57: 328, 333, 335.
- Strandell J, et al. An approach to the in vitro evaluation of potential for cytochrome P450 enzyme inhibition from herbals and other natural remedies. Phytomedicine. 2004; 11: 98-104.
- Yager J, et al. Use of alternative remedies by psychiatric patients: illustrative vignettes and a discussion of the issues. Am J Psychiatry 1999; 156: 1432-1438.
- Yokotani K, et al. Effect of three herbal extracts on cytochrome P450 and possibility of interaction with drugs. Shokuhin Eiseigaku Zasshi. 2013; 54: 56-64.

ハ

パントテン酸

パントテン酸 pantothenic acid

【名　称】

[和　名]　パントテン酸

[英　名]　pantothenic acid

∥概　要

　パントテン酸は，補酵素Ａ（CoA，コエンザイムＡ）の構成成分であり，ビタミンＢ群の１つに分類される。パントテン酸は，パントイン酸（pantoic acid）とβアラニンの結合により産生される。多くの食品に広く分布し，欠乏症は稀である。パントテン酸は，腸管から容易に吸収され，体内で代謝を受け，補酵素Ａが作り出される。パントテン酸は，クエン酸回路の反応や脂肪酸の合成と酸化に関与し，エネルギー代謝における重要な役割を担っている。

　『日本人の食事摂取基準（2015年版）』による１日あたりの目安量は，30～49歳の成人男性で5 mg，同世代の女性で4 mgである。なお，耐容上限量は設定されていない。「栄養素等表示基準値」は，4.8 mgと設定されている。「栄養機能食品」の規格基準において，上限値30 mg，下限値1.44 mgとされている。

　「栄養機能食品」としての栄養機能表示は，「パントテン酸は，皮膚や粘膜の健康維持を助ける栄養素です」である。

📖 相互作用チェックリスト

［相互作用に注意する医薬品］⇒［臨床における対応］

▶抗生物質

　⇒併用は可能と考えられるが，念のため慎重に。

🔆 解説：相互作用のメカニズム

■抗生物質

　腸内細菌は，パントテン酸を含むビタミンＢ群，ビタミンＫなどを産生しており，抗生物質による腸内細菌叢の変化により，それらの産生が減少する（Cum-

617

mings, Hill)。ただし，ビタミンＢ群は，必須栄養素として経口摂取する分があるため，臨床的意義は不明である。

📑 参考文献

- Cummings JH, Macfarlane GT. Role of intestinal bacteria in nutrient metabolism. JPEN J Parenter Enteral Nutr. 1997; 21: 357-65.
- Hill MJ. Intestinal flora and endogenous vitamin synthesis. Eur J Cancer Prev. 1997; 6 Suppl 1: S43-5.

ヒアルロン酸 hyaluronic acid

【名　称】

[和　名]　ヒアルロン酸

[英　名]　hyaluronic acid

▌概　要

　ヒアルロン酸は，皮膚（表皮と真皮）や軟骨，関節液といった体組織に存在するムコ多糖類の一種である。優れた保水機能があり，皮膚の弾力性や粘弾性，保湿性を保つために重要とされる。ヒアルロン酸は，関節軟骨や関節液ではクッションとして働き緩衝作用を示す。また，目の硝子体にも含まれる。

　皮膚のヒアルロン酸は，加齢とともに減少するため，美容目的に利用されるアンチエイジング（抗加齢）用サプリメントとして注目されている。皮膚（真皮）は，膠原線維のコラーゲン，弾力線維のエラスチンおよびムコ多糖類で構成されている。皮膚は，線維組織の間をムコ多糖類が満たしている構造をもつ。ヒアルロン酸はムコ多糖類の1種であり，保水機能をもつことから，皮膚の弾力性を保つ働きがある。加齢に伴い皮膚のヒアルロン酸が減少すると，皮膚の弾力性が減少し，保水量も減少する。

　表皮内のヒアルロン酸は，多くが角層に存在する。ヒアルロン酸は，親水性と疎水性の両方の性質をもつことから，天然の保湿成分としての働き以外に，セラミドなど細胞間脂質と共同で皮膚の機能を維持することも考えられる。なお，ヒアルロン酸は，コラーゲンよりも代謝回転が速いという特徴がある。

　ヒアルロン酸の機能として，抗酸化物質として働いたり，免疫系に影響を及ぼしたりということも示唆されている。さまざまな細胞において，ヒアルロン酸に結合する受容体が見出されており，細胞内情報伝達機構の解析が進められている。

　ヒトの皮膚におけるヒアルロン酸量は，30歳代以降から少なくなり，40歳代以降では急速に減少する。それに伴い，皮膚の粘弾性も低下することが示されている。

　体組織の構成成分であり，経口摂取および外用での許容性は高いと考えられる。適応となる病態に対して適切な品質の製品を用法・用量を守って使用する場合，現時点では特に問題は報告されていない。

📍 用途・適応

皮膚の保湿性・粘弾性の維持作用　皮膚や関節軟骨の機能の維持　皮膚のアンチエイジング作用

📖 相互作用チェックリスト

［相互作用に注意する医薬品］⇒［臨床における対応］

現時点では，医薬品との相互作用による有害事象は報告されていない。
⇒併用は可能と考えられるが，念のため慎重に。

📑 参考文献

・Andre P. Hyaluronic acid and its use as a "rejuvenation" agent in cosmetic dermatology. Semin Cutan Med Surg 2004; 23: 218-22.
・Mummert ME. Immunologic roles of hyaluronan. Immunol Res 2005; 31: 189-206.
・Sator PG, et al. Skin aging and sex hormones in women —— clinical perspectives for intervention by hormone replacement therapy. Exp Dermatol 2004; 13 Suppl 4: 36-40.

ビール酵母 brewer's yeast

【名　称】

[和　名]　ビール酵母

[英　名]　brewer's yeast

[別　名]　Baker's yeast

[学　名]　*Saccharomyces cerevisiae*

▌概　要

ビール酵母 *Saccharomyces cerevisiae* とは，ビール類の製造過程で，アルコール発酵を行う酵母である。ビール類は，麦芽を煮た麦汁を発酵させて作られる。この発酵の過程で使われる酵母がビール酵母であり，パン酵母などと同じくサッカロミセス属に分類される。ビール酵母は，麦汁の栄養素を吸収しながら増え，糖分をアルコールと炭酸ガスに変換してビールを作り出す。これをアルコール発酵と呼ぶ。発酵終了時には，麦汁由来の栄養分を含有している。

ビール産生過程の副産物として生じる残渣から，苦味成分やアルコール分を除き，乾燥させ粉末状にした製品が，ビール酵母のサプリメントとして利用される。有効成分として，アミノ酸やビタミンB群，各種のミネラル類，グルカンやマンナンといった糖類，食物繊維をバランスよく含み，栄養補給や滋養強壮に利用されてきた。

ドイツのコミッションEでは，抗菌作用や貪食作用促進が記載されている。また，食欲不振や慢性皮膚疾患への利用が認められている。

ビール酵母由来サプリメントがPMS（月経前症候群）の症状軽減に効果があるとする臨床試験が報告されている（Facchinetti）。

ビール酵母に由来する機能性成分は，本邦でも医薬品として利用されてきた。例えば，1930年，ビール酵母に由来する医薬品「エビオス錠®」が製造されている（現在は，指定医薬部外品である）。エビオス錠®は，ビタミンB群の不足を原因とする脚気の予防や，胃腸障害の改善に対して用いられた。「日本薬局方」には，「乾燥酵母」として収載されており，栄養補給に効果が認められている。

ビール酵母に含まれるグルタチオンは，抗酸化作用をもつため，生活習慣病の予防に効果が期待される。また，有害物質を抱合して体外に排泄するという解毒

作用もある。

ビール酵母の細胞壁には，食物繊維成分があり，整腸作用をもつ。また，免疫力を高める β グルカンも含まれている。さらに，細胞膜にはエルゴステロールという脂質成分があり，コレステロールの低下作用やカルシウムの吸収促進作用をもつ。その他，ビール酵母と分岐鎖アミノ酸の併用により，運動選手のパフォーマンスが向上したという予備的な研究報告がある。

なお，ビール酵母がダイエット（減量）用サプリメントとして用いられることがある。ただし，ビール酵母には，直接的な減量作用はない。ダイエットに関連して，食事制限に伴う潜在的な栄養素の不足の予防，あるいは，代替食としての利用は考えられる。

一般に，適応となる病態に対して適切な品質の製品を用法・用量を守って使用する場合，許容性は高いと考えられる。有害事象として，胃腸障害や頭痛，アレルギー・過敏症が知られている。また，クローン病がビール酵母によって増悪するというデータがある。

♥ 用途・適応

栄養補給や滋養強壮　胃腸障害の予防と改善

📖 相互作用チェックリスト

［相互作用に注意する医薬品］⇒ ［臨床における対応］

現時点では，医薬品との相互作用による有害事象は報告されていない。ただし，ビール酵母の有する働きからの推測により，理論的な相互作用の可能性が考えられている。

▶モノアミンオキシダーゼ（MAO）阻害薬
　⇒併用は可能と考えられるが，念のため慎重に。医師の監視下に関連指標をモニターすること。

▶抗真菌薬
　⇒併用は可能と考えられるが，念のため慎重に。医師の監視下に関連指標をモニターすること。

解説：相互作用のメカニズム

■モノアミンオキシダーゼ（MAO）阻害薬

ビール酵母とモノアミンオキシダーゼ（MAO）阻害薬との併用により，血圧を上昇させる可能性がある（Blumenthal）。併用による有害事象報告は知られていないが，念のために注意する。

■抗真菌薬

抗真菌薬の投与によりビール酵母の活性を低下させる可能性がある（Blumenthal）。併用による有害事象報告は知られていないが，念のために注意する。

参考文献

・Alic M. Baker's yeast in Crohn's disease-can it kill you? Am J Gastroenterol 1999; 94: 1711.
・Blumenthal M, ed. The Complete German Commission E Monographs: Therapeutic Guide to Herbal Medicines. Trans. S. Klein. Boston, MA: American Botanical Council, 1998.
・Facchinetti F, Nappi RE, Sances MG, et al. Effects of a yeast-based dietary supplementation on premenstrual syndrome. A double-blind placebo-controlled study. Gynecol Obstet Invest 1997; 43: 120-4.

ビオチン biotin

【名　称】

[和　名]　ビオチン，ビタミン H

[英　名]　biotin

▌概　要

ビオチンは，多くの食品に広く存在するイミダゾール誘導体であり，ビタミン B 群の一つに分類される。ビオチンは，糖代謝やアミノ酸代謝，脂肪酸合成等に関与する必須栄養素である。ビオチンは，いくつかのカルボキシラーゼ酵素の補酵素として機能する。例えば，糖新生に重要なピルビン酸カルボキシラーゼや，脂肪酸合成の律速酵素であるアセチル-CoA カルボキシラーゼなどがある。

ヒトでは，ビオチン要求量の多くが腸内細菌によって産生されるため，欠乏症は稀である。生卵の過剰摂取がビオチン欠乏を生じうることが知られている。卵白は熱に不安定なタンパク質のアビジン avidin を含む。これは，ビオチンと強く結合する性質を有しており，その腸管での吸収を阻害する。

『日本人の食事摂取基準（2015 年版）』による 1 日あたりの目安量は，30〜49 歳の成人男性，女性とも 50 μg である。なお，上限量は設定されていない。「栄養素等表示基準値」は，50 μg と設定されている。「栄養機能食品」の規格基準において，上限値 500 μg，下限値 15 μg とされている。

♦ 用途・適応

「栄養機能食品」としての栄養機能表示は，「ビオチンは，皮膚や粘膜の健康維持を助ける栄養素です」である。

📖 相互作用チェックリスト

[相互作用に注意する医薬品・食品] ⇒ [臨床における対応]

▶抗てんかん薬

⇒併用は可能と考えられるが，念のため慎重に。医師の監視下に関連指標をモ

ニターすること。

▶卵（卵白）

⇒併用は可能と考えられるが，念のため慎重に。

解説：相互作用のメカニズム

■抗てんかん薬

症例対象研究（てんかん患者 404 名，対照群 112 名）では，てんかん患者での血中ビオチン値の低下が見出されており，抗てんかん薬（プリミドン primidone，カルバマゼピン carbamazepine，フェニトイン phenytoin，フェノバルビタール phenobarbital）による吸収阻害などの影響が示唆された（Krause）。

抗てんかん薬の長期投与を受けた小児患者において，カルバマゼピンやフェニトインによるビオチン異化促進が示されている（Mock）。

■卵（卵白）

大量の生の卵白摂取は，ビオチンの消化管からの吸収を阻害しビオチン欠乏を生じうる（Bonjour）。

参考文献

・Bonjour JP. Biotin in human nutrition. Ann N Y Acad Sci. 1985; 447: 97-104.
・Krause KH, et al. Biotin status of epileptics. Ann N Y Acad Sci. 1985; 447: 297-313.
・Mock DM, et al. Disturbances in biotin metabolism in children undergoing long-term anticonvulsant therapy. J Pediatr Gastroenterol Nutr. 1998; 26: 245-50.
・No authors listed. Biotin. Altern Med Rev. 2007; 12: 73-8.

ピクノジェノール pycnogenol

【名 称】

[和 名] フランス海岸松樹皮抽出物，ピクノジェノール，フラバンジェノール

[英 名] pycnogenol

[別 名] French Marine Pine Bark Extract, Pine Bark Extract, Oligomeric Proanthocyanidins, OPC, flavangenol

[学 名] *Pinus pinaster*

▮概 要

ピクノジェノール®pycnogenol®とは，フランス南西部に自生する「フランス海岸松（French marine pine, *Pinus pinaster*）」という松の樹皮抽出物を標準化したサプリメントである。有効成分として各種のフラボノイド類を含んでおり，さまざまな生活習慣病の予防，静脈循環不全の改善，月経前症候群の症状改善，血管の弛緩による高血圧の改善といった効果が報告されている。

ピクノジェノールには，プロアントシアニジン proanthocyanidin（プロシアニジン procyanidin）と総称される多種類のフラボノイドが存在する（Rohdewald）。ピクノジェノール投与による効果は，これらのフラボノイド類による抗酸化作用および抗炎症作用に基づくと考えられている。従来，ピクノジェノールという呼称は，プロシアニジン類の総称として用いられたという。

基礎研究では，LDL コレステロールの酸化抑制，血小板凝集抑制，NK 細胞活性亢進，T リンパ球および B リンパ球の機能亢進といった作用が報告されてきた（Cheshier, Liu, Rohdewald）。

臨床試験では，慢性静脈不全症，糖尿病性網膜症，高コレステロール血症，高血圧，喘息，冠状動脈疾患，月経前症候群，勃起障害，ADHD（注意欠陥多動性障害）といった病態に対してピクノジェノールの投与が報告されている。特に慢性静脈不全症については，ピクノジェノール投与による効果が示唆されてきた（Arcangeli, Koch, Petrassi）。また，健常者を対象にした臨床試験では，ピクノジェノールの経口投与により，COX（cyclooxygenase)-1 および COX-2 の阻害作用が報告された（Schafer）。

臨床試験での用法・用量は，1 日あたり 100 mg，120 mg，150 mg（分 3）が

多い。婦人科系疾患では 30〜60 mg/日，高血圧症では 200 mg/日 という用量で利用された。

ただし，基礎研究や臨床試験による評価はまだ十分ではない。

ピクノジェノールの経口投与による急性および慢性毒性は低い（Rohdewald）。一般に，適応となる病態に対して適切な品質の製品を用法・用量を守って使用する場合，許容性は高いと考えられる。

♥ 用途・適応

抗酸化作用　抗炎症作用　免疫賦活作用　慢性静脈不全症の改善作用　月経前症候群の症状改善作用　喘息の補完療法　高血圧の改善作用　運動能向上作用　ADHD（注意欠陥多動性障害）

📖 相互作用チェックリスト

[相互作用に注意する医薬品] ⇒ [臨床における対応]

現時点では，医薬品との相互作用による有害事象は報告されていない。ただし，ピクノジェノールの有する働きからの推測により，理論的な相互作用の可能性が考えられている。

▶抗凝固薬・血小板機能抑制薬

⇒併用は可能と考えられるが，念のため慎重に。医師の監視下に関連指標をモニターすること。

▶免疫抑制薬

⇒併用は可能と考えられるが，念のため慎重に。医師の監視下に関連指標をモニターすること。

▶抗がん薬

⇒併用は可能と考えられるが，念のため慎重に。医師の監視下に関連指標をモニターすること。

💡 解説：相互作用のメカニズム

■抗凝固薬・血小板機能抑制薬

ピクノジェノールは，血小板凝集抑制作用を有する（Araghi-Niknam）。した

がって，理論的には，抗凝固薬・血小板機能抑制薬等との併用による相加作用・相乗作用が想定される。なお，抗血小板作用に関して，アスピリンとピクノジェノールを比較した臨床試験によると，アスピリンは出血時間を有意に延長したが，ピクノジェノールは有意な作用を示さなかったという（Putter）。このデータからは，喫煙等により血小板凝集能が亢進した状態では，ピクノジェノールによる抗血小板作用が血栓症予防に作用する一方，出血傾向といった有害事象を生じるリスクは低いことが示唆される。

■免疫抑制薬

基礎研究において，ピクノジェノールによる免疫調節作用・免疫賦活作用が示唆されてきた（Cheshier, Packer, Rohdewald）。免疫抑制薬との併用による有害事象は知られていないが，理論的な相互作用の可能性が否定できない。併用時には念のために注意する。

■抗がん薬

基礎研究では，ピクノジェノールが，抗がん薬（doxorubicin および cyclophosphamide）の効果に影響を与えることなく，副作用を軽減するというデータが示されている。

Feng らは，マウスを用いた実験において，抗がん薬による骨髄・心臓・免疫担当臓器での毒性に対して，ピクノジェノールの働きを検証した。実験では，抗がん薬の doxorubicin を投与したマウスに，ピクノジェノールを 200 mg および 150 mg/kg 体重の用量にて経口投与した結果，血中 CPK（creatine phosphokinase）の上昇および心拍数の減少がそれぞれ顕著に予防された。また，100 mg あるいは 150 mg/kg 体重のピクノジェノール投与が，cyclophosphamide の皮下注射により生じる胸腺での DNA 合成抑制に対して拮抗作用を示した。さらに，cyclophosphamide 投与マウスにおいて，150 mg あるいは 200 mg/kg 体重のピクノジェノール投与が，赤血球数およびヘモグロビン値の顕著な増加を生じたが，白血球減少に対しては影響しなかった。なお，ピクノジェノールは，doxorubicin および cyclophosphamide の抗がん作用に対して，拮抗作用は示さなかったという（Feng）。このデータは，doxorubicin の心毒性および cyclophosphamide の胸腺 DNA 合成抑制に対して，ピクノジェノールが予防的に作用することを示唆している。ただし，臨床的意義は明確ではない。

📄 参考文献

- Araghi-Niknam M, et al. Pine bark extract reduces platelet aggregation. Integr. Med 2000; 2: 73-77.
- Arcangeli P. Pycnogenol in chronic venous insufficiency. Fitoterapia 2000; 71: 236-44.
- Cheshier JE, et al. Immunomodulation by pycnogenol in retrovirus-infected or ethanol-fed mice. Life Sci 1996; 58: PL 87-96.
- Feng WH, et al Effect of PYCNOGENOL on the toxicity of heart, bone marrow and immune organs as induced by antitumor drugs. Phytomedicine 2002; 9: 414-8.
- Koch R. Comparative study of venostatin and pycnogenol in chronic venous insufficiency. Phytother Res 2002; 16: S1-S5. Phytother Res 2002; 16: S1-S5.
- Liu FJ, et al. Pycnogenol enhances immune and haemopoietic functions in senescence-accelerated mice. Cell Mol Life Sci 1998; 54: 1168-72.
- Packer L, et al. Antioxidant activity and biologic properties of a procyanidin-rich extract from pine (Pinus maritima) bark, pycnogenol. Free Radic Biol Med 1999; 27: 704-24.
- Petrassi C, et al. Pycnogenol in chronic venous insufficiency. Phytomedicine 2000; 7: 383-8.
- Putter M, et al. Inhibition of smoking-induced platelet aggregation by aspirin and pycnogenol. Thromb Res 1999; 95: 155-61.
- Rohdewald P. A review of the French maritime pine bark extract (Pycnogenol), a herbal medication with a diverse clinical pharmacology. Int J Clin Pharmacol Ther 2002; 40: 158-68.
- Schafer A, et al. Inhibition of COX-1 and COX-2 activity by plasma of human volunteers after ingestion of French maritime pine bark extract (Pycnogenol). Biomed Pharmacother 2006; 60: 5-9.
- Schonlau F, Rohdewald P. Pycnogenol for diabetic retinopathy. A review. Int Ophthalmol 2001; 24: 161-71.

ビタミンA vitamin A

【名　称】

[和　名]　ビタミンA

[別　名]　レチノール retinol

[英　名]　vitamin A

▋概　要

ビタミンA（またはレチノール retinol）は，脂溶性ビタミンの1種であり，視覚の機能維持に関与する。ビタミンAとは，動物由来でビタミンAの生物作用を有する物質を総称する一般名である。これらは，エステル型レチノール（レチノールエステル retinol ester）として肝臓に貯蔵される。ビタミンA（レチナール）は，体内では，レチノール retinol，レチナール retinal，レチノイン酸 retinoic acid として存在する。これらのうち，レチノールのみがビタミンA作用のすべてを有しており，他の2つは部分的作用を有する。

食事に含まれるビタミンAとして，レバーや肝油など動物性食品に含まれるビタミンAや，緑黄色野菜に多く含まれるβカロテン（体内で必要に応じてビタミンAに変換されるプロビタミンA）がある。カロテノイドのなかでは，βカロテンが最も効率よくビタミンAに変換される。αカロテンやγカロテン，βクリプトキサンチンといったカロテノイドもプロビタミンA（ビタミンA前駆体）であるが，βカロテンと比べると，効率は低い。また，リコピン，ルテイン，ゼアキサンチンなどのカロテノイドは非プロビタミンAである。

ビタミンAは，皮膚や粘膜の機能維持，免疫機能や生殖機能の維持，網膜の機能維持において重要な役割を果たしている。

ビタミンAの欠乏症では，夜間視力障害（夜盲症）や眼球乾燥症が生じる。また，皮膚や粘膜の異常も生じる。免疫系の調節にも影響する。一方，ビタミンAの過剰摂取は中毒症を生じる。急性中毒では悪心・嘔気や頭痛，慢性中毒では肝機能異常や神経系への影響が知られている。

サプリメントでは，過剰症を生じないβカロテンの利用が行われることが多い。吸収されたβカロテン1分子は，体内でレチノール2分子に変換される。βカロテンはビタミンAの前駆体であるだけでなく，それ自体が抗酸化作用をも

つ成分であり，生活習慣病予防に効果が期待される。ただし，サプリメントから摂取する場合，βカロテン単独ではなく，マルチカロテンとして複数のカロテノイドを含有する製品の利用が推奨される。

ビタミンAもβカロテンも脂溶性成分であり，油に溶けた状態のほうが吸収されやすい（つまり食事と一緒に摂るとよい）。

一般に，安全性は高いが，脂溶性ビタミンの1種であり体内に蓄積されるので，過剰摂取に注意する。

『日本人の食事摂取基準（2015年版）』による1日あたりの推奨量（RDA）は，30〜49歳の成人男性で900 μgRE，同世代の女性で700 μgRE，耐容上限量は2,700 μgRE である。なお，耐容上限量については，通常の食品による食事で一時的にこの量を超えたからといって健康障害がもたらされるものではない。「栄養素等表示基準値」は，770 μg と設定されている。「栄養機能食品」の規格基準において，上限値600 μg，下限値231 μg とされている。

一般に，適正使用における許容性は高い。ただし，ビタミンAと一部の医薬品との相互作用が知られており，併用に注意する（医薬品の添付文書を確認する）。

♀ 用途・適応

「栄養機能食品」としての栄養機能表示は，「ビタミンAは，夜間の視力の維持を助ける栄養素です。ビタミンAは，皮膚や粘膜の健康維持を助ける栄養素です」である。

📖 相互作用チェックリスト

[相互作用に注意する医薬品・食品] ⇒ [臨床における対応]

ビタミンであり，サプリメントの適正使用における許容性は高い。ただし，理論的に，一部の医薬品や機能性食品成分との相互作用が想定されている。例えば，脂質代謝に作用する成分は，脂溶性ビタミンであるビタミンAの吸収に影響を生じうる（Hathcock）。

▶パクリタキセル（抗悪性腫瘍薬）

⇒併用は慎重に。医師の監視下に関連指標をモニターすること。

▶**脂質異常症治療薬（陰イオン交換樹脂）**

⇒併用は可能と考えられるが，念のため慎重に。医師の監視下に関連指標をモニターすること。

▶**抗肥満薬**

⇒併用は可能と考えられるが，念のため慎重に。医師の監視下に関連指標をモニターすること。

▶**経口避妊薬**

⇒併用は可能と考えられるが，念のため慎重に。医師の監視下に関連指標をモニターすること。

▶**テトラサイクリン**

⇒併用は念のために避ける。

▶**亜　鉛**

⇒併用は可能と考えられるが，念のため慎重に。

▶**ビタミン A 誘導体（角化症治療薬，白血病治療薬）**

⇒併用は可能と考えられるが，念のため慎重に。医師の監視下に関連指標をモニターすること。

▶**アルコールの長期摂取（慢性飲酒）**

⇒併用は可能と考えられるが，念のため慎重に。医師の監視下に関連指標をモニターすること。

▶**ミネラルオイル（鉱油）**

⇒併用は可能と考えられるが，念のため慎重に。

解説：相互作用のメカニズム

■パクリタキセル（抗悪性腫瘍薬）

パクリタキセルは，ビタミン A とチトクローム P450（CYP2C8）に対する競合的阻害作用を介して相互作用を生じ，薬剤血中濃度が上昇しうる（Nadin）。本邦の添付文書では，「併用注意」である。

■脂質異常症治療薬（陰イオン交換樹脂）

脂質異常症治療薬は，脂質の吸収を抑制したり脂質代謝に影響を与えたりするため，ビタミン A の吸収や血中濃度が低下しうる。例えば，3 年間の二重盲検臨床試験によると，コレスチラミンは，脂溶性成分の吸収抑制のために，血中ビ

タミンEを7％，βカロテンを40％，リコピンを30％低下させ，プロブコールは血中ビタミンEを14％低下させた（Elinder）。

コレスチポールの24カ月間投与により，血中ビタミンAとビタミンEの値が有意に低下した（Schwarz）。

家族性高コレステロール血症患者にコレスチポールを投与した臨床研究では，血中葉酸，ビタミンE，カロテノイド値は低下したが，ビタミンAやビタミンDには変化を認めなかった（Tonstad）。なお，同試験において，1年間，コレスチポールを服用した患者では，服薬コンプライアンスが高い患者ほど血中25ヒドロキシビタミンDが低値であったことから，葉酸とビタミンDのサプリメント投与の必要性が考察されている（Tonstad）。

コレステロール低下薬によるカロテノイド類とビタミンAへの影響を調べた研究では，コレスチポールによりカロテノイド類は低下，クロフィブラートでは一定した結果は得られず，いずれの医薬品もビタミンA値には影響を与えなかった（Probstfield）。

■抗肥満薬

抗肥満薬のオルリスタット orlistat（リパーゼ阻害薬，米国での医療用医薬品名ゼニカル®Xenical®，OTC薬名アライ®Alli®）は，同時投与されたビタミンEの吸収を有意に阻害するが，ビタミンAの吸収には有意な影響は認めなかった（Melia）。オルリスタットは脂溶性成分の血中濃度を低下させるが，臨床的に有意な変化は稀である（Davidson）。

肥満者17名を対象に，オルリスタット120 mgとマルチビタミンサプリメント（vitamin A 5,000 IU，vitamin D 400 IU，vitamin E 300 IU，vitamin K 25 microg）を投与した臨床研究では，3〜6カ月間の投与により，ビタミンA（レチノール）の急性期の吸収へは影響がなく，αトコフェロール（ビタミンE）の吸収は有意に阻害された。このとき，血中ビタミンAおよびビタミンDの値はいずれも有意な変化はなく，ビタミンK値には低下傾向が示された。また，ビタミンD値は，マルチビタミンサプリメント投与にもかかわらず，オルリスタット1カ月投与により有意に低下したという（McDuffie）。

念のため，併用時には摂取時間の間隔を2時間程度あけることが望ましい。

■経口避妊薬

経口避妊薬は，微量栄養素の血中濃度に影響を与えることが知られている（Thorp）。具体的には，リボフラビン，ピリドキシン，葉酸，ビタミンB_{12}の血

中濃度を下げ，ビタミンA，ビタミンC，鉄，銅の血中濃度を増加させる（Tyr-er）。

経口避妊薬の利用者は，非利用者に比べて血中ビタミンA値が有意に高く，ビタミンB_{12}が有意に低値であった（Mooij）。経口避妊薬によるビタミンA値の上昇は，経口避妊薬開始当初の数サイクルの期間に認められる（Ahmed）。

■テトラサイクリン

テトラサイクリンとビタミンAの併用に関連した良性頭蓋内圧亢進症が，数例，報告されている（Pearson, Walters）。

■亜　鉛

ビタミンA欠乏に対して，亜鉛の併用投与による効果が示されている。例えば，ビタミンA不足の小児に対して，ビタミンA単独投与よりも，亜鉛とビタミンAとの併用投与のほうが，より効果的であった（Rahman）。また，ビタミンA欠乏による夜盲症に対して，亜鉛との併用による相乗効果が示されている（Christian）。

■ビタミンA誘導体（角化症治療薬，白血病治療薬）

ビタミンAと類似した構造を有するビタミンA誘導体の医薬品（トレチノイン，エトレチナート，イソトレチノイン，アシトレチン，タザロテン，ベキサロテン）は，ビタミンA過剰症と同様の症状を生じることから，ビタミンA誘導体と，ビタミンAの併用時にも注意が必要である（Graf, Larsen, Mayer）。

本邦において，ビタミンA誘導体の医薬品のうち，ビタミンA製剤との併用禁忌となっている医薬品は，角化症治療薬のエトレチナート（チガソン®），白血病治療薬のトレチノイン（ベサノイド®）とタミバロテン（アムノレイク®）である。

■アルコールの長期摂取（慢性飲酒）

アルコールの過剰摂取，長期摂取（慢性飲酒）は，ビタミンA欠乏を生じうる（Leo）。アルコールは肝臓におけるCYP2E1活性亢進を介して，レチノイン酸代謝を促進し，ビタミンA欠乏のリスクとなる（Liu）。

■ミネラルオイル（鉱油）

脂溶性成分の吸収を抑制するため，ビタミンAの吸収が低下しうる（Beck-er）。慢性便秘症の小児を対象にミネラルオイルを投与し，血中βカロテン，レ

チノール（ビタミンA），αトコフェロール値への影響を調べた臨床研究では，ミネラルオイル投与により血中βカロテン値の低下を認めた一方，血中レチノールとαトコフェロール値に影響は示されなかった（Clark）。

📑 参考文献

- Ahmed F, et al. Effect of oral contraceptive agents on vitamin nutrition status. Am J Clin Nutr. 1975; 28: 606-15.
- Becker GL. The case against mineral oil. Am J Dig Dis. 1952; 19: 344-8.
- Christian P, et al. Zinc supplementation might potentiate the effect of vitamin A in restoring night vision in pregnant Nepalese women. Am J Clin Nutr. 2001; 73: 1045-51.
- Clark JH, et al. Serum beta-carotene, retinol, and alpha-tocopherol levels during mineral oil therapy for constipation. Am J Dis Child. 1987; 141: 1210-2.
- Davidson MH, et al. Weight control and risk factor reduction in obese subjects treated for 2 years with orlistat: a randomized controlled trial. JAMA. 1999; 281: 235-42.
- Elinder LS, et al. Probucol treatment decreases serum concentrations of diet-derived antioxidants. Arterioscler Thromb Vasc Biol. 1995; 15: 1057-63.
- Graf N, et al. Retinoids in the treatment of acute promyelocytic leukemia. Review of the literature. Klin Padiatr. 1995; 207: 43-7.
- Hathcock JN. Metabolic mechanisms of drug-nutrient interactions. Fed Proc. 1985; 44(1 Pt 1): 124-9.
- Larsen FG, et al. Pharmacokinetics and therapeutic efficacy of retinoids in skin diseases. Clin Pharmacokinet. 1992; 23: 42-61.
- Leo MA, Lieber CS. Alcohol, vitamin A, and beta-carotene: adverse interactions, including hepatotoxicity and carcinogenicity. Am J Clin Nutr. 1999; 69: 1071-85.
- Liu C, et al. Ethanol enhances retinoic acid metabolism into polar metabolites in rat liver via induction of cytochrome P4502E1. Gastroenterology. 2001; 120: 179-89.
- Mayer H, et al. Retinoids, a new class of compounds with prophylactic and therapeutic activities in oncology and dermatology. Experientia. 1978; 34: 1105-19.
- McDuffie JR, et al. Effects of orlistat on fat-soluble vitamins in obese adolescents. Pharmacotherapy. 2002; 22: 814-22.
- Melia AT, et al. The effect of orlistat, an inhibitor of dietary fat absorption, on the absorption of vitamins A and E in healthy volunteers. J Clin Pharmacol. 1996; 36: 647-53.
- Mooij PN, et al. Multivitamin supplementation in oral contraceptive users. Contraception. 1991; 44: 277-88.
- Nadin L, Murray M. Participation of CYP2C8 in retinoic acid 4-hydroxylation in human hepatic microsomes. Biochem Pharmacol. 1999; 58: 1201-8.
- Pearson MG, et al. Tetracycline and benign intracranial hypertension. Br Med J. 1981; 282: 568-9.
- Probstfield JL, et al. Carotenoids and vitamin A: the effect of hypocholesterolemic

agents on serum levels. Metabolism. 1985; 34: 88-91.

- Rahman MM, et al. Synergistic effect of zinc and vitamin A on the biochemical indexes of vitamin A nutrition in children. Am J Clin Nutr. 2002; 75: 92-8.
- Schwarz KB, et al. Fat-soluble vitamin concentrations in hypercholesterolemic children treated with colestipol. Pediatrics. 1980; 65: 243-50.
- Thorp VJ. Effect of oral contraceptive agents on vitamin and mineral requirements. J Am Diet Assoc. 1980; 76: 581-4.
- Tonstad S, et al. Low dose colestipol in adolescents with familial hypercholesterolaemia. Arch Dis Child. 1996; 74: 157-60.
- Tyrer LB. Nutrition and the pill. J Reprod Med. 1984; 29(7 Suppl): 547-50.
- Walters BN, Gubbay SS. Tetracycline and benign intracranial hypertension: report of five cases. Br Med J (Clin Res Ed). 1981; 282: 19-20.

ビタミンB群 vitamin B complex

【名　称】

[和　名]　ビタミンB群

[英　名]　vitamin B complex

▌概　要

　ビタミンは，必須微量栄養素である。ビタミンC以外の水溶性ビタミン類はすべてビタミンB群に属する。これらは，一般に，体内での需要に応じた量は合成されず，食事から供給される必要がある。ビタミンB群に分類されるビタミン類は，体内では酵素反応における補酵素として機能する分子が多い。

　ビタミンB群は，①チアミン thiamin（ビタミンB_1），②リボフラビン riboflavin（ビタミンB_2），③ナイアシン niacin（ニコチン酸とニコチン酸アミド，ビタミンB_3），④パントテン酸 pantothenic acid（ビタミンB_5），⑤ピリドキシン pyridoxine（ビタミンB_6），⑥ビオチン biotin（ビタミンH），⑦コバラミン cobalamin（ビタミンB_{12}），⑧葉酸 folic acid（プテロイルグルタミン酸）である。

　これらのビタミン類は，その水溶性の性質のため，過剰摂取分は尿中に排泄される。したがって，過剰症や中毒は生じにくい。一方，体内に蓄えられる量は限られるので，推奨量や目安量に従って，食事あるいはサプリメントから確実に摂取することが必要である。

　なお，ビタミンB_{12}は例外的に肝臓に貯蔵され，一般に，3年程度に相当する貯蔵がある。また，過剰摂取しても胃から分泌される内因子が飽和するため吸収されない。

　ビタミン欠乏症のうち，ビタミンB群に関係する疾患として，脚気（チアミン欠乏），口内炎や口角炎，舌炎，脂漏性皮膚炎（いずれもリボフラビン欠乏），ペラグラ（ナイアシン欠乏），末梢神経障害（ピリドキシン欠乏），巨赤芽球性貧血（コバラミンあるいは葉酸欠乏）などが知られている。

📖 相互作用チェックリスト

[相互作用に注意する医薬品] ⇒ [臨床における対応]

相互作用については，各『ビタミンB』の項目を参照。

ビタミンB₁ vitamin B₁

【名 称】

[和 名] ビタミンB₁，チアミン

[英 名] vitamin B₁，thiamin

‖ 概 要

　ビタミンB₁（チアミン thiamin）は，糖代謝の促進や神経機能の維持に関与する水溶性ビタミンである。ビタミンB₁は，ピリミジン置換体とチアゾール置換体がメチレン基を介して結合した構造を有し，遊離型，チアミン2リン酸，カルバニオン型が存在する。活性型チアミンであるチアミン2リン酸は，活性化アルデヒド単位が転移される酵素反応において，補酵素として働く。具体的には，糖質や分岐鎖アミノ酸の代謝における各種酵素（ピルビン酸脱水素酵素やα-ケトグルタル酸脱水素酵素，トランスケトラーゼ transketolase）の補酵素である。

　ビタミンB₁（チアミン）欠乏は，脚気を生じる。ビタミンB₁は，全粒の穀類や肉類がよい供給源であり，精製した小麦粉，白米，砂糖類といった食品の偏食によって生じうる。脚気の初期症状は，末梢神経障害や食欲減退であり，進行すると，心血管系や神経系，筋肉組織に障害を来す。

　ビタミンB₁の補給は，ビタミンB₁欠乏症（脚気）やウェルニッケ脳症の予防や改善に効果がある。疫学研究では，食事由来のチアミン摂取量が多いと，核白内障の発生リスクが低いというデータが示されている（Cumming, Jacques）。

　一般に許容性は高く，食事やサプリメントによる過剰症は知られていない。稀に，アレルギー・過敏症として皮膚症状などを生じうる。

　ビタミンB₁（チアミン）と医薬品との併用による相互作用や有害事象は知られていない。ただし，チアミンによる神経筋伝達に対する影響が示唆されている（Waldenlind）。理論的には，神経筋遮断薬との併用による相互作用の可能性があり，該当する医薬品との併用時には臨床所見や検査指標を観察する。

　その他，いくつかの医薬品によって，チアミンの代謝が影響を受けるという報告がある。具体的には，経口避妊薬（Briggs, Lewis, Thorp），フロセミドなどのループ利尿薬（Brady, Lubetsky, Seligmann, Shimon），フェニトイン（Botez, Patrini），フルオロウラシル（Ulusakarya），メトホルミン（Alston）の投与は，体内の

639

ビタミン B_1 濃度に影響を与える可能性がある。

『日本人の食事摂取基準（2015 年版）』による 1 日あたりの推奨量（RDA）は，30〜49 歳の成人男性で 1.4 mg，同世代の女性で 1.1 mg である。なお，耐容上限量は設定されていない。「栄養素等表示基準値」は，1.2 mg と設定されている。「栄養機能食品」の規格基準において，上限値 25 mg，下限値 0.36 mg とされている。

♀ 用途・適応

「栄養機能食品」としての栄養機能表示は，「ビタミン B_1 は，炭水化物からのエネルギー産生と皮膚や粘膜の健康維持を助ける栄養素です」である。

📖 相互作用チェックリスト

[相互作用に注意する医薬品] ⇒ [臨床における対応]

医薬品との相互作用による有害事象は知られていない。ただし，経口避妊薬，フロセミドなどのループ利尿薬，フェニトイン，フルオロウラシル，メトホルミンの投与は，体内のビタミン B_1 濃度に影響を与える可能性がある。

▶**メトホルミン**
　⇒併用は可能と考えられる。研究データの臨床的意義は不明であるが，念のため，医師の監視下に関連指標をモニターすること。

▶**利尿薬**
　⇒併用は可能と考えられるが，念のため慎重に。医師の監視下に関連指標をモニターすること。

▶**神経筋遮断薬**
　⇒併用は可能と考えられるが，念のため慎重に。医師の監視下に関連指標をモニターすること。

▶**経口避妊薬**
　⇒併用は可能と考えられるが，念のため慎重に。医師の監視下に関連指標をモニターすること。

▶**フェニトイン**
　⇒併用は可能と考えられるが，念のため慎重に。医師の監視下に関連指標をモニターすること。

▶**フルオロウラシル**

⇒併用は可能と考えられるが，念のため慎重に。医師の監視下に関連指標をモニターすること。

解説：相互作用のメカニズム

■メトホルミン

メトホルミンは，チアミンの体内濃度に影響を生じうる（Alston）。

トルコからの報告では，メトホルミンを投与されている多嚢胞性卵巣症候群（PCOS）患者60名を3群に分けて，1. メトホルミン（850 mg×2回/日）単独投与群，2. メトホルミンとビタミンB群（ビタミン B_1 を250 mg，ビタミン B_6 を250 mg，ビタミン B_{12} を1,000 μg×2回/日）併用投与群，3. メトホルミンと葉酸（174 μg×2回/日）にて12週間の介入後，血中ホモシステイン値が，1. メトホルミン単独投与群では26.5%上昇（悪化）したのに対して，2のビタミンB群併用群では21.17%低下，3の葉酸併用群では8.33%低下したという（Kilicdag）。

■利尿薬

利尿薬（ループ利尿薬）は，チアミンの代謝に影響を与え，チアミン欠乏を生じうる（Brady, Leslie, Levy, Lubetsky, Pfitzenmeyer, Saif, Seligmann）。

心不全治療のために利尿剤を投与されていた患者において，チアミンの代謝への影響が示されている（Brady）。長期間のループ利尿剤治療を受けていた心不全患者において，チアミン投与によって，心機能が改善した（Shimon）。

■神経筋遮断薬

チアミンによる神経筋伝達に対する影響が示唆されており，理論的には，神経筋遮断薬との併用によって，作用を増強しうる（Waldenlind）。

■経口避妊薬

経口避妊薬は，チアミン代謝に影響を生じうる（Briggs, Lewis, Thorp, Vir）。

■フェニトイン

フェニトインは，チアミン代謝に影響を生じうる（Patrini）。フェニトイン服用中の患者では，血中チアミンが低値である（Botez）。

641

フェニトイン投与によりてんかん治療を受けていた患者において，チアミンの併用投与による神経症状の改善が示されており，フェニトインとチアミンによる相互作用による相乗効果が示唆されている（Botez）。なお，この効果は，葉酸の併用投与では認められなかった（Botez）。

■フルオロウラシル

フルオロウラシルは，チアミン代謝に影響を生じうる（Ulusakarya）。

📄 参考文献

- Alston TA. Does metformin interfere with thiamine? Arch Intern Med. 2003 28; 163: 983
- Botez MI, et al. Thiamine and folate treatment of chronic epileptic patients: a controlled study with the Wechsler IQ scale. Epilepsy Res. 1993; 16: 157-63.
- Botez MI, et al. Cerebrospinal fluid and blood thiamine concentrations in phenytoin-treated epileptics. Can J Neurol Sci. 1982; 9: 37-9.
- Brady JA, et al. Thiamin status, diuretic medications, and the management of congestive heart failure. J Am Diet Assoc. 1995; 95: 541-4.
- Briggs MH, et al. Thiamine status and oral contraceptives. Contraception. 1975; 11: 151-4.
- Cumming RG, et al. Diet and cataract: the Blue Mountains Eye Study. Ophthalmology. 2000; 107: 450-6.
- 栄養表示基準（平成 15 年厚生労働省告示第 86 号）．
- 「栄養機能食品」への 3 成分（亜鉛，銅及びマグネシウム）追加等について（平成 16 年 3 月 25 日付け食安発第 0325002 号）．
- 保健機能食品制度の見直しに伴う栄養機能食品の取扱いの改正について（平成 17 年 2 月 1 日付け食安新発第 0201001 号）．
- Jacques PF, et al. Long-term nutrient intake and 5-year change in nuclear lens opacities. Arch Ophthalmol. 2005; 123: 517-26.
- Kilicdag EB, et al. Administration of B-group vitamins reduces circulating homocysteine in polycystic ovarian syndrome patients treated with metformin: a randomized trial. Hum Reprod. 2005; 20: 1521-8.
- Leslie D, Gheorghiade M. Is there a role for thiamine supplementation in the management of heart failure? Am Heart J. 1996; 131: 1248-50.
- Levy WC, et al. Thiamine deficiency in congestive heart failure. Am J Med. 1992; 93: 705-6.
- Lewis CM, et al.Effect of oral contraceptives agents on thiamin, riboflavin, and pantothenic acid status in young women. Am J Clin Nutr. 1980; 33: 832-8.
- Lubetsky A, et al. Urinary thiamine excretion in the rat: effects of furosemide, other diuretics, and volume load. J Lab Clin Med. 1999; 134: 232-7.

- 日本人の食事摂取基準（2015年版）. 厚生労働省.
- 「日本人の食事摂取基準（2005年版）」の策定に伴う食品衛生法施行規則の一部改正等について（平成17年7月1日付け食安発第0701006号）.
- Patrini C, et al. Effects of phenytoin on the in vivo kinetics of thiamine and its phospho-esters in rat nervous tissues. Brain Res. 1993; 628: 179-86.
- Saif MW. Is there a role for thiamine in the management of congestive heart failure? South Med J. 2003; 96: 114-5.
- Seligmann H, et al. Thiamine deficiency in patients with congestive heart failure receiving long-term furosemide therapy: a pilot study. Am J Med. 1991; 91: 151-5.
- Shimon I, et al. Improved left ventricular function after thiamine supplementation in patients with congestive heart failure receiving long-term furosemide therapy. Am J Med. 1995; 98: 485-90.
- 食品衛生法施行規則に規定する「栄養機能食品」に係る適正な表示の指導について（平成16年3月9日付け食安新発第0309001号）.
- Thorp VJ. Effect of oral contraceptive agents on vitamin and mineral requirements. J Am Diet Assoc. 1980; 76: 581-4.
- Ulusakarya A, et al.Thiamine deficiency in a patient receiving chemotherapy for acute myeloblastic leukemia. Am J Hematol. 1999; 61: 155-6.
- Vir SC, Love AH. Effect of oral contraceptive agents on thiamin status. Int J Vitam Nutr Res. 1979; 49: 291-5.
- Waldenlind L. Studies on thiamine and neuromuscular transmission. Acta Physiol Scand Suppl. 1978; 459: 1-35.
- Waldenlind L. Possible role of thiamine in neuromuscular transmission. Acta Physiol Scand. 1979; 105: 1-10.

ビタミン B₂ vitamin B₂

【名　称】

[和　名]　ビタミン B₂, リボフラビン

[英　名]　vitamin B₂, riboflavin

▎概　要

　ビタミン B₂ は，エネルギー代謝に関与する水溶性ビタミンの1種であり，ヘテロ環状イソアロキサジン環に糖アルコールのリビトールが付いた構造を有する。ビタミン B₂ は，体内では活性型リボフラビンであるフラビンモノヌクレオチド（FMN）やフラビンアデニンジヌクレオチド（FAD）に転換され，酸化還元酵素の配合族として作用する。フラビンタンパク質酵素は，アミノ酸や脂肪酸，炭水化物の代謝に関与する重要な酸化還元反応を触媒する。

　ビタミン B₂ は皮膚や粘膜の機能維持に関与することから，ビタミン B₂ 欠乏では，口角炎や口内炎，口唇炎，舌炎，脂漏性皮膚炎などを生じる。

　ビタミン B₂ の補給は，皮膚や粘膜の機能維持に効果がある。

　白内障や片頭痛に対する効果が報告されてきた。まず，疫学研究では，食事由来のビタミン B₂ 摂取量が多いと，核白内障の発生リスクが低いというデータが知られている（Cumming）。臨床研究でも白内障予防効果が示された（Sperduto）。また，高用量（400 mg/日）のビタミン B₂ が片頭痛の発生頻度を有意に減少させたという臨床研究が報告されている（Boehnke, Schoenen）。

　一般に許容性は高く，適応となる病態に対して適切な品質の製品を用法・用量を守って使用する場合，特に重篤な問題は生じない。ただし，高用量摂取では，消化器系症状を生じうる。

　『日本人の食事摂取基準（2015 年版）』による1日あたりの推奨量（RDA）は，30〜49 歳の成人男性で 1.6 mg，同世代の女性で 1.2 mg である。なお，耐容上限量は設定されていない。「栄養素等表示基準値」は，1.4 mg と設定されている。「栄養機能食品」の規格基準において，上限値 12 mg，下限値 0.42 mg とされている。

644

♥ 用途・適応

「栄養機能食品」としての栄養機能表示は,「ビタミン B_2 は,皮膚や粘膜の健康維持を助ける栄養素です」である。

📖 相互作用チェックリスト

[相互作用に注意する医薬品] ⇒ [臨床における対応]

▶アスピリン

⇒併用は可能と考えられる。研究データの臨床的意義は不明であるが,念のため,医師の監視下に関連指標をモニターすること。

▶経口避妊薬

⇒併用は可能と考えられる。研究データの臨床的意義は不明であるが,念のため,医師の監視下に関連指標をモニターすること。

▶ベネシッド(プロベネシド):痛風・高尿酸血症治療薬

⇒併用は可能と考えられる。研究データの臨床的意義は不明であるが,念のため,医師の監視下に関連指標をモニターすること。

▶ヌクレオチド逆転写酵素阻害薬(NRTIs)

⇒併用は可能と考えられる。研究データの臨床的意義は不明であるが,念のため,医師の監視下に関連指標をモニターすること。

▶ β遮断薬

⇒併用は可能と考えられる。研究データの臨床的意義は不明であるが,念のため,医師の監視下に関連指標をモニターすること。

▶フェノチアジン系抗精神病薬,三環系抗うつ薬

⇒併用は可能と考えられる。研究データの臨床的意義は不明であるが,念のため,医師の監視下に関連指標をモニターすること。

▶プロパンテリン(抗コリン薬)

⇒併用は可能と考えられる。研究データの臨床的意義は不明であるが,念のため,医師の監視下に関連指標をモニターすること。

解説：相互作用のメカニズム

■アスピリン

理論的には，リボフラビンとアスピリンが相互作用を生じうる（Yu）。ただし，臨床的意義は不明である。

■経口避妊薬

経口避妊薬は，リボフラビンの吸収を阻害し，血中濃度に影響を生じうる（Anderson, Carrigan）。ただし，臨床的な有意差は認めないとする報告もある（Carrigan）。

■ベネシッド（プロベネシド）：痛風・高尿酸血症治療薬

痛風・高尿酸血症治療薬のベネシッド（プロベネシド probenecid）は，リボフラビンの吸収を阻害しうる（Jusko）。

■ヌクレオチド逆転写酵素阻害薬（NRTIs）

ヌクレオチド逆転写酵素阻害薬（NRTIs；nucleoside reverse-transcriptase inhibitors）の副作用である重篤な乳酸アシドーシスが，リボフラビンとの併用により抑制される（Luzzati）。

■β遮断薬

β遮断薬とリボフラビンの併用投与により，片頭痛予防効果がより効果的となる（Sándor）。

■フェノチアジン系抗精神病薬，三環系抗うつ薬

クロルプロマジン（Chlorpromazine），イミプラミン（imipramine），アミトリプチリン（Amitriptyline）は，リボフラビン代謝を阻害しうる（Pinto）。

■プロパンテリン（抗コリン薬）

抗コリン作用を有するプロパンテリンは，リボフラビンの吸収を増加させる（Grundhofer, Levy）。

📄 参考文献

- Anderson KE, et al. Effects of oral contraceptives on vitamin metabolism. Adv Clin Chem. 1976; 18: 247-87.
- Boehnke C, et al. High-dose riboflavin treatment is efficacious in migraine prophylaxis:

an open study in a tertiary care centre. Eur J Neurol. 2004; 11: 475-7.

- Carrigan PJ, et al. Riboflavin nutritional status and absorption in oral contraceptive users and nonusers. Am J Clin Nutr. 1979; 32: 2047-51.
- Cumming RG, et al. Diet and cataract: the Blue Mountains Eye Study. Ophthalmology. 2000; 107: 450-6.
- 栄養表示基準（平成 15 年厚生労働省告示第 86 号）.
- 「栄養機能食品」への 3 成分（亜鉛，銅及びマグネシウム）追加等について（平成 16 年 3 月 25 日付け食安発第 0325002 号）.
- Grundhofer B, Gibaldi M. Biopharmaceutic factors that influence effects of anticholinergic drugs: comparison of propantheline, hexocyclium, and isopropamide. J Pharm Sci. 1977 Oct; 66(10): 1433-5.
- 保健機能食品制度の見直しに伴う栄養機能食品の取扱いの改正について（平成 17 年 2 月 1 日付け食安新発第 0201001 号）.
- Jusko WJ, Levy G. Effect of probenecid on riboflavin absorption and excretion in man. J Pharm Sci. 1967; 56: 1145-9.
- Levy G, et al. Effect of an anticholinergic agent on riboflavin absorption in man. J Pharm Sci. 1972; 61: 798-9
- Luzzati R, et al. Riboflavine and severe lactic acidosis. Lancet. 1999; 353: 901-2.
- 日本人の食事摂取基準（2015 年版）. 厚生労働省.
- 「日本人の食事摂取基準（2005 年版）」の策定に伴う食品衛生法施行規則の一部改正等について（平成 17 年 7 月 1 日付け食安発第 0701006 号）.
- Pinto J, et al. Inhibition of riboflavin metabolism in rat tissues by chlorpromazine, imipramine, and amitriptyline. J Clin Invest. 1981; 67: 1500-6.
- Sándor PS, et al. Prophylactic treatment of migraine with beta-blockers and riboflavin: differential effects on the intensity dependence of auditory evoked cortical potentials. Headache. 2000; 40: 30-5.
- Schoenen J, et al. High-dose riboflavin as a prophylactic treatment of migraine: results of an open pilot study. Cephalalgia. 1994; 14: 328-9.
- Schoenen J, et al. Effectiveness of high-dose riboflavin in migraine prophylaxis. A randomized controlled trial. Neurology. 1998; 50: 466-70.
- 食品衛生法施行規則に規定する「栄養機能食品」に係る適正な表示の指導について（平成 16 年 3 月 9 日付け食安新発第 0309001 号）.
- Sperduto RD, et al. The Linxian cataract studies. Two nutrition intervention trials. Arch Ophthalmol. 1993; 111: 1246-53.
- Yu BS, et al. Molecular interaction between riboflavin and salicylic acid derivatives in nonpolar solvents. J Pharm Sci. 1983; 72: 592-6.

ビタミン B6 vitamin B6

【名　称】
　[和　名]　ビタミン B6，ピリドキシン
　[英　名]　vitamin B6，pyridoxine

▌概　要

　ビタミン B6（ピリドキシン）は，アミノ酸代謝や糖質代謝に関与する水溶性ビタミンの 1 種である。ビタミン B6 は，ピリドキシン，ピリドキサール，ピリドキサミンという 3 タイプのピリジン誘導体と，それぞれに相当するリン酸塩の総称である。

　ピリドキサールリン酸は，活性型ビタミン B6 であり，アミノ酸代謝に関与する複数の酵素の補酵素として作用する。また，グリコーゲン分解の過程に関与する酵素の補酵素としても働く。

　ビタミン B6 投与（100〜200 mg/日）は，葉酸およびビタミン B12 との併用によって，食後の高ホモシステイン血症を改善するという報告があり，心血管系の健康維持に対する働きが期待される。

　ビタミン B6 の経口投与では，月経前症候群（PMS）に伴う症状の改善，つわりの改善，腎臓結石の再発リスクの低減，ジスキネジー症状の改善といったデータが示されている。また，フルオロウラシル（抗がん薬）投与中の転移性大腸がん患者における手掌足底紅斑異感覚症（palmar-plantar erythrodysesthesia）の改善や，小児における多動性脳機能障害の改善が示唆されている。その他，血中ピリドキシン値の高い喫煙者は，肺がんのリスクが低いという疫学データが知られている。

　『日本人の食事摂取基準（2015 年版）』による 1 日あたりの推奨量（RDA）は，30〜49 歳の成人男性で 1.4 mg，同世代の女性で 1.2 mg，耐容上限量は同世代の男性で 60 mg，女性で 45 mg である。なお，耐容上限量については，通常の食品による食事で一時的にこの量を超えたからといって健康障害がもたらされるものではない。「栄養素等表示基準値」は，1.3 mg と設定されている。「栄養機能食品」の規格基準において，上限値 10 mg，下限値 0.39 mg とされている。

　適正使用における許容性は高い。高用量・長期間の投与によって，悪心・嘔吐

や食欲不振といった消化器系症状，頭痛，光過敏症，末梢神経障害，乳房痛を生じることがある。その他，アレルギー・過敏症による皮膚障害，横紋筋融解症が報告されている。

　ビタミン B_6 と一部の医薬品との相互作用が知られており，併用に注意する（医薬品の添付文書を確認する）。

● 用途・適応

　「栄養機能食品」としての栄養機能表示は，「ビタミン B_6 は，たんぱく質からのエネルギー産生と皮膚や粘膜の健康維持を助ける栄養素です」である。

相互作用チェックリスト

[相互作用に注意する医薬品] ⇒ [臨床における対応]

▶メトホルミン
　⇒併用は可能と考えられる。ただし，医師の監視下に関連指標をモニターすること。

▶アミオダロン（抗不整脈薬）
　⇒併用は可能と考えられる。ただし，医師の監視下に関連指標をモニターすること。

▶フェニトイン・フェノバルビタール（抗てんかん薬）
　⇒併用は可能と考えられる。ただし，医師の監視下に関連指標をモニターすること。

▶レボドパ（パーキンソン病薬）
　⇒併用は可能と考えられる。ただし，医師の監視下に関連指標をモニターすること。

▶イソニアジド
　⇒併用は可能と考えられる。ただし，医師の監視下に関連指標をモニターすること。

▶経口避妊薬
　⇒併用は可能と考えられる。ただし，医師の監視下に関連指標をモニターすること。

▶ヒドララジン

⇒併用は可能と考えられる。ただし，医師の監視下に関連指標をモニターすること。

▶テオフィリン

⇒併用は可能と考えられる。ただし，医師の監視下に関連指標をモニターすること。

🦋 解説：相互作用のメカニズム

■メトホルミン

トルコからの報告では，メトホルミンを投与されている多嚢胞性卵巣症候群（PCOS）患者60名を3群に分けて，1.メトホルミン（850 mg×2回/日）単独投与群，2.メトホルミンとビタミンB群（ビタミンB_1を250 mg，ビタミンB_6を250 mg，ビタミンB_{12}を1,000 μg×2回/日）併用投与群，3.メトホルミンと葉酸（174 μg×2回/日）にて12週間の介入後，血中ホモシステイン値が，1.メトホルミン単独投与群では26.5％上昇（悪化）したのに対して，2のビタミンB群併用群では21.17％低下，3の葉酸併用群では8.33％低下したという（Kilicdag）。

■アミオダロン（抗不整脈薬）

ピリドキシンは，アミオダロン誘導性光過敏症のリスクを高める可能性がある（Kaufmann, Mulrow）。

■フェニトイン・フェノバルビタール（抗てんかん薬）

高用量（200 mg/日）のピリドキシンは，フェニトインやフェノバルビタールの血中濃度を低下させる可能性がある（Hansson）。

■レボドパ（パーキンソン病薬）

ピリドキシンは，レボドパの作用を減弱させる可能性がある（Bhagavan, Ebadi）。作用メカニズムは，レボドパの末梢での脱炭酸化を促進し，脳内作用部位への到達量を減少させることによる。

■イソニアジド

イソニアジドは，ピリドキシンの血中濃度を低下させる可能性がある（Pellock, Snider）。

■経口避妊薬

経口避妊薬は，ピリドキシンの血中濃度を低下させる可能性がある（Prasad）。

■ヒドララジン

ヒドララジンは，ピリドキシンの血中濃度を低下させる可能性がある（Raskin）。

■テオフィリン

テオフィリンは，ピリドキシンの血中濃度を低下させる可能性がある（Delport, Shimizu, Ubbink）。

📄 参考文献

- Bhagavan HN, Brin M. Drug — vitamin B_6 interaction. Curr Concepts Nutr. 1983; 12: 1-12.
- Delport R, et al. Vitamin B_6 nutritional status in asthma: the effect of theophylline therapy on plasma pyridoxal-5'-phosphate and pyridoxal levels. Int J Vitam Nutr Res. 1988; 58: 67-72.
- Delport R, et al. Theophylline increases pyridoxal kinase activity independently from vitamin B_6 nutritional status. Res Commun Chem Pathol Pharmacol. 1993; 79: 325-33.
- Ebadi M, et al. Drug-pyridoxal phosphate interactions. Rev Drug Metab Drug Interact. 1982; 4: 289-331.
- Hansson O, Sillanpaa M. Letter: Pyridoxine and serum concentration of phenytoin and phenobarbitone. Lancet. 1976; 1: 256.
- Kaufmann G. Pyridoxine against amiodarone-induced photosensitivity. Lancet. 1984; 1: 51-2.
- Kilicdag EB, et al. Administration of B-group vitamins reduces circulating homocysteine in polycystic ovarian syndrome patients treated with metformin: a randomized trial. Hum Reprod. 2005; 20: 1521-8.
- Mulrow JP, et al. Pyridoxine and amiodarone-induced photosensitivity. Ann Intern Med. 1985; 103: 68-9.
- Pellock JM, et al. Pyridoxine deficiency in children treated with isoniazid. Chest. 1985; 87: 658-61.
- Prasad AS, et al. Effect of oral contraceptives on nutrients. III. Vitamins B_6, B_{12}, and folic acid. Am J Obstet Gynecol. 1976; 125: 1063-9.
- Raskin NH, Fishman RA. Pyridoxine-deficiency neuropathy due to hydralazine. N Engl J Med. 1965; 273: 1182-5.
- Shimizu T, et al. Theophylline attenuates circulating vitamin B_6 levels in children with asthma. Pharmacology. 1994; 49: 392-7.

- Snider DE Jr. Pyridoxine supplementation during isoniazid therapy. Tubercle. 1980; 61: 191-6.
- Ubbink JB, et al. The relationship between vitamin B_6 metabolism, asthma, and theophylline therapy. Ann N Y Acad Sci. 1990; 585: 285-94.

ビタミン B$_{12}$　vitamin B$_{12}$

【名　称】

[和　名]　ビタミン B$_{12}$，コバラミン，シアノコバラミン

[英　名]　vitamin B$_{12}$，cobalamin

‖ 概　要

　ビタミン B$_{12}$（コバラミン）は，ビタミン B 群に分類される必須栄養素（水溶性ビタミン）の 1 つであり，分子構造の中心にコバルトイオンをもつ環状構造（コリン環）を有する。ビタミン B$_{12}$ は微生物によって合成され，動物ではメチルコバラミン methylcobalamin，アデノシルコバラミン，ヒドロキソコバラミン hydroxocobalamin として肝臓に貯蔵される。ビタミン B$_{12}$ の市販標準品はシアノコバラミンである。

　ビタミン B$_{12}$ は，胃粘膜の壁細胞から分泌される内因子と結合し，回腸の受容体部位を介して吸収される。吸収されたビタミン B$_{12}$ は，血漿タンパク質のトランスコバラミン II と結合し，組織へ輸送される。肝臓では，トランスコバラミン I と結合して肝臓に蓄えられる。

　ビタミン B$_{12}$ は，体内では補酵素として働く。特に，糖新生や核酸合成といった過程で重要な作用を有する。ビタミン B$_{12}$ は，葉酸と共に造血（核酸合成）に関与しており，不足すると悪性貧血（巨赤芽球性貧血）を生じる。

　ビタミン B$_{12}$ の摂取は，高ホモシステイン血症を改善し，心血管疾患や脳血管疾患など動脈硬化性疾患のリスクを減らすと考えられる。高ホモシステイン血症に対しては，ビタミン B$_{12}$ に葉酸やビタミン B$_6$ が併用投与される。ただし，動脈硬化性疾患に対する一次予防および二次予防効果については議論がある。

　『日本人の食事摂取基準（2015 年版）』による 1 日あたりの推奨量（RDA）は，30〜49 歳の成人男性，女性とも 2.4 μg である。なお，耐容上限量は設定されていない（過剰摂取しても胃から分泌される内因子が飽和するため吸収されない）。「栄養素等表示基準値」は，2.4 μg と設定されている。「栄養機能食品」の規格基準において，上限値 60 μg，下限値 0.72 μg とされている。

　適正使用における許容性は高い。高用量・長期間の投与によって，消化器系症状や神経系症状を生じることがある。アレルギー・過敏症を生じうる。

ビタミン B_{12} と一部の医薬品との相互作用が知られており，併用に注意する（医薬品の添付文書を確認する）。

● 用途・適応

「栄養機能食品」としての栄養機能表示は，「ビタミン B_{12} は，赤血球の形成を助ける栄養素です」である。

📖 相互作用チェックリスト

［相互作用に注意する医薬品・食品］⇒［臨床における対応］

▶メトホルミン

⇒併用は可能と考えられる。ただし，医師の監視下に関連指標をモニターすること。

▶コルヒチン

⇒併用は可能と考えられる。ただし，医師の監視下に関連指標をモニターすること。

▶ネオマイシン

⇒併用は可能と考えられる。ただし，医師の監視下に関連指標をモニターすること。

▶ジドブジン（アジドチミジン）

⇒併用は可能と考えられる。ただし，医師の監視下に関連指標をモニターすること。

▶亜酸化窒素（笑気ガス）

⇒併用は可能と考えられる。ただし，医師の監視下に関連指標をモニターすること。

▶ビタミンC

⇒併用は可能と考えられる。ただし，医師の監視下に関連指標をモニターすること。

解説：相互作用のメカニズム

■メトホルミン

メトホルミンは，ビタミン B_{12} と葉酸の血中濃度を低下させる（Carlsen, Carpentier）。メトホルミンの長期投与患者において，ビタミン B_{12} 欠乏に起因する巨赤芽球性貧血が報告されている（Andrès, Callaghan, Gilligan）。

トルコからの報告では，メトホルミンを投与されている多嚢胞性卵巣症候群（PCOS）患者 60 名を 3 群に分けて，①メトホルミン（850 mg×2 回/日）単独投与群，②メトホルミンとビタミン B 群（ビタミン B_1 を 250 mg，ビタミン B_6 を 250 mg，ビタミン B_{12} を 1,000 μg×2 回/日）併用投与群，③メトホルミンと葉酸（174 μg×2 回/日）にて 12 週間の介入後，血中ホモシステイン値が，①メトホルミン単独投与群では 26.5％上昇（悪化）したのに対して，②のビタミン B 群併用群では 21.17％低下，③の葉酸併用群では 8.33％低下したという（Kilicdag）。

■コルヒチン

コルヒチンは，1.9〜3.9 mg/日の用量にて，腸粘膜機能を障害し，ビタミン B_{12} などの栄養素の吸収抑制を生じうる（Race, Webb）。なお，低用量（1.0〜2.0 mg/日）では吸収障害のリスクは低いと考えられる（Ehrenfeld）。

■ネオマイシン

ネオマイシンは，ビタミン B_{12} の吸収障害を生じうる（Jacobson）。

■ジドブジン（アジドチミジン）

ジドブジン zidovudine（アジドチミジン azidothymidine）は，ビタミン B_{12} の吸収障害および血中濃度の低下を生じうる（Paltiel, Richman）。

■亜酸化窒素（笑気ガス）

亜酸化窒素（笑気ガス）は，ビタミン B_{12} を不活性化することから，ビタミン B_{12} 不足の患者に対する亜酸化窒素（笑気ガス）投与時にはビタミン B_{12} 投与が必要である（Kinsella, Marié）。

■ビタミンC

大量のビタミン C との併用により，ビタミン B_{12} の分解が促進される可能性がある（Herbert）。臨床的な有害事象は知られていないが，念のため，両者の摂取時間をあけること。

参考文献

- Andrès E, et al. Metformin-associated vitamin B_{12} deficiency. Arch Intern Med. 2002; 162: 2251-2.
- Bauman WA, et al. Increased intake of calcium reverses vitamin B_{12} malabsorption induced by metformin. Diabetes Care. 2000; 23: 1227-31.
- Callaghan TS, et al. Megaloblastic anaemia due to vitamin B_{12} malabsorption associated with long-term metformin treatment. Br Med J. 1980; 280: 1214-5.
- Carlsen SM, et al. Metformin increases total serum homocysteine levels in non-diabetic male patients with coronary heart disease. Scand J Clin Lab Invest. 1997; 57: 521-7.
- Carpentier JL, et al. Vitamin B_{12} and folic acid serum levels in diabetics under various therapeutic regimens. Diabete Metab. 1976; 2: 187-90.
- Ehrenfeld M, et al. Gastrointestinal effects of long-term colchicine therapy in patients with recurrent polyserositis (familial mediterranean fever). Dig Dis Sci. 1982; 27: 723-7.
- Gilligan MA. Metformin and vitamin B_{12} deficiency. Arch Intern Med. 2002; 162: 484-5.
- Herbert V, Jacob E. Destruction of vitamin B_{12} by ascorbic acid. JAMA. 1974; 230: 241-2.
- Jacobson ED, Faloon WW. Malasorptive effects of neomycin in commonly used doses. JAMA. 1961; 175: 187-90.
- Kilicdag EB, et al. Administration of B-group vitamins reduces circulating homocysteine in polycystic ovarian syndrome patients treated with metformin: a randomized trial. Hum Reprod. 2005; 20: 1521-8.
- Kinsella LJ, Green R. 'Anesthesia paresthetica': nitrous oxide-induced cobalamin deficiency. Neurology. 1995; 45: 1608-10.
- Marié RM, et al. Nitrous oxide anesthesia-associated myelopathy. Arch Neurol. 2000; 57: 380-2.
- Paltiel O, et al. Clinical correlates of subnormal vitamin B_{12} levels in patients infected with the human immunodeficiency virus. Am J Hematol. 1995; 49: 318-22.
- Race TF, et al. Intestinal malabsorption induced by oral colchicine. Comparison with neomycin and cathartic agents. Am J Med Sci. 1970; 259: 32-41.
- Richman DD, et al. The toxicity of azidothymidine (AZT) in the treatment of patients with AIDS and AIDS-related complex. A double-blind, placebo-controlled trial. N Engl J Med. 1987; 317: 192-7.
- Webb DI, et al. Mechanism of vitamin B_{12} malabsorption in patients receiving colchicine. N Engl J Med. 1968; 279: 845-50.

ビタミン C vitamin C

【名　称】

[和　名]　ビタミン C　アスコルビン酸

[英　名]　vitamin C

[化学名]　L-ascorbic acid

∥概　要

　ビタミン C（アスコルビン酸）は，新鮮な野菜や果物，特に柑橘類の成分が壊血病を予防することから発見された水溶性ビタミンの１種である。代表的な抗酸化ビタミンであり，美白・美肌・しみの予防といった作用，風邪や動脈硬化性疾患，がんに対する作用に関して注目されている。

　ビタミン C は，生体内において，コラーゲン合成過程でのプロリン水酸化反応，チロシン分解における酵素反応，エピネフリン合成，胆汁酸の産生といった反応に必要とされる。その他，抗ストレスホルモンである副腎皮質ホルモンの合成にはいくつかの還元的生合成が関与し，副腎皮質は大量のビタミン C を含む。ビタミン C は副腎髄質ホルモンの合成にも関与する。鉄の吸収は，ビタミン C の存在下にて有意に増加する。

　ビタミン C は，感染や運動負荷，ストレスなどによって必要量が増加する。また，喫煙者は非喫煙者よりも多くビタミン C が消費される。

　なお，ビタミン C はシュウ酸の前駆物質である。ビタミン C の摂取によって尿中シュウ酸の排泄量が増加するため，ビタミン C の摂取と腎臓結石（シュウ酸カルシウム石）との関係が指摘されている。しかし，米国での大規模な疫学調査では，ビタミン C の摂取と腎臓結石の発症との関係は否定されている。一般に，ビタミン C を摂取することによって期待できる健康上のメリットが，デメリットを上回ると考えられる。

　基礎研究では，抗酸化作用，抗がん作用，酸化促進物質としての薬理学的高濃度ビタミン C による抗がん作用が示されている。臨床研究では，風邪症候群の罹病期間短縮，加齢黄斑変性症の予防，女性における末梢循環不全の改善，高血圧の予防・改善，（ピロリ菌感染に伴う）胃炎の抑制，2 型糖尿病における微量アルブミン尿の減少，造影剤腎症の予防，抗がん作用，動脈硬化性疾患の予防，

高濃度ビタミンC点滴療法によるがんに対する補完療法が報告されている。また，疫学では，抗がん作用，動脈硬化性疾患の予防，白内障のリスク低下作用が示されている。

『日本人の食事摂取基準（2015年版）』による1日あたりの推奨量（RDA）は，30～49歳の成人男性で100 mg，同世代の女性で100 mgである。なお，耐容上限量は設定されていない。「栄養素等表示基準値」は，100 mgと設定されている。「栄養機能食品」の規格基準において，上限値1,000 mg，下限値30 mgとされている。健康保持や疾病予防を目的とする場合，サプリメントからのビタミンCの摂取目安量は，1日あたり500 mgから2,000 mg程度が多い。一方，がんに対する補完療法としての高濃度ビタミンC点滴療法では，1回あたり15 gから開始・漸増され，50 g以上の投与が行われる。

適正使用における許容性は高い。高用量の摂取時に，悪心，嘔吐，下痢，頭痛，疲労感，不眠などを生じることがある。

ビタミンCと一部の医薬品との相互作用が知られており，併用に注意する（医薬品の添付文書を確認する）。

📍 用途・適応

「栄養機能食品」としての栄養機能表示は，「ビタミンCは，皮膚や粘膜の健康維持を助けるとともに，抗酸化作用を持つ栄養素です」である。

📖 相互作用チェックリスト

[相互作用に注意する医薬品・食品] ⇒ [臨床における対応]

▶炭酸脱水素酵素阻害薬（アセタゾラミド［ダイアモックス］®）
　⇒併用は可能と考えるが，念のため慎重に。

▶鉄排泄薬（デフェロキサミンメシル酸塩［デスフェラール］®）
　⇒併用は可能と考えるが，念のため慎重に。

▶チトクローム P450
　チトクローム P450 の分子種のうち，CYP3A4 に関連する薬剤。（CYPと医療用医薬品との関連については巻末の別表参照）
　⇒併用は可能と考えられるが，念のため慎重に。研究データの臨床的意義は不明。

▶化学療法・放射線療法

⇒併用は可能と考えられるが，念のため慎重に。医師の監視下に関連指標をモニターすること。

▶ワルファリン

⇒併用は可能と考えられるが，念のため慎重に。医師の監視下に関連指標をモニターすること。

▶ナイアシンおよびシンバスタチン

⇒併用は可能と考えられるが，念のため慎重に。医師の監視下に関連指標をモニターすること。

▶フルフェナジン

⇒併用は可能と考えられるが，念のため慎重に。医師の監視下に関連指標をモニターすること。

▶経口避妊薬

⇒併用は可能と考えられるが，念のため慎重に。医師の監視下に関連指標をモニターすること。

▶水酸化アルミニウム製剤

⇒併用は可能と考えられるが，念のため慎重に。医師の監視下に関連指標をモニターすること。

▶アセトアミノフェン

⇒併用は可能と考えられるが，念のため慎重に。医師の監視下に関連指標をモニターすること。

▶ドブタミン

⇒併用は可能と考えられるが，念のため慎重に。医師の監視下に関連指標をモニターすること。

▶カルシウム拮抗薬

⇒併用は可能と考えられるが，念のため慎重に。医師の監視下に関連指標をモニターすること。

▶ビタミンE

⇒併用は可能と考えられるが，念のため慎重に。医師の監視下に関連指標をモニターすること。

▶鉄

⇒併用は可能と考えられるが，念のため慎重に。医師の監視下に関連指標をモニターすること。

▶ニコチン・喫煙

⇒併用は可能と考えられるが，念のため慎重に。医師の監視下に関連指標をモニターすること。

解説：相互作用のメカニズム

■炭酸脱水素酵素阻害薬（アセタゾラミド［ダイアモックス］®）

ビタミンCの大量摂取後に，その代謝物であるシュウ酸の尿中排泄量が増加し，カルシウム析出の増大を介して，理論的には，腎・尿路結石のリスクが高まるとされている。疫学研究では否定的なデータも見られるが，念のため，関連症状に注意する。

■鉄排泄薬（デフェロキサミンメシル酸塩［デスフェラール］®）

添付文書には，ビタミンCが併用注意として記載されている。1日500mg以上（経口）のビタミンCとの併用では，心機能の低下がみられたとの報告があるので，併用に際しては心機能に注意すること。なお，作用機序は不明である。心機能不全のある患者が，デフェロキサミンメシル酸塩［デスフェラール］®とビタミンCを併用する際には，心機能関連指標をモニタリングする。

■チトクロームP450

予備的な臨床研究において，健常な白人14名（男女各7名）を対象に，ビタミンCを1,000mg（分2）で14日間投与したところ，男性ではCYP3A4活性が平均21.9%上昇し，女性では有意な変化は認めなかったという報告がある（van Heeswijk）。このデータの臨床的意義は不明であるが，理論的には，高用量のビタミンCによって，CYP3A4を介した医薬品との相互作用が推測される。

■化学療法・放射線療法

ビタミンCやE，ビタミンAなどの抗酸化剤と，化学療法剤の併用により，（抗酸化作用による抗がん作用を示す）化学療法剤の有効性が低下するという予備的な知見がある（Labriola）。ただし，現時点では，ビタミンCなど抗酸化成分のサプリメントが，化学療法や放射線療法に影響を与えるかは明確ではない（Seifried）。

がんの化学療法における抗酸化剤の働きを検証したレビューでは，各研究の結果が一定ではなく，明確な結論は導かれていないが，少なくとも，がんの化学療

法施行中には体内の抗酸化能の低下が見出されている（Ladas）。

　したがって，がん治療を受けている場合に，高用量のビタミンＣなどの抗酸化サプリメントを摂取する場合，臨床指標のモニタリングが必要である。

　これまでの研究では，次の報告がある。

　まず，抗酸化ビタミン類は，化学療法や放射線療法のがん治療の効果を高め，がんの補完療法として有用とする報告がある（Prasad）。また，がんの化学療法と抗酸化剤の作用について，19試験を対象にした系統的レビューによると，抗酸化サプリメントが化学療法の効果を抑制するというエビデンスはなく，むしろ，治療効果や延命効果を認めたという（Block）。

　一方，化学療法や放射線療法時における抗酸化サプリメントの働きを調べたレビューにおいて，抗酸化剤は，正常細胞だけではなく，がん細胞も保護することを示唆するデータがあるため，がん治療中には抗酸化サプリメントを推奨しないとする考えも示されている（Lawenda）。その他，基礎研究では，ビタミンＣによる抗がん薬の作用抑制を示唆するデータが報告されている（Hean）。

■ワルファリン

　ビタミンＣの高用量摂取により下痢を生じることがある。高用量のビタミンＣの経口摂取（16グラム／日）による下痢のため，ワルファリンの吸収が低下したという報告がある（Feetam）。

■ナイアシンおよびシンバスタチン

　冠状動脈疾患予防目的で行われたランダム化臨床試験では，ビタミンＣを含む抗酸化剤（1日あたりd-α-トコフェロール800 IU，ビタミンＣ1,000 mg，天然型ベータカロテン25 mg，セレン100マイクログラム）の併用投与が，シンバスタチンおよびナイアシンの効果を減弱させたという（Brown）。

■フルフェナジン

　フルフェナジンとビタミンＣとの相互作用が考えられる症例報告がある。23歳男性において，フルフェナジン投与中に認められたビタミンＣ低値に対し，ビタミンＣを投与したところ，13日目にフルフェナジンの血中濃度が25％低下し，躁症状が悪化，フルフェナジンの増量とリチウムの追加が行われたという症例が報告されている（Dysken）。

■経口避妊薬

　黄体・卵胞ホルモン配合剤とビタミンＣとの相互作用が考えられる症例報告

が示されている。経口避妊薬（ノルゲストレルとエチニルエストラジオールの複合薬）を服用していた33歳の女性が，風邪に対してビタミンC（1g/日）を摂取したところ，破綻出血が生じ，ビタミンCの中止により改善したという（Morris）。

経口避妊薬やエストロゲンは，ビタミンCの排泄を促進し，ビタミンCの血中濃度を低下させる（Rivers, Weininger）。

■水酸化アルミニウム製剤

ビタミンCは，アルミニウムとキレートを形成し，消化管でのアルミニウムの吸収率を高める。水酸化アルミニウム製剤とビタミンCの併用により，尿中アルミニウム排泄量が増大したという報告がある（Domingo）。また，予備的な臨床試験では，制酸剤とオレンジジュースとの併用により，24時間の尿中アルミニウム排泄量が10倍に増加し，牛乳との併用では変化は認められていない（Fairweather-Tait S）。

■アセトアミノフェン

健常者5名において，1グラムのアセトアミノフェン摂取1.5時間後に，3グラムのビタミンCを摂取したところ，アセトアミノフェン硫酸の排泄が顕著に低下したという報告がある（Houston）。これは，ビタミンCによるアセトアミノフェン硫酸抱合抑制による相互作用と考えられ，ビタミンCとの併用によりアセトアミノフェンの副作用リスクが高まる可能性がある。

■ドブタミン

ビタミンCとの併用により，ドブタミンの心筋収縮作用が亢進する可能性がある。予備的な臨床研究において，心機能が正常な被験者10名を対象に，冠状動脈内にビタミンCを投与したところ，ドブタミンによる左心室収縮能が亢進されたという（Mak）。

■カルシウム拮抗薬

腸管細胞を用いた基礎研究において，ニフェジピンなどのジヒドロピリジン系カルシウム拮抗薬（CCB）によるビタミンC蓄積抑制が示されている（Kuo）。

■ビタミンE

ビタミンEは，ビタミンCの血中濃度を上昇させる（Hamilton）。作用機序として，ビタミンCの吸収増大あるいは血中クリアランスの低下が推定されている。

662

■鉄

ビタミンCは，鉄の吸収を促進する（Fishman）。

■ニコチン・喫煙

ニコチン・喫煙は，ビタミンCの排泄を促進し，血中ビタミンCは低値を示す（Lykkesfeldt）。

参考文献

- Block KI, et al. Impact of antioxidant supplementation on chemotherapeutic efficacy: a systematic review of the evidence from randomized controlled trials. Cancer Treat Rev 2007; 33: 407-18.
- Brown BG, et al. Simvastatin and niacin, antioxidant vitamins, or the combination for the prevention of coronary disease. N Engl J Med. 2001; 345: 1583-92.
- Domingo JL, et al. Effect of ascorbic acid on gastrointestinal aluminium absorption. Lancet. 1991; 338: 1467.
- Dysken MW, et al. Drug interaction between ascorbic acid and fluphenazine. JAMA. 1979; 241: 2008.
- Fairweather-Tait S, et al. Orange juice enhances aluminium absorption from antacid preparation. Eur J Clin Nutr. 1994; 48: 71-3.
- Feetam CL, et al. Lack of a clinically important interaction between warfarin and ascorbic acid. Toxicol Appl Pharmacol. 1975; 31: 544-7.
- Fishman SM, et al. The role of vitamins in the prevention and control of anaemia. Public Health Nutr. 2000; 3: 125-50.
- Hamilton IM, et al. Interactions between vitamins C and E in human subjects. Br J Nutr. 2000; 84: 261-7.
- Heaney ML, et al. Vitamin C antagonizes the cytotoxic effects of antineoplastic drugs. Cancer Res 2008; 68: 8031-8.
- Houston JB, Levy G. Drug biotransformation interactions in man VI: acetaminophen and ascorbic acid. J Pharm Sci. 1976; 65: 1218-21.
- Kuo SM, et al. Dihydropyridine calcium channel blockers inhibit ascorbic acid accumulation in human intestinal Caco-2 cells. Life Sci. 2001; 68: 1751-60.
- Labriola D1, Livingston R. Possible interactions between dietary antioxidants and chemotherapy. Oncology (Williston Park). 1999; 13: 1003-8.
- Ladas EJ, et al. Antioxidants and cancer therapy: a systematic review. J Clin Oncol 2004; 22: 517-28.
- Lawenda BD, et al. Should supplemental antioxidant administration be avoided during chemotherapy and radiation therapy? J Natl Cancer Inst 2008; 100: 773-83.
- Lykkesfeldt J, et al. Ascorbate is depleted by smoking and repleted by moderate supplementation: a study in male smokers and nonsmokers with matched dietary antioxi-

dant intakes. Am J Clin Nutr. 2000; 71: 530-6.

- Mak S, Newton GE. Vitamin C augments the inotropic response to dobutamine in humans with normal left ventricular function. Circulation. 2001; 103: 826-30.
- Morris JC, et al. Interaction of ethinyloestradiol with ascorbic acid in man. Br Med J. 1981; 283: 503.
- Prasad KN. Rationale for using high-dose multiple dietary antioxidants as an adjunct to radiation therapy and chemotherapy. J Nutr. 2004; 134: 3182S-3S.
- Rivers JM. Oral contraceptives and ascorbic acid. Am J Clin Nutr. 1975; 28: 550-4.
- Seifried HE, et al. Free radicals: the pros and cons of antioxidants. Executive summary report. J Nutr. 2004; 134: 3143S-3163S.
- van Heeswijk RP, et al. Effect of high-dose vitamin C on hepatic cytochrome P450 3A4 activity. Pharmacotherapy. 2005; 25: 1725-8.
- Weininger J, King JC. Effect of oral contraceptive agents on ascorbic acid metabolism in the rhesus monkey. Am J Clin Nutr. 1982; 35: 1408-16.

ビタミン D　vitamin D

【名　称】

[和　名]　ビタミン D（カルシフェロール），ビタミン D_2（エルゴカルシフェロール），ビタミン D_3（コレカルシフェロール）

[英　名]　vitamin D

[化学名]　vitamin D_2：ergocalciferol，vitamin D_3：cholecalciferol

▌概　要

　ビタミン D は，カルシウムおよびリン酸の代謝に重要な役割をもつ脂溶性ビタミンの一つである。ビタミン D は，腸管からのカルシウム吸収を促進し，骨の再構築を促す。

　ビタミン D の欠乏症として，乳幼児におけるくる病や，成人における骨軟化症などが知られている。さらに，高齢者では，骨粗鬆症が問題になる。

　ビタミン D の摂取による効能として，消化管からのカルシウムとリンの吸収の促進作用，骨から血液中へカルシウムを動員し，恒常性を維持する作用，骨へのカルシウムの沈着促進，骨の再構成・形成の促進，腎臓におけるカルシウムとリンの再吸収の促進などがあげられる。

　ビタミン D の前駆体はデヒドロコレステロールであり，日光（紫外線）の作用で合成される。植物にはエルゴステロール ergosterol，動物には7-デヒドロコレステロール 7-dehydrocholesterol が存在する。日光により前者はエルゴカルシフェロール（ビタミン D_2）となり，後者はコレカルシフェロール（ビタミン D_3）へと生合成される。ビタミン D_2 と D_3 は同程度の生物活性を有する。

　活性型ビタミン D は，消化管からのカルシウム吸収や，腎臓尿細管でのカルシウムの再吸収を促進し，血液中のカルシウムを骨の形成・再構成に利用する。ビタミン D について，骨・カルシウム代謝の改善効果の他，高齢者における骨折の予防効果や，早期皮膚がんに対する効果などが臨床研究で示されている。

　生体内におけるビタミン D の指標として，血中の 25-ヒドロキシビタミン D［25(OH)D］値が用いられている。25(OH)D は，非活性型であるが，その安定性のために定量が容易であることから，ビタミン D の栄養状態の判定に利用される。一般に，血中ビタミン D 値という場合，25(OH)D 値をさす。

665

なお，本邦では，ビタミンDの体内濃度として，活性型ビタミンDである $1\alpha\text{-}25(OH)_2D_3$ が測定されており，保険制度でも，$1\alpha\text{-}25(OH)_2D_3$（1，25ジヒドロキシビタミン$D_3$）の測定が適用となっている。

しかし，$1\alpha\text{-}25(OH)_2D_3$ 値は，副甲状腺ホルモンやカルシウム，リン酸，腎機能の影響を受けやすく，さらに，血中の半減期が15時間と短いことから，ビタミンD充足度のバイオマーカーとしては，血清 $25(OH)D$ のほうが適切である。

これまでに多くの観察研究・疫学調査により，血中ビタミンD値が低いと，動脈硬化性疾患のリスクが高まるという相関が示されてきた。

メタ解析でも確認されており，例えば，1996年から2012年までの24報，19試験から65,994名の被験者，6,123例での心血管疾患のメタ解析の結果，血中ビタミンD値（20～60 nmol/L）と，心血管疾患リスクとの間に，線形の相関関係が見出され，$25(OH)D$ 値の25 nmol/L低下と，心血管疾患リスクの3%上昇という相関が示されている（Wang）。また，ビタミンD値と全死亡率との関連を検証したメタ解析では，14報のコホート試験から62,548名の被験者，5,562例の死亡が解析された結果，ビタミンD高値群は低値群に比べて，死亡率が29%低いことが見出された（Zittermann）。

ビタミンDは，カルシウム・ホメオスターシスに関与するホルモンとして，全身に作用するだけではなく，特定の臓器・組織でautocrine/paracrine的にも作用する。これまでに，複数の臓器・組織において，CYP27B1（ビタミンD合成の律速酵素）やVDRの発現が見出されてきた。具体的には，CYP27B1は，皮膚，前立腺，脳，膵臓，脂肪細胞，骨格筋，心臓，大腸などで発現しており，VDRはアテローム斑でも見出されている。

動脈硬化の病態は，慢性炎症であり，ビタミンDの関与が推察される。ビタミンDは，免疫調節因子としての役割を有し，Th1優位の免疫反応が関与する炎症性疾患では，病変局所に存在するマクロファージにて活性型ビタミンDが産生される。

動脈硬化病変においてTh1優位の免疫反応が認められることから，ビタミンDによる動脈硬化の発症，進展およびプラーク石灰化への抑制が示唆される。カニクイザルを用いた研究では，冠状動脈でのVDRが低値であると，プラーク面積（plaque burden）が大きい，という相関が示されている。

ただし，局所でのビタミンD活性化やVDR発現と，プラーク形成，動脈硬化惹起における分子メカニズムには不明な点も多く，今後の検証が期待される。

近年，日本人でもビタミンDの潜在的な欠乏が示されている。

まず，北九州のオフィスワーカー男性 312 名，女性 217 名（21 歳～67 歳）を対象に，7 月と 11 月の血中ビタミン D［25(OH)D］値を測定した結果，平均値は，7 月 が 27.4 ng/mL（68.4 nmol/L），11 月 が 21.4 ng/mL（53.4 nmol/L）であった（Nanri）。ビタミン D 欠乏（20 ng/mL 未満として定義）の割合は，それぞれ 9.3％と 46.7％であった。このように，日本でもビタミン D の季節性変動は顕著であり，紫外線曝露の少ない季節にはビタミン D 欠乏を示す人の割合が（オフィスワーカーでは）半数近くに認められる。

また，日本人の妊婦でもビタミン D の欠乏が報告されている。例えば，妊娠 30 週目以降の妊婦 93 名を対象に，25(OH)D 値が測定された結果，ビタミン D 値の平均は，春：14.3±5.1 ng/mL，夏：15.7±6.4 ng/mL，秋：13.7±5.1 ng/mL，冬：13.9±4.2 ng/mL であった。また，93 名中 10 名が，重度のビタミン D 欠乏（25(OH)D 値＜10 ng/mL）であった。さらに，ビタミン D 欠乏（20 ng/mL 未満を定義）には，89.5％にあたる 85 名が該当したという（Shibata）。

『日本人の食事摂取基準（2015 年版）』による 1 日あたりの目安量は，30～49 歳の成人男性，女性とも 5.5 μg，耐容上限量は 100 μg である。なお，耐容上限量については，通常の食品による食事で一時的にこの量を超えたからといって健康障害がもたらされるものではない。「栄養素等表示基準値」は，5.5 μg と設定されている。「栄養機能食品」の規格基準において，上限値 5.0 μg（200 IU），下限値 1.65 μg（66 IU）とされている。

適正使用における許容性は高い。過剰摂取では，悪心・嘔吐といった消化器系症状，高カルシウム血症，腎臓障害などを生じうる。

ビタミン D と一部の医薬品との相互作用が知られており，併用に注意する（医薬品の添付文書を確認する）。

用途・適応

「栄養機能食品」としての栄養機能表示は，「ビタミン D は，腸管でのカルシウムの吸収を促進し，骨の形成を助ける栄養素です」である。

📖 相互作用チェックリスト

[相互作用に注意する医薬品] ⇒ [臨床における対応]

▶**強心配糖体（ジギタリス製剤）（ジギトキシン，ジゴキシン，メチルジゴキシン，デスラノシド）**
⇒併用は慎重に。医師の監視下に関連指標をモニターすること。

▶**制酸剤（胃腸薬）・消化管内で制酸性のある薬剤（重曹・メタケイ酸アルミン酸マグネシウム・沈降炭酸カルシウム，MMSC［メチルメチオニンスルホニウムクロリド］，水酸化アルミニウムゲル・水酸化マグネシウム，酸化マグネシウム）**
⇒併用は慎重に。医師の監視下に関連指標をモニターすること。

▶**高リン血症治療薬・消化性潰瘍治療薬（制酸剤）（沈降炭酸カルシウム）**
⇒併用は慎重に。医師の監視下に関連指標をモニターすること。

▶**過敏性腸症候群治療薬（ポリカルボフィルカルシウム）**
⇒併用は慎重に。医師の監視下に関連指標をモニターすること。

▶**活性型ビタミン D_3 製剤（アルファカルシドール，カルシトリオール，マキサカルシトール，ファレカルシトリオール，エルデカルシトール）**
⇒併用は慎重に。医師の監視下に関連指標をモニターすること。

▶**カリウム製剤（L-アスパラギン酸カリウムマグネシウム）**
⇒併用は慎重に。医師の監視下に関連指標をモニターすること。

▶**骨粗鬆症治療剤（テリパラチド注射剤）**
⇒併用は慎重に。医師の監視下に関連指標をモニターすること。

▶**カルシウム製剤（乳酸カルシウム，グルコン酸カルシウム，リン酸水素カルシウム等）**
⇒併用は慎重に。医師の監視下に関連指標をモニターすること。

▶**脂質異常症治療薬**
⇒併用は可能と考えられるが，念のため慎重に。医師の監視下に関連指標をモニターすること。

▶**抗肥満薬**
⇒併用は可能と考えられるが，念のため慎重に。医師の監視下に関連指標をモニターすること。

▶**抗てんかん薬**
⇒併用は可能と考えられるが，念のため慎重に。医師の監視下に関連指標をモ

ニターすること。

▶ステロイド剤

　⇒併用は可能と考えられるが，念のため慎重に。医師の監視下に関連指標をモ
　ニターすること。

▶ミネラルオイル（鉱油）

　⇒併用は可能と考えられるが，念のため慎重に。医師の監視下に関連指標をモ
　ニターすること。

解説：相互作用のメカニズム

**■強心配糖体（ジギタリス製剤）（ジギトキシン，ジゴキシン，メチルジゴキシ
　ン，デスラノシド）**

　ジギタリス製剤は，活性型ビタミンD_3（カルシトリオール）との併用投与に
より，ジギタリスの作用が増強され，ジギタリス中毒を起こすおそれがあるた
め，併用については慎重投与とされている。作用機序は，ビタミンDが腸管か
らのカルシウム吸収を高めるため，高カルシウム血症が起こるとジギタリス中毒
が発現しやすくなる可能性があることによる。したがって，ジギトキシン血中濃
度の測定や電解質の測定を行うなど，併用によりジギタリス製剤の薬効増強が生
じていないかどうか，観察を十分に行い慎重に投与すること。

　なお，サプリメントは，ビタミンD_3であり，活性型ビタミンDではないの
で，リスクは比較的低いと考えられるが，念のため，関連指標をモニターするこ
と。

**■制酸剤（胃腸薬）・消化管内で制酸性のある薬剤（重曹・メタケイ酸アルミン
　酸マグネシウム・沈降炭酸カルシウム，MMSC［メチルメチオニンスルホニ
　ウムクロリド］，水酸化アルミニウムゲル・水酸化マグネシウム，酸化マグネ
　シウム）**

　腸管からのカルシウム，あるいは，マグネシウム，もしくはカルシウムとマグ
ネシウムの両方の吸収が促進され，高カルシウム血症，高マグネシウム血症，も
しくはその両方が生じうる。なお，医薬品の添付文書には，併用注意として，
「ビタミンD及びその誘導体（アルファカルシドール，カルシトリオール，エル
デカルシトール）」が挙げられている。サプリメントは，ビタミンD_3であり，
活性型ビタミンDではないので，リスクは比較的低いと考えられるが，念のた

め，関連指標をモニターすること。

■高リン血症治療薬・消化性潰瘍治療薬（制酸剤）（沈降炭酸カルシウム）

高リン血症治療薬の沈降炭酸カルシウムの添付文書には，活性型ビタミンD剤（アルファカルシドール，カルシトリオール等）と併用することで，高カルシウム血症があらわれやすくなるので，異常が認められた場合には，これらの薬剤又は本剤を減量あるいは投与を中止すること，と記載されている。作用機序は，ビタミンD製剤によるカルシウムの吸収促進である。なお，サプリメントは，ビタミンD₃であり，活性型ビタミンDではないので，リスクは比較的低いと考えられるが，念のため，関連指標をモニターすること。

■過敏性腸症候群治療薬（ポリカルボフィルカルシウム）

ポリカルボフィルカルシウムの添付文書には，活性型ビタミンD剤（アルファカルシドール，カルシトリオール等）と併用することで，高カルシウム血症があらわれやすくなる，と記載されている。作用機序は，ビタミンD製剤によるカルシウムの吸収促進である。なお，サプリメントは，ビタミンD₃であり，活性型ビタミンDではないので，リスクは比較的低いと考えられるが，念のため，関連指標をモニターすること。

■活性型ビタミンD₃製剤（アルファカルシドール，カルシトリオール，マキサカルシトール，ファレカルシトリオール，エルデカルシトール）

活性型ビタミンD₃製剤の添付文書には，ビタミンD及びその誘導体，カルシトリオール等との併用による相加作用により，高カルシウム血症があらわれるおそれがある，と記載されている。

■カリウム製剤（L-アスパラギン酸カリウムマグネシウム）

L-アスパラギン酸カリウムマグネシウムの添付文書には，併用注意として，活性型ビタミンD製剤（カルシトリオール，アルファカルシドール等）があげられている。活性型ビタミンDは腎尿細管からのマグネシウム再吸収や消化管からのマグネシウム吸収を促進するため，併用によって，高マグネシウム血症があらわれることがある。そのため，定期的に血清マグネシウム値を観察し，異常が認められた場合には，本剤を減量するなど適切な処置を行う。

サプリメントは，ビタミンD₃であり，活性型ビタミンDではないので，リスクは比較的低いと考えられるが，念のため，関連指標をモニターすること。

■骨粗鬆症治療剤（テリパラチド注射剤）

テリパラチド注射剤の添付文書には，併用注意として，活性型ビタミンD製剤（カルシトリオール，マキサカルシトール，ファレカルシトリオール，エルデカルシトール等）があげられている。相加作用によって，血清カルシウム値が上昇するおそれがあるため，併用は避けることが望ましい。また，アルファカルシドールとの併用時も，相加作用によって，血清カルシウム値が上昇することがある。

サプリメントは，ビタミンD_3であり，活性型ビタミンDではないので，リスクは比較的低いと考えられるが，念のため，関連指標をモニターすること。

■カルシウム製剤（乳酸カルシウム，グルコン酸カルシウム，リン酸水素カルシウム等）

添付文書には，活性型ビタミンD製剤を服用している患者では，高カルシウム血症があらわれやすい，と記載されている。サプリメントは，ビタミンD_3であり，活性型ビタミンDではないので，リスクは比較的低いと考えられるが，念のため，関連指標をモニターすること。

■脂質異常症治療薬

脂質異常症治療薬は，脂質の吸収を抑制したり脂質代謝に影響を与えたりするため，ビタミンDの吸収や血中濃度が低下しうる。

例えば，家族性高コレステロール血症患者にコレスチポールを投与した臨床研究では，血中葉酸，ビタミンE，カロテノイド値は低下したが，ビタミンAやビタミンDには変化を認めなかった（Tonstad）。なお，同試験において，1年間，コレスチポールを服用した患者では，服薬コンプライアンスが高い患者ほど血中25ヒドロキシビタミンDが低値であったことから，葉酸とビタミンDのサプリメント投与の必要性が考察されている（Tonstad）。

また，コレスチラミン（Questran, LoCholest, Prevalite）は，ビタミンDの吸収を抑制する（Compston）。

■抗肥満薬

米国で販売されている抗肥満薬のオルリスタット orlistat（リパーゼ阻害薬，医療用医薬品名ゼニカル®Xenical，OTC薬名アライ®Alli）は，脂質の吸収を抑制したり脂質代謝に影響を与えたりするため，ビタミンDの吸収や血中濃度が低下しうる。

例えば，同時投与されたビタミン E の吸収を有意に阻害するが，ビタミン A の吸収には有意な影響は認めなかった（Melia）。オルリスタットは脂溶性成分の血中濃度を低下させるが，臨床的に有意な変化は稀である（Davidson）。

肥満者 17 名を対象に，オルリスタット 120 mg とマルチビタミンサプリメント（vitamin A 5,000 IU，vitamin D 400 IU，vitamin E 300 IU，vitamin K 25 microg）を投与した臨床研究では，3〜6 カ月間の投与により，ビタミン A（レチノール）の急性期の吸収へは影響がなく，α トコフェロール（ビタミン E）の吸収は有意に阻害された。このとき，血中ビタミン A およびビタミン D の値はいずれも有意な変化はなく，ビタミン K 値には低下傾向が示された。また，ビタミン D 値は，マルチビタミンサプリメント投与にもかかわらず，オルリスタット 1 カ月投与により有意に低下したという（McDuffie）。

念のため，併用時には摂取時間の間隔を 2 時間程度あけることが望ましい。

■抗てんかん薬

カルバマゼピン，フェニトイン，フェノバルビタールは，肝臓におけるビタミン D 代謝を亢進させるためビタミン D が低下し，血中カルシウム値の低下を生じる（Gough）。

■ステロイド剤

副腎皮質ステロイドは，カルシウムの吸収を抑制し，ビタミン D の代謝に影響を与えうる（de Sevaux, Lukert）。ステロイド剤長期連用時に生じる骨量減少や骨粗鬆症に対してビタミン D サプリメントの投与が有用である（Buckley）。

一方，副腎皮質ホルモン剤は尿細管でのカルシウムの再吸収阻害，骨吸収促進等により，また，活性型ビタミン D_3 製剤は腸管からのカルシウム吸収促進により尿中へのカルシウムの排泄を増加させることから，両者の併用投与により，高カルシウム尿症，尿路結石があらわれることがあるので，併用する場合には，定期的に検査を行うなど観察を十分に行うこと。また，用量に注意すること。サプリメントは，ビタミン D_3 であり，活性型ビタミン D ではないので，リスクは比較的低いと考えられるが，念のため，関連指標をモニターすること。

■ミネラルオイル（鉱油）

脂溶性成分の吸収を抑制するため，ビタミン D の吸収が低下しうる（Becker）。

参考文献

- Becker GL. The case against mineral oil. Am J Dig Dis. 1952; 19: 344-8.
- Buckley LM, et al. Calcium and vitamin D_3 supplementation prevents bone loss in the spine secondary to low-dose corticosteroids in patients with rheumatoid arthritis. A randomized, double-blind, placebo-controlled trial. Ann Intern Med 1996; 125: 961-8
- Compston JE, Horton LW. Oral 25-hydroxyvitamin D_3 in treatment of osteomalacia associated with ileal resection and cholestyramine therapy. Gastroenterology 1978; 74: 900-2.
- Davidson MH, et al. Weight control and risk factor reduction in obese subjects treated for 2 years with orlistat: a randomized controlled trial. JAMA. 1999; 281: 235-42.
- de Sevaux RGL, et al. Treatment with vitamin D and calcium reduces bone loss after renal transplantation: a randomized study. J Am Soc Nephrol 2002; 13: 1608-14
- Gough H, et al. A comparative study of the relative influence of different anticonvulsant drugs, UV exposure and diet on vitamin D and calcium metabolism in outpatients with epilepsy. Q J Med 1986; 59: 569-77.
- Lukert BP, Raisz LG. Glucocorticoid-induced osteoporosis: pathogenesis and management. Ann Intern Med 1990; 112: 352-64.
- McDuffie JR, et al. Effects of orlistat on fat-soluble vitamins in obese adolescents. Pharmacotherapy. 2002; 22: 814-22.
- Melia AT, et al. The effect of orlistat, an inhibitor of dietary fat absorption, on the absorption of vitamins A and E in healthy volunteers. J Clin Pharmacol. 1996; 36: 647-53.
- Nanri A, et al. Serum 25-hydroxyvitamin d concentrations and season-specific correlates in Japanese adults. J Epidemiol. 2011; 21: 346-53.
- Shibata M, et al. High prevalence of hypovitaminosis D in pregnant Japanese women with threatened premature delivery. J Bone Miner Metab. 2011; 29: 615-20.
- Tonstad S, et al. Low dose colestipol in adolescents with familial hypercholesterolaemia. Arch Dis Child. 1996; 74: 157-60.
- Wang L, et al. Circulating 25-hydroxy-vitamin D and risk of cardiovascular disease: a meta-analysis of prospective studies. Circ Cardiovasc Qual Outcomes. 2012; 5: 819-29.
- Zittermann A, et al. Vitamin D deficiency and mortality risk in the general population: a meta-analysis of prospective cohort studies. Am J Clin Nutr. 2012; 95: 91-100.

ビタミンＥ vitamin E

【名　称】

[和　名] ビタミンＥ，トコフェロール，トコトリエノール

[英　名] vitamin E, tocopherol, tocotrienol

[化学名] tocopherol（alpha-tocopherol, beta-tocopherol, delta-tocopherol, gamma-tocopherol），tocotrienol（alpha-tocotrienol, beta-tocotrienol, delta-tocotrienol, gamma-tocotrienol）

▌概　要

ビタミンＥは，脂溶性ビタミンの１種で，強い抗酸化作用を有する。ビタミンＥは，大きくトコフェロール tocopherol とトコトリエノール tocotrienol の２種類に分けられ，さらにそれぞれがアルファ（α），ベータ（β），ガンマ（γ），デルタ（δ）に分類される。自然界には α-，β-，γ-，δ-トコフェロールと，α-，β-，γ-，δ-トコトリエノールの合計８種類が知られている。このうち，d-α-トコフェロールは，広く自然界に存在し，強い生物活性を有している。一般に，ビタミンＥのサプリメントは，d-α-トコフェロールを主成分とする。

ビタミンＥは，代表的な抗酸化ビタミンである。ビタミンＥは，体内では細胞膜に局在し，活性酸素による酸化障害を抑え，過酸化脂質の生成を抑制して動脈硬化性疾患を予防する。その他，ビタミンＣの代謝に関与したり，ビタミンＡやカロテン類の酸化を防いだりなどの働きをもつ。

基礎研究では，抗酸化作用，抗炎症作用，抗血小板作用，細胞膜の機能維持，免疫調節作用，細胞分化・細胞増殖抑制作用，脂質過酸化の予防作用，LDL コレステロール酸化抑制作用，抗がん作用，NO 放出増加作用，抗凝固作用などが示されている。

臨床研究では，ビタミンＥ欠乏に付随する症状の改善，免疫調節作用，加齢黄斑変性症の予防，抗がん作用（肺がん・胃がん・大腸がん・膀胱がん・乳がん・前立腺がん），アルツハイマー病の予防，認知症の予防，月経困難症および月経前症候群の症状改善，パーキンソン病の発症予防，動脈硬化性疾患の予防といった効果が示唆されてきた。

『日本人の食事摂取基準（2015 年版）』による１日あたりの目安量は，30〜49

歳の成人男性で 6.5 mg, 同世代の女性で 6.0 mg, 耐容上限量は男性で 900 mg, 女性で 700 mg である。なお, 耐容上限量については, 通常の食品による食事で一時的にこの量を超えたからといって健康障害がもたらされるものではない。「栄養素等表示基準値」は, 6.3 mg と設定されている。「栄養機能食品」の規格基準において, 上限値 150 mg, 下限値 1.89 mg とされている。

適正使用における許容性は高い。稀に, 悪心, 嘔吐, 頭痛, 疲労感, 皮疹などを生じることがある。

⇒『トコトリエノール』の項

♥ 用途・適応

「栄養機能食品」としての栄養機能表示は, 「ビタミン E は, 抗酸化作用により, 体内の脂質を酸化から守り, 細胞の健康維持を助ける栄養素です」である。

相互作用チェックリスト

[相互作用に注意する医薬品・食品] ⇒ [臨床における対応]

▶チトクローム P450

チトクローム P450 の分子種のうち, CYP3A4 に関連する薬剤 (CYP と医療用医薬品との関連については巻末の別表参照)

⇒併用は可能と考えられるが, 念のため慎重に。医師の監視下に関連指標をモニターすること。

▶抗凝固薬・抗血小板薬

⇒併用は可能と考えられるが, 念のため慎重に。医師の監視下に関連指標をモニターすること。

▶ワルファリン

⇒併用は可能と考えられるが, 念のため慎重に。医師の監視下に関連指標をモニターすること。

▶化学療法・放射線療法

⇒併用は可能と考えられるが, 念のため慎重に。医師の監視下に関連指標をモニターすること。

▶シクロスポリン

⇒併用は可能と考えられるが, 念のため慎重に。医師の監視下に関連指標をモ

ニターすること。

▶脂質異常症治療薬（シンバスタチン）

⇒併用は可能と考えられるが，念のため慎重に。医師の監視下に関連指標をモ
ニターすること。

▶脂質異常症治療薬（胆汁酸体外排泄促進薬）

⇒併用は可能と考えられるが，念のため慎重に。医師の監視下に関連指標をモ
ニターすること。

▶脂質異常症治療薬（フィブラート系薬剤）

⇒併用は可能と考えられるが，念のため慎重に。医師の監視下に関連指標をモ
ニターすること。

▶抗てんかん薬

⇒併用は可能と考えられるが，念のため慎重に。医師の監視下に関連指標をモ
ニターすること。

▶抗肥満薬（オルリスタット orlistat）

⇒併用は可能と考えられるが，念のため慎重に。医師の監視下に関連指標をモ
ニターすること。

▶エタノール

⇒併用は可能と考えられるが，念のため慎重に。医師の監視下に関連指標をモ
ニターすること。

▶オメガ3系脂肪酸

⇒併用は可能と考えられるが，念のため慎重に。医師の監視下に関連指標をモ
ニターすること。

▶ミネラルオイル（鉱油）

⇒併用は可能と考えられるが，念のため慎重に。

▶ビタミン類

⇒併用は可能と考えられるが，念のため慎重に。医師の監視下に関連指標をモ
ニターすること。

解説：相互作用のメカニズム

■チトクローム P450

基礎研究において，ビタミンE（alpha-および gamma-トコトリエノール，al-pha-, delta-, gamma-トコフェロール）は，核内受容体（PXR：pregnane X receptor）の発現亢進を介してチトクローム P450 の分子種のうち，CYP3A4 の発現を高める可能性が示唆されている。したがって，理論的には，ビタミン E 投与が，CYP3A4 の活性を高めることで，CYP3A4 によって代謝される医薬品の濃度に影響を与える可能性がある（Brigelius-Flohé, Landes）。ただし，現時点では併用による有害事象は知られておらず，臨床的意義は明確ではない。念のため，該当する医薬品との併用には注意する，もしくは使用を避ける。

　一方，高脂肪食負荷 Dunkin-Hartley モルモットを用いた基礎研究によると，高用量（250 mg/kg diet）の α-トコフェロール投与では，肝 CYP3A4，4F2，20A1 のタンパク量やアトルバスタチン（CYP3A4 基質）の血中濃度に影響は認められなかったという（Podszun）。

■抗凝固薬・抗血小板薬

　ビタミン E は，抗血小板作用を有することから理論的に相互作用が想定される（Liu, Stampfer, Steiner）。作用機序として，高用量のビタミン E 摂取によるプロテインキナーゼ C の機能阻害を介したメカニズムが示されている（Freedman）。また，高用量のビタミン E は，ビタミン K 依存性凝固因子の作用に拮抗する（Booth）。

　アセチルサリチル酸（アスピリン）とビタミン E との併用によって，抗凝固能の亢進による出血傾向のリスクが高まる（Celestini, Liede）。

　複数の種類のトコフェロールの混合物による抗血小板作用は，α-トコフェロール単独の作用よりも強いとされている（Liu）。

■ワルファリン

　高用量のビタミン E は，ビタミン K 依存性の血液凝固機構に影響を与える（Corrigan）。特に，ビタミン K 欠乏状態では影響が生じやすい（Corrigan）。ただし，1 日あたり 400 IU 以下のビタミン E であれば，臨床的に有意な作用ではないと考えられている（Corrigan, 1981）。高用量のビタミン E とワルファリンとの併用時には関連検査指標をモニタリングすること。

■化学療法・放射線療法

　ビタミン C や E，ビタミン A などの抗酸化剤と，化学療法剤の併用により，（抗酸化作用による抗がん作用を示す）化学療法剤の有効性が低下するという予備的な知見がある（Labriola）。ただし，現時点では，ビタミン C や E など抗酸化成分のサプリメントが，化学療法や放射線療法に影響を与えるかは明確ではない

(Seifried)。

シスプラチン投与によって，ビタミンC，ビタミンE，尿酸，セルロプラスミンの血中濃度が有意に低下する（Weijl）。ビタミンEはシスプラチンの末梢神経毒性による障害を抑制する（Pace）。その他にも，化学療法剤・抗がん薬とビタミンEや各種の抗酸化剤との相互作用を示唆するデータは多数知られている（Ladas）。ただし，現時点では，化学療法施行中の患者における抗酸化剤の投与の意義，抗酸化ビタミンの血中濃度の変動の意義についてはさまざまな議論があり，明確な結論は得られていない（Ladas）。

現時点では，がん治療である化学療法や放射線療法の施行中に抗酸化剤（抗酸化サプリメント）の大量投与は併用しないという考え方が一般的である。

一方，抗酸化サプリメントの摂取は化学療法や放射線療法の効果を阻害することはなく，逆にそれらの摂取によって，がん患者の生存率が向上したとする症例研究も数多く知られている（Simone）。

がんの化学療法における抗酸化剤の働きを検証したレビューでは，各研究の結果が一定ではなく，明確な結論は導かれていないが，少なくとも，がんの化学療法施行中には体内の抗酸化能の低下が見出されている（Ladas）。

したがって，がん治療を受けている場合に，高用量のビタミンCやEなどの抗酸化サプリメントを摂取する場合，臨床指標のモニタリングが必要である。

これまでの研究では，次の報告がある。

まず，抗酸化ビタミン類は，化学療法や放射線療法のがん治療の効果を高め，がんの補完療法として有用とする報告がある（Prasad）。また，がんの化学療法と抗酸化剤の作用について，19試験を対象にした系統的レビューによると，抗酸化サプリメントが化学療法の効果を抑制するというエビデンスはなく，むしろ，治療効果や延命効果を認めたという（Block）。

一方，化学療法や放射線療法時における抗酸化サプリメントの働きを調べたレビューにおいて，抗酸化剤は，正常細胞だけではなく，がん細胞も保護することを示唆するデータがあるため，がん治療中には抗酸化サプリメントを推奨しないとする考えも示されている（Lawenda）。

■シクロスポリン

水溶性の特徴を有するビタミンE（TPGS：d-alpha-tocopheryl-polyethylene-glycol-1000 succinate）の併用（経口摂取）によって，シクロスポリンの吸収が増加するという報告がある（Sokol）。TPGSは，シクロスポリンの吸収を亢進さ

せるため，併用には注意する。ただし，一般的なビタミンE（α-トコフェロール）では生じにくい。

■脂質異常症治療薬（シンバスタチン）

　冠状動脈疾患に対して医薬品を投与中の場合，ビタミンEを含む抗酸化サプリメントによって，医薬品の効果が減弱するという臨床研究が報告されている。

　冠状動脈疾患患者を対象に，シンバスタチンとナイアシンの併用療法群と，それらの併用療法群に抗酸化剤（1,000 mgのビタミンC＋800 IUのα-トコフェロール，25 mgの天然β-カロテン，100 µgのセレン）を追加投与した群とで比較した臨床研究では，前者の併用療法によるHDL2コレステロール上昇効果が，後者の抗酸化剤追加投与群では抑制されたという（Brown）。このとき，冠状動脈の狭窄進行抑制効果も，前者に比べて後者では低下した。なお，LDLやHDLには有意な変化は示されていない。

　一方，ビタミンEの単独投与では，HDLコレステロールに対する有意な作用は示されなかったという（Stein）。ビタミンE（あるいは抗酸化剤）とスタチン系医薬品との相互作用について，臨床的意義は明確ではない。必要に応じて関連検査指標をモニタリングすること。

■脂質異常症治療薬（胆汁酸体外排泄促進薬）

　コレスチラミンcholestyramineおよびプロブコールprobucolは，血中ビタミンE値を有意に低下させる（Elinder, Cywes, West）。コレスチポールcolestipolも同様の知見が示されている（Schwarz, Tonstad）。ビタミンEは脂溶性であるため，これらの医薬品による吸収阻害が生じうる。脂質異常症治療薬投与時におけるビタミンEの併用投与は必須とはされていないが，必要に応じて関連検査指標をモニタリングすること。

■脂質異常症治療薬（フィブラート系薬剤）

　フィブラート系薬剤gemfibrozilの投与によって，ユビキノン，α-トコフェロール，γ-トコフェロールの血中濃度が有意に低下したという報告がある（Aberg）。また，ビタミンEの低下を示した報告もある（Bredie）。脂質異常症治療薬投与時におけるビタミンEの併用投与は必須とはされていないが，必要に応じて関連検査指標をモニタリングすること。

■抗てんかん薬

　抗てんかん薬を投与中の小児では，血中トコフェロール値が低いという報告が

ある（Kataoka, Ogunmekan）。phenytoin や phenobarbital 投与中の患者では，未治療の対照群に比べてビタミン E の血中濃度が低い（Higashi）。臨床的意義は必ずしも明確ではないが，血中濃度の低下を認める場合，必要に応じてビタミン E を投与する。

■抗肥満薬（オルリスタット orlistat）

　米国で販売されている抗肥満薬のオルリスタット orlistat（リパーゼ阻害薬，医療用医薬品名ゼニカル®Xenical，OTC 薬名アライ®Alli）は，ビタミン E の吸収を有意に阻害する（Melia）。オルリスタットは脂溶性成分の血中濃度を低下させるが，臨床的に有意な変化は稀である（Davidson, James）。念のため，併用時には摂取時間の間隔を 2 時間程度あけることが望ましい。

■エタノール

　ラットを用いた基礎研究では，エタノールの慢性投与による肝障害に伴って，血中 α-トコフェロールと γ-トコフェロール値の低下が報告されている（Sadrzadeh）。

■オメガ 3 系脂肪酸

　基礎研究において，オメガ 3 系脂肪酸の投与による血中ビタミン E 値の低下が示されている（Kravchenko, Meydani）。ただし，臨床的意義は明確ではない。

■ミネラルオイル（鉱油）

　脂溶性成分の吸収を抑制するため，ビタミン A の吸収が低下しうる（Becker）。慢性便秘症の小児を対象にミネラルオイルを投与し，血中 β カロテン，レチノール（ビタミン A），α トコフェロール値への影響を調べた臨床研究では，ミネラルオイル投与により血中 β カロテン値の低下を認めた一方，血中レチノールと α トコフェロール値に影響は示されなかった（Clark）。

■ビタミン類

　高用量のビタミン E 摂取は，β カロテンの血中濃度を低下させる（Willett）。これは，両者の脂溶性の性質が競合することによる。

　高用量（800 IU/日）のビタミン E 摂取は，ビタミン K の吸収を阻害し，ビタミン K の機能を低下させる可能性がある（Corrigan）。

　ビタミン C とビタミン E の併用投与は，相互作用を生じることが臨床研究によって示されている。二重盲検クロスオーバー試験によると，ビタミン E（α-ト

コフェロール）投与によって血漿ビタミンC値は上昇する。また，ビタミンC
投与によって血漿ビタミンE値は上昇する（Hamilton）。

📋 参考文献

- Aberg F, et al. Gemfibrozil-induced decrease in serum ubiquinone and alpha- and gamma-tocopherol levels in men with combined hyperlipidaemia. Eur J Clin Invest. 1998; 28: 235-42.
- Becker GL. The case against mineral oil. Am J Dig Dis. 1952; 19: 344-8.
- Block KI, et al. Impact of antioxidant supplementation on chemotherapeutic efficacy: a systematic review of the evidence from randomized controlled trials. Cancer Treat Rev 2007; 33: 407-18.
- Booth SL, et al. Effect of vitamin E supplementation on vitamin K status in adults with normal coagulation status. Am J Clin Nutr. 2004; 80: 143-8.
- Bredie SJ, et al. Comparison of gemfibrozil versus simvastatin in familial combined hyperlipidemia and effects on apolipoprotein-B-containing lipoproteins, low-density lipoprotein subfraction profile, and low-density lipoprotein oxidizability. Am J Cardiol. 1995; 75: 348-53.
- Brigelius-Flohé R. Vitamin E and drug metabolism. Biochem Biophys Res Commun. 2003; 305: 737-40.
- Brown BG, et al. Simvastatin and niacin, antioxidant vitamins, or the combination for the prevention of coronary disease. N Engl J Med. 2001; 345: 1583-92.
- Celestini A, et al. Vitamin E potentiates the antiplatelet activity of aspirin in collagen-stimulated platelets. Haematologica. 2002; 87: 420-6.
- Clark JH, et al. Serum beta-carotene, retinol, and alpha-tocopherol levels during mineral oil therapy for constipation. Am J Dis Child. 1987; 141: 1210-2.
- Corrigan JJ Jr, et al. Coagulopathy associated with vitamin E ingestion. JAMA. 1974; 230: 1300-1.
- Corrigan JJ Jr, et al. Effect of vitamin E on prothrombin levels in warfarin-induced vitamin K deficiency. Am J Clin Nutr. 1981; 34: 1701-5.
- Corrigan JJ Jr. et al. The effect of vitamin E on warfarin-induced vitamin K deficiency. Ann N Y Acad Sci. 1982; 393: 361-8.
- Cywes C1, Millar AJ. Assessment of the nutritional status of infants and children with biliary atresia. S Afr Med J. 1990 ; 77: 131-5.
- Davidson MH, et al. Weight control and risk factor reduction in obese subjects treated for 2 years with orlistat: a randomized controlled trial. JAMA. 1999; 281: 235-42.
- 栄養表示基準（平成15年厚生労働省告示第86号）.
- 「栄養機能食品」への3成分（亜鉛，銅及びマグネシウム）追加等について（平成16年3月25日付け食安発第0325002号）.
- Elinder LS, et al. Probucol treatment decreases serum concentrations of diet-derived

antioxidants. Arterioscler Thromb Vasc Biol. 1995; 15: 1057-63.

- Freedman JE, et al. alpha-tocopherol inhibits aggregation of human platelets by a protein kinase C-dependent mechanism. Circulation. 1996; 94: 2434-40.
- Hamilton IM, et al. Interactions between vitamins C and E in human subjects. Br J Nutr. 2000; 84: 261-7.
- Higashi A, et al. Serum vitamin E concentration in patients with severe multiple handicaps treated with anticonvulsants. Pediatr Pharmacol. 1980; 1: 129-34.
- 保健機能食品制度の見直しに伴う栄養機能食品の取扱いの改正について（平成17年2月1日付け食安新発第0201001号）.
- James WP, et al. A one-year trial to assess the value of orlistat in the management of obesity. Int J Obes Relat Metab Disord. 1997; 21 Suppl 3: S24-30.
- Jandak J, et al. Alpha-tocopherol, an effective inhibitor of platelet adhesion. Blood. 1989; 73: 141-9.
- Kataoka K, et al. Vitamin E status in pediatric patients receiving antiepileptic drugs. Dev Pharmacol Ther. 1989; 14: 96-101.
- Kravchenko LV, et al. Effects of omega-3 polyunsaturated fatty acids on antioxidant capacity in rats. Vopr Pitan. 2013; 82: 4-9.
- Labriola D, et al. Possible interactions between dietary antioxidants and chemotherapy. Oncology 1999; 13: 1003-8.
- Ladas EJ, et al. Antioxidants and cancer therapy: a systematic review. J Clin Oncol. 2004; 22: 517-28.
- Landes N, et al. Vitamin E activates gene expression via the pregnane X receptor. Biochem Pharmacol. 2003; 65: 269-73.
- Lawenda BD, et al. Should supplemental antioxidant administration be avoided during chemotherapy and radiation therapy? J Natl Cancer Inst 2008; 100: 773-83.
- Liede KE, et al. Increased tendency towards gingival bleeding caused by joint effect of alpha-tocopherol supplementation and acetylsalicylic acid. Ann Med. 1998; 30: 542-6.
- Liu M, et al. Mixed tocopherols inhibit platelet aggregation in humans: potential mechanisms. Am J Clin Nutr. 2003; 77: 700-6.
- Melia AT, et al. The effect of orlistat, an inhibitor of dietary fat absorption, on the absorption of vitamins A and E in healthy volunteers. J Clin Pharmacol. 1996; 36: 647-53.
- Meydani SN, Dinarello CA. Influence of dietary fatty acids on cytokine production and its clinical implications. Nutr Clin Pract. 1993; 8: 65-72.
- 日本人の食事摂取基準（2015年版）. 厚生労働省.
- 「日本人の食事摂取基準（2005年版）」の策定に伴う食品衛生法施行規則の一部改正等について（平成17年7月1日付け食安発第0701006号）.
- Ogunmekan AO. et al. Plasma vitamin E (alpha tocopherol) levels in normal children and in epileptic children with and without anticonvulsant drug therapy. Trop Geogr Med. 1985; 37: 175-7.
- Pace A, et al. Neuroprotective effect of vitamin E supplementation in patients treated with cisplatin chemotherapy. J Clin Oncol. 2003; 21: 927-31.

- Podszun MC, et al. High-dose supplementation with natural α-tocopherol does neither alter the pharmacodynamics of atorvastatin nor its phase I metabolism in guinea pigs. Toxicol Appl Pharmacol. 2013; 266: 452-8.
- Prasad KN. Rationale for using high-dose multiple dietary antioxidants as an adjunct to radiation therapy and chemotherapy. J Nutr. 2004; 134: 3182S-3S.
- Sadrzadeh SM, et al. Effect of chronic ethanol feeding on plasma and liver alpha- and gamma-tocopherol levels in normal and vitamin E-deficient rats. Relationship to lipid peroxidation. Biochem Pharmacol. 1994; 47: 2005-10.
- Schwarz KB, et al. Fat-soluble vitamin concentrations in hypercholesterolemic children treated with colestipol. Pediatrics. 1980; 65: 243-50.
- Seifried HE, et al. Free radicals: the pros and cons of antioxidants. Executive summary report. J Nutr. 2004; 134: 3143S-3163S.
- 食品衛生法施行規則に規定する「栄養機能食品」に係る適正な表示の指導について（平成 16 年 3 月 9 日付け食安新発第 0309001 号）.
- Simone CB 2nd, et al. Antioxidants and other nutrients do not interfere with chemotherapy or radiation therapy and can increase kill and increase survival, Part 2. Altern Ther Health Med. 2007; 13: 40-7.
- Sokol RJ, et al. Improvement of cyclosporin absorption in children after liver transplantation by means of water-soluble vitamin E. Lancet 1991; 338: 212-4.
- Stampfer MJ, et al. Vitamin E supplementation effect on human platelet function, arachidonic acid metabolism, and plasma prostacyclin levels. Am J Clin Nutr. 1988; 47: 700-6.
- Stein JH, et al. The effects of lipid-lowering and antioxidant vitamin therapies on flow-mediated vasodilation of the brachial artery in older adults with hypercholesterolemia. J Am Coll Cardiol. 2001; 38: 1806-13.
- Steiner M. Vitamin E, a modifier of platelet function: rationale and use in cardiovascular and cerebrovascular disease. Nutr Rev. 1999; 57: 306-9.
- Tonstad S, et al. Low dose colestipol in adolescents with familial hypercholesterolaemia. Arch Dis Child. 1996; 74: 157-60.
- Weijl NI, et al. Cisplatin combination chemotherapy induces a fall in plasma antioxidants of cancer patients. Ann Oncol. 1998; 9: 1331-7.
- West RJ, Lloyd JK. The effect of cholestyramine on intestinal absorption. Gut. 1975; 16: 93-8.
- Willett WC, et al. Vitamins A, E, and carotene: effects of supplementation on their plasma levels. Am J Clin Nutr. 1983; 38: 559-66.

ビタミン K vitamin K

【名 称】

[和 名] ビタミン K_1（フィロキノン），ビタミン K_2（メナキノン）

[英 名] vitamin K_1（phylloquinone），vitamin K_2（menaquinone）

▌概 要

ビタミン K は脂溶性ビタミンの 1 種であり，血液凝固系および骨代謝に特に関与する。ビタミン K は，植物に存在するビタミン K_1（フィロキノン phylloquinone）と，腸内細菌によって合成され動物組織に存在するビタミン K_2（メナキノン menaquinone）の 2 つに分類される。なお，ビタミン K_3（メナジオン menadione）は天然には存在しない。

ビタミン K は，肝臓における血液凝固因子（第 II，VII，IX，X）の合成に必要な補酵素である。また，骨代謝ではオステオカルシンの合成に必要とされる。ビタミン K は，血液凝固作用の維持・調節，カルシウム代謝の調節，骨粗鬆症の予防に対して利用される。

ビタミン K は，さまざまな食材に含まれており，腸内細菌叢でも合成されるため，欠乏は稀である。ただし，ビタミン K は胎盤を通過せず，新生児では腸内細菌叢が未発達のため，ビタミン K 欠乏による出血性疾患が生じうる。

『日本人の食事摂取基準（2015 年版）』による 1 日あたりの目安量は，30〜49 歳の成人男性，女性とも 150 μg である。なお，耐容上限量は設定されていない。『栄養素等表示基準値』は，上限 150 μg，下限 45 μg とされている。

適正使用における許容性は高い。

ビタミン K は，クマリン系抗凝固薬（ワルファリン）との相互作用を有しており，ワルファリンの作用を減弱させるため，併用に注意が必要である。納豆や青汁，クロレラ，スピルリナなどビタミン K を多く含む食品やサプリメントを摂取する場合も同様に注意する。

ビタミン K 製剤として，ビタミン K_1 製剤のフィトナジオン phytonadione，ビタミン K_2 製剤のメナテトレノン menatetrenone がある。適応はビタミン K 欠乏症，新生児の低プロトロンビン血症，肝障害に伴う低プロトロンビン血症，抗生物質投与中に生じる低プロトロンビン血症である。ビタミン K 製剤は，ク

マリン系抗凝固薬（ワルファリン）との相互作用を有しており，「併用注意」である。また，高用量のメナテトレノン製剤グラケー（骨粗鬆症治療薬）では，ワルファリンは「併用禁忌」となっている。

● 用途・適応

骨粗鬆症の予防

■ 相互作用チェックリスト

［相互作用に注意する医薬品］ ⇒ ［臨床における対応］

▶ワルファリン

⇒併用は慎重に。医師の監視下に関連指標をモニターすること。

■ 解説：相互作用のメカニズム

■ワルファリン

ビタミンKは，ワルファリン（ワーファリン）の作用を減弱させる。

ワルファリンは，服用後上部消化管で吸収され，90～99％が血液中でアルブミンと結合する。アルブミンと結合しなかった1～10％の遊離型が，肝細胞におけるビタミンK依存性凝固因子の産生を阻害し，抗凝固作用を示す。この機序が，ビタミンKとワルファリンとの薬物相互作用に関与する。

なお，骨粗鬆症治療用ビタミンK含有製剤メナテトレノン（商品名：グラケー®）は，ワルファリンの作用を減弱するため併用禁忌となっている。

一般に，薬物相互作用が生じる機序として，薬力学的作用と，薬物動態学的作用がある。ワルファリンとビタミンKとの相互作用は薬力学的作用であり，肝細胞内でビタミンK依存性凝固因子の生合成を抑制するワルファリンの抗凝固作用を，ビタミンKが拮抗的に阻害する。薬物動態学的作用としては，上部消化管からのワルファリン吸収抑制による作用減弱，血液中のアルブミン結合の変化による遊離型の増加による作用増強，肝臓の薬物代謝酵素活性の変化に応じて，薬理作用の増強や減弱などが想定される。治療域の狭い薬剤であるワルファリンは，常に薬物力学的，薬物動態学的な両視点からの相互作用の検討が必要である。

685

参考文献

- エーザイ株式会社 ワーファリン適正使用情報 Q & A.
- 栄養表示基準（平成 15 年厚生労働省告示第 86 号）.
- 日本人の食事摂取基準（2015 年版）. 厚生労働省.
- 「日本人の食事摂取基準（2005 年版）」の策定に伴う食品衛生法施行規則の一部改正等について（平成 17 年 7 月 1 日付け食安発第 0701006 号）.
- ワルファリンカリウム錠（ワーファリン錠） エーザイ添付文書 2014 年 7 月改訂（第 22 版）.

ビタミンP vitamin P

【名　称】

[和　名]　ビタミンP

[別　名]　バイオフラボノイド類（ケルセチン，ヘスペリジン，エリオシトリン，ルテオリン，ルチンなど），バイオフラボノイド複合体

[英　名]　Vitamin P，MPFF（micronized purified flavonoid fraction）

▌概　要

　ビタミンPは，ケルセチンquercetinやヘスペリジンhesperidin，ルチンrutinといったフラボノイド類のファイトケミカルに対する呼称である。ビタミンの定義には合致しないため，いわゆるビタミン様物質とされる。ビタミンPは，抗炎症作用，抗酸化作用，循環改善作用，毛細血管脆弱性改善作用といった作用を有する。

　フラボノイド類（ケルセチンquercetin，ヘスペリジンhesperidin，ルチンrutin，エリオシトリンeriocitrin，ルテオリンluteolin等）は，多くの植物においてアグリコンあるいは配糖体として存在する。基礎研究や疫学調査によると，ケルセチンおよびフラボノイドは，血管内皮機能を改善し，心血管疾患を予防する。さらに，予備的な臨床研究において，高血圧や虚血性心疾患の患者に投与すると血管内皮機能の改善が示されている。

　ルチンは，抗酸化作用や抗炎症作用を有する。臨床研究では，ルチンおよびタンパク質分解酵素の複合剤（1剤あたりルチン100 mg，トリプシン48 mg，ブロメライン90 mgを含む製剤を1日6錠，分3）投与によって，骨関節症・関節炎に付随する症状の改善が報告されている。エリオシトリンは，レモン（学名 *Citrus limon*）などの柑橘類に豊富なフラボノイドの1種で，抗酸化作用を有する。

　バイオフラボノイド複合体の投与が内痔核の出血を寛解し再発を抑制したというランダム化比較試験が報告されている。静脈性うっ血性潰瘍（静脈性うっ滞性潰瘍 venous stasis ulcer）に対する効果も認められた。

　⇒『ケルセチン』『ヘスペリジン』『ルチン』の項

❾ 用途・適応

抗炎症作用　抗酸化作用　循環改善作用　毛細血管脆弱性改善作用　血管内皮
機能改善作用　心血管疾患の予防および改善作用

📖 相互作用チェックリスト

［相互作用に注意する医薬品］⇒［臨床における対応］

　現時点では，医薬品，サプリメント，食品との相互作用による有害事象は報告
されていない。ただし，ビタミンPとして分類されるフラボノイド類の1種，
ケルセチンの有する働きからの推測により，次の医薬品に関して，理論的な相互
作用の可能性が考えられている。なお，下記のデータの以外に，「ヘスペリジン」
および「ルチン」の項目も参照のこと。

▶**チトクローム P450：CYP3A4 および P 糖タンパク**

　チトクローム P450 の分子種のうち CYP3A4 および P 糖タンパクに関連する
薬剤。（CYP や P 糖タンパクと医療用医薬品との関連については巻末の別表参照）

　⇒併用は可能と考えられるが，念のため慎重に。研究データの臨床的意義は不
　　明。

▶**チトクローム P450：CYP1A1**

　チトクローム P450 の分子種のうち，CYP1A2 および CYP2A6 に関連する薬
剤。（CYP と医療用医薬品との関連については巻末の別表参照）

　⇒併用は可能と考えられるが，念のため慎重に。研究データの臨床的意義は不
　　明。

▶**チトクローム P450：CYP1A2 および CYP2A6**

　チトクローム P450 の分子種のうち，CYP1A2 および CYP2A6 に関連する薬
剤。（CYP と医療用医薬品との関連については巻末の別表参照）

　⇒併用は可能と考えられるが，念のため慎重に。研究データの臨床的意義は不
　　明。

▶**N-アセチルトランスフェラーゼ，キサンチンオキシダーゼ阻害薬（アロプリ
ノール）**

　⇒併用は可能と考えられる。研究データの臨床的意義は不明。

▶**チトクローム P450：CYP2C8**

　チトクローム P450 の分子種のうち，CYP2C8 に関連する薬剤。（CYP と医療

用医薬品との関連については巻末の別表参照）

⇒併用は可能と考えられるが，念のため慎重に。

▶パクリタキセル paclitaxel（抗がん薬）

⇒併用は慎重に。研究データの臨床的意義は不明。

▶シクロスポリン cyclosporine

⇒併用は慎重に。研究データの臨床的意義は不明。

▶腎毒性薬剤

⇒併用は慎重に。医師の監視下に関連指標をモニターすること。

▶鉄

⇒併用は可能と考えられるが，念のため慎重に。研究データの臨床的意義は不明。

解説：相互作用のメカニズム

■チトクローム P450：CYP3A4 および P 糖タンパク

健常者 10 名（男性 6 名，女性 4 名）を対象にした 11 日間の臨床研究において，CYP3A4 および P 糖タンパク基質のサキナビル saquinavir（3,600 mg，分 3/日）を 11 日間，ケルセチン（1,500 mg，分 3/日）を 4 日目から併用投与で続く 8 日間投与したところ，ケルセチンは，サキナビルの薬物動態に影響は認められなかった（DiCenzo）。

一方，基礎研究では，ケルセチンによる CYP3A4 や P 糖タンパクの活性阻害作用が報告されている。

まず，ラットを用いた基礎研究では，ケルセチンの投与（2，10 あるいは 20 mg/kg）による CYP3A4 活性阻害作用を介した医薬品の代謝阻害としてミダゾラム midazolam およびピオグリダゾン pioglitazone のバイオアベイラビリティの亢進が報告されている（Umathe）。

つぎに，ラットを用いた基礎研究において，ケルセチンによる CYP3A4 と P 糖タンパクの活性阻害作用が示されている。具体的には，ケルセチンの単回投与（1，5 あるいは 15 mg/kg）により，エトポシド etoposide の血中濃度（AUC）上昇，全身クリアランス低下，バイオアベイラビリティ亢進が認められた（Li）。

また，ウサギを用いた基礎研究では，ケルセチンの投与（2，10，20 mg/kg）により，ジルチアゼムの血中濃度の有意な上昇，AUC の有意な上昇，絶対的バイオアベイラビリティの増加が認められた。これは，ケルセチンによる CY-

689

P3A4とP糖タンパクの活性阻害作用による（Choi）。

その他，基礎研究において，ケルセチン投与によって，パクリタキセルのバイオアベイラビリティの上昇，パクリタキセルの血中濃度の増加が報告されている（後述）。

■チトクローム P450：CYP1A1 活性亢進

基礎研究（肝 HepG2 細胞を用いた *in vitro* 系）において，ケルセチンによる CYP1A1 の遺伝子発現の増加と活性亢進が示されている（Vrba）。ただし，研究データの臨床的意義は不明である。

■チトクローム P450：CYP1A2 活性抑制 CYP2A6 活性亢進

健常男性 12 名を対象にした臨床研究において，ケルセチン（500 mg/日）によって，CYP1A2 活性の抑制作用および CYP2A6 の活性誘導作用が示されている（Chen）。このデータの臨床的意義は不明であるが，理論的には，ケルセチンによって，CYP1A2 活性抑制あるいは CYP2A6 活性亢進を介した医薬品との相互作用が推測される。

■N-アセチルトランスフェラーゼ，キサンチンオキシダーゼ阻害薬（アロプリノール）

前述の健常男性 12 名を対象にした臨床研究において，ケルセチン（500 mg/日）によって，N-アセチルトランスフェラーゼ活性の亢進，キサンチンオキシダーゼ活性の亢進が認められた（Chen）。ただし，このデータの臨床的意義は不明である。

■チトクローム P450：CYP2C8

健常男性 10 名を対象にした臨床研究（クロスオーバー試験）において，ケルセチン（500 mg/日）あるいは偽薬を 3 週間摂取後，CYP2C8 基質のロシグリタゾン（4 mg）を服用した結果，CYP2C8 活性に有意な変化はなく，薬物動態への影響は認められなかった（Kim）。

■パクリタキセル paclitaxel（抗がん薬）

まず，ラットを用いた基礎研究において，ケルセチンの前投与により，パクリタキセル（CYP3A4 の基質）の血中濃度（AUC，Cmax）の上昇，絶対的バイオアベイラビリティの増加が示されている（Choi）。

次に，ラットおよびヒト肝ミクロソームを用いた *in vitro* 系の基礎研究におい

て，ケルセチンは，CYP2C8 活性抑制を介して，パクリタキセルの代謝を阻害した（Václaviková）。理論的には，ケルセチンによるパクリタキセルの血中濃度増加が想定される。

■シクロスポリン cyclosporine

ラットを用いた基礎研究において，ケルセチン投与によるシクロスポリン（CYP3A4 と P 糖タンパクの基質）の血中濃度（Cmax，AUC）の低下が示され，in vitro 系での検証にて，CYP3A4 と P 糖タンパクの活性誘導作用が見出された（Yu）。

■腎毒性薬剤

ヒト臨床研究第 1 相試験において，ケルセチンの静注投与による腎障害が報告されている（Ferry）。サプリメントは経口投与であるが，念のため，臨床指標に注意すること。

■鉄

ケルセチンおよびルチンによる赤血球保護作用が知られており，作用機序として鉄キレート作用が想定されている（Kostyuk）。

📑 参考文献

- Chen Y, et al. Simultaneous action of the flavonoid quercetin on cytochrome P450 (CYP) 1A2, CYP2A6, N-acetyltransferase and xanthine oxidase activity in healthy volunteers. Clin Exp Pharmacol Physiol. 2009; 36: 828-33.
- Choi JS, Li X. Enhanced diltiazem bioavailability after oral administration of diltiazem with quercetin to rabbits. Int J Pharm. 2005; 297: 1-8.
- Choi JS, Li X. Enhanced paclitaxel bioavailability after oral administration of paclitaxel or prodrug to rats pretreated with quercetin. Eur J Pharm Biopharm. 2004; 57: 313-8.
- Cospite M. Double-blind, placebo-controlled evaluation of clinical activity and safety of Daflon 500 mg in the treatment of acute hemorrhoids. Angiology. 1994; 45 (6 Pt 2): 566-73.
- DiCenzo R, et al. Effect of quercetin on the plasma and intracellular concentrations of saquinavir in healthy adults. Pharmacotherapy. 2006; 26: 1255-61.
- Erlund I, et al. Pharmacokinetics of quercetin from quercetin aglycone and rutin in healthy volunteers. Eur J Clin Pharmacol. 2000; 56: 545-53.
- Ferry DR, et al. Phase I clinical trial of the flavonoid quercetin: pharmacokinetics and evidence for in vivo tyrosine kinase inhibition. Clin Cancer Res. 1996; 2: 659-68.
- Gálvez J, et al. Rutoside as mucosal protective in acetic acid-induced rat colitis. Planta

Med. 1997; 63: 409-14.
- Guilhou JJ,et al. Efficacy of Daflon 500 mg in venous leg ulcer healing: a double-blind, randomized, controlled versus placebo trial in 107 patients. Angiology. 1997; 48: 77-85.
- Kim KA, et al. Effect of quercetin on the pharmacokinetics of rosiglitazone, a CYP2C8 substrate, in healthy subjects. J Clin Pharmacol. 2005; 45: 941-6.
- Klein G, et al. Efficacy and tolerance of an oral enzyme combination in painful osteoarthritis of the hip. A double-blind, randomised study comparing oral enzymes with nonsteroidal anti-inflammatory drugs. Clin Exp Rheumatol. 2006; 24: 25-30.
- Kostyuk VA, et al. Antiradical and chelating effects in flavonoid protection against silica-induced cell injury. Arch Biochem Biophys. 1998; 355: 43-8.
- Li X, Choi JS. Effects of quercetin on the pharmacokinetics of Etoposide after oral or intravenous administration of etoposide in rats. Anticancer Res. 2009; 29: 1411-5.
- Misra MC, et al. Randomized clinical trial of micronized flavonoids in the early control of bleeding from acute internal haemorrhoids. Br J Surg. 2000; 87: 868-72.
- Miyake Y, et al. Isolation of antioxidative phenolic glucosides from lemon juice and their suppressive effect on the expression of blood adhesion molecules. Biosci Biotechnol Biochem. 2007; 71: 1911-9.
- Perez-Vizcaino F, et al. Endothelial function and cardiovascular disease: effects of quercetin and wine polyphenols. Free Radic Res. 2006; 40: 1054-65.
- Schmitt A, et al. Prevention by alpha-tocopherol and rutin of glutathione and ATP depletion induced by oxidized LDL in cultured endothelial cells. Br J Pharmacol. 1995; 116: 1985-90.
- Shoskes DA, et al. Quercetin in men with category III chronic prostatitis: a preliminary prospective, double-blind, placebo-controlled trial. Urology. 1999; 54: 960-3.
- Thanapongsathorn W, et al. Clinical trial of oral diosmin (Daflon) in the treatment of hemorrhoids. Dis Colon Rectum. 1992; 35: 1085-8.
- Umathe SN, et al. Quercetin pretreatment increases the bioavailability of pioglitazone in rats: involvement of CYP3A inhibition. Biochem Pharmacol. 2008; 75: 1670-6.
- Václaviková R, et al. Paclitaxel metabolism in rat and human liver microsomes is inhibited by phenolic antioxidants. Naunyn Schmiedebergs Arch Pharmacol. 2003; 368: 200-9.
- Villa P, et al. Protective effect of diosmetin on in vitro cell membrane damage and oxidative stress in cultured rat hepatocytes. Toxicology. 1992; 73: 179-89..
- Vrba J, et al. Quercetin, quercetin glycosides and taxifolin differ in their ability to induce AhR activation and CYP1A1 expression in HepG2 cells. Phytother Res. 2012; 26: 1746-52.
- Yu CP, et al. Quercetin and rutin reduced the bioavailability of cyclosporine from Neoral, an immunosuppressant, through activating P-glycoprotein and CYP 3A4. J Agric Food Chem. 2011; 59: 4644-8.

ヒハツ *Piperaceae longum*

【名 称】
[和 名] ヒハツ
[別 名] ナガコショウ，ロングペッパー，インドナガコショウ
[学 名] *Piperaceae longum* L.

▌概 要

インド原産のコショウ科の蔓性植物で学名を *Piperaceae longum* L. という。熟した果穂をヒハツ（畢撥）と呼ぶ。

果穂は，多肉質の円筒状であり，形状から別名ナガコショウ，ロングペッパー，インドナガコショウとも呼ばれる。乾燥物がカレーなどの香辛料として利用される他，伝統医療では芳香辛味性健胃薬として用いられてきた。

有効成分として，辛味成分のピペリン piperine，piperlongmine，piperlongminine 等が知られている。サプリメントでは，冷え性の改善，循環血流改善，健胃作用を目的として利用される。

基礎研究では，α-グルコシダーゼ阻害活性，腫瘍細胞における血管新生抑制，肝障害抑制，放射線障害抑制，妊孕能の改善，MAO 阻害作用，抗腫瘍作用，免疫調節作用などが報告されてきた。

なお，コショウ科には 12 属 3,000 種ほどが知られており，それらの多くは熱帯地域に分布する。香辛料として一般的なコショウ（胡椒）は，ヒハツと同じコショウ科の *Piperaceae nigrum* L. である。インド原産の蔓性低木で，未熟果実が胡椒 pepper，黒胡椒（クロコショウ）black pepper と呼ばれる。成熟果実の果皮を除いた種子が白胡椒（シロコショウ）white pepper である。どちらも，伝統医学では芳香辛味性健胃薬として用いられてきた。有効成分として，辛味成分ピペリン piperine，精油等が存在する。

⇒『コショウ（*Piperaceae nigrum* L.）』の項

相互作用チェックリスト

［相互作用に注意する医薬品］⇒［臨床における対応］

現時点では，医薬品との相互作用による有害事象は報告されていない。ただし，コショウ成分の有する働きからの推測により，CYP3A4 や P 糖タンパクにより代謝を受ける薬剤全般との理論的な相互作用の可能性が考えられている。したがって，これらの医薬品と併用する際には，必要に応じて臨床所見や検査指標の経過観察を行う。作用メカニズムについては，⇒『コショウ（*Piperaceae nigrum* L.)』の項

参考文献

- Karthikeyan J, et al. Enzymatic and non-enzymatic antioxidants in selected Piper species. Indian J Exp Biol. 2003; 41: 135-40.
- Lakshmi V, et al. Antifertility activity of Piper longum Linn. in female rats. Nat Prod Res. 2006; 20: 235-9.
- Lee SA, et al. Piperine from the fruits of Piper longum with inhibitory effect on monoamine oxidase and antidepressant-like activity. Chem Pharm Bull (Tokyo). 2005; 53: 832-5.
- Lee SW, et al. Inhibition of diacylglycerol acyltransferase by alkamides isolated from the fruits of Piper longum and Piper nigrum. J Agric Food Chem. 2006; 54: 9759-63.
- Sunila ES, et al. Piper longum inhibits VEGF and proinflammatory cytokines and tumor-induced angiogenesis in C57BL/6 mice. Int Immunopharmacol. 2006; 6: 733-41.
- Sunila ES, et al. Immunomodulatory and antitumor activity of Piper longum Linn. and piperine. J Ethnopharmacol. 2004; 90: 339-46.

ビルベリー *Vaccinium myrtillus*

【名　称】

[和　名] ビルベリー

[別　名] ブルーベリー

[英　名] bilberry, blueberry

[学　名] *Vaccinium myrtillus*

▌概　要

　ビルベリーは，コケモモ属ツツジ科の植物であり，果実にアントシアニン anthocyanin 類を豊富に含む。アントシアニンは植物の花や果皮等に含まれる色素であり，ファイトケミカルの1種である。アントシアニンはアントシアニジン anthocyanidin の配糖体である。

　ビルベリー果実に由来する標準化された抽出物が，目の健康維持，微小循環の改善，血管疾患等に対して使用される。臨床試験は，糖尿病性網膜症，糖尿病性腎障害，慢性静脈機能不全症，白内障，夜間視力の改善といった疾患や病態に対して実施されてきた。

　ビルベリーの「果実」抽出物に存在する有効成分は，アントシアニン類 anthocyanins，フラボノイド類 flavonoids，ハイドロキノン hydroquinone，ロエアノル酸 loeanolic acid，ネオミルティリン neomyrtillin，タンニン類 tannins，トリテルペノイド類のウルソル酸（ウルソール酸）ursolic acid 等である。特に，アントシアニン類，フラボノイド類，タンニン類が重要である。伝統医療においてビルベリー果実が止痢剤として利用されてきたのは，タンニン類の存在による。なお，アントシアニンは，アグリコンであるアントシアニジンに糖または有機酸が結合した構造をもつ。

　ビルベリー「葉」抽出物が，伝統医療において糖尿病の治療に利用されてきた。葉抽出物には，有効成分としてタンニン類，フラボノイド類，各種のポリフェノール類が存在する。また，クロムも 9.0 ppm と比較的豊富に含まれている。クロムは糖代謝に重要なミネラルであることから，ビルベリー葉抽出物による抗糖尿病作用において重要な役割をもっていると考えられる。さらに，グルコキニン glucokinin も抗糖尿病作用に関与する成分である。その他，葉に含まれ

るフラボノイド類が糖尿病における循環障害の改善に有用であるという説もある。

アントシアニジンを25％含有するビルベリーVMA（*Vaccinium myrtillus* anthocyanoside）が，標準化された有効成分としてサプリメントに利用される。目の健康や循環改善に対しては，VMAが1日80〜480 mg（分2〜3）の用量にて用いられる。一般的な推奨量は1日160 mg（分2）である。

なお，ブルーベリーはコケモモ属のベリー類の総称であり，食用として利用される種（*Vaccinium angustifolium*，*V. corymbosum*，*V. pallidum*，*V. virgatum*等）をさす。一方，サプリメントとして用いられるのは，野生種の*Vaccinium myrtillus*（bilberry，ビルベリー）である。「ブルーベリー」と表記のあるサプリメントでも，原材料・有効成分は「ビルベリー」に由来するのが一般的である。

通常の食材に由来する成分であり，許容性は高いと考えられる。適応となる病態に対して適切な品質の製品を用法・用量を守って使用する場合，現時点では特に問題は報告されていない。ビルベリーは，米国ではFDAによりGRAS（generally recognized as safe）とされている。

臨床研究によって利用された用法・用量，通常の治療での投与量にてビルベリー抽出物を使用する場合，有害事象は知られていない。

文献上，ビルベリーに関しては特に問題となる有害事象は知られていない。ただし，サプリメントの場合，個別の製品によって含有量や製法に差があることを留意する。ビルベリー抽出物製品の市販後調査では，消化器症状の訴えが報告されている。

なお，ビルベリー葉抽出物の場合，高用量で長期間摂取では安全上の問題が生じうる。

♀ 用途・適応

高血圧性網膜症　糖尿病性網膜症　眼精疲労　慢性静脈機能不全症

📖 相互作用チェックリスト

［相互作用に注意する医薬品］⇒ ［臨床における対応］

現時点では，医薬品との相互作用による有害事象は報告されていない。ただし，ビルベリーの有する働きからの推測により，理論的な相互作用の可能性が考えられている。

▶**糖尿病治療薬**

⇒併用は可能と考えられるが，念のため慎重に。

▶**抗凝固薬・血小板機能阻害薬**

⇒併用は可能と考えられるが，念のため慎重に。

▶**脂質異常症治療薬**

⇒併用は可能と考えられるが，念のため慎重に。

解説：相互作用のメカニズム

■糖尿病治療薬

ビルベリー葉抽出物は血糖降下作用を有しているため，理論的には，同様の効果を有する糖尿病治療薬との併用によって相加作用・相乗作用を生じうる（Cignarella）。該当する医薬品との併用には念のために注意する。

■抗凝固薬・血小板機能阻害薬

ビルベリー抽出物による抗凝固作用・血小板凝集抑制作用が示唆されているため，理論的には，同様の効果を有する医薬品との併用によって相加作用・相乗作用を生じうる。該当する医薬品との併用には念のために注意する。

■脂質異常症治療薬

ラットを用いた基礎研究において，ビルベリー葉抽出物による脂質異常症改善（中性脂肪低下）作用が示唆されている（Cignarella）。理論的には，同様の効果を有する医薬品との併用によって相加作用・相乗作用を生じうる。該当する医薬品との併用には念のために注意する。

【メ　モ】

食用のブルーベリー種に関する研究では，まず，ヒト肝ミクロソームを用いた *in vitro* 研究において，ブルーベリージュースによる CYP3A と CYP2C9 活性の阻害が示されている（Hanley）。一方，健常者 12 名にブルーベリージュースを投与した臨床研究では，CYP3A 基質のブスピロンの血中濃度（AUC）を増加させたが，Cmax には変化が認められず，CYP2C9 基質のフルルビプロフェンの血中濃度には影響を与えなかったという（Hanley）。

参考文献

- Blumenthal, M. The ABC Clinical Guide to Herbs. NY, Thieme 2003.
- Blumenthal M, Busse WR, Goldberg A, Hall T, Riggins CW, Rister RS, eds. Klein S, Rister RS, trans. The Complete German Commission E Monographs – Therapeutic Guide to Herbal Medicines. Boston: Integrative Medicine Communications; Austin, TX: American Botanical Council, 1998.
- Blumenthal M, Goldberg A, Brinckmann J, eds. Herbal Medicine Expanded Commission E Monographs. Newton, MA: Integrative Medicine Communications, 2000.
- Cignarella A, et al. Novel lipid-lowering properties of Vaccinium myrtillus L. leaves, a traditional antidiabetic treatment, in several models of rat dyslipidaemia: a comparison with ciprofibrate. Thromb Res. 1996; 84: 311-22.
- Hanley MJ, et al. Effect of blueberry juice on clearance of buspirone and flurbiprofen in human volunteers. Br J Clin Pharmacol. 2013; 75: 1041-52.

ビワ（枇杷）*Eriobotrya japonica*

【名　称】

[和　名]　びわ，ビワ，枇杷

[英　名]　Loquat, Japanese medlars

[学　名]　*Eriobotrya japonica*

▮ 概　要

　ビワ（枇杷）は，バラ科ビワ属の常緑高木であり，本邦では関東以西において広く植栽され，果実（液果）が可食部である。ビワの乾燥葉・種子・果実は，漢方や中国伝統医学などにおいて薬用に用いられてきた。ビワの生薬名は，乾燥葉が「枇杷葉（ビワヨウ）」，種子が「枇杷仁（ビワニン）」である。

　有効成分として，ビワの種子および葉には青酸配糖体の1種，アミグダリンamygdalin が存在する。生薬としてのビワ（枇杷葉・枇杷仁）は，アミグダリンが薬効成分の一つであり，経口摂取によって去痰作用や鎮咳作用などを示す。ただし，アミグダリンは，過剰摂取によって健康被害を生じうる（後述）。

　ビワ葉において，ウルソール酸（ursolic acid），オレアノール酸（oleanolic acid），マスリン酸（maslinic acid），tormentic acid，hyptadienic acid といったトリテルペン類の産生が報告されている（Taniguchi）。

　ビワ葉において16種類のトリテルペン類が単離されている。これらは，オレアナン oleanane 型，ウルサン ursane 型，ルパン lupane 型であり，抗炎症作用や抗腫瘍作用を示す（Banno）。

　ビワ葉には，トリテルペン類の1種，コロソリン酸 corosolic acid が存在し，脂肪細胞分化に影響を与える（Zong）。ビワ葉から新規フラボノール類が同定されている（Kawahara）。

　ビワの花において，オレアノール酸（oleanolic acid），トリテルペノイドのウルソール酸（ursolic acid），アミグダリンが単離されている（Zhou）。

　ビワの果実において，ポリフェノール類が同定されている（Selles-Marchart）。

　基礎研究では，ビワの葉あるいは種子による多彩な作用が報告されてきた。

　ビワ乾燥葉（枇杷葉）に関する基礎研究では，糖尿病モデルマウスでの高血糖改善作用（Chen, Li），糖尿病モデルウサギでの高血糖改善作用（Noreen, Wadood），呼吸器疾患モデルラットでのビワ乾燥葉（枇杷葉）由来トリテルペン類による炎症性サイトカイン類減少（抗炎症）作用（Huang 2007），*in vitro* での抗がん作用（Ito 2002, Ito 2000），抗酸化作用（Huang 2006, Jung）が示されている。

ビワ種子抽出物に関する基礎研究では，アドリアマイシン誘導性腎障害モデルラットでの酸化障害抑制作用（Hamada），肝障害モデルラットでの肝機能改善作用（Nishioka），抗酸化作用（Yokota）が認められた。

ビワの「果実」は豊富な食経験を有する食用の成分であり，一般に，安全性は高いと考えられる。ビワの「種子」や「葉」は，伝統療法で用いられてきた生薬成分であり，適応となる病態に対して適切な品質の製品を用法・用量を守って使用する場合，一般に，許容性は高いと考えられる。

なお，ビワ摂取と関連した果物アレルギーの症例が報告されている（大谷）。花粉症との交叉反応によるアレルギー反応が示唆されており，アレルギー性疾患（花粉症やアトピー性皮膚炎）を有する患者では，必要に応じて慎重に経過観察を行う。

ビワの種子および葉には青酸配糖体のアミグダリンが存在する。アミグダリンは，ビワの他，ウメやモモ，アンズ，スモモといったバラ科植物の未熟果実の種子に含まれる。アミグダリンは，生薬であるビワ種子（枇杷仁，ビワニン）・アンズ種子（杏仁，キョウニン）・桃種子（桃仁，トウニン）の有効成分の一つであり，去痰や鎮咳作用を有する。

果実の成熟によって，アミグダリンは分解されるため，通常の果肉の摂取ではアミグダリンによる問題は生じない。

アミグダリンは，種子内の酵素や動物の消化酵素によって分解される過程で，シアン化水素を生じるため，過剰摂取によって健康被害を生じうる。海外では，アミグダリンを含むサプリメントの摂取による健康被害が報告されている（O'Brien）。また，がん治療目的の代替療法として，3 g のアミグダリンと4,800 mg のビタミン C を摂取した 68 歳の患者が昏睡やけいれんを生じた（Bromley）。さらに，肝硬変と肝細胞がんを併発した 65 歳の女性が，3 g のアミグダリンを摂取した後，重篤な肝障害によって死亡したという報告がある（Leor）。

海外では，アミグダリン含有サプリメントが，がんに対する代替療法として用いられた時期があるが，ヒト臨床研究での科学的根拠は認められず，むしろ毒性による健康被害の発生が危惧されている（Moertel, Vickers）。アミグダリン含有サプリメントが，「ビタミン B$_{17}$」としてインターネットなどを介して販売され流通しているが，利用しないこと（Lewis, O'Brien）。

♥ 用途・適応

抗酸化作用　去痰・鎮咳作用　糖尿病改善作用　抗炎症作用

相互作用チェックリスト

[相互作用に注意する医薬品] ⇒ [臨床における対応]

現時点では，医薬品との相互作用による有害事象は報告されていない。
⇒併用は可能と考えられるが，念のため慎重に。

参考文献

- Banno N, et al. Anti-inflammatory and antitumor-promoting effects of the triterpene acids from the leaves of Eriobotrya japonica. Biol Pharm Bull. 2005; 28: 1995-9.
- Bromley J, et al. Life-threatening interaction between complementary medicines: cyanide toxicity following ingestion of amygdalin and vitamin C. Ann Pharmacother. 2005; 39: 1566-9.
- Chen J, et al. Hypoglycemic effects of a sesquiterpene glycoside isolated from leaves of loquat (Eriobotrya japonica (Thunb.) Lindl.). Phytomedicine. 2008; 15: 98-102.
- Hamada A, et al. The effect of Eriobotrya japonica seed extract on oxidative stress in adriamycin-induced nephropathy in rats. Biol Pharm Bull. 2004; 27: 1961-4.
- Huang Y, et al. Effect of triterpene acids of Eriobotrya japonica (Thunb.) Lindl. leaf on inflammatory cytokine and mediator induction from alveolar macrophages of chronic bronchitic rats. Inflamm Res. 2007; 56: 76-82.
- Huang Y, et al. Anti-oxidative effect of triterpene acids of Eriobotrya japonica (Thunb.) Lindl. leaf in chronic bronchitis rats. Life Sci. 2006; 78: 2749-57.
- Ito H, et al. Antitumor activity of compounds isolated from leaves of Eriobotrya japonica. J Agric Food Chem. 2002; 50: 2400-3.
- Ito H, et al. Polyphenols from Eriobotrya japonica and their cytotoxicity against human oral tumor cell lines. Chem Pharm Bull (Tokyo). 2000; 48: 687-93.
- Jung HA, et al. Antioxidant flavonoids and chlorogenic acid from the leaves of Eriobotrya japonica. Arch Pharm Res. 1999; 22: 213-8.
- Kawahara N, et al. A new acylated flavonol glycoside from the leaves of Eriobotrya japonica. Chem Pharm Bull (Tokyo). 2002; 50: 1619-20.
- Leor R, et al. Laetrile intoxication and hepatic necrosis: a possible association. South Med J. 1986; 79: 259-60.
- Lewis C. Online laetrile vendor ordered to shut down. FDA Consum. 2001; 35: 37-8.
- Li WL, et al. Pharmacological studies on anti-hyperglycemic effect of folium eriobotryae. Am J Chin Med. 2007; 35: 705-11.

- Moertel CG, et al. A clinical trial of amygdalin (Laetrile) in the treatment of human cancer. N Engl J Med. 1982; 306: 201-6.
- Nishioka Y, et al. Effects of extract derived from Eriobotrya japonica on liver function improvement in rats. Biol Pharm Bull. 2002; 25: 1053-7.
- Noreen W, et al. Effect of Eriobotrya japonica on blood glucose levels of normal and alloxan-diabetic rabbits. Planta Med. 1988; 54: 196-9.
- O'Brien B, et al. Severe cyanide toxicity from 'vitamin supplements'. Eur J Emerg Med. 2005; 12: 257-8.
- 大谷智子，他．ビワによる口腔アレルギー症候群の女児例．日本ラテックスアレルギー研究会誌．2004；8：92-98.
- 大谷智子，他．ビワによる口腔アレルギー症候群の女児例．アレルギー．2004；53：295.
- 櫻又康秀，他．ビワ葉エキス末と白甘藷（*Ipomoea batatas L.*）の抗糖尿病作用に対する併用効果．和漢医薬学雑誌．2004；21：237-240.
- Selles-Marchart S, et al. Isolation of a latent polyphenol oxidase from loquat fruit (Eriobotrya japonica Lindl.): kinetic characterization and comparison with the active form. Arch Biochem Biophys. 2006; 446: 175-85.
- Taniguchi S, et al. Production of bioactive triterpenes by Eriobotrya japonica calli. Phytochemistry. 2002; 59: 315-23.
- Vickers A. Alternative cancer cures: "unproven" or "disproven"? CA Cancer J Clin. 2004; 54: 110-8.
- Wadood N, et al. Effect of Eriobotrya japonica on blood glucose levels of normal and alloxan diabetic rabbits. J Pak Med Assoc. 1988; 38: 108-13.
- Yokota J, et al. Scavenging of reactive oxygen species by Eriobotrya japonica seed extract.Biol Pharm Bull. 2006; 29: 467-71.
- Zhou C, et al. Determination of oleanolic acid, ursolic acid and amygdalin in the flower of Eriobotrya japonica Lindl. by HPLC. Biomed Chromatogr. 2007; 21: 755-61.
- Zong W, et al. Corosolic acid isolation from the leaves of Eriobotrta japonica showing the effects on carbohydrate metabolism and differentiation of 3T3-L1 adipocytes. Asia Pac J Clin Nutr. 2007; 16 Suppl 1: 346-52.

フィーバーフュー *Tanacetum parthenium*

【名　称】

- [和　名] フィーバーフュー
- [別　名] 夏白菊
- [英　名] feverfew, midsummer daisy
- [学　名] *Tanacetum parthenium*, *Chrysanthemum parthenium*, *Matricaria parthenium*

▌概　要

　フィーバーフュー（feverfew，夏白菊）は，欧米で何世紀にもわたり利用されてきた伝統的なハーブである。伝統医療では，さまざまな疾患・症状に用いられてきたが，現在では，頭痛，特に慢性的な片頭痛の予防のために利用されている。

　有効成分はセスキテルペン・ラクトン類と考えられ，フィーバーフューの葉に存在する。パルセノライド parthenolide 等 39 種類以上の成分が見つかっており，それらが協同して働くことで，効果を発揮すると推測されている。しかし，片頭痛の予防に関して，詳細なメカニズムは明確ではない。基礎研究では，血小板凝集抑制作用，血小板からのセロトニン放出抑制作用，抗炎症作用，血管れん縮抑制作用，抗ヒスタミン作用，血管内皮細胞保護作用などが示されてきた。フィーバーフューは，COX-2（cyclooxygenase-2）に対する選択的阻害作用，TNFα や IL-1 といったサイトカイン類に対する抑制作用をもつ。

　フィーバーフューの片頭痛に対する効果に関して，欧米では複数の臨床試験が報告されており，片頭痛の予防および発作回数の減少に効果があると考えられる（Murphy, Pfaffenrath）。例えば，片頭痛予防の効果を検証した臨床試験では，147 名を対象に，フィーバーフューが 12 週間投与された。その結果，1 カ月に 4 回以上の片頭痛を認める患者群において，予防効果が認められたという。また，72 名を対象にして，フィーバーフューを 4 カ月間毎日投与した臨床試験では，対照群に比べて，フィーバーフュー投与群における効果が報告された。

　用法・用量に関して，臨床試験では，一日あたり 50～100 mg のフィーバーフュー抽出物（パルセノライド parthenolide0.20～0.35%）が用いられた。

　一般に安全性は高く，適応となる病態に対して適切な品質の製品を用法・用量

を守って使用する場合，特に問題は生じないと考えられる。

♥ 用途・適応

片頭痛の予防　片頭痛の発作回数の減少作用

📖 相互作用チェックリスト

[相互作用に注意する医薬品] ⇒ [臨床における対応]

現時点では，医薬品との相互作用による有害事象は報告されていない。ただし，フィーバーフューの有する働きからの推測により，理論的な相互作用の可能性が考えられている。

▶チトクローム P450

CYP1A2，2C8，2C9，2C19，2D6，3A4 に関連する薬剤。（CYP と医療用医薬品との関連については巻末の別表参照）

⇒併用は慎重に。医師の監視下に関連指標をモニターすること。

▶抗凝固薬・血小板機能抑制薬

⇒併用は可能と考えられるが，念のため慎重に。研究データの臨床的意義は不明。

🗯 解説：相互作用のメカニズム

■チトクローム P450

フィーバーフューの成分によって，チトクローム P450 の分子種のうち，CYP1A2，2C8，2C9，2C19，2D6，3A4 が影響を受けるという報告がある。

Unger らは，*in vitro* 実験系を用いて，各種のハーブ抽出物による CYP1A2，2C8，2C9，2C19，2D6，3A4 への影響を検討した。各 CYP の試験薬はそれぞれ tacrine（1A2），paclitaxel（2C8），tolbutamide（2C9），imipramine（2C19），dextromethorphan（2D6），midazolam（3A4）が用いられた。その結果，フィーバーフューによる CYP1A2，2C8，2C9，2C19，2D6，3A4 への阻害作用が認められたという。このときの IC_{50} におけるフィーバーフュー抽出物濃度は，100～500 μg/mL であった（Unger）。ただし，このデータは *in vitro* によるものであり，臨床的意義は不明である。現時点でヒトにおける相互作用報告は知

られていないが，理論的には，これらの CYP によって代謝される医薬品の血中
濃度が，フィーバーフューとの併用により上昇する可能性がある。

■抗凝固薬・血小板機能抑制薬

　フィーバーフューによる血小板凝集阻害作用を示した複数の報告がある
（Biggs, Groenewegen, Heptinstall, Makheja）。したがって，理論的には，抗凝固剤や
血小板機能阻害薬との相互作用により，出血傾向の発現といったリスクを生じう
る。現時点では，副作用報告は知られていないが，念のために注意し，併用時に
は関連検査指標をモニターする。

📑 参考文献

- Biggs MJ, et al. Platelet aggregation in patients using feverfew for migraine. Lancet 1982; 2: 776.
- Groenewegen WA, Heptinstall S. A comparison of the effects of an extract of feverfew and parthenolide, a component of feverfew, on human platelet activity in-vitro. J Pharm Pharmacol 1990; 42: 553-7.
- Heptinstall S, et al. Extracts of feverfew inhibit granule secretion in blood platelets and polymorphonuclear leucocytes. Lancet 1985; 1: 1071-4.
- Heptinstall S, et al. Extracts of feverfew may inhibit platelet behaviour via neutralization of sulphydryl groups. J Pharm Pharmacol 1987; 39: 459-65.
- Heptinstall S, et al. Inhibition of platelet behaviour by feverfew: a mechanism of action involving sulphydryl groups. Folia Haematol Int Mag Klin Morphol Blutforsch 1988; 115: 447-9.
- Makheja AN, Bailey JM. A platelet phospholipase inhibitor from the medicinal herb feverfew (Tanacetum parthenium). Prostaglandins Leukot Med 1982; 8: 653-60.
- Murphy JJ, et al. Randomized, double-blind, placebo-controlled trial of feverfew in migraine prevention. Lancet 1988; 2: 189-92.
- Pfaffenrath V, et al. The efficacy and safety of Tanacetum parthenium (feverfew) in migraine prophylaxis — a double-blind, multicentre, randomized placebo-controlled dose-response study. Cephalalgia 2002; 22: 523-32.
- Unger M, Frank A. Simultaneous determination of the inhibitory potency of herbal extracts on the activity of six major cytochrome P450 enzymes using liquid chromatography/mass spectrometry and automated online extraction. Rapid Commun Mass Spectrom 2004; 18: 2273-81.

フィッシュオイル（魚油）fish oil

【名　称】

[和　名]　フィッシュオイル（魚油）

[英　名]　fish oil

▍概　要

　フィッシュオイル（魚油）は，DHA（ドコサヘキサエン酸，docosahexaenoic acid）および EPA（エイコサペンタエン酸，eicosapentaenoic acid あるいは IPA イコサペンタエン酸，icosapentaenoic acid，イコサペント酸）を主な有効成分とする。DHA および EPA は，イワシやサバなどの青魚に多く含まれる多価不飽和脂肪酸の1つである。中性脂肪値を改善し，動脈硬化性疾患を予防する作用を持つ。抗血小板作用，抗アレルギー・抗炎症作用といった働きも知られている。

　疫学研究では，魚油の摂取と，心血管疾患の減少，加齢黄斑変性症（AMD）の減少，認知症の進展抑制との関連が示されている。小児では，血中 DHA の低値と ADHD との関連が示唆されている。DHA および EPA の豊富な種類の魚類を適度に（米国の基準で1週間あたり1～2サービングサイズ程度）摂取することで，心血管死が36%減少（95% CI，20～50%，$p < 0.001$），全死亡率が17%低下（95% CI，0～32%，$p = 0.046$）するという。

　臨床研究では，高中性脂肪血症の改善，うつ病の改善が示されている。

　臨床研究では，1日あたり数百 mg から1g あるいは2g 程度の投与が多い。高脂血症（脂質異常症）患者に対して4g の DHA あるいは EPA を投与した臨床試験もある。

　一次予防目的の場合，魚油からのオメガ3系脂肪酸摂取量は，DHA と EPA の合計にて1日あたり250 mg で十分であるという総説がある。また，DHA と EPA の一日あたりの総摂取目安量について，心血管疾患に対する一次予防では500 mg，二次予防では800 mg～1,000 mg という報告もある。

　『日本人の食事摂取基準（2015年版）』では，「n-3系脂肪酸」としての基準が設定されており，1日あたりの目安量は，30～49歳の成人男性で2.1g，同世代の女性で1.6g である。

⇒『EPA（エイコサペンタエン酸）』『DHA（ドコサヘキサエン酸）』『クリルオイル（オキアミ油）』の項

♥ 用途・適応

高中性脂肪血症改善　認知症予防　心血管疾患予防　動脈硬化性疾患予防

📖 相互作用チェックリスト

［相互作用に注意する医薬品］⇒［臨床における対応］

　現時点では，医薬品との相互作用による有害事象は報告されていない。ただし，オメガ3系脂肪酸の有する働きからの推測により，抗凝固薬や血小板凝集抑制薬，脂質異常症治療薬，高血圧（治療）薬との理論的な相加作用の可能性が考えられている。したがって，これらの医薬品と併用する際には，必要に応じて臨床所見や検査指標の経過観察を行う。

▶抗凝固薬・血小板凝集抑制薬
　⇒併用は可能と考えられるが，念のため慎重に。医師の監視下に関連指標をモニターすること。

💹 解説：相互作用のメカニズム

■抗凝固薬・血小板凝集抑制薬

　魚油は抗血小板作用を有するため，抗凝固薬（ワルファリン等）や血小板凝集を抑制する薬剤（アスピリン，インドメタシン，チクロピジン，シロスタゾール等）との併用により，相加的に出血傾向が増大することが想定される。併用は可能であるが，関連指標をモニターすること。

　なお，予備的な臨床研究では，魚油による影響は報告されていない。

　まず，米国において行われたランダム化二重盲検偽薬対照試験では，ワルファリン服用中の男女16名を対象に，1日あたり3gあるいは6gの魚油が4週間投与された結果，INR（国際標準比）に有意な影響は認められなかった（Bender）。

　つぎに，デンマークにおいて行われた臨床試験では，健康な男性18名を対象に，魚油（n-3系不飽和脂肪酸として10g/日）あるいは偽薬が14日間投与された結果，アセチルサリチル酸（100mg）の作用に影響は認められなかった

(Svaneborg)。

さらに，米国での後向き研究では，冠状動脈疾患患者182名（平均年齢61±11歳）において，魚油と医薬品との相互作用が検証された結果，魚油（平均摂取量3±1.25）の摂取と，アスピリン（平均用量161±115 mg）およびクロピドグレル clopidogrel（平均用量75 mg）との併用患者の出血傾向に影響は認められなかったという（Watson）。

参考文献

- Bender NK, et al. Effects of Marine Fish Oils on the Anticoagulation Status of Patients Receiving Chronic Warfarin Therapy. J Thromb Thrombolysis. 1998; 5: 257-261.
- Cole GM, et al. Prevention of Alzheimer's disease: Omega-3 fatty acid and phenolic antioxidant interventions. Neurobiol Aging. 2005; 26 Suppl 1: 133-6.
- Freeman MP, et al. Omega-3 fatty acids: evidence basis for treatment and future research in psychiatry. J Clin Psychiatry. 2006; 67: 1954-67.
- Lavie CJ, et al.Omega-3 polyunsaturated fatty acids and cardiovascular diseases. J Am Coll Cardiol. 2009; 54: 585-94.
- McKenney JM, et al. Prescription omega-3 fatty acids for the treatment of hypertriglyceridemia. Am J Health Syst Pharm. 2007; 64: 595-605.
- Mori TA, et al. Purified eicosapentaenoic and docosahexaenoic acids have differential effects on serum lipids and lipoproteins, LDL particle size, glucose, and insulin in mildly hyperlipidemic men. Am J Clin Nutr. 2000; 71: 1085-94.
- Mozaffarian D, et al. Fish intake, contaminants, and human health: evaluating the risks and the benefits. JAMA. 2006; 296: 1885-99.
- 日本人の食事摂取基準（2015 年版）．厚生労働省.
- Osher Y, et al. Clinical trials of PUFAs in depression: State of the art. World J Biol Psychiatry. 2006; 7: 223-30.
- Sinclair AJ, et al. Omega 3 fatty acids and the brain: review of studies in depression. Asia Pac J Clin Nutr. 2007; 16 Suppl 1: 391-7.
- Svaneborg N, et al. The acute and short-time effect of supplementation with the combination of n-3 fatty acids and acetylsalicylic acid on platelet function and plasma lipids. Thromb Res. 2002; 105: 311-6.
- von Schacky C. Omega-3 fatty acids and cardiovascular disease. Curr Opin Clin Nutr Metab Care. 2007; 10: 129-35.
- Watson PD, et al. Comparison of bleeding complications with omega-3 fatty acids + aspirin + clopidogrel — versus — aspirin + clopidogrel in patients with cardiovascular disease. Am J Cardiol. 2009; 104: 1052-4.

プエラリア・ミリフィカ *Pueraria mirifica*

【名　称】

- [和　名]　プエラリア・ミリフィカ
- [別　名]　白ガウクルア，ガウクルア，グァウクルア
- [英　名]　white kwao keur，white kwao krua
- [学　名]　*Pueraria mirifica*

▌概　要

　プエラリア・ミリフィカ *Pueraria mirifica* とは，タイやミャンマーの北部に自生しているマメ科クズ属の植物の学名である。現地では白ガウクルア（white kwao keur，white kwao krua）と呼ばれており，タイの伝統医療で用いられてきた薬用植物である。なお，タイにてガウクルア（グァウクルア）と呼ばれるハーブには，白ガウクルア（*Pueraria mirifica*），赤ガウクルア（*Butea superba*），黒ガウクルア（*Mucuna collettii*）といった種類がある。なお，本邦で食用に利用される葛 *Pueraria lobata* は，同じクズ属であり近縁種にあたる。

　有効成分として，女性ホルモン様の作用をもつ植物エストロゲン・イソフラボン類が見出されている。植物には女性ホルモンのエストロゲンと似た働きをもつ成分があり，ファイトエストロゲンと総称されている。ファイトエストロゲンは，大豆に豊富なイソフラボン類と，ゴマなどに含まれるリグナン類の2つに大別される。例えば，大豆イソフラボンとして，ダイゼイン daidzein やゲニステイン genistein がよく知られている。

　プエラリア・ミリフィカの有効成分として，イソフラボン類（非配糖体）（ダイゼイン daidzein，ゲニステイン genistein，kwakhurin，coumestrol，（+）-tuberosin），ミロエストロール miroestrol，イソフラボン配糖体類（daidzin，プエラリン puerarin，ミリフィシン mirificin）等が見出されている（Chansakaow）。その他，puemiricarpene や pterocarpene といった成分も報告されている（Chansakaow）。これまでの研究により，プエラリア・ミリフィカのイソフラボン類におけるエストロゲン活性が示されてきた。

　タイの伝統医学では，更年期の女性に対する強壮剤として，他のハーブと組み合わせて利用されてきた。近年では，女性の豊胸や美肌といった美容目的での利

用も知られている。

なお，白ガウクルア（*Pueraria mirifica*）が女性用，赤ガウクルア（*Butea superba*）が男性用という考えもあるが，基本的にはどちらも男女共に使うことができる。タイの伝統医学では，赤ガウクルアは作用が強いので，白ガウクルアを使うのが一般的であるという（Chaichakarn）。タイの伝統医学では，経口摂取以外では，乾燥粉末の塗布による経皮吸収による処方も知られている（Chaichakarn）。

予備的な臨床試験では，更年期の女性37名を対象に，1日あたり50 mg（n＝20）あるいは100 mg（n＝17）のプエラリア・ミリフィカ含有カプセルが6カ月間投与された結果，Greene climacteric scale（更年期不定愁訴の指標）の低下（改善），血清エストラジオールの変動が認められた。このとき，FSHおよびLHに変動は示されなかった。なお，有害事象として，少数の被験者に貧血と肝機能指標の変動が認められたという（Lamlertkittikul）。

伝統医療で用いられてきた成分であり，適応となる病態に対して適切な品質の製品を用法・用量を守って使用する場合，許容性は高いと考えられる。ただし，女性ホルモン様の作用を有するため，妊娠中は念のために避ける。また，ホルモン感受性が問題になる病態や疾患でも注意が必要である。

なお，基礎研究や臨床試験はまだ十分ではなく，今後の研究成果が期待される。

📍 用途・適応

更年期障害改善作用　肌質改善作用　女性ホルモン様作用　豊胸作用

📖 相互作用チェックリスト

［相互作用に注意する医薬品］⇒［臨床における対応］

現時点では，医薬品との相互作用による有害事象は報告されていない。ただし，プエラリア・ミリフィカの有する働きからの推測により，理論的な相互作用の可能性が考えられている。

▶経口避妊薬・ホルモン薬・抗腫瘍性ホルモン薬

⇒併用は慎重に。医師の監視下に関連指標をモニターすること。

▶チトクローム P450

チトクローム P450 の分子種のうち，CYP1A2 と 2B9 に関連する薬剤。（CYP

と医療用医薬品との関連については巻末の別表参照）

⇒併用は可能と考えられるが，念のため慎重に。研究データの臨床的意義は不明。

💡 解説：相互作用のメカニズム

■経口避妊薬・ホルモン薬

プエラリア・ミリフィカはイソフラボン類を含む（Lamlertkittikul, Woo）。理論的には，大量摂取時に経口避妊薬・ホルモン薬・抗腫瘍性ホルモン薬（タモキシフェン tamoxifen 等）との併用による影響が想定されるので，念のために注意する。その他，男女を問わず，ホルモン感受性が問題になる病態や疾患では，相互作用に注意が必要である。ただし，現時点では，医薬品との相互作用による有害事象は報告されていない。

■チトクローム P450

マウスを用いた基礎研究において，*Pueraria candollei* var. *mirifica* 由来のファイトエストロゲンであるミロエストロール miroestrol や deoxymiroestrol の投与によって，肝臓での CYP2B9 発現増加と CYP1A2 発現低下作用が示されている（Udomsuk）。このデータの臨床的意義は不明であるが，理論的には，プエラリア・ミリフィカによって，CYP2B9 や CYP1A2 を介した医薬品との相互作用が推測される。ただし，現時点では，医薬品との相互作用による有害事象は報告されていない。

📄 参考文献

- Chaichakarn S. The Northern Old Thai Medicine Traditional Hospital. Personal communication 2004.
- Chansakaow S, et al. Isoflavonoids from Pueraria mirifica and their estrogenic activity. Planta Med 2000; 66: 572-5.
- Chansakaow S, et al. Identification of deoxymiroestrol as the actual rejuvenating principle of "Kwao Keur", Pueraria mirifica. The known miroestrol may be an artifact. J Nat Prod 2000; 63: 173-5.
- Cherdshewasart W, et al. The differential anti-proliferation effect of white (Pueraria mirifica), red (Butea superba), and black (Mucuna collettii) Kwao Krua plants on the growth of MCF-7 cells. J Ethnopharmacol 2004; 93: 255-60.
- Ito F, et al. The first total synthesis of kwakhurin, a characteristic component of a reju-

venating plant, "kwao keur": toward an efficient synthetic route to phytoestrogenic iso-flavones. Org Biomol Chem 2005; 3: 674-81.

- Lamlertkittikul S, Chandeying V. Efficacy and safety of Pueraria mirifica (Kwao Kruea Khao) for the treatment of vasomotor symptoms in perimenopausal women: Phase II Study. J Med Assoc Thai 2004; 87: 33-40.
- Trisomboon H, et al. The estrogenic effect of Pueraria mirifica on gonadotrophin levels in aged monkeys. Endocrine 2006; 29: 129-34.
- Udomsuk L, et al. Bimodal action of miroestrol and deoxymiroestrol, phytoestrogens from Pueraria candollei var. mirifica, on hepatic CYP2B9 and CYP1A2 expressions and antilipid peroxidation in mice. Nutr Res. 2012; 32: 45-51.
- Woo J, et al. Comparison of Pueraria lobata with hormone replacement therapy in treating the adverse health consequences of menopause. Menopause. 2003; 10: 352-61.

フコイダン fucoidan

【名 称】

[和 名] フコイダン

[英 名] fucoidan

[別 名] sulfated alpha-L-fucan, fucan, brown algae

▋概 要

フコイダン fucoidan は，モズクやワカメ，昆布などの海藻類に存在する多糖類である。海藻のヌルヌルした成分の一つであり，生活習慣病等に対する効果が報告されている。

フコイダンは，フコースを主成分として硫酸基やウロン酸などが結合した多糖類（硫酸化ポリフコース多糖類）の総称である。原材料となる食用褐藻類（オキナワモズク，フトモズク，ヒバマタ，メカブ等）の種類によって，フコイダンの種類や含有量が異なっており，生理作用にも違いがある。

基礎研究では，フコイダンの抗酸化作用，アポトーシス誘導による抗がん作用，抗菌作用等が示されてきた。また，フコイダンの皮膚創傷修復作用に関しては，実験モデルにおける効果が示唆されている。その他，胃粘膜保護作用や胃潰瘍治癒促進作用についての報告もある。フコイダンは，難消化性の多糖類であるため，腸管内で胆汁酸によるコレステロールの吸収を阻害し，その結果，血中コレステロール低下作用を示すと考えられる。

予備的な臨床研究では，免疫調節作用やインスリン抵抗性改善作用などが示されている。

まず，日本において，高齢者70名（実薬群35名，平均86.6±7.7歳）を対象に，メカブ由来フコイダン（300 mg/日）を24週間投与し，開始4週間の時点でインフルエンザ・ワクチンを摂取（3種）したランダム化二重盲検偽薬対照試験では，摂取24週間後における血清中のB抗体の増加が認められたが，H1N1抗体やH3N2抗体には有意な変化は認められなかった（Negishi）。

次に，メキシコにおいて，肥満あるいは過体重の被験者25名を対象に，1日500 mgのフコイダン投与群（n＝13）あるいは偽薬投与群（n＝12）の2群について3カ月間の介入を行ったランダム化二重盲検偽薬対照試験では，フコイダン

投与によって，拡張期血圧の有意な低下（71.7±12.2 vs. 67.8±13.8 mmHg；P＜.05），LDLコレステロール値の有意な低下（3.1±0.5 vs. 2.7±0.6 mmol/l；P＜.01），インスリン値の有意な上昇（60.6±24.0 vs. 78.6±32.4 pmol/l；P＜.05），インスリン抵抗性の有意な亢進（HOMA IR；1.9±1.2 vs. 2.6±1.8；P＜.05）が認められたという（Hernández-Corona）。

なお，オーストラリアにおいて，健常者20名を対象に，75％フコイダンカプセルを1日あたり3g，12日間投与した一重盲検偽薬対照試験では，凝固能に有意な作用は認められなかったという（Irhimeh）。

基礎研究や臨床試験はまだ十分ではなく，今後の研究成果が期待される。

一般の食材に近い成分であるため，通常の摂取目安量にしたがって利用する場合，安全性は高いと考えられる。

◆ 用途・適応

免疫調節作用　コレステロール低下作用　抗がん作用　創傷治癒促進作用　胃粘膜保護作用

📖 相互作用チェックリスト

［相互作用に注意する医薬品］⇒［臨床における対応］

現時点では，医薬品との相互作用による有害事象は報告されていない。ただし，フコイダンは，コレステロール低下作用，抗がん作用，創傷治癒促進作用，胃粘膜保護作用等を有するため，類似した効果を示す医薬品（抗凝固薬・脂質異常症治療薬）と併用した場合，理論的な相互作用の可能性が考えられる。

⇒併用は可能と考えられるが，念のため慎重に。

📄 参考文献

・Berteau O, Mulloy B. Sulfated fucans, fresh perspectives: structures, functions, and biological properties of sulfated fucans and an overview of enzymes active toward this class of polysaccharide. Glycobiology 2003; 13: 29R-40R.
・Hernández-Corona, et al. Effect of Fucoidan Administration on Insulin Secretion and Insulin Resistance in Overweight or Obese Adults. J Med Food. 2014 Mar 10.
・Irhimeh MR, et al. Pilot clinical study to evaluate the anticoagulant activity of fucoidan.

Blood Coagul Fibrinolysis. 2009; 20: 607-10
- Mourao PA, Pereira MS. Searching for alternatives to heparin: sulfated fucans from marine invertebrates. Trends Cardiovasc Med 1999; 9: 225-32.
- Mourao PA. Use of sulfated fucans as anticoagulant and antithrombotic agents: future perspectives. Curr Pharm Des 2004; 10: 967-81.
- Nagaoka M, et al. Anti-ulcer effects and biological activities of polysaccharides from marine algae. Biofactors 2000; 12: 267-74.
- Negishi H, et al. Supplementation of elderly Japanese men and women with fucoidan from seaweed increases immune responses to seasonal influenza vaccination. J Nutr. 2013; 143: 1794-8.

フコキサンチン fucoxanthin

【名　称】
[和　名]　フコキサンチン
[別　名]　ザンシゲン Xanthigen
[英　名]　fucoxanthin

‖概　要
　フコキサンチンは，褐藻類に含まれるカロテノイド系ファイトケミカルの1種である。抗酸化作用や抗炎症作用，抗肥満作用が示されており，サプリメントとして利用されている。抗肥満作用の機序として，フコキサンチンによる白色脂肪細胞のミトコンドリア内でのUCP1（脱共役タンパク1）発現亢進などが考えられている（Jeon, Maeda）。

　基礎研究では，神経細胞（ミクログリア）において，抗炎症作用や抗酸化作用が示されている（Pangestuti）。また，マウスを用いた基礎研究では，フコキサンチン投与による白色脂肪細胞でのUCP1mRNA発現亢進，白色脂肪細胞増加抑制，中性脂肪低下が認められた（Jeon）。

　臨床研究では，抗肥満作用が示されている。具体的には，フコキサンチン含有複合サプリメントのザンシゲンXanthigen（フコキサンチンとザクロ種子油由来プニカ酸を含有）を用いて，ランダム化二重盲検偽薬対照試験として，非糖尿病で肥満の女性151名（非アルコール性脂肪性肝疾患（NAFLD）113名と肝臓は正常な被験者（NLF）38名）を対象に，600 mgのザンシゲン（300 mgのザクロ種子オイル抽出物，300 mgの褐藻類抽出物で2.4 mgのフコキサンチン含有）投与群と，偽薬投与群の2群について16週間の介入試験が行われた。その結果，ザンシゲン投与群では，体重の有意な減少（NAFLD被験者では 5.5 ± 1.4 kg，NLF被験者では 4.9 ± 1.2 kg，$p < 0.05$），ウエスト周囲径の有意な低下（NAFLD群のみ），体脂肪量の有意な減少（NAFLD被験者では 3.5 ± 1.9 kg，$p < 0.001$；NLF被験者では 3.6 ± 0.7 kg，$p < 0.05$），肝臓の脂肪量の減少および肝逸脱酵素の低下（NAFLD群のみ），血中の中性脂肪およびCRP値の低下が認められた。また，フコキサンチン（> 2.4 mg）投与群およびザンシゲン 400 mg（200 mgザクロ種子抽出物＋200 mg褐藻類抽出物，1.6 mgフコキサンチン）の

投与群では，偽薬投与群に比べて，NAFLD群での安静時消費エネルギーの有意な増加が見出された（Abidov）。

　一般に安全性は高く，適応となる病態に対して適切な品質の製品を用法・用量を守って使用する場合，現時点では特に問題は報告されていない。

● 用途・適応

抗肥満作用　抗酸化作用　抗炎症作用

相互作用チェックリスト

［相互作用に注意する医薬品］⇒［臨床における対応］

　現時点では，医薬品との相互作用による有害事象は報告されていない。

参考文献

・Abidov M, et al. The effects of Xanthigen in the weight management of obese premenopausal women with non-alcoholic fatty liver disease and normal liver fat. Diabetes Obes Metab. 2010; 12: 72-81.
・Jeon SM, et al. Fucoxanthin-rich seaweed extract suppresses body weight gain and improves lipid metabolism in high-fat-fed C57BL/6J mice. Biotechnol J. 2010; 5: 961-9.
・Maeda H, et al. Fucoxanthin from edible seaweed, Undaria pinnatifida, shows antiobesity effect through UCP1 expression in white adipose tissues. Biochem Biophys Res Commun. 2005; 332: 392-7.
・Pangestuti R, et al. Fucoxanthin ameliorates inflammation and oxidative reponses in microglia. J Agric Food Chem. 2013; 61: 3876-83.

フーディア *Hoodia gordonii*

【名 称】

[和 名] フーディア，フーディア・ゴードニー，ホーディア

[英 名] hoodia, Kalahari cactus, Xhoba, Hoodia P57

[学 名] Hoodia gordonii

▌概 要

フーディアとは，キョウチクトウ科（Apocynaceae）の1種で，南アフリカからナミビアに自生する多肉植物である。カラハリ砂漠に居住するサン族（ブッシュマン）が，狩猟時に食欲を抑える目的にフーディアを用いてきたことから，食欲抑制によるダイエット（減量）サプリメントとして製品化されるようになった。

フーディアについては1970年代より研究が開始され，90年代にはフーディアの食欲抑制に関与する成分として，オキシプレグナンステロイド配糖体である「P57AS3（P57）」が見出された（Avula, Janssen, Madgula）。有効成分であるP57AS3から単離された11種類のプレグナン配糖体は，Hoodigosides A-K（1-11）とも呼ばれる（Pawar）。フーディア地上部の含有成分についての研究では，10種類のプレグナン配糖体 pregnane glycosides を単離したという報告（Pawar）や，7種類のプレグナン配糖体（hoodigosides W-Z, hoodistanalosides A-B）を同定したという報告（Shukla）がある。

基礎研究では，食欲抑制作用および減量作用が報告されている（van Heerden FR）。フーディアの作用機序は明確ではない。ラットの脳室内にP57AS3（P57）を投与した基礎研究では，視床下部ニューロンにおける ATP 含有増加を介した食欲抑制メカニズムが示唆されている（MacLean）。

フーディアの食欲抑制作用および減量作用を示した基礎研究として，次の報告がある。フーディアから単離されたプレグナン配糖体の一つである「3beta-[beta-D-thevetopyranosyl-(1—>4)-beta-D-cymaropyranosyl-(1—>4)-beta-D-cymaropyranosyloxy]-12beta-tigloyloxy-14beta-hydroxypregn-5-en-20-one」を，ラットに 6.25～50 mg/kg の用量で投与したところ，8日間の実験期間中，すべての用量にて摂食量の減少が認められ，対照群と比べて体重の減少が認めら

れた（van Heerden FR）。また、抗肥満薬であるフェンフルラミンを対照にした実験では、同成分を投与した群のほうが、フェンフルラミン投与群よりも大きな体重減少効果を示した（van Heerden FR）。

予備的な臨床研究において、フーディアによる抗肥満作用が示唆されている。

肥満男性 19 名を対象に、P57（フーディア）あるいは偽薬を 1 日 2 回、15 日間投与した二重盲検ランダム化偽薬対照試験では、18 名（各群 9 名）が試験を完了し、主エンドポイントとして平均摂取エネルギー量が測定された結果、偽薬群に比べて P57 摂取群では、平均摂取エネルギーの有意な減少（p＝0.014）、体脂肪量の有意な減少（p＝0.035）が認められた。このとき、特に問題となる有害事象は認められなかった（Phytopharm）。

ただし、質の高い臨床研究による検証は十分ではない。

一定の食経験を有する食用成分であるが、有効性および安全性に関する臨床研究が必要である。なお、現時点では、特に問題となる有害事象等は報告されていない。また、医薬品・サプリメント・食品との相互作用による有害事象は知られていない。

なお、1970 年代、南アフリカの CSIR（Council for Scientific and Industrial Research）は、伝統生薬の調査の一環として、Hoodia gordonii や Hoodia pilifera の食欲抑制作用に関する研究を行った。その後、Phytopharm は、ライセンス契約にて CSIR の申請した特許の使用権を有し、2001 年に前述のランダム化比較試験による効果を報告した。

フーディアは生育に時間を要する希少植物であり、フーディア属（Hoodia spp.）全種について、ワシントン条約によって国際取引が規制されている。

● 用途・適応

肥満

📖 相互作用チェックリスト

［相互作用に注意する医薬品］⇒［臨床における対応］

現時点では、医薬品との相互作用による有害事象は報告されていない。なお、チトクローム P450 に対するフーディア（P57）の作用を解析した基礎研究では、CYP3A4 に対する弱い阻害作用が示された一方、CYP1A2、2C9、2D6 の活

性への影響は認められていない（Madgula）。

参考文献

- Avula B, et al. Determination of the appetite suppressant P57 in Hoodia gordonii plant extracts and dietary supplements by liquid chromatography/electrospray ionization mass spectrometry (LC-MSD-TOF) and LC-UV methods. J AOAC Int. 2006; 89: 606-611.
- Dall'Acqua S, et al. Steroidal glycosides from Hoodia gordonii. Steroids. 2007; 72: 559-568.
- Janssen HG, et al. Quantification of appetite suppressing steroid glycosides from Hoodia gordonii in dried plant material, purified extracts and food products using HPLC-UV and HPLC-MS methods. Anal Chim Acta. 2008; 617: 200-207.
- MacLean DB, et al. Increased ATP content/production in the hypothalamus may be a signal for energy-sensing of satiety: studies of the anorectic mechanism of a plant steroidal glycoside. Brain Res. 2004; 1020: 1-11.
- Madgula VL, et al. In vitro metabolic stability and intestinal transport of P57AS3 (P57) from Hoodia gordonii and its interaction with drug metabolizing enzymes. Planta Med. 2008; 74: 1269-75.
- Pawar RS, et al. New calogenin glycosides from Hoodia gordonii. Steroids. 2007; 72: 881-891.
- Pawar RS, et al. New oxypregnane glycosides from appetite suppressant herbal supplement Hoodia gordonii. Steroids. 2007; 72: 524-34.
- Phytopharm plc. Successful completion of proof of principle clinical study of P57 for obesity. http://www.phytopharm.com/news/newsreleases.
- Shukla YJ, et al. Pregnane glycosides from Hoodia gordonii. Phytochemistry. 2009 Mar 19. PMID: 19303614
- van Heerden FR, et al. An appetite suppressant from Hoodia species. Phytochemistry. 2007; 68: 2545-53.

ブドウ種子エキス grape seed extract

【名　称】

[和　名]　ブドウ種子エキス

[英　名]　grape seed extract

[学　名]　*Vitis vinifera*（ブドウ）

▌概　要

　ブドウ種子には，有効成分としてプロアントシアニジン類 proanthocyanidin やレスベラトロール resveratrol，プロシアニジンが存在する。基礎研究では，抗酸化作用，抗炎症作用，抗がん作用が示されている（Bagchi, Sagar, Yance, 有井，佐野，中川）。動物実験での駆虫作用が報告されている（Waghorn）。

　ヒトにおけるブドウ種子エキスの体内動態を検証した臨床試験では，ポリフェノール類の代謝産物として尿中における 3-HPP（3-ヒドロキシフェニルプロピオン酸 3-hydroxyphenylpropionic acid）や 4-O-methylgallic acid の有意な増加が示されている（Ward）。ブドウ種子エキス摂取 2 時間後のヒト血漿中にて，procyanidin B_1 を検出したというヒト臨床研究が報告されている（Sano 2003）。

　ブドウ種子エキスに関する臨床研究として，次の報告がある。

　ブドウ種子エキスは LDL コレステロールの酸化を抑制する。健康な被験者（LDL コレステロール値：100〜180 mg/dL）61 名を対象に，ブドウ種子エキスを 0，200 mg，400 mg（プロアントシアニジン換算）で投与したランダム化偽薬対照臨床試験では，12 週間の投与後，MDA-LDL（malondialdehyde-modified LDL）値が有意に低下した。また，400 mg 投与群では，アディポネクチン値の上昇傾向も認められた（Sano 2007）。

　ブドウ種子エキスによる血管内皮機能の改善が報告されている。ランダム化クロスオーバー法により，血管疾患リスクを有する 36 名を対象にブドウ種子エキス（GSE）を 1 日あたり 2 g（ポリフェノール量 1 g），あるいは GSE＋ケルセチン併用にて 4 週間投与した試験では，GSE 投与にて FMD（flow-mediated dilatation，血流依存性血管拡張反応）の改善など血管内皮機能改善が認められた。なお，ケルセチン併用投与による作用は示されていない（Clifton）。

　ブドウ種子エキスによる抗肥満作用が示唆されている。被験者 51 名を対象に

してブドウ種子エキスを食前に投与したランダム化偽薬対照二重盲検試験によると，1日あたり7.5 MJ以上のエネルギー量を要する被験者群において，摂取エネルギーが4%低下した（p = 0.05）という（Vogels）。

ブドウ種子エキスによるLDLコレステロールの酸化感受性への影響を検討したランダム化二重盲検クロスオーバー試験では，喫煙者24名を対象に，300 mgのプロシアニジンprocyanidinあるいは偽薬が各4週間投与された結果，脂質過酸化の指標であるTBARS（thiobarbituric acid reactive substances）値の有意な低下が認められた。なお，総コレステロール，中性脂肪，HDL，LDLの値には有意な変化は示されていない（Vigna）。

ブドウ種子エキスとクロムを高コレステロール血症患者40名に投与したランダム化偽薬対照二重盲検試験では，総コレステロールおよびLDLコレステロールの有意な低下が認められた（Preuss）。

健常者20名を対象に，ブドウ由来プロシアニジン抽出物あるいは偽薬を5日間投与したランダム化比較試験では，血中の抗酸化活性が亢進した（Nuttall）。

放射線障害性乳房硬結（radiation-induced breast induration）に対するブドウ種子エキスの作用を検証したランダム化偽薬対照二重盲検臨床試験では，早期乳がんに対して放射線療法を受けた患者を対象にブドウ種子エキスが300 mg/日の用量で12カ月間投与され，乳房硬結の縮小の有無が検討された結果，両群間に有意な差は認めなかった（Brooker）。

ブドウ種子抽出物による静脈循環不全の改善が示唆されている（Martinez）。

ブドウ種子エキスによる肝斑chloasma（シミ）改善が報告されている（大塚）。プロアントシアニジン含有ブドウ種子エキスを用いた予備的な臨床研究では，日本人女性12名に対して6カ月間，続いて11名に5カ月間，経口投与された結果，肝斑に関連する指標の改善が認められた（Yamakoshi）。

ブドウ種子エキスを含む複合サプリメント剤による肌質改善効果が報告されている。閉経後の健康な女性を対象に，複合サプリメント（大豆抽出物，魚タンパク質多糖類，茶抽出物，ブドウ種子エキス，トマト，ビタミンC，ビタミンE，亜鉛，カモミール抽出物）を6カ月間投与したランダム化偽薬対照二重盲検試験（サプリメント群38名，偽薬群42名）により，各種指標による肌質の有意な改善が認められた（Skovgaard）。

一般に，適正使用における許容性は高いと考えられる。適応となる病態に対して適切な品質の製品を使用する場合，現時点では特に重篤な問題は報告されていない。予備的な臨床研究では，特に有害事象は知られていない。

⇒『赤ワイン抽出物』および『レスベラトロール』の項

♀ 用途・適応

　抗酸化作用　血管内皮機能改善作用　摂取エネルギー抑制作用　高コレステロール血症改善作用　肌質改善作用　肝斑改善作用

相互作用チェックリスト

［相互作用に注意する医薬品］⇒［臨床における対応］

　現時点では，ブドウ種子エキスと医薬品・サプリメント・食品との相互作用による有害事象は報告されていない。ただし，ブドウに由来する成分や赤ワイン抽出物に関して，理論的な相互作用が想定されている。

　⇒『赤ワイン抽出物』および『レスベラトロール』の項

▶チトクローム P450

　チトクローム P450 の分子種のうち，CYP3A4 に関連する薬剤。その他，1A1/1A2，2E1 に関連する薬剤。（CYP と医療用医薬品との関連については巻末の別表参照）

　　⇒併用は可能と考えられるが，念のため慎重に。研究データの臨床的意義は不明。

▶抗凝固薬・血小板機能抑制薬

　　⇒併用は慎重に。医師の監視下に関連指標をモニターすること。

▶クエン酸シルデナフィル Sildenafil citrate

　　⇒併用は可能と考えられるが，念のため慎重に。

▶ジルチアゼム diltiazem（カルシウム拮抗薬）

　　⇒併用は可能と考えられるが，念のため慎重に。

▶シクロスポリン cyclosporin（免疫抑制薬）

　　⇒併用は慎重に。医師の監視下に関連指標をモニターすること。

▶鉄

　　⇒併用は可能と考えられるが，念のため慎重に。研究データの臨床的意義は不明。

解説：相互作用のメカニズム

■チトクローム P450

ブドウ種子エキスは，*in vitro* 系において，CYP3A4 阻害作用を示す。

具体的には，ヒト肝ミクロソームを用いた *in vitro* 系において，ブドウ種子エキス，緑茶抽出物，マリアアザミのそれぞれの投与によって CYP3A4 阻害作用が見出されている（Mooiman）。

また，市販ブドウ種子抽出物製品9種を対象に，ヒト肝ミクロソームを用いた *in vitro* 系にて検証したところ，4製品では影響は認められなかったが，5製品では，6.4％〜26.8％の範囲の CYP3A4 阻害作用が認められたという（Wanwimolruk）。

ブドウ種子エキスは，*in vitro* 系では CYP2D6 阻害作用を示すが，臨床的には有意な影響は示さないという臨床研究が報告されている。具体的には，オランダで行われたオープンラベルクロスオーバーランダム化比較試験において，健常者30名を対象に，ブドウ種子抽出物（100 mg×3 回/日）を3日間投与し，CYP2D6 基質であるデキストロメトルファン（30 mg）への影響を調べたところ，デキストロメトルファンの代謝率（尿中デキストロメトルファン/デキストルファン排泄率）に有意な影響は認められなかったという（Goey）。

つぎに，ブドウ果汁（ジュース）の摂取により CYP1A2 の誘導を介した医薬品への影響が示されている。具体的には，中国において，健常者12名を対象に，200 mL のブドウ果汁あるいは水にて，phenacetin（900 mg）を単回投与したところ，血中 phenacetin 値の低下が認められたという（Xiao Dong）。

さらに，赤ワインあるいは赤ワイン抽出物は，チトクローム P450 の分子種のうち，CYP1A1/1A2，2E1，3A4 への影響が示唆されている。

Piver らは，ラットやヒトの肝細胞等を用いた基礎研究において，レスベラトロールが CYP1A1/1A2，2E1，3A4 の活性を阻害することを報告した。実験で利用された試験薬は，testosterone（CYP3A の基質），chlorzoxazone（CYP2E1 の基質），ethoxyresorufin（CYP1A1/1A2 の基質）であった（Piver）。このデータの臨床的意義は不明であるが，理論的には，レスベラトロールを含む赤ワイン抽出物によって，CYP1A1/1A2，2E1，3A4 阻害を介した医薬品との相互作用が推測される。

In vitro 研究では，赤ワインによる CYP3A4 への影響が示唆されてきた（Fujita）。そこで，Tsunoda らは，赤ワインによる CYP3A4 への作用を検討する目的

で，健常者12名を対象にランダム化クロスオーバー法による臨床試験を行った。試験薬として cyclosporine が 8 mg/kg の用量にて単回経口投与され，12 オンスの水（対照）あるいは赤ワインが併用投与された。その結果，赤ワインは，cyclosporine のクリアランスを 50％増加させ，AUC および Cmax が有意に低下した。ただし，半減期には影響が認められなかったことから，cyclosporine 吸収低下作用が示唆された（Tsunoda）。

Bailey らは，果汁と医薬品との相互作用において，bergamottin による CYP3A4 への作用を検証する目的で臨床試験を行った。ランダム化クロスオーバー法にて，felodipine 代謝に対するグレープフルーツ果汁，ライム果汁，赤ワイン，水のそれぞれの作用が検討された。その結果，水投与時に比べて，グレープフルーツ果汁投与では felodipine の AUC および最高血中濃度が有意に増加したが，ライム果汁では有意な変化は示されなかった。また，赤ワイン投与では，最高血中濃度到達時間の延長が認められた。一部の被験者では，赤ワイン投与により，felodipine 濃度の急な変動が見出された（Bailey）。この結果から，論文著者らは，臨床的には bergamottin による CYP3A4 阻害作用が主要な影響を示すとは考えられないと考察している。また，felodipine 代謝への影響に関して，赤ワインの作用に個人差が存在することが示唆された。

Offman らは，cisapride との相互作用に関して，赤ワインとグレープフルーツ果汁との比較を行った。試験では，健常男性12名を対象に，10 mg の cisapride が，250 mL の赤ワイン（cabernet sauvignon），グレープフルーツ果汁あるいは水と一緒に投与された。その結果，グレープフルーツ果汁投与により，cisapride の AUC および Cmax は，水投与時に比べて，それぞれ 151％（p＜0.01），168％（p＜0.001）であった。一方，赤ワイン投与により，cisapride の AUC および Cmax は，水投与時に比べて，それぞれ 115％（有意差なし），107％（有意差なし）であったという（Offman）。このデータからは，グレープフルーツ果汁は腸管 CYP3A4 阻害作用を介して cisapride の薬物動態に影響を与える一方，赤ワインによる影響は臨床的に有意ではなく，限られたものであると示唆された。

■抗凝固薬・血小板機能抑制薬

レスベラトロールやケルセチンといった赤ワイン由来のポリフェノールは，抗血小板作用を有する（Bertelli, Pace-Asciak）。理論的には，抗凝固薬・血小板機能抑制薬等との併用による相加作用・相乗作用が想定される。

ブドウの摂取とワルファリンとの相互作用を示す症例が報告されている。具体的には，米国において，ワルファリン服用中の73歳女性が，さまざまなケルセチンを含むマスカディンブドウ（muscadine grape，30〜75粒/日）を2カ月以上にわたって摂取した際，INRの上昇が認められ，摂取量を漸減することでINRが治療域まで低下したという（Woodward）。

■クエン酸シルデナフィル Sildenafil citrate

血行動態に関して，クエン酸シルデナフィルと赤ワインとの相互作用の有無を検討したランダム化クロスオーバー二重盲検臨床試験によると，健康な男性8名を被験者として，100 mgのクエン酸シルデナフィルと750 mLの赤ワイン（アルコール13.5%）が用いられた結果，臨床的に有意な相互作用は認められなかったという（Leslie）。

■ジルチアゼム diltiazem（カルシウム拮抗薬）

インドからの報告では，健常男性12名を対象に，ジルチアゼム diltiazem（180 mg）を，200 mLのグレープジュース，オレンジジュースあるいは水で，単回服用させたオープンラベルクロスオーバー比較試験において，心拍数，血圧，血中濃度，AUCに有意な変化は認められなかったという（Ahmed）。

■シクロスポリン cyclosporin（免疫抑制薬）

ブラジルからの報告では，健常男性12名（平均年齢20.6歳）を対象に，シクロスポリン cyclosporin（200 mg）を，200 mLのグレープジュース（purple grape juice）あるいは水（対照）にて単回併用摂取させたクロスオーバーランダム化比較試験において，シクロスポリンの血中ピーク濃度までの時間および半減期には有意な変化が認められなかったが，AUCとCmaxが減少したことから，相互作用として吸収過程への影響が考えられている（Oliveira-Freitas）。

■鉄

ヒト腸管細胞（Caco-2）を用いた基礎研究において，ブドウ種子抽出物によるヘム鉄の吸収阻害作用が示されている（Ma）。同様の *in vitro* 系において，ブドウ種子抽出物による非ヘム鉄の吸収阻害作用も示されている（Kim）。

参考文献

- Ahmed T, et al. Influence of grape juice and orange juice on the pharmacokinetics and pharmacodynamics of diltiazem in healthy human male subjects. Int J Clin Pharmacol Ther. 2008; 46: 511-8.
- 有井雅幸. ブドウ種子ポリフェノール（プロアントシアニジン）―LDL の酸化を抑え, 動脈硬化発症を抑制する. ビタミン. 1999；73：747-749.
- Bagchi D, et al. Molecular mechanisms of cardioprotection by a novel grape seed proanthocyanidin extract. Mutat Res. 2003; 523-524: 87-97.
- Bailey DG, el al. Bergamottin, lime juice, and red wine as inhibitors of cytochrome P450 3A4 activity: comparison with grapefruit juice. Clin Pharmacol Ther 2003; 73: 529-37.
- Bertelli AA, et al. Antiplatelet activity of synthetic and natural resveratrol in red wine. Int J Tissue React 1995; 17: 1-3.
- Bertelli A, et al. Plasma and tissue resveratrol concentrations and pharmacological activity. Drugs Exp Clin Res 1998; 24: 133-8.
- Bertelli AA, et al. Antiplatelet activity of cis-resveratrol. Drugs Exp Clin Res 1996; 22: 61-3.
- Brooker S, et al. Double-blind, placebo-controlled, randomised phase II trial of IH636 grape seed proanthocyanidin extract (GSPE) in patients with radiation-induced breast induration. Radiother Oncol. 2006; 79: 45-51.
- Clifton PM. Effect of Grape Seed Extract and Quercetin on Cardiovascular and Endothelial Parameters in High-Risk Subjects. J Biomed Biotechnol. 2004; 2004: 272-278.
- Fujita K. Food-drug interactions via human cytochrome P450 3A (CYP3A). Drug Metabol Drug Interact 2004; 20: 195-217.
- Goey AK, et al. The effect of grape seed extract on the pharmacokinetics of dextromethorphan in healthy volunteers. Eur J Clin Pharmacol. 2013; 69: 1883-90.
- 加納哲行, 他. ICR マウスの抗-DNP モノクロナール IgE 抗体感作動物モデルにおけるブドウ種子抽出物の皮膚炎および搔痒に対する効果. 東京医科大学雑誌. 2007；65：120-127.
- Kim EY, et al. Bioactive dietary polyphenolic compounds reduce nonheme iron transport across human intestinal cell monolayers. J Nutr. 2008; 138: 1647-51.
- Law M, el al. Why heart disease mortality is low in France: the time lag explanation. BMJ 1999; 318: 1471-6.
- Leslie SJ, el al. No adverse hemodynamic interaction between sildenafil and red wine. Clin Pharmacol Ther 2004; 76: 365-70.
- Ma Q, et al. Bioactive dietary polyphenols decrease heme iron absorption by decreasing basolateral iron release in human intestinal Caco-2 cells. J Nutr. 2010; 140: 1117-21.
- Martinez MJ, et al. Phlebotonics for venous insufficiency. Cochrane Database Syst Rev. 2005; (3): CD003229.
- Mooiman KD, et al. The effect of complementary and alternative medicines on CYP3A4-mediated metabolism of three different substrates: 7-benzyloxy-4-trifluorometh-

yl-coumarin, midazolam and docetaxel. J Pharm Pharmacol. 2014; 66: 865-74.

- 中川孝子，他．ブドウ種子から抽出した proanthocyanidin-rich extract が虚血-再灌流障害腎を軽減する．日本栄養・食糧学会誌．2005；58：298.
- Nuttall SL, et al. An evaluation of the antioxidant activity of a standardized grape seed extract, Leucoselect. J Clin Pharm Ther. 1998; 23: 385-9.
- Offman EM, el al. Red wine-cisapride interaction: comparison with grapefruit juice. Clin Pharmacol Ther 2001; 70: 17-23.
- Oliveira-Freitas VL, et al. Influence of purple grape juice in cyclosporine bioavailability. J Ren Nutr. 2010; 20: 309-13.
- 大塚藤男，他．ブドウ種子ポリフェノール（プロアントシアニジン）の抗酸化作用と肝斑改善効果．PROGRESS IN MEDICINE．2004；24：1553-1556.
- Pace-Asciak CR, et al. The red wine phenolics trans-resveratrol and quercetin block human platelet aggregation and eicosanoid synthesis: implications for protection against coronary heart disease. Clin Chim Acta 1995; 235: 207-19.
- Pace-Asciak CR, et al. Wines and grape juices as modulators of platelet aggregation in healthy human subjects. Clin Chim Acta 1996; 246: 163-82.
- Piver B, el al. Inhibition of CYP3A, CYP1A and CYP2E1 activities by resveratrol and other non volatile red wine components. Toxicol Lett 2001; 125: 83-91.
- Preuss HG, et al. Effects of niacin-bound chromium and grape seed proanthocyanidin extract on the lipid profile of hypercholesterolemic subjects: a pilot study. J Med. 2000; 31: 227-46.
- Rimm EB, el al. Wine, beer, and spirits: are they really horses of a different color? Circulation 2002; 105: 2806-7.
- Sagar SM, et al. Natural health products that inhibit angiogenesis: a potential source for investigational new agents to treat cancer-Part 1. Curr Oncol. 2006; 13: 14-26.
- Sagar SM, et al. Natural health products that inhibit angiogenesis: a potential source for investigational new agents to treat cancer-Part 2. Curr Oncol. 2006 ; 13: 99-107.
- Sano A, et al. Procyanidin B1 is detected in human serum after intake of proanthocyanidin-rich grape seed extract. Biosci Biotechnol Biochem. 2003; 67: 1140-3.
- Sano A, et al. Beneficial effects of grape seed extract on malondialdehyde-modified LDL. J Nutr Sci Vitaminol (Tokyo). 2007; 53: 174-82.
- 佐野敦志，他．ブドウ種子エキスの malondialdehyde-modified LDL に及ぼす効果．日本栄養・食糧学会誌．2007；60：176.
- Skovgaard GR, et al. Effect of a novel dietary supplement on skin aging in post-menopausal women. Eur J Clin Nutr. 2006; 60: 1201-6.
- Soleas GJ, el al. Wine as a biological fluid: history, production, and role in disease prevention. J Clin Lab Anal 1997; 11: 287-313.
- Tsunoda SM, et al. Red wine decreases cyclosporine bioavailabity. Clin Pharmacol Ther 2001; 70: 462-7.
- Vigna GB, et al. Effect of a standardized grape seed extract on low-density lipoprotein susceptibility to oxidation in heavy smokers. Metabolism. 2003; 52: 1250-7.

- Vogels N, et al. The effect of grape-seed extract on 24 h energy intake in humans. Eur J Clin Nutr. 2004; 58: 667-73.
- Waghorn TS, et al. In vivo anthelmintic activity of Dorycnium rectum and grape seed extract against Ostertagia (Teladorsagia) circumcincta and Trichostrongylus colubriformis in sheep. N Z Vet J. 2006; 54: 21-7.
- Wanwimolruk S, et al. Variable inhibitory effect of different brands of commercial herbal supplements on human cytochrome P-450 CYP3A4. Drug Metabol Drug Interact. 2009; 24: 17-35.
- Ward NC, et al. Supplementation with grape seed polyphenols results in increased urinary excretion of 3-hydroxyphenylpropionic Acid, an important metabolite of proanthocyanidins in humans. J Agric Food Chem. 2004; 52: 5545-9.
- Woodward CJ, et al. Clinically relevant interaction between warfarin and scuppernongs, a quercetin containing muscadine grape: continued questions surrounding flavonoid-induced warfarin interactions. BMJ Case Rep. 2014 Jun 25; 2014.
- Xiao Dong S, et al. Possible enhancement of the first-pass metabolism of phenacetin by ingestion of grape juice in Chinese subjects. Br J Clin Pharmacol. 1999; 48: 638-40.
- Yamakoshi J, et al. Oral intake of proanthocyanidin-rich extract from grape seeds improves chloasma. Phytother Res. 2004; 18: 895-9.
- Yance DR Jr, et al. Targeting angiogenesis with integrative cancer therapies. Integr Cancer Ther. 2006; 5: 9-29.

フラクトオリゴ糖 fructooligosaccharide

【名　称】

[和　名]　フラクトオリゴ糖

[英　名]　fructooligosaccharide

‖ 概　要

　フラクトオリゴ糖 fructooligosaccharide とは，果糖（フルクトース，フラクトース，fructose）とブドウ糖（グルコース glucose）から構成されるオリゴ糖の1種である（オリゴ糖は，2〜10個程度の単糖がグリコシド結合で連なった炭水化物）。フラクトオリゴ糖は，自然界では多くの植物性食品に存在する。

　フラクトオリゴ糖は，プレバイオティクス prebiotics としての機能性が注目されており，消化酵素の影響を受けず（難消化性）に大腸まで到達し，有用菌であるビフィズス菌を増加させ，悪玉菌を抑制するという特徴を持つ。また，フラクトオリゴ糖は，カルシウムの吸収を促進する（Tahiri）。さらに，イソフラボン類の吸収促進という作用も示唆されている（Tokunaga）。

　ヒト臨床研究において，フラクトオリゴ糖の機能性が示されている。

　ランダム化比較試験において，フラクトオリゴ糖による整腸作用（Bouhnik, Brunser, Ten Bruggencate），カルシウム吸収促進作用（Tahiri 2003），マグネシウム吸収促進作用（Tahiri 2001）が報告されている。また，クローン病患者における整腸作用を示したオープン試験も知られている（Lindsay）。一方，過敏性腸症候群の患者を対象にした試験では，有意な効果は認められなかった（Olesen）。

　閉経後の女性を対象にしたランダム化比較試験において，フラクトオリゴ糖は，銅の吸収を促進したが，亜鉛およびセレンの吸収には影響を与えなかった（Ducros）。

　臨床試験では，1日あたり2.5 g，5.0 g，7.5 g，10 gのフラクトオリゴ糖を投与（Bouhnik），20 gのフラクトオリゴ糖を2週間投与（Ten Bruggencate），15 gのフラクトオリゴ糖を3週間投与（Lindsay），10 gのフラクトオリゴ糖を5週間投与（Ducros, Tahiri）といった例がある。

　本邦では，フラクトオリゴ糖を関与成分とするトクホ（特定保健用食品）が認可されており，「腸内のビフィズス菌を適正に増やし，おなかの調子を良好に保

つとともに，カルシウムとマグネシウムの吸収を促進する食品です」といった表示例がある。

　一般に，許容性は高いと考えられる。適応となる病態に対して適切な品質の製品を使用する場合，現時点では特に問題は報告されていない。

　⇒『オリゴ糖』の項

♀ 用途・適応

整腸作用　ビフィズス菌の増加

📖 相互作用チェックリスト

［相互作用に注意する医薬品］⇒［臨床における対応］

　現時点では，医薬品との相互作用による有害事象は報告されていない。
　⇒併用は可能と考えられるが，念のため慎重に。

📄 参考文献

- Bouhnik Y, et al. The capacity of short-chain fructo-oligosaccharides to stimulate faecal bifidobacteria: a dose-response relationship study in healthy humans. Nutr J. 2006; 5: 8.
- Brunser O, et al. Effects of probiotic or prebiotic supplemented milk formulas on fecal microbiota composition of infants. Asia Pac J Clin Nutr. 2006; 15: 368-76.
- Delzenne NM. Oligosaccharides: state of the art. Proc Nutr Soc. 2003; 62: 177-82.
- Ducros V, et al. Influence of short-chain fructo-oligosaccharides (sc-FOS) on absorption of Cu, Zn, and Se in healthy postmenopausal women. J Am Coll Nutr. 2005; 24: 30-7.
- Fishbein L, et al. Fructooligosaccharides: a review. Vet Hum Toxicol. 1988; 30: 104-7.
- Gibson GR, et al. Dietary modulation of the human colonic microbiota: introducing the concept of prebiotics. J Nutr. 1995; 125: 1401-12.
- Hamilton-Miller JM. Probiotics and prebiotics in the elderly. Postgrad Med J. 2004; 80: 447-51.
- Lindsay JO, et al. Clinical, microbiological, and immunological effects of fructo-oligosaccharide in patients with Crohn's disease. Gut. 2006; 55: 348-55.
- Macfarlane S, et al. Review article: prebiotics in the gastrointestinal tract. Aliment Pharmacol Ther. 2006; 24: 701-14.
- Moro G, et al. A mixture of prebiotic oligosaccharides reduces the incidence of atopic dermatitis during the first six months of age. Arch Dis Child. 2006; 91: 814-9.
- Moro GE, et al. Effects of a new mixture of prebiotics on faecal flora and stools in term

infants. Acta Paediatr Suppl. 2003; 91: 77-9.

- Oku T, et al. Comparison of digestibility and breath hydrogen gas excretion of fructooligosaccharide, galactosyl-sucrose, and isomalto-oligosaccharide in healthy human subjects. Eur J Clin Nutr. 2003; 57: 1150-6.
- Olesen M, et al. Efficacy, safety, and tolerability of fructooligosaccharides in the treatment of irritable bowel syndrome. Am J Clin Nutr. 2000; 72: 1570-5.
- Saavedra JM, et al. Human studies with probiotics and prebiotics: clinical implications. Br J Nutr. 2002; 87: S241-6.
- Scholz-Ahrens KE, et al. Prebiotics, probiotics, and synbiotics affect mineral absorption, bone mineral content, and bone structure. J Nutr. 2007; 137: 838S-46S.
- Swennen K, et al. Non-digestible oligosaccharides with prebiotic properties. Crit Rev Food Sci Nutr. 2006; 46: 459-71.
- Tahiri M, et al. Effect of short-chain fructooligosaccharides on intestinal calcium absorption and calcium status in postmenopausal women: a stable-isotope study. Am J Clin Nutr. 2003; 77: 449-57.
- Tahiri M, et al. Five-week intake of short-chain fructo-oligosaccharides increases intestinal absorption and status of magnesium in postmenopausal women. J Bone Miner Res. 2001; 16: 2152-60.
- Ten Bruggencate SJ, et al. Dietary fructooligosaccharides affect intestinal barrier function in healthy men. J Nutr. 2006; 136: 70-4.
- Tokunaga T. Novel physiological function of fructooligosaccharides. Biofactors. 2004; 21: 89-94.

プラセンタ placenta

【名　称】

　[和　名]　プラセンタ，胎盤

　[英　名]　placenta

▌概　要

　プラセンタ（胎盤）には，各種のアミノ酸，ミネラル，核酸成分，サイトカイン類が存在する。薬理作用は，特定の単一成分によるものではなく，複数の成分のシナジーに基づくと考えられる。本邦では，ヒト胎盤は医薬品，ウシ・ヒツジ・ブタの胎盤は非医薬品として区分される。

　プラセンタには，各種のアミノ酸（アスパラギン酸，アラニン，アルギニン，イソロイシン，グリシン，グルタミン酸，シスチン，スレオニン，セリン，チロシン，バリン，フェニルアラニン，ヒスチジン，プロリン，リジン，メチオニン，ロイシン），ミネラル（ナトリウム，カリウム，カルシウム，マグネシウム，リン，鉄），核酸成分（アデニン，グアニン，シトシン，チミン，ウラシル），その他の生理活性物質（サイトカイン類）が含まれている。

　基礎研究では，ヒト胎盤に由来する抗酸化成分として，L-トリプトファン（Watanabe）やコラーゲンペプチド（Togashi）が見出されている。

　プラセンタの薬理作用は，単一の成分によるものではなく，複数の成分のシナジーに基づくと考えられている。

　ブタ由来プラセンタエキスを用いた基礎研究では，紫外線による皮膚障害抑制作用，チロシナーゼ阻害（メラニン生成抑制）作用，ACE（アンジオテンシンⅠ変換酵素）阻害作用（手計），抗アンドロゲン作用（手計）が認められている。

　ヒトプラセンタを用いた基礎研究では，肝細胞増殖（肝再生）促進作用，脂肪肝改善作用，肝障害抑制作用，組織呼吸促進作用，創傷治癒促進作用（Chakraborty），抗疲労作用，硝子体および球結膜下出血の吸収促進作用が示されている。

　ブタ由来プラセンタエキスを用いたヒト臨床試験では，肌質（保湿）機能改善作用，美肌（シミ抑制）作用が認められている。ヒトプラセンタ製剤（注射薬）を用いたヒト臨床試験では，①慢性肝炎および肝硬変における肝機能の改善（肝

逸脱酵素の低下），②更年期障害患者における症状の改善，③初産の褥婦における乳汁分泌不全の改善が報告されている。

本邦では，ヒト胎盤が医薬品成分として認められており，「慢性肝疾患における肝機能の改善」あるいは「更年期障害，乳汁分泌不全」を効能効果として処方される。また，ブタ由来のプラセンタでは「滋養強壮，虚弱体質，肉体疲労，病中病後，胃腸障害，栄養障害，発熱性消耗性疾患，産前産後などの場合の栄養補給」といった効能効果を表示する OTC 製剤（内服薬）がある。

適正使用における許容性は高い。健康食品素材であるブタ（豚）プラセンタエキスの安全性を検討した基礎研究が報告されており，毒性は認められなかった。

ただし，タンパク質・アミノ酸を含有する生物製剤であるため，体質によってはアレルギーや過敏症などの発現が想定される。なお，医薬品では稀に，発疹・発熱・掻痒感・悪心・悪寒といった過敏症を生じうるとされる。

● 用途・適応

肌質改善作用　美肌作用　肝機能改善作用　滋養強壮作用

相互作用チェックリスト

［相互作用に注意する医薬品］⇒［臨床における対応］

現時点では，医薬品との相互作用による有害事象は報告されていない。
⇒併用は可能と考えられるが，念のため慎重に。

参考文献

・ビタエックス薬品工業株式会社．ユース P 錠剤添付文書．
・Chakraborty PD, et al. Isolation of fibronectin type III like peptide from human placental extract used as wound healer. J Chromatogr B Analyt Technol Biomed Life Sci. 2005; 818: 67-73.
・株式会社日本生物製剤．ラエンネック添付文書　2012 年 8 月（第 9 版）．
・メルスモン製薬株式会社．メルスモン添付文書　2012 年 9 月改訂（第 7 版）．
・手計雅彦，他．ブタプラセンタエキスのアンジオテンシン I 変換酵素（ACE）阻害活性．日本補完代替医療学会誌．2009；6：35-38.
・手計雅彦，他．ブタプラセンタエキスの前立腺癌細胞増殖抑制と前立腺肥大抑制効果．

日本補完代替医療学会誌. 2008；5：219-224.

- Togashi S, et al. Antioxidative collagen-derived peptides in human-placenta extract. Placenta. 2002; 23: 497-502.
- Watanabe S, et al. L-tryptophan as an antioxidant in human placenta extract. J Nutr Sci Vitaminol (Tokyo). 2002; 48: 36-9.

ブラック・コホシュ *Cimicifuga racemosa*

【名　称】

[和　名]　ブラック・コホシュ

[英　名]　black cohosh

[別　名]　*Actaea racemosa*

[学　名]　*Cimicifuga racemosa*

‖概　要

　ブラック・コホシュとは，北米原産キンポウゲ科の植物であり，先住民の間で薬用に用いられてきた。今日では，更年期障害等に対して，欧米においてよく利用されるハーブサプリメントである。

　ブラック・コホシュの薬用部分は根であり，さまざまなトリテルペン配糖体が見出されてきた。具体的には，actein，cimicifugoside，cimigoside，27-deoxy-actein，deoxyacetylacteol，racemoside，cimiracemoside 等が知られている。また，初期の研究では，イソフラボン類である formononetin が存在するという報告もみられる。ただし，近年の研究報告では，ブラック・コホシュにおけるイソフラボン類の存在は否定的である。同様に，初期の基礎研究では，ブラック・コホシュ抽出物によるエストロゲン様活性が示唆されているが，近年の研究では否定的である。これは，*in vitro* アッセイ系に問題があったためと考えられている。

　10 報の臨床試験において，合計 1,371 名の被験者が対象となり，ブラック・コホシュの作用が検証された。その結果，9 報の試験において更年期障害の症状に対する効果が報告されている（Blumenthal）。例えば，更年期あるいは閉経後の女性 149 名を対象に，12〜24 週間，39 mg あるいは 127.3 mg のブラック・コホシュを投与した臨床試験では，更年期障害症状の改善が報告された。このとき，腟組織におけるエストロゲン様作用も認められたという。また，乳がん治療後の患者 85 名を対象に 2 カ月間，ブラック・コホシュを投与した結果，発汗過多が改善したという臨床試験がある。次に，子宮摘出術後の 60 名を対象に 6 カ月間投与した臨床試験では，エストロゲン治療と同等の効果を認めたという。さらに，更年期障害患者 152 名を対象に，ブラック・コホシュを投与し，症状の改善を認めたとする報告もある。この他，乳がん治療後の患者 136 名を対象に，タモ

キシフェン（乳がん治療薬）にブラック・コホシュを併用し，ほてりに対する効果が検証された。一日あたり 40 mg のブラック・コホシュを一年間併用することで，ほてりの改善が認められたという。また，併用によって，特に問題となる副作用は報告されていない。

伝統医療で利用されてきた成分であり，適応となる病態に対して適切な品質の製品を用法・用量を守って使用する場合，許容性は高いと考えられる。有害事象として，軽度の胃腸障害が生じうる。症例報告では筋肉障害の報告がある。妊娠中及び授乳中の利用については，安全性が確立されていないため，念のために避ける。

海外において，ブラック・コホシュ摂取時の肝障害の報告が散見される（Lontos, Whiting）。オーストラリア等は，ブラック・コホシュと肝障害発生に対する注意情報を提供している。ただし，それらの報告では，該当する市販サプリメント製品の解析を行っておらず，ブラック・コホシュの含有の有無および製品との因果関係は不明である。これまでに報告された米国での第 1 相および第 2 相臨床試験では，肝機能障害等は認められていない。

これまでのところ，オーストラリアおよび英国において，ブラック・コホシュ製品摂取との関連が疑われる肝障害症例が報告されている。これらを受け，欧州医薬品審査庁（EMEA：European Medicines Evaluation Agency）や英国医薬品医療製品規制庁（MHRA：Medicines and Healthcare products Regulatory Agency）では，ブラック・コホシュ利用に関する勧告や警告の追加，注意喚起等を行った。

一方，ブラック・コホシュの市販製品を解析した研究によると，ブラック・コホシュではなく，類似した別のハーブを含有する製品が見出されたという。

したがって，現時点での対応として，ブラック・コホシュを利用する際には，適切な品質の製品を，用法用量を守って摂取するようにし，必要に応じて肝機能等の経過観察を行うことが望ましい。

● 用途・適応

更年期障害に伴う症状や病態の改善

📖 相互作用チェックリスト

［相互作用に注意する医薬品］⇒［臨床における対応］

　現時点では，医薬品との相互作用による有害事象は報告されていない。ただし，ブラック・コホシュの有する働きからの推測により，理論的な相互作用の可能性が考えられている。なお，これまでの報告では，ブラック・コホシュと肝障害発生との因果関係は明確ではない。しかし，肝毒性のある医薬品との併用時には，モニタリングを行う等，念のために注意する。

▶チトクローム P450

　CYP2D6，2C9，1A2 および 3A4 に関連する薬剤。（CYP と医療用医薬品との関連については巻末の別表参照）

　⇒併用は慎重に。医師の監視下に関連指標をモニターすること。

▶抗がん薬（cisplatin, docetaxel, doxorubicin）

　⇒併用は可能と考えられるが，念のため慎重に。研究データの臨床的意義は不明。

▶女性ホルモン製剤・ホルモン補充療法

　⇒併用は慎重に。医師の監視下に関連指標をモニターすること。

📝 解説：相互作用のメカニズム

■チトクローム P450

　ブラック・コホシュは，チトクローム P450 の分子種のうち，CYP2D6 および 3A4 への影響が示唆されている。

　Gurley らは，各種の薬用植物による P450 への影響を検討した。試験では，ゴールデンシール goldenseal（*Hydrastis canadensis*），ブラック・コホシュ（*Cimicifuga racemosa*），カバカバ kava kava（*Piper methysticum*），バレリアン valerian（*Valeriana officinalis*）の抽出物による CYP1A2，2D6，2E1，3A4/5 への作用が測定された。健康な被験者 12 名が対象となり，いずれかの薬用植物が 28 日間投与された。各被験者において，ハーブ投与に関して 30 日間の washout 期間が設定された。指標薬剤として，midazolam，caffeine，chlorzoxazone，debrisoquin が用いられ，ハーブ投与前後での薬物動態が測定された。その結果，ゴールデンシールは，CYP2D6 および CYP3A4/5 活性を有意に低下（約 40%）させた。カバカバは，CYP2E1 活性のみに対して有意な低下（約

40％）を示した。ブラック・コホシュは，CYP2D6 活性を有意に低下させたが，低下幅は約7％であり，臨床的に意義があるとは考えにくい。バレリアンは，いずれの CYP に対しても有意な変化は示されなかった（Gurley 2005）。

　一方，ブラック・コホシュによる CYP3A4 活性阻害作用の報告もある。Tsukamoto らによる *in vitro* 研究では，nifedipine を指標としてヒト CYP3A4 活性に対するブラック・コホシュ抽出物の影響が検討された結果，5 mg/mL の濃度において CYP3A4 活性が 44％阻害されたという（Tsukamoto）。

　この Tsukamoto らの *in vitro* 研究に対して，Gurley らによる *in vivo* 研究では，ブラック・コホシュによる CYP3A に対する有意な影響は臨床的に否定的とされている。Gurley らは，健康なボランティアを対象にした臨床試験において，マリアアザミ milk thistle（900 mg）あるいはブラック・コホシュ（80 mg）を 14 日間投与した。さらに，被験者は，CYP3A の誘導および阻害に関する対照薬として，rifampin（600 mg）と clarithromycin（1,000 mg）を 7 日間投与された。指標薬として midazolam が用いられ，マリアアザミ，ブラック・コホシュ，rifampin，clarithromycin の各ハーブ/医薬品の投与前後において，midazolam の薬物動態が測定された。その結果，rifampin や clarithromycin 投与時とは異なり，マリアアザミあるいはブラック・コホシュの投与では，CYP3A 活性に対する影響は認められなかったという（Gurley, 2006）。この臨床試験結果からは，ブラック・コホシュは CYP3A 活性に影響を与えないと考えられる。

　その他，基礎研究では下記の報告が知られている。

　マウスを用いた *in vivo* 試験および，ヒトとマウスの肝ミクロソームを用いた *in vitro* 試験では，バレリアン，サラシア，ブラック・コホシュの各ハーブの CYP への影響が検証された結果，バレリアン抽出物では，CYP1A1，CYP1A2，CYP2C9，CYP3A4 のいずれの分子種への影響も認められなかったという（Yokotani）。

　また，ヒト肝ミクロソームを用いた *in vitro* 系において，ブラック・コホシュ含有製品 7 種類を調べた結果，いずれも CYP3A4 阻害作用は認められなかったという（Wanwimolruk）。

　一方，HepG2 細胞を用いた *in vitro* 系において，ブラック・コホシュのエタノール抽出物およびイソプロパノール抽出物によって，CYP1A2，CYP2C9，CYP2D6，CYP3A4 活性阻害作用が示されている（Huang）。

　さらに，ヒト肝ミクロソームを用いた *in vitro* 系において，ブラック・コホシュのエタノール抽出物による CYP2D6 と CYP3A4 の活性阻害作用が見出され

たという（Li）。

ヒト肝細胞を用いた *in vitro* 研究において，ブラック・コホシュによるタモキシフェンとイリノテカンの代謝阻害作用が認められた（Gorman）。

■抗がん薬（cisplatin, docetaxel, doxorubicin）

Rockwell らは，マウス乳がん細胞を用いた実験において，ブラック・コホシュ抽出物による4種類の抗がん薬への影響を検証した。その結果，ブラック・コホシュは，ドキソルビシン doxorubicin およびドセタキセル docetaxel の細胞毒性を亢進させ，cisplatin の細胞毒性を減少させた。一方，4-HC（4-hydroperoxycyclophosphamide, cyclophosphamide アナログ）には影響を与えなかったという（Rockwell）。この実験の臨床的意義は不明であるが，ブラック・コホシュによる抗がん薬への影響が否定できない。併用には念のために注意する。

また，ヒト肝細胞を用いた *in vitro* 研究において，ブラック・コホシュによるタモキシフェンとイリノテカンの代謝阻害作用が認められた（Gorman）。

■女性ホルモン製剤・ホルモン補充療法

ブラック・コホシュ抽出物による更年期関連症状改善作用が示唆されている（Rostock）。一方，偽薬群と有意差は認めないという報告もある（Jacobson）。ホルモン様作用が推定されるため，念のため，併用には注意する。

📖 参考文献

・Blumenthal M. The ABC Clinical Guide to Herbs. NY, Thieme 2003.
・Cohen SM, et al. Autoimmune hepatitis associated with the use of black cohosh: a case study. Menopause 2004; 11: 575-7.
・Gorman GS, et al. Effects of herbal supplements on the bioactivation of chemotherapeutic agents. J Pharm Pharmacol. 2013; 65: 1014-25.
・Gurley BJ, et al. In vivo effects of goldenseal, kava kava, black cohosh, and valerian on human cytochrome P450 1A2, 2D6, 2E1, and 3A4/5 phenotypes. Clin Pharmacol Ther 2005; 77: 415-26.
・Gurley B, et al. Assessing the clinical significance of botanical supplementation on human cytochrome P450 3A activity: comparison of a milk thistle and black cohosh product to rifampin and clarithromycin. J Clin Pharmacol 2006; 46: 201-13.
・Huang Y, et al. Fukinolic acid derivatives and triterpene glycosides from black cohosh inhibit CYP isozymes, but are not cytotoxic to Hep-G2 cells in vitro. Curr Drug Saf. 2010; 5: 118-24.
・Jacobson JS, et al. Randomized trial of black cohosh for the treatment of hot flashes

among women with a history of breast cancer. J Clin Oncol. 2001; 19: 2739-45.

- Li J, et al. In vitro metabolic interactions between black cohosh (Cimicifuga racemosa) and tamoxifen via inhibition of cytochromes P450 2D6 and 3A4. Xenobiotica. 2011 Aug 9.
- Lontos S, et al. Acute liver failure associated with the use of herbal preparations containing black cohosh. Med J Aust. 2003; 179: 390-1.
- Rockwell S, et al. Alteration of the effects of cancer therapy agents on breast cancer cells by the herbal medicine black cohosh. Breast Cancer Res Treat 2005; 90: 233-9.
- Rostock M, et al. Black cohosh (Cimicifuga racemosa) in tamoxifen-treated breast cancer patients with climacteric complaints – a prospective observational study. Gynecol Endocrinol. 2011; 27: 844-8.
- Tsukamoto S, et al. Isolation of CYP3A4 Inhibitors from the Black Cohosh (Cimicifuga racemosa). Evid Based Complement Alternat Med 2005; 2: 223-226.
- Vitetta L, et al. Black cohosh and other herbal remedies associated with acute hepatitis. Med J Aust. 2003; 178: 411-2.
- Wanwimolruk S, et al. Variable inhibitory effect of different brands of commercial herbal supplements on human cytochrome P-450 CYP3A4. Drug Metabol Drug Interact. 2009; 24: 17-35.
- Whiting PW, et al. Black cohosh and other herbal remedies associated with acute hepatitis. Med J Aust 2002; 177: 440-3.
- Wuttke W, et al. Effects of black cohosh (Cimicifuga racemosa) on bone turnover, vaginal mucosa, and various blood parameters in postmenopausal women: a double-blind, placebo-controlled, and conjugated estrogens-controlled study. Menopause 2006; 13: 185-96.
- Yokotani K, et al. Effect of three herbal extracts on cytochrome P450 and possibility of interaction with drugs. Shokuhin Eiseigaku Zasshi. 2013; 54: 56-64.

プルーン prune

【名　称】

[和　名] 植物名：セイヨウスモモ（西洋すもも），乾燥果実名：プルーン

[英　名] prune（乾燥果実名：プルーン），plum（植物名：プラム）

[学　名] *Prunus domestica*（セイヨウスモモ）

∥概　要

　プルーンは，セイヨウスモモ（学名 *Prunus domestica*）の果実（乾燥果実）であり，果汁飲料やドライフルーツなどとして食用に利用されている。欧米では，プルーンは適度な緩下作用を有する食材として広く認知されている。

　植物名はセイヨウスモモ（学名 *Prunus domestica*），プルーン（prune）はセイヨウスモモの果実（乾燥果実）名である。

　プルーンは，食物繊維，果糖，ソルビトール，ポリフェノール類などを含む（Dikeman, Stacewicz-Sapuntzakis）。

　プルーン（乾燥果実）には，100 g あたり約 7.2 g の食物繊維が存在する（五訂食品成分表）。ただし，果汁飲料（プルーンジュース）製品では，一般に不溶性食物繊維が除かれている（Stacewicz-Sapuntzakis）。

　プルーンの緩下作用は，ソルビトールによるとされる。ソルビトール含有量は，乾燥果実では 14.7 g/100 g，果汁では 6.1 g/100 g である（Stacewicz-Sapuntzakis）。

　ポリフェノール類の含有量は，100 g あたり 184 mg と比較的豊富である。クロロゲン酸（chlorogenic acid）や neochlorogenic acid などが含まれており，抗酸化作用を有する（Nakatani, Piga）。クリプトクロロゲン酸（cryptochlorogenic acid）も見出されている（Fang）。

　プルーンは，食物繊維，果糖，ソルビトールが豊富であるため，食後血糖値の上昇を緩徐にすると考えられる。その他，カリウム含有量は乾燥果実可食部 100 g あたり 480 mg と豊富である。

　基礎研究では，プルーン由来ポリフェノール類によるヒト LDL 酸化抑制作用が示されている（Stacewicz-Sapuntzakis）。ラットを用いた実験では，プルーン由来食物繊維による高コレステロール血症改善作用が示唆された（Tinker 1994）。

その他，ヒト大腸がん細胞アポトーシス誘導作用（Fujii），抗酸化作用（Kayano 2002, Kayano 2004）が報告されている。

　予備的な臨床研究において，高コレステロール血症の改善および緩下作用が示されている。

　軽症高コレステロール血症（5.2～7.5 mmol/L）患者41名を対象に，食物繊維の供給源としてのプルーンの機能性を検証した臨床試験が報告されている。8週間のクロスオーバー試験として行われ，プルーン投与期間には毎日12個のプルーン（100 gに相当；食物繊維6 g含有）が摂取され，血中コレステロールおよび便通，胆汁酸濃度が測定された。その結果，プルーン投与後には，対照（グレープジュース摂取）期間後と比べて血中LDLコレステロールが有意に低下した（3.9 mmol/L vs. 4.1 mmol/L）。また，対照期間に比べて，プルーン投与では，便中の胆汁酸（リトコール酸）濃度は有意に低下した。プルーン投与期間は，対照期間に比べて排便量が20％多かった（Tinker, 1991）。豊富な食経験を有する食用の成分であり，適正使用における許容性は高い。現時点では，医薬品との相互作用による有害事象は報告されていない。

用途・適応

緩下作用　抗酸化作用　コレステロール低下作用

相互作用チェックリスト

［相互作用に注意する医薬品］⇒［臨床における対応］

　現時点では，医薬品との相互作用による有害事象は報告されていない。
　⇒併用は可能と考えられるが，念のため慎重に。

参考文献

・Dikeman CL, et al. Carbohydrate composition of selected plum/prune preparations. J Agric Food Chem. 2004; 52: 853-9.
・Fang N, et al. LC/MS/MS characterization of phenolic constituents in dried plums. J Agric Food Chem. 2002; 50: 3579-85.
・Fujii T, et al. Prune extract (Prunus domestica L.) suppresses the proliferation and induces the apoptosis of human colon carcinoma Caco-2. J Nutr Sci Vitaminol (Tokyo).

2006; 52: 389-91.

- Kayano S, et al. Antioxidant properties of prunes (Prunus domestica L.) and their constituents. Biofactors. 2004; 21: 309-13.
- Kayano S, et al. A new bipyrrole and some phenolic constituents in prunes (Prunus domestica L.) and their oxygen radical absorbance capacity (ORAC). Biosci Biotechnol Biochem. 2004; 68: 942-4.
- Kayano S, et al. Antioxidant activity of prune (Prunus domestica L.) constituents and a new synergist. J Agric Food Chem. 2002; 50: 3708-12.
- Nakatani N, et al. Identification, quantitative determination, and antioxidative activities of chlorogenic acid isomers in prune (Prunus domestica L.). J Agric Food Chem. 2000; 48: 5512-6.
- Piga A, et al. From plums to prunes: influence of drying parameters on polyphenols and antioxidant activity. J Agric Food Chem. 2003; 51: 3675-81.
- Stacewicz-Sapuntzakis M, et al. Chemical composition and potential health effects of prunes: a functional food? Crit Rev Food Sci Nutr. 2001; 41: 251-86.
- Tinker LF, et al. Consumption of prunes as a source of dietary fiber in men with mild hypercholesterolemia. Am J Clin Nutr. 1991; 53: 1259-65.
- Tinker LF, et al. Prune fiber or pectin compared with cellulose lowers plasma and liver lipids in rats with diet-induced hyperlipidemia. J Nutr. 1994; 124: 31-40.

プロポリス propolis

【名　称】

　[和　名]　プロポリス

　[英　名]　bee propolis, propolis

▎概　要

　プロポリスとは，蜜蜂がユーカリやポプラなどの樹木から集めた植物成分に，蜜蜂の分泌物が合わさって作られた物質である。プロポリスは強い殺菌作用および抗酸化作用をもっており，蜜蜂はプロポリスを巣の構築物として用いることで，腐敗や微生物の害から巣の内部を守っている。ギリシャ語でプロポリスの「プロ」は「守る（防御)」，ポリスは「都市（巣のこと)」を意味する。

　有効成分はフラボノイド系ファイトケミカルであり，ケルセチン quercetin，ピノセンブリン pinocembrin，ピノバンクシン pinobanksin，ガランギン galangin，ケンフェロール kaempferol，クリシン chrysin，ナリンゲニン naringenin 等が存在する。また，テルペン類も見出されている。基礎研究では，これらの成分が，抗菌作用や抗ウイルス作用，抗酸化作用，抗炎症作用といった多彩な効果を示すことが報告されてきた（Amoros, Mirzoeva, Orsolic, Park, Vynograd)。これらの作用に関して，プロポリスに存在する各フラボノイドの複合体としてのシナジー効果が示されている（Amoros, Orsolic)。

　プロポリスは，東欧やブラジルの民間療法において切傷や感染症に対して用いられてきた。プロポリスは「天然の抗生物質」と呼ばれることもあるように，抗菌作用や抗ウイルス作用，抗真菌作用が知られている。プロポリスの効果に関しては，本邦でも数多くの基礎研究が行われており，抗腫瘍作用，肝臓保護作用，胃粘膜保護作用，放射線防御作用，抗菌・抗ウイルス作用が報告されてきた。ただし，有効性や安全性を検証するための基礎研究や臨床試験はまだ十分ではなく，今後の研究成果が期待される。

　プロポリスは，原産地によって植物に由来する成分が異なる。これは，蜜蜂が集めてくる樹脂が，地域によって異なる植生を反映するためである。一般に，本邦や中国，オーストラリア，欧州，南米で採取されたプロポリスが製品化されている。プロポリスの形状は，カプセルや錠剤，ゲル状の製品，チンキ等がある。

プロポリスでは，アルコールあるいは水による抽出方法が一般的である。プロポリス製品の成分に差があるため，例えば，あるプロポリス製品が体に合わない場合，他の抽出方法による製品であれば大丈夫だった，というケースもある。

臨床研究では 500 mg/日の経口投与，50 mg/mL のプロポリスを 10.0 mL あるいは 15.0 mL（分 2）の経口投与などがある。ただし，経口投与による用法・用量は必ずしも確立されていない。なお，外用として 3～5％プロポリス含有液の外用例や，プロポリス含有歯磨き粉としての利用例がある。

世界各地の民間医療で利用されてきた成分であり，許容性は高いと考えられる。適応となる病態に対して適切な品質の製品を用法・用量を守って使用する場合，現時点では特に重篤な問題は報告されていない。ただし，プロポリスの成分に対して，発疹等の皮膚症状や胃腸障害といったアレルギー症状や過敏症が現れることがある。これらの症状がみられたら使用を見合わせる。また，過剰症は知られていない。

なお，有害事象に関連して，ブラジル産プロポリスを 15 mL/日（分 3）の用量にて 2 週間摂取した 59 歳男性が急性腎不全を生じたという症例報告がある。この例では，プロポリス製品の中止により改善を認めた。この製品に関する有害汚染物資等の検索は行われていない。同じ製品を摂取した患者の家族では，特に有害事象は認められていないという（Li）。

● 用途・適応

抗菌・抗ウイルス・抗真菌作用　抗酸化作用　抗炎症作用　肝臓保護作用

📖 相互作用チェックリスト

［相互作用に注意する医薬品］⇒［臨床における対応］

現時点では，医薬品との相互作用による有害事象は報告されていない。ただし，プロポリスは，抗菌作用・抗ウイルス作用等を有するため，類似した効果を示す医薬品と併用した場合，理論的な相互作用の可能性が考えられる。

▶チトクローム P450

チトクローム P450 の分子種のうち，CYP1A2，2B1，3A4，2E1 に関連する薬剤。（CYP と医療用医薬品との関連については巻末の別表参照）

⇒併用は可能と考えられるが，念のため慎重に。研究データの臨床的意義は不

明。

▶抗生剤

⇒併用は可能と考えられるが，念のため慎重に。

解説：相互作用のメカニズム

■チトクローム P450

　基礎研究において，プロポリスは，チトクローム P450 の分子種のうち，CY-P1A2，2B1，3A4，2E1 への影響が示唆されている。ただし，ヒトにおけるデータは知られておらず，臨床的意義は不明である。医薬品との相互作用による有害事象は報告されていない。

　Seo らは，プロポリスの肝臓保護作用を検証した実験を報告している。それによると，まず，ラット肝細胞を用いた実験系では，プロポリス前処置によってアセトアミノフェンによる肝毒性が有意に抑制されたという。また，マウスにプロポリスを投与した実験でも，同様に，アセトアミノフェンによる肝細胞壊死の重症度や死亡率が，プロポリスの濃度依存的に減少した。次に，ラットおよびマウスを対象に，7 日間のプロポリス投与を行い，肝臓における P450s（cytochrome P450 monooxygenases），UDP-glucuronyltransferase，PST（phenolsulphotrans-ferase），GST（glutathione S-transferase）の各酵素の活性が検証された。そして，ラットでは，プロポリスを 50 mg あるいは 100 mg/kg の用量にて経口投与した結果，CYP2E1 活性が低下，GST と PST の活性は有意に上昇した。一方，マウスでは，プロポリスを 10 mg あるいは 25 mg/kg の用量にて経口投与した結果，CYP1A2，2B1，3A4，2E1 の活性が顕著に阻害され，PST 活性は有意に上昇したという（Seo）。ただし，この研究では，動物種の違いにより異なったデータが示されており，プロポリスの P450 に対する影響に関して，臨床的意義は明確ではない。

■抗生剤

　プロポリスは抗菌作用・抗ウイルス作用・抗真菌作用を有する。従来型治療で用いられる抗生剤とプロポリスとの併用により，シナジー効果が発揮されるという基礎研究が報告されてきた。このシナジー効果では positive interaction が示唆され，プロポリスと抗生剤との相互作用による副作用の発生は考えにくい。ただし，臨床試験による検討は報告されておらず，併用には念のために注意する。

Krol らは，*Staphylococcus aureus* を用いた実験において，8種類の抗生剤とプロポリスのエタノール抽出物（EEP）とのシナジー効果を検証した。抗生剤では，ペニシリン G penicillin G，ドキシサイクリン doxycycline，ストレプトマイシン streptomycin，クロキサシリン cloxacillin，クロラムフェニコール chloramphenicol，セフラジン cefradine，アンピシリン ampicillin，ポリミキシン B polymyxin B が用いられた。実験では，まず，各抗生剤について EEP 非存在下での MIC（最小発育阻止濃度 minimal inhibitory concentration）が測定され，次に EEP 存在下での影響が検討された。その結果，EEP は，ストレプトマイシンとクロキサシリンの抗菌作用に対して顕著なシナジー効果を示した。また，アンピシリン以外の他の抗生剤については中等度のシナジー効果であったという（Krol）。

Scheller らは，tuberculosis mycobacteria に対するプロポリスのエタノール抽出物（EEP）と抗結核薬とのシナジー効果を検証した研究を報告した。実験では，17種類の mycobacteria が，ストレプトマイシン，リファマイシン，イソニアジド，エタンブトールの存在下，あるいは非存在下において，EEP に 30 日間曝露された。その結果，17 菌株のうち 8 株が 2 種類以上の標準抗菌剤に耐性を示し，多剤耐性株と考えられた。残りの菌株は，感受性を示したか，もしくは 1 剤のみに耐性を示した。シナジー効果については，*Staphylococcus aureus* に対する EEP とエタンブトールの併用時に認められたという（Scheller）。

Stepanovic らは，39 種類の病原微生物（うち 14 種類は耐性菌）を用いた実験において，プロポリスと抗菌剤のシナジー効果を報告した。実験ではセルビア産プロポリスのエタノール抽出物（EEP）13 種類が利用された。その結果，抗生剤あるいは抗真菌剤と EEP との併用によって，抗菌作用・抗真菌作用の増強というシナジー効果が認められたという（Stepanovic）。

Fernandes らは，*Staphylococcus aureus* に対するプロポリスの抗菌作用を検証した実験において，抗生剤とプロポリスのシナジー効果を報告した。実験では，*S. aureus* の 25 菌株に対して，プロポリスのエタノール抽出物および各種抗生剤の感受性が *in vitro* 系にて測定された。その結果，複数の抗生剤，特に細菌のタンパク質合成阻害を作用機序とする抗生剤とプロポリスとの併用によるシナジー効果が認められたという（Fernandes）。

📄 参考文献

- Amoros M, et al. Synergistic effect of flavones and flavonols against herpes simplex virus type 1 in cell culture. Comparison with the antiviral activity of propolis. J Nat Prod 1992; 55: 1732-40.
- Fernandes Junior A, et al. Propolis: anti-Staphylococcus aureus activity and synergism with antimicrobial drugs. Mem Inst Oswaldo Cruz 2005; 100: 563-6.
- Krol W, et al. Synergistic effect of ethanolic extract of propolis and antibiotics on the growth of staphylococcus aureus. Arzneimittelforschung 1993; 43: 607-9.
- Li YJ, et al. Acute renal failure induced by a Brazilian variety of propolis. Am J Kidney Dis 2005; 46: e125-9.
- Mirzoeva OK, Calder PC. The effect of propolis and its components on eicosanoid production during the inflammatory response. Prostaglandins Leukot Essent Fatty Acids 1996; 55: 441-9.
- Orsolic N, et al. Synergistic antitumor effect of polyphenolic components of water soluble derivative of propolis against Ehrlich ascites tumour. Biol Pharm Bull 2005 ; 28: 694-700.
- Park YK, et al. Antimicrobial activity of propolis on oral microorganisms. Curr Microbiol 1998; 36: 24-8.
- Scheller S, et al. Synergism between ethanolic extract of propolis (EEP) and anti-tuberculosis drugs on growth of mycobacteria. Z Naturforsch[C]1999; 54: 549-53.
- Seo KW, et al. The protective effects of Propolis on hepatic injury and its mechanism. Phytother Res 2003; 17: 250-3.
- Stepanovic S, et al. In vitro antimicrobial activity of propolis and synergism between propolis and antimicrobial drugs. Microbiol Res 2003; 158: 353-7.
- Vynograd N, et al. A comparative multi-centre study of the efficacy of propolis, acyclovir and placebo in the treatment of genital herpes (HSV). Phytomedicine 2000; 7: 1-6.

分岐鎖アミノ酸 branched chain amino acid

【名　称】

[和　名]　分岐鎖アミノ酸

[別　名]　バリン，ロイシン，イソロイシン

[英　名]　BCAA，branched chain amino acid

▌概　要

　分岐鎖アミノ酸は，バリン，ロイシン，イソロイシンの3種類の必須アミノ酸の総称である。筋タンパク質同化作用など，その機能性が示されており，サプリメントの成分として広く利用されている。

　筋肉組織は，重量の75%が水で，20%以上がタンパク質から構成される。筋肉の主なタンパク質はアクチンとミオシンであり，これらのタンパク質の維持における重要な構成アミノ酸が分岐鎖アミノ酸（BCAA）である。BCAAと総称される3種類のアミノ酸（バリン，ロイシン，イソロイシン）は，個別には溶解性などの性質や機能に違いが認められる。例えば，二次構造における相違点として，ロイシンはβシートよりもαヘリックスであることが多いが，バリンやイソロイシンは逆である（これがロイシンジッパー構造をもたらす）(Brosnan)。

　BCAAは，安静時のヒト筋肉組織において，タンパク質合成速度の亢進およびタンパク質崩壊速度の抑制により，タンパク質同化作用を示す。また，持久運動からの回復期においても，BCAAは，ヒト筋肉組織においてタンパク質同化作用を示す。これらの働きは，タンパク質合成調節において，情報伝達機構に関与する各種の分子への作用を介して発現する (Blomstrand)。

　BCAAサプリメントの機能性は，筋肉組織におけるタンパク質同化作用に関連する (Shimomura 2004, 2006)。BCAAの摂取によって，筋タンパク質の異化状態が改善される。運動前のBCAA摂取は，運動後に生じる遅発性筋肉痛および筋疲労を有意に減少させる。

　近年，BCAAの機能性を検証した研究において，糖代謝や脂質代謝における調節作用が示唆されている。例えば，イソロイシン投与による骨格筋での糖取り込み促進・肝臓での糖新生抑制を介した血糖降下作用，BCAA投与による血清TG値およびFFA値の減少などの報告がある。今後，BCAAの代謝調節因子と

しての臨床的意義の解明が期待される。

特定の疾患や病態に対して，BCAA の効果が報告されている。

まず，肝不全の患者では，BCAA の血中濃度が低く，芳香族アミノ酸である
チロシン，フェニルアラニン，トリプトファンが高い。そこで，BCAA が肝不
全に伴う肝性脳症の発症予防や改善に利用される。例えば，本邦では分岐鎖アミ
ノ酸製剤として「リーバクト顆粒」（1 包 4.15 g 中に L-イソロイシン 952 mg，
L-ロイシン 1,904 mg，L-バリン 1,144 mg を含有。通常，1 回 1 包を 1 日 3 回食
後経口投与）が「食事摂取量が十分にもかかわらず低アルブミン血症を呈する非
代償性肝硬変患者の低アルブミン血症の改善」に対して承認されている。

その他，予備的な臨床研究において，BCAA 投与による遅発性ジスキネジー
（運動障害）症状改善作用，躁病の症状軽減作用，脊髄小脳変性症の症状改善作
用が報告されてきた。例えば，躁病患者 25 名を対象に，1 日あたり 60 グラムの
BCAA を 7 日間投与した偽薬対照ランダム化比較試験では，症状の改善が示さ
れている。このとき，悪心・嘔気，疲労感が報告された以外，特に問題となる有
害事象は認められず，許容性は高いと考えられた（Scarna）。

BCAA は必須アミノ酸であるが，健常者における平均的な食事では不足する
ことは考えにくい。BCAA 含有サプリメントが利用される理由は，タンパク質
由来の必須アミノ酸としての不足を予防するためではなく，BCAA として摂取
することによって筋タンパク質同化作用という機能性を得るためである。

BCAA の機能性を示したヒト臨床研究における投与量は，1 日あたり 2〜6 グ
ラム程度が多い。例えば，各アミノ酸を Ile：Leu：Val＝1：2.3：1.2 の割合で合
計 5.5 グラム含む BCAA を投与した臨床研究がある。

通常の食材に含まれるアミノ酸であり，適応となる病態に対して適切な品質の
製品を用法・用量を守って使用する場合，安全性は高いと考えられる。高用量で
の投与例として，1 日あたり 60 グラムの BCAA を 7 日間投与したランダム化比
較試験では，特に問題となる有害事象は認められず，許容性は高いと考えられた
（Scarna）。

ただし，肝疾患や神経変性疾患，各種の代謝異常症といった基礎疾患を有する
患者に対する投与では，副作用や有害事象が示唆されている。BCAA を投与す
る際には，臨床指標の経過観察を慎重に行う。

♥ 用途・適応

筋タンパク質同化作用　遅発性筋肉痛抑制作用　筋疲労減少作用　糖代謝改善作用　脂質代謝改善作用　肝性脳症予防・改善作用　遅発性ジスキネジー症状改善作用　躁病の症状軽減作用　脊髄小脳変性症の症状改善作用

📖 相互作用チェックリスト

[相互作用に注意する医薬品] ⇒ [臨床における対応]

　BCAA は，一部の医薬品との相互作用が示唆されている。併用時には，医薬品の最新の添付文書を確認すること。

▶レボドパ Levodopa
　⇒併用は慎重に。医師の監視下に関連指標をモニターすること。

▶糖尿病治療薬
　⇒併用は慎重に。医師の監視下に関連指標をモニターすること。

▶筋萎縮性側索硬化症（ALS）
　⇒併用は避ける。

💡 解説：相互作用のメカニズム

■レボドパ Levodopa

　BCAA（L-ロイシン）の投与によって，ヒト小腸でのレボドパの吸収が阻害されたという（Lennernäs）。

■糖尿病治療薬

　BCAA（L-ロイシン等）の投与によって，インスリン分泌促進を介した糖代謝への影響が知られている（Anthony, Kimball）。理論的には，糖尿病治療薬と相加的な作用が想定されるため，併用時には，関連指標のモニタリングを行う。

■筋萎縮性側索硬化症（ALS）

　ALS 患者への BCAA（1 日あたり L-ロイシン 12 g，L-イソロイシン 6 g，L-バリン 6 g）投与を行ったランダム化比較試験は，BCAA 投与群での死亡率上昇のため中止となった（Italian ALS Study Group）。

　ALS 患者への BCAA（1 日あたり L-ロイシン 12 g，L-イソロイシン 8 g，L-

バリン 6.4 g）投与あるいは L–トレオニン（1 日あたり 4 g）投与を行ったランダム化比較試験では，BCAA あるいは L–トレオニンによる改善は認められなかった。また，BCAA 投与による肺機能の増悪が否定できなかったという（Tandan）。

📑 参考文献

- Anthony JC, et al. Contribution of insulin to the translational control of protein synthesis in skeletal muscle by leucine. Am J Physiol Endocrinol Metab. 2002; 282: E1092-101.
- Blomstrand E, et al. Branched-chain amino acids activate key enzymes in protein synthesis after physical exercise. J Nutr. 2006; 136 (1 Suppl): 269S-73S.
- Brosnan JT, et al. Branched-chain amino acids: enzyme and substrate regulation. J Nutr. 2006; 136 (1 Suppl): 207S-11S.
- Cano NJ, et al. Application of branched-chain amino acids in human pathological states: renal failure. J Nutr. 2006; 136 (1 Suppl): 299S-307S.
- De Bandt JP, et al. Therapeutic use of branched-chain amino acids in burn, trauma, and sepsis. J Nutr. 2006; 136 (1 Suppl): 308S-13S.
- Italian ALS Study Group. Branched-chain amino acids and amyotrophic lateral sclerosis: a treatment failure? The Italian ALS Study Group. Neurology. 1993; 43: 2466-70
- Kimball SR, et al. Invited Review: Role of insulin in translational control of protein synthesis in skeletal muscle by amino acids or exercise. J Appl Physiol (1985). 2002; 93: 1168-80.
- Kurpad AV, et al. Branched-chain amino acid requirements in healthy adult human subjects. J Nutr. 2006; 136 (1 Suppl): 256S-63S.
- Lennernäs H, et al. The effect of L–leucine on the absorption of levodopa, studied by regional jejunal perfusion in man. Br J Clin Pharmacol. 1993; 35: 243-50.
- Mori N, et al. Branched-chain amino acid therapy for spinocerebellar degeneration: a pilot clinical crossover trial. Intern Med. 1999; 38: 401-6.
- Richardson MA, et al. Efficacy of the branched-chain amino acids in the treatment of tardive dyskinesia in men. Am J Psychiatry. 2003; 160: 1117-24.
- Scarna A, et al. Effects of a branched-chain amino acid drink in mania. Br J Psychiatry. 2003; 182: 210-3.
- Shimomura Y, et al. Exercise promotes BCAA catabolism: effects of BCAA supplementation on skeletal muscle during exercise. J Nutr. 2004; 134 (6 Suppl): 1583S-1587S.
- Shimomura Y, et al. Nutraceutical effects of branched-chain amino acids on skeletal muscle. J Nutr. 2006; 136: 529S-532S.
- Tandan R, et al. A controlled trial of amino acid therapy in amyotrophic lateral sclerosis: I. Clinical, functional, and maximum isometric torque data. Neurology. 1996; 47: 1220-6.

βカロテン　β-carotene

【名　称】

[和　名]　βカロテン

[英　名]　β-carotene

▌概　要

　βカロテンは，植物に存在するプロビタミンA（ビタミンA前駆体）である。βカロテンは，レチナール retinal（別名レチナルデヒド retinaldehyde）の2分子が，アルデヒド端で結合した分子である。

　食事からのビタミンA摂取源としては，レバーや肝油など動物性食品に含まれるビタミンAや，緑黄色野菜に多く含まれるβカロテン（体内で必要に応じてビタミンAに変換される）がある。カロテノイドのなかでは，βカロテンが最も効率よくビタミンAに変換される。αカロテンやγカロテン，βクリプトキサンチンといったカロテノイドもプロビタミンAであるが，βカロテンと比べると，効率は低い。また，リコピン，ルテイン，ゼアキサンチンなどのカロテノイドは非プロビタミンAである。

　食事中の脂質に溶けているレチノールエステルは，小腸粘膜で吸収される。βカロテンは，βカロテンジオキシゲナーゼの作用で，2分子のレチナルデヒド（レチナール）を生成する。

　ビタミンAは，皮膚や粘膜の機能維持，免疫機能や生殖機能の維持，網膜の機能維持において重要な役割を果たしている。また，βカロテンはビタミンAの前駆体であるだけでなく，それ自体が抗酸化作用をもつ成分であり，生活習慣病予防に効果が期待される。

　サプリメントでは，過剰症を生じないβカロテンの利用が行われることが多い。なお，サプリメントから摂取する場合，βカロテン単独ではなく，マルチカロテンとして複数のカロテノイドを含有する製品の利用が推奨される。

　ビタミンAもβカロテンも脂溶性成分であり，油に溶けた状態のほうが吸収されやすい（つまり食事と一緒に摂るとよい）。

　一般に，βカロテンは許容性の高い成分である。過剰摂取では高カロテン血症による柑皮症（色素沈着による肌の黄染）を生じる。

合成βカロテンサプリメントをハイリスク群（喫煙者やアスベスト曝露者）に投与したランダム化比較試験（RCT）のATBC試験やCARET試験において，肺がんによる死亡率が上昇した例が知られている。サプリメントについて否定的な解説では必ず言及されるRCTである。その後の研究により，βカロテンの単独投与あるいは高用量投与では，プロオキシダント作用が示唆されている。現在，βカロテン含有サプリメントを利用する際には，βカロテンを単独の有効成分とするサプリメントよりは，マルチカロテンとして複数のカロテノイド（αカロテン，βカロテン，リコピン，ルテイン/ゼアキサンチンなど）をバランスよく摂取することが推奨されている。

　⇒『ビタミンA』の項

● 用途・適応

　「栄養機能食品」としての栄養機能表示は，「βカロテンは，夜間の視力の維持を助ける栄養素です。βカロテンは，皮膚や粘膜の健康維持を助ける栄養素です」である。

📖 相互作用チェックリスト

［相互作用に注意する医薬品・食品］⇒［臨床における対応］

　一部の医薬品とβカロテンとの相互作用が報告されている。念のため，次の医薬品との併用時には注意する。

▶チトクローム P450

　チトクローム P450の分子種のうち，CYP2C9，2C19，3A4に関連する薬剤。（CYPと医療用医薬品との関連については巻末の別表参照）

　⇒併用は可能と考えられるが，念のため慎重に。研究データの臨床的意義は不明。

▶ナイアシンおよびシンバスタチン

　⇒併用は可能と考えられるが，念のため慎重に。医師の監視下に関連指標をモニターすること。

▶脂質異常症治療薬

　⇒併用は可能と考えられるが，念のため慎重に。医師の監視下に関連指標をモニターすること。

▶**抗肥満薬（オルリスタット orlistat）**

　⇒併用は可能と考えられるが，念のため慎重に。医師の監視下に関連指標をモニターすること。

▶**プロトンポンプ阻害薬**

　⇒併用は可能と考えられるが，念のため慎重に。医師の監視下に関連指標をモニターすること。

▶**ミネラルオイル（鉱油）**

　⇒併用は可能と考えられるが，念のため慎重に。

▶**喫　煙**

　⇒併用は可能と考えられるが，念のため慎重に。

▶**飲　酒**

　⇒併用は可能と考えられるが，念のため慎重に。

▶**オレストラ olestra**

　⇒併用は可能と考えられるが，念のため慎重に。

解説：相互作用のメカニズム

■チトクローム P450

　基礎研究（*in vitro* 系）において，トランス型 β カロテン含有サプリメント投与によって，CYP2C9，2C19，3A4 活性阻害作用が示されている（Tam）。このデータの臨床的意義は不明であるが，理論的には，β カロテンによって，CYP2C9，2C19，3A4 を介した医薬品との相互作用が推測される。

■ナイアシンおよびシンバスタチン

　冠状動脈疾患に対して医薬品を投与中の場合，β カロテンを含む抗酸化サプリメントによって，医薬品の効果が減弱するという臨床研究が報告されている。

　冠状動脈疾患患者を対象に，シンバスタチンとナイアシンの併用療法群と，それらの併用療法群に抗酸化剤（1,000 mg のビタミン C＋800 IU の α-トコフェロール，25 mg の天然 β カロテン，100 マイクログラムのセレン）を追加投与した群とで比較した臨床研究では，前者の併用療法による HDL2 コレステロール上昇効果が，後者の抗酸化剤追加投与群では抑制されたという（Brown）。このとき，冠状動脈の狭窄進行抑制効果も，前者に比べて後者では低下した。なお，LDL や HDL には有意な変化は示されていない。

■脂質異常症治療薬

脂質異常症治療薬は，脂質の吸収を抑制したり脂質代謝に影響を与えたりするため，βカロテンの吸収や血中濃度が低下しうる（Hathcock, Knodel, Matsui）。

例えば，3年間の二重盲検臨床試験によると，コレスチラミンは，脂溶性成分の吸収抑制のために，血中ビタミンEを7%，βカロテンを40%，リコピンを30%低下させ，プロブコールは血中ビタミンEを14%低下させた（Elinder）。これらはいずれも脂溶性であるため，胆汁酸体外排泄促進薬による吸収阻害が生じると考えられる。併用は可能であるが，必要に応じて関連検査指標をモニタリングすること。

コレスチポールの24カ月間投与により，血中ビタミンAとビタミンEの値が有意に低下した（Schwarz）。

家族性高コレステロール血症患者にコレスチポールを投与した臨床研究では，血中葉酸，ビタミンE，カロテノイド値は低下したが，ビタミンAやビタミンDには変化を認めなかった（Tonstad）。なお，同試験において，1年間，コレスチポールを服用した患者では，服薬コンプライアンスが高い患者ほど血中25ヒドロキシビタミンDが低値であったことから，葉酸とビタミンDのサプリメント投与の必要性が考察されている（Tonstad）。

コレステロール低下薬によるカロテノイド類とビタミンAへの影響を調べた研究では，コレスチポールによりカロテノイド類は低下，クロフィブラートでは一定した結果は得られず，いずれの医薬品もビタミンA値には影響を与えなかった（Probstfield）。

■抗肥満薬（オルリスタット® orlistat）

米国で販売されている抗肥満薬のオルリスタット® orlistat（リパーゼ阻害薬，医療用医薬品名ゼニカル Xenical，OTC薬名アライ® Alli）は，脂溶性成分の血中濃度を低下させるが，臨床的に有意な変化は稀であり，βカロテンの血中濃度に有意な変化は生じなかったという（Davidson）。念のため，併用時には摂取時間の間隔を2時間程度あけることが望ましい。

■プロトンポンプ阻害薬

プロトンポンプ阻害薬による胃の酸性度の低下は，βカロテンの吸収に影響を与えうる（Tang）。

■ミネラルオイル（鉱油）

脂溶性成分の吸収を抑制するため，βカロテンの吸収が低下しうる（Becker）。慢性便秘症の小児を対象にミネラルオイルを投与し，血中βカロテン，レチノール（ビタミンA），αトコフェロール値への影響を調べた臨床研究では，ミネラルオイル投与により血中βカロテン値の低下を認めた一方，血中レチノールとαトコフェロール値に影響は示されなかった（Clark）。

■喫　煙

喫煙は，血清カロテン濃度や体内カロテン量を低下させる。フィンランドで行われたATBC研究のサブスタディによると，試験期間中に喫煙をやめた被験者では血中カロテン濃度が高く，喫煙者では低かったという（Albanes）。

なお，合成βカロテンサプリメントをハイリスク群（喫煙者やアスベスト曝露者）に投与したランダム化比較試験（RCT）のATBC試験やCARET試験において，肺がんによる死亡率が上昇した例が知られている（ATBC Study Group, Heinonen, Omenn）。ヘビースモーカーなどのハイリスク群には，合成βカロテン単独の高用量投与は逆効果であろう。喫煙者は，合成βカロテンサプリメントの利用を避けるべきである，というよりも，そもそも喫煙をやめるべきである。

■飲　酒

大量の飲酒は，血清カロテン濃度に影響を与えうる（Albanes）。

■オレストラ olestra

食品のオレストラ olestra は，βカロテンの吸収を抑制しうる（Koonsvitsky）。オレストラは脂質の代用品であり，調理油の代わりに利用されるが，体内には吸収されない。米国ではポテトチップス製品等に使用されている。脂質としての性質を有しつつ，体内には吸収されないという特徴を有するため，カロテノイド類の吸収も低下させる。

📄 参考文献

- Albanes D, et al. Effects of supplemental beta-carotene, cigarette smoking, and alcohol consumption on serum carotenoids in the Alpha-Tocopherol, Beta-Carotene Cancer Prevention Study. Am J Clin Nutr. 1997; 66: 366-72.
- Alpha-Tocopherol, Beta Carotene Cancer Prevention Study Group. The effect of vitamin E and beta carotene on the incidence of lung cancer and other cancers in male smokers. N Engl J Med. 1994; 330: 1029-35.

- Becker GL. The case against mineral oil. Am J Dig Dis. 1952; 19: 344-8.
- Brown BG, et al. Simvastatin and niacin, antioxidant vitamins, or the combination for the prevention of coronary disease. N Engl J Med. 2001; 345: 1583-92.
- Clark JH, et al. Serum beta-carotene, retinol, and alpha-tocopherol levels during mineral oil therapy for constipation. Am J Dis Child. 1987; 141: 1210-2.
- Davidson MH, et al. Weight control and risk factor reduction in obese subjects treated for 2 years with orlistat: a randomized controlled trial. JAMA. 1999; 281: 235-42.
- 栄養表示基準（平成 15 年厚生労働省告示第 86 号）.
- 「栄養機能食品」への 3 成分（亜鉛，銅及びマグネシウム）追加等について（平成 16 年 3 月 25 日付け食安発第 0325002 号）.
- Elinder LS, et al. Probucol treatment decreases serum concentrations of diet-derived antioxidants. Arterioscler Thromb Vasc Biol. 1995; 15: 1057-63.
- Hathcock JN. Metabolic mechanisms of drug-nutrient interactions. Fed Proc. 1985; 44(1 Pt 1): 124-9.
- Heinonen OP, et al. Prostate cancer and supplementation with alpha-tocopherol and beta-carotene: incidence and mortality in a controlled trial. J Natl Cancer Inst. 1998; 90: 440-6.
- 保健機能食品制度の見直しに伴う栄養機能食品の取扱いの改正について（平成 17 年 2 月 1 日付け食安新発第 0201001 号）.
- Knodel LC, Talbert RL. Adverse effects of hypolipidaemic drugs. Med Toxicol. 1987; 2: 10-32.
- Koonsvitsky BP, et al. Olestra affects serum concentrations of alpha-tocopherol and carotenoids but not vitamin D or vitamin K status in free-living subjects. J Nutr. 1997; 127(8 Suppl): 1636S-1645S.
- Matsui MS, Rozovski SJ. Drug-nutrient interaction. Clin Ther. 1982; 4: 423-40.
- 日本人の食事摂取基準（2015 年版）. 厚生労働省.
- 「日本人の食事摂取基準（2005 年版）」の策定に伴う食品衛生法施行規則の一部改正等について（平成 17 年 7 月 1 日付け食安発第 0701006 号）.
- Omenn GS. Chemoprevention of lung cancer: the rise and demise of beta-carotene. Annu Rev Public Health. 1998; 19: 73-99.
- Omenn GS, et al. Risk factors for lung cancer and for intervention effects in CARET, the Beta-Carotene and Retinol Efficacy Trial. J Natl Cancer Inst. 1996; 88: 1550-9.
- Probstfield JL, et al. Carotenoids and vitamin A: the effect of hypocholesterolemic agents on serum levels. Metabolism. 1985; 34: 88-91.
- Pryor WA, et al. Beta carotene: from biochemistry to clinical trials. Nutr Rev. 2000; 58(2 Pt 1): 39-53.
- Race TF, et al. Intestinal malabsorption induced by oral colchicine. Comparison with neomycin and cathartic agents. Am J Med Sci. 1970; 259: 32-41.
- Schwarz KB, et al. Fat-soluble vitamin concentrations in hypercholesterolemic children treated with colestipol. Pediatrics. 1980; 65: 243-50.
- 食品衛生法施行規則に規定する「栄養機能食品」に係る適正な表示の指導について（平

成16年3月9日付け食安新発第0309001号).

- Tam TW, et al. Inhibition of human cytochrome p450 metabolism by blended herbal products and vitamins. J Pharm Pharm Sci. 2011; 14: 1-16.
- Tang G, et al. Gastric acidity influences the blood response to a beta-carotene dose in humans. Am J Clin Nutr. 1996; 64: 622-6.
- Tonstad S, et al. Low dose colestipol in adolescents with familial hypercholesterolaemia. Arch Dis Child. 1996; 74: 157-60.

ヘスペリジン hesperidin

【名　称】

[和　名]　ヘスペリジン

[英　名]　hesperidin

[化学名]　hesperetin-7-O-rutinoside

▍概　要

　ヘスペリジン hesperidin は，柑橘系の果物などに多く存在するフラボノイド系ファイトケミカルの１種である。ヘスペリジンは配糖体（hesperetin-7-O-rutinoside）であり，アグリコンはヘスペレチン hesperetin である。

　疫学研究では，ヘスペリジンの摂取が少ないことと，毛細血管脆弱，四肢疼痛や夜間けいれんといった症状との関連が知られている（Garg）。

　基礎研究では，ヘスペリジンによる抗酸化作用や脂質異常症改善作用が示されている（Kim, Kurowska）。

　臨床研究では，ヘスペリジンおよびフラボノイド類による効果が報告されてきた。

　ヘスペリジンなどのフラボノイドを含むオレンジジュースを投与した予備的臨床研究において，脂質異常症患者における脂質代謝改善作用が示された（Kurowska）。

　タンパク質分解酵素製剤とヘスペリジンとの併用によって，慢性静脈不全の症状改善が認められる（Ramelet）。これは，ヘスペリジンあるいはフラボノイド類が，リポキシゲナーゼ lipoxygenase やシクロオキシゲナーゼ cyclooxygenase，ホスホリパーゼ phospholipase の活性阻害を介した抗炎症作用を有するためと考えられる（Manthey）。

　同様に，ヘスペリジンを含むタンパク質分解酵素製剤を用いた臨床研究において，糖尿病患者における代謝改善作用が示唆されている（Manuel y Keenoy）。

　豊富な食経験を有する食用の成分であり，適正使用における許容性は高い。なお，バイオフラボノイド複合体を投与した臨床研究では，胃炎や下痢，腹痛などの消化器系症状，頭痛が報告されている。

　⇒『ケルセチン』『ビタミンＰ』『ルチン』の項

761

● 用途・適応

抗炎症作用　抗酸化作用　循環改善作用　毛細血管脆弱性改善作用　血管内皮機能改善　心血管疾患の予防および改善作用

📖 相互作用チェックリスト

［相互作用に注意する医薬品］⇒［臨床における対応］

現時点では，医薬品，サプリメント，食品との相互作用による有害事象は報告されていない。ただし，ヘスペリジンの有する働きからの推測により，次の医薬品に関して，理論的な相互作用の可能性が考えられている。また，ヘスペリジンと共に，ビタミンPとして分類されるフラボノイド類の1種，ケルセチンの有する働きからの推測による理論的な相互作用の可能性も考えられている。なお，下記のデータ以外に，⇒『ケルセチン』『ビタミンP』および『ルチン』の項

▶チトクローム P450 および P 糖タンパク

チトクローム P450 の分子種のうち，CYP2C9，2D6，3A4 および P 糖タンパクに関連する薬剤。（CYP と医療用医薬品との関連については巻末の別表参照）

⇒併用は可能と考えられるが，念のため慎重に。研究データの臨床的意義は不明。

▶脂質異常症治療薬

⇒併用は可能と考えられるが，念のため慎重に。

💡 解説：相互作用のメカニズム

■チトクローム P450（CYP2C9，2D6，3A4）および P 糖タンパク

ラットを用いた基礎研究において，ヘスペリジンの経口投与（5 or 15 mg/kg）によるジルチアゼムの薬物動態への影響（AUC と Cmax の増加）が認められたことから，ヘスペリジンによる肝臓と小腸での CYP3A の阻害，および腸管での P 糖タンパクの阻害作用が示唆されている（Cho）。

また，ラットを用いた基礎研究において，ヘスペリジン投与（3 or 10 mg/kg）によるベラパミルの血中濃度（AUC，Cmax）の上昇，全身クリアランス（CL/F）の低下が認められたことから，ヘスペリジンによる小腸の CYP3A および P 糖タンパクの阻害作用が示唆されている（Piao）。

さらに，ヒト肝ミクロソームを用いた *in vitro* 研究において，ヘスペリジンなどのフラボノイド類［narirutin，hesperidin，naringin，neohesperidin を含む柑橘類〈*Citrus paradisi*（grapefruit）や *Citrus unshiu*（satsuma mandarin）〉］など 12 種類）の抽出物による cytochrome P450 への影響を調べたところ，CYP2C9，2D6，3A4 の阻害作用が示唆された（Fujita）。

その他，ヒト腸管細胞の Caco-2 細胞を用いた *in vitro* 研究において，ヘスペリジンによる P 糖タンパクの活性阻害作用も見出されている（El-Readi）。

以上のデータの臨床的意義は不明であるが，理論的には，ヘスペリジンによって，CYP2C9，2D6，3A4 および P 糖タンパクを介した医薬品との相互作用が推測される。

■脂質異常症治療薬

基礎研究および臨床研究において，ヘスペリジンによる脂質異常症改善作用が示唆されている（Kim, Kurowska）。理論的には，同様の効果を有する医薬品との併用によって相加作用・相乗作用を生じうる。該当する医薬品との併用には念のために注意する。

📄 参考文献

- Cho YA, et al. Effect of hesperidin on the oral pharmacokinetics of diltiazem and its main metabolite, desacetyldiltiazem, in rats. J Pharm Pharmacol. 2009; 61: 825-9.
- Cospite M. Double-blind, placebo-controlled evaluation of clinical activity and safety of Daflon 500 mg in the treatment of acute hemorrhoids. Angiology. 1994; 45 (6 Pt 2): 566-73.
- El-Readi MZ, et al. Inhibition of P-glycoprotein activity by limonin and other secondary metabolites from Citrus species in human colon and leukaemia cell lines. Eur J Pharmacol. 2010; 626: 139-45
- Fujita T, et al. Comparative evaluation of 12 immature citrus fruit extracts for the inhibition of cytochrome P450 isoform activities. Biol Pharm Bull. 2008; 31: 925-30.
- Garg A, et al. Chemistry and pharmacology of the Citrus bioflavonoid hesperidin. Phytother Res. 2001; 15: 655-69.
- Kim HJ, et al. Comparison of hesperetin and its metabolites for cholesterol-lowering and antioxidative efficacy in hypercholesterolemic hamsters. J Med Food. 2010; 13: 808-14.
- Kurowska EM, et al. HDL-cholesterol-raising effect of orange juice in subjects with hypercholesterolemia. Am J Clin Nutr. 2000; 72: 1095-100.
- Manthey JA. Biological properties of flavonoids pertaining to inflammation. Microcirculation. 2000; 7 (6 Pt 2): S29-34.

- Manuel y Keenoy B, et al. The effect of flavonoid treatment on the glycation and anti-oxidant status in Type 1 diabetic patients. Diabetes Nutr Metab. 1999; 12: 256-63.
- Misra MC, et al. Randomized clinical trial of micronized flavonoids in the early control of bleeding from acute internal haemorrhoids. Br J Surg. 2000; 87: 868-72.
- Nielsen IL, et al. Bioavailability is improved by enzymatic modification of the citrus flavonoid hesperidin in humans: a randomized, double-blind, crossover trial. J Nutr. 2006; 136: 404-8.
- Piao YJ, Choi JS. Enhanced bioavailability of verapamil after oral administration with hesperidin in rats. Arch Pharm Res. 2008; 31: 518-22.
- Ramelet AA. et al. Clinical benefits of Daflon 500 mg in the most severe stages of chronic venous insufficiency. Angiology. 2001; 52 Suppl 1: S49-56.
- Shoskes DA, et al. Quercetin in men with category III chronic prostatitis: a preliminary prospective, double-blind, placebo-controlled trial. Urology. 1999; 54: 960-3.
- Thanapongsathorn W, et al. Clinical trial of oral diosmin (Daflon) in the treatment of hemorrhoids. Dis Colon Rectum. 1992; 35: 1085-8.

β グルカン beta glucan

【名　称】

[和　名] *β* グルカン

[英　名] beta glucan

[化学名] *β* グルカン

‖ 概　要

β グルカンとは，グルコースが鎖状につながった多糖類（polysaccharides）の1種である。*β* グルカンは，キノコ類や酵母類に含まれ，免疫賦活作用を示す。

なお，*α* グルカンは，*α* 結合によってグルコースがつながった多糖類である。例えば，でんぷんは *α* グルカンであり，食品中にも豊富に存在するが，免疫調節作用は示さない。

多糖類とは，複数の単糖分子がグリコシド結合でつながった構造を示し，酵素の作用などによって単糖あるいはその誘導体に加水分解される糖質の1種である。1種類の単糖からなる多糖類を均一多糖（homopolysaccharides），2種類以上の単糖から構成されるものを混成多糖（heteropolysaccharides）という。

β グルカンは，グルコースの結合の仕方によって，*β*1-3，*β*1-4，*β*1-6 結合に分類される。自然界には，*β*1-4 結合が最も多く認められるが，*β*1-4 結合のみを有する *β* グルカン（セルロース）には免疫調節作用はない。

免疫賦活作用を有する *β* グルカンは，*β*1-3 結合あるいは *β*1-6 結合が存在する *β* グルカンであり，*β*1-3 と *β*1-6 の両方をもつものも知られている。また，*β* グルカンの分子構造はさまざまであり，分子量の違いや *β*1-3 結合や *β*1-6 結合の分岐により作用が異なる。

一般に，分子量が大きく多くの分岐を有する複雑な構造の *β* グルカンのほうが，強い免疫賦活作用を示す。一方，分子量の大きな *β* グルカンは，消化吸収率が低いと考えられる。そこで，*β* グルカンによる作用機序の1つとして，腸管免疫の関与が想定されている。

現在，*β* グルカンを主な機能性成分とするサプリメントが製品化されている。具体的には，アガリクスやメシマコブ，マイタケ，ハナビラタケ，タモギタケ，ハタケシメジといった食用キノコ類が知られている。これらの製品は，単なる *β*

グルカンの総量や吸収率の高低のみではなく，それぞれのキノコ類に存在するβグルカンの種類によって働きが異なると考えられる。

📖 相互作用チェックリスト

［相互作用に注意する医薬品］⇒［臨床における対応］

　現時点では，医薬品との相互作用による有害事象は報告されていない。

紅　麹 *Monascus purpureus*

【名　称】

[和　名]　紅麹（ベニコウジ）

[英　名]　red yeast rice

[学　名]　*Monascus purpureus*

▌概　要

　紅麹（ベニコウジ）は，モナスカス *Monascus* 属の麹菌（モナスカス・パーパレウス *Monascus purpureus*）を米に植菌し発酵して得られた食品であり，中国や他のアジア諸国では，着色料等の食材として伝統的に利用されてきた。中国では，紅麹が紀元 800 年頃の文書において言及され，その後，明朝時代の医学書には薬用目的での紅麹の利用が示されているという。

　紅麹には有効成分としてモナコリン類 monacolins が見出されており，コレステロール合成の阻害作用を有する。特にモナコリン K（Monacolin K）は，HMG-CoA 還元酵素の阻害作用を示す。モナコリン K は，米国ではメビノリン mevinolin あるいはロバスタチン lovastatin としても知られており，これらは高コレステロール血症に用いられる医薬品の成分である。

　紅麹は，8〜12 週間の投与で，総コレステロールおよび LDL を有意に減少させる。紅麹による高血圧改善作用も報告されている。

　2014 年に報告されたメタ解析では，13 報の偽薬対照 RCT から 804 名のデータが解析された結果，偽薬群に比べて，紅麹投与によって，血中の総コレステロール値，LDL 値，中性脂肪値の有意な低下が認められた（Li）。

　臨床試験での用量は 2.4 g/日が一般的である。なお，2.4 g の紅麹は，重量比で 0.4%（9.6 mg）のモナコリン類を含み，そのうち 0.2%（4.8 mg）はモナコリン K（ロバスタチン）とされる。

　したがって，紅麹サプリメントの市販製品を選ぶ際には，モナコリンの含有量で比較する。例えば，市販製品「DHC 濃縮紅麹」は，1 日 1 粒あたり紅麹濃縮エキス末を 180 mg（モナコリン K として 2.7 mg）含有している。脂質異常症患者に DHC 濃縮紅麹を 1 日 1 粒，夕食後に投与した予備的な臨床試験では，LDL コレステロール低下作用が示されている。

紅麹は，一般に安全性は高く，適応となる病態に対して適切な品質の製品を用法・用量を守って使用する場合，特に問題は生じないと考えられる。臨床試験や症例シリーズ等の文献上，紅麹による重篤な有害事象は報告されていない。紅麹の副作用や相互作用に関しては，主に医療用医薬品のロバスタチンで得られたデータに基づき，理論的な可能性による議論が行われている。

　なお，基礎研究では，紅麹投与による組織中の CoQ10（コエンザイム Q10）濃度の低下が示されている。そのため，CoQ10 の併用が推奨される。

📍 用途・適応

脂質異常症改善(LDL コレステロール低下)作用　高血圧改善作用

📖 相互作用チェックリスト

［相互作用に注意する医薬品］⇒［臨床における対応］

　現時点では，医薬品との相互作用による有害事象は報告されていない。ただし，紅麹の有する働きからの推測により，理論的な相互作用の可能性が考えられている。

▶チトクローム P450 および P 糖タンパク

　チトクローム P450 のうち CYP3A4 に関連する薬剤と P 糖タンパクに関する薬剤。(CYP や P 糖タンパクと医療用医薬品との関連については巻末の別表参照)

　⇒併用は慎重に。医師の監視下に関連指標をモニターすること。

▶脂質異常症薬；gemfibrozil（本邦未承認）

　⇒併用は慎重に。医師の監視下に関連指標をモニターすること。

▶スタチン系薬剤

　⇒併用は念のために避ける。ただし，研究データの臨床的意義は必ずしも明確
　ではない。

▶甲状腺ホルモン剤（levothyroxine）

　⇒併用は慎重に。医師の監視下に関連指標をモニターすること。

▶ベラパミル verapamil

　⇒併用は慎重に。医師の監視下に関連指標をモニターすること。

▶ナイアシン

　⇒併用は慎重に。医師の監視下に関連指標をモニターすること。

解説：相互作用のメカニズム

■チトクローム P450 および P 糖タンパク

　基礎研究において，紅麹投与によって，CYP1A2，CYP2C9，CYP3A4 活性阻害作用，P 糖タンパクの活性増強作用が示されている。

　まず，ヒト腸管モデル細胞である Caco-2 細胞を用いた基礎研究では，紅麹による P 糖タンパクの活性増強作用，および CYP1A2，CYP2C9，CYP3A4 の活性阻害作用が示されている（Fung）。

　また，ヒト肝ミクロソームを用いた基礎研究では，紅麹製品による CYP（1A2，2B6，2C9，2C19，2D6，3A4）の阻害作用および P 糖タンパク質活性の阻害作用が認められ，特に，CYP1A2 と CYP2C19 に対する阻害が顕著であった（Chen）。

　以上のデータの臨床的意義は不明であるが，理論的には，紅麹によって，チトクローム P450 の各分子種を介した医薬品との相互作用が推測される。

　紅麹は，HMG-CoA 還元酵素阻害薬であるロバスタチンと同等の成分を有するため，理論的にはスタチン系薬剤と P450 との間で知られている相互作用が，紅麹でも生じうる。

　紅麹のモナコリン K はロバスタチンと成分的には同等であるため，CYP3A4 の基質であると想定され，CYP3A4 を阻害する作用をもつ医薬品との併用時に注意が必要である。該当する医薬品としては，マクロライド系抗生物質（エリスロマイシン，クラリスロマイシン，トリアセチルオレアンドマイシン），アゾール系抗真菌薬（ケトコナゾール，イトラコナゾール，フルコナゾール），シクロスポリン，シメチジン，エチニルエストラジオール，ノルエチステロン，ダナゾール，ブロモクリプチン等が知られている。これらの医薬品との併用時には，念のために注意する。

　紅麹を摂取していた腎臓移植患者において，横紋筋融解症の副作用が生じたという症例報告がある（Prasad）。論文著者らは，モナコリン類とシクロスポリン cyclosporine がチトクローム P450 システムを介して相互作用を生じ，モナコリン類の血中濃度が上昇したことが原因であると推測している。したがって，医薬品の一部では，肝チトクローム P450 系を介して紅麹と相互作用を生じ，筋肉や腎臓に障害を生じる可能性が否定できない。併用時には必要な臨床検査指標によってモニタリングを行う。

　なお，スタチン系薬剤は，化学構造の特徴から水溶性と脂溶性の薬物に分けら

れる。例えば，プラバスタチン pravastatin（メバロチン®，Pravachol®）は親水性が高く，水溶性薬剤である。一方，他のスタチンは，多少なりとも脂溶性である。水溶性スタチンは，肝臓でのチトクローム P450 による代謝を受けることなく，胆汁中に排泄されるが，脂溶性スタチンは，チトクローム P450 による代謝を受けて胆汁中に排泄される。したがって，脂溶性スタチンは，チトクローム P450 を阻害する薬剤やサプリメントと併用すると，スタチンの代謝が阻害される。その結果，血中スタチン濃度が上昇し，横紋筋融解症といった障害発生の危険性が高くなる。ただし，脂溶性スタチンの一種のピタバスタチン（リバロ®）は，チトクローム P450 による代謝をほとんど受けない CYP 非代謝型のスタチンである。スタチン系薬剤と CYP 代謝酵素との関係では，フルバスタチン（ローコール®）が CYP2C9，ロバスタチンとシンバスタチン simvastatin（Zocor®リポバス®）およびアトルバスタチン atorvastatin（Lipitor®リピトール®）が CYP3A4 の代謝を受け，プラバスタチン pravastatin（Pravachol®メバロチン®）とピタバスタチン（リバロ®）が CYP 代謝をほとんど受けない。

■脂質異常症薬；gemfibrozil（本邦未承認）

　脂質異常症薬の gemfibrozil（ジェムフィブロジル，Lopid®）は，ロバスタチンやシンバスタチンの血中濃度を上昇させる。海外では，gemfibrozil とロバスタチンとの併用例で，横紋筋融解症の発生が報告されている。理論的には，紅麹は gemfibrozil と相互作用を生じうるため，併用時にはモニタリングを行う。

■スタチン系薬剤

　紅麹は，スタチン系薬剤と類似した作用機序を有するため，併用時には副作用のリスクをあげる可能性がある。念のために，併用を避ける。

■甲状腺ホルモン剤（levothyroxine）

　甲状腺ホルモン（thyroxine）とロバスタチンやシンバスタチンとの相互作用が示唆されている（Demke, Kisch）。理論的には，人工甲状腺ホルモン薬（levothyroxine）と紅麹の併用で相互作用が生じうるため，併用時にはモニタリングを行う。

■ベラパミル verapamil

　ラットを用いた基礎研究において，紅麹によるベラパミル verapamil の代謝抑制作用が報告されている（Fung）。ベラパミルは，主として肝代謝酵素 CYP3A4 で代謝される。また，ベラパミルは，P 糖タンパクの基質であるとともに，P 糖

タンパクに対して阻害作用を有する。理論的には，紅麹との併用により，ベラパミルの薬効増強などが生じうるため，併用時にはモニタリングを行う。

■ナイアシン

　ナイアシン（ニコチン酸製剤）の添付文書には，スタチン剤との併用注意があげられている。具体的には，「外国において，ナイアシンと，HMG-CoA 還元酵素阻害剤（プラバスタチンナトリウム等）との併用により，急激な腎機能悪化を伴う横紋筋融解症があらわれやすいとの報告がある。筋肉痛，脱力感の発現，CK（CPK）上昇，血中及び尿中ミオグロビン上昇を認めた場合には投与を中止すること」とされており，危険因子として腎障害患者があげられている。

　紅麹とナイアシンとの併用による事例は知られていないが，理論的には同様の相互作用によるリスクが否定できないため，併用時には臨床症状に注意する。

　紅麹摂取時には，スタチン剤服用時と同様に，コエンザイム Q10（90 mg～100 mg 以上/日）の併用摂取が推奨される（Sikka）。なお，実際には，スタチン剤のほうが副作用リスクが高く，スタチン不耐症患者に対して紅麹を投与し，脂質異常症改善を示したランダム化比較試験も知られている（Becker）。

📑 参考文献

- Becker DJ, et al. Red yeast rice for dyslipidemia in statin-intolerant patients: a randomized trial. Ann Intern Med. 2009; 150: 830-9.
- Chen CH, et al. Interaction between Red Yeast Rice and CYP450 Enzymes/P-Glycoprotein and Its Implication for the Clinical Pharmacokinetics of Lovastatin. Evid Based Complement Alternat Med. 2012; 2012: 127043.
- Demke DM. Drug interaction between thyroxine and lovastatin. N Engl J Med 1989; 321: 1341-2.
- Fung WT, et al. Assessment of extracts from red yeast rice for herb-drug interaction by in-vitro and in-vivo assays. Sci Rep. 2012; 2: 298.
- Kisch E, Segall HS. Interaction between simvastatin and L-thyroxine. Ann Intern Med 2005; 143: 547.
- Li Y, et al. A meta-analysis of red yeast rice: an effective and relatively safe alternative approach for dyslipidemia. PLoS One. 2014; 9: e98611.
- Prasad GV, et al. Rhabdomyolysis due to red yeast rice (Monascus purpureus) in a renal transplant recipient. Transplantation 2002; 74: 1200-1201.
- Sikka P, et al. Statin intolerance: now a solved problem. J Postgrad Med. 2011; 57: 321-8.

ボスウェリア・セラータ *Boswellia serrata*

【名　称】
[和　名]　インド乳香，ボスウェリア・セラータ
[英　名]　Indian frankincense，indish incense
[学　名]　*Boswellia serrata*

‖概　要

　ボスウェリア・セラータとは，アラビアからインドに自生するカンラン科ボスウェリア（ニュウコウ）属の植物であり，アーユルヴェーダにおいて利用されてきた（なお，ボスウェリア属は，伝統的に樹脂が乳香として薬用や香料として用いられてきた）。

　ボスウェリア（ニュウコウ）属の樹木は，インドからアラビア半島，東アフリカまで広く分布し，産地により生育する種が異なる。古代から，その樹脂がフランキンセンス（Frankincense，別名；オリバナム Olibanum，和名；乳香）と呼ばれ，薬用や化粧用に用いられてきた。例えば，ボスウェリア・サクラ（学名 *Boswellia sacra*，異名 *B. carteri*,）は，樹脂（乳香）が循環器系の刺激や去痰，防腐作用を有し，薬用や香料として利用されてきた。

　有効成分としてボスウェリア酸 boswellic acid が含まれており，5-リポキシゲナーゼ阻害作用を介して抗炎症作用を示す。ボスウェリア抽出物は，関節軟骨の構成成分であるグリコサミノグリカンの分解を有意に抑制する（Reddy）。一方，消炎鎮痛剤の NSAIDs は，グリコサミノグリカンの合成を阻害する（Dekel, Brandt）。したがって，変形性関節症などの関節障害に対しては，ボスウェリアのほうが NSAIDs よりも好ましいと考えられる（Reddy）。

　基礎研究では，次の報告がある。ボスウェリア酸は，5-リポキシゲナーゼ活性抑制およびロイコトリエン合成阻害を介して，抗炎症作用を示す（Ammon, Safayhi）。ボスウェリア酸は，免疫調節作用，アナフィラキシー抑制作用，マスト細胞安定化作用を有する（Pungle）。ボスウェリア酸（特に AK-BA と K-BA）は，細胞増殖抑制作用およびアポトーシス誘導作用を示す（Liu）。胃潰瘍職制作用を有する（Singh, 2008）。

予備的な臨床研究では，変形性膝関節症における疼痛の軽減（Kimmatkar），気管支喘息の症状改善，炎症性腸疾患の症状改善といった働きが報告されている。例えば，ボスウェリアのランダム化比較試験を対象にした総説では，偽薬対照試験5報，実薬対照試験2報の計7報が解析され，変形性関節症，関節リウマチ，喘息，クローン病，コラーゲン形成大腸炎に対して有効性が認められている（Ernst）。

　変形性膝関節症および関節リウマチに対する効果を示した研究として，次の報告がある。

　まず，変形性膝関節症患者30名を対象に，1,000 mgのボスウェリア（15名）あるいは偽薬（15名）を分3にて8週間投与したランダム化二重盲検試験では，ボスウェリア投与群は，偽薬投与群に比べて，疼痛と腫脹の有意な減少，歩行距離および関節可動域の有意な増加を示した（Kimmatkar）。

　変形性膝関節症患者75名を対象に，ボスウェリア製剤（5-ロキシン，5-Loxin；30% AKBK含有）あるいは偽薬を90日間投与したランダム化偽薬対照二重盲検試験では，VAS, Lequesne's Functional Index, Western Ontario and McMaster Universities Osteoarthritis Indexにて評価が行われた。1日あたり100 mg（n＝25）または250 mg（n＝25）の5-ロキシンあるいは偽薬が投与され，70名が試験を完了した。試験終了時には，いずれの用量の5-ロキシン投与群でも，疼痛および機能性において有意な改善が認められた。特に，5-ロキシン250 mgの投与群では，投与開始7日後から改善が認められたという。さらに，疼痛の改善に応じて，滑液MMP3（synovial fluid matrix metalloproteinase-3）の有意な低下も見出された（Sengupta）。

　変形性膝関節症患者42名を対象に，ボスウェリア・アシュワガンダ（インド人参）・ウコン（ターメリック）・亜鉛の複合剤あるいは偽薬を投与した二重盲検ランダム化偽薬対照クロスオーバー試験（投与期間は3カ月間，wash-outは15日間）によると，ハーブ・ミネラル複合剤投与群では，偽薬群に比べて，疼痛の有意な軽減（p＜0.001），障害スコアの有意な改善（p＜0.05）が認められた。ただし，放射線診断学上では，両群間とも有意な変化は見出されなかった（Kulkarni）。

　関節リウマチ患者37名を対象にした多施設二重盲検試験では，1日あたり3,600 mgのボスウェリア（n＝18名）あるいは偽薬（n＝19名）が12週間投与された。自覚的あるいは臨床的所見において，両群間に有意差は示されなかった

が，NSAID の用量は，ボスウェリア群では 5.8% 減少，偽薬群では 3.1% 減少であった（Sander）。

変形性膝関節症患者 66 名を対象に，ボスウェリア（333 mg×3/日）あるいは valdecoxib（COX-2 阻害剤，商品名 Bextra，10 mg×1/日）を 6 カ月間投与したランダム化オープン試験では，WOMAC が測定された結果，両群ともに有意な改善を示した。このとき，ボスウェリア投与群では，投与開始 2 カ月後より有意な改善を認め，試験終了後も 1 カ月間効果が継続した。一方，実薬（valdecoxib）群では，投与開始 1 カ月後より有意な改善を認め，効果は投与期間中のみであった（Sontakke）。

喘息に対する効果を示した研究として，次の報告がある。

気管支喘息患者 80 名を対象に，1 日あたり 900 mg（分 3）のボスウェリアあるいは偽薬を 6 週間投与したランダム化偽薬対照二重検盲試験では，寛解率はボスウェリア投与群（n＝40）では 70%，偽薬群（n＝40）では 27% であった（Gupta）。

炎症性腸疾患に対する効果を示した研究として，次の報告がある。

クローン病患者を対象に，1 日あたり 3.6 グラムのボスウェリア抽出物あるいは 4.5 グラムのメサラジン mesalazine を 8 週間投与したランダム化二重盲検試験では，CDAI（クローン病活動指数 Crohn Disease Activity Index）を主アウトカムとして測定された結果，CDAI がボスウェリア投与群（n＝44）では平均で 90 スコア低下，メサラジン投与群（n＝39）では 53 スコア低下し，両群ともに有意な改善効果を示した。リスク便益評価では，ボスウェリアがメサラジンよりも優れていたという（Gerhardt）。

コラーゲン形成大腸炎患者 31 名を対象に，1 日あたり 1,200 mg（分 3）のボスウェリア抽出物あるいは偽薬を 6 週間投与したランダム化二重盲検偽薬対照試験では，寛解率がボスウェリア群にて 63.6%，偽薬群にて 26.7% であった（Madisch）。

用量用法は，一般に，ボスウェリア酸 60% を含有する標準化製剤を 300 mg〜400 mg，1 日 3 回摂取する。30% AKBA（3-O-acetyl-11-keto-beta-boswellic acid）として標準化されたボスウェリア製剤（5-ロキシン，5-Loxin）が，1 日あたり 100 mg あるいは 250 mg の用量にて投与されている（Sengupta）。

ボスウェリア抽出物の標準化製剤として，40% 以上の BA（Boswellic Acid，ボスウェリア酸）を含む製剤を用いた臨床試験がある。主な BA の内訳は，

11-keto-beta BA；6.44%，3-O-Acetyl-beta BA；8.58%，alpha BA；6.93%，
3-O-acetyl alpha BA；1.853%である（Sontakke）。

　伝統医療で用いられてきた成分であり，適正使用における許容性は高いと考え
られる。ランダム化比較試験においても，安全性の問題は知られていない。ま
た，ランダム化比較試験7報のレビューによると，特に重大な安全性の問題は認
められていない（Ernst）。臨床試験で報告された症状は，悪心，嘔吐，胃痛，下
痢といった消化器症状が中心であった（Ernst, Kimmatkar, Kulkarni, Sontakke）。マ
ウスおよびラットに対する経口および腹腔内投与によるLD50は，2グラム/kg
体重以上である（Singh, 1986）。現時点では，医薬品との相互作用による有害事象
は報告されていない。

♀ 用途・適応

　変形性関節症　関節リウマチ　気管支喘息　クローン病　コラーゲン形成大腸
炎

📖 相互作用チェックリスト

［相互作用に注意する医薬品］⇒［臨床における対応］

　現時点では，医薬品・サプリメント・食品との相互作用による有害事象は報告
されていない。ただし，基礎研究・非臨床研究において，一部の医薬品との相互
作用が示唆されている。

▶チトクローム P450

　チトクローム P450 の分子種のうち，CYP 1A2，2C8，2C9，2C19，2D6，3A4
に関連する薬剤。（CYP と医療用医薬品との関連については巻末の別表参照）
　　⇒併用は可能と考えられるが，念のため慎重に。研究データの臨床的意義は不
　　明。

▶ロイコトリエン受容体拮抗薬

　　⇒併用は慎重に。医師の監視下に関連指標をモニターすること。

▶免疫抑制薬

　　⇒併用は可能と考えられるが，念のため慎重に。研究データの臨床的意義は不
　　明。

解説：相互作用のメカニズム

■チトクローム P450

ボスウェリア・セラータを含む複数のボスウェリア属によるチトクローム P450 阻害作用を検証した基礎研究では，CYP 1A2/2C8/2C9/2C19/2D6/3A4 の分子種に対する阻害作用が示唆されている（Frank）。ただし，臨床的意義は明確ではない。

■ロイコトリエン受容体拮抗薬

ボスウェリア・セラータは，5-リポキシゲナーゼ活性抑制およびロイコトリエン合成阻害を介して，抗炎症作用を示す（Ammon, Safayhi）。したがって，理論的には，ロイコトリエン受容体拮抗薬の作用を増強する可能性が推定される。ただし，相互作用を生じた例は報告されていない。

■免疫抑制薬

基礎研究において，ボスウェリア・セラータによる免疫系への作用が示唆されている（Ammon, Gupta, Khajuria）。したがって，理論的には，免疫調節作用を介した免疫抑制薬との相互作用が推察されている。ただし，相互作用を生じた例は報告されていない。

📄 参考文献

- Ammon H. Modulation of the immune system by Boswellia serrata extracts and boswellic acids. Phytomedicine. 2010; 17: 862-7.
- Ammon HP. Boswellic acids in chronic inflammatory diseases.Planta Med. 2006; 72: 1100-16.
- Brandt KD, et al. Effects of salicylates and other nonsteroidal anti-inflammatory drugs on articular cartilage. Am J Med. 1984; 77(1A): 65-9.
- Dekel S, et al. The effect of anti-inflammatory drugs on glycosaminoglycan sulphation in pig cartilage. Prostaglandins Med. 1980; 4: 133-40.
- Ernst E. Frankincense: systematic review. BMJ. 2008; 337: a2813.
- Frank A, et al. Analysis of frankincense from various Boswellia species with inhibitory activity on human drug metabolising cytochrome P450 enzymes using liquid chromatography mass spectrometry after automated on-line extraction. J Chromatogr A. 2006; 1112: 255-62.
- Gerhardt H, et al. Therapy of active Crohn disease with Boswellia serrata extract H 15. Z Gastroenterol. 2001; 39: 11-7.

- Gupta A, et al. Immunological adjuvant effect of Boswellia serrata (BOS 2000) on specific antibody and cellular response to ovalbumin in mice. Int Immunopharmacol. 2011; 11: 968-75.
- Gupta I, et al. Effects of Boswellia serrata gum resin in patients with bronchial asthma: results of a double-blind, placebo-controlled, 6-week clinical study. Eur J Med Res. 1998; 3: 511-4.
- Khajuria A, et al. A new vaccine adjuvant (BOS 2000) a potent enhancer mixed Th1/Th2 immune responses in mice immunized with HBsAg. Vaccine. 2007; 25: 4586-94.
- Kimmatkar N, et al. Efficacy and tolerability of Boswellia serrata extract in treatment of osteoarthritis of knee — a randomized double blind placebo controlled trial. Phytomedicine. 2003; 10: 3-7.
- Kulkarni RR, et al. Treatment of osteoarthritis with a herbomineral formulation: a double-blind, placebo-controlled, cross-over study. J Ethnopharmacol. 1991; 33: 91-95.
- Liu JJ, et al. Boswellic acids trigger apoptosis via a pathway dependent on caspase-8 activation but independent on Fas/Fas ligand interaction in colon cancer HT-29 cells. Carcinogenesis. 2002; 23: 2087-93.
- Madisch A, et al. Boswellia serrata extract for the treatment of collagenous colitis. A double-blind, randomized, placebo-controlled, multicenter trial. Int J Colorectal Dis. 2007; 22: 1445-51.
- Pungle P, et al.Immunomodulatory activity of boswellic acids of Boswellia serrata Roxb. Indian J Exp Biol. 2003; 41: 1460-2.
- Reddy GK, et al. Studies on the metabolism of glycosaminoglycans under the influence of new herbal anti-inflammatory agents. Biochem Pharmacol. 1989; 38: 3527-34.
- Safayhi H, et al. Boswellic acids: novel, specific, nonredox inhibitors of 5-lipoxygenase. J Pharmacol Exp Ther. 1992; 261: 1143-6.
- Sander O, et al. Is H15 (resin extract of Boswellia serrata, "incense") a useful supplement to established drug therapy of chronic polyarthritis? Results of a double-blind pilot study. Z Rheumatol. 1998; 57: 11-6.
- Sengupta K, et al. A double blind, randomized, placebo controlled study of the efficacy and safety of 5-Loxin for treatment of osteoarthritis of the knee. Arthritis Res Ther. 2008; 10: R85.
- Singh S, et al. The gastric ulcer protective effect of boswellic acids, a leukotriene inhibitor from Boswellia serrata, in rats. Phytomedicine. 2008; 15: 408-15.
- Singh GB, et al. Pharmacology of an extract of salai guggal ex-Boswellia serrata, a new non-steroidal anti-inflammatory agent. Agents Actions. 1986; 18: 407-12.
- Sontakke S, et al. Open, randomized, controlled clinical trial of Boswellia serrata extract as compared to valdecoxib in osteoarthritis of knee. Indian J Pharmacol 2007; 39: 27-9.

ホスファチジルセリン phosphatidylserine

【名 称】

[和 名] ホスファチジルセリン

[英 名] phosphatidylserine, PS

‖ 概 要

ホスファチジルセリン phosphatidylserine は，リン脂質の１種であり，ヒトでは脳や神経組織に豊富に存在する。神経細胞膜やミトコンドリア等において，情報伝達機構に重要な役割を果たしている。ホスファチジルセリンは，生合成される他，食事にも由来する。

これまでの研究において，ホスファチジルセリンは，アセチルコリン，セロトニン，ドパミンといった神経伝達物質を増加させることが示されてきた。臨床試験では，アルツハイマー病や認知機能障害，記憶障害に対する効果が示唆されている。

通常の食材に由来する成分であり，許容性は高いと考えられる。適応となる病態に対して適切な品質の製品を用法・用量を守って使用する場合，現時点では特に問題は報告されていない。ただし，300〜600 mg/日といった高用量の投与時には，胃腸障害や不眠といった有害事象の報告がある。

なお，サプリメント投与による基礎研究や臨床試験はまだ十分ではなく，今後の研究成果が期待される。

♀ 用途・適応

アルツハイマー病　認知症　認知機能障害

📖 相互作用チェックリスト

［相互作用に注意する医薬品］ ⇒ ［臨床における対応］

現時点では，医薬品との相互作用による有害事象は報告されていない。ただし，ホスファチジルセリン投与によりアセチルコリン代謝に影響を与える可能性

がある。したがって，塩酸ドネペジルに代表されるアセチルコリンエステラーゼ阻害薬，コリン作動薬，抗コリン薬等の医薬品と併用した場合，相互作用による影響が生じうる。

⇒併用は可能と考えられる。ただし，医師の監視下に関連指標をモニターすること。

参考文献

- Cenacchi T, et al. Cognitive decline in the elderly: a double-blind, placebo-controlled multicenter study on efficacy of phosphatidylserine administration. Aging (Milano) 1993; 5: 123-33.
- Crook TH, et al. Effects of phosphatidylserine in age-associated memory impairment. Neurology 1991; 41: 644-9.
- Engel RR, et al. Double-blind cross-over study of phosphatidylserine vs. placebo in patients with early dementia of the Alzheimer type. Eur Neuropsychopharmacol 1992; 2: 149-55.
- Funfgeld EW, et al. Double-blind study with phosphatidylserine (PS) in parkinsonian patients with senile dementia of Alzheimer's type (SDAT). Prog Clin Biol Res 1989; 317: 1235-46.
- Higgins JP, Flicker L. Lecithin for dementia and cognitive impairment. Cochrane Database Syst Rev 2003; (3): CD001015.

ボタンボウフウ *Peucedanum japonicum*

【名　称】

[和　名]　ボタンボウフウ，牡丹防風

[別　名]　長命草（チョウメイソウ），サクナ

[学　名]　*Peucedanum japonicum* Thunb.

▌概　要

　ボタンボウフウは，セリ科の多年草であり，東アジアから東南アジアに分布する。本邦では，九州南部から沖縄の海岸沿いに自生しており，葉が牡丹の葉に似ているため，牡丹防風（ボタンボウフウ）と呼ばれる。沖縄では，長命草やサクナとも呼ばれ，葉が食用とされてきた。また，葉および根が薬用に用いられ，滋養強壮作用があるとされている。

　有効成分として，各種ビタミンやミネラル，ルチンやクロロゲン酸などのポリフェノールが含まれる。根や葉にはクマリン類の1種，プテリキシン pteryxin も含まれている（Chen, Nugara）。なお，原産地や自生地による有効成分の違いがあるとされ，例えば，屋久島原産のボタンボウフウには，イソサミジン isosamidin という機能性成分が含まれるという（Sarkhail, Yamada）。

　基礎研究では，ボタンボウフウ葉の抗酸化作用や抗血小板作用が示されている（Hisamoto, Hsiao）。培養細胞（3T3-L1 および HepG2）を用いた基礎研究では，ボタンボウフウ葉由来のプテリキシンによる抗肥満作用が見出された（Nugara）。マウスを用いた基礎研究では，ボタンボウフウ抽出物投与によって，脂質代謝関連遺伝子への作用，脂肪抑制作用，高脂肪食負荷時における抗肥満作用が示された（Nukitrangsan, Okabe）。また，食後過血糖抑制作用も示されている（Lee）。その他，ラットを用いた基礎研究では，抗酸化作用や大腸がん抑制作用が示唆されている（Morioka）。さらに，イソサミジンによる血管機能改善作用や脂質代謝改善作用，排尿障害改善も示唆されている（Yamada）。

　ただし，質の高い臨床研究は十分ではなく，ボタンボウフウの臨床的意義について，さらに検討が必要である。

　一定の食経験を有し，伝統医療で用いられてきた成分であり，一般に安全性は高く，適応となる病態に対して適切な品質の製品を用法・用量を守って使用する

場合，現時点では特に問題は報告されていない。

用途・適応

抗酸化作用　抗肥満作用　排尿障害改善

相互作用チェックリスト

［相互作用に注意する医薬品］⇒［臨床における対応］

現時点では，医薬品との相互作用による有害事象は報告されていない。

参考文献

- Chen IS, et al. Coumarins and antiplatelet aggregation constituents from Formosan Peucedanum japonicum. Phytochemistry. 1996; 41: 525-30.
- Hisamoto M, et al. Antioxidant compounds from the leaves of Peucedanum japonicum thunb. J Agric Food Chem. 2003; 51: 5255-61.
- Hsiao G, et al. Antiplatelet action of 3',4'-diisovalerylkhellactone diester purified from Peucedanum japonicum Thunb. Biol Pharm Bull. 1998; 21: 688-92.
- Lee SO, et al. Antidiabetic coumarin and cyclitol compounds from Peucedanum japonicum. Arch Pharm Res. 2004; 27: 1207-10.
- Morioka T, et al. The modifying effect of Peucedanum japonicum, a herb in the Ryukyu Islands, on azoxymethane-induced colon preneoplastic lesions in male F344 rats. Cancer Lett. 2004; 205: 133-41.
- Nugara RN, et al. Pteryxin: a coumarin in Peucedanum japonicum Thunb leaves exerts antiobesity activity through modulation of adipogenic gene network. Nutrition. 2014; 30: 1177-84.
- Nugara RN, et al. Partially purified Peucedanum japonicum Thunb extracts exert antiobesity effects in vitro. Nutrition. 2014; 30: 575-83.
- Nukitrangsan N, et al. Effect of Peucedanum japonicum Thunb extract on high-fat diet-induced obesity and gene expression in mice. J Oleo Sci. 2012; 61: 89-101.
- Nukitrangsan N, et al. Effect of Peucedanum japonicum Thunb on the expression of obesity-related genes in mice on a high-fat diet. J Oleo Sci. 2011; 60: 527-36.
- Okabe T, et al. Peucedanum japonicum Thunb inhibits high-fat diet induced obesity in mice. Phytother Res. 2011; 25: 870-7.
- Sarkhail P, et al. Traditional uses, phytochemistry and pharmacological properties of the genus Peucedanum: A review. J Ethnopharmacol. 2014; 156C: 235-270.
- Yamada S, et al. Isosamidin : New Functional Food Ingredient for Treatment of Lower Urinary Tract Symptoms. 食品と開発 . 2013; 48: 81-3.

ボラージ *Borago officinalis*

【名 称】

[和 名] 瑠璃苣（ルリヂシャ，ルリジサ），ボリジ，ボラージ

[英 名] borage

[学 名] *Borago officinalis*

▌概 要

　ボラージ（ボリジ，*Borago officinalis*）は，ムラサキ科の1〜2年草である。ボラージは，種子，花，葉といった部分が利用されてきた。特に，種子から得られる脂質（ボラージ油）には，オメガ6系脂肪酸の1種であるγリノレン酸（GLA，gamma linolenic acid）が含まれる。ボラージの花や葉にはGLAは存在しない。ボラージ油の薬理作用はGLAに依存する部分が大きく，抗炎症作用が知られている。例えば，GLAは，IL-1β産生を抑制することで関節リウマチへの効果が期待できる。また，GLAは，DGLA（dihomogammalinolenic acid）に代謝され，抗炎症作用を示す。この作用のため，ボラージ油が関節リウマチやアトピー性皮膚炎に利用される。

　PMS（月経前症候群）やADHD（注意欠陥多動性障害 attention deficit hyper-activity disorder）といった病態では，GLAあるいはDGLA等の脂肪酸の体内濃度が低下しているという報告がある。そこで，GLAが，PMSやADHDに対しても用いられてきた。

　ボラージ油の薬理作用として，血小板凝集抑制作用，脂質代謝改善作用，抗エストロゲン作用，免疫賦活作用に関する報告がある。

　臨床試験では，関節リウマチ，重症急性呼吸器症候群，アトピー性皮膚炎といった疾患に対するボラージ油の働きが検証されてきた。減量後の体重維持（リバウンド抑制）作用も報告されている。また，1日あたり2.2グラムのアマニ油あるいはボラージ油を12週間，経口投与した臨床研究によると，前値と比べて，両群において肌質改善作用（skin reddening の減少，skin hydration の減少）および経表皮性水分喪失の減少が認められた（De Spirt）。

　一般に安全性は高く，適応となる病態に対して適切な品質の製品を用法・用量を守って使用する場合，現時点では特に問題は報告されていない。

⇒『ガンマ（γ）-リノレン酸』『月見草』の項

📍 用途・適応

関節リウマチ　重症急性呼吸器症候群　アトピー性皮膚炎

📖 相互作用チェックリスト

［相互作用に注意する医薬品］⇒［臨床における対応］

現時点では，医薬品との相互作用による有害事象は報告されていない。ただし，ボラージあるいは GLA（γリノレン酸）の有する働きからの推測により，理論的な相互作用の可能性が考えられている。

▶**抗凝固薬・血小板機能抑制薬**

⇒併用は可能と考えられるが，念のため慎重に。

▶**肝障害性医薬品**

⇒併用は慎重に。医師の監視下に関連指標をモニターすること。

▶**チトクローム P450**

CYP3A4 を誘導する薬剤。（CYP と医療用医薬品との関連については巻末の別表参照）

⇒併用は慎重に。医師の監視下に関連指標をモニターすること。

▶ **NSAIDs**

⇒併用は可能と考えられるが，念のため慎重に。研究データの臨床的意義は不明。

▶**フェノチアジン Phenothiazine 誘導体**

⇒併用は可能と考えられるが，念のため慎重に。

💡 解説：相互作用のメカニズム

■抗凝固薬・血小板機能抑制薬

ボラージ種子油に含まれる GLA（γリノレン酸）には抗凝固作用・血小板凝集抑制作用がある（Guivernau）。理論的には，抗凝固薬・血小板機能抑制薬等との併用による相加作用・相乗作用が想定される。

■肝障害性医薬品

　ボラージには，さまざまな肝障害性アルカロイド類（PAs；pyrrolizidine alkaloids）が含まれ，理論的にはボラージ製品による肝障害が考えられる。具体的には，レトロルシン retrorsine やセネシオニン senecionine といったアルカロイドが知られている。ボラージの PAs は，主に植物の根に見出されるが，根以外にも存在するという。これらの PAs は，CYP3A4 によって代謝される。ただし，サプリメントのボラージは，種子油に含まれる GLA を主な有効成分として利用されている。そのため，ボラージ種子サプリメント摂取に由来する PAs に関連した肝障害の発生は考えにくい。なお，PAs による肝障害の機序として，酸化障害の増強作用等が想定されるが，詳細は明確ではない。

　肝障害に関連して，相加作用・相乗作用が否定できないので，ボラージ製品と肝障害性医薬品との併用には注意し，関連指標のモニタリングを行う。

■チトクローム P450

　ボラージには，さまざまな肝障害性アルカロイド類（PAs；pyrrolizidine alkaloids）が含まれ，これらの PAs は CYP3A4 の基質である。肝障害発生機序として，CYP3A4 による代謝物による影響が示唆されている（Chojkier, Stedman, Wang）。したがって，理論的には，CYP3A4 を誘導する薬物との併用によって，PAs の代謝物が増加し，肝障害発生のリスクが高まると想定される。

■ NSAIDs

　NSAIDs がプロスタグランジン E の合成を阻害することから，理論的には，ボラージ種子油と NSAIDs との併用によって，ボラージ種子油の抗炎症作用が低下すると考えられる（Kast）。ただし，関節リウマチ患者を対象にした臨床試験では，NSAIDs とボラージ種子油との併用が行われており，潜在的な相互作用に関して臨床的意義は明確には示されなかった（Leventhal, Pullman-Mooar）。

■フェノチアジン Phenothiazine 誘導体

　GLA を主要成分の一つとする月見草種子油製品（Epogam®）において，フェノチアジン phenothiazine 誘導体との併用により，理論的に発作発現のリスクが増加するという記載がある。フェノチアジン誘導体投与中の患者において，発作発現の閾値を下げる可能性が示唆されている（Holman）。ただし，これは通常，月見草種子製品についての注意喚起であり，ボラージ種子オイルに関して，相互作用の記載は知られていない。

📄 参考文献

- Chojkier M. Hepatic sinusoidal-obstruction syndrome: toxicity of pyrrolizidine alkaloids. J Hepatol 2003; 39: 437-46.
- De Spirt S, et al. Intervention with flaxseed and borage oil supplements modulates skin condition in women. Br J Nutr. 2009; 101: 440-5.
- Fewtrell MS, et al. Randomized, double-blind trial of long-chain polyunsaturated fatty acid supplementation with fish oil and borage oil in preterm infants. J Pediatr 2004; 144: 471-9.
- Gadek JE, et al. Effect of enteral feeding with eicosapentaenoic acid, gamma-linolenic acid, and antioxidants in patients with acute respiratory distress syndrome. Enteral Nutrition in ARDS Study Group. Crit Care Med 1999; 27: 1409-20.
- Guivernau M, et al. Clinical and experimental study on the long-term effect of dietary gamma-linolenic acid on plasma lipids, platelet aggregation, thromboxane formation, and prostacyclin production. Prostaglandins Leukot Essent Fatty Acids 1994; 51: 311-6.
- Holman CP, et al. A trial of evening primrose oil in the treatment of chronic schizophrenia. J Orthomolecular Psychiatry 1983; 12: 302-4.
- Kast RE. Boarge oil reduction of rheumatoid arthritis activity may be mediated by increased cAMP that suppresses tumor necrosis factor-alpha. Int Immunopharmacol 2001; 1: 2197-9.
- Leventhal LJ, et al. Treatment of rheumatoid arthritis with gammalinolenic acid. Ann Intern Med 1993; 119: 867-73.
- Pullman-Mooar S, et al. Alteration of the cellular fatty acid profile and the production of eicosanoids in human monocytes by gamma-linolenic acid. Arthritis Rheum 1990; 33: 1526-33.
- Stedman C. Herbal hepatotoxicity. Semin Liver Dis 2002; 22: 195-206.
- Tollesson A, Frithz A. Borage oil, an effective new treatment for infantile seborrhoeic dermatitis. Br J Dermatol 1993; 129: 95.
- Tollesson A, et al. Malassezia furfur in infantile seborrheic dermatitis. Pediatr Dermatol 1997; 14: 423-5.
- Wang YP, et al. Human liver microsomal reduction of pyrrolizidine alkaloid N-oxides to form the corresponding carcinogenic parent alkaloid. Toxicol Lett 2005; 155: 411-20.

ポリグルタミン酸 polyglutamic acid

【名　称】

[和　名]　ポリグルタミン酸

[英　名]　polyglutamic acid

▌概　要

　ポリグルタミン酸とは，多数のグルタミン酸が結合したポリマーであり，負の電荷を有する。ポリグルタミン酸には，ポリ-α-グルタミン酸（poly-alpha-glutamic acid）とポリ-γ-グルタミン酸（poly-gamma-glutamic acid）の2種類が知られている。納豆の粘質物には，ポリ-γ-グルタミン酸が含まれている（Ashiuchi, Schallmey）。

　ポリグルタミン酸は，カルシウムが他の物質と難溶性の複合体を形成することを阻害する作用を持つため，ポリグルタミン酸の経口摂取によって，腸管でのカルシウム吸収が増加する。

　納豆の粘質物によるカルシウム吸収への効果が，*in vitro* および *in vivo* において検証されている。*in vitro* 研究によると，納豆粘質物は，カルシウムとリンの複合体形成を阻害することで，カルシウムの可溶性を亢進する。ラットを用いた研究では，ポリグルタミン酸を主成分とする納豆粘質物の投与によって，小腸におけるカルシウムの可溶性亢進が認められている（Tanimoto）。

　一般に，許容性は高いと考えられる。適応となる病態に対して適切な品質の製品を使用する場合，現時点では特に問題は報告されていない。本邦では，ポリグルタミン酸を関与成分とするトクホ（特定保健用食品）が認可されている。特定保健用食品では，ポリグルタミン酸 53 mg とカルシウム 200 mg を含む製品がある。

◉ 用途・適応

　カルシウム吸収促進作用

📖 相互作用チェックリスト

［相互作用に注意する医薬品］⇒［臨床における対応］

現時点では，医薬品との相互作用による有害事象は報告されていない。

📄 参考文献

- Ashiuchi M, et al. A poly-gamma-glutamate synthetic system of Bacillus subtilis IFO 3336: gene cloning and biochemical analysis of poly-gamma-glutamate produced by Escherichia coli clone cells. Biochem Biophys Res Commun. 1999; 263: 6-12.
- Nagai T, et al. Chemical analysis of poly-gamma-glutamic acid produced by plasmid-free Bacillus subtilis (natto): Evidence that plasmids are not involved in poly-gamma-glutamic acid production. J Gen Appl Microbiol. 1997; 43: 139-143.
- Schallmey M, et al. Developments in the use of Bacillus species for industrial production. Can J Microbiol. 2004; 50: 1-17.
- Tanimoto H, et al. Natto mucilage containing poly-gamma-glutamic acid increases soluble calcium in the rat small intestine. Biosci Biotechnol Biochem. 2001; 65: 516-21.
- Tsortos A, et al. The role of polycarboxylic acids in calcium phosphate mineralization. J Colloid Interface Sci. 2002; 250: 159-67.

ポリフェノール polyphenol

【名　称】

[和　名]　ポリフェノール，多価フェノール

[英　名]　polyphenol

▌概　要

　ポリフェノールとは，ベンゼン環などの芳香環に複数の水酸基(-OH 基，ヒドロキシ基）を有する化合物の総称である。植物には数千種類以上のポリフェノール類が見出されており，数百種類以上は食用の植物に含まれている。植物では，ポリフェノール類が紫外線や害虫・病原菌から防御するために産生される。ヒトは，ポリフェノール類を経口摂取することによって，それらの抗酸化作用や抗炎症作用に基づく効能効果を得ると考えられている。ポリフェノール類は，通常，アグリコンという骨格構造に糖が結合した配糖体として植物性食品に存在する。一般に，ポリフェノール類は，経口摂取後，消化酵素によって糖がはずれ，アグリコンとして機能性を発揮することが多い。

　ポリフェノール類は，フェノール環の数による機能や構造の違いに基づき分類される。具体的には，フラボノイド類 flavonoids やリグナン類 lignans などがある。フラボノイド類は，フラボノール類 flavonols（ケルセチン quercetin，ケンフェロール kaempferol，ミリセチン myricetin など），フラボン類 flavones（アピゲニン apigenin，ルテオリン luteolin など），イソフラボン類 isoflavones（ダイゼイン daidzein，ゲニステイン genistein，グリシテイン glycitein など），フラバノン類 flavanones（ヘスペレチン hesperetin，ナリンゲニン naringenin など），アントシアニジン類 anthocyanidins，フラバノール類 flavanols（カテキン類 catechins）などに分類される。また，フラボノイドが重合したプロアントシアニジン類 proanthocyanidins がある。

　疫学研究において，植物性食品の摂取が多いと動脈硬化性疾患やがんのリスクが低いという相関が示されてきた。これらの疾患の発症機序には酸化障害や炎症が関与することから，ポリフェノール類の抗酸化作用および抗炎症作用による疾患リスク低減効果が考えられている。

　通常の植物性食品に含まれる成分であり，一般に，適正使用における許容性は

高い。

⇒『赤ワイン抽出物』『ウコン』『黒大豆種皮抽出物』『ケルセチン』『コーヒー』『シソ』『茶』『ピクノジェノール』『ビタミンP』『ヘスペリジン』『リンゴポリフェノール』『ルチン』などの項目

● 用途・適応

抗酸化作用　抗炎症作用　抗がん作用　動脈硬化性疾患予防

📖 相互作用チェックリスト

［相互作用に注意する医薬品］⇒［臨床における対応］

現時点では，医薬品との相互作用による有害事象は報告されていない。

⇒併用は可能と考えられるが，念のため慎重に。

📑 参考文献

・Booyse FM, et al. Mechanism by which alcohol and wine polyphenols affect coronary heart disease risk. Ann Epidemiol. 2007; 17: S24-31.

・Dell'Agli M, et al. Vascular effects of wine polyphenols. Cardiovasc Res. 2004 Sep 1; 63: 593-602.

・Duthie SJ, et al. Berry phytochemicals, genomic stability and cancer: evidence for chemoprotection at several stages in the carcinogenic process. Mol Nutr Food Res. 2007; 51: 665-74.

・Flamini R. Mass spectrometry in grape and wine chemistry. Part I: polyphenols. Mass Spectrom Rev. 2003; 22: 218-50.

・Liu Z, et al. Natural polyphenol disposition via coupled metabolic pathways. Expert Opin Drug Metab Toxicol. 2007; 3: 389-406.

・Manach C, et al. Bioavailability and bioefficacy of polyphenols in humans. I. Review of 97 bioavailability studies. Am J Clin Nutr. 2005; 81: 230S-242S.

・Manach C, et al. Polyphenols: food sources and bioavailability. Am J Clin Nutr. 2004; 79: 727-47.

・McDougall GJ, et al. The inhibitory effects of berry polyphenols on digestive enzymes. Biofactors. 2005; 23: 189-95.

・Pourcel L, et al. Flavonoid oxidation in plants: from biochemical properties to physiological functions. Trends Plant Sci. 2007; 12: 29-36.

・Presti RL, et al. Wine consumption and renal diseases: new perspectives. Nutrition.

2007; 23: 598-602.
- Ruel G, et al. Evidences of the cardioprotective potential of fruits: the case of cranberries. Mol Nutr Food Res. 2007; 51: 692-701.
- Shankar S, et al. Green tea polyphenols: biology and therapeutic implications in cancer. Front Biosci. 2007 Sep 1; 12: 4881-99.

マイタケ *Grifola frondosa*

【名　称】

[和　名] マイタケ，舞茸

[英　名] Maitake，Dancing Mushroom

[学　名] *Grifola frondosa*

▌概　要

　マイタケ（舞茸）は，サルノコシカケ科に属する食用キノコであり，栽培によって量産化されている。マイタケの成分が，がんや糖尿病，脂質異常症といった生活習慣病に対する効果を示すとされ，サプリメントとしても利用されるようになった。

　主な有効成分は多糖類の β グルカンであり，1,3-β グルカンや 1,6-β グルカンが特徴的である。その他，α グルカン，ビタミン D_2 前駆体であるエルゴステロール，リン脂質等も存在する。抗腫瘍作用に関しては，多糖類を含む MD-フラクション（MD-fraction）や D-フラクション（D-fraction）と呼ばれる抽出物による効果が高いとされる（Borchers, Kodama, Mayell）。

　基礎研究では，免疫賦活作用，抗腫瘍作用，抗菌作用，血糖降下作用，高血圧改善作用，脂質異常症改善作用等が報告されてきた（Borchers, Mayell）。抗がん作用に関して，基礎研究では，1,6-β グルカン等マイタケ抽出成分の腫瘍組織に対する効果が検証されており，マクロファージや NK 細胞，キラー T リンパ球の活性化といった働きが示されている。本邦からの症例報告によると，ステージ Ⅱ～Ⅳのがん患者に対してマイタケ抽出物投与の結果，腫瘍組織の縮小や症状の改善が認められた割合は，肝がん患者では 58.3%，乳がん患者では 68.8%，肺がん患者では 62.5% であった。一方，白血病や胃がん，脳腫瘍では 10～20% 程度の改善率であったという。また，マイタケを抗がん薬と併用した場合，化学療法単独に比べて免疫応答細胞の活性が 1.2～1.4 倍に高まることも確認された（Kodama）。ただし，ヒトを対象にした質の高い臨床試験は報告されていない。

　通常の食材に由来する成分であり，許容性は高いと考えられる。適応となる病態に対して適切な品質の製品を用法・用量を守って使用する場合，現時点では特に問題は報告されていない。

なお，基礎研究や臨床試験はまだ十分ではなく，今後の研究成果が期待される。

● 用途・適応

抗がん作用　免疫賦活作用　糖尿病・脂質異常症・高血圧の改善作用

相互作用チェックリスト

［相互作用に注意する医薬品］⇒［臨床における対応］

現時点では，医薬品との相互作用による有害事象は報告されていない。ただし，マイタケは，糖尿病・脂質異常症・高血圧などの生活習慣病の改善作用を有するため，類似した効果を示す医薬品と併用した場合，相加作用・相乗作用を生じうる。したがって，併用時には関連検査指標のモニタリングを行う。

⇒併用は可能と考えられるが，念のため慎重に。

▶がん治療（化学療法・放射線療法）

現時点では，がん治療とマイタケとの相互作用による有害事象は報告されていない。したがって，「適切な品質管理のもとに製造された製品」を「アレルギー・過敏症を有しない」対象者に，医師の監視下で併用する場合，マイタケ製品をがん治療の補完療法として利用することが考えられる。ただし，有効性や安全性についての評価は，今後の科学的根拠次第で変更となりうる。また，費用対効果の視点からの判断も重要であろう。

⇒併用は可能と考えられるが，念のため慎重に。医師の監視下に関連指標をモニターすること。

参考文献

- Borchers AT, et al. Mushrooms, tumors, and immunity. Proc Soc Exp Biol Med 1999; 221: 281-93.
- Kodama N, et al. Can maitake MD-fraction aid cancer patients? Altern Med Rev 2002; 7: 236-9.
- Kodama N, et al. Maitake D-Fraction enhances antitumor effects and reduces immuno-suppression by mitomycin-C in tumor-bearing mice. Nutrition 2005; 21: 624-9.
- Mayell M. Maitake extracts and their therapeutic potential. Altern Med Rev 2001; 6: 48-60.

マ カ *Lepidium meyenii*

【名　称】

[和　名]　マカ，マカマカ，ペルー人参

[英　名]　Maca，Maca Maca，Peruvian Ginseng

[学　名]　*Lepidium meyenii*

▌概　要

　マカは，ペルー原産のアブラナ科の植物であり，根が薬用部分である。マカは，標高4,000〜4,500メートルの中央アンデス地域にて産出され，3000年以上の間，食用野菜および薬用植物として利用されてきた。また，伝統医療において生殖能力・妊孕力向上のために用いられてきた。さらに，家畜の繁殖力向上にも使われてきたという（Lee）。

　薬用部分は根である。有効成分としてアルカロイド類 alkaloids，ステロイド類 steroids，グルコシノレート類 glucosinolates，イソチオシアネート類 isothiocyanates，macamides が存在する。主なマーカー成分として，macamide と macaene の2種類の多価不飽和脂肪酸が知られている。これらのマーカーの割合は0.15〜0.84％であり，1日摂取量に換算すると1.52〜14.88 mgに相当する。

　マカに含まれる多価不飽和脂肪酸である macaene や macamide が，生殖能力の向上や勃起障害の改善に関与すると考えられているが，詳細な作用機序は明らかではない。

　基礎研究では，マカ投与によって，正常マウスにおける交尾回数の増加，勃起障害ラットの勃起潜時短縮，精子形成能の促進や精子運動率の亢進，高地曝露による精巣障害の予防，雌マウスにおける妊孕力の向上作用が報告されてきた。

　臨床試験では，健康な成人男性にマカを投与した結果，射精あたりの精子数，運動精子数，精子運動率の増加・亢進が認められている（Gonzales, Lee）。このとき，黄体形成ホルモン，卵胞刺激ホルモン，プロラクチン，17α-ハイドロキシプロゲステロン，テストステロン，17β-エストラジオールの各ホルモンの血中濃度に変化はなかったという。

　マカの代表的な製品として，MacaPure と MACAXS が知られている。MacaPure 品はステロール類（シトステロール，カンペステロール，エルゴステロー

ル，ブラカアステロール，エルゴスタジエノール）を多く含み，イミダゾールアルカロイド類のマカマイド macamide やマカイン macaene を有効成分としている。MACAXS 品は，根外皮の色が異なる 3 種類を含む。

マカは，伝統医療で長い間利用されてきたハーブであり，適切な用法・用量に基づいて利用する場合，安全性は高いと考えられる。成人男性を対象にした臨床試験では，1,500 mg あるいは 3,000 mg のマカが分 3 にて 12 週間投与された例がある（Gonzales）。

● 用途・適応

生殖能力・妊孕力の向上　精子機能改善作用　滋養強壮作用

相互作用チェックリスト

[相互作用に注意する医薬品] ⇒ [臨床における対応]

現時点では，医薬品との相互作用による有害事象は報告されていない。
⇒併用は可能と考えられるが，念のため慎重に。

参考文献

- Gonzales GF, et al. Lepidium meyenii (Maca) improved semen parameters in adult men. Asian J Androl 2001; 3: 301-3.
- Gonzales GF, et al. Effect of Lepidium meyenii (MACA) on sexual desire and its absent relationship with serum testosterone levels in adult healthy men. Andrologia 2002; 34: 367-72.
- Gonzales GF, et al. Effect of Lepidium meyenii (Maca), a root with aphrodisiac and fertility-enhancing properties, on serum reproductive hormone levels in adult healthy men. J Endocrinol 2003; 176: 163-168.
- Gonzales GF, et al. Effect of Lepidium meyenii (Maca) on spermatogenesis in male rats acutely exposed to high altitude (4340 m). J Endocrinol 2004; 180: 87-95.
- Gonzales GF, et al. Red maca (Lepidium meyenii) reduced prostate size in rats. Reprod Biol Endocrinol 2005; 3: 5.
- Gonzales GF, et al. Effect of alcoholic extract of Lepidium meyenii (Maca) on testicular function in male rats. Asian J Androl 2003; 5: 349-52.
- Gonzales C, et al. Effect of short-term and long-term treatments with three ecotypes of Lepidium meyenii (MACA) on spermatogenesis in rats. J Ethnopharmacol 2005; 103:

448-54.

- Gonzales GF, et al. Effect of Lepidium meyenii (maca) roots on spermatogenesis of male rats. Asian J Androl 2001; 3: 231-3.
- Lee MS, et al. Maca (Lepidium meyenii) for treatment of menopausal symptoms: A systematic review. Maturitas. 2011; 70: 227-33.
- McKay D. Nutrients and botanicals for erectile dysfunction: examining the evidence. Altern Med Rev 2004; 9: 4-16.

マグネシウム magnesium

【名　称】

[和　名]　マグネシウム

[英　名]　magnesium

[化学名]　Mg

‖概　要

　マグネシウムはミネラルの1種である。体内に存在するマグネシウムの半分は骨に含まれている。マグネシウムはさまざまな酵素の働きに不可欠であり，また，細胞内の電解質のバランスを保つためにも重要な役割を果たしている。保健効果として，虚血性心疾患のリスクを抑えることなどが報告されている。

　体内における酵素反応に関与しており，エネルギー産生の調節やタンパク質の合成などを行う。細胞レベルでは，たとえば，マグネシウムは，電解質の濃度を調節するイオンチャンネルで働く酵素に欠かせないミネラルである。その他，骨の成長や維持にも必要とされる。

　マグネシウム補給の効果として，高血圧や高コレステロール血症，心疾患などの生活習慣病に対する効果，腎臓結石（カルシウム石）の予防効果，月経前症候群（PMS）に伴う症状の予防，妊娠時に生じる下肢けいれんの治療などがあげられる。

　『日本人の食事摂取基準（2015年版）』による1日あたりの推奨量（RDA）は，30～49歳の成人男性で370 mg，同世代の女性で290 mgである。なお，耐容上限量については，通常の食品からの摂取の場合，設定されていない。通常の食品以外からの摂取量の耐容上限量は，成人の場合350 mg/日，小児では5 mg/kg体重/日とされている。

　「栄養素等表示基準値」は，320 mgと設定されている。「栄養機能食品」の規格基準において，上限値300 mg，下限値96 mgとされている。

　適正使用における許容性は高い。高用量の摂取時に消化器系症状などを生じうる。

📍 用途・適応

「栄養機能食品」としての栄養機能表示は，「マグネシウムは，骨の形成や歯の形成に必要な栄養素です。マグネシウムは，多くの体内酵素の正常な働きとエネルギー産生を助けるとともに，血液循環を正常に保つのに必要な栄養素です」である。

📖 相互作用チェックリスト

［相互作用に注意する医薬品・食品］⇒［臨床における対応］

マグネシウムと一部の医薬品との相互作用が知られており，併用に注意する（医薬品の添付文書を確認する）。具体的には，下記の医薬品や機能性成分が，マグネシウムの濃度や作用に影響を生じうる。

▶ミコフェノール酸モフェチル（免疫抑制薬）

⇒併用は可能と考えられるが，念のため慎重に。医師の監視下に関連指標をモニターすること。

▶ビスホスホネート系薬剤（骨吸収抑制薬）

⇒併用は可能と考えられるが，念のため慎重に。医師の監視下に関連指標をモニターすること。

▶セフジニル（セフェム系抗菌薬）

⇒併用は可能と考えられるが，念のため慎重に。医師の監視下に関連指標をモニターすること。

▶テトラサイクリン系抗菌薬

⇒併用は可能と考えられるが，念のため慎重に。医師の監視下に関連指標をモニターすること。

▶ニューキノロン系抗菌薬

⇒併用は可能と考えられるが，念のため慎重に。医師の監視下に関連指標をモニターすること。

▶マクロライド系抗菌薬

⇒併用は可能と考えられるが，念のため慎重に。医師の監視下に関連指標をモニターすること。

▶高カリウム血症治療薬

⇒併用は可能と考えられるが，念のため慎重に。医師の監視下に関連指標をモ

ニターすること。

▶慢性血栓塞栓性肺高血圧症治療薬

⇒併用は可能と考えられるが，念のため慎重に。医師の監視下に関連指標をモニターすること。

▶血小板増加薬

⇒併用は可能と考えられるが，念のため慎重に。医師の監視下に関連指標をモニターすること。

▶アレルギー性疾患治療薬（フェキソフェナジン）

⇒併用は可能と考えられるが，念のため慎重に。医師の監視下に関連指標をモニターすること。

▶シクロオキシゲナーゼ（COX-2）選択的阻害薬

⇒併用は可能と考えられるが，念のため慎重に。医師の監視下に関連指標をモニターすること。

▶抗ウイルス化学療法剤（スタリビルド®配合錠）

⇒併用は可能と考えられるが，念のため慎重に。医師の監視下に関連指標をモニターすること。

▶マグネシウムの排泄を促進する医薬品

⇒併用は可能と考えられるが，念のため慎重に。医師の監視下に関連指標をモニターすること。

▶マグネシウムの排泄を抑制する医薬品

⇒併用は可能と考えられるが，念のため慎重に。医師の監視下に関連指標をモニターすること。

▶ペニシラミン（抗リウマチ薬・ウイルソン病治療薬・金属解毒薬）

⇒併用は可能と考えられるが，念のため慎重に。医師の監視下に関連指標をモニターすること。

▶ジゴキシン digoxin

⇒併用は可能と考えられるが，念のため慎重に。医師の監視下に関連指標をモニターすること。

▶エストロゲン

⇒併用は可能と考えられるが，念のため慎重に。医師の監視下に関連指標をモニターすること。

▶ビタミンD

⇒併用は可能と考えられるが，念のため慎重に。医師の監視下に関連指標をモ

ニターすること。

▶**カルシウム**

⇒併用は可能と考えられるが，念のため慎重に。医師の監視下に関連指標をモ
ニターすること。

▶**ホウ素**

⇒併用は可能と考えられるが，念のため慎重に。医師の監視下に関連指標をモ
ニターすること。

解説：相互作用のメカニズム

■ミコフェノール酸モフェチル（免疫抑制薬）

添付文書には，マグネシウムとの併用により，本剤の吸収が減少したとの報告
があり，薬剤の作用が減弱するおそれがある，と記載されている。

■ビスホスホネート系薬剤（骨吸収抑制薬）

骨吸収抑制薬として用いられているビスホスホネート系薬剤は，カルシウムや
マグネシウム等の多価の陽イオンとキレートを形成することがあるので，併用す
ると薬剤の吸収を低下させる。そのため，エチドロン酸二ナトリウム（ダイドロ
ネル®）の添付文書には，併用注意として，「同時（服薬前後 2 時間）に併用
（摂取）しないこと。①食物，特に牛乳や乳製品のような高カルシウム食，②カ
ルシウム，鉄，マグネシウム，アルミニウムのような金属を多く含むミネラル入
りビタミン剤又は制酸剤等〔本剤の投与前後 2 時間以内は摂取及び服用を避ける
こと。本剤はカルシウム等と錯体を作ること，また動物実験で非絶食投与によ
り，吸収が著しく低下すること〕が確認されている」と記載されている。また，
同様のメカニズムにより，アレンドロン酸ナトリウム水和物（フォサマック®，
ボナロン®），リセドロン酸ナトリウム水和物（ベネット®，アクトネル®），ミノ
ドロン酸水和物（ボノテオ®）の添付文書には，少なくとも 30 分間隔をあける
ことが記載されている。

■セフジニル（セフェム系抗菌薬）

セフジニルの添付文書には，併用注意として，「制酸剤（アルミニウム又はマ
グネシウム含有）があげられている。併用により，薬剤（セフジニル）の吸収が
低下し，効果が減弱されるおそれがあるので，薬剤の投与後 2 時間以上間隔をあ
けて投与する。

■テトラサイクリン系抗菌薬

テトラサイクリン系抗菌薬（テトラサイクリン塩酸塩，デメチルクロルテトラサイクリン塩酸塩，ドキシサイクリン塩酸塩水和物，ミノサイクリン塩酸塩）は，アルミニウム又はマグネシウム含有の制酸剤などとの併用時に，マグネシウムとキレートを形成し，薬剤の吸収が阻害される。そのため，2～4時間，間隔をあけて服用するなど注意する。医薬品の添付文書に，「併用注意」として，服用時間の間隔に関する記載があるので，確認すること。

■ニューキノロン系抗菌薬

ニューキノロン系抗菌薬（ノルフロキサシン，メシル酸ガレノキサシン水和物，オフロキサシン，レボフロキサシン，シプロフロキサシン，ロメフロキサシン塩酸塩，トスフロキサシントシル酸塩水和物，プルリフロキサシン，モキシフロキサシン塩酸塩，シタフロキサシン水和物）は，アルミニウム又はマグネシウム含有の制酸剤などとの併用時に，マグネシウムとキレートを形成し，薬剤の吸収が阻害され，薬剤の効果が低下する。そのため，1～2時間，あるいは，2時間以上，間隔をあけて服用するなど注意する。医薬品の添付文書に，「併用注意」として，服用時間の間隔に関する記載があるので，確認すること。

■マクロライド系抗菌薬

マクロライド系抗菌薬（アジスロマイシン水和物）は，制酸剤（水酸化マグネシウム，水酸化アルミニウム）との併用時に，抗菌薬の最高血中濃度低下の報告がある。作用機序は不明である。医薬品の添付文書に，「併用注意」として記載があるので，確認すること。

■高カリウム血症治療薬

高カリウム血症治療薬（ポリスチレンスルホン酸ナトリウム，ポリスチレンスルホン酸カルシウム）は，「アルミニウム，マグネシウム又はカルシウムを含有する制酸剤又は緩下剤」（ケイ酸アルミニウム，水酸化アルミニウムゲル・水酸化マグネシウム，スクラルファート，沈降炭酸カルシウム等）との併用により，高カリウム血症治療薬の作用が減弱するおそれがある。また，併用により全身性アルカローシスなどの症状があらわれたとの報告がある。添付文書には，作用機序として，含有陽イオンと結合し，高カリウム血症治療薬のカリウム交換能が低下すること，腸管内に分泌された重炭酸ナトリウムが再吸収されることがあげられている。医薬品の添付文書に，「併用注意」として記載があるので，確認する

こと。

■慢性血栓塞栓性肺高血圧症治療薬

慢性血栓塞栓性肺高血圧症治療剤（リオシグアト）は，添付文書にて，制酸剤（水酸化アルミニウム／水酸化マグネシウム合剤等）との併用注意が示されている。作用機序は，消化管内 pH の上昇によりリオシグアトのバイオアベイラビリティが低下することとされている。具体的には，健康成人 12 例を対象としたクロスオーバー試験において，リオシグアト（2.5 mg）を単独又は水酸化アルミニウムゲル／水酸化マグネシウム合剤 10 mL と併用して，それぞれ空腹時単回投与した結果，制酸剤との併用により，リオシグアトの Cmax が 56％低下し，AUC は 34％減少したという。このとき，消失半減期が 5.9 時間から 8.6 時間に延長した。したがって，「制酸剤は，リオシグアト投与後 1 時間以上経過してから服用させること」と記載されている。

■血小板増加薬

血小板増加薬（トロンボポエチン受容体作動薬）は，制酸剤や乳製品，多価陽イオン（鉄，カルシウム，アルミニウム，マグネシウム，セレン，亜鉛等）含有製剤等と同時に服用すると，血小板増加薬の吸収が著しく妨げられることがあるので，血小板増加薬投与の前後 4 時間はこれらの摂取を避けることとされている。作用機序は，医薬品が，多価陽イオンと錯体を形成するためである。

■アレルギー性疾患治療薬（フェキソフェナジン）

アレルギー性疾患治療剤（フェキソフェナジン）は，制酸剤（水酸化アルミニウム・水酸化マグネシウム含有製剤）との併用によって，医薬品（フェキソフェナジン）の作用が減弱することがあるため，同時に服用させないなど慎重に投与すること，とされている。作用機序は水酸化アルミニウム・水酸化マグネシウムが医薬品を一時的に吸着することにより吸収量が減少することによるものと推定されている。

■シクロオキシゲナーゼ（COX-2）選択的阻害薬

非ステロイド性消炎・鎮痛剤のシクロオキシゲナーゼ（COX-2）選択的阻害剤（セレコックス®）は，制酸剤（アルミニウム製剤，マグネシウム製剤等）との併用によって，医薬品（セレコックス®）の血漿中濃度が低下し，作用が減弱する可能性がある。なお，作用機序は不明である。

■抗ウイルス化学療法剤（スタリビルド®配合錠）

抗ウイルス化学療法剤（スタリビルド®配合錠）は，有効成分として，エルビテグラビル，コビシスタット，エムトリシタビン及びテノホビルジソプロキシルフマル酸塩を含む。スタリビルド配合錠は，マグネシウム／アルミニウム含有制酸剤との併用によって，エルビテグラビルの血中濃度が低下する可能性があるため，2時間以上間隔をあけて投与することが望ましい，と添付文書に記載されている。

■マグネシウムの排泄を促進する医薬品

一部の医薬品は，マグネシウムの排泄を促進するため，理論的には，併用によりマグネシウム代謝への影響を与えうる。具体的には，salbutamol などの β_2 アドレナリン受容体刺激薬（Rolla, Whyte），コレスチラミン cholestyramine（Runeberg, Watkins），シクロスポリン cyclosporine（Rahman），ループ系・チアジド系利尿薬（Heidenreich, Hollifield, Ryan），シスプラチン cisplatin（Martin, Quamme），gentamicin などの抗生剤（Quamme）といった医薬品が該当する。

■マグネシウムの排泄を抑制する医薬品

カリウム保持性利尿薬は，マグネシウムの排出を抑制するため，理論的には，併用によってマグネシウムの血中濃度を上げる可能性がある（Heidenreich Hollifield, Ryan）。

■ペニシラミン（抗リウマチ薬・ウイルソン病治療薬・金属解毒薬）

ペニシラミンは，マグネシウムとキレートを形成し，マグネシウム代謝に影響を与えうる（Cantilena）。同時投与により薬剤の吸収低下を生じるため，摂取時間をあける。

■ジゴキシン digoxin

ジゴキシンは，腎臓尿細管におけるマグネシウムの再吸収を抑制し，尿中への排泄を増加する（Schwinger）。

■エストロゲン

エストロゲンは，骨や軟部組織へのマグネシウム取り込みを促進するため，エストロゲン服用によりマグネシウムの必要量が増大する（Seelig）。

■ビタミンD

ビタミンDは，マグネシウムの吸収を促進するため，理論的には，併用によ

り，マグネシウムの血中濃度を高める可能性がある。ビタミンＤは，マグネシウム吸収を促進する（Hardwick, Krejs）。一方，ビタミンＤは，尿中へのマグネシウムの排泄も促進する（Hardwick）。

臨床的には，マグネシウムの摂取不足や潜在的な欠乏症に対するビタミンＤ投与の効果が報告されてきた。例えば，重症肥満者における減量手術後にビタミンＤ投与によるカルシウム代謝やマグネシウム代謝改善作用が示されている（Charles）。短腸症候群（SBS：Short Bowel Syndrome）において，ビタミンＤ投与によるマグネシウム欠乏改善が示されている（Fukumoto）。

■カルシウム

カルシウムとマグネシウムは，互いに有意な影響を与えないことが臨床研究によって示されている。

高用量のカルシウム（1,800 mg/日）摂取は，マグネシウム代謝に影響を与えなかった（Sojka）。

マグネシウム 826 mg の摂取は，1 日あたり 241 mg あるいは 812 mg のカルシウムの摂取時において，腸管からのカルシウム吸収に影響を与えなかったという（Spencer）。

■ホウ素

ホウ素は，カルシウム代謝に影響を与えることが知られており，アスリートを対象にしたヒト臨床試験では，ホウ素の摂取によりマグネシウムの血中濃度が上昇すると報告されている（Meacham）。食事からのホウ素摂取の少ない閉経後の女性では，ホウ素摂取によるカルシウム代謝への好影響や尿中へのマグネシウム排泄抑制が認められた（Nielsen）。

📄 参考文献

- Cantilena LR Jr, Klaassen CD. The effect of chelating agents on the excretion of endogenous metals.
- Charles P, et al. Treatment with high-dose oral vitamin D2 in patients with jejunoileal bypass for morbid obesity. Effects on calcium and magnesium metabolism, vitamin D metabolites, and faecal lag time. Scand J Gastroenterol. 1984; 19: 1031-8.
- Fukumoto S, et al. Renal magnesium wasting in a patient with short bowel syndrome with magnesium deficiency: effect of 1 alpha-hydroxyvitamin D3 treatment. J Clin Endocrinol Metab. 1987; 65: 1301-4.
- Hardwick LL, et al. Magnesium absorption: mechanisms and the influence of vitamin D,

calcium and phosphate. J Nutr. 1991; 121: 13-23.

- Heidenreich O. Mode of action of conventional and potassium-sparing diuretics — aspects with relevance to Mg-sparing effects. Review of the present state of the art and recent findings. Magnesium. 1984; 3: 248-56.
- Hollifield JW. Magnesium depletion, diuretics, and arrhythmias. Am J Med. 1987; 82: 30-7.
- Krejs GJ, et al. Effect of 1,25-dihydroxyvitamin D3 on calcium and magnesium absorption in the healthy human jejunum and ileum. Am J Med. 1983; 75: 973-6.
- Martin M, et al. Intravenous and oral magnesium supplementations in the prophylaxis of cisplatin-induced hypomagnesemia. Results of a controlled trial. Am J Clin Oncol. 1992; 15: 348-51.
- Meacham SL, et al. Effect of boron supplementation on blood and urinary calcium, magnesium, and phosphorus, and urinary boron in athletic and sedentary women. Am J Clin Nutr. 1995; 61: 341-5.
- Nielsen FH. Biochemical and physiologic consequences of boron deprivation in humans. Environ Health Perspect. 1994; 102 Suppl 7: 59-63.
- Nielsen FH, et al. Effect of dietary boron on mineral, estrogen, and testosterone metabolism in postmenopausal women. FASEB J. 1987; 1: 394-7.
- Quamme GA. Renal handling of magnesium: drug and hormone interactions. Magnesium. 1986; 5: 248-72.
- Rahman MA, Ing TS. Cyclosporine and magnesium metabolism. J Lab Clin Med. 1989; 114: 213-4.
- Rolla G, Bucca C. Magnesium, beta-agonists, and asthma. Lancet. 1988; 1: 989.
- Runeberg L, et al. Effect of cholestyramine on mineral excretion in man. Acta Med Scand. 1972; 192: 71-6.
- Ryan MP. Diuretics and potassium/magnesium depletion. Directions for treatment. Am J Med. 1987; 82: 38-47.
- Schwinger RH, Erdmann E. Heart failure and electrolyte disturbances. Methods Find Exp Clin Pharmacol. 1992; 14: 315-25.
- Seelig MS. Increased need for magnesium with the use of combined oestrogen and calcium for osteoporosis treatment. Magnes Res. 1990; 3: 197-215.
- Sojka J, et al. Magnesium kinetics in adolescent girls determined using stable isotopes: effects of high and low calcium intake. Am J Physiol. 1997; 273 (2 Pt 2): R710-5.
- Spencer H, et al. Effect of magnesium on the intestinal absorption of calcium in man. J Am Coll Nutr. 1994; 13: 485-92.
- Watkins DW, et al. Alterations in calcium, magnesium, iron, and zinc metabolism by dietary cholestyramine. Dig Dis Sci. 1985; 30: 477-82.
- Whyte KF, et al. Adrenergic control of plasma magnesium in man. Clin Sci (Lond). 1987; 72: 135-8.

マテ *Ilex paraguariensis*

【名　称】

[和　名]　マテ，イエルバ・マテ

[英　名]　mate

[別　名]　Jesuit's Tea，Maté Folium，Paraguay Tea，St. Bartholemew's Tea，Yerba Maté

[学　名]　*Ilex paraguariensis*

‖ 概　要

マテ（イエルバ・マテ Yerba Maté，*Ilex paraguariensis*）は，南米原産のモチノキ科の常緑樹であり，葉が薬用に用いられる。ブラジルやアルゼンチン，パラグアイ等では伝統的にマテ茶という飲料の嗜好品として利用されてきた。「イエルバ」はスペイン語でハーブ，「マテ」は先住民インディオの言葉で「ひょうたん」（飲料の入れ物として用いられた，ひょうたんの１種）を意味する。

南米の伝統医療では，滋養強壮や疲労回復に利用されてきた。

有効成分として，カフェインやテオブロミン，テオフィリンといったアルカロイド類が見出されている（Milioli）。また，ファイトケミカルとしては，ケンフェロールやケルセチン，ルチンといったフラボノイド類が含まれている。その他，タンニン類やアミン類も存在する。

マテには，ビタミンCやE，チアミン，リボフラビン，リン・鉄・カルシウムといったミネラル，タンニン類も存在する（Esmelindro）。

マテにはサポニン類（マテサポニン）が含まれる（Gosmann, Kraemer, Martinet）。

マテのカフェイン含有濃度は0.5〜0.8％である（Esmelindro, Saldana）。なお，コーヒーのカフェイン含有濃度は1〜2％程度である。

カフェインと血圧との関係を検証した総説によると，マテのカフェインは中枢神経系を刺激するという（Nurminen）。その他，カフェインには，利尿作用，心臓や筋肉に対する刺激作用，糖代謝への作用が知られており，マテのカフェインにも同様の作用が考えられる。

Arbiser らは，マテ茶抽出物によるプロテアソーム阻害作用および血管新生抑制作用を報告した（Arbiser）。

基礎研究では，抗酸化作用や脂肪分解促進作用，抗肥満作用（Arçari），脂質異常症改善作用，抗腫瘍作用，神経障害抑制作用が報告されている。

臨床研究として，例えば，抗肥満作用を検証した臨床試験では，マテ・ガラナ・ダミアナという3種類のハーブ複合剤を肥満者に投与した結果，減量効果が認められたという報告がある（Andersen）。平均BMIが30以上の肥満者73名を対象に，マテ・ガラナ・ダミアナのハーブ複合剤を6週間投与した臨床研究では，体重およびBMIの有意な低下が示された（Ruxton）。

また，マテ抽出物による脂質代謝への影響を検証した臨床試験では，102名の被験者［①健常者（脂質異常症ではない被験者）（n＝15），②脂質異常症患者（n＝57），③長期間のスタチン治療を受けている高コレステロール血症患者（n＝30）］を対象に，1回あたり330 mLのマテ（グリーンマテあるいはローストマテ）抽出物含有飲料を1日3回，40日間投与した一重盲検試験によると，①健常者ではLDLコレステロール値が8.7%低下（p＜0.05），②脂質異常症患者では，投与前と比べて，投与開始20日目の時点と40日目の時点におけるLDLコレステロール値は，それぞれ8.1%と8.6%有意に低下（p＜0.001），非HDLコレステロール値もそれぞれ5.4%と6.5%有意に低下（p＜0.01），マテ投与20日後では，アポリポプロテインBが6.0%低下（p＜0.05），HDLコレステロール値が4.4%増加（p＜0.01），③スタチン剤による治療中の脂質異常症患者では，マテ投与20日目と40日目の時点において，LDLコレステロール値が10.0%と13.1%それぞれ低下（p＜0.05）したという（de Morais EC）。

ただし，基礎研究や臨床試験はまだ十分ではなく，今後の研究成果が期待される。

伝統的なマテ茶としての摂取量には，個人差が大きい。一般には，80～120 mgのカフェインを含む量に相当するマテ茶を摂取している。

通常の食材・嗜好品に由来する成分であり，一般に安全性は高く，適応となる病態に対して適切な品質の製品を用法・用量を守って使用する場合，特に問題は生じないと考えられる。一般に，経口投与での許容性は高いと考えられており，現時点では有害事象は報告されていない。

なお，マテ茶を多飲するブラジル南部，ウルグアイ，アルゼンチン北部では，マテ茶の長期摂取と食道がんとの相関が指摘されている。原因として，マテ茶を熱い状態で飲むことが考えられる。これまでの研究では，マテ茶自体には発がん性はなく，むしろ熱い茶飲料を長期間摂取することによる，食道粘膜への慢性的な刺激や損傷，高温のカフェインによる作用等が原因とされた。さらに，南米の

がん症例では，肉食や喫煙，飲酒の寄与が指摘されている。したがって，マテ葉抽出物のサプリメントを利用する際には，特に問題はないと考えられる。

● 用途・適応

抗酸化作用　脂肪分解促進作用　抗肥満作用　脂質異常症改善作用

⊞ 相互作用チェックリスト

［相互作用に注意する医薬品］⇒［臨床における対応］

現時点では，医薬品との相互作用による有害事象は報告されていない。ただし，マテにはカフェインやテオフィリン，テオブロミン等が含まれることから，交感神経系を介して作用する医薬品の併用によって，理論的な相互作用が考えられている。該当する医薬品との併用には念のために注意する。

⇒併用は可能と考えられるが，念のため慎重に。医師の監視下に関連指標をモニターすること。

🗎 参考文献

・Andersen T, et al. Weight loss and delayed gastric emptying following a South American herbal preparation in overweight patients. J Hum Nutr Diet. 2001; 14: 243-50.

・Arbiser JL, et al. Naturally occurring proteasome inhibitors from mate tea (Ilex paraguayensis) serve as models for topical proteasome inhibitors. J Invest Dermatol 2005; 125: 207-12.

・Arçari DP, et al. Antiobesity Effects of yerba maté Extract (Ilex paraguariensis) in High-fat Diet-induced Obese Mice. Obesity. 2009 May 14.

・Athayde ML, et al. Caffeine and theobromine in epicuticular wax of Ilex paraguariensis A. St.-Hil. Phytochemistry 2000; 55: 853-7.

・de Morais EC, et al. Consumption of Yerba Mate (Ilex paraguariensis) Improves Serum Lipid Parameters in Healthy Dyslipidemic Subjects and Provides an Additional LDL-Cholesterol Reduction in Individuals on Statin Therapy. J Agric Food Chem. 2009 Aug 20.

・Esmelindro AA, et al. Influence of agronomic variables on the composition of mate tea leaves (Ilex paraguariensis) extracts obtained from CO_2 extraction at 30 degrees C and 175 bar. J Agric Food Chem 2004; 52: 1990-5.

・Gosmann G, et al. Triterpenoid saponins from Ilex paraguariensis. J Nat Prod 1995; 58: 438-41.

807

- Kraemer KH, et al. Matesaponin 5, a highly polar saponin from Ilex paraguariensis. Phytochemistry 1996; 42: 1119-22.
- Martinet A, et al. NMR and LC-MSn characterization of two minor saponins from Ilex paraguariensis. Phytochem Anal 2001; 12: 48-52.
- Nurminen ML, et al. Coffee, caffeine and blood pressure: a critical review. Eur J Clin Nutr 1999; 53: 831-9.
- Ruxton, C et al. Effectiveness of a herbal supplement (Zotrim™) for weight management. British Food Journal. 2007; 109: 416-428.
- Saldana MD, et al. Extraction of methylxanthines from guarana seeds, mate leaves, and cocoa beans using supercritical carbon dioxide and ethanol. J Agric Food Chem 2002; 50: 4820-6.
- Saldana MD, et al. Extraction of purine alkaloids from mate (Ilex paraguariensis) using supercritical CO(2). J Agric Food Chem 1999; 47: 3804-8.

マリアアザミ *Silybum marianum*

【名　称】

[和　名]　オオアザミ，マリアアザミ，オオヒレアザミ，ミルク・シスル

[英　名]　milk thistle

[学　名]　*Silybum marianum*

▌概　要

　マリアアザミは，ヨーロッパでは 2000 年以上前から肝臓・胆嚢疾患の治療に利用されてきた。現在でも，欧米においてよく利用されるハーブの 1 つである。

　マリアアザミの薬用部分は地上部，乾燥果実，種子であり，一般には種子が利用される。マリアアザミ種子は，シリビン silybin（シリビニン silibinin）やイソシリビニン isosilybinin，シリジアニン silydianin（silidianin），シリクリスチン silychristin（silichristin）といったフラボノリグナン類 flavonolignans を 1.5〜3.0％含む。これらが，一般にシリマリン silymarin と総称されている成分である。

　マリアアザミによる肝庇護作用機序は十分には解明されていないが，有効成分であるフラボノリグナン類の関与が考えられている。

　欧米での臨床試験では，合計 2,400 名以上が被験者となりマリアアザミの効果が検証された結果，種々の肝臓保護作用が示された。アルコール性および非アルコール性肝硬変，アルコール性肝炎，B 型あるいは C 型ウイルス性慢性活動性肝炎，急性 A 型あるいは B 型ウイルス性肝炎，薬剤性肝障害といった肝疾患者を対象にした臨床試験において，マリアアザミによる効果が報告されてきた。

　臨床試験ではマリアアザミ投与時の安全性は比較的高く，経口摂取時の許容性は高いと考えられる。伝統医療で長い間利用されてきたハーブであり，適切な用法・用量に基づいて利用する場合，安全性は高いと考えられる。

◉ 用途・適応

　アルコール性肝障害　　薬剤性肝障害　　肝硬変　　慢性肝炎

📖 相互作用チェックリスト

［相互作用に注意する医薬品・食品］⇒［臨床における対応］

　現時点では，医薬品との相互作用による有害事象は報告されていない。ただし，マリアアザミの有する働きからの推測により，理論的な相互作用の可能性が考えられている。

▶チトクローム P450

　チトクローム P450 の分子種のうち，CYP2C9 と 3A4 に関連する薬剤。（CYPと医療用医薬品との関連については巻末の別表参照）

　⇒併用は可能と考えられるが，念のため慎重に。研究データの臨床的意義は不明。

▶Ｐ糖タンパク

　Ｐ糖タンパクに関連する薬剤。（Ｐ糖タンパクと医療用医薬品との関連については巻末の別表参照）

　⇒併用は可能と考えられるが，念のため慎重に。研究データの臨床的意義は不明。

▶ソブリアード®（抗ウイルス薬）

　⇒併用は慎重に。医師の監視下に関連指標をモニターすること。

▶糖尿病治療薬

　⇒併用は慎重に。医師の監視下に関連指標をモニターすること。

▶アスピリン・ニンニク

　⇒併用は可能と考えられるが，念のため慎重に。研究データの臨床的意義は不明。

▶エストロゲン製剤

　⇒併用は可能と考えられるが，念のため慎重に。研究データの臨床的意義は不明。

▶グルクロン酸抱合を受ける薬剤

　⇒併用は可能と考えられるが，念のため慎重に。研究データの臨床的意義は不明。

▶ロスバスタチン rosuvastatin

　⇒併用は可能と考えられるが，念のため慎重に。

▶タモキシフェン tamoxifen

　⇒併用は慎重に。医師の監視下に関連指標をモニターすること。

▶マカ Maca（*Lepidium meyenii*）

　⇒併用は可能と考えられるが，念のため慎重に。

▶ヤーコン Yacon（*Smallanthus sonchifolius*）

　⇒併用は可能と考えられるが，念のため慎重に。

解説：相互作用のメカニズム

■チトクローム P450

　基礎研究において，マリアアザミは，チトクローム P450 の分子種のうち，CYP2C9 と 3A4 への阻害作用が示唆されている。

　まず，マリアアザミがチトクローム P450 に対する阻害作用を示すという報告がある。ヒト肝ミクロソームを利用した基礎研究では，silymarin の主な成分である silibinin による影響が検討された結果，2C9 あるいは 3A4 に対する阻害作用が示唆された（Beckmann-Knopp）。ただし，この作用の臨床的意義は明確ではない。

　理論的には，CYP2C9 の基質となる医薬品との相互作用が推測される。該当する医薬品には，アミトリプチリン amitriptyline，ジアゼパム diazepam，ベラパミル verapamil，ワルファリン warfarin 等がある。これらの医薬品との併用は慎重に行い，関連指標のモニタリングを行う，あるいは念のために併用を避ける。

　つぎに，マリアアザミが CYP3A4 を阻害するという複数の基礎研究が報告されている（Beckmann-Knopp, Budzinski, Venkataramanan）。これらは，*in vitro* 研究であり，臨床的意義は明確ではない。

　また，ヒト結腸腺がん由来細胞を用いた基礎研究において，マリアアザミ投与によって，PXR による CYP3A4 遺伝子発現誘導の阻害が認められ，作用機序としてシリビニンとイソシリビニンによる働きが考えられたという（Mooiman）。

　ヒト肝ミクロソームを用いた *in vitro* 系において，ブドウ種子エキス，緑茶抽出物，マリアアザミのそれぞれの投与によって CYP3A4 阻害作用が見出されている（Mooiman）。

　その他，ヒト肝ミクロソームを用いた *in vitro* 研究では，マリアアザミ乾燥抽出物によって，CYP2B6, CYP2C8, CYP2C9, CYP2C19, CYP2D6, CYP2E1, CYP3A4 の分種種に対する活性阻害作用，および，ヒト肝細胞を用いた *in vitro* 研究において，CYP2C9, CYP2E1 に対する誘導作用が報告されている（Doehmer）。

一方，臨床試験では，マリアアザミによるチトクローム P450 への影響は否定的である。

まず，10 名の健康なボランティアを対象に，175 mg のマリアアザミ（153 mg の silymarin 含有）を 1 日 3 回 3 週間投与し，インジナビル indinavir（3A4 の基質）の薬物動態に対する作用を検討した臨床試験では，マリアアザミによる有意な影響は示されなかった（Piscitelli）。

また，米国において健常成人 12 名（男女 6 名ずつ）を対象に，マリアアザミ（175 mg×2 回/日）を 28 日間投与したオープンラベル試験では，CYP1A2，CYP2D6，CYP2E1，CYP3A4 のいずれの活性にも影響は認められなかったという（Gurley）。

さらに，米国において，健常成人 19 名を対象に，マリアアザミ（900 mg/日）を 14 日間投与したオープンラベル試験では，ミタゾラムの血中濃度に有意な変化は認められず，マリアアザミによる CYP3A4 への影響は否定的であった（Gurley）。

その他，米国において，健常成人 10 名を対象に，シリマリン（160 mg×3 回/日）を投与したクロスオーバー試験でも，インジナビルの血中濃度に有意な変化は認められず，マリアアザミによる CYP3A4 への影響は否定的であった（DiCenzo）。

■P糖タンパク

シリビンは，*in vitro* 研究において，P糖タンパクに対する高い親和性を示すことが報告されている（Maitrejean）。ただし，薬物代謝における臨床的意義は明確ではない。

■ソブリアード®（抗ウイルス薬）

ソブリアード®は，C型慢性肝炎に対して処方される抗ウイルス剤である。添付文書には，ミルクシスル（マリアアザミ）含有食品が併用注意としてあげられており，両者の併用によって，医薬品の血漿中濃度が上昇し，副作用が発現するおそれがあるので，患者の状態を慎重に観察し，副作用発現に十分注意すること，とされている。作用機序は，マリアアザミによる CYP3A 阻害作用により，医薬品の代謝が阻害されることによる。

■糖尿病治療薬

肝硬変を伴う2型糖尿病患者を対象にした試験では，シリマリン投与により空腹時血糖値，HbA1c，インスリン値の低下が認められた（Velussi）。したがって，糖尿病治療薬との併用による相加作用・相乗作用が推測される。該当する医薬品との併用には念のために注意する。併用時には，血糖値をモニターすること。

■アスピリン・ニンニク

アスピリンと，ニンニク含有錠，マリアアザミを併用した健康な25歳男性において，鼻出血を認めたという症例報告がある（Shakeel）。

■エストロゲン製剤

シリマリン中のシリビンは，β-グルクロニダーゼ beta-glucuronidase 阻害作用を有する（Kim）。そのため，理論的にはβ-グルクロニダーゼ活性阻害作用によって，エストロゲンのクリアランスが増加する可能性がある。

■グルクロン酸抱合を受ける薬剤

理論的には，シリマリンがグルクロン酸抱合を受ける薬剤のクリアランスを増加させる可能性がある（Kim）。該当する医薬品には，アセトアミノフェン acetaminophen，アトルバスタチン atorvastatin，ジアゼパム diazepam，ジゴキシン digoxin，イリノテカン irinotecan，ロラゼパム lorazepam，ロバスタチン lovastatin，モルヒネ morphine 等がある。これらとの併用時には，念のために相互作用に注意する。

■ロスバスタチン rosuvastatin

韓国において健常成人8名を対象に，シリマリン（140 mg×3回/日）あるいは偽薬を5日間投与後，ロスバスタチン（10 mg）が投与されたクロスオーバー試験では，ロスバスタチンの薬物動態に有意な影響は認められなかったという（Deng）。

■タモキシフェン tamoxifen

ラットを用いた基礎研究において，シリビニンによるタモキシフェンの血中濃度上昇が示されている。作用機序としてシリビニンが腸管でのタモキシフェンの吸収を促進し，肝臓でのファーストパス代謝を抑制することが考えられている（Kim）。

■マカ Maca（*Lepidium meyenii*）

　チェコにおいて行われたランダム化比較試験では，メタボリック症候群患者101名を対象に，シリマリン（0.8 g/日），シリマリン＋ヤーコン（0.8 g＋2.4 g/日），あるいはシリマリン（0.6 g/日）＋マカ（0.2 g/日）を90日間併用したところ，有害事象は認められなかった（Valentová）。なお，マカ（0.6 g/日）投与群では，軽度の AST 上昇と拡張期血圧の上昇を認めたという。

■ヤーコン Yacon（*Smallanthus sonchifolius*）

　チェコにおいて行われたランダム化比較試験では，メタボリック症候群患者101名を対象に，シリマリン（0.8 g/日），シリマリン＋ヤーコン（0.8 g＋2.4 g/日），あるいはシリマリン（0.6 g/日）＋マカ（0.2 g/日）を90日間併用したところ，有害事象は認められなかった（Valentová）。なお，マカ（0.6 g/日）投与群では，軽度の AST 上昇と拡張期血圧の上昇を認めたという。

📑 参考文献

- Beckmann-Knopp S, et al. Inhibitory effects of silibinin on cytochrome P-450 enzymes in human liver microsomes. Pharmacol Toxicol 2000; 86: 250-256.
- Budzinski JW, et al. An in vitro evaluation of human cytochrome P450 3A4 inhibition by selected commercial herbal extracts and tinctures. Phytomedicine 2000; 7: 273-82.
- Deng JW, et al. Effect of silymarin supplement on the pharmacokinetics of rosuvastatin. Pharm Res. 2008; 25: 1807-14.
- DiCenzo R, et al. Coadministration of milk thistle and indinavir in healthy subjects. Pharmacotherapy. 2003; 23: 866-70.
- Doehmer J, et al. Assessment of a dry extract from milk thistle (Silybum marianum) for interference with human liver cytochrome-P450 activities. Toxicol In Vitro. 2011; 25: 21-7.
- Gurley BJ, et al. In vivo assessment of botanical supplementation on human cytochrome P450 phenotypes: Citrus aurantium, Echinacea purpurea, milk thistle, and saw palmetto. Clin Pharmacol Ther. 2004; 7: 428-40.
- Gurley B, et al. Assessing the clinical significance of botanical supplementation on human cytochrome P450 3A activity: comparison of a milk thistle and black cohosh product to rifampin and clarithromycin. J Clin Pharmacol. 2006; 46: 201-13.
- Kim DH, et al. Silymarin and its components are inhibitors of beta-glucuronidase. Biol Pharm Bull 1994; 17: 443-445.
- Kim CS, et al. Effects of silybinin on the pharmacokinetics of tamoxifen and its active metabolite, 4-hydroxytamoxifen in rats. Anticancer Res. 2010; 30: 79-85.
- Maitrejean M, et al. The flavanolignan silybin and its hemisynthetic derivatives, a novel

series of potential modulators of P-glycoprotein. Bioorg Med Chem Lett 2000; 10: 157–160.

- Mooiman KD, et al. Milk thistle's active components silybin and isosilybin: novel inhibitors of PXR-mediated CYP3A4 induction. Drug Metab Dispos. 2013; 41: 1494–504.
- Mooiman KD, et al. The effect of complementary and alternative medicines on CYP3A4-mediated metabolism of three different substrates: 7-benzyloxy-4-trifluoromethyl-coumarin, midazolam and docetaxel. J Pharm Pharmacol. 2014; 66: 865–74.
- Piscitelli SC, et al. Effect of milk thistle on the pharmacokinetics of indinavir in healthy volunteers. Pharmacotherapy 2002; 22: 551–6.
- Shakeel M, et al. Complementary and alternative medicine in epistaxis: a point worth considering during the patient's history. Eur J Emerg Med. 2010; 17: 17–9.
- Valentová K, et al. Maca (Lepidium meyenii) and yacon (Smallanthus sonchifolius) in combination with silymarin as food supplements: in vivo safety assessment. Food Chem Toxicol. 2008; 46: 1006–13
- Velussi M, et al. Long-term (12 months) treatment with an anti-oxidant drug (silymarin) is effective on hyperinsulinemia, exogenous insulin need and malondialdehyde levels in cirrhotic diabetic patients. J Hepatol 1997; 26: 871–879.
- Velussi M, et al. Silymarin reduces hyperinsulinemia, malondialdehyde levels, and daily insulin need in cirrhotic diabetic patients. Curr Ther Res 1993; 53: 533–545.
- Venkataramanan R, et al. Milk thistle, a herbal supplement, decreases the activity of CYP3A4 and uridine diphosphoglucuronosyl transferase in human hepatocyte cultures. Drug Metab Dispos 2000; 28: 1270–1273.

マリーゴールド marigold

【名 称】

[和 名] マリーゴールド，トウキンセンカ，キンセンカ

[英 名] marigold，tagetes

[学 名] *Tagetes erecta*，*Tagetes patula*，*Tagetes glandulifera*

▌ 概 要

　マリーゴールドは，キク科の一年草であり，花弁色素にルテインを含むことから，機能性食品素材・サプリメントの素材成分として利用されている。マリーゴールドの花弁は，重量比で86%のルテインとゼアキサンチンを含有する。マリーゴールドのルテイン・ジエステルから8種類のモノエステルが同定されている。

　豊富な食経験を有する食用の成分であり，適正使用における許容性は高い。米国ではGRAS（generally recognized as safe）とされている。

　なお，用途・適応，作用機序，用法・用量，有害事象，相互作用などについては『ルテイン』の項を参照。

📄 参考文献

・Breithaupt DE, et al. Differentiation between lutein monoester regioisomers and detection of lutein diesters from marigold flowers (Tagetes erecta L.) and several fruits by liquid chromatography-mass spectrometry. J Agric Food Chem. 2002; 50: 66-70.

・Kruger CL, et al. An innovative approach to the determination of safety for a dietary ingredient derived from a new source: case study using a crystalline lutein product. Food Chem Toxicol. 2002; 40: 1535-49.

ミドリムシ Euglena

【名　称】

[和　名]　ミドリムシ

[別　名]　ユーグレナ

[英　名]　Euglena

[学　名]　*E. gracilis*（ユーグレナ・グラシリス）や *E. proxima* など *Euglena* species

∥概　要

ミドリムシとは，淡水に生息する微細藻の一種であり，*E. gracilis* や *E. proxima* などが含まれる。ミドリムシ属 Euglena ユーグレナの総称であり，和名のミドリムシという呼称も用いられている。ユーグレナは 200 種以上が知られているが，*Euglena gracilis*（ユーグレナ・グラシリス）が最もよく研究に利用されてきた（北岡）。

ミドリムシは藻であり，植物として葉緑素（クロロフィル）による光合成を行う。また，鞭毛を持つため，移動できることから，植物と動物の両方の性質を有するといった説明がなされている。

近年，ミドリムシ（*E. gracilis*，ユーグレナ・グラシリス）がサプリメントの成分として利用されるようになった。

ミドリムシは，各種のビタミンやミネラル，アミノ酸，不飽和脂肪酸などさまざまな栄養素が含まれている。また，強い抗酸化作用を持つペルオキシダーゼの一種のペルオキシレドキシン（peroxiredoxin）も見出されている（Tamaki）。その他，β-(1-3)-D-グルカンの paramylon も存在する（Sugiyama）。

ミドリムシのように，各種栄養素を含み，サプリメントに利用されている藻類としては，これまで，クロレラやスピルリナがよく知られてきた。日本ではベンチャー企業が，ミドリムシを機能性食品・サプリメントだけではなく，食糧，（ミドリムシ由来の油脂類による）バイオ燃料といった分野への応用を目指しており，広く認知されるようになった。

基礎研究では，抗酸化作用，肝臓保護作用（Sugiyama），ACE 活性の低下と血管壁肥厚抑制作用（Murakami），抗がん作用（Watanabe）などが示唆されてい

る。質の高い臨床研究は知られていない。

　一般に安全性は高く，適応となる病態に対して適切な品質の製品を用法・用量を守って使用する場合，現時点では特に問題は報告されていない。

📍 用途・適応

抗酸化作用　栄養素の補給

📖 相互作用チェックリスト

［相互作用に注意する医薬品］⇒［臨床における対応］

現時点では，医薬品との相互作用による有害事象は報告されていない。

📄 参考文献

- 北岡正三郎. ユーグレナの細胞機能の解析と新規資源生物としての利用. 日本農芸化学会誌. 1989；63：803-6.
- Murakami T, et al. Lowering of the Vascular Tissue Angiotensin I-Converting Enzyme Activity and Suppression of the Hypertrophy of Vascular Wall in Stroke-Prone Spontaneously Hypertensive Rats Fed Euglena (Euglena gracilis Z) Diet. Journal of Japanese Society of Nutrition and Food Science. 1995; 48: 203-8.
- Sugiyama A, et al. Hepatoprotective effects of paramylon, a beta-1, 3-D-glucan isolated from Euglena gracilis Z, on acute liver injury induced by carbon tetrachloride in rats. J Vet Med Sci. 2009; 71: 885-90.
- Tamaki S, et al. Identification and functional analysis of peroxiredoxin isoforms in Euglena gracilis. Biosci Biotechnol Biochem. 2014; 78: 593-601.
- Watanabe T, et al. Antitumor activity of the β-glucan paramylon from Euglena against preneoplastic colonic aberrant crypt foci in mice. Food Funct. 2013; 4: 1685-90.

ミレット *Panicum miliaceum*

【名 称】

[和 名] 黍(キビ)，ミレット
[英 名] millet
[学 名] *Panicum miliaceum*

‖概 要

　ミレットとは，イネ科キビ属の黍（キビ）のことである。ミレットという呼称がイネ科の雑穀類の総称として使われることもあるが，サプリメント/健康食品では，一般にキビ *Panicum miliaceum* をさす。

　いわゆる雑穀であるミレットは食糧（タンパク源）として議論されてきた。ミレットのタンパク質含有量は，11.6％（乾燥重量）であり，小麦と同程度であるが，ロイシンやイソロイシン，メチオニンといった必須アミノ酸が有意に豊富である。そのため，タンパク質に関する質の指標（必須アミノ酸インデックス）によると，ミレットは小麦よりも51％高値である（Kalinova）。

　欧米や本邦では，サプリメント/健康食品としてのミレットエキス（抽出物）は，毛髪の健康維持に利用されている。毛髪，爪，皮膚にはケラチンが構成因子として存在する。ケラチンの構造上の特徴は，システインが結合したシスチンに由来する。シスチンの前駆体となるアミノ酸は，ミレットにも豊富なメチオニンである。

　ミレットの有効成分として，トリテルペン類の1種，ミリアシン miliacin（miliacine）が存在する。基礎研究において，ミリアシンによる抗炎症作用や DNA 障害抑制による細胞保護作用等が報告されている（Nuzov, Olifson, Panfilova）。

　通常の食材に由来する成分であり，許容性は高いと考えられる。適応となる病態に対して適切な品質の製品を用法・用量を守って使用する場合，現時点では特に問題は報告されていない。

　ただし，基礎研究や臨床試験はまだ十分ではなく，今後の研究成果が期待される。

用途・適応

毛髪の健康維持　抗炎症作用

相互作用チェックリスト

［相互作用に注意する医薬品］⇒［臨床における対応］
現時点では，医薬品との相互作用による有害事象は報告されていない。

参考文献

- Kalinova J, Moudry J. Content and Quality of Protein in Proso Millet (Panicum miliaceum L.) Varieties. Plant Foods Hum Nutr 2006 May 11.
- Nuzov BG. Effect of miliacin oil on the healing of purulent wounds. Patol Fiziol Eksp Ter 1990; 6: 51-3.
- Olifson LE, et al. Chemical nature and biological activity of miliacine. Vopr Pitan 1991; 2: 57-9.
- Panfilova TV, et al. Effect of the triterpenoid miliacin on the sensitivity of lymphocytes in the thymus and spleen to dexamethasone-induced apoptosis. Bull Exp Biol Med 2003; 136: 336-9.
- Salunkhe DK, et al. Chemical, biochemical, and biological significance of polyphenols in cereals and legumes. Crit Rev Food Sci Nutr 1982; 17: 277-305.

ムラサキウコン *Curcuma zedoaria*

【名 称】

[和 名] 紫ウコン，ガジュツ，莪蒁

[学 名] *Curcuma zedoaria*

▌概 要

ムラサキウコン（ガジュツ）は，本邦では芳香性健胃薬の成分として利用されてきた。

ムラサキウコンの主要成分は，クルクミノイド類やセスキテルペン類，各種の精油である。根茎からは，クルクミン curcumin 等のクルクミノイド類，ターメロン turmerone，クルジオン curdione，フラノジエン furanodiene といったセスキテルペン類，curcumenol や dihydrocurdione 等のテルペノイド類が単離された。根茎由来の精油には，β-ターメロン beta-tumerone，1,8-シネオール 1,8-cineole，7-ジンジベレン 7-zingiberene といった成分が見出されている。

ムラサキウコンに関する基礎研究では，セスキテルペン類である furanodiene および furanodienone による抗炎症作用，NO（一酸化窒素）合成抑制による抗炎症作用，セスキテルペン類による LPS 誘導性プロスタグランジン E_2 産生抑制作用，TNF-α 産生抑制を介した抗炎症作用，セスキテルペン類による肝細胞保護作用，がん細胞増殖抑制作用，メラノーマ細胞系を用いた実験におけるがん細胞転移抑制作用，肝細胞線維化抑制作用，抗菌作用，抗真菌作用，HMG Co-A 還元酵素阻害作用，平滑筋における筋電位亢進作用，免疫調節作用が報告されてきた。

本邦では，一般用医薬品の胃腸薬に健胃成分として「ガジュツ」が利用されている。1 日あたりの用量は「ガジュツ末」として 180 mg，200 mg，400 mg，600 mg，2.7 g 等であり，分 3 で服用する。

一般に，ウコンという名称は，アキウコン（*Curcuma longa*，秋ウコン，鬱金，ターメリック），ハルウコン（*Curcuma aromatica*，春ウコン，キョウオウ），ムラサキウコン（*Curcuma zedoaria*，紫ウコン，ガジュツ，莪蒁），ジャワウコン（*Curcuma xanthorrhiza*，クスリウコン，クニッツ，テムラワク）等をさす。これらのウコン類では，クルクミノイド類や精油の種類および含有量に

おける違いが認められる。

　ウコン類の生薬名について，日本漢方と中国では「ウコン」と「キョウオウ」が逆になっている。つまり，学名 *Curcuma longa* のアキウコンは，中国名では根茎の一般名を姜黄（きょうおう），塊根の一般名を郁金（うこん）といい，同じ *Curcuma longa* の日本漢方における根茎の一般名が鬱金（うこん）である。

　通常，日本では，アキウコン（*Curcuma longa*）に関して，一般生薬名称として根茎がウコン，鬱金，アキウコン等と称される。一方，ハルウコン（*Curcuma aromatica*）では，根茎の一般名がハルウコンあるいはキョウオウとされる。

♀ 用途・適応

　生活習慣病の予防

📖 相互作用チェックリスト

［相互作用に注意する医薬品］⇒ ［臨床における対応］

　医薬品との相互作用については，⇒『ウコン（アキウコン）』および『クルクミン』の項

メグスリノキ *Acer nikoense*

【名　称】

[和　名] メグスリノキ，メグスリノキエキス

[英　名] nikko maple

[学　名] *Acer nikoense*

‖ 概　要

　メグスリノキは，カエデ科の落葉樹の1種であり，本邦の固有種である。樹皮が薬用部分となり，民間療法において，かすみ目や涙目といった眼症状，花粉症の症状，肝疾患に用いられる。

　基礎研究では，メグスリノキ樹皮抽出物において acerogenin や aceroside といった diarylheptanoids が見出されている。別の報告では，樹皮から cyclic diarylheptanoid 化合物として acerosides B1，B2，aceroketoside が単離され，これらは LPS 刺激マクロファージにおける NO 産生に対して抑制作用を示したという。このデータは，抗炎症作用を示唆する。なお，diarylheptanoid とは，2個のベンゼン環を挟み7個の炭素原子が鎖状に結合した骨格を有する化合物の総称である。その他，有効成分として，樹皮から rhododendroketoside，(-)-sakuraresinoside，acernikol，nikoenoside が単離された。

　その他，基礎研究において，肝障害予防作用や抗がん作用，フリーラジカルのスカベンジャー作用が示されている。ただし，メグスリノキ樹皮抽出物に関して，質の高い臨床研究は報告されていない。

　なお，本邦のメグスリノキの近縁種として，中国の *Acer griseum* や *Acer mandshurica*，韓国の *Acer triflorum* が知られている。しかし，本邦のメグスリノキは，有効成分である diarylheptanoid に関して，構造上の特徴である鎖状型の centrolobol 等，diphenyl ether 型の acerogenin A 等，biphenyl 型の acerogenin E 3 等の3種類をすべて含有する。一方，近縁種では鎖状型の diarylheptanoid が見出されているのみである。

　メグスリノキ抽出物は民間療法で用いられてきた成分であり，適正使用における許容性は高い。現時点では，医薬品・サプリメント・食品との相互作用による有害事象は報告されていない。

♀ 用途・適応

眼の健康維持

📖 相互作用チェックリスト

［相互作用に注意する医薬品］⇒［臨床における対応］
現時点では，医薬品との相互作用による有害事象は報告されていない。

📄 参考文献

- Inoue T. Constituents of Acer nikoense and Myrica rubra. On diarylheptanoids. Yakugaku Zasshi. 1993; 113: 181-97.
- Morikawa T, et al. Structures of new cyclic diarylheptanoids and inhibitors of nitric oxide production from Japanese folk medicine Acer nikoense. J Nat Prod. 2003; 66: 86-91.
- Morikawa T, et al. Medicinal foodstuffs. XXXI. Structures of new aromatic constituents and inhibitors of degranulation in RBL-2H3 cells from a Japanese folk medicine, the stem bark of Acer nikoense. Chem Pharm Bull (Tokyo). 2003; 51: 62-7.
- Nitta K, et al. Hot water extract of bark of Nikko maple (Acer nikoense) induces apoptosis in leukemia cells. Biol Pharm Bull. 1999; 22: 378-81.
- Sakagami H, et al. Enhancement of cytotoxic activity of ascorbate by Acer nikoense Maxim. Extracts. Anticancer Res. 1997; 17: 4453-6.
- Satoh K, et al. Radical scavenging activity of Acer nikoense Maxim. extract. Anticancer Res. 1998; 18: 833-7.

メシマコブ *Phellinus linteus*

【名　称】

　[和　名]　メシマコブ

　[学　名]　*Phellinus linteus*

▌概　要

　メシマコブは，野生の桑の古木に寄生するタバコウロコタケ科のキノコである。生育するにつれて，こぶ状から扇状になり，外見はサルノコシカケに似てくるという。メシマコブという和名は，長崎県女島の桑の木に，こぶ状に生えていたことに由来する。本邦では，1960年代に行われた基礎研究において，メシマコブ熱水抽出物によるがん細胞増殖抑制作用が報告されている。近年，メシマコブの薬理作用に関して，韓国において盛んに研究されており，数多くの基礎研究によって抗腫瘍作用が示されてきた。ただし，臨床試験のデータは十分とはいえない。

　野生のメシマコブは少量しか存在せず菌糸体の採取が困難であったが，近年，栽培・培養技術が確立され，本邦でもサプリメント利用が可能となった。

　メシマコブの中で，高い抗腫瘍作用をもつ2種類の菌株が見出され，それぞれ「PL2」「PL5」と命名された。PLとは，メシマコブの学名の頭文字に由来する。

　基礎研究により，メシマコブの抗腫瘍作用は，①がん細胞増殖抑制効果，②がん細胞転移抑制作用，③抗がん薬との併用による相乗効果，④抗がん薬の副作用軽減効果等を介して発揮されることが示唆されてきた。また，免疫賦活作用としては，NK細胞やマクロファージの活性化，Tリンパ球やBリンパ球の反応性増強も示されている。さらに，メシマコブの作用に関して，細胞内情報伝達機構の解明も進みつつある。その他，アポトーシス誘導作用，サイトカイン産生作用，肝保護作用等が示唆されている。

　本邦における予備的研究として，メシマコブによる①ヒト前立腺がん細胞の増殖抑制効果，②メシマコブとチャーガによる抗腫瘍効果と放射線防御効果，③実験的マウス敗血症性ショックの緩和効果，④マウスにおけるマクロファージとリンパ球の活性化，⑤ヒト膵臓がんに対する抗腫瘍効果等が報告された。

　通常の食材に近い成分であり，適応となる病態に対して適切な品質の製品を用

法・用量を守って使用する場合，許容性は高いと考えられる。一般論として，伝統医療で用いられてきた抽出法による製品であれば問題は生じにくいと推察されるが，特殊な製造法による製品には留意が必要であろう。

なお，基礎研究や臨床試験はまだ十分ではなく，今後の研究成果が期待される。

♀ 用途・適応

抗がん作用　免疫賦活作用　生活習慣病の予防や改善作用

📖 相互作用チェックリスト

［相互作用に注意する医薬品］⇒［臨床における対応］

現時点では，医薬品との相互作用による有害事象は報告されていない。ただし，メシマコブの有する働きからの推測により，理論的な相互作用の可能性が考えられている。

▶チトクローム P450

CYP1A1，1A2，2B1，2E1 に関連する薬剤。（CYP と医療用医薬品との関連については巻末の別表参照）

⇒併用は可能と考えられるが，念のため慎重に。研究データの臨床的意義は不明。

▶がん治療（化学療法・放射線療法）

⇒併用は可能と考えられるが，念のため慎重に。医師の監視下に関連指標をモニターすること。

🔊 解説：相互作用のメカニズム

■チトクローム P450

メシマコブは，チトクローム P450 の分子種のうち，CYP1A1，1A2，2B1，2E1 への影響が示唆されている。

まず，メシマコブ抽出物による肝保護作用を示した基礎研究において，CYP2E1 への影響が示唆されている。Jeon らは，ラットを用いて，メシマコブ抽出物投与が四塩化炭素による肝障害を抑制することを報告した。このとき，四塩化炭素投与ラットでは CYP2E1 タンパク質の発現が有意に低下したが，メシマコ

ブ抽出物併用投与ラットでは対照群と同レベルに維持されたという（Jeon）。

つぎに，ラット肝細胞を用いた研究において，培養メシマコブ由来多糖類による CYP1A1，1A2，2B1，2E1 活性阻害作用が示された（Shon）。

ただし，これらの基礎研究のデータに関して，臨床的意義は不明である。

■がん治療（化学療法・放射線療法）

現時点では，がん治療とメシマコブとの相互作用による有害事象は報告されていない。したがって，「適切な品質管理のもとに製造された製品」を「アレルギー・過敏症を有しない」対象者に，医師の監視下で併用する場合，メシマコブ製品をがん治療の補完療法として利用することが考えられる。ただし，有効性や安全性についての評価は，今後の科学的根拠次第で変更となりうる。また，費用対効果の視点からの判断も重要であろう。

📑 参考文献

- Jeon TI, et al. Extracts of Phellinus linteus grown on germinated brown rice suppress liver damage induced by carbon tetrachloride in rats. Biotechnol Lett 2003; 25: 2093-6.
- Shon YH, Nam KS. Inhibition of cytochrome P450 isozymes in rat liver microsomes by polysaccharides derived from Phellinus linteus. Biotechnol Lett 2003; 25: 167-72.

メチル・スルフォニル・メタン（MSM）

【名　称】

[和　名]　メチル・スルフォニル・メタン（MSM）

[別　名]　dimethylsulfone

[英　名]　methylsulfonylmethane, methyl-sulfonyl-methane, MSM

‖ 概　要

　MSM（メチル・スルフォニル・メタン，methylsulfonylmethane）とは，植物に由来する有機硫黄化合物の1種である。硫黄は，必須栄養素の一つであり，ヒトも含めてあらゆる動植物に広く存在する。近年，関節炎や花粉症に伴う症状に効果があるとして注目されている機能性成分である。

　基礎研究において，MSM の抗酸化作用・抗炎症作用が報告されている。また，がん細胞増殖抑制作用や，自己免疫疾患の改善作用も示唆された。サプリメントとしての MSM に関して，関節炎・関節痛に効果があったという例が多数知られている。グルコサミンやコンドロイチンとの併用による効果も報告されてきた。ただし，ランダム化比較試験は十分ではない。さらに，一日あたり 2,600 mg の MSM を 30 日間投与したところ，花粉症に伴うアレルギー性鼻炎の症状緩和に効果があったという報告もある。その他，間質性膀胱炎の改善に効果がみられたという。

　一般の食材・食品に含まれている成分である。そのため，通常の摂取目安量にしたがって利用する場合，安全性は高いと考えられる。MSM は，通常の食品の中では，牛乳（3.3 ppm），コーヒー（1.6 ppm），トマト（0.86 ppm 以下）等にわずかに存在する。

　なお，基礎研究や臨床試験はまだ十分ではなく，今後の研究成果が期待される。

♀ 用途・適応

　関節炎・関節痛の改善　花粉症に伴うアレルギー性鼻炎の改善　間質性膀胱炎に対する改善作用

相互作用チェックリスト

［相互作用に注意する医薬品］⇒［臨床における対応］

現時点では，医薬品との相互作用による有害事象は報告されていない。

⇒併用は可能と考えられるが，念のため慎重に。

参考文献

- Barrager E, et al. A multicentered, open-label trial on the safety and efficacy of methyl-sulfonylmethane in the treatment of seasonal allergic rhinitis. J Altern Complement Med 2002; 8: 167-73.
- Kim LS, et al. Efficacy of methylsulfonylmethane (MSM) in osteoarthritis pain of the knee: a pilot clinical trial. Osteoarthritis Cartilage 2006; 14: 286-94.
- Parcell S. Sulfur in human nutrition and applications in medicine. Altern Med Rev 2002; 7: 22-44.

メラトニン melatonin

【名　称】

[和　名] メラトニン

[英　名] melatonin

‖概　要

　メラトニンは，脳の松果体から分泌されるホルモンであり，概日リズム（体内時計）調節に関与する。不眠症やいわゆる時差ぼけ等に利用される。また，メラトニンは抗酸化作用や免疫賦活作用を有することから，がんに対しての臨床試験も知られている。なお，米国ではサプリメントとして入手できるが，本邦では食品成分としては認可されていない。

　内因性メラトニンの分泌は，夜間早朝に促進され，昼間に抑制される。サプリメントによる外因性メラトニンの投与は，内因性メラトニンを補足する作用をもつ。メラトニンは，概日リズムを司り，睡眠を促す作用をもつ。高齢者やうつ病の患者では，メラトニンの基礎分泌量の低下が認められる。内因性メラトニンの低下した高齢者における睡眠障害では，中途覚醒の例に対して効果が期待できる。

　基礎研究では，抗がん作用や免疫賦活作用，放射線防御作用，胃粘膜保護作用，抗ストレス作用が示されている。メラトニンは，フリーラジカルを除去する作用をもち，細胞質のカルモジュリンを介して働く。また，Tリンパ球によるIL4の産生を促進する。アルツハイマー病のモデルマウスでの有用性も報告された。

　臨床研究では，欧米において不眠症に対する効果を検証した試験が報告されてきた。それらによると，メラトニンが睡眠の質，睡眠導入，睡眠時間のいずれも改善すると考えられる。また，群発性頭痛における効果も報告されている。本邦からの報告では，睡眠相後退症候群や時差ぼけの改善，アルツハイマー病における睡眠-覚醒リズムの改善を認めたという。

　ただし，コクラン・レビューでは，メラトニン投与による認知機能の改善に対するエビデンスは不十分とされている。また，睡眠障害に対する別のレビューでも，メラトニンのエビデンスは十分ではないとされた。一方，安全性について，短期間の投与では許容性は高いとされた。

メラトニンの抗がん作用に関して予備的な報告が知られている。例えば，固形腫瘍患者250名を対象に，化学療法単独と，メラトニン20 mg併用療法とを比較した臨床試験では，後者のほうが優れた効果をもつことが示された（Lissoni）。その他，肺がんや乳がん，前立腺がん，肝がん，胃がん，大腸がん，膵臓がんにおいて，メラトニンの抗がん作用が示唆されている。がん治療では，従来型の標準治療に高用量のメラトニンが併用投与される。ただし，適切な用法・用量についての検討は十分ではない。

一般的な投与法として，入眠障害や時差ぼけに対しては，1回あたり1～3 mgを就寝前に短期的に利用する。睡眠障害のうち，睡眠相後退症候群では，通常の睡眠時間開始時刻の数時間前にメラトニンを投与する。非24時間睡眠覚醒症候群には睡眠相が望ましい時刻にきた時期から入眠前の一定時刻にメラトニンを投与する。

適応となる病態に対して適切な品質の製品を用法・用量を守って使用する場合，許容性は高いと考えられる。通常の用量（1～3 mg）では，日中に傾眠を生じることもなく，特に問題となる健康被害や有害事象は知られていない。臨床試験では，頻脈，抑うつ傾向，頭痛等が報告されているが，いずれも稀である。数百mgの投与でも，副作用は認められないため，許容性は比較的高いと考えられている。ただし，妊娠中や授乳中の使用について，安全性は確立されていない。短期投与例では，ネガティブフィードバックによる内在性メラトニンに対する分泌抑制は認められていない。しかし，小児や若年者では，通常，内因性メラトニンの産生が十分と考えられるため，長期連用は避けるべきであろう。

📍 用途・適応

睡眠障害・不眠症の改善　入眠障害・中途覚醒・睡眠相後退症候群の改善　時差ぼけの予防と改善　抗酸化作用　抗がん作用　放射線障害防御作用　胃粘膜保護作用　抗ストレス作用　アルツハイマー病における睡眠-覚醒リズムの改善作用

📖 相互作用チェックリスト

［相互作用に注意する医薬品］⇒［臨床における対応］

現時点では，医薬品との相互作用による有害事象は報告されていない。ただし，メラトニンと医薬品との相互作用が示唆されている。

▶チトクローム P450

　CYP1A2 に関連する薬剤。(CYP と医療用医薬品との関連については巻末の別表参照)

　⇒併用は慎重に。医師の監視下に関連指標をモニターすること。

▶ワルファリン・抗凝固薬・血小板機能抑制薬

　⇒併用は慎重に。医師の監視下に関連指標をモニターすること。

▶フルボキサミン fluvoxamine：選択的セロトニン再取り込み阻害薬 (SSRI)

　⇒併用は慎重に。医師の監視下に関連指標をモニターすること。

▶ニフェジピン

　⇒併用は慎重に。医師の監視下に関連指標をモニターすること。

▶糖尿病治療薬

　⇒併用は可能と考えられるが，念のため慎重に。研究データの臨床的意義は不明。

▶化学療法剤・免疫抑制薬

　⇒併用は慎重に。医師の監視下に関連指標をモニターすること。

▶ベラパミル verapamil

　⇒併用は可能と考えられるが，念のため慎重に。

▶フルマゼニル flumazenil

　⇒併用は可能と考えられるが，念のため慎重に。

▶経口避妊薬

　⇒併用は慎重に。医師の監視下に関連指標をモニターすること。

▶カフェイン caffeine

　⇒併用は可能と考えられるが，念のため慎重に。

▶中枢神経系抑制薬

　⇒併用は慎重に。医師の監視下に関連指標をモニターすること。

▶ジアゼパム diazepam・ベンゾジアゼピン系催眠鎮静薬

　⇒併用は可能と考えられるが，念のため慎重に。研究データの臨床的意義は不明。

▶成長ホルモン・黄体形成ホルモン

　⇒併用は慎重に。医師の監視下に関連指標をモニターすること。

▶オキシトシン・バソプレッシン

　⇒併用は慎重に。医師の監視下に関連指標をモニターすること。

解説：相互作用のメカニズム

■チトクローム P450

メラトニンの代謝には，CYP1A2 の関与が報告されている。

Facciola らによる基礎研究では，メラトニン代謝における CYP1A2，2C9，2C19 の役割が検討された結果，CYP1A2 による影響が示された。この研究では，2C9 および 2C19 の意義は少ないと考察されている（Facciola）。したがって，理論的には，CYP1A2 活性に影響する薬剤との併用時に相互作用を生じる。

■ワルファリン・抗凝固薬・血小板機能抑制薬

ワルファリン投与中の患者において，メラトニンとの相互作用による症例報告がある（Caspi, Herxheimer）。作用機序および臨床的意義は明らかではないが，メラトニンとワルファリン・抗凝固薬・血小板機能抑制薬との併用には念のために注意する。

■フルボキサミン fluvoxamine：選択的セロトニン再取り込み阻害薬（SSRI）

健常者において，フルボキサミン fluvoxamine の単回投与が血中メラトニン濃度を増加させる（Facciola, Grozinger）。これは，フルボキサミンによる CYP1A2 活性阻害を介した相互作用であると考えられる。有害事象は知られていないが，相互作用に念のために注意する。

Hartter らは，健康な男性 5 名（うち 1 名は CYP2D6 poor metabolizer）を対象に，メラトニン 5 mg とフルボキサミン 50 mg の併用投与による相互作用を検討した。併用投与の結果，メラトニンの AUC は平均 17 倍（p＜0.05），Cmax は平均 12 倍（p＜0.01）に増加した。末梢でのメラトニンの半減期は有意な影響を受けなかった。一方，poor metabolizer において，フルボキサミンの AUC と Cmax は約 3 倍に増加し，半減期は約 2 倍に延長した。メラトニンとフルボキサミンの血中濃度には，有意な相関が認められた（r＝0.63；p＜0.01）。特に，poor metabolizer では，フルボキサミンによるメラトニンの薬物動態に対する影響が大きく長期間に及ぶ傾向にあった（Hartter）。この研究では，フルボキサミン投与によるメラトニンのバイオアベイラビリティの増加が示された。

von Bahr らは，フルボキサミンが血中メラトニンを増加させるメカニズムとして，CYP1A2 と 2C19 を介した機序を報告した。フルボキサミンは，CYP1A2 活性を阻害し，2C19 活性もある程度抑制する。一方，SSRI の 1 種であるシタロ

プラム citalopram にはこのような阻害作用は存在しない。臨床試験は，健康な被験者 7 名を対象に，3 種類の異なるプロトコールで行われた。試験 A では偽薬，試験 B では 40 mg のシタロプラム，試験 C では 50 mg のフルボキサミンがそれぞれ試験日の 16 時に投与された。そして，血中メラトニン値が，16 時から翌日正午までの 20 時間にわたり，一定間隔で測定された。その結果，偽薬群に比べて，フルボキサミン投与群では，メラトニンの AUC が 2.8 倍に上昇（p＜0.01）した。シタロプラム投与群では変化は見られなかった。また，偽薬群に比べて，フルボキサミン投与群では，尿中へのメラトニン排泄増加が認められたが，シタロプラムでは変化はなかった（von Bahr）。論文著者らは，フルボキサミンのメラトニン代謝に対する影響は，CYP1A2 あるいは CYP2C19 の作用を介した作用であると考察している。

■ニフェジピン

メラトニンが長時間作用型ニフェジピン（nifedipine GITS）の効果を減少させるという報告がある。

Lusardi らは，ニフェジピン GITS（30 mg あるいは 60 mg を朝 1 回，3 カ月間以上）単独にて治療中の軽症から中等症の本態性高血圧患者 47 名を対象に，クロスオーバー二重盲検法にて，偽薬あるいはメラトニン 5 mg を 22：30 の時刻に 4 週間投与し，相互作用の検討を行った。その結果，メラトニンの夜間投与によって，血圧の上昇（収縮期血圧の差＝＋6.5 mmHg，p＜0.001；拡張期血圧の差＝＋4.9 mmHg，p＜0.01）と心拍数の増加（＋3.9 拍/分，p＜0.01）が認められたという（Lusardi）。論文著者らは，作用機序として，メラトニンとニフェジピンが競合することで，カルシウムチャネル遮断薬としての降圧作用が減弱した可能性を考察している。したがって，血圧管理の必要な患者に対してメラトニンを利用する際には，関連指標のモニタリングを行う。

■糖尿病治療薬

メラトニンが糖代謝に影響を与えるという報告がある。

Cagnacci らは，ホルモン補充療法を受けている閉経後の女性 22 名を対象に，メラトニン（1 mg）あるいは偽薬を単回投与し，13 名に OGTT（oral glucose tolerance test）を，9 名に FSIGT（frequently sampled intravenous glucose tolerance test）を施行した。その結果，OGTT 後のグルコース（1,420±59 vs. 1,250±55 mmol×min/L；p＜0.01）および C-ペプチド（420,980±45,320 vs. 33,528±15,779 pmol×min/L；p＜0.02）の AUC は，偽薬群に比べて，メラトニ

ン投与群にて有意に高値であった。一方，FSIGT により測定されたインスリン依存性グルコース利用は，偽薬群に比べてメラトニン群にて有意な逆相関を示した（p＜0.025）という（Cagnacci）。この予備的臨床試験からは，メラトニンによる糖利用の抑制が示唆され，インスリン感受性への影響が考えられる。臨床的意義は明確ではないが，糖尿病治療薬との併用や糖尿病患者への長期投与では，念のために相互作用に注意し，関連指標のモニタリングを行う。

■化学療法剤・免疫抑制薬

　メラトニンには抗酸化作用および化学療法補完作用が示唆されることから，理論的に，化学療法剤・免疫抑制薬等との併用時に相互作用が生じうるとされている。欧米では，化学療法の補完療法としてメラトニンを利用する施設もあるが，用法・用量についてはさらに検討が必要である。

　メラトニンは，抗酸化作用を有するために化学療法剤の細胞毒性に拮抗することが考えられる。一方，化学療法時におけるアポトーシスを促進することも示唆されている。そこで，Lissoni らは，進行がん患者を対象に，化学療法とメラトニンとの相互作用を検証する目的でランダム化比較試験を行った。試験では，固形腫瘍患者 250 名（肺がん 104 名，乳がん 77 名，胃腸・消化管腫瘍 42 名，頭頸部がん 27 名）が，化学療法にメラトニン（20 mg/日）の経口投与を併用する群と，化学療法単独群とに分けられた。化学療法は，肺がんでは cisplatin（CDDP）と etoposide の併用あるいは gemcitabine 単独投与，乳がんでは doxorubicin 単独あるいは mitoxantrone 単独あるいは paclitaxel 単独投与，胃腸・消化管腫瘍では 5-FU と folinic acid の併用投与，頭頸部がんでは 5-FU と CDDP の併用投与であった。その結果，化学療法単独群に比べて，メラトニン併用投与群では 1 年生存率（併用投与群 63/124，化学療法単独群 29/126，p＜0.001）および客観的指標による腫瘍退縮率（腫瘍反応率；併用投与群 42/124 vs. 化学療法単独群 19/126，p＜0.001）が有意に高率であった。さらに，メラトニンとの併用投与群では，血小板減少症，神経毒性，心毒性，胃炎，無力症の発生頻度が有意に低かったという（Lissoni）。この試験からは，メラトニンが化学療法の効果を増強すると共に，化学療法の毒性を抑制することが示唆されたことになる。

■ベラパミル verapamil

　ベラパミル verapamil 投与によって，メラトニンの尿中排泄が増加する。

　原発性副甲状腺機能亢進症患者では，血中メラトニンの高値が示されている。このメラトニン上昇が，副甲状腺ホルモン過剰による高カルシウム血症が原因な

のか，別の機序があるのか明確ではない。そこで，Wikner らは，外因性高カルシウム血症によるメラトニン分泌への影響を検証した。臨床試験では，まず，健康なボランティア8名に対して，カルシウムと生理食塩水が別々の日にランダムに投与された。その結果，高カルシウム血症は，夜間メラトニン分泌を20%抑制したが，尿中メラトニン排泄量は影響を受けなかった。外因性高カルシウム血症によりメラトニン分泌が阻害されるのであれば，カルシウムチャネル遮断薬によるメラトニン代謝への影響が考えられる。そこで，次に，健康なボランティア8名に対して，偽薬あるいはベラパミルの経口投与が行われた。その結果，ベラパミルは夜間メラトニン分泌に対する影響は示さなかったが，メラトニン排泄は145%増加した。さらに，腎臓におけるメラトニン中間代謝産物である 6-sulpha-toxy-melatonin に対しては影響を与えなかったが，尿中ベラパミル排泄量は67%増加したという（Wikner）。この予備的な試験から，健常者の内因性メラトニンに対してベラパミルが影響を与えることが示唆された。したがって，外因性メラトニンに対して，ベラパミルとの併用による相互作用の可能性がある。

■フルマゼニル flumazenil

基礎研究では，フルマゼニルがメラトニン作用を減弱させることが示唆されている。臨床的意義は明確ではないが，念のために相互作用に注意する。

Golombek らは，ハムスターおよびマウスを用いた実験において，ベンゾジアゼピン benzodiazepine の拮抗薬であるフルマゼニル flumazenil が，メラトニンの作用（locomotor activity や analgesia）を減弱させることを報告した（Golombek）。論文著者らは，メラトニンの作用が，中枢神経系シナプスにおいて，GABA（gamma-aminobutyric acid）を介して発現すると考察している。

■経口避妊薬

経口避妊薬により内因性メラトニン値の増加が報告されている。理論的には，併用によってメラトニンの作用増強といった相互作用が生じうる。併用には念のために注意する。

Wright らは，黄体期の女性（n=30）あるいは経口避妊薬利用中の女性（n=32）を対象に，カフェインおよび光（bright light）の夜間メラトニンおよび体温に対する影響を検討した。被験者は，bright light（5,000 lux）あるいは dim room light（<88 lux）の照射群にランダムに分けられ，夜20：00時から翌朝08：00時まで実験環境下で照射が行われた。また，各照射群の被験者半数ずつに，カフェイン100 mg あるいは偽薬が二重盲検法にて20：00，23：00，02：

00，05：00 の時刻に投与された。その結果，メラトニン値は，bright light 照射群の女性全員において減少した。カフェインは，黄体期の女性においてメラトニン値を減少させたが，経口避妊薬投与群の女性では有意な影響は認められなかった（Wright）。なお，黄体期の女性において示された結果は，同じ研究グループから報告された男性における結果と一致したものである。

メラトニンとの併用による有害事象は知られていないが，理論的には相互作用の可能性があるため，併用時には注意する。

■カフェイン caffeine

前述の Wright らによる臨床試験では，カフェイン投与による内因性メラトニン値の低下が報告されている（Wright）。有害事象の発生は知られていないが，理論的には相互作用の可能性があるため，併用時には注意する。

■中枢神経系抑制薬

メラトニンは，中枢神経系における作用が知られている。例えば，メラトニンは，細胞膜に作用することで，GABA（gamma-aminobenzoic acid）の受容体への結合を増加させる。GABA 作動性シグナルは，ベンゾジアゼピン受容体との相互作用を生じる（Munoz-Hoyos）。

理論的には，メラトニンと中枢神経系抑制薬との併用により，相加作用・相乗作用を生じうる。したがって，これらの医薬品やアルコール等との併用には念のために注意する。

■ジアゼパム diazepam・ベンゾジアゼピン系医薬品

ラットを用いた基礎研究において，ジアゼパムによる内因性メラトニン産生抑制作用が報告されている（Djeridane）。

■成長ホルモン・黄体形成ホルモン

健常成人男性を対象にした臨床研究において，メラトニン（10 mg）の経口投与による成長ホルモンの上昇作用が示されている（Valcavi）。また，メラトニンの経口投与により，黄体形成ホルモンの血中濃度低下が示されている（Nordlund）。

■オキシトシン・バソプレッシン

健常成人男性 8 名（平均年齢 21 歳）を対象にした臨床研究において，メラトニンの経口投与によるオキシトシン・バソプレッシン（下垂体ホルモン）への作

用が検証された結果，0.5 mgのメラトニンでは分泌刺激に作用し，5.0 mgでは抑制的に作用したという（Forsling）。このとき，プロラクチンやコルチゾール値には有意な変化は認められなかった（Forsling）。

参考文献

- Buscemi N, et al. Efficacy and safety of exogenous melatonin for secondary sleep disorders and sleep disorders accompanying sleep restriction: meta-analysis. BMJ 2006; 332: 385-93.
- Cagnacci A, et al. Influence of melatonin administration on glucose tolerance and insulin sensitivity of postmenopausal women. Clin Endocrinol (Oxf) 2001; 54: 339-46.
- Caspi O. Melatonin for the prevention and treatment of jet lag. Altern Ther Health Med 2004; 10: 74-8.
- Djeridane Y, Touitou Y. Chronic diazepam administration differentially affects melatonin synthesis in rat pineal and Harderian glands. Psychopharmacology (Berl) 2001; 154: 403-7.
- Facciola G, et al. Cytochrome P450 isoforms involved in melatonin metabolism in human liver microsomes. Eur J Clin Pharmacol 2001; 56: 881-8.
- Forsling ML, et al. The effect of melatonin administration on pituitary hormone secretion in man. Clin Endocrinol (Oxf). 1999; 51: 637-42.
- Golombek DA, et al. Chronopharmacology of melatonin: inhibition by benzodiazepine antagonism. Chronobiol Int 1992; 9: 124-31.
- Grozinger M, et al. Fluvoxamine strongly inhibits melatonin metabolism in a patient with low-amplitude melatonin profile. Arch Gen Psychiatry 2000; 57: 812-3.
- Hartter S, et al. Increased bioavailability of oral melatonin after fluvoxamine coadministration. Clin Pharmacol Ther 2000; 67: 1-6.
- Herxheimer A, Petrie KJ. Melatonin for the prevention and treatment of jet lag. Cochrane Database Syst Rev 2002; (2): CD001520.
- Jansen SL, et al. Melatonin for cognitive impairment. Cochrane Database Syst Rev 2006; 1: CD003802.
- Lissoni P, et al. Decreased toxicity and increased efficacy of cancer chemotherapy using the pineal hormone melatonin in metastatic solid tumour patients with poor clinical status. Eur J Cancer 1999; 35: 1688-92.
- Lusardi P, et al. Cardiovascular effects of melatonin in hypertensive patients well controlled by nifedipine: a 24-hour study. Br J Clin Pharmacol 2000; 49: 423-7.
- Munoz-Hoyos A, et al. Melatonin's role as an anticonvulsant and neuronal protector: experimental and clinical evidence. J Child Neurol 1998; 13: 501-9.
- Nordlund JJ, Lerner AB. The effects of oral melatonin on skin color and on the release of pituitary hormones. J Clin Endocrinol Metab. 1977; 45: 768-74.
- Reid KJ, Zee PC. Circadian rhythm disorders. Semin Neurol 2004; 24: 315-25.

- Valcavi R, et al. Melatonin stimulates growth hormone secretion through pathways other than the growth hormone-releasing hormone. Clin Endocrinol (Oxf). 1993; 39: 193-9.
- von Bahr C, et al. Fluvoxamine but not citalopram increases serum melatonin in healthy subjects —— an indication that cytochrome P450 CYP1A2 and CYP2C19 hydroxylate melatonin. Eur J Clin Pharmacol 2000; 56: 123-7.
- Wikner J, et al. Does hypercalcaemia or calcium antagonism affect human melatonin secretion or renal excretion? Eur J Clin Invest 1997; 27: 374-9.
- Wright KP Jr, et al. Acute effects of bright light and caffeine on nighttime melatonin and temperature levels in women taking and not taking oral contraceptives. Brain Res 2000; 873: 310-7.

メリッサ *Melissa officinalis*

【名　称】

[和　名]　メリッサ，コウスイハッカ，セイヨウヤマハッカ，レモンバーム

[英　名]　melissa, lemon balm, bee balm

[学　名]　*Melissa officinalis*

∥概　要

メリッサ（別名レモンバーム）は，地中海東部地域から西アジアにかけて分布するシソ科セイヨウヤマハッカ属の多年草である。ヨーロッパでは，伝統的に薬用および食用にされてきた。鎮静作用があり，ドイツのコミッションE（薬用植物評価部会）は，メリッサの内服による適応として，神経性睡眠障害と機能性胃腸症をあげている。

メリッサの薬用部位は，葉である。有効成分として，モノテルペン類のシトロネラール citronellal やシトラール citral といった精油成分が知られている（Sarer）。その他，各種のモノテルペン類，セスキテルペン類，トリテルペン類，タンニン類が存在する。フラボノイド類として，ケルセチン，アピゲニン，ケンフェロール，ルテオリンを含む（Heitz, Patora）。

基礎研究では，脂質代謝改善作用（Bolkent），抗ウイルス（単純ヘルペスウイルス1型および2型）作用（Allahverdiyev, Dimitrova），抗酸化作用（de Sousa, Marongiu, Mimica-Dukic），腸平滑筋弛緩作用（Sadraei），抗腫瘍作用（de Sousa），免疫調節作用（Drozd）などが報告されている。

臨床研究において，鎮静作用，抗ストレス作用，認知症における興奮状態軽減作用が示されてきた。投与例として，メリッサ抽出物の単独・単回投与による研究や，バレリアンとの併用による研究が行われている。

健常者にメリッサ抽出物 600 mg を単回投与した臨床研究において，鎮静効果が示唆された（Kennedy 2002）。

メリッサ抽出物（300 mg あるいは 600 mg）を単回投与したランダム化偽薬対照二重盲検試験において，600 mg の用量でのストレス軽減作用が示された（Kennedy 2004）。

メリッサ抽出物を4カ月間投与した臨床研究では，アルツハイマー病患者にお

ける興奮を改善し，認知機能に好影響を与えたという（Akhondzadeh）。

ランダム化偽薬対照二重盲検試験において，メリッサとバレリアンの併用による抗不安作用が示された（Kennedy 2006）。

健常者における軽度睡眠障害に対して，メリッサとバレリアンの併用による効果が報告された（Cerny）。

メリッサを乳児や小児に投与した研究がある。

睡眠障害（dyssomnia および restlessness）を呈する小児に対して，メリッサとバレリアンの併用投与による改善作用が報告された（Müller）。

乳児の疳の虫・夜泣き（colicky infants）に対して，メリッサを含むハーブ複合剤による効果が示された（Savino）。

メリッサの非経口投与による効果も報告されている。

メリッサ由来の精油を用いたアロマセラピーの効果が報告されている。重症認知症患者を対象にしたランダム化比較試験において，興奮状態の軽減など認知症の症状改善が認められた（Ballard）。

メリッサ抽出物の外用による口唇ヘルペスへの効果を示したランダム化比較試験が報告されている（Koytchev）。

メリッサ葉茶（レモンバーム・ティー）としての利用も知られている。

欧州の民間療法で用いられてきた成分であり，ドイツのコミッション E でも利用が認められていることから，一般に，許容性は高いと考えられる。米国ではGRAS（generally recognized as safe）とされている。適応となる病態に対して適切な品質の製品を用法・用量を守って使用する場合，現時点では特に問題は報告されていない。

用量用法について，メリッサ抽出物を単回投与した臨床試験の用量は300 mg，600 mg，900 mg であった。また，健常者の不眠に対するメリッサとバレリアンの併用では，メリッサ葉抽出物 80 mg とバレリアン根抽出物 160 mg を含む製剤を 1～3 回投与した例がある。

◉ 用途・適応

神経性睡眠障害の改善　機能性胃腸症の改善　鎮静作用　抗ストレス作用認知症における興奮状態軽減作用

📖 相互作用チェックリスト

［相互作用に注意する医薬品］⇒［臨床における対応］

　現時点では，医薬品との相互作用による有害事象は報告されていない。ただし，メリッサは，鎮静作用を有しており，理論的には，鎮静作用のある医薬品やサプリメントとの併用により，相加作用や相乗作用が想定される。

　⇒併用は可能と考えられるが，念のため慎重に。

📑 参考文献

- Akhondzadeh S, et al. Melissa officinalis extract in the treatment of patients with mild to moderate Alzheimer's disease: a double blind, randomised, placebo controlled trial. J Neurol Neurosurg Psychiatry. 2003; 74: 863-6.
- Allahverdiyev A, et al. Antiviral activity of the volatile oils of Melissa officinalis L. against Herpes simplex virus type-2. Phytomedicine. 2004; 11: 657-61.
- Ballard CG, et al. Aromatherapy as a safe and effective treatment for the management of agitation in severe dementia: the results of a double-blind, placebo-controlled trial with Melissa. J Clin Psychiatry. 2002; 63: 553-8.
- Bolkent S, et al. Protective role of Melissa officinalis L. extract on liver of hyperlipidemic rats: a morphological and biochemical study. J Ethnopharmacol. 2005; 99: 391-8.
- Cerny A, et al. Tolerability and efficacy of valerian/lemon balm in healthy volunteers (a double blind, placebo-controlled, multicentre study). Fitoterapia 1999; 70: 221-228.
- de Sousa AC, et al. Melissa officinalis L. essential oil: antitumoral and antioxidant activities. J Pharm Pharmacol. 2004; 56: 677-81.
- Dimitrova Z, et al. Antiherpes effect of Melissa officinalis L. extracts. Acta Microbiol Bulg. 1993; 29: 65-72.
- Drozd J, et al. The effect of the Melissa officinalis extract on immune response in mice. Acta Pol Pharm. 2003; 60: 467-70.
- Gaby AR. et al. Natural remedies for Herpes simplex. Altern Med Rev. 2006; 11: 93-101.
- Heitz A, et al. Luteolin 3'-glucuronide, the major flavonoid from Melissa officinalis subsp. officinalis. Fitoterapia. 2000; 71: 201-2.
- Kennedy DO, et al. Anxiolytic effects of a combination of Melissa officinalis and Valeriana officinalis during laboratory induced stress. Phytother Res. 2006; 20: 96-102.
- Kennedy DO, et al. Attenuation of laboratory-induced stress in humans after acute administration of Melissa officinalis (Lemon Balm). Psychosom Med. 2004; 66: 607-13.
- Kennedy DO, et al. Modulation of mood and cognitive performance following acute administration of Melissa officinalis (lemon balm). Pharmacol Biochem Behav. 2002; 72: 953-64.
- Koytchev R, et al. Balm mint extract (Lo-701) for topical treatment of recurring herpes

labialis. Phytomedicine. 1999; 6: 225–30.
- Marongiu B, et al. Antioxidant activity of supercritical extract of Melissa officinalis subsp. officinalis and Melissa officinalis subsp. inodora. Phytother Res. 2004; 18: 789–92.
- Mimica-Dukic N, et al. Antimicrobial and antioxidant activities of Melissa officinalis L. (Lamiaceae) essential oil. J Agric Food Chem. 2004; 52: 2485–9.
- Muller SF, et al. A combination of valerian and lemon balm is effective in the treatment of restlessness and dyssomnia in children. Phytomedicine. 2006; 13: 383–7.
- Patora J, et al. Flavonoids from lemon balm (Melissa officinalis L., Lamiaceae). Acta Pol Pharm. 2002; 59: 139–43.
- Sadraei H, et al. Relaxant effect of essential oil of Melissa officinalis and citral on rat ileum contractions. Fitoterapia. 2003; 74: 445–52.
- Sarer E, et al. Constituents of the Essential Oil from Melissa officinalis. Planta Med. 1991; 57: 89–90.
- Savino F, et al. A randomized double-blind placebo-controlled trial of a standardized extract of Matricariae recutita, Foeniculum vulgare and Melissa officinalis (ColiMil) in the treatment of breastfed colicky infants. Phytother Res. 2005; 19: 335–40.
- Ulbricht C, et al. Lemon balm (Melissa officinalis L.): an evidence-based systematic review by the Natural Standard Research Collaboration. J Herb Pharmacother. 2005; 5: 71–114.

メリロート *Melilotus officinalis*

【名　称】

[和　名]　メリロート

[別　名]　セイヨウエビラハギ

[英　名]　Melilot，Sweet Clover

[学　名]　*Melilotus officinalis*

▌概　要

　メリロートは，マメ科シナガワハギ属の薬用植物である。有効成分は，抗凝固作用をもつクマリン誘導体，抗酸化作用をもつフラボノイド類（ケルセチン等），トリテルペン類（サポニン等）が中心で，その他に揮発性油脂も存在する。これらの成分が協同して働き，炎症を抑制し，体液成分の浸出による病態を改善する。その結果，静脈やリンパ管の炎症性あるいは閉塞性の浮腫に効果を発揮する。

　メリロートは，リンパ系および静脈循環系の循環を改善し浮腫を抑制するサプリメントとして利用されている。ダイエット（減量）目的で用いられることもあるが，メリロートには，消化管での脂肪吸収や体内での脂肪合成を抑制したり体脂肪を減らしたりといった作用は認められない。

　基礎研究では，血管やリンパ管の平滑筋弛緩作用，消化管平滑筋弛緩作用，抗炎症作用が示されてきた。

　小規模な臨床試験として，メリロートのリンパ循環改善効果についての報告がある。それによると，乳がん術後（腋窩リンパ節郭清術後）に上腕浮腫を生じた患者24名に対して，メリロートを6カ月間投与したところ，上腕の周囲長の減少（改善）および浮腫に伴う自覚症状の改善が認められたという。その他，続発性リンパ浮腫に対する効果も報告されている。

　一般に，適応となる病態に対して適切な品質の製品を用法・用量を守って使用する場合，許容性は高いと考えられる。

📍 用途・適応

静脈やリンパ系の循環不全による浮腫の改善　浮腫に伴う疼痛等の症状改善

📖 相互作用チェックリスト

[相互作用に注意する医薬品] ⇒ [臨床における対応]

メリロートの有する働きからの推測により，理論的な相互作用の可能性が考えられている。

▶**抗凝固薬・血小板機能抑制薬**

　⇒併用は可能と考えられるが，念のため慎重に。医師の監視下に関連指標をモニターすること。

▶**肝毒性のある医薬品**

　⇒併用は慎重に。医師の監視下に関連指標をモニターすること。

▶**インターフェロン療法**

　⇒併用は慎重に。医師の監視下に関連指標をモニターすること。

💡 解説：相互作用のメカニズム

■抗凝固薬・血小板機能抑制薬

メリロートにはクマリン誘導体が存在する。ただし，臨床的意義は明確ではない。理論的には，大量摂取時に抗凝固薬・血小板機能抑制薬等との併用による相加作用・相乗作用が想定されるので，念のために注意する。

■肝毒性のある医薬品

メリロートの高用量投与によって，頭痛や知覚麻痺，一過性の肝機能障害を生じうるとされている（Gruenwald）。肝障害に関しては，薬剤代謝における個人差やアレルギー性機序の関与が想定される。したがって，併用は，念のため慎重に行う。医師の監視下に関連指標をモニターすること。

■インターフェロン療法

本邦からの症例報告では，多発性硬化症（MS）を有する 23 歳女性が，メリロートサプリメント（クマリン 10 mg/日含有）を 3 年間にわたり摂取後，MS に対してインターフェロン β-1b 療法を受けたところ，14 日後に，血中 AST 値

（235 IU/L）および ALT 値（681 IU/L）が上昇した。インターフェロン療法とメリロートサプリメント中止により回復し，後日，インターフェロン療法のみの施行では AST 値や ALT 値の上昇が認められなかった。一般に，MS に対するインターフェロン療法でも，軽度の肝障害を生じうるが，本症例では，インターフェロン療法とメリロートサプリメントの併用による肝機能障害とされた（Tamura）。

参考文献

· Foldi-Borcsok E, et al. The anti-inflammatory and anti-edematous effects of coumarins from Melilotus officinalis. Arzneimittelforschung 1971; 21: 2025-30.
· Gruenwald J, Brendler T, Jaenicke C, ed. PDR for Herbal Medicines. 2nd ed. pp744-745. Montvale, NJ: Medical Economics Company, Inc., 2000.
· Hirakawa T, et al. A new oleanene glucuronide obtained from the aerial parts of Melilotus officinalis. Chem Pharm Bull (Tokyo) 2000; 48: 286-7.
· Mislin H. Effect of coumarin from Melilotus officinalis on the function of the lymphatic vessel. Arzneimittelforschung 1971; 21: 852-3.
· Plesca-Manea L, et al. Effects of Melilotus officinalis on acute inflammation. Phytother Res 2002; 16: 316-9.
· Tamura S, et al. Severe liver dysfunction possibly caused by the combination of interferon beta-1b therapy and melilot (sweet clover) supplement. J Clin Pharm Ther. 2012; 37: 724-5.

モミジガサ *Cacalia delphiniifolia* sieb. et Zucc.

【名　称】

[和　名]　紅葉笠（モミジガサ）

[別　名]　シドケ，シドキ

[学　名]　*Cacalia delphiniifolia* sieb. et Zucc.

∥概　要

モミジガサは，キク科コウモリソウ属の多年草である。葉が掌状に深裂しており，モミジの笠の様であることからモミジガサ（紅葉笠）と呼ばれる。若芽が山菜のシドケあるいはシドキとして知られ，食用に利用される。

モミジガサのメタノール抽出物から生理活性物質であるビサボラン型セスキテルペンエンドパーオキサイドが単離・同定され，抗がん活性が示されている。基礎研究では，モミジガサ由来のセスキテルペンの1種，cacalol による抗酸化作用および神経保護作用が示されている（Liu）。

豊富な食経験を有する食用の成分であり，通常の摂取量・摂取頻度であれば，許容性は高いと考えられる。ビサボラン型セスキテルペンエンドパーオキサイド化合物を含むモミジガサ抽出物（活性物質換算で5 mg/kg）をラットに投与した試験では，急性毒性は認められなかった（Nishikawa）。

ただし，モミジガサには，ピロリジジン・アルカロイド（Pyrrolizidine alkaloids，PAs）が含まれており，理論的には大量摂取時に肝障害を生じうると考えられる（PAs は，ピロリジン骨格を持つアルカロイドの総称。⇒『コンフリー comfrey，*Symphytum officinale*』の項）。モミジガサ摂取による有害事象は知られていないが，念のために注意する。

なお，モミジガサ含有成分について，効能効果に関する基礎研究や臨床研究は十分ではなく，今後の研究成果が期待される。

📖 相互作用チェックリスト

［相互作用に注意する医薬品］⇒ ［臨床における対応］

現時点では，医薬品との相互作用による有害事象は報告されていない。

847

参考文献

- Liu W, et al. Cacalol, a natural sesquiterpene, induces apoptosis in breast cancer cells by modulating Akt-SREBP-FAS signaling pathway. Breast Cancer Res Treat. 2011; 128: 57-68.
- Nishikawa K, et al. Antitumor activity of 3,6-epidioxy-1,10-bisaboladiene isolated from Cacalia delphiniifolia. Japanese Association for Molecular Target Therapy of Cancer. 2007; 122.
- Shindo K, et al. Potent antioxidative activity of cacalol, a sesquiterpene contained in Cacalia delphiniifolia Sleb et Zucc. Biosci Biotechnol Biochem. 2004; 68: 1393-4.

モリブデン molybdenum

【名　称】

[和　名] モリブデン

[英　名] molybdenum

[化学名] Mo

‖ 概　要

モリブデンは必須微量元素の一つであり，豆類や肉類，乳製品に豊富に含まれている。モリブデンは，体内では肝臓や腎臓に多く存在し，酸化酵素の触媒となる酵素（キサンチンオキシダーゼ xanthine oxidase，アルデヒドオキシダーゼ aldehyde oxidase，亜硫酸オキシダーゼ sulfite oxidase など）の補因子として作用する。亜硝酸を解毒する作用や，銅の排泄を促進する作用などをもつ（Sardesai）。

モリブデンは，鉄利用の促進による貧血の予防，抗がん作用，ウイルソン病に対する治療といった目的で利用される。これまでに，モリブデンの摂取量が少ない地域ではがんの発生が多いという調査研究や，銅代謝異常症であるウイルソン病患者にモリブデンを投与することで症状の改善を認めたとする臨床研究などが知られている（Sardesai, Yang）。一般に，モリブデン単独のサプリメントではなく，「マルチミネラル」などといった製品に，組み合わせの成分として含まれている場合が多い。

『日本人の食事摂取基準（2015年版）』による1日あたりの推奨量（RDA）は，30～49歳の成人男性で30 μg，同世代の女性で25 μg，耐容上限量は30～49歳の男性で550 μg，女性で450 μg である。なお，耐容上限量については，通常の食品による食事で一時的にこの量を超えたからといって健康障害がもたらされるものではない。「栄養素等表示基準値」は，25 μg と設定されている。

📖 相互作用チェックリスト

[相互作用に注意する医薬品] ⇒ [臨床における対応]

現時点では，医薬品との相互作用による有害事象は報告されていない。

📄 参考文献

- 栄養表示基準（平成 15 年厚生労働省告示第 86 号）.
- 日本人の食事摂取基準（2015 年版）. 厚生労働省.
- Sardesai VM. et al. Molybdenum: an essential trace element. Nutr Clin Pract. 1993; 8: 277-81.
- Yang CS. Research on esophageal cancer in China: a review. Cancer Res. 1980; 40: 2633-44.

モロヘイヤ *Corchorus olitorius*

【名　称】

[和　名]　モロヘイヤ，タイワンツナソ

[英　名]　Jute，Jew's mellow，molokhia

[学　名]　*Corchorus olitorius*

▊概　要

モロヘイヤは，インドおよびアフリカ原産のシナノキ科ツナソ属の一年草である。エジプトなど中近東において，葉野菜の1種として食用にされており，特徴的な滑り（ぬめり）を有する。本邦でも食用に栽培されており，比較的一般的な野菜である。また，サプリメントや健康食品，青汁製品などに広く利用されている。

モロヘイヤには食物繊維，ビタミン類，カロテン，カリウム，カルシウム，鉄などの栄養素が豊富に存在する（Zeghichi）。モロヘイヤ葉からクロロゲン酸やケルセチンなどのポリフェノール類が見出されており，抗酸化作用を示す（Azuma）。モロヘイヤ葉から，corchorifatty acids A，B，C，D，E，Fという脂肪酸が単離されている（Yoshikawa）。

モロヘイヤ種子は，カルデノライド配糖体 cardenolide glycosides を含む（Nakamura）。

基礎研究では，モロヘイヤ葉による肝障害抑制作用（Oboh），鎮痛作用（Zakaria）が示されている。また，モロヘイヤの種子抽出物による抗菌作用（Pal）が示されている。

モロヘイヤ葉の凍結乾燥末による食後過血糖の抑制作用を示した動物実験およびヒト臨床試験が報告されている（Innami）。食後過血糖抑制作用を示したヒト臨床試験では，モロヘイヤ葉の凍結乾燥末が15グラム投与された（Innami）。

豊富な食経験を有する食用の成分であり，適正使用における許容性は高い。

⇒『青汁』の項

📍 用途・適応

抗酸化作用　食後過血糖抑制作用

📖 相互作用チェックリスト

［相互作用に注意する医薬品］⇒［臨床における対応］

現時点では，医薬品との相互作用による有害事象は報告されていない。

📑 参考文献

- Azuma K, et al. Phenolic antioxidants from the leaves of Corchorus olitorius L. J Agric Food Chem. 1999; 47: 3963-6.
- Innami S, et al. Jew's mellow leaves (Corchorus olitorius) suppress elevation of post-prandial blood glucose levels in rats and humans. Int J Vitam Nutr Res. 2005; 75: 39-46.
- 角田昌彦，他．ニューキノロン系抗菌薬と青汁との相互作用．医療薬学．2007；33：534-539.
- 金沢和美，他．糞便菌叢および場内代謝産物生成に及ぼすモロヘイヤ摂取の影響．ビフィズス．1996；9：161-169.
- Nakamura T, et al. Cardenolide glycosides from seeds of Corchorus olitorius. Phytochemistry. 1998; 49: 2097-101.
- 西川善之，他．ストレス負荷動物に対する健康食品（大麦若葉，モロヘイヤ等）の効果．ビタミン．2003；77：239.
- Oboh G. Tropical green leafy vegetables prevent garlic-induced hepatotoxicity in the rat. J Med Food. 2006; 9: 545-51.
- Pal DK, et al. Antibacterial activity of Cuscuta reflexa stem and Corchorus olitorius seed. Fitoterapia. 2006; 77: 589-91.
- Yoshikawa M, et al. Medicinal foodstuffs. XIV. On the bioactive constituents of morohei-ya. (2): New fatty acids, corchorifatty acids A, B, C, D, E, and F, from the leaves of Corchorus olitorius L. (Tiliaceae): structures and inhibitory effect on NO production in mouse peritoneal macrophages. Chem Pharm Bull (Tokyo). 1998; 46: 1008-14.
- Zakaria ZA, et al. The influences of temperature and naloxone on the antinociceptive activity of Corchorus olitorius L. in mice. Naunyn Schmiedebergs Arch Pharmacol. 2005; 372: 55-62.
- Zeghichi S, et al. Nutritional composition of molokhia (Corchorus olitorius) and stamna-gathi (Cichorium spinosum). World Rev Nutr Diet. 2003; 91: 1-21.

もろみ酢 moromi vinegar

【名　称】

[和　名]　もろみ酢

[英　名]　moromi vinegar

▌概　要

「もろみ酢」とは，泡盛を蒸留した後の副産物である「もろみ粕」を原材料として製造した食品（飲料・いわゆる健康食品）である。もろみ酢は，クエン酸や各種有機酸，アミノ酸を豊富に含むことから，機能性食品素材として疲労回復等に利用されている。なお，もろみ酢は「食酢」ではない（食酢の定義を満たさない）。

元来，泡盛は沖縄県の特産であり，その製造過程で生じるもろみ粕（カシジェーあるいはカンジュ）は，飼料や豚肉の漬け込み用に用いられてきた。もろみ粕にはクエン酸等が豊富に存在することから，その有効利用法として，沖縄県の泡盛製造業者によって「もろみ酢」製品が商品化された。

泡盛の副産物に由来するもろみ酢は，一般に次のように製造される。まず，タイ米を洗米・浸漬し，蒸米を経て黒麹菌を植菌し，米こうじとする。これに，酵母と水を加えてアルコール発酵により，「もろみ」ができる。熟成したもろみを単式蒸留で蒸留することで，泡盛の原酒ができ，このときに副産物としてもろみ粕が生じる。もろみ粕を圧搾・熟成・濾過し，殺菌後，瓶詰めしたものがもろみ酢である。この段階のもろみ酢は，一般に琥珀色の液体であるが，後の商品化の過程で黒糖等が加えられ，黒糖由来の褐色や黒褐色を呈する製品がある。

もろみ酢は，希釈して飲みやすくした飲料（清涼飲料水等）の他，有効成分を凝縮したカプセル状の健康食品（もろみ酢加工品）等，さまざまなタイプがもろみ酢商品として販売されている。また，泡盛以外に，焼酎等のもろみ粕を原材料として開発された製品もみられる。

食酢に含まれる酢酸を用いたヒト臨床試験では，抗肥満作用や高血圧改善作用が報告されている（ただし，もろみ酢は食酢ではない）。

豊富な食経験を有する食用の成分であり，適正使用における許容性は高い。

⇒『食酢』の項

用途・適応

疲労回復　高血圧改善　体重増加抑制・体重減少

相互作用チェックリスト

[相互作用に注意する医薬品] ⇒ [臨床における対応]

現時点では，医薬品との相互作用による有害事象は報告されていない。

参考文献

- 公正取引委員会．黒酢及びもろみ酢の表示に関する実態調査について．平成18年5月12日．
- 農林水産省．醸造酢の日本農林規格．制定昭和54年6月8日農水告第801号．最終改正平成16年6月23日農水告第1215号．
- 農林水産省．食酢品質表示基準．制定平成12年12月19日農林水産省告示第1668号．改正平成16年6月23日農林水産省告示第1216号．改正平成16年10月7日農林水産省告示第1821号．
- 山下広美，他．酢酸の抗肥満効果の評価．日本栄養・食糧学会第61回大会2007年．pp201.

ヤーコン *Smallanthus sonchifolius*

【名　称】

[和　名]　ヤーコン

[英　名]　yacon

[別　名]　llaqon, llacum, llacuma, yacumpi, aricuma, chicama

[学　名]　*Smallanthus sonchifolius*

▌概　要

　ヤーコンは，南米アンデス地方原産のキク科の植物である。伝統的に南米では，ヤーコンの塊根や塊茎が食用に利用されてきた。塊根には，フラクトオリゴ糖が豊富に含まれる。現在，本邦でも栽培されている。

　ヤーコンの葉には，カフェ酸，クロロゲン酸，フェルラ酸といったフェノール類，没食子酸やゲンチジン酸，カフェ酸誘導体であるジカフェオイルキナ酸，セスキテルペン類が見出されている。基礎研究では，ヤーコン葉エキスによる抗酸化作用，抗菌作用，糖尿病や脂質異常症改善作用が示されてきた。

　ヤーコンの葉の抽出物を経口投与した研究において血糖降下作用が見出され，糖尿病の予防および食後過血糖改善作用のためのサプリメントとして用いられるようになった。

　一般に，ヤーコン葉抽出物末として1日300 mgが分2〜分3にて投与される。経口投与での許容性は高いと考えられており，適応となる病態に対して適切な品質の製品を用法・用量を守って使用する場合，現時点では有害事象は報告されていない。

　ただし，基礎研究や臨床試験はまだ十分ではなく，有効性および安全性の検証のために，今後の研究成果が期待される。

♀ 用途・適応

　糖尿病（食後過血糖の改善）

📖 相互作用チェックリスト

[相互作用に注意する医薬品]⇒[臨床における対応]

現時点では，医薬品との相互作用による有害事象は報告されていない。ただし，ヤーコンの有する働きからの推測により，理論的な相互作用の可能性が考えられている。

▶チトクローム P450

チトクローム P450 の分子種のうち，CYP2B および 2E に関連する薬剤。(CYP と医療用医薬品との関連については巻末の別表参照)

⇒併用は可能と考えられるが，念のため慎重に。研究データの臨床的意義は不明。

▶糖尿病治療薬

⇒併用は慎重に。医師の監視下に関連指標をモニターすること。

▶マリアアザミ *Silybum marianum*（シリマリン silymarin）

⇒併用は可能と考えられるが，念のため慎重に。

💹 解説：相互作用のメカニズム

■チトクローム P450

基礎研究において，ヤーコン葉エキスによるチトクローム P450 の分子種（CYP2B および 2E）への影響が示唆されている。

Valentová らによると，ラット肝細胞を用いた *in vitro* 研究では，CYP2B および CYP2E の mRNA 発現が，ヤーコン葉の水抽出物添加によってインスリン投与時と類似した影響を受けたという（Valentová）。ただし，チトクローム P450 の分子種に対するインスリンやレプチンの影響に関しては，実験系により様々な報告がある（Watson）。したがって *in vitro* 研究でのヤーコン葉水抽出物による CYP2B および 2E への影響が，どのような臨床的意義を有するのか，さらに検討が必要である。現時点では，臨床試験や症例シリーズ等の文献上，ヤーコンによる有害事象は報告されていない。

■糖尿病治療薬

ヤーコン葉エキスは血糖降下作用や脂質異常症改善作用を有しているため，理論的には，同様の効果を有する糖尿病治療薬との併用によって相加作用・相乗作

用を生じうる。該当する医薬品との併用には念のために注意する。投与する際には，血糖値や血清脂質等の指標をモニターする。

■マリアアザミ *Silybum marianum*（シリマリン silymarin）

　チェコにおいて行われたランダム化比較試験では，メタボリック症候群患者101名を対象に，シリマリン（0.8 g/日），シリマリン＋ヤーコン（0.8 g＋2.4 g/日），あるいはシリマリン（0.6 g/日）＋マカ（0.2 g/日）を90日間併用したところ，有害事象は認められなかった（Valentová）。なお，マカ（0.6 g/日）投与群では，軽度の AST 上昇と拡張期血圧の上昇を認めたという。

📖 参考文献

・Valentová K, et al. Antioxidant activity of extracts from the leaves of Smallanthus sonchifolius. Eur J Nutr 2003; 42: 61-6.
・Valentová K, Ulrichova J. Smallanthus sonchifolius and Lepidium meyenii- prospective Andean crops for the prevention of chronic diseases. Biomed Pap Med Fac Univ Palacky Olomouc Czech Repub 2003; 147: 119-30.
・Valentová K, et al. Maca (Lepidium meyenii) and yacon (Smallanthus sonchifolius) in combination with silymarin as food supplements: in vivo safety assessment. Food Chem Toxicol. 2008; 46: 1006-13
・Watson AM, et al. Effect of leptin on cytochrome P-450, conjugation, and antioxidant enzymes in the ob/ob mouse. Drug Metab Dispos 1999; 27: 695-700.

葉　酸　folic acid

【名　称】

[和　名]　葉酸　プテロイルモノグルタミン酸

[英　名]　folic acid, folate

▌概　要

　葉酸は，ビタミンB群に分類される必須栄養素の一つであり，プテリジンpteridine 塩基に p-アミノ安息香酸（PABA）とグルタミン酸がそれぞれ1分子結合した構造を有する。葉酸は，アミノ酸代謝や赤血球の産生，神経細胞の成長に関与する。

　葉酸とは，葉酸活性を有する誘導体の総称である。食品に含まれる葉酸誘導体（プテロイルグルタミン酸）は，多くがポリグルタミン酸型であり，腸管にてモノグルタミル葉酸に分解され吸収される。さらに，葉酸レダクターゼによって，活性型葉酸であるテトラヒドロ葉酸へ還元される。なお，サプリメントの葉酸は，モノグルタミン酸型（プテロイルモノグルタミン酸）であり，ポリグルタミン酸型よりも効率よく吸収される。

　葉酸の摂取は，高ホモシステイン血症を改善し，心血管疾患や脳血管疾患など動脈硬化性疾患のリスクを減らすと考えられる。例えば，葉酸の摂取が，脳卒中の一次予防に有効であるとするメタ分析が報告されている（Wang）。

　妊娠初期における葉酸の摂取は，胎児の神経管欠損症（神経管閉鎖障害）のリスク低減に効果的である。米国では，1998年以来，シリアルなどの食品に葉酸を添加するようになった（葉酸強化表示のあるシリアル100 g あたり葉酸140 μgを含む）（Berg, Suitor）。また，本邦では2000年に厚生労働省が，妊娠を計画している女性に対して，1日あたり400 μgの葉酸を摂取することを推奨している。

　葉酸による抗がん作用が示唆されている。葉酸の摂取が，乳がん（Shrubsole）や大腸がん（Fuchs, Giovannucci, Su），膵臓がん（Stolzenberg-Solomon）の発症リスク低下と相関するという報告がある。

　一般に許容性は高く，適応となる病態に対して適切な品質の製品を用法・用量を守って使用する場合，特に重篤な問題は生じない。高用量・長期間の投与によって，消化器系症状や神経系症状を生じることがある。アレルギー・過敏症を

生じうる。なお，てんかん発作の既往を有する場合，高用量の葉酸によって発作が誘発されることがある（Eros）。

『日本人の食事摂取基準（2015 年版）』による 1 日あたりの推奨量（RDA）は，30〜49 歳の成人男性，女性とも 240 μg，耐容上限量は 1,000 μg である。妊娠を計画している女性，または，妊娠の可能性がある女性は，神経管閉鎖障害のリスクの低減のために，付加的に 400 μg/日のプテロイルモノグルタミン酸の摂取が望まれる，とされている。

「栄養素等表示基準値」は，240 μg と設定されている。「疾病リスク低減表示特定保健用食品」における関与成分としての葉酸（プテロイルモノグルタミン酸）は，1 日摂取目安量が 400〜1,000 μg と設定されている。「栄養機能食品」の規格基準において，上限値 200 μg，下限値 72 μg とされている。

なお，葉酸と一部の医薬品との相互作用が知られており，併用に注意する（医薬品の添付文書を確認する）。

◉ 用途・適応

「栄養機能食品」としての栄養機能表示は，「葉酸は，赤血球の形成を助ける栄養素です。葉酸は，胎児の正常な発育に寄与する栄養素です」である。

📖 相互作用チェックリスト

［相互作用に注意する医薬品・食品］⇒［臨床における対応］

葉酸と医薬品の一部との相互作用が報告されており，併用には注意する（Lambie）。葉酸の吸収阻害や代謝促進といった作用によって，葉酸の血中濃度を有意に低下させることも考えられるため，該当する医薬品との併用時には関連検査指標のモニタリングを行い，必要に応じて葉酸サプリメントを投与する。

▶**メトトレキサート**
　⇒併用は慎重に。医師の監視下に関連指標をモニターすること。

▶**抗てんかん薬**
　⇒併用は慎重に。医師の監視下に関連指標をモニターすること。

▶**メトホルミン**
　⇒併用は可能と考えられる。

▶**コレスチラミン・コレスチポル**

⇒併用は可能と考えられる。ただし，医師の監視下に関連指標をモニターすること。

▶パンクレアチン

⇒併用は慎重に。医師の監視下に関連指標をモニターすること。

▶スルファサラジン

⇒併用は慎重に。医師の監視下に関連指標をモニターすること。

▶サラゾスルファピリジン（潰瘍性大腸炎治療薬）

⇒併用は慎重に。医師の監視下に関連指標をモニターすること。

▶ピリメタミン（抗マラリア薬）

⇒併用は慎重に。医師の監視下に関連指標をモニターすること。

▶トリアムテレン

⇒併用は慎重に。医師の監視下に関連指標をモニターすること。

▶アミノプテリン，ピリメタミン

⇒併用は慎重に。医師の監視下に関連指標をモニターすること。

▶亜　鉛

⇒併用は可能と考えられる。ただし，医師の監視下に関連指標をモニターすること。

▶ビタミン B₁₂

⇒併用は可能と考えられる。ただし，医師の監視下に関連指標をモニターすること。

▶アルコール

⇒併用は可能と考えられる。ただし，医師の監視下に関連指標をモニターすること。

▶緑茶および紅茶

⇒併用は可能と考えられる。ただし，医師の監視下に関連指標をモニターすること。

解説：相互作用のメカニズム

■メトトレキサート

　葉酸は，化学療法剤のメトトレキサート methotrexate の効果を減弱させる（Schröder, Zimmerman）。一方，乾癬に対するメトトレキサート治療に伴う消化器系症状の軽減に葉酸が有用であり，かつ，メトトレキサートの効果を減弱させる

ことはないという報告がある（Duhra, Leeb）。関節リウマチに対するメトトレキサート治療についても，葉酸投与によって治療の副作用が軽減し，治療の効果を阻害することはなかった（Dijkmans, Leeb, Morgan, Ortiz）。

■抗てんかん薬

抗てんかん薬など神経系治療薬の投与により葉酸の代謝が促進され，血中葉酸濃度が低下する（Lambie, Reynolds）。これまでに，カルバマゼピン carbamazepine 投与による葉酸の低下（Fröscher, Hendel, Kishi, Traccis），フェニトイン（Lewis），ジフェニルヒダントインやフェノバルビタール（Shafer）との相互作用が知られている。

なお，てんかん発作の既往を有する場合，高用量の葉酸によって発作が誘発されることがある（Eros）。

■メトホルミン

トルコからの報告では，メトホルミンを投与されている多嚢胞性卵巣症候群（PCOS）患者60名を3群に分けて，①メトホルミン（850 mg×2回/日）単独投与群，②メトホルミンとビタミンB群（ビタミンB_1を250 mg，ビタミンB_6を250 mg，ビタミンB_{12}を1,000 μg×2回/日）併用投与群，③メトホルミンと葉酸（174 μg×2回/日）にて12週間の介入後，血中ホモシステイン値が，①メトホルミン単独投与群では26.5％上昇（悪化）したのに対して，②のビタミンB群併用群では21.17％低下，③の葉酸併用群では8.33％低下したという（Kilicdag）。

■コレスチラミン・コレスチポル

コレスチラミン cholestyramine やコレスチポル colestipol の投与は，葉酸の血中濃度を低下させる（Tonstad, West）。コレスチラミン製剤（クエストラン®）の添付文書には，「脂溶性ビタミン（A，D，E，K）あるいは葉酸塩の吸収阻害が起こる可能性があるので，長期間投与の際にはこれらの補給を考慮すること」と記載されている。

■パンクレアチン

パンクレアチンなどの膵臓酵素の製剤は，葉酸の吸収を阻害する（Russell）。

■スルファサラジン

関節リウマチに対してスルファサラジン sulfasalazine を投与中の患者における葉酸の欠乏が報告されている（Krogh Jensen, Zimmerman）。

■サラゾスルファピリジン（潰瘍性大腸炎治療薬）

潰瘍性大腸炎治療薬サラゾスルファピリジン（サラゾピリン®）の添付文書には，葉酸が「併用注意」としてあげられており，葉酸の吸収が低下する可能性が記載されている。作用機序は不明であるが，葉酸欠乏症が疑われる場合は，葉酸を補給すること。

■ピリメタミン（抗マラリア薬）

抗マラリア薬のピリメタミン pyrimethamine は，葉酸との併用によって効果が減弱する可能性がある（Warhurst）。

■トリアムテレン

トリアムテレン triamterene による葉酸欠乏症が知られている（Joosten）。

■アミノプテリン，ピリメタミン

アミノプテリン，ピリメタミン，トリアムテレン，メトトレキサートといった医薬品は，葉酸の拮抗薬として作用する（Lambie）。

■亜　鉛

葉酸は，亜鉛と相互作用を生じ，吸収を阻害する（Ghishan）。ただし，臨床的意義は不明。

■ビタミン B$_{12}$

葉酸は，ビタミン B$_{12}$ 欠乏による悪性貧血をマスキングする可能性がある（Berg, Pentieva）。

■アルコール

アルコールの摂取は葉酸の代謝に影響を与えるが，葉酸の摂取が十分であれば臨床的意義は低いと考えられる（Chiuve）。

■緑茶および紅茶

ドイツにおいて，健常成人7名を対象に行われたオープンラベルクロスオーバー試験では，葉酸（0.4 mg あるいは5 mg）を緑茶もしくは紅茶の抽出液（0.3 g extract/250 mL）で摂取したところ，水による摂取時に比べて，緑茶および紅茶の摂取により，葉酸の吸収が抑制（AUC や Cmax が低下）したという（Alemdaroglu）。

参考文献

- Alemdaroglu NC, et al. Influence of green and black tea on folic acid pharmacokinetics in healthy volunteers: potential risk of diminished folic acid bioavailability. Biopharm Drug Dispos. 2008; 29: 335-48.
- Berg MJ. The importance of folic acid. J Gend Specif Med. 1999; 2: 24-8.
- Chiuve SE, et al. Alcohol intake and methylenetetrahydrofolate reductase polymorphism modify the relation of folate intake to plasma homocysteine. Am J Clin Nutr. 2005; 82: 155-62.
- Dijkmans BA. Folate supplementation and methotrexate. Br J Rheumatol. 1995; 34: 1172-4.
- Duhra P. Treatment of gastrointestinal symptoms associated with methotrexate therapy for psoriasis. J Am Acad Dermatol. 1993; 28: 466-9.
- 栄養表示基準(平成15年厚生労働省告示第86号).
- 「栄養機能食品」への3成分(亜鉛,銅及びマグネシウム)追加等について(平成16年3月25日付け食安発第0325002号).
- Eros E, et al. Epileptogenic activity of folic acid after drug induces SLE (folic acid and epilepsy). Eur J Obstet Gynecol Reprod Biol. 1998; 80: 75-8.
- Fröscher W, et al. Folate deficiency, anticonvulsant drugs, and psychiatric morbidity. Clin Neuropharmacol. 1995; 18: 165-82.
- Fuchs CS, et al. The influence of folate and multivitamin use on the familial risk of colon cancer in women. Cancer Epidemiol Biomarkers Prev. 2002; 11: 227-34.
- Ghishan FK, et al. Intestinal transport of zinc and folic acid: a mutual inhibitory effect. Am J Clin Nutr. 1986; 43: 258-62.
- Giovannucci E, et al. Multivitamin use, folate, and colon cancer in women in the Nurses' Health Study. Ann Intern Med. 1998; 129: 517-24.
- Guidelines for monitoring drug therapy in rheumatoid arthritis. American College of Rheumatology Ad Hoc Committee on Clinical Guidelines. Arthritis Rheum. 1996; 39: 723-31.
- Hendel J, et al. The effects of carbamazepine and valproate on folate metabolism in man. Acta Neurol Scand. 1984; 69: 226-31.
- 保健機能食品制度の見直しに伴う栄養機能食品の取扱いの改正について(平成17年2月1日付け食安新発第0201001号).
- Joosten E, Pelemans W. Megaloblastic anaemia in an elderly patient treated with triamterene. Neth J Med. 1991; 38: 209-11.
- Kishi T, et al. Mechanism for reduction of serum folate by antiepileptic drugs during prolonged therapy. J Neurol Sci. 1997; 145: 109-12.
- Kilicdag EB, et al. Administration of B-group vitamins reduces circulating homocysteine in polycystic ovarian syndrome patients treated with metformin: a randomized trial. Hum Reprod. 2005; 20: 1521-8.
- Krogh Jensen M, et al. Folate and homocysteine status and haemolysis in patients treat-

ed with sulphasalazine for arthritis. Scand J Clin Lab Invest. 1996; 56: 421-9.
- Lambie DG, et al. Drugs and folate metabolism. Drugs. 1985; 30: 145-55.
- Leeb BF, et al. Folic acid and cyanocobalamin levels in serum and erythrocytes during low-dose methotrexate therapy of rheumatoid arthritis and psoriatic arthritis patients. Clin Exp Rheumatol. 1995; 13: 459-63.
- Lewis DP, et al. Phenytoin-folic acid interaction. Ann Pharmacother. 1995; 29: 726-35.
- Morgan SL, et al. Supplementation with folic acid during methotrexate therapy for rheumatoid arthritis. A double-blind, placebo-controlled trial. Ann Intern Med. 1994; 121: 833-41.
- Morgan SL, et al. Folic acid supplementation prevents deficient blood folate levels and hyperhomocysteinemia during longterm, low dose methotrexate therapy for rheumatoid arthritis: implications for cardiovascular disease prevention. J Rheumatol. 1998; 25: 441-6.
- 日本人の食事摂取基準（2015 年版）．厚生労働省．
- 「日本人の食事摂取基準（2005 年版）」の策定に伴う食品衛生法施行規則の一部改正等について（平成 17 年 7 月 1 日付け食安発第 0701006 号）．
- Ortiz Z, et al. Folic acid and folinic acid for reducing side effects in patients receiving methotrexate for rheumatoid arthritis. Cochrane Database Syst Rev. 2000; (2): CD000951.
- Pentieva K, et al. The short-term bioavailabilities of [6S]-5-methyltetrahydrofolate and folic acid are equivalent in men. J Nutr. 2004; 134: 580-5.
- Reynolds EH. Folate metabolism and anticonvulsant therapy. Proc R Soc Med. 1974; 67: 68.
- Russell RM, et al. Impairment of folic acid absorption by oral pancreatic extracts. Dig Dis Sci. 1980; 25: 369-73.
- Schröder H, et al. Folic acid supplements in vitamin tablets: a determinant of hemato-logical drug tolerance in maintenance therapy of childhood acute lymphoblastic leuke-mia. Pediatr Hematol Oncol. 1986; 3: 241-7.
- Shafer RB, et al. Calcium and folic acid absorption in patients taking anticonvulsant drugs. J Clin Endocrinol Metab. 1975; 41: 1125-9.
- 食品衛生法施行規則に規定する「栄養機能食品」に係る適正な表示の指導について（平成 16 年 3 月 9 日付け食安新発第 0309001 号）．
- Shrubsole MJ, et al. Dietary folate intake and breast cancer risk: results from the Shanghai Breast Cancer Study. Cancer Res. 2001; 61: 7136-41.
- Stolzenberg-Solomon RZ, et al. Dietary and other methyl-group availability factors and pancreatic cancer risk in a cohort of male smokers. Am J Epidemiol. 2001; 153: 680-7.
- Su LJ, et al. Nutritional status of folate and colon cancer risk: evidence from NHANES I epidemiologic follow-up study. Ann Epidemiol. 2001; 11: 65-72.
- Suitor CW, et al. Dietary folate equivalents: interpretation and application. J Am Diet Assoc. 2000; 100: 88-94.
- Tonstad S, et al. Low dose colestipol in adolescents with familial hypercholesterolaemia.

Arch Dis Child. 1996; 74: 157-60.

- Traccis S, et al. Long-term therapy with carbamazepine: effects on nerve conduction velocity. Eur Neurol. 1983; 22: 410-6.
- Wang X, et al. Efficacy of folic acid supplementation in stroke prevention: a meta-analysis. Lancet. 2007; 369: 1876-82.
- Warhurst DC. Resistance to antifolates in Plasmodium falciparum, the causative agent of tropical malaria. Sci Prog. 2002; 85 (Pt 1): 89-111.
- West RJ, et al. The effect of cholestyramine on intestinal absorption. Gut. 1975; 16: 93-8.
- Zimmerman J. Drug interactions in intestinal transport of folic acid and methotrexate. Further evidence for the heterogeneity of folate transport in the human small intestine. Biochem Pharmacol. 1992; 44: 1839-42.

ヨウ素 iodine

【名　称】

[和　名] ヨウ素　ヨード

[英　名] iodine

[化学名] I

▌概　要

　ヨウ素は，甲状腺ホルモンの構成成分となる必須ミネラルであり，甲状腺に集積する性質をもつ。コンブやワカメなどの海藻類に多く含まれている。世界各地ではヨウ素不足による甲状腺疾患がみられるが，日本では欠乏症は稀である。

　摂取されたヨウ素は，腸管から吸収され，尿中に排泄される。体内に存在するヨウ素の70～80％は甲状腺に集積しており，サイロキシン（T_4）やトリヨードサイロニン（T_3）といった甲状腺ホルモンの構成要素となる。

　これまでに数多くの研究が行われており，効果と安全性が確認されている。世界的にはヨウ素の欠乏症が問題になっており，摂取不足を予防する政策がとられている。たとえば，米国では1920年代以降，食塩にヨウ素が添加されている。

　海藻類を原材料とするサプリメントを利用する場合は，食事摂取基準にしたがって利用する。

　ヨウ素は欠乏しても過剰でも甲状腺の腺腫（肥大）を生じる。実際，コンブ類を大量に摂取する北海道において，過剰摂取による腺腫が報告されており，ヨウ素の耐容上限量が1日あたり3,000 μg（3 mg）であるのに対して，北海道のある地域では80 mgも摂取していたというデータがある。ただし，ヨウ素を含むサプリメントを原因とする副作用は知られていない。海藻類などヨウ素を含む原材料を使ったサプリメントを，摂取目安量にしたがって利用する場合には，許容性は高いと考えられる。

　『日本人の食事摂取基準（2015年版）』による1日あたりの推奨量（RDA）は，30～49歳の成人男性，女性とも130 μg，耐容上限量は3,000 μgである。また，妊婦の耐容上限量は2,000 μg/日とされている。なお，耐容上限量については，通常の食品による食事で一時的にこの量を超えたからといって健康障害がもたらされるものではない。「栄養素等表示基準値」は，130 μgと設定されている。

📖 相互作用チェックリスト

[相互作用に注意する医薬品] ⇒ [臨床における対応]

▶甲状腺機能亢進症治療薬

　⇒併用は慎重に。医師の監視下に関連指標をモニターすること。

▶アミオダロン

　⇒併用は慎重に。医師の監視下に関連指標をモニターすること。

▶ ACE 阻害薬・アンジオテンシンⅡ受容体拮抗薬

　⇒併用は慎重に。医師の監視下に関連指標をモニターすること。

▶カリウム保持性利尿薬

　⇒併用は慎重に。医師の監視下に関連指標をモニターすること。

▶ヨード剤およびヨード含有薬

　⇒併用は慎重に。医師の監視下に関連指標をモニターすること。

▶リチウム lithium

　⇒併用は慎重に。医師の監視下に関連指標をモニターすること。

▶フェナゾン phenazone

　⇒併用は慎重に。医師の監視下に関連指標をモニターすること。

▶スルフイソキサゾール sulfisoxazole（サルファ剤）

　⇒併用は慎重に。医師の監視下に関連指標をモニターすること。

📖 解説：相互作用のメカニズム

■甲状腺機能亢進症治療薬

　高用量のヨウ素は，チアマゾールなどの甲状腺機能亢進症治療薬・抗甲状腺薬との併用により，相加的な甲状腺機能低下作用を生じうる。

■アミオダロン

　抗不整脈薬のアミオダロンはヨード含有薬剤であり，甲状腺機能異常を生じることがある（Bogazzi）。アミオダロン製剤にはヨウ素が 37.3％含まれるため，1錠あたり 37 mg に相当することもある。そのため，アミオダロンの副作用として，アミオダロン誘発性甲状腺機能中毒症やアミオダロン誘発性甲状腺機能低下症といった甲状腺機能異常症が知られている。ヨウ素との併用により，さらにリスクが高まると考えられる。

■ACE 阻害薬・アンジオテンシンⅡ受容体拮抗薬

　ヨウ化カリウムは，降圧薬の ACE 阻害薬やアンジオテンシンⅡ受容体拮抗薬（ARB）との併用により，高カリウム血症を生じることがある。ACE 阻害薬がレニン・アンジオテンシン系に作用し，アルドステロンの分泌を低下させ，カリウム排泄を減少させるため，併用により高カリウム血症を生じうる。

■カリウム保持性利尿薬

　ヨウ化カリウムは，カリウム保持性利尿薬の併用により相加的に作用し，高カリウム血症をきたす可能性がある。

■ヨード剤およびヨード含有薬

　前述のアミオダロンの他，造影剤や含嗽剤などのうち，ヨード含有薬剤では甲状腺機能異常症を生じうる。甲状腺機能亢進症としては，過剰なヨウ素摂取により，TSH に依存せずに，機能的に自律した甲状腺領域に基質として供給され，ホルモンが産生されることが考えられる。ヨウ素との併用により，さらにリスクが高まる。

■リチウム lithium

　リチウム lithium 投与により甲状腺機能異常症が生じうる（Vagenakis）。リチウム剤は，甲状腺機能低下作用を有する。

■フェナゾン phenazone

　ピラゾロン誘導体であるサリチル酸様鎮痛解熱薬の 1 種，フェナゾン phenazone 投与により甲状腺機能異常症が生じうる（Vagenakis）。

■スルフイソキサゾール sulfisoxazole（サルファ剤）

　サルファ剤の 1 種であるスルフイソキサゾール sulfisoxazole 投与により甲状腺機能異常症が生じうる（Vagenakis）。

📑 参考文献

・Bogazzi F, et al. Amiodarone and the thyroid: a 2012 update. J Endocrinol Invest. 2012; 35: 340-8.
・Bogazzi F, et al. Approach to the patient with amiodarone-induced thyrotoxicosis. J Clin Endocrinol Metab. 2010; 95: 2529-35.
・Vagenakis AG, Braverman LE. Adverse effects of iodides on thyroid function. Med Clin North Am. 1975; 59: 1075-88.

ラクチュロース lactulose

【名　称】

[和　名] ラクチュロース（トクホ），ラクツロース（日局）

[英　名] lactulose

[化学名] 4-O-beta-D-Galactopyranosyl-D-fructose

▍概　要

ラクチュロース lactulose（ラクツロース）とは，果糖（フルクトース fructose）とガラクトースからなる二糖類であり，オリゴ糖の1種である。ラクチュロースは，プレバイオティクス prebiotics としての機能性が注目されている。消化酵素の影響を受けず（難消化性）に大腸まで到達し，有用菌であるビフィズス菌を増加させ，悪玉菌を抑制するという特徴を持つ。

なお，オリゴ糖は，2〜10個程度の単糖がグリコシド結合で連なった炭水化物である。ガラクトースは単糖類の1種であり，乳糖（ラクトース lactose）の構成成分である。

ヒト臨床研究において，ラクチュロースの機能性が示されており，特に整腸作用については有効性と安全性が確立されている（Kot, Ramkumar）。

ランダム化比較試験において，整腸作用（Quah），カルシウムおよびマグネシウムの吸収促進作用（Seki），軽症肝性脳症患者における認知機能と QOL の改善（Prasad）などが報告されてきた。

臨床試験では，1日あたり2gあるいは4gのラクチュロースを投与（Seki）といった例がある。

本邦では，肝不全治療薬として医薬品でも使用されている。また，ラクチュロースを関与成分とするトクホ（特定保健用食品）が認可されており，「腸内のビフィズス菌を適正に増やし，お腹の調子を良好に保つ」といった表示例がある。

一般に，許容性は高いと考えられる。適応となる病態に対して適切な品質の製品を使用する場合，現時点では特に問題は報告されていない（Kot, Ramkumar）。

⇒『オリゴ糖』の項

♀ 用途・適応

整腸作用　ビフィズス菌の増加

📖 相互作用チェックリスト

［相互作用に注意する医薬品］⇒［臨床における対応］

現時点では，医薬品との相互作用による有害事象は報告されていない。

📄 参考文献

- Delzenne NM. Oligosaccharides: state of the art. Proc Nutr Soc. 2003; 62: 177-82.
- Gibson GR, et al. Dietary modulation of the human colonic microbiota: introducing the concept of prebiotics. J Nutr. 1995; 125: 1401-12.
- Hamilton-Miller JM. Probiotics and prebiotics in the elderly. Postgrad Med J. 2004; 80: 447-51.
- Kot TV, et al. Lactulose in the management of constipation: a current review. Ann Pharmacother. 1992; 26: 1277-82.
- Macfarlane S, et al. Review article: prebiotics in the gastrointestinal tract. Aliment Pharmacol Ther. 2006; 24: 701-14.
- Moro G, et al. A mixture of prebiotic oligosaccharides reduces the incidence of atopic dermatitis during the first six months of age. Arch Dis Child. 2006; 91: 814-9.
- Moro GE, et al. Effects of a new mixture of prebiotics on faecal flora and stools in term infants. Acta Paediatr Suppl. 2003; 91: 77-9.
- Oku T, et al. Comparison of digestibility and breath hydrogen gas excretion of fructo-oligosaccharide, galactosyl-sucrose, and isomalto-oligosaccharide in healthy human subjects. Eur J Clin Nutr. 2003; 57: 1150-6.
- Prasad S, et al. Lactulose improves cognitive functions and health-related quality of life in patients with cirrhosis who have minimal hepatic encephalopathy. Hepatology. 2007; 45: 549-59.
- Quah HM, et al. Prospective randomized crossover trial comparing fibre with lactulose in the treatment of idiopathic chronic constipation. Tech Coloproctol. 2006; 10: 111-4.
- Ramkumar D, et al. Efficacy and safety of traditional medical therapies for chronic constipation: systematic review. Am J Gastroenterol. 2005; 100: 936-71.
- Saavedra JM, et al. Human studies with probiotics and prebiotics: clinical implications. Br J Nutr. 2002; 87: S241-6.
- Scholz-Ahrens KE, et al. Prebiotics, probiotics, and synbiotics affect mineral absorption, bone mineral content, and bone structure. J Nutr. 2007; 137: 838S-46S.
- Seki N, et al. Effect of lactulose on calcium and magnesium absorption: a study using

stable isotopes in adult men. J Nutr Sci Vitaminol (Tokyo). 2007; 53: 5-12.
・Swennen K, et al. Non-digestible oligosaccharides with prebiotic properties. Crit Rev Food Sci Nutr. 2006; 46: 459-71.

ラクトトリペプチド Lactotripeptide

【名 称】

[和 名] ラクトトリペプチド

[英 名] lactotripeptide

[化学名] VPP（Val-Pro-Pro），IPP（Ile-Pro-Pro）

‖ 概 要

ラクトトリペプチドとは，脱脂乳を乳酸菌（*Lactobacillus helveticus* ラクトバチルス・ヘルベティカス）や酵母（*Saccharomyces serevisiae*）などによって，乳酸発酵させて得られた酸乳（sour milk）に存在するトリペプチドである。主なトリペプチドは VPP（Val-Pro-Pro）および IPP（Ile-Pro-Pro）であり，これらは ACE 阻害活性を有し，降圧作用を示す。酸乳の ACE 阻害活性の多くがこの2種類のトリペプチドに依存する（Nakamura, 1995）。

基礎研究および予備的な臨床研究によって，降圧作用が報告されている。

まず，SHR（高血圧自然発症）ラットを用いて，VPP（0.6 mg/kg 体重）あるいは IPP（0.3 mg/kg 体重）を単回投与した研究では，投与6～8時間後に収縮期血圧の有意な低下が認められた。血圧は24時間後に投与前値に戻った。このとき，降圧作用は，5 mg/kg 体重まで用量依存的であったという（Nakamura 1995）。

また，SHR ラットにトリペプチドを含む酸乳を投与した実験では，大動脈における ACE 活性の有意な低下が認められた（Nakamura, 1996）。

複数の予備的なヒト臨床試験によって，高血圧改善作用が報告されている。

高齢の高血圧患者（その多くが降圧薬を服用中）30名を対象に行われたランダム化比較試験では，酸乳 95 mL（VPP1.5 mg，IPP1.1 mg 含有）あるいは偽薬が8週間投与された結果，酸乳投与群では，収縮期血圧が4週後に 9.4 ± 3.6 mmHg（$p < 0.05$），8週後に 14.1 ± 3.1 mmHg（$p < 0.01$）それぞれ有意に低下した。拡張期血圧は8週後に 6.9 ± 2.2 mmHg（$p < 0.01$）有意に低下した。このとき，偽薬群の血圧には有意な変化は認められなかった（Hata）。

正常高値血圧あるいは軽症高血圧症の被験者それぞれ40名を対象に，*L. helveticus* による発酵乳の降圧作用を検証したランダム化偽薬対照二重盲検試験で

は，高血圧改善の傾向が示された（Aihara）。

その他，いくつかの臨床試験によって降圧作用が報告されている（Seppo, Jauhiainen）。

臨床試験での用量として，VPP1.5 mg＋IPP1.1 mg や VPP2.53 mg＋IPP1.52 mg といった例がある。なお，ラクトトリペプチド量は，単位重量あたりの ACE 阻害活性の力価を考慮し，「ラクトトリペプチド量（VPP 換算）＝VPP＋1.7× IPP」で求められる（Nakamura, 1995）。

本邦では，トクホ（特定保健用食品）として，ラクトトリペプチドを関与成分とする製品が許可されている。許可を受けた表示内容として，例えば「本品は「ラクトトリペプチド」（VPP，IPP）を含んでおり，血圧が高めの方に適した食品です」等がある。

トクホ製品による1日あたりの用量例として，LTP（ラクトトリペプチド）3.4 mg を配合した食品がある。

通常の食材に由来する成分であるため，一般に安全性は高く，適応となる病態に対して適切な品質の製品を用法・用量を守って使用する場合，特に重篤な有害事象は生じないと考えられる。予備的な臨床試験では，特に問題となる有害事象は認められていない。なお，ACE 阻害薬に共通する副作用（例えば空咳など）が想定されている。

● 用途・適応

高血圧改善作用

📖 相互作用チェックリスト

［相互作用に注意する医薬品］⇒［臨床における対応］

現時点では，医薬品との相互作用による有害事象は報告されていない。ただし，ラクトトリペプチドの有する働きからの推測により，高血圧治療薬との理論的な相互作用の可能性が考えられている。したがって，これらの医薬品と併用する際には，必要に応じて臨床所見や検査指標の経過観察を行う。

📄 参考文献

- Aihara K, et al. Effect of powdered fermented milk with Lactobacillus helveticus on subjects with high-normal blood pressure or mild hypertension. J Am Coll Nutr. 2005; 24: 257-65.
- Hata Y, et al. Am J Clin Nutr. A placebo-controlled study of the effect of sour milk on blood pressure in hypertensive subjects. 1996; 64: 767-71.
- Jauhiainen T, et al. Lactobacillus helveticus fermented milk lowers blood pressure in hypertensive subjects in 24-h ambulatory blood pressure measurement. Am J Hypertens. 2005; 18 (12 Pt 1): 1600-5.
- Nakamura Y, et al. Antihypertensive effect of sour milk and peptides isolated from it that are inhibitors to angiotensin I-converting enzyme. J Dairy Sci. 1995; 78: 1253-7.
- Nakamura Y, et al. Purification and characterization of angiotensin I-converting enzyme inhibitors from sour milk. J Dairy Sci. 1995; 78: 777-83.
- Nakamura Y, et al. Decrease of tissue angiotensin I-converting enzyme activity upon feeding sour milk in spontaneously hypertensive rats. Biosci Biotechnol Biochem. 1996; 60: 488-9.
- Seppo L, et al. A fermented milk high in bioactive peptides has a blood pressure-lowering effect in hypertensive subjects. Am J Clin Nutr. 2003; 77: 326-30.

ラクトフェリン lactoferrin

【名　称】

[和　名]　ラクトフェリン

[英　名]　lactoferrin

▌概　要

　ラクトフェリンは，乳腺で合成される鉄結合性糖タンパク質の1種であり，母乳や牛乳，唾液，涙，膵液などに含まれる（Weinberg）。特に，ヒトや牛の初乳には7mg/mL程度と比較的豊富に存在するが，成熟乳では1mg/mLと少ない。ラクトフェリンは，免疫調節作用，抗菌・抗ウイルス作用，抗がん作用，抗酸化作用，鉄吸収調整作用を有し，サプリメント・健康食品の成分として広く利用されている（Haug, Kruzel, Wally, Weinberg, Yamauchi, Zimecki）。また，乳製品にも存在するタンパク質である。

　ラクトフェリンは，タンパク質分解酵素によって加水分解され，抗菌活性を有する塩基性抗菌ペプチド・ラクトフェリシン lactoferricin を生成する（Wakabayashi）。また，ヒトラクトフェリンの分解産物として，オピオイド拮抗作用を示す3種類のペプチド，ラクトフェロキシンA，B，C（lactoferroxin A, B, C）が同定されている（Tani）。さらに，ラクトフェリンの一次構造には，血圧調節に関与する ACE 阻害活性ペプチドの配列を有する。

　ヒト臨床研究では，抗菌作用や抗ウイルス作用などを示唆する複数の報告がある。

　ヘリコバクターピロリ菌の除菌に関して，3剤併用による標準治療に，牛ラクトフェリンとプロバイオティクスを追加したところ，標準治療に比べて有意に優れた除菌効果が認められた（de Bortoli）。この他，ピロリ菌に対する抗菌作用を示した研究が複数報告されている（Di Mario, Okuda）。

　ラクトフェリンが血中C型肝炎ウイルスの RNA を減少させるという予備的な報告がある。ラクトフェリン，インターフェロン，リバビリン ribavirin の3剤併用療法を検証したランダム化比較試験では，慢性C型ウイルス性肝炎患者111名を対象に，ラクトフェリン投与群（n＝50）と対照群（n＝61）に分けられ，ラクトフェリン投与群は，まず8週間ラクトフェリンが投与され，続いてラクト

フェリン・インターフェロン・リバビリンの3剤併用が24週間行われた。対照群では，インターフェロン・リバビリンの2剤併用が24週間実施された。その結果，ラクトフェリン投与群において血中 HCV-RNA の有意な低下が認められた（Kaito）。

慢性 C 型肝炎ウイルス患者に牛ラクトフェリンを 600 mg/日の用量にて 12 カ月間投与したランダム化比較試験では，ラクトフェリン投与群において血中 IL-18 値の有意な上昇が認められた（Ishii）。

牛ラクトフェリンを 1.8 g あるいは 3.6 g/日の用量で 8 週間投与した予備的な臨床研究では，一部の患者で HCV-RNA の減少が認められた（Tanaka）。

一方，慢性 C 型肝炎ウイルス患者を対象にした偽薬対照ランダム化二重盲検試験では，牛ラクトフェリンが 1.8 g/日の用量で 12 週間投与された結果，HCV-RNA や血清 ALT 値に有意な変化は認められなかったという（Ueno）。

人工栄養（フォーミュラ乳投与）の健康な乳児を対象に行われた偽薬対照二重盲検ランダム化試験では，ラクトフェリン追加投与群（850 mg/L）あるいは対照群（102 mg/L）にて 12 カ月間のデータが比較された結果，ラクトフェリン追加投与群において，呼吸器系疾患の発生が有意に少なく，ヘマトクリット値が有意に高値であった（King）。

日本人を対象にした二重盲検偽薬対照ランダム化比較試験において，ラクトフェリン含有腸溶剤（300 mg/日）による体重および内臓脂肪面積の減少が示されている（Ono）。

臨床研究では牛ラクトフェリンが 1 日あたり 600 mg〜3.6 g の用量で 8 週間から 12 カ月間投与された。

ラクトフェリンは乳製品に含まれる食材成分であり，食経験に基づく一定の許容性が想定される。一般に，適応となる病態に対して適切な品質の製品を使用する場合，特に重篤な問題は知られていない。米国では GRAS（generally recognized as safe）とされている。ただし，多量摂取時は下痢や便秘などの消化器系症状，発疹，疲労感を生じることがある。

● 用途・適応

免疫賦活作用　抗菌作用　抗ウイルス作用　抗肥満作用

📖 相互作用チェックリスト

［相互作用に注意する医薬品］ ⇒ ［臨床における対応］

現時点では，医薬品との相互作用による有害事象は報告されていない。

📄 参考文献

- de Bortoli N, et al. Helicobacter pylori eradication: a randomized prospective study of triple therapy versus triple therapy plus lactoferrin and probiotics. Am J Gastroenterol. 2007; 102: 951-6.
- Di Mario F, et al. Bovine lactoferrin for Helicobacter pylori eradication: an open, randomized, multicentre study. Aliment Pharmacol Ther. 2006; 23: 1235-40.
- Haug BE, et al. The medicinal chemistry of short lactoferricin-based antibacterial peptides. Curr Med Chem. 2007; 14: 1-18.
- Ishii K, et al. Long-term follow-up of chronic hepatitis C patients treated with oral lactoferrin for 12 months. Hepatol Res. 2003; 25: 226-233.
- Kaito M, et al. Effect of lactoferrin in patients with chronic hepatitis C: Combination therapy with interferon and ribavirin. J Gastroenterol Hepatol. 2007; 22: 1894-7.
- King JC Jr, et al. A double-blind, placebo-controlled, pilot study of bovine lactoferrin supplementation in bottle-fed infants. J Pediatr Gastroenterol Nutr. 2007; 44: 245-51.
- Kruzel ML, et al. Lactoferrin in health and disease. Postepy Hig Med Dosw. 2007; 61: 261-7.
- Okuda M, et al. Bovine lactoferrin is effective to suppress Helicobacter pylori colonization in the human stomach: a randomized, double-blind, placebo-controlled study. J Infect Chemother. 2005; 11: 265-9.
- Ono T, et al. Potent anti-obesity effect of enteric-coated lactoferrin: decrease in visceral fat accumulation in Japanese men and women with abdominal obesity after 8-week administration of enteric-coated lactoferrin tablets. Br J Nutr. 2010; 104: 1688-95.
- Tanaka K, et al. Lactoferrin inhibits hepatitis C virus viremia in patients with chronic hepatitis C: a pilot study. Jpn J Cancer Res. 1999; 90: 367-71.
- Tani F, et al. Isolation and characterization of opioid antagonist peptides derived from human lactoferrin. Agric Biol Chem. 1990; 54: 1803-10.
- Ueno H, et al. Randomized, double-blind, placebo-controlled trial of bovine lactoferrin in patients with chronic hepatitis C. Cancer Sci. 2006; 97: 1105-10.
- Wakabayashi H, et al. Lactoferricin derived from milk protein lactoferrin. Curr Pharm Des. 2003; 9: 1277-87.
- Wally J, et al. A structural comparison of human serum transferrin and human lactoferrin. Biometals. 2007; 20: 249-62.
- Weinberg ED. Antibiotic properties and applications of lactoferrin. Curr Pharm Des. 2007; 13: 801-11.

- Yamauchi K, et al. Bovine lactoferrin: benefits and mechanism of action against infections. Biochem Cell Biol. 2006; 84: 291-6.
- Zimecki M, et al. Milk-derived proteins and peptides of potential therapeutic and nutritive value. J Exp Ther Oncol. 2007; 6: 89-106.

羅布麻 *Apocynum venetum*（紅麻）

【名　称】

[和　名]　羅布麻，紅麻

[別　名]　羅布麻葉（Luobuma），紅麻（コウマ，*Apocynum venetum*）葉

[英　名]　Luobuma leaf extract

[学　名]　*Apocynum venetum*（紅麻）

▍概　要

羅布麻（ラフマ）とは，キョウチクトウ科の多年草である紅麻（*Apocynum venetum*）の葉を乾燥させた生薬である。

中国伝統医学では羅布麻葉として，高血圧や心不全，不眠症などに用いられる。有効成分として，各種のフラボノイド類，カテキン類等が見出されている。

基礎研究では，抗酸化作用，降圧作用，抗不安作用，肝臓保護作用等が報告されてきた。

例えば，降圧作用を検討した実験では，正常血圧ラットにおける変化は認められないが，高血圧自然発症ラットへの経口投与では，6週間目から有意な降圧作用を認めたという報告がある。作用機序として，アンジオテンシン変換酵素（ACE）阻害が推測されている。

羅布麻の有効成分は一酸化窒素を介する血管内皮弛緩作用を示す。この内皮依存性血管弛緩作用には，内皮由来過分極因子（EDHF）が関与するという報告もある。

マウスを用いて羅布麻エタノール抽出物による抗不安作用を検討した実験では，30 mg/kg および 125 mg/kg の用量にて羅布麻を経口投与し，高架式十字型迷路試験による不安様行動の評価した結果，抗不安作用が認められた。この効果は，対照群に投与されたベンゾジアゼピン系の diazepam（1.5 mg/kg 経口投与），および 5-HT1A 受容体作動薬の buspirone（10 mg/kg 経口投与）の作用に相当するものであったという。抗不安作用は GABA 作動系を介することが示唆されている。

羅布麻に存在する isofraxidin および hyperin が鎮静作用を示すという報告がある。

ラフマの葉には，ヒペロシドやイソクエルシトリンといったフラボノール類やクロロゲン酸が存在する。

予備的なヒト臨床研究では，軽症うつ病の改善，健常者でのリラックス効果，睡眠改善作用などが示されている。例えば，軽症うつ病患者40名に対して，ラフマ葉抽出物（ベネトロン®：乾燥ラフマ葉より含水アルコール抽出物をヒペロシドおよびイソクエルシトリンを合計4%以上含有製品）の8週間投与により，HAM-Dスコアの改善作用が報告されている。

その他，運動負荷ラットにおける抗うつ作用が示されている。

羅布麻は，中国やモンゴルでは茶飲料として用いられてきた。近年，日本や米国では健康食品の成分や茶飲料として利用されている。これらの食経験に基づく限り，一定の安全性は示唆されるが，エキス剤やサプリメントとしての投与による許容性に関してはさらに検討が必要であろう。

用途・適応

高血圧改善作用　抗不安作用

相互作用チェックリスト

［相互作用に注意する医薬品］⇒［臨床における対応］

現時点では，医薬品との相互作用による有害事象は報告されていない。

▶チトクローム P450 CYP3A および P 糖タンパク

チトクローム P450 の分子種のうち，CYP3A に関連する薬剤，および P 糖タンパクに関連する薬剤。（CYP や P 糖タンパクと医療用医薬品との関連については巻末の別表参照）

⇒併用は可能と考えられるが，念のため慎重に。研究データの臨床的意義は不明。

解説：相互作用のメカニズム

■チトクローム P450 CYP3A および P 糖タンパク

ラットを用いた基礎研究において，羅布麻の葉アルコール抽出物投与によって，CYP3A の基質であるニフェジピンの体内動態，P 糖タンパクによるメチル

プレドニゾロンの輸送に有意な影響は認められなかった（Kobayashi）。このデータの臨床的意義は不明であるが，理論的には，羅布麻による CYP3A および P 糖タンパクへの影響は想定されない。

📄 参考文献

- Grundmann O, et al. Anti-anxiety effects of Apocynum venetum L. in the elevated plus maze test. J Ethnopharmacol. 2007; 110: 406-11.
- Kim D, et al. Effects of aqueous extracts of Apocynum venetum leaves on spontaneously hypertensive, renal hypertensive and NaCl-fed-hypertensive rats. J Ethnopharmacol. 2000; 72: 53-9.
- Kobayashi M, et al. Apocynum venetum extract does not induce CYP3A and P-glycoprotein in rats. Biol Pharm Bull. 2004; 27: 1649-52.
- Kwan CY, et al. A novel in vitro endothelium-dependent vascular relaxant effect of Apocynum venetum leaf extract. Clin Exp Pharmacol Physiol. 2005; 32: 789-95.
- Xiong Q, et al. Hepatoprotective effect of Apocynum venetum and its active constituents. Planta Med. 2000; 66: 127-33.

リコピン lycopene

【名　称】
[和　名] リコピン
[別　名] リコペン
[英　名] lycopene

▌概　要

　リコピン lycopene（リコペン）は，カロテノイド系ファイトケミカルの一種で，赤い色の色素成分である。トマトやピンクグレープフルーツ等の食材に多く含まれる。トマトを多く摂取する地域では，前立腺がんや肺がんが少ないことが報告され，注目されるようになった。

　リコピンはカロテノイドの一種であるが，βカロテンとは異なり，ビタミンAの前駆体ではない。抗酸化作用により，がん等の生活習慣病を予防すると考えられている。

　基礎研究では，リコピンによるLDLコレステロール酸化抑制作用，肺がんや乳がん，前立腺がんの細胞増殖抑制作用が報告されている。リコピンのがんに対する効果は，疫学調査や臨床試験，基礎研究により数多く報告されてきた。疫学調査によると，食事から1日あたり6mg以上のリコピンを摂取している人では，前立腺がんの発生率が低いという（Etminan, Giovannucci, Lu, Norrish）。臨床試験として，外科手術を控えた前立腺がん患者に，1日あたり30mgのリコピンを3週間投与したところ，腫瘍組織の増殖が抑制されたという（Kucuk）。肺がんについては，非喫煙者の男性では12mg，女性では6.5mgの食事由来のリコピンによる予防効果が認められた（Michaud）。また，リコピンの摂取量が多いほど，心筋梗塞のリスクが低くなることが報告されている。その他，運動誘発性喘息に対する作用を検証した臨床試験では，リコピンの予防効果が報告された。

　1日あたりの摂取量の目安は，前立腺がん予防では6mg，肺がん予防では6〜12mgである。また，前立腺がんの治療目的には，30mgのサプリメントが利用された。ただし，がんに対するリコピンサプリメントの予防および治療目的の投与に関しては，臨床試験による検証が必要である。

　一般的な食生活では，リコピンはトマトおよびトマト製品に由来する。たとえ

ば，トマトジュース 240 mL にはリコピンが 23 mg 含まれている。ただし，吸収効率の点からは，生のトマトよりは加熱調理するほうが効果的である。リコピンは脂溶性であるので，食事と一緒に摂取する。

通常の食材に由来する成分であり，許容性は高いと考えられる。適応となる病態に対して適切な品質の製品を用法・用量を守って使用する場合，現時点では特に問題は報告されていない。

なお，リコピンは，前立腺がんの腫瘍マーカーである PSA の測定系には影響を及ぼさないとされる。

♥ 用途・適応

前立腺がんの予防および治療　肺がんの予防　虚血性心疾患の予防　運動誘発性喘息の予防と治療

📖 相互作用チェックリスト

[相互作用に注意する医薬品・食品] ⇒ [臨床における対応]

現時点では，医薬品との相互作用による有害事象は報告されていない。

ただし，リコピンの有する働きからの推測により，相互作用として，①同じカロテノイド類の成分との同時投与による相互作用，②脂溶性成分であることによる脂質との相互作用が考えられる。

▶脂質異常症治療薬（胆汁酸体外排泄促進薬）

⇒併用は可能と考えられるが，念のため慎重に。

▶カロテノイド類

⇒併用は可能と考えられるが，念のため慎重に。

▶タムスロシン（α_1 受容体遮断薬）

⇒併用は可能と考えられる。

🔬 解説：相互作用のメカニズム

■脂質異常症治療薬（胆汁酸体外排泄促進薬）

脂質異常症治療薬は，脂質の吸収を抑制したり脂質代謝に影響を与えたりするため，リコピンの吸収や血中濃度が低下しうる。例えば，3 年間の二重盲検臨床

試験によると，コレスチラミン cholestyramine は，脂溶性成分の吸収抑制のために，血中ビタミン E を 7%，β カロテンを 40%，リコピンを 30% 低下させ，プロブコールは血中ビタミン E を 14% 低下させた（Elinder）。これらはいずれも脂溶性であるため，胆汁酸体外排泄促進薬による吸収阻害が生じると考えられる。

■カロテノイド類

理論上，リコピンと他のカロテノイド類との併用による相互作用が想定される。ただし，臨床試験では，影響は明確ではない。

まず，β カロテンとカロテノイド・サプリメントの相互作用を調べた臨床試験では，男性 12 名を対象にして β カロテン 15 mg とルテイン 15 mg，あるいはリコピン 15 mg が単回同時投与され，体内動態が調べられた。その結果，リコピンは β カロテンの吸収には影響を与えなかったという（van den Berg）。

つぎに，10 名の健常男性を対象に二重盲検法にて行われた試験では，β カロテンあるいはリコピンが単独あるいは併用にて投与され，血中 β カロテン値およびリコピン値への影響が検討された。投与された β カロテンおよびリコピンはそれぞれ 60 mg であった。3 種類の用法は，初回の試験後，2 週間および 4 週間の時点でそれぞれ実施された。その結果，β カロテン摂取後，前値に比べて，1 時間および 3 時間の時点では血中 β カロテン値は有意に低下した。その後，漸増を示し，12 時間後および 24 時間後の時点では有意に高値であった（$p < 0.01$）。血中リコピン値は，前値に比べて投与 5 時間後に有意に高値を示し（$p < 0.008$），その後，前値まで低下した。β カロテンとリコピンの併用投与後には，両方の血中濃度において 24 時間後の時点で有意な高値を認めた。β カロテンの 24 時間 AUC に関しては，β カロテン単独投与後あるいはリコピンとの併用投与後のいずれの場合でも変化は認められなかった。一方，リコピンの 24 時間 AUC に関しては，リコピン単独投与時よりも，β カロテンとの併用投与時のほうが有意に高値であった（$p < 0.05$）という（Johnson）。このデータからは，β カロテンとリコピンとの併用時には，β カロテンの吸収に対する影響はあまり認められないが，リコピンの吸収は増加させるということが示唆された。

■タムスロシン（α_1 受容体遮断薬）

ノコギリヤシ・リコピン・セレン含有サプリメントと，タムスロシン（前立腺肥大症の排尿障害改善薬）との併用投与によるシナジーが示されている。イタリアで行われた多施設共同研究（PROCOMB trial）では，ランダム化二重盲検試験として，55 歳から 80 歳の患者 225 名（PSA $\leq$ 4 ng/mL，IPSS $\geq$ 12，前立腺

容積≦60 cc，Qmax≦15 mL/sec，PVR＜150 mL）を対象に，ノコギリヤシ・リコピン・セレン含有サプリメント，タムスロシン（0.4 mg），両者の併用投与の3群について1年間の介入が行われた結果，単独投与の2群に比べて，併用投与群においてIPSSやQmax，PVRといった指標の有意な改善が認められた（Morgia）。したがって，リコピンとα_1受容体遮断薬との併用は可能と考えられる。

参考文献

- Elinder LS, et al. Probucol treatment decreases serum concentrations of diet-derived antioxidants. Arterioscler Thromb Vasc Biol. 1995; 15: 1057-63
- Etminan M, et al. The role of tomato products and lycopene in the prevention of prostate cancer: a meta-analysis of observational studies. Cancer Epidemiol Biomarkers Prev 2004; 13: 340-5.
- Giovannucci E, et al. Intake of carotenoids and retinol in relation to risk of prostate cancer. J Natl Cancer Inst 1995; 87: 1767-76.
- Giovannucci E, et al. A prospective study of tomato products, lycopene, and prostate cancer risk. J Natl Cancer Inst 2002; 94: 391-8.
- Johnson EJ, et al. Ingestion by men of a combined dose of beta-carotene and lycopene does not affect the absorption of beta-carotene but improves that of lycopene. J Nutr 1997; 127: 1833-7.
- Kucuk O, et al. Phase II randomized clinical trial of lycopene supplementation before radical prostatectomy. Cancer Epidemiol Biomarkers Prev 2001; 10: 861-8.
- Lu QY, et al. Inverse associations between plasma lycopene and other carotenoids and prostate cancer. Cancer Epidemiol Biomarkers Prev 2001; 10: 749-56.
- Michaud DS, et al. Intake of specific carotenoids and risk of lung cancer in 2 prospective US cohorts. Am J Clin Nutr 2000; 72: 990-7.
- Morgia G, et al. Serenoa repens, lycopene and selenium versus tamsulosin for the treatment of LUTS/BPH. An Italian multicenter double-blinded randomized study between single or combination therapy (PROCOMB trial). Prostate. 2014; 74: 1471-80.
- Norrish AE, et al. Prostate cancer and dietary carotenoids. Am J Epidemiol 2000; 151: 119-23.
- van den Berg H, van Vliet T. Effect of simultaneous, single oral doses of beta-carotene with lutein or lycopene on the beta-carotene and retinyl ester responses in the triacylglycerol-rich lipoprotein fraction of men. Am J Clin Nutr 1998; 68: 82-9.

リン phosphorus

【名　称】

[和　名]　リン

[英　名]　phosphorus

[化学名]　P

▌概　要

　リンは，体を構成するミネラルの一つであり，体重の1%程度を占める。単体ではなく，リン酸塩として存在しており，多くはリン酸カルシウムとして骨に存在する。その他，各組織臓器や血液などにも含まれている。リンは細胞膜の構成成分として重要であり，物質の輸送やエネルギー貯蔵に関与する。血液や間質液におけるバッファーとしても重要な役割を果たしている。

　通常の食生活では，リンが不足することは稀である。リンの保健効果として，骨や歯の健康維持，有酸素運動のパフォーマンス向上，腎臓結石の予防などが示唆されている（Clarkson, Heaney, Palacios, Williams）。リンを必要とする状態では，リン酸カルシウム，リン酸カリウム，リン酸ナトリウムなどを補う。

　通常の栄養素であり，一定の安全性は担保されている。ただし，カルシウムやカリウム，ナトリウムといったリン酸塩の種類によっては，摂取が好ましくない病態もあり注意が必要である。なお，リンを含むサプリメントに関連した健康被害は知られていない。したがって，リンを含む原材料を使ったサプリメントについて，適応となる病態に対して適切な品質の製品を用法・用量を守って使用する場合，許容性は高いと考えられる。

　『日本人の食事摂取基準（2015年版)』による1日あたりの目安量は，18歳以上の成人男性で1,000 mg，同世代の女性で800 mg，耐容上限量は3,000 mgである。なお，耐容上限量については，通常の食品による食事で一時的にこの量を超えたからといって健康障害がもたらされるものではない。「栄養素等表示基準値」は，900 mgと設定されている。

📖 相互作用チェックリスト

［相互作用に注意する医薬品］⇒［臨床における対応］
　現時点では，医薬品との相互作用による有害事象は報告されていない。

📄 参考文献

- Clarkson PM, et al. Exercise and mineral status of athletes: calcium, magnesium, phosphorus, and iron. Med Sci Sports Exerc. 1995; 27: 831-43.
- 栄養表示基準（平成 15 年厚生労働省告示第 86 号）.
- Heaney RP. et al. Advances in therapy for osteoporosis. Clin Med Res. 2003; 1: 93-9.
- 日本人の食事摂取基準（2015 年版）. 厚生労働省.
- Palacios C. et al. The role of nutrients in bone health, from A to Z. Crit Rev Food Sci Nutr. 2006; 46: 621-8.
- Williams MH. Ergogenic and ergolytic substances. Med Sci Sports Exerc. 1992; 24 (9 Suppl): S344-8.

りんご酢 apple vinegar

【名　称】

[和　名]　りんご酢

[英　名]　apple vinegar, apple cider vinegar

∥概　要

　りんご酢は，醸造酢の1種であり，果実酢に分類される。元来，調味酢として利用されてきたが，近年の健康志向の高まりとともに，希釈して飲みやすくした飲料（清涼飲料水）など，さまざまなタイプの製品が販売されている。

　農林水産省による「食酢品質表示基準」において，「果実酢」および「りんご酢」は，下記のように定められている。

　果実酢：醸造酢のうち，原材料として1種または2種以上の果実を使用したもので，その使用総量が醸造酢1Lにつき果実の搾汁として300g以上であるものをいう。

　りんご酢：果実酢のうち，りんごの搾汁の使用量が果実酢1Lにつき300g以上のものをいう。

　りんご酢には，機能性成分として酢酸が存在する。その他，有効成分として，各種の有機酸やアミノ酸，ポリフェノール（クロロゲン酸）が含まれている。

　食酢に含まれる酢酸を用いたヒト臨床試験では，抗肥満作用や高血圧改善作用が報告されている。本邦では，トクホ（特定保健用食品）として，「酢酸」を関与成分とする製品が許可されている。許可を受けた表示内容として，例えば「本品は食酢の主成分である酢酸を含んでおり，血圧が高めの方に適した食品です」がある。

　豊富な食経験を有する食用の成分であり，適正使用における許容性は高い。

　⇒『食酢』の項

● 用途・適応

疲労回復　高血圧改善　体重増加抑制・体重減少

📖 相互作用チェックリスト

［相互作用に注意する医薬品］⇒［臨床における対応］

現時点では，医薬品との相互作用による有害事象は報告されていない。

📄 参考文献

- 遠藤聖，他．高 Brix りんご酢における食品機能性向上に関する研究．日本栄養・食糧学会第 61 回大会 2007 年．pp176.
- 公正取引委員会．黒酢及びもろみ酢の表示に関する実態調査について．平成 18 年 5 月 12 日．
- 農林水産省．醸造酢の日本農林規格．制定昭和 54 年 6 月 8 日農水告第 801 号．最終改正平成 16 年 6 月 23 日農水告第 1215 号．
- 農林水産省．食酢品質表示基準．制定平成 12 年 12 月 19 日農林水産省告示第 1668 号．改正平成 16 年 6 月 23 日農林水産省告示第 1216 号．改正平成 16 年 10 月 7 日農林水産省告示第 1821 号．
- 小笠原靖，他．飲用適性に優れた高 Brix りんご酢の酸味に関する研究．日本栄養・食糧学会第 61 回大会 2007 年．pp176.
- 山下広美，他．酢酸の抗肥満効果の評価．日本栄養・食糧学会第 61 回大会 2007 年．pp201.

り

りんご酢

889

リンゴポリフェノール apple polyphenol

【名　称】

[和　名]　リンゴ抽出物（リンゴポリフェノール）

[英　名]　apple polyphenol

[学　名]　*Malus domestica, Malus pumila var. domestica*（リンゴ，セイヨウリンゴ）

‖ 概　要

　リンゴには，多くの種類のポリフェノール（リンゴポリフェノール apple polyphenol）類が含まれており，食品の酸化防止剤として利用されてきた。近年，リンゴポリフェノールの機能性が解明され，リンゴ由来ポリフェノール（リンゴ抽出物）が健康食品素材として利用されている。

　リンゴポリフェノールは，オリゴメリック・プロシアニジン（oligomeric procyanidin, OPCs）を主体とし，リンゴの皮とその皮下に多く存在する（Akazome, Kahle, Sugiyama）。成熟果実よりも未熟果実のほうに多く含まれている（Akazome, Murata）。リンゴ樹に特有のフラボノイドとして，フロリジン phloridzin が見出されている（Puel）。

　リンゴポリフェノールは，抗酸化作用，ビタミンE消費抑制作用を有する（Akazome）。

　基礎研究では，リンゴポリフェノールによる高コレステロール改善作用（Osada），アポトーシス誘導作用（Gosse, Kern），膵リパーゼ阻害作用および脂質吸収抑制作用（Sugiyama），抗肥満作用（Nakazato, 太田, 長田 2007），脂質代謝改善作用（杉山），骨代謝改善作用（Puel），マスト細胞の脱顆粒抑制作用（Kanda, Tokura），抗アレルギー作用（Akiyama），胃粘膜保護作用（Graziani），インスリン抵抗性改善作用（長田 2006）が報告されている。

　臨床研究では，リンゴポリフェノールによるアレルギー疾患の症状軽減効果が示されてきた。まず，スギ花粉症患者を対象にした偽薬対照二重盲検臨床試験では，リンゴポリフェノールが1日あたり500 mg，12週間投与された結果，アレルギー性鼻炎による症状が有意に軽減された（Kishi）。また，アレルギー性鼻炎に対する効果を示したランダム化二重盲検試験も報告されている（Enomoto）。さ

らに，小児アトピー性皮膚炎の改善作用が示されている（Akazome）。その他，ヒトにおいて中性脂肪吸収抑制作用が示唆されている（赤染）。

リンゴポリフェノールによる生活習慣病の予防や改善が示されている。まず，BMI が 22 以上 30 以下の健常成人 48 名（男性 30 名，女性 18 名）を対象にリンゴポリフェノール（600 mg）を 12 週間投与した臨床試験では，内臓脂肪減少効果が示された（Nagasako-Akazome）。作用機序として，リンゴポリフェノールによる消化管での脂肪吸収抑制，肝臓での脂肪分解促進，脂肪組織での中性脂肪含有量の減少，脂肪組織の質的改善（慢性炎症の改善）が考えられている。

リンゴポリフェノールによる抗疲労効果も示されている。健常成人男女 18 名に，1 日あたり 1,200 mg のリンゴポリフェノールを 8 日間投与し，4 時間のエルゴメーター負荷による身体疲労への作用を検証した臨床試験では，偽薬群あるいはアスコルビン酸摂取群に比べて，リンゴポリフェノール投与群において，疲労蓄積抑制効果が見出された（Ataka）。

豊富な食経験を有する食用の成分であり，一般に，許容性は高いと考えられる。適応となる病態に対して適切な品質の製品を用法・用量を守って使用する場合，現時点では特に問題は報告されていない。ラットを用いた 90 日間連続経口投与による毒性試験から，無毒性量（NOAEL）は 2,000 mg/kg 以上であり，許容性は高いと考えられる（Akazome, Shoji）。

📍 用途・適応

抗酸化作用　アレルギー性鼻炎・アトピー性皮膚炎・スギ花粉症の症状改善作用　抗肥満作用・内臓脂肪減少作用　抗疲労作用

📖 相互作用チェックリスト

［相互作用に注意する医薬品］⇒［臨床における対応］

現時点では，医薬品との相互作用による有害事象は報告されていない。

📄 参考文献

・赤染陽子，他．リンゴポリフェノールのヒトにおける中性脂肪吸収抑制に関する知見について．日本農芸化学会大会 2006 年．pp53.
・Akazome Y. Characteristics and physiological functions of polyphenols from apples. Bio-

factors. 2004; 22: 311-4.
- Akiyama H, et al. Dietary unripe apple polyphenol inhibits the development of food allergies in murine models. FEBS Lett. 2005; 579: 4485-91.
- Ataka S, et al. Effects of Applephenon and ascorbic acid on physical fatigue. Nutrition. 2007; 23: 419-23.
- Enomoto T, et al. Clinical effects of apple polyphenols on persistent allergic rhinitis: A randomized double-blind placebo-controlled parallel arm study. J Investig Allergol Clin Immunol. 2006; 16: 283-9.
- Gosse F, et al. Chemopreventive properties of apple procyanidins on human colon cancer-derived metastatic SW620 cells and in a rat model of colon carcinogenesis. Carcinogenesis. 2005; 26: 1291-5.
- Graziani G, et al. Apple polyphenol extracts prevent damage to human gastric epithelial cells in vitro and to rat gastric mucosa in vivo. Gut. 2005; 54: 193-200.
- Kahle K, et al. Polyphenol profiles of apple juices. Mol Nutr Food Res. 2005; 49: 797-806.
- Kanda T, et al. Inhibitory effects of apple polyphenol on induced histamine release from RBL-2H3 cells and rat mast cells. Biosci Biotechnol Biochem. 1998; 62: 1284-9.
- Kern M, et al. Apple polyphenols affect protein kinase C activity and the onset of apoptosis in human colon carcinoma cells. J Agric Food Chem. 2007; 55: 4999-5006.
- Kishi K, et al. Clinical efficacy of apple polyphenol for treating cedar pollinosis. Biosci Biotechnol Biochem. 2005; 69: 829-32.
- Murata M, et al. Subcellular location of polyphenol oxidase in apples. Biosci Biotechnol Biochem. 1997; 61: 1495-9.
- Nagasako-Akazome Y, et al. Apple polyphenols influence cholesterol metabolism in healthy subjects with relatively high body mass index. J Oleo Sci. 2007; 56: 417-28.
- Nakazato K, et al. Effects of dietary apple polyphenol on adipose tissues weights in Wistar rats. Exp Anim. 2006; 55: 383-9.
- 太田豊, 他. 遺伝子発現プロファイルを基礎としたリンゴポリフェノールの作用機構の解析. 日本農芸化学会大会 2006 年. pp53.
- Osada K, et al. Dose-dependent hypocholesterolemic actions of dietary apple polyphenol in rats fed cholesterol. Lipids. 2006; 41: 133-9.
- 長田恭一, 他. 糖尿病モデルラットに対するリンゴポリフェノール摂取の影響. 日本農芸化学会大会 2006 年. pp283.
- 長田恭一, 他. 肥満により糖尿病を発症する ZDF ラットに対するりんごポリフェノール摂取の効果. 日本栄養・食糧学会第 61 回大会 2007 年. pp159.
- Puel C, et al. Prevention of bone loss by phloridzin, an apple polyphenol, in ovariectomized rats under inflammation conditions. Calcif Tissue Int. 2005; 77: 311-8.
- Shoji T, et al. The toxicology and safety of apple polyphenol extract. Food Chem Toxicol. 2004; 42: 959-67.
- 杉山洋, 他. りんご由来ポリフェノールが脂質代謝に及ぼす影響. 日本農芸化学会大会 2006 年. pp53.
- Sugiyama H, et al. Oligomeric procyanidins in apple polyphenol are main active compo-

nents for inhibition of pancreatic lipase and triglyceride absorption. J Agric Food Chem. 2007; 55: 4604-9.

- Tokura T, et al. Inhibitory effect of polyphenol-enriched apple extracts on mast cell degranulation in vitro targeting the binding between IgE and FcepsilonRI. Biosci Biotechnol Biochem. 2005; 69: 1974-7.

ルチン rutin

【名　称】

[和　名]　ルチン

[英　名]　rutin

[化学名]　quercetin-3-rutinoside

▌概　要

ルチン rutin は，フラボノイドに分類されるファイトケミカルの一つであり，多くの植物性食品に存在する。特に，そば（蕎麦）に多いとされ，抗酸化作用や高血圧改善作用を訴求する健康食品素材として利用されている。

ルチンは，ケルセチン quercetin をアグリコンとして含有し，ケルセチンのCリングの3位にβ結合によってルチノース（グルコース-ラムノース）が結合した構造である。

フラボノイド類は，多くの植物においてアグリコンあるいは配糖体として存在する。通常，食事からのフラボノイド類の摂取量は1日あたり1gとされる。食事に含まれるフラボノイド配糖体では，ケルシトリン quercitrin，ルチン，ロビニン robinin などが多い。消化管において，ケルシトリンとルチンはケルセチンに，ロビニンはケンフェロール kaempferol へ分解される（Ferry）。

基礎研究では，ルチンおよびケルセチンによる抗酸化作用，抗炎症作用，血管内皮機能改善作用，神経細胞保護作用，脂質代謝改善作用が示されている（Gálvez, Schmit, 曲）。ルチンでは，ヒトでの体内動態に関する研究が報告されている（Erlund）。

臨床研究では，ルチンおよびタンパク質分解酵素の複合剤（1剤あたりルチン100 mg，トリプシン48 mg，ブロメライン90 mgを含む製剤を1日6錠，分3）投与によって，骨関節症・関節炎に付随する症状の改善が報告されている（Klein）。

バイオフラボノイド複合体の投与が内痔核の出血を寛解し再発を抑制したというランダム化比較試験が報告されている（Cospite, Misra, Thanapongsathorn）。静脈性うっ血性潰瘍（静脈性うっ滞性潰瘍 venous stasis ulcer）に対する効果も認められた（Guilhou）。

臨床研究では，ルチンおよびタンパク質分解酵素（1剤あたりルチン100 mg，トリプシン 48 mg，ブロメライン 90 mg）を含む製剤を1日6錠（分3）投与した例がある。

　豊富な食経験を有する食用の成分であり，一般に，許容性は高いと考えられる。適応となる病態に対して適切な品質の製品を使用する場合，現時点では特に重篤な有害事象は報告されていない。

　⇒『ケルセチン』『ビタミン P』『ヘスペリジン』の項

● 用途・適応

　抗炎症作用　抗酸化作用　循環改善作用　毛細血管脆弱性改善作用　血管内皮機能改善作用　心血管疾患の予防および改善作用

📖 相互作用チェックリスト

［相互作用に注意する医薬品］⇒［臨床における対応］

　ルチンの有する働きからの推測により，理論的な相互作用の可能性が考えられている。

▶チトクローム P450：CYP3A4 および P 糖タンパク

　チトクローム P450 の分子種のうち CYP3A4 および P 糖タンパクに関連する薬剤。（CYP や P 糖タンパクと医療用医薬品との関連については巻末の別表参照）

　　⇒併用は可能と考えられるが，念のため慎重に。研究データの臨床的意義は不明。

▶シクロスポリン cyclosporine

　　⇒併用は慎重に。研究データの臨床的意義は不明。

▶鉄

　　⇒併用は可能と考えられるが，念のため慎重に。研究データの臨床的意義は不明。

💹 解説：相互作用のメカニズム

■チトクローム P450：CYP3A4 および P 糖タンパク質

　ラットを用いた基礎研究において，ケルセチン投与によるシクロスポリン

（CYP3A4 と P 糖タンパクの基質）の血中濃度（Cmax，AUC）の低下が示され，*in vitro* 系での検証にて，CYP3A4 と P 糖タンパクの活性誘導作用が見出された（Yu）。

■シクロスポリン cyclosporine

ラットを用いた基礎研究において，ケルセチン投与によるシクロスポリン（CYP3A4 と P 糖タンパクの基質）の血中濃度（Cmax，AUC）の低下が示され，*in vitro* 系での検証にて，CYP3A4 と P 糖タンパクの活性誘導作用が見出された（Yu）。

■鉄

ケルセチンおよびルチンによる赤血球保護作用が知られており，作用機序として鉄キレート作用が想定されている（Kostyuk）。

📄 参考文献

- Cospite M. Double-blind, placebo-controlled evaluation of clinical activity and safety of Daflon 500 mg in the treatment of acute hemorrhoids. Angiology. 1994; 45 (6 Pt 2): 566-73.
- Erlund I, et al. Pharmacokinetics of quercetin from quercetin aglycone and rutin in healthy volunteers. Eur J Clin Pharmacol. 2000; 56: 545-53.
- Ferry DR, et al. Phase I clinical trial of the flavonoid quercetin: pharmacokinetics and evidence for in vivo tyrosine kinase inhibition. Clin Cancer Res. 1996; 2: 659-68.
- Gálvez J, et al. Rutoside as mucosal protective in acetic acid-induced rat colitis. Planta Med. 1997; 63: 409-14.
- Guilhou JJ,et al. Efficacy of Daflon 500 mg in venous leg ulcer healing: a double-blind, randomized, controlled versus placebo trial in 107 patients. Angiology. 1997; 48: 77-85.
- Klein G, et al. Efficacy and tolerance of an oral enzyme combination in painful osteoarthritis of the hip. A double-blind, randomised study comparing oral enzymes with non-steroidal anti-inflammatory drugs. Clin Exp Rheumatol. 2006; 24: 25-30.
- Kostyuk VA, et al. Antiradical and chelating effects in flavonoid protection against silica-induced cell injury. Arch Biochem Biophys. 1998; 355: 43-8.
- Kostyuk VA, et al. Protective effect of natural flavonoids on rat peritoneal macrophages injury caused by asbestos fibers. Free Radic Biol Med. 1996; 21: 487-93.
- 曲妍，他．ルチン添加麺の脂質代謝改善作用に関する研究．日本栄養・食糧学会第 61 回大会 2007 年．pp93.
- Misra MC, et al. Randomized clinical trial of micronized flavonoids in the early control of bleeding from acute internal haemorrhoids. Br J Surg. 2000; 87: 868-72.
- Schmitt A, et al. Prevention by alpha-tocopherol and rutin of glutathione and ATP de-

pletion induced by oxidized LDL in cultured endothelial cells. Br J Pharmacol. 1995; 116: 1985-90.
- Shoskes DA, et al. Quercetin in men with category III chronic prostatitis: a preliminary prospective, double-blind, placebo-controlled trial. Urology. 1999; 54: 960-3.
- Thanapongsathorn W, et al. Clinical trial of oral diosmin (Daflon) in the treatment of hemorrhoids. Dis Colon Rectum. 1992; 35: 1085-8.
- Yu CP, et al. Quercetin and rutin reduced the bioavailability of cyclosporine from Neoral, an immunosuppressant, through activating P-glycoprotein and CYP 3A4. J Agric Food Chem. 2011; 59: 4644-8.

ルテイン lutein

【名　称】

[和　名]　ルテイン

[英　名]　lutein

▌概　要

　ルテイン lutein およびゼアキサンチン zeaxanthin は，キサントフィル xan-thophyll と総称されるカロテノイド系ファイトケミカルである。ルテインとゼアキサンチンは，緑黄色野菜に多く含まれる。機能性食品素材・サプリメントとしてのルテインでは，マリーゴールドなどが原材料として利用される。

　　⇒マリーゴールドの項

　摂取されたキサントフィルは，ヒトでは網膜，特に黄斑に存在する。疫学調査では，食事からのルテインの摂取が多いと，加齢性黄斑変性症（AMD, age-related macular degeneration），白内障，乳がん，大腸がんのリスクが減少するというデータが示されている。

　加齢性黄斑変性症（AMD）に対するルテインの働きは，抗酸化作用と青色光の吸収の2つの機序によると考えられている。まず，AMD の一因として酸化障害が想定されており，ルテイン/ゼアキサンチンによる抗酸化作用が疾病の予防や進展抑制に働く。また，AMD の発症には，可視光線のうちの短波長光（青色光）によって生じる酸化障害/網膜障害の関与があり，ルテインは，黄斑部の色素上皮細胞において，この青色光を吸収することで網膜を保護し AMD を予防する（O'Connell）。

　加齢性黄斑変性症（AMD）の症状改善として，例えば，ルテインサプリメントを投与した介入試験として，AMD 患者14名を対象に 14 mg/日の用量で3カ月から12カ月間投与した試験，AMD 患者90名を対象に 10 mg/日の用量で12カ月間投与した試験，ARM（加齢黄斑症，age-related maculopathy）患者50名を対象に 15 mg/日の用量で18カ月間投与した試験などがあり，いずれも各種の視覚機能の改善効果が示されている（O'Connell）。

　また，加齢性白内障患者を対象に，ルテイン 15 mg を1週間に3回，2年間投与した二重盲検偽薬対照試験では，ルテイン投与群における視機能（視力やグレ

ア不快指標）の改善が認められた（Olmedilla）。

　疫学調査では，網膜変性症・乳がん発症・白内障・大腸がんの発症リスク低減が示されている。例えば，AMD 患者群 356 名と対照群 520 名を比較した Eye Disease Case-Control Study では，カロテノイドの摂取が多いほど AMD のリスクが低いことが示されており，五分位の最上位では最下位に比べて 57％リスクが低かった。このときのカロテノイド類の内訳では，ルテインとゼアキサンチンの摂取が AMD リスクの低下と有意に相関していたという（Seddon）。

　用法・用量に関して，AMD の予防および白内障の予防には 1 日 6 mg のルテインを投与する。網膜変性症の症状改善効果を認めた臨床研究では，1 日 10 mg のルテインサプリメントが 12 カ月間投与された。

　臨床研究で用いられた用量は，1 日 10〜40 mg である。また，疫学調査では，1 日 6.9〜11.7 mg のルテイン摂取によって，黄斑変性症および白内障の予防効果が認められた。

　ルテインサプリメントには，エステル体あるいは遊離（フリー）体のルテインが用いられる。エステル体で摂取した場合には，体内で遊離体のルテインと脂肪酸に分解され，遊離ルテインが吸収される。なお，ルテインエステルとルテイン非エステルについて，バイオアベイラビリティを比較した臨床研究では，エステル体を摂取したときのほうが，血中ルテイン値の AUC が有意に高値であり，バイオアベイラビリティが高いと報告されている（Bowen）。

　なお，ヒトの体内ではルテイン/ゼアキサンチンは合成されないため，食事やサプリメントからの摂取が必要となる。

◉ 用途・適応

　網膜変性症(加齢性黄斑変性症)の予防と改善　白内障の予防　大腸がんや乳がんの予防

📖 相互作用チェックリスト

［相互作用に注意する医薬品・食品］⇒ ［臨床における対応］

　現時点では，医薬品との相互作用による有害事象は報告されていない。

　ただし，ルテインの有する働きからの推測により，相互作用として，①同じカロテノイド類の成分との同時投与による相互作用，②脂溶性成分であることによ

る脂質との相互作用が考えられる。

▶チトクローム P450

　チトクローム P450 の分子種のうち，CYP1A2，CYP2A6，CYP2B6，CYP2C8，CYP2C9，CYP2C19，CYP2D6，CYP2E1，CYP3A4/5 に関連する薬剤。(CYP と医療用医薬品との関連については巻末の別表参照)

　⇒併用は可能と考えられる。

▶オレストラ olestra

　⇒併用は可能と考えられるが，念のため慎重に。

▶カロテノイド類

　⇒併用は可能と考えられるが，念のため慎重に。

🏄 解説：相互作用のメカニズム

■チトクローム P450

　ヒト肝ミクロソームを用いた基礎研究において，5種類のキサントフィル類（アスタキサンチン，β-クリプトキサンチン，カンタキサンチン，ルテイン，ゼアキサンチン）による CYP1A2，CYP 2A6，CYP2B6，CYP2C8，CYP2C9，CYP2C19，CYP2D6，CYP2E1，CYP3A4/5 への影響を調べた基礎研究では，ルテインによる有意な影響は認められなかった (Zheng)。また，ゼアキサンチンはCYP3A4/5 活性をわずかに阻害したが，他の分子種には影響を与えなかった。その他のカロテノイドによる変化は認められなかったことから，これらの5種類のキサントフィルによる有意な影響は考えにくいとされた (Zheng)。

　このデータの臨床的意義は不明であるが，理論的には，ルテインによるチトクローム P450 活性を介した医薬品との相互作用は否定的である。

■オレストラ olestra

　食品のオレストラ olestra は，βカロテンやルテインなどのカロテノイド類の吸収を抑制しうる (Koonsvitsky)。オレストラは脂質の代用品であり，調理油の代わりに利用されるが，体内には吸収されない。米国ではポテトチップス製品等に使用されている。脂質としての性質を有しつつ，体内には吸収されないという特徴を有するため，カロテノイド類の吸収も低下させる。

■カロテノイド類

　ルテインと他のカロテノイド類との併用による相互作用が考えられている。

まず，βカロテンとルテインの併用により，βカロテンの吸収が抑制されたというデータがある。例えば，βカロテンとカロテノイド・サプリメントの相互作用を調べた臨床試験では，男性12名を対象にしてβカロテン15 mgとルテイン15 mg，あるいはリコピン15 mgが単回同時投与され，体内動態が調べられた。その結果，ルテインはβ-カロテンの吸収を抑えたが，βカロテンの開裂には影響を与えなかったという（van den Berg）。

また，βカロテン（1日12 mgあるいは30 mg）の6週間投与後に，血清中ルテイン濃度が低下したという報告がある。逆に，1日90 mgのβカロテン3週間の投与では血中カロテノイド類に変化は認められなかったとする報告もある。

さらに，8名の被験者にβカロテンとルテインを投与した臨床試験では，5名においてルテインがβカロテンのAUCを低下させ，3名において逆に促進させたというデータが報告されている（Kostic）。

なお，カロテノイド類の相互作用を調べた研究では，報告者により実験方法が異なるので，データの解釈に注意を要する。つまり，ある研究では投与後の血中濃度の推移を調べているのに対して，他の研究ではβカロテンの開裂以降を検討している場合もある。

📑 参考文献

- Bowen PE, et al. Esterification does not impair lutein bioavailability in humans. J Nutr. 2002; 132: 3668-73.
- Koonsvitsky BP, et al. Olestra affects serum concentrations of alpha-tocopherol and carotenoids but not vitamin D or vitamin K status in free-living subjects. J Nutr. 1997; 127 (8 Suppl): 1636S-1645S.
- Kostic D, et al. Intestinal absorption, serum clearance, and interactions between lutein and beta-carotene when administered to human adults in separate or combined oral doses. Am J Clin Nutr 1995; 62: 604-10.
- O'Connell E, et al. Macular carotenoids and age-related maculopathy. Ann Acad Med Singapore. 2006; 35: 821-30.
- Olmedilla B, et al. Lutein, but not alpha-tocopherol, supplementation improves visual function in patients with age-related cataracts: a 2-y double-blind, placebo-controlled pilot study. Nutrition. 2003; 19: 21-4.
- Seddon JM, et al. Dietary carotenoids, vitamins A, C, and E, and advanced age-related macular degeneration. Eye Disease Case-Control Study Group. JAMA. 1994; 272: 1413-20.
- van den Berg H, van Vliet T. Effect of simultaneous, single oral doses of beta-carotene with lutein or lycopene on the beta-carotene and retinyl ester responses in the triacylg-

lycerol-rich lipoprotein fraction of men. Am J Clin Nutr 1998; 68: 82-9.

- Zheng YF, et al. Inhibitory effects of astaxanthin, β-cryptoxanthin, canthaxanthin, lutein, and zeaxanthin on cytochrome P450 enzyme activities. Food Chem Toxicol. 2013; 59: 78-85.

霊 芝 *Ganoderma lucidum*

【名 称】

[和 名] 霊芝

[別 名] マンネンタケ，門出茸，仙草，吉祥茸，Ling Zhi

[英 名] reishi mushroom

[学 名] *Ganoderma lucidum*

‖概 要

　霊芝は，サルノコシカケ科に属する担子菌類であり，マンネンタケ，門出茸，仙草，吉祥茸といった別名もある。広葉樹の枯木等に生える珍しいキノコであり，中国伝統医学では薬用に利用されてきた。これまでに数多くの基礎研究によって，霊芝による抗がん作用が示されてきた。ただし，臨床試験のデータは十分とはいえない（Gao, Sliva）。

　有効成分として，β-D-グルカン等の多糖類や，ガノデリン酸などのトリテルペン類が豊富であり，免疫賦活作用や抗がん作用を示す（Lin, Sliva）。また，ヘミセルロースという食物繊維にも抗がん作用が認められる。最も生物活性が高いのは，多糖類とトリテルペン類であるとされる。例えば，β-D-グルカンでは，マクロファージの活性化，TNFαやIL10の産生促進という作用が報告されている。培養菌糸体から分離されたテルペン類には抗腫瘍作用が示されており，これはガノデリン酸の働きであると推測されている。その他，エルゴステロールやクマリン類，精油成分といった成分が同定されている。

　霊芝の働きとして，血小板凝集抑制作用や高血圧改善作用，抗がん作用が示されてきた。動物実験やヒトがん細胞を対象にした基礎研究では，霊芝による免疫賦活作用，抗がん作用，脂質異常症改善作用，高血圧改善作用，抗ヒスタミン作用が報告されてきた（Hajjaj, Kwok, Lee）。例えば症例報告として，霊芝を含むキノコ類と大豆イソフラボンのサプリメントによって，前立腺がんに対する効果を認めたという研究がある。さらに最近では，血糖上昇抑制作用，放射線防御作用，抗酸化作用，メラニン合成阻害作用等が示唆されている。

　コクランから，がん治療における霊芝の有効性に関する系統的レビューが示されており，対照群（アクティブ対照あるいは偽薬）と，霊芝群を比較したRCT

5報を解析した結果，①がんの化学療法/放射線療法と霊芝の併用群は，化学療法/放射線療法単独群に比べて好影響を認めたこと（more likely to respond positively，RR 1.50；95% CI 0.90 to 2.51，P=0.02），②霊芝単独投与群は，霊芝と標準治療（化学療法/放射線療法）との併用群に比べて，同等の反応は認められなかった，③宿主免疫指標では，霊芝投与により，CD3，CD4，CD8の割合が有意に増加し，NK細胞活性やCD4/CD8比も増加傾向であった，④4報では，霊芝投与群において，対照群に比べてQOLの改善作用，⑤1報では嘔気や不眠といった軽度な副作用を認めた，という（Jin）。このコクランレビューでは，がん治療における霊芝の利用には，一定の有効性が示唆され，許容性も高いが，費用対効果（経済性）も考慮すべき，と考察されている（Jin）。

伝統医療で用いられてきた成分であり，適応となる病態に対して適切な品質の製品を用法・用量を守って使用する場合，許容性は高いと考えられる。

◉ 用途・適応

免疫賦活作用　抗がん作用　がんの標準治療の補完　高血圧・糖尿病・脂質異常症の改善作用　血小板凝集抑制作用

📖 相互作用チェックリスト

［相互作用に注意する医薬品］⇒［臨床における対応］

現時点では，医薬品との相互作用による有害事象は報告されていない。ただし，霊芝は，高血圧や脂質異常症改善作用，免疫賦活作用，血小板機能抑制作用等を有するため，類似した効果を示す医薬品と併用した場合，理論的な相互作用の可能性が考えられる。

▶抗凝固薬・血小板機能抑制薬

⇒併用は慎重に。医師の監視下に関連指標をモニターすること。

▶がん治療（化学療法・放射線療法）

⇒併用は可能と考えられるが，念のため慎重に。医師の監視下に関連指標をモニターすること。

解説：相互作用のメカニズム

■抗凝固薬・血小板機能抑制薬

霊芝は，血小板機能抑制作用をもつ（Sliva, Tao）。したがって，理論的には，抗凝固薬・血小板機能抑制薬等との併用による相加作用・相乗作用が想定される。併用による有害事象は知られていないが，念のために注意する。

■がん治療（化学療法・放射線療法）

現時点では，がん治療と霊芝との相互作用による有害事象は報告されていない。したがって，「適切な品質管理のもとに製造された製品」を「アレルギー・過敏症を有しない」対象者に，医師の監視下で併用する場合，霊芝製品をがん治療の補完療法として利用することが考えられる（Jin）。ただし，有効性や安全性についての評価は，今後の科学的根拠次第で変更となりうる。また，費用対効果の視点からの判断も重要であろう（Jin）。

📄 参考文献

・Gao Y, et al. Effects of ganopoly (a Ganoderma lucidum polysaccharide extract) on the immune functions in advanced-stage cancer patients. Immunol Invest 2003; 32: 201-15.
・Hajjaj H, et al. Effect of 26-oxygenosterols from Ganoderma lucidum and their activity as cholesterol synthesis inhibitors. Appl Environ Microbiol 2005; 71: 3653-8.
・Jin X, et al. Ganoderma lucidum (Reishi mushroom) for cancer treatment. Cochrane Database Syst Rev. 2012 Jun 13; 6: CD007731
・Kwok Y, et al. A prospective, randomized, double-blind, placebo-controlled study of the platelet and global hemostatic effects of Ganoderma lucidum (Ling-Zhi) in healthy volunteers. Anesth Analg 2005; 101: 423-6.
・Lee SY, Rhee HM. Cardiovascular effects of mycelium extract of Ganoderma lucidum: inhibition of sympathetic outflow as a mechanism of its hypotensive action. Chem Pharm Bull (Tokyo) 1990; 38: 1359-64.
・Lin ZB, Zhang HN. Anti-tumor and immunoregulatory activities of Ganoderma lucidum and its possible mechanisms. Acta Pharmacol Sin 2004; 25: 1387-95.
・Sliva D. Cellular and physiological effects of Ganoderma lucidum (Reishi). Mini Rev Med Chem 2004; 4: 873-9.
・Sliva D. Ganoderma lucidum (Reishi) in cancer treatment. Integr Cancer Ther 2003; 2: 358-64.
・Tao J, Feng KY. Experimental and clinical studies on inhibitory effect of ganoderma lucidum on platelet aggregation. J Tongji Med Univ 1990; 10: 240-3.

レ

霊芝

レシチン lecithin

【名 称】
[和 名] レシチン
[英 名] lecithin, phosphatidylcholine

▌概 要

　レシチン lecithin は，大豆や卵黄に含まれるリン脂質の1種であり，ヒトでは脳や神経組織，肝臓に多く存在する。レシチンは，主にホスファチジルコリン phosphatidylcholine やホスファチジルエタノールアミン phosphatidylethanol-amine で構成され，細胞膜の主要成分として，さまざまな生理機能を担っている。また，レシチンは，神経伝達物質であるアセチルコリンの前駆物質である。さらに，脂質代謝を正常に維持し，肝臓を保護する働きももつ。コリンは非常に重要な栄養素であるが，適切な食事を摂っている場合には欠乏することはまずありえない。

　サプリメントでレシチンを摂ることによるメリットとして，肝臓および脳に対する作用が考えられる。レシチンは，アルコール性肝障害やウイルス性肝炎などにおいて肝機能を改善する。レシチンから作られるコリンは肝臓での脂質代謝において必須である他，コリンとは別の経路においてレシチンが肝機能を保護する作用をもつ。

　基礎研究では，レシチン投与によって，アルコール性肝障害に伴う肝臓の線維化や肝硬変が予防できたというデータがある。また，肝毒性のある物質や肝炎ウイルスによる肝障害に対して，レシチンの効果が報告されている。予備的な臨床試験では，C型肝炎患者にレシチンを投与すると，症状が有意に改善し組織学的にも改善が認められたという。

　ドイツからの報告では，大豆レシチン由来の PS（ホスファチジルセリン）とホスファチジン酸（PA）のサプリメント（1日あたり 300 mg PS＋240 mg PA）投与による認知症の症状改善効果が示されている（Moré）。まず，健常ボランティアに，大豆レシチン由来 PS と PA の複合サプリメントを単回経口投与後に，血液成分の解析が行われた結果，PS の体内動態として，経口摂取後 90 分間で血中濃度がピークに達し，180 分後に投与前値に戻ったという。次に，3 カ月

間の二重盲検偽薬対照試験として，認知機能障害を有する高齢者を対象に，1日あたり3カプセルのPS＋PA（300 mg PS＋240 mg PA/day）あるいは，偽薬のいずれかが投与され，認知機能の指標として，Wechsler Memory Scale と the List of Depressive Symptoms への影響が調べられた。さらに，2カ月間のランダム化二重盲検偽薬対照試験として，アルツハイマー病患者を対象に，1日あたり3カプセルのPS＋PA（300 mg PS＋240 mg PA/day）あるいは，偽薬のいずれかが投与された。解析の結果，認知機能障害を有する高齢者において，PS＋PA（n＝31）投与群では，偽薬群（n＝26）に比べて，記憶能の有意な改善，気分の落ち込み "winter blues" の抑制が見出された。アルツハイマー病患者では，日常生活動作の指標が，PS＋PA（n＝53）投与群では変化なく維持されていたのに対して，偽薬群（n＝39）では悪化した（両群間で有意差あり）。日常生活機能に関して，PS＋PA群では悪化が3.8％，安定（変化ナシ）が90.6％であり，偽薬群では悪化が17.9％，安定が79.5％であった。全般的なコンディションの改善を示した被験者の割合は，PS＋PA投与群の患者では49％，偽薬群では26.3％であった。

　以上のデータから，PS（ホスファチジルセリン）は経口摂取により効率的に体内に吸収されること，大豆レシチン由来のPS＋PA複合サプリメントの投与は，高齢者において記憶能や気分に好影響を与えること，アルツハイマー病患者において日常生活動作の悪化を抑制することなどが示唆される（Moré）。

　レシチンは，脂質異常症の改善にも用いられる。臨床研究では，脂質異常症患者32名を対象に，大豆レシチンを30日間投与したところ，総コレステロール値が33％有意に低下，LDLコレステロールが38％低下し，中性脂肪値が33％低下，一方，HDLは46％増加したという（Wójcicki）。

　レシチンには，アルツハイマー病や脳機能異常に伴う認知障害に対する効果も期待されている。

　なお，レシチンは，末梢組織からコレステロールを取り除く際に作用するLCAT（レシチン-コレステロールアシルトランスフェラーゼ）という酵素に必要な成分である。

　サプリメントのレシチンは，大豆か卵黄を原料にして作られている。大豆レシチンよりも卵黄レシチンのほうが，ホスファチジルコリンの割合が高い。また，パルミチン酸やステアリン酸などの飽和脂肪酸は，大豆レシチンよりも卵黄レシチンに多く含まれている。

　通常の食材に由来する成分であり，許容性は高いと考えられる。適応となる病

態に対して適切な品質の製品を用法・用量を守って使用する場合，現時点では特に問題は報告されていない。米国ではFDAによりGRAS（generally recognized as safe）とされている。ただし，サプリメント投与による基礎研究や臨床試験はまだ十分ではなく，今後の研究成果が期待される。

● 用途・適応

アルツハイマー病　認知症　認知機能障害　肝障害

📖 相互作用チェックリスト

［相互作用に注意する医薬品］⇒［臨床における対応］

現時点では，医薬品との相互作用による有害事象は報告されていない。通常の食材に由来する成分であり，食品における含有量に準じた摂取であれば，問題はないと考えられる。ただし，レシチンはアセチルコリンの前駆体であり，レシチン投与によりアセチルコリン代謝に影響を与える可能性がある。したがって，アセチルコリンエステラーゼ阻害薬，コリン作動薬，抗コリン薬等の医薬品と併用した場合，相互作用による影響が生じうる。

⇒併用は可能と考えられるが，念のため慎重に。

📑 参考文献

・浅野次義，他．大豆由来ホスファチジルセリン（大豆PS）の高齢者の記憶学習能力に及ぼす影響．栄養―評価と治療．2006；23：207.
・Higgins JP, Flicker L. Lecithin for dementia and cognitive impairment. Cochrane Database Syst Rev 2003; (3): CD001015.
・Moré MI, et al. Positive effects of soy lecithin-derived phosphatidylserine plus phosphatidic acid on memory, cognition, daily functioning, and mood in elderly patients with Alzheimer's disease and dementia. Adv Ther. 2014; 31: 1247-62.
・Wójcicki J, et al. Clinical evaluation of lecithin as a lipid-lowering agent. Phytotherapy Research 1995; 9: 579-9.

レスベラトロール resveratrol

【名　称】

　　［和　名］　レスベラトロール

　　［英　名］　resveratrol

∥概　要

　レスベラトロールは，赤ワインやブドウの果皮，ピーナッツの薄皮などに豊富に含まれるポリフェノールの1種である。レスベラトロールは，化学構造上，スチルベン化合物に属しており，複数の誘導体が存在する。

　レスベラトロールは，長寿遺伝子であるサーチュインを活性化することから，健康長寿における働きが注目されている。

　赤ワインに多いのは，トランスレスベラトロール（trans-resveratrol）であり，立体異性体のシスレスベラトロールや，ピセイド類（trans-, cis-piceids）も含まれる。多くの研究では，トランスレスベラトロールが用いられ，サプリメントもトランスレスベラトロールである。

　レスベラトロールは，低用量ではサーチュインを直接活性化し，ミトコンドリア機能を高めるなどの働きを示す。一方，高用量投与では，細胞エネルギー制御に関与するPDE（ホスホジエステラーゼ）を阻害し，cAMP分解を抑制してcAMP濃度を高め，間接的にサーチュインを活性化する。

　レスベラトロールは，抗酸化作用を有し，心血管や神経組織，腎臓などの保護作用を示す。

　まず，基礎研究では，インスリン抵抗性改善作用，糖代謝改善・糖尿病リスク低下，心不全リスク低減，抗肥満作用，抗がん作用，抗酸化作用，動脈硬化抑制作用が示唆されている。また，予備的な臨床研究では，肥満者での代謝関連指標の改善，糖尿病改善作用，脳循環改善，子宮内膜症関連痛改善が示されている。

　臨床研究において，内分泌代謝性疾患に好影響を及ぼすことから，健康維持や生活習慣病予防からヘルシーエイジングの分野で注目されている。例えば，ヒト臨床研究では肥満男性11名を対象に，1日あたり150 mgのトランスレスベラトロールあるいは偽薬を30日間投与したランダム化比較試験では，レスベラトロール投与によってカロリー制限時に認められる代謝変化が生じたという。具体

的には，睡眠時と安静時の代謝率は有意に低下，筋肉組織において AMPK 活性化，サーチュイン遺伝子（SIRT1）発現増加，PGC-1α タンパク質の増加が認められた。さらに，レスベラトロール摂取群は，筋肉でのミトコンドリア量を変化することなく，クエン酸合成酵素活性を亢進し，脂肪酸由来基質での筋肉ミトコンドリア呼吸を改善した。その他，レスベラトロールによって，筋肉細胞内の脂質値が上昇し，肝細胞内の脂質量は低下，血糖値や中性脂肪，ALT，炎症マーカーの低下が認められた。レスベラトロール投与後に，収縮期血圧の低下，インスリン抵抗性（HOMA）の改善も見出された。

なお，臨床試験では，レスベラトロール摂取によると思われる軽度で一過性の有害事象として，下痢や胸やけ，食欲亢進といった消化器症状，気分の変容などが認められたという（Chow）。

● 用途・適応

抗酸化作用　長寿遺伝子活性化作用　内分泌代謝改善作用

📖 相互作用チェックリスト

［相互作用に注意する医薬品］⇒ ［臨床における対応］

現時点では，医薬品との相互作用による有害事象は報告されていない。ただし，レスベラトロールの有する働きからの推測により，理論的な相互作用の可能性が考えられている。また，レスベラトロールは，糖代謝や脂質異常症の改善作用，血小板機能抑制作用等を有するため，類似した効果を示す医薬品と併用した場合，理論的な相互作用の可能性が考えられる。

▶チトクローム P450

チトクローム P450 の分子種のうち，CYP1A2，2C9，2D6，3A4 に関連する薬剤。（CYP と医療用医薬品との関連については巻末の別表参照）

　⇒併用は可能と考えられるが，念のため慎重に。研究データの臨床的意義は不明。

▶抗凝固薬・血小板機能抑制薬

　⇒併用は可能と考えられるが，念のため慎重に。

▶糖尿病治療薬

　⇒併用は可能と考えられるが，念のため慎重に。

▶脂質異常症治療薬

⇒併用は可能と考えられるが，念のため慎重に。

💯 解説：相互作用のメカニズム

■チトクローム P450

米国からの報告では，健常者40名を対象に，1日あたり1gのレスベラトロールを4週間投与した臨床試験において，CYP1A2活性の亢進，およびCYP2C9，2D6，3A4活性の阻害作用が示された（Chow）。

基礎研究でも，レスベラトロールによるチトクローム P450 の分子種への影響が示唆されている。

まず，ヒト肝ミクロソームを用いた *in vitro* 研究では，α-Viniferin（レスベラトロールのトリマー）による CYP2C19 と 3A4 への阻害作用が示された（Sim）。また，トランスレスベラトロールアナログによる CYP1A2 と 2E1 への弱い阻害作用の可能性が示唆されている（Mikstacka）。

■抗凝固薬・血小板機能抑制薬

レスベラトロールは，血小板機能抑制作用をもつ（Kloypan, Toliopoulos）。したがって，理論的には，抗凝固薬・血小板機能抑制薬等との併用による相加作用・相乗作用が想定される。併用による有害事象は知られていないが，念のために注意する。

■糖尿病治療薬

レスベラトロールは，糖代謝改善作用が示されているため，理論的には，同様の効果を有する糖尿病治療薬との併用によって相加作用・相乗作用を生じうる。該当する医薬品との併用には念のために注意する。

■脂質異常症治療薬

レスベラトロールは，脂質代謝改善作用が示されているため，理論的には，同様の効果を有する医薬品との併用によって相加作用・相乗作用を生じうる。該当する医薬品との併用には念のために注意する。

参考文献

- Chow HH, et al. Resveratrol modulates drug- and carcinogen-metabolizing enzymes in a healthy volunteer study. Cancer Prev Res (Phila). 2010; 3: 1168-75.
- Kloypan C, et al. Stilbenoids from Gnetum macrostachyum attenuate human platelet aggregation and adhesion. Phytother Res. 2012; 26: 1564-8.
- Mikstacka R, et al. Effect of natural analogues of trans-resveratrol on cytochromes P4501A2 and 2E1 catalytic activities. Xenobiotica. 2006; 36: 269-85.
- Sim J, et al. Potent inhibitory effect of alpha-viniferin on human cytochrome P450. Food Chem Toxicol. 2014; 69: 276-80.
- Toliopoulos IK, et al. Resveratrol diminishes platelet aggregation and increases susceptibility of K562 tumor cells to natural killer cells. Indian J Biochem Biophys. 2013; 50: 14-8.

レッドクローバー *Trifolium pratense*

【名　称】

[和　名] アカツメクサ

[別　名] レッドクローバー，ムラサキツメクサ

[英　名] red clover

[学　名] *Trifolium pratense*

▌概　要

　レッドクローバーは，エストロゲン様作用を持つイソフラボン類を含み，更年期障害に伴う症状改善を目的としたサプリメントとして利用されている。レッドクローバーの和名はアカツメクサといい，赤紫色の花をつける。本邦でよくみられるクローバーは，白い花を咲かせるシロツメクサである。

　有効成分は，イソフラボン類，クマリン誘導体，揮発油等である。イソフラボン類として biochanin A および formononetin が存在し，これらはそれぞれゲニステイン genistein とダイゼイン daidzein に代謝される。

　レッドクローバーの効果を検証した臨床試験がいくつか報告されている。例えば，閉経後の女性に投与した結果，脂質代謝改善や骨代謝改善作用が示唆された。一方，更年期障害の症状のひとつである「ほてり」に対する効果については，明確な結論は得られていない。

　長期投与における効果と安全性を明らかにするために，質の高い臨床研究が必要と考えられる。

　一般に，適応となる病態に対して適切な品質の製品を用法・用量を守って使用する場合，許容性は高いと考えられる。米国では FDA により GRAS（generally recognized as safe）とされている。ただし，イソフラボン類を含むことから，ホルモン感受性腫瘍等の病態においては注意が必要とされる。

◯ 用途・適応

　更年期障害に伴う症状や病態の改善

📖 相互作用チェックリスト

［相互作用に注意する医薬品］⇒［臨床における対応］

レッドクローバーの有する働きからの推測により，理論的な相互作用の可能性が考えられている。

▶チトクローム P450

チトクローム P450 の分子種のうち CYP1A2，2C8，2C9，2C19，2D6，3A4 に関連する薬剤。（CYP と医療用医薬品との関連については巻末の別表参照）

⇒併用は慎重に。医師の監視下に関連指標をモニターすること。

▶メトトレキサート

⇒併用は慎重に。医師の監視下に関連指標をモニターすること。

▶抗凝固薬・血小板機能抑制薬

⇒併用は可能と考えられるが，念のため慎重に。医師の監視下に関連指標をモニターすること。

▶経口避妊薬・ホルモン剤

⇒併用は慎重に。医師の監視下に関連指標をモニターすること。

🍃 解説：相互作用のメカニズム

■チトクローム P450

レッドクローバーは，チトクローム P450 の分子種のうち CYP1A2，2C8，2C9，2C19，2D6，3A4 への影響が示唆されている (Nelsen, Tripathi)。

Unger らは，*in vitro* 実験系を用いて，各種のハーブ抽出物による CYP1A2，2C8，2C9，2C19，2D6，3A4 への影響を検討した。各 CYP の試験薬はそれぞれ tacrine（1A2），paclitaxel（2C8），tolbutamide（2C9），imipramine（2C19），dextromethorphan（2D6），midazolam（3A4）が用いられた。その結果，レッドクローバーによる CYP1A2，2C8，2C9，2C19，2D6，3A4 への阻害作用が認められたという。このときの IC_{50} におけるレッドクローバー抽出物濃度は，100～500 μg/mL であった (Unger)。ただし，このデータは *in vitro* によるものであり，臨床的意義は不明である。

Budzinski らは，*in vitro* 実験系を用いて，各種のハーブ製品あるいは抽出物による CYP3A4 への影響を検討した。その結果，レッドクローバーによる CYP3A4 阻害作用を認めたという (Budzinski)。

その他，ラットを用いた基礎研究では，レッドクローバー投与によるCY-P1A2，2B1，2B2，2C6，2C11，2C13，2E1，3A1，3A2，3A18のmRNAへの影響が検証された結果，CYP2C13と3A2以外のすべての分子種に対する抑制作用が見出された（Tripathi）。

■メトトレキサート

イギリスにおいて，レッドクローバーによるメトトレキサートの副作用増大が示唆された症例が報告されている。具体的には，重症乾癬に対し，2年間以上，毎週メトトレキサート注射を受けていた52歳女性が，更年期症状（ほてり）に対して，OTC薬のレッドクローバーカプセル（430 mg/日）を摂取したところ，嘔吐や上腹部痛といった症状が生じ，レッドクローバーによるメトトレキサートの副作用増大が示唆されたという（Orr）。

■抗凝固薬・血小板機能抑制薬

レッドクローバーはクマリン誘導体を含む。ただし，臨床的意義は明確ではない。理論的には，大量摂取時に抗凝固薬・血小板機能抑制薬等との併用による相加作用・相乗作用が想定されるので，念のために注意する（Argento, Nelsen, Puschner）。

■経口避妊薬・ホルモン剤

レッドクローバーはイソフラボン類を含む。理論的には，大量摂取時に経口避妊薬・ホルモン剤・抗腫瘍性ホルモン類（タモキシフェン tamoxifen 等）との併用による影響が想定されるので，念のために注意する（Nelsen, This）。

📑 参考文献

- Argento A, et al. Oral anticoagulants and medicinal plants. An emerging interaction. Ann Ital Med Int. 2000; 15: 139-43.
- Barentsen R. Red clover isoflavones and menopausal health. J Br Menopause Soc 2004; 10 Suppl 1: 4-7.
- Beck V, et al. Phytoestrogens derived from red clover: an alternative to estrogen replacement therapy? J Steroid Biochem Mol Biol 2005; 94: 499-518.
- Budzinski JW, et al. An in vitro evaluation of human cytochrome P450 3A4 inhibition by selected commercial herbal extracts and tinctures. Phytomedicine 2000; 7: 273-82.
- Carroll DG. Nonhormonal therapies for hot flashes in menopause. Am Fam Physician 2006; 73: 457-64.
- Fugh-Berman A, Kronenberg F. Red clover (Trifolium pratense) for menopausal wom-

en: current state of knowledge. Menopause 2001; 8: 333-7.

- Low Dog T. Menopaus: a review of botanical dietary supplements. Am J Med 2005; 118 (12 Suppl 2): 98-108.
- Nelsen J, et al. Red clover (Trifolium pratense) monograph: a clinical decision support tool. J Herb Pharmacother. 2002; 2: 49-72.
- Nelson HD, et al. Nonhormonal therapies for menopausal hot flashes: systematic review and meta-analysis. JAMA 2006; 295: 2057-71.
- Orr A, Parker R. Red clover causing symptoms suggestive of methotrexate toxicity in a patient on high-dose methotrexate. Menopause Int. 2013; 19: 133-4.
- This P, et al. Phytoestrogens after breast cancer. Endocr Relat Cancer. 2001; 8: 129-34.
- Tripathi A, et al. Effect of Red Clover on CYP Expression: An Investigation of Herb-Drug Interaction at Molecular Level. Indian J Pharm Sci. 2014; 76: 261-6.
- Unger M, Frank A. Simultaneous determination of the inhibitory potency of herbal extracts on the activity of six major cytochrome P450 enzymes using liquid chromatography/mass spectrometry and automated online extraction. Rapid Commun Mass Spectrom 2004; 18: 2273-81.

ロイシン leucine

【名　称】

[和　名] ロイシン

[英　名] leucine

▍概　要

　ロイシンは，必須アミノ酸の一つである。ロイシンは，その分子構造上の特徴から，バリン，イソロイシンとともに分岐鎖アミノ酸（BCAA；branched chain amino acid）と総称される。BCAA は，安静時のヒト筋肉組織において，タンパク質合成速度の亢進およびタンパク質崩壊速度の抑制により，タンパク質同化作用を示す。また，持久運動からの回復期においても，BCAA は，ヒト筋肉組織においてタンパク質同化作用を示す。例えば，ロイシンの継続的な投与によって，筋原線維タンパク質の分解が抑制され，筋重量が増加する。これらの働きは，タンパク質合成調節において，情報伝達機構に関与する各種の分子への作用を介して発現する。

　詳細は，⇒『分岐鎖アミノ酸』の項

📖 相互作用チェックリスト

［相互作用に注意する医薬品］⇒［臨床における対応］

　ロイシンは，一部の医薬品との相互作用が示唆されている。併用時には，医薬品の最新の添付文書を確認すること。

▶レボドパ Levodopa

　⇒併用は慎重に。医師の監視下に関連指標をモニターすること。

▶糖尿病治療薬

　⇒併用は慎重に。医師の監視下に関連指標をモニターすること。

▶筋萎縮性側策硬化症（ALS）に対する BCAA

　⇒併用は避ける。

解説：相互作用のメカニズム

■レボドパ Levodopa

BCAA（L-ロイシン）の投与によって，ヒト小腸でのレボドパの吸収が阻害されたという（Lennernäs）。理論的には，BCAA とレボドパの併用によって，腸管と脳でのレボドパ輸送が競合され，作用が減弱する（Rosen）。

■糖尿病治療薬

BCAA（L-ロイシン等）の投与によって，インスリン分泌促進を介した糖代謝への影響が知られている（Anthony, Hutson, Kimball, van Loon）。理論的には，糖尿病治療薬と相加的な作用が想定されるため，併用時には，関連指標のモニタリングを行う。

■筋萎縮性側策硬化症（ALS）に対する BCAA

ALS 患者への BCAA（1 日あたり L-ロイシン 12 g，L-イソロイシン 6 g，L-バリン 6 g）投与を行ったランダム化比較試験は，BCAA 投与群での死亡率上昇のため中止となった（Italian ALS Study Group）。

ALS 患者への BCAA（1 日あたり L-ロイシン 12 g，L-イソロイシン 8 g，L-バリン 6.4 g）投与あるいは L-トレオニン（1 日あたり 4 g）投与を行ったランダム化比較試験では，BCAA あるいは L-トレオニンによる改善は認められなかった。また，BCAA 投与による肺機能の増悪が否定できなかったという（Tandan）。

参考文献

- Anthony JC, et al. Contribution of insulin to the translational control of protein synthesis in skeletal muscle by leucine. Am J Physiol Endocrinol Metab. 2002; 282: E1092-101.
- Italian ALS Study Group. Branched-chain amino acids and amyotrophic lateral sclerosis: a treatment failure? The Italian ALS Study Group. Neurology. 1993 Dec; 43(12): 2466-70
- Kimball SR, et al. Invited Review: Role of insulin in translational control of protein synthesis in skeletal muscle by amino acids or exercise. J Appl Physiol (1985). 2002; 93: 1168-80.
- Kimball SR, Jefferson LS. Control of protein synthesis by amino acid availability. Curr Opin Clin Nutr Metab Care. 2002; 5: 63-7.
- Lennernäs H, et al. The effect of L-leucine on the absorption of levodopa, studied by regional jejunal perfusion in man. Br J Clin Pharmacol. 1993; 35: 243-50.
- Rosen HM, et al. Plasma amino acid patterns in hepatic encephalopathy of differing etiology. Gastroenterology. 1977; 72: 483-7.

- Tandan R, et al. A controlled trial of amino acid therapy in amyotrophic lateral sclerosis: I. Clinical, functional, and maximum isometric torque data. Neurology. 1996; 47: 1220-6.
- van Loon LJ, et al. Amino acid ingestion strongly enhances insulin secretion in patients with long-term type 2 diabetes. Diabetes Care. 2003; 26: 625-30.

ローヤルゼリー　royal jelly

【名　称】

[和　名]　ローヤルゼリー

[英　名]　royal jelly

‖概　要

ローヤルゼリーは蜜蜂の体内で生合成され，咽頭腺（唾液腺に相当）等から分泌されるクリーム状の物質である。ローヤルゼリーを与えられた幼虫だけが女王バチになることから，その働きが注目されるようになった。なお，ローヤルゼリーは，プロポリスや蜂蜜とはまったく異なる物質である。

ローヤルゼリーには，各種のタンパク質，アミノ酸，脂質，ビタミン，ミネラル，植物ステロールが豊富に含まれている（Rembold）。ローヤルゼリー特有の成分として，デセン酸（10-ハイドロキシ-2-デセン酸，10-HAD）という脂肪酸がある。さらに，ロイヤリシン，ロイヤラクチン，アピシンといった特有のタンパク質も存在する。ローヤルゼリーの多彩な効果は，これらの成分が協同して働くことで得られると考えられている。

基礎研究では，脂質代謝改善作用やコレステロール低下作用，動脈硬化抑制作用が報告されている。また，小規模な臨床試験において，高血圧改善作用やコレステロール低下作用が示されている（Vittek）。その他，基礎研究では，抗腫瘍作用，抗肥満作用，抗炎症作用，アレルギー反応抑制作用等が報告されてきた。

ただし，基礎研究や臨床試験はまだ十分ではなく，今後の研究成果が期待される。

伝統医療で用いられてきた成分であり，適応となる病態に対して適切な品質の製品を用法・用量を守って使用する場合，許容性は高いと考えられる。ただし，ローヤルゼリーの成分に対して，発疹等の皮膚症状や喘息様症状，胃腸障害といったアレルギー症状が現れることがある。これらの症状がみられたら使用を見合わせる。副作用に関連して，ローヤルゼリーを25日間服用した53歳の女性が出血性大腸炎を生じたという例が報告されている（Yonei）。この症例では摂取を中止し，通常の治療により回復した。念のため，アレルギー体質の人は注意する。

📍 用途・適応

高血圧改善作用　脂質異常症改善作用　動脈硬化予防作用　抗がん作用　免疫賦活作用　抗炎症作用　抗疲労作用

📖 相互作用チェックリスト

［相互作用に注意する医薬品］⇒［臨床における対応］

ローヤルゼリーは，脂質異常症や高血圧の改善作用等を有するため，類似した効果を示す医薬品と併用した場合，理論的な相互作用の可能性が考えられる。また，医薬品との相互作用として，ワルファリンによる症例が知られている。

▶ワルファリン

⇒併用は慎重に。医師の監視下に関連指標をモニターすること。

📖 解説：相互作用のメカニズム

■ワルファリン

ローヤルゼリーとワルファリンとの相互作用を示唆する症例が報告されている。症例は，非ホジキンリンパ腫，心房細動，高血圧の既往を有する 87 歳黒人男性である。患者は，ワルファリン，felodopine，lisinopril-hydrochlorothiazide，diltiazem，potassium chloride，oxycodone の投与を受けており，INR は 1.9〜2.4 で推移していた。患者は，ローヤルゼリーを摂取開始 1 週間後に，血尿を主訴として病院受診し，その時の INR は 6.88 であった。入院中，INR は 7.29 まで上昇したという。この症例では，サプリメントの有効成分がローヤルゼリーのみであったこと，他の OTC 薬の摂取や食事の変化がなかったこと，同じ処方薬を継続して摂取していたこと等から，INR 変動の原因がローヤルゼリーとワルファリンとの相互作用によると推察された（Lee）。

📑 参考文献

・Lee NJ, Fermo JD. Warfarin and royal jelly interaction. Pharmacotherapy 2006; 26: 583-6.
・Rembold H. Biologically active substances in royal jelly. Vitam Horm 1965; 23: 359-82.
・Vittek J. Effect of royal jelly on serum lipids in experimental animals and humans with

atherosclerosis. Experientia 1995; 51: 927-35.
- Yonei Y, et al. Case report: haemorrhagic colitis associated with royal jelly intake. J Gastroenterol Hepatol 1997; 12: 495-9.

ロディオラ・ロゼア *Rhodiola rosea*

【名　称】

[**和　名**]　ロディオラ・ロゼア

[**別　名**]　紅景天（こうけいてん），イワベンケイ

[**英　名**]　roseroot

[**学　名**]　*Rhodiola rosea*

▌概　要

ロディオラ・ロゼア *Rhodiola rosea*（紅景天）とは，アジアから欧州，北米にかけての高地にみられる薬用植物であり，古代ギリシャの時代から用いられてきた。特に，ロシアやグルジアでは伝統医療の中で利用されている。1960年代，旧ソ連邦において薬理効果が研究された結果，運動能力や脳の高次機能を向上させる作用が明らかとなり，アダプトゲンとして用いられるようになった。現在，ロディオラ・ロゼアによる抗ストレス作用や抗疲労作用，抗うつ作用，認知機能の改善作用等が注目され，米国を中心に研究が進められている。

有効成分として，サリドロサイド salidroside というフェニルプロパノイド配糖体が存在する。その他，各種のアルカロイド類，ポリフェノール類が見出されている。また，rhodioniside, rhodiolin, rosin, rosavin, rosarin, rosiridin, rosiridol, lotaustralin といった成分も知られている。

基礎研究では，寒冷刺激や放射線障害といったストレスからの防御，疲労の軽減，学習や記憶といった能力の改善が示されてきた。また，心臓の虚血障害に伴う不整脈の改善や心筋の保護作用等も認められている。これらは，内在性オピオイド類を介した作用と考えられる。その他，脳内のドパミンやセロトニンへの影響も示されてきた。

臨床試験によってロディオラの効果が示されてきた。例えば，27名の学生・医師・研究者が被験者となり，脳の高次機能に対する作用を検証した研究では，対照群に比べて，ロディオラ摂取群では，文章構成能力の維持が認められた。また，120～254名の被験者を対象にした複数の臨床試験でも，ロディオラによる同様の効果が報告されている。さらに，ストレス存在下における疲労感，注意

力，記憶力といった高次機能への影響を検証した複数の臨床試験において，ロディオラの抗ストレス作用，抗疲労作用が認められた。例えば，50 名の医師を対象にした試験では，夜間勤務時における疲労感や認知機能を検討した結果，2週間のロディオラ投与による改善が示された。その他，128 名のうつ病患者を対象にした臨床試験において，ロディオラの抗うつ作用が報告されている。

ただし，基礎研究や臨床試験はまだ十分ではなく，今後の研究成果が期待される。

一般に安全性は高く，適応となる病態に対して適切な品質の製品を用法・用量を守って使用する場合，現時点では特に問題は報告されていない。

● 用途・適応

アダプトゲン作用　抗ストレス作用　抗疲労作用　滋養強壮作用　脳の高次機能・認知機能の改善作用　抗うつ作用

相互作用チェックリスト

［相互作用に注意する医薬品］⇒［臨床における対応］

現時点では，医薬品との相互作用による有害事象は報告されていない。ただし，ロディオラ・ロゼアの有する働きからの推測により，次の医薬品に関して，理論的な相互作用の可能性が考えられている。

▶チトクローム P450 および P 糖タンパク

チトクローム P450 の分子種のうち，CYP2D6，3A4 に関連する薬剤，および P 糖タンパクに関連する薬剤。(CYP や P 糖タンパクと医療用医薬品との関連については巻末の別表参照)

⇒併用は可能と考えられるが，念のため慎重に。研究データの臨床的意義は不明。

解説：相互作用のメカニズム

■チトクローム P450 および P 糖タンパク

ヒト肝ミクロソームを用いた基礎研究において，ロディオラ・ロゼアの主要成分である rhodiosin と rhodionin による CYP2D6 活性阻害作用が示されている

(Xu)。また，基礎研究（*in vitro*系）において，6種類のロディオラ・ロゼアを用いた試験では，CYP3A4およびP糖タンパクへの阻害作用が示唆されている。これらのデータの臨床的意義は不明であるが，理論的には，ロディオラによって，CYP2D6，3A4，およびP糖タンパクを介した医薬品との相互作用が推測される。

📑 参考文献

- Darbinyan V, et al. Rhodiola rosea in stress induced fatigue — a double blind cross-over study of a standardized extract SHR-5 with a repeated low-dose regimen on the mental performance of healthy physicians during night duty. Phytomedicine 2000; 7: 365-71.
- De Bock K, et al. Acute Rhodiola rosea intake can improve endurance exercise performance. Int J Sport Nutr Exerc Metab 2004; 14: 298-307.
- Kelly GS. Rhodiola rosea: a possible plant adaptogen. Altern Med Rev 2001; 6: 293-302.
- Spasov AA, et al. A double-blind, placebo-controlled pilot study of the stimulating and adaptogenic effect of Rhodiola rosea SHR-5 extract on the fatigue of students caused by stress during an examination period with a repeated low-dose regimen. Phytomedicine 2000; 7: 85-89.
- Xu W, et al. Two potent cytochrome P450 2D6 inhibitors found in Rhodiola rosea. Pharmazie. 2013; 68: 974-6.

巻末別表

ヒトチトクローム P450 の分子種および P 糖タンパクと，
代表的な基質薬・阻害薬・誘導薬

注：
- CYP 分子種の活性や P 糖タンパクの発現頻度については，人種差や性差，個人差があると報告されている。
- すべての医薬品を網羅しているものではない。医薬品についての情報は，最新の添付文書等を確認すること。
- 今回記載した医薬品の中には，本表に挙げた分子種以外が関与している可能性が考えられるものもある。医療従事者の経験や判断，最新の情報にもとづき，本表を参考にすること。
- （　　）内に示したものは，主な代謝経路，副たる代謝経路など，補足的情報を加えた。
- サプリメントについては，製品により有用成分の組み合わせや摂取目安量が異なるため，製造／販売メーカーに確認すること。

★ CYP1A の基質となる医薬品

1A（一部）	テリスロマイシン	1A2（副）	イミプラミン塩酸塩
1A1	アコチアミド塩酸塩水和物	1A2	エルトロンボパグ　オラミン
1A1	アナグレリド塩酸塩水和物	1A2	エルロチニブ塩酸塩
1A1	イストラデフィリン	1A2（主）	オランザピン
1A1（一部）	コハク酸ソリフェナシン	1A2	オンダンセトロン塩酸塩
1A1	デラマニド	1A2（主）	カフェイン
1A1（主）	ニフェカラント塩酸塩	1A2（副）	カルベジロール
1A1	ピオグリタゾン塩酸塩	1A2	クロザピン
1A1	メトキサレン	1A2	クロピドグレル硫酸塩
1A1	ラモセトロン塩酸塩	1A2（副）	クロミプラミン塩酸塩
1A1	リオシグアト	1A2	コリンテオフィリン
1A2（一部）	アキシチニブ	1A2（代謝物）	サルポグレラート塩酸塩
1A2	アセトアミノフェン	1A2（主）	スチリペントール
1A2（競合阻害）	アタザナビル硫酸塩	1A2（一部）	ゾルピデム酒石酸塩
1A2	アナグレリド塩酸塩水和物	1A2	ゾルミトリプタン
1A2（寄与小）	アピキサバン	1A2	チザニジン塩酸塩
1A2（一部）	アプレピタント	1A2（主）	テオフィリン
1A2	アミトリプチリン塩酸塩	1A2（代謝物）	デキサメタゾンベシル酸エステル
1A2	アミノフィリン		テトラベナジン
1A2（わずかに）	イストラデフィリン	1A2（一部）	デフェラシロクス
		1A2（主）	デュロキセチン塩酸塩

1A2	テルビナフィン塩酸塩
1A2(副)	トラニラスト
1A2	ナラトリプタン塩酸塩
1A2(一部)	パゾパニブ塩酸塩
1A2(一部)	パロノセトロン
1A2	ピオグリタゾン塩酸塩
1A2	ヒドロキシジン塩酸塩
1A2(可能性)	ピモジド
1A2(主)	ピルフェニドン
1A2	プロパフェノン塩酸塩
1A2	プロプラノロール塩酸塩
1A2	ベンダムスチン塩酸塩
1A2(一部)	ホスアプレピタントメグルミン
1A2	ボルテゾミブ
1A2	ミアンセリン塩酸塩
1A2	ミカファンギンナトリウム
1A2	ミルタザピン
1A2	メキシレチン塩酸塩
1A2	メトキサレン
1A2(主)	ラメルテオン
1A2	ラモセトロン塩酸塩
1A2	リドカイン
1A2	リドカイン塩酸塩
1A2	リルゾール
1A2(副)	レフルノミド
1A2	レボブピバカイン塩酸塩
1A2	ロチゴチン
1A2	ロピニロール塩酸塩
1A2(主)	ロピバカイン塩酸塩水和物
1A2	ワルファリンカリウム

★ CYP1A を阻害する医薬品

1A(わずかに)	テノホビルジソプロキシルフマル酸塩
1A	プルリフロキサシン
1A1(弱)	シタフロキサシン水和物
1A1(わずかに)	テノホビルジソプロキシルフマル酸塩
1A1(わずかに)	トピロキソスタット
1A1	リオシグアト
1A2(わずかに)	アザシチジン
1A2	アナグレリド塩酸塩水和物
1A2(弱)	アナストロゾール
1A2	アミオダロン塩酸塩

1A2	イソニアジド
1A2	インターフェロンベータ-1b
1A2	エチニルエストラジオール・ドロスピレノン
1A2	エチニルエストラジオール・レボノルゲストレル
1A2	エノキサシン
1A2(高濃度)	エファビレンツ
1A2(高濃度)	クエチアピンフマル酸塩
1A2(高濃度)	ザフィルルカスト
1A2(弱)	シタフロキサシン水和物
1A2	塩酸シプロフロキサシン
1A2	シメチジン
1A2	スチリペントール
1A2(顕著でない)	タファミジスメグルミン
1A2(わずかに)	テノホビルジソプロキシルフマル酸塩
1A2	デフェラシロクス
1A2(わずかに)	トピロキソスタット
1A2	ノルフロキサシン
1A2	パズフロキサシンメシル酸塩
1A2	パゾパニブ塩酸塩
1A2	ピペミド酸三水和物
1A2(強)	フルボキサミンマレイン酸塩
1A2	ペグインターフェロンアルファ-2a
1A2(弱)	ボルテゾミブ
1A2(わずかに)	ミグルスタット
1A2(弱)	ミルタザピン
1A2(弱)	ロスバスタチンカルシウム

★ CYP1A を誘導する医薬品

1A2(わずかに)	タファミジスメグルミン
1A2	ニコチン
1A2	モダフィニル
1A2	リトナビル

★ CYP2A の基質となる医薬品

2A6(副)	シクロホスファミド
2A6	テガフール
2A6	ピロカルピン塩酸塩
2A6(競合阻害)	ピロカルピン塩酸塩
2A6	ブリンゾラミド
2A6	メトキサレン
2A6	メトロニダゾール
2A6	レトロゾール

927

★ CYP2A を阻害する医薬品

2A6（弱）	イルベサルタン
2A6（わずかに）	ガバペンチン
2A6（中等度）	シメプレビルナトリウム
2A6（わずかに）	トピロキソスタット
2A6	メトキサレン
2A6（可能性）	ルビプロストン
2A6	レトロゾール

★ CYP2A を誘導する医薬品

―	

★ CYP2B の基質となる医薬品

2B	スルピリン
2B	ネビラピン
2B6（わずかに）	イストラデフィリン
2B6	エファビレンツ
2B6	クロピドグレル硫酸塩
2B6（代謝物）	サルポグレラート塩酸塩
2B6（主）	シクロホスファミド
2B6	塩酸セルトラリン
2B6（副）	ニフェカラント塩酸塩
2B6	ネビラピン
2B6	プラスグレル塩酸塩
2B6	ブリンゾラミド
2B6	ミカファンギンナトリウム
2B6（主）	メサドン塩酸塩

★ CYP2B を阻害する医薬品

2B6（弱）	カナグリフロジン水和物
2B6	クリゾチニブ
2B6	ソラフェニブトシル酸塩
2B6（顕著でない）	タファミジスメグルミン
2B6（わずかに）	トピロキソスタット
2B6	パゾパニブ塩酸塩
2B6	レゴラフェニブ

★ CYP2B を誘導する医薬品

2B6	エファビレンツ
2B6	エンザルタミド
2B6	フェニトイン
2B6	ホスフェニトインナトリウム

2B6	メサドン塩酸塩
2B6	モダフィニル

★ CYP2C の基質となる医薬品

2C	グリメピリド
2C	ホルモテロールフマル酸塩
2C	ミカファンギンナトリウム
2C（わずかに）	ラメルテオン
2C8	アコチアミド塩酸塩水和物
2C8（寄与小）	アピキサバン
2C8（わずかに）	イストラデフィリン
2C8	エルトロンボパグ　オラミン
2C8（主）	エンザルタミド
2C8（副）	シクロホスファミド
2C8	シタグリプチンリン酸塩
2C8（一部）	ゾピクロン
2C8（一部）	コハク酸ソリフェナシン
2C8	テルビナフィン塩酸塩
2C8（副）	トラニラスト
2C8（主）	トレプロスチニル
2C8（一部）	ニロチニブ塩酸塩水和物
2C8	パクリタキセル
2C8（一部）	パゾパニブ塩酸塩
2C8	ピオグリタゾン塩酸塩
2C8	ブリンゾラミド
2C8（わずかに）	ベラプロストナトリウム
2C8（一部）	メサドン塩酸塩
2C8	モザバプタン塩酸塩
2C8	モンテルカストナトリウム
2C8（一部）	ラパチニブトシル酸塩水和物
2C8	リオシグアト
2C8（競合阻害）	レチノール（ビタミン A）
2C8（主）	レパグリニド
2C8	ロペラミド塩酸塩
2C9	アジルサルタン
2C9（競合阻害）	アタザナビル硫酸塩
2C9（寄与小）	アピキサバン
2C9	イブプロフェン
2C9（競合阻害）	イマチニブメシル酸塩
2C9	イルベサルタン
2C9	エチゾラム
2C9	エチニルエストラジオール

928

2C9	エチニルエストラジオール・デソゲストレル	2C9	ボセンタン水和物
2C9	エチニルエストラジオール・ドロスピレノン	2C9	ボリコナゾール
2C9	エチニルエストラジオール・ノルエチステロン	2C9（弱）	ボルテゾミブ
2C9	エチニルエストラジオール・ノルゲストレル	2C9	ミチグリニドカルシウム水和物
2C9	エチニルエストラジオール・レボノルゲストレル	2C9（主）	メロキシカム
2C9	エトラビリン	2C9	モフェゾラク
2C9（主）	カルベジロール	2C9	モンテルカストナトリウム
2C9（一部・弱）	カンデサルタンシレキセチル	2C9	ラメルテオン
2C9	クアゼパム	2C9	ルキソリチニブリン酸塩
2C9	グリベンクラミド	2C9（副）	レフルノミド
2C9	グリメピリド	2C9	ロサルタンカリウム
2C9	サキナビルメシル酸塩	2C9（主）	ロスバスタチンカルシウム
2C9（競合阻害）	サキナビルメシル酸塩	2C9	ロルノキシカム
2C9	ザフィルルカスト	2C9（競合阻害）	ロルノキシカム
2C9（代謝物）	サルポグレラート塩酸塩	2C9（主）	ワルファリンカリウム
2C9	ジクロフェナクナトリウム	2C18（わずかに）	イストラデフィリン
2C9（副）	シクロホスファミド	2C18	トホグリフロジン水和物
2C9（副）	シルデナフィルクエン酸塩	2C18（副）	トラニラスト
2C9	塩酸セルトラリン	2C18（副）	ニフェカラント塩酸塩
2C9	セレコキシブ	2C19（一部）	アキシチニブ
2C9（競合阻害）	セレコキシブ	2C19	アトバコン・プログアニル
2C9（一部）	ゾルピデム酒石酸塩	2C19（寄与小）	アピキサバン
2C9（寄与小）	タペンタドール塩酸塩	2C19（一部）	アプレピタント
2C9	テルビナフィン塩酸塩	2C19	アミトリプチリン塩酸塩
2C9（主）	トラニラスト	2C19（一部）	アンブリセンタン
2C9	ドルゾラミド塩酸塩	2C19（副）	イミプラミン塩酸塩
2C9	トルブタミド	2C19（主）	エスシタロプラムシュウ酸塩
2C9（一部）	トレプロスチニル	2C19（主）	エソメプラゾールマグネシウム水和物
2C9	ナテグリニド	2C19	エトラビリン
2C9	ナプロキセン	2C19（主）	オメプラゾール
2C9	ナラトリプタン塩酸塩	2C19（代謝物）	クロバザム
2C9（副）	ニフェカラント塩酸塩	2C19	クロピドグレル硫酸塩
2C9	バルサルタン	2C19（副）	クロミプラミン塩酸塩
2C9	ピオグリタゾン塩酸塩	2C19（代謝物）	サルポグレラート塩酸塩
2C9（弱）	ピタバスタチンカルシウム	2C19	ジアゼパム
2C9	ピルフェニドン	2C19（一部）	シルニジピン
2C9（主）	フェニトイン	2C19（一部）	シロスタゾール
2C9	ブリンゾラミド	2C19（主）	スチリペントール
2C9	フルバスタチンナトリウム	2C19（わずかに）	スボレキサント
2C9	フルルビプロフェン	2C19	塩酸セルトラリン
2C9	ベンズブロマロン	2C19（一部）	コハク酸ソリフェナシン
2C9（主）	ホスフェニトインナトリウム	2C19（寄与小）	タペンタドール塩酸塩

2C19	テルビナフィン塩酸塩
2C19（一部）	トファシチニブクエン酸塩
2C19	ドルゾラミド塩酸塩
2C19（副）	ニフェカラント塩酸塩
2C19（一部）	ネルフィナビルメシル酸塩
2C19	ピオグリタゾン塩酸塩
2C19	ヒドロキシジン塩酸塩
2C19	ピルフェニドン
2C19（一部）	フェニトイン
2C19	プロプラノロール塩酸塩
2C19（一部）	ホスアプレピタントメグルミン
2C19（一部）	ホスフェニトインナトリウム
2C19	ボリコナゾール
2C19	ボルテゾミブ
2C19（一部）	メサドン塩酸塩
2C19（一部）	ラパチニブトシル酸塩水和物
2C19	ラベプラゾールナトリウム
2C19	ラメルテオン
2C19	ランソプラゾール
2C19（副）	レフルノミド
2C19（主）	ロスバスタチンカルシウム
2C19	ロチゴチン

★ CYP2C を阻害する医薬品

2C8（弱）	アタザナビル硫酸塩
2C8	アビラテロン酢酸エステル
2C8（弱）	イルベサルタン
2C8	エルトロンボパグ オラミン
2C8（弱）	カナグリフロジン水和物
2C8（中等度）	シメプレビルナトリウム
2C8	ソラフェニブトシル酸塩
2C8（顕著でない）	タファメジスメグルミン
2C8（高濃度）	タミバロテン
2C8	デフェラシロクス
2C8（わずかに）	トピロキソスタット
2C8	パゾパニブ塩酸塩
2C8（わずかに）	フェブキソスタット
2C8	ラパチニブトシル酸塩水和物
2C8	レゴラフェニブ
2C9（弱）	アナストロゾール
2C9	アミオダロン塩酸塩
2C9	イソニアジド

2C9	イマチニブメシル酸塩
2C9（弱）	イルベサルタン
2C9	インターフェロンベータ-1b
2C9（弱）	エトラビリン
2C9	エファビレンツ
2C9	エルトロンボパグ オラミン
2C9	エンタカポン
2C9（弱）	カナグリフロジン水和物
2C9	カペシタビン
2C9（高濃度）	クエチアピンフマル酸塩
2C9（非活性代謝物）	クロピドグレル硫酸塩
2C9	ザフィルルカスト
2C9	シメチジン
2C9	スチリペントール
2C9	ソラフェニブトシル酸塩
2C9（顕著でない）	タファメジスメグルミン
2C9（高濃度）	タミバロテン
2C9（わずかに）	トピロキソスタット
2C9	パゾパニブ塩酸塩
2C9（弱）	ビカルタミド
2C9	フェノフィブラート
2C9	フルコナゾール
2C9	フルボキサミンマレイン酸塩
2C9	ベンズブロマロン
2C9	ホスフルコナゾール
2C9	ボリコナゾール
2C9	ボリノスタット
2C9（弱）	ボルテゾミブ
2C9	ミコナゾール
2C9	メトロニダゾール
2C9	モダフィニル
2C9	レゴラフェニブ
2C9（代謝物）	レフルノミド
2C9（弱）	ロスバスタチンカルシウム
2C19	インターフェロンベータ-1b
2C19	エソメプラゾールマグネシウム水和物
2C19	エチニルエストラジオール
2C19	エチニルエストラジオール・デソゲストレル
2C19	エチニルエストラジオール・ドロスピレノン
2C19	エチニルエストラジオール・ノルエチステロン
2C19	エチニルエストラジオール・ノルゲストレル
2C19	エチニルエストラジオール・レボノルゲストレル

2C19(弱)	エトラビリン
2C19	エファビレンツ
2C19	オメプラゾール
2C19(高濃度)	クエチアピンフマル酸塩
2C19	クロラムフェニコール
2C19(軽度)	シメプレビルナトリウム
2C19	スチリペントール
2C19	ソラフェニブトシル酸塩
2C19(顕著でない)	タファメジスメグルミン
2C19(高濃度)	タミバロテン
2C19(わずかに)	トピロキソスタット
2C19	パゾパニブ塩酸塩
2C19(弱)	ビカルタミド
2C19(弱)	フィナステリド
2C19	フルコナゾール
2C19(強)	フルボキサミンマレイン酸塩
2C19	ホスフルコナゾール
2C19	ボリコナゾール
2C19	ボルテゾミブ
2C19	モダフィニル
2C19(弱)	ルセオグリフロジン水和物
2C19	レトロゾール
2C19(弱)	ロスバスタチンカルシウム

★ CYP2C を誘導する医薬品

2C8	インターフェロンアルファ-2b
2C8	ペグインターフェロンアルファ-2b
2C9	アプレピタント
2C9	インターフェロンアルファ-2b
2C9(弱)	エルビテグラビル
2C9	エンザルタミド
2C9	ペグインターフェロンアルファ-2b
2C9	ホスアプレピタントメグルミン
2C9	ボセンタン水和物
2C9	リトナビル
2C19	エンザルタミド
2C19(可能性)	トシリズマブ
2C19(可能性)	ボセンタン水和物
2C19	リトナビル

★ CYP2D の基質となる医薬品

2D6	アトモキセチン塩酸塩
2D6	アプリンジン塩酸塩
2D6(主)	アミトリプチリン塩酸塩
2D6	アリピプラゾール
2D6	アログリプチン安息香酸塩
2D6(わずかに)	イストラデフィリン
2D6(競合阻害)	イマチニブメシル酸塩
2D6(主)	イミプラミン塩酸塩
2D6	ウメクリジニウム臭化物
2D6	ウラピジル
2D6	エスシタロプラムシュウ酸塩
2D6	オキサトミド
2D6(一部)	オキシコドン塩酸塩
2D6(副)	オランザピン
2D6	オンダンセトロン塩酸塩
2D6	カナグリフロジン水和物
2D6	ガランタミン臭化水素酸塩
2D6	カルテオロール塩酸塩
2D6(主)	カルベジロール
2D6(主)	クロミプラミン塩酸塩
2D6	クロルプロマジン塩酸塩
2D6	ゲフィチニブ
2D6	コデインリン酸塩
2D6(一部)	コビシスタット
2D6	サキナビルメシル酸塩
2D6(競合阻害)	サキナビルメシル酸塩
2D6(代謝物)	サルポグレラート塩酸塩
2D6	ジヒドロコデインリン酸塩
2D6(一部)	シベンゾリンコハク酸塩
2D6(一部)	シロスタゾール
2D6	セビメリン塩酸塩水和物
2D6	セレギリン塩酸塩
2D6(一部)	コハク酸ソリフェナシン
2D6(寄与小)	タペンタドール塩酸塩
2D6	タモキシフェンクエン酸塩
2D6	タンドスピロンクエン酸塩
2D6(一部)	チオトロピウム臭化物水和物
2D6	チモロールマレイン酸塩
2D6	デキストロメトルファン臭化水素酸塩
2D6	テトラベナジン
2D6(一部)	デフェラシロクス
2D6(一部)	デュロキセチン塩酸塩
2D6(競合阻害)	デュロキセチン塩酸塩

2D6	デラマニド
2D6	トコン
2D6	ドスレピン塩酸塩
2D6(競合阻害)	ドスレピン塩酸塩
2D6(一部)	ドネペジル塩酸塩
2D6	トラゾドン塩酸塩
2D6(副)	トラニラスト
2D6	トラマドール塩酸塩
2D6	酒石酸トルテロジン
2D6	ナラトリプタン塩酸塩
2D6(主)	ニフェカラント塩酸塩
2D6	ネビラピン
2D6	ノルトリプチリン塩酸塩
2D6(わずかに)	パリペリドン
2D6	パロキセチン塩酸塩水和物
2D6(主)	パロノセトロン
2D6	ハロペリドール
2D6	ハロペリドールデカン酸エステル
2D6	ピオグリタゾン塩酸塩
2D6	ヒドロキシジン塩酸塩
2D6	ピモジド
2D6	ピルシカイニド塩酸塩
2D6	ピルフェニドン
2D6	ピンドロール
2D6	フェソテロジンフマル酸塩
2D6	フルフェナジンデカン酸エステル
2D6	フルボキサミンマレイン酸塩
2D6	フレカイニド酢酸塩
2D6(競合阻害)	フレカイニド酢酸塩
2D6	プロパフェノン塩酸塩
2D6	プロプラノロール塩酸塩
2D6	ヒベンズ酸プロメタジン
2D6	ペルフェナジン
2D6(弱)	ボルテゾミブ
2D6	ホルモテロールフマル酸塩
2D6	マプロチリン塩酸塩
2D6	ミアンセリン塩酸塩
2D6	ミルタザピン
2D6	メキシレチン塩酸塩
2D6(一部)	メサドン塩酸塩
2D6	メトプロロール酒石酸塩
2D6(一部)	ラフチジン

2D6	ラモセトロン塩酸塩
2D6(競合阻害)	リザトリプタン安息香酸塩
2D6	リスペリドン
2D6	リトナビル
2D6(副)	レフルノミド
2D6(可能性)	ロスバスタチンカルシウム
2D6	ロラタジン

★ CYP2D を阻害する医薬品

2D6	アスナプレビル
2D6	アビラテロン酢酸エステル
2D6	アミオダロン塩酸塩
2D6	エスシタロプラムシュウ酸塩
2D6(高濃度)	エファビレンツ
2D6	キニジン硫酸塩
2D6(高濃度)	クエチアピンフマル酸塩
2D6	クロバザム
2D6	ゲフィチニブ
2D6	コビシスタット
2D6	シナカルセト塩酸塩
2D6	シメチジン
2D6(中等度)	シメプレビルナトリウム
2D6	スチリペントール
2D6	セレコキシブ
2D6	ソラフェニブトシル酸塩
2D6(顕著でない)	タファメジスメグルミン
2D6(弱)	テネリグリプチン臭化水素酸塩水和物
2D6(弱)	テリスロマイシン
2D6	テルビナフィン塩酸塩
2D6(わずかに)	トピロキソスタット
2D6	パゾパニブ塩酸塩
2D6	パロキセチン塩酸塩水和物
2D6(弱)	ビカルタミド
2D6(わずかに)	フェブキソスタット
2D6	フルボキサミンマレイン酸塩
2D6(弱)	ボルテゾミブ
2D6	ミラベグロン
2D6(弱)	ミルタザピン
2D6	レゴラフェニブ
2D6(弱)	ロスバスタチンカルシウム

★ CYP2D を誘導する医薬品

2D6	インターフェロンアルファ-2b
2D6（可能性）	トシリズマブ
2D6	ペグインターフェロンアルファ-2b
2D6	ヘミン

★ CYP2E の基質となる医薬品

2E1	アセトアミノフェン
2E1	エスゾピクロン
2E1	カフェイン
2E1（副）	カルベジロール
2E1（副）	テオフィリン
2E1	デラマニド
2E1	ナラトリプタン塩酸塩
2E1	ピルフェニドン

★ CYP2E を阻害する医薬品

2E1（わずかに）	アザシチジン
2E1（高濃度）	カペシタビン
2E1（わずかに）	トピロキソスタット
2E1	パゾパニブ塩酸塩
2E1（わずかに）	ミグルスタット
2E1（弱）	ロスバスタチンカルシウム

★ CYP2E を誘導する医薬品

| ― | |

★ CYP2J の基質となる医薬品

2J2（寄与小）	アピキサバン
2J2	エバスチン
2J2	リオシグアト
2J2	リバーロキサバン

★ CYP2J を阻害する医薬品

| ― | |

★ CYP2J を誘導する医薬品

| ― | |

★ CYP3A の基質となる医薬品

3A	アスナプレビル
3A	エリスロマイシン
3A	エルビテグラビル
3A（主）	カバジタキセルアセトン付加物
3A	グラニセトロン塩酸塩
3A（競合阻害）	クロラゼプ酸二カリウム
3A	コビシスタット
3A	コルホルシンダロパート塩酸塩
3A	ジゴキシン
3A	ジソピラミドリン酸塩
3A（主）	シメプレビルナトリウム
3A（主）	スボレキサント
3A	ゾニサミド
3A	ネビラピン
3A（主）	バニプレビル
3A	ビンクリスチン硫酸塩
3A	ビンデシン硫酸塩
3A	ビンブラスチン硫酸塩
3A	プラスグレル塩酸塩
3A（競合阻害）	ブロモクリプチンメシル酸塩
3A	ボスチニブ水和物
3A	ミカファンギンナトリウム
3A	メチルジゴキシン
3A	メフロキン塩酸塩
3A（主）	ラパチニブトシル酸塩水和物
3A	リオシグアト
3A	リトナビル
3A（競合阻害）	リトナビル
3A	リルピビリン塩酸塩
3A	ロピナビル・リトナビル
3A（競合阻害）	ロピナビル・リトナビル
3A	ワルファリンカリウム
3A4（主）	アキシチニブ
3A4	アコチアミド塩酸塩水和物
3A4	アセトアミノフェン
3A4	アゼルニジピン
3A4（競合阻害）	アゼルニジピン
3A4	アタザナビル硫酸塩
3A4（競合阻害）	アタザナビル硫酸塩
3A4	アトルバスタチンカルシウム水和物
3A4（主）	アピキサバン
3A4	アビラテロン酢酸エステル
3A4（競合阻害）	アプリンジン塩酸塩
3A4	アプレピタント

933

3A4	アミオダロン塩酸塩	3A4（競合阻害）	エファビレンツ
3A4（競合阻害）	アミオダロン塩酸塩	3A4	エプレレノン
3A4	アミトリプチリン塩酸塩	3A4	エベロリムス
3A4	アムロジピンベシル酸塩	3A4	エリブリンメシル酸塩
3A4（競合阻害）	アムロジピンベシル酸塩	3A4（競合阻害）	エリブリンメシル酸塩
3A4	アラニジピン	3A4（競合阻害）	エルゴメトリンマレイン酸塩
3A4（ほとんどなし）	アリスキレンフマル酸塩	3A4	エルロチニブ塩酸塩
3A4	アリピプラゾール	3A4	エレトリプタン臭化水素酸塩
3A4	アルガトロバン水和物	3A4（一部）	エンザルタミド
3A4	アルプラゾラム	3A4	オキサトミド
3A4（主）	アレクチニブ塩酸塩	3A4（主）	オキシコドン塩酸塩
3A4（主）	アンブリセンタン	3A4	オキシブチニン塩酸塩
3A4	イストラデフィリン	3A4（一部）	オメプラゾール
3A4	イトラコナゾール	3A4	オンダンセトロン塩酸塩
3A4（主）	イベルメクチン	3A4（主）	カナグリフロジン水和物
3A4	イホスファミド	3A4	カフェイン
3A4	イマチニブメシル酸塩	3A4	カベルゴリン
3A4（競合阻害）	イマチニブメシル酸塩	3A4	ガランタミン臭化水素酸塩
3A4	イミダフェナシン	3A4	カルバマゼピン
3A4（副）	イミプラミン塩酸塩	3A4（副）	カルベジロール
3A4（代謝物）	イリノテカン塩酸塩	3A4	キニジン硫酸塩
3A4	インジナビル	3A4（競合阻害）	キニジン硫酸塩
3A4（競合阻害）	インジナビル	3A4	クアゼパム
3A4	インダカテロールマレイン酸塩	3A4（主）	クエチアピンフマル酸塩
3A4	エキセメスタン	3A4	クラリスロマイシン
3A4	エスシタロプラムシュウ酸塩	3A4	クリゾチニブ
3A4（主）	エスゾピクロン	3A4	グリベンクラミド
3A4	エストラジオール	3A4	クロザピン
3A4	エストラジオール・レボノルゲストレル	3A4（競合阻害もあり）	クロバザム
3A4（一部）	エソメプラゾールマグネシウム水和物	3A4	クロピドグレル硫酸塩
3A4	エチゾラム	3A4（副）	クロミプラミン塩酸塩
3A4	エチニルエストラジオール	3A4	ゲフィチニブ
3A4	エチニルエストラジオール・デソゲストレル	3A4	ゲムツズマブオゾガマイシン
3A4	エチニルエストラジオール・ドロスピレノン	3A4	コデインリン酸塩
3A4	エチニルエストラジオール・ノルエチステロン	3A4	コルヒチン
3A4	エチニルエストラジオール・ノルゲストレル	3A4	サキサグリプチン水和物
3A4	エチニルエストラジオール・レボノルゲストレル	3A4	サキナビルメシル酸塩
3A4	エドキサバントシル酸塩水和物	3A4（競合阻害）	サキナビルメシル酸塩
3A4	エトスクシミド	3A4（代謝物）	サルポグレラート塩酸塩
3A4	エトラビリン	3A4	サルメテロールキシナホ酸塩
3A4	エバスチン	3A4	ジエノゲスト
3A4（主）	エファビレンツ	3A4	シクレソニド

3A4	シクロスポリン	3A4	デキサメタゾンリン酸エステルナトリウム
3A4(副)	シクロホスファミド	3A4	デキストロメトルファン臭化水素酸塩
3A4	ジソピラミド	3A4	テトラベナジン
3A4	ジソピラミドリン酸塩	3A4(主)	テネリグリプチン臭化水素酸塩水和物
3A4(主)	シタグリプチンリン酸塩	3A4	テムシロリムス
3A4	シナカルセト塩酸塩	3A4(主)	デュタステリド
3A4	ジヒドロエルゴタミンメシル酸塩	3A4	テラプレビル
3A4(競合阻害)	ジヒドロエルゴタミンメシル酸塩	3A4(競合阻害)	テラプレビル
3A4	ジヒドロエルゴトキシンメシル酸塩	3A4(わずかに)	デラマニド
3A4	ジヒドロコデインリン酸塩	3A4	テリスロマイシン
3A4	シベンゾリンコハク酸塩	3A4	テルビナフィン塩酸塩
3A4	シメプレビルナトリウム	3A4	トコン
3A4	ジルチアゼム塩酸塩	3A4	ドセタキセル水和物
3A4(主)	シルデナフィルクエン酸塩	3A4(競合阻害)	ドセタキセル水和物
3A4	シルニジピン	3A4(主)	ドネペジル塩酸塩
3A4(主)	シロスタゾール	3A4	トピラマート
3A4	シロドシン	3A4(主)	トファシチニブクエン酸塩
3A4	シロリムス	3A4	トフィソパム
3A4	シンバスタチン	3A4(主)	トラスツズマブエムタンシン
3A4(主)	スチリペントール	3A4	トラゾドン塩酸塩
3A4	スニチニブリンゴ酸塩	3A4(副)	トラニラスト
3A4	セビメリン塩酸塩水和物	3A4	トラマドール塩酸塩
3A4	塩酸セルトラリン	3A4	トリアゾラム
3A4	セレギリン塩酸塩	3A4	ドルゾラミド塩酸塩
3A4	ゾニサミド	3A4(わずかに)	ドルテグラビルナトリウム
3A4(主)	ゾピクロン	3A4	酒石酸トルテロジン
3A4	ソラフェニブトシル酸塩	3A4	トルバプタン
3A4(主)	コハク酸ソリフェナシン	3A4	トレミフェンクエン酸塩
3A4(主)	ゾルピデム酒石酸塩	3A4	ドンペリドン
3A4	ダクラタスビル塩酸塩	3A4	ナラトリプタン塩酸塩
3A4	タクロリムス水和物	3A4	ナルフラフィン塩酸塩
3A4(競合阻害)	タクロリムス水和物	3A4	ニカルジピン塩酸塩
3A4	ダサチニブ	3A4	ニソルジピン
3A4	タダラフィル	3A4(競合阻害)	ニソルジピン
3A4	タミバロテン	3A4	ニトレンジピン
3A4	タモキシフェンクエン酸塩	3A4(主)	ニフェカラント塩酸塩
3A4	ダルナビルエタノール付加物	3A4	ニフェジピン
3A4	タンドスピロンクエン酸塩	3A4	ニルバジピン
3A4(一部)	チオトロピウム臭化物水和物	3A4(競合阻害)	ニルバジピン
3A4(副)	テオフィリン	3A4	ニロチニブ塩酸塩水和物
3A4	デキサメタゾン	3A4	ネビラピン
3A4(代謝物)	デキサメタゾンベシル酸エステル	3A4	ネモナプリド

935

3A4（主）	ネルフィナビルメシル酸塩	3A4	ベタメタゾン
3A4（競合阻害）	ネルフィナビルメシル酸塩	3A4	ベタメタゾン酢酸エステル・
3A4	パクリタキセル		ベタメタゾンリン酸エステルナトリウム
3A4（主）	パゾパニブ塩酸塩	3A4	ベタメタゾンリン酸エステルナトリウム
3A4（わずかに）	パリペリドン	3A4	ベニジピン塩酸塩
3A4	バルデナフィル塩酸塩水和物	3A4	ベラパミル塩酸塩
3A4	バルニジピン塩酸塩	3A4（競合阻害）	ベラパミル塩酸塩
3A4（一部）	パロノセトロン	3A4	ペロスピロン塩酸塩水和物
3A4	ハロペリドール	3A4	ホスアプレピタントメグルミン
3A4	ハロペリドールデカン酸エステル	3A4	ホスアンプレナビルカルシウム水和物
3A4	ピオグリタゾン塩酸塩	3A4	ボスチニブ水和物
3A4（主）	ヒドロキシジン塩酸塩	3A4	ボセンタン水和物
3A4	ビノレルビン酒石酸塩	3A4	ボリコナゾール
3A4（主）	ピモジド	3A4	ボルテゾミブ
3A4（主）	ビランテロールトリフェニル酢酸塩	3A4（競合阻害）	ボルテゾミブ
3A4	フィナステリド	3A4	マニジピン塩酸塩
3A4	フェソテロジンフマル酸塩	3A4	マラビロク
3A4	フェロジピン	3A4	ミアンセリン塩酸塩
3A4（競合阻害）	フェロジピン	3A4	ミダゾラム
3A4	フェンタニル	3A4（競合阻害）	ミダゾラム
3A4	フェンタニルクエン酸塩	3A4（一部）	ミラベグロン
3A4	ブデソニド	3A4	ミルタザピン
3A4	ブピバカイン塩酸塩	3A4	メキサゾラム
3A4	ブプレノルフィン	3A4（主）	メサドン塩酸塩
3A4	プラジカンテル	3A4	メチルエルゴメトリンマレイン酸塩
3A4	プランルカスト水和物	3A4（競合阻害）	メチルエルゴメトリンマレイン酸塩
3A4（競合阻害）	プランルカスト水和物	3A4	メチルプレドニゾロン
3A4（主）	ブリンゾラミド	3A4	メチルプレドニゾロンコハク酸エステルナトリウム
3A4	フルチカゾンフランカルボン酸エステル	3A4	メチルプレドニゾロン酢酸エステル
3A4	フルチカゾンプロピオン酸エステル	3A4	メフロキン塩酸塩
3A4	フルニトラゼパム	3A4（一部）	メロキシカム
3A4（主）	フルベストラント	3A4	モザバプタン塩酸塩
3A4	プレドニゾロン	3A4	モサプリドクエン酸塩
3A4	プレドニゾロンコハク酸エステルナトリウム	3A4（一部）	モダフィニル
3A4（主）	ブレンツキシマブベドチン	3A4	モメタゾンフランカルボン酸エステル水和物
3A4	プロカテロール塩酸塩	3A4	モンテルカストナトリウム
3A4	ブロチゾラム	3A4	ラパチニブトシル酸塩水和物
3A4	ブロナンセリン	3A4（主）	ラフチジン
3A4	プロパフェノン塩酸塩	3A4	ラベプラゾールナトリウム
3A4	プロピベリン塩酸塩	3A4（わずかに）	ラメルテオン
3A4	ブロムペリドール	3A4	ランソプラゾール
3A4	ブロモクリプチンメシル酸塩	3A4（一部）	リスペリドン

3A4	リドカイン
3A4	リドカイン塩酸塩
3A4(弱)	リナグリプチン
3A4(競合阻害弱)	リナグリプチン
3A4	リバーロキサバン
3A4	リファブチン
3A4	リルマザホン塩酸塩
3A4(主)	ルキソリチニブリン酸塩
3A4	ルセオグリフロジン水和物
3A4	レゴラフェニブ
3A4	レトロゾール
3A4(一部)	レパグリニド
3A4(わずかに)	レバミピド
3A4(主)	レフルノミド
3A4(代謝物)	レフルノミド
3A4	レボセチリジン塩酸塩
3A4	レボブピバカイン塩酸塩
3A4(可能性)	ロスバスタチンカルシウム
3A4(競合阻害)	ロピナビル・リトナビル
3A4	ロピバカイン塩酸塩水和物
3A4	ロフラゼプ酸エチル
3A4	ロペラミド塩酸塩
3A4	ロラタジン
3A4	ワルファリンカリウム
3A5(主)	アキシチニブ
3A5(主)	アピキサバン
3A5	アルプラゾラム
3A5(一部)	アンブリセンタン
3A5	イストラデフィリン
3A5(競合阻害)	イマチニブメシル酸塩
3A5(一部)	エンザルタミド
3A5	オキシブチニン塩酸塩
3A5	クリゾチニブ
3A5	サキサグリプチン水和物
3A5(一部)	コハク酸ソリフェナシン
3A5	テムシロリムス
3A5(副)	デュタステリド
3A5(競合阻害)	テラプレビル
3A5(一部)	トラスツズマブエムタンシン
3A5	ナラトリプタン塩酸塩
3A5(主)	ヒドロキシジン塩酸塩
3A5	ラパチニブトシル酸塩水和物

3A5	ルセオグリフロジン水和物
3A5(競合阻害)	ロピナビル・リトナビル
3A7(競合阻害)	ロピナビル・リトナビル

★ CYP3A を阻害する医薬品

3A	エリスロマイシン
3A	クリゾチニブ
3A	コビシスタット
3A(軽度)	シメプレビルナトリウム
3A(可能性)	スボレキサント
3A(弱)	バニプレビル
3A(強)	ボリコナゾール
3A	ミコナゾール
3A4	アタザナビル硫酸塩
3A4(弱)	アナストロゾール
3A4	アプレピタント
3A4	アミオダロン塩酸塩
3A4	アレクチニブ塩酸塩
3A4(弱)	アログリプチン安息香酸塩
3A4	イストラデフィリン
3A4	イトラコナゾール
3A4	イマチニブメシル酸塩
3A4(弱)	イルベサルタン
3A4	インジナビル
3A4	エファビレンツ
3A4	エベロリムス
3A4(弱)	カナグリフロジン水和物
3A4	キヌプリスチン・ダルホプリスチン
3A4(高濃度)	クエチアピンフマル酸塩
3A4	クラリスロマイシン
3A4	シクロスポリン
3A4	塩酸シプロフロキサシン
3A4	シメチジン
3A4	ジョサマイシン
3A4	シロリムス
3A4	スチリペントール
3A4	ソラフェニブトシル酸塩
3A4	タクロリムス水和物
3A4	ダサチニブ
3A4	ダナゾール
3A4(顕著でない)	タファミジスメグルミン
3A4(高濃度)	タミバロテン

3A4	ダルナビルエタノール付加物
3A4(弱)	テネリグリプチン臭化水素酸塩水和物
3A4	テラプレビル
3A4	テリスロマイシン
3A4(わずかに)	トピロキソスタット
3A4	トフィソパム
3A4	ニカルジピン塩酸塩
3A4	ニロチニブ塩酸塩水和物
3A4	ネルフィナビルメシル酸塩
3A4	パゾパニブ塩酸塩
3A4	ビカルタミド
3A4	フルコナゾール
3A4	フルボキサミンマレイン酸塩
3A4	ブロモクリプチンメシル酸塩
3A4	ベラパミル塩酸塩
3A4	ホスアプレピタントメグルミン
3A4	ホスアンプレナビルカルシウム水和物
3A4	ホスフルコナゾール
3A4	ボリコナゾール
3A4	ボリノスタット
3A4(弱)	ボルテゾミブ
3A4(弱)	ミルタザピン
3A4	モザバプタン塩酸塩
3A4	ラパチニブトシル酸塩水和物
3A4	ランレオチド酢酸塩
3A4	リナグリプチン
3A4	ルキソリチニブリン酸塩
3A4	レゴラフェニブ
3A4(弱)	ロスバスタチンカルシウム
3A5(弱)	アログリプチン安息香酸塩
3A5	イストラデフィリン
3A5(顕著でない)	タファミジスメグルミン
3A5	テラプレビル

★ CYP3A を誘導する医薬品

3A	アモバルビタール
3A	ソマトロピン
3A	ネビラピン
3A	フェニトイン
3A	フェノバルビタール
3A	リファブチン
3A4	アスナプレビル

3A4	アプレピタント
3A4(弱)	アログリプチン安息香酸塩
3A4(弱)	エトラビリン
3A4	エファビレンツ
3A4	エンザルタミド
3A4	カルバマゼピン
3A4	タファメジスメグルミン
3A4	デキサメタゾン
3A4	デキサメタゾンリン酸エステルナトリウム
3A4(弱)	デフェラシロクス
3A4(可能性)	トシリズマブ
3A4	フェニトイン
3A4	フェノバルビタール
3A4	ヘミン
3A4	ホスアプレピタントメグルミン
3A4	ホスフェニトインナトリウム
3A4	ボセンタン水和物
3A4	メサドン塩酸塩
3A4	モダフィニル
3A4	リファブチン
3A4(主)	リファンピシン
3A4(弱)	ルセオグリフロジン水和物
3A4	ルフィナミド
3A5(弱)	アログリプチン安息香酸塩

★ CYP4A の基質となる医薬品

4A11	トホグリフロジン水和物
4A11	ルセオグリフロジン水和物

★ CYP4A を阻害する医薬品

—	

★ CYP4A を誘導する医薬品

—	

★ CYP4F の基質となる医薬品

4F	フィンゴリモド塩酸塩
4F2(特に)	フィンゴリモド塩酸塩
4F2	ルセオグリフロジン水和物
4F3B	トホグリフロジン水和物
4F3B	ルセオグリフロジン水和物

★ CYP4F を阻害する医薬品		★ CYP4F を誘導する医薬品	
—		—	

P 糖タンパク

★ P 糖タンパクの基質となる医薬品

PGP 基質	アスナプレビル
PGP 基質	アピキサバン
PGP 基質	アファチニブマレイン酸塩
PGP 基質	アプレピタント
PGP 基質	アリスキレンフマル酸塩
PGP 基質	アンブリセンタン
PGP 基質	イプラグリフロジン L-プロリン
PGP 基質	イベルメクチン
PGP 基質	イマチニブメシル酸塩
PGP 基質	インダカテロールマレイン酸塩
PGP 基質	エドキサバントシル酸塩水和物
PGP 基質	エベロリムス
PGP 基質	カナグリフロジン水和物
PGP 基質	カバジタキセル アセトン付加物
PGP 基質	クリゾチニブ
PGP 基質	コルヒチン
PGP 基質	サキサグリプチン水和物
PGP 基質	サキナビルメシル酸塩
PGP 基質	ジゴキシン
PGP 基質	シメプレビルナトリウム
PGP 基質	シロリムス
PGP 基質	ダクラタスビル塩酸塩
PGP 基質（弱）	ダパグリフロジンプロピレングリコール
PGP 基質	ダビガトランエテキシラートメタンスルホン酸塩
PGP 基質	テノホビルジソプロキシルフマル酸塩
PGP 基質	トファシチニブクエン酸塩
PGP 基質	トラスツズマブエムタンシン
PGP 基質	トルバプタン
PGP 基質	ニロチニブ塩酸塩水和物
PGP 基質	パゾパニブ塩酸塩
PGP 基質	フェキソフェナジン塩酸塩
PGP 基質	フェンタニルクエン酸塩
PGP 基質	ブレンツキシマブベドチン
PGP 基質	ベラパミル塩酸塩
PGP 基質	ホスアプレピタントメグルミン

PGP 基質	ボスチニブ水和物
PGP 基質	マラビロク
PGP 基質	ミラベグロン
PGP 基質	メサドン塩酸塩
PGP 基質	メチルジゴキシン
PGP 基質	ラパチニブトシル酸塩水和物
PGP 基質	リオシグアト
PGP 基質	リバーロキサバン
PGP 基質	ルセオグリフロジン水和物
PGP 基質	レゴラフェニブ
PGP 基質	ロペラミド塩酸塩

★ P 糖タンパクを阻害する医薬品

PGP 阻害	アジスロマイシン水和物
PGP 阻害	アスナプレビル
PGP 阻害	アトルバスタチンカルシウム水和物
PGP 阻害	アビラテロン酢酸エステル
PGP 阻害	アプレピタント
PGP 阻害	アミオダロン塩酸塩
PGP 阻害	アレクチニブ塩酸塩
PGP 阻害	イストラデフィリン
PGP 阻害	イトラコナゾール
PGP 阻害	イマチニブメシル酸塩
PGP 阻害（弱）	エトラビリン
PGP 阻害	エリスロマイシン
PGP 阻害	エンザルタミド
PGP 阻害（弱）	カナグリフロジン水和物
PGP 阻害	クラリスロマイシン
PGP 阻害	クリゾチニブ
PGP 阻害	コビシスタット
PGP 阻害	サキナビルメシル酸塩
PGP 阻害	シクロスポリン
PGP 阻害	シメプレビルナトリウム
PGP 阻害（弱）	スボレキサント
PGP 阻害	ダクラタスビル塩酸塩
PGP 阻害	ダルナビルエタノール付加物

PGP 阻害	テラプレビル
PGP 阻害	トピロキソスタット
PGP 阻害	トファシチニブクエン酸塩
PGP 阻害	トルバプタン
PGP 阻害	ニロチニブ塩酸塩水和物
PGP 阻害	バニプレビル
PGP 阻害	ベラパミル塩酸塩
PGP 阻害	ホスアプレピタントメグルミン
PGP 阻害	ボスチニブ水和物
PGP 阻害	マラビロク
PGP 阻害	ミラベグロン

PGP 阻害	ラパチニブトシル酸塩水和物
PGP 阻害	リトナビル
PGP 阻害	ルキソリチニブリン酸塩
PGP 阻害	レゴラフェニブ
PGP 阻害	ロピナビル・リトナビル

★P糖タンパクを誘導する医薬品

PGP 誘導	エンザルタミド
PGP 誘導	カルバマゼピン
PGP 誘導	リファンピシン

著者略歴

蒲原聖可（かもはら・せいか）

高知県生まれ．徳島大学医学部卒業，同大学院修了．医師．医学博士．
米国ロックフェラー大学，東京医科大学を経て，現在，健康科学大学客員教授．日本薬科大学客員教授．昭和大学兼任講師．DHC研究顧問．日本統合医療学会理事．国際個別化医療学会理事．日本健康促進医学会理事．統合医療学院理事．
ISCMR（International Society for Complementary Medicine Research）発起人．

著書（単著）：

『ヘルシーエイジングに役立つサプリメント・健康食品』（医学と看護社），『サプリメント・健康食品HANDBOOK』（新興医学出版社），『EBMサプリメント事典-科学的根拠に基づく適正使用指針』『サプリメントと医薬品の相互作用　診療マニュアル』『医療従事者のためのEBMサプリメント事典』（以上，医学出版社），『サプリメント事典 第3版』『サプリメント小事典』『ベジタリアンの医学』（以上，平凡社），『代替医療』『ダイエットを医学する』（以上，中公新書），『ナチュラル系サプリメント』（講談社），『なぜ太るのか　やせるのか』（ナツメ社），『からだのしくみ』（日本実業出版社），『ファイトケミカルで病気を防ぐ』（マキノ出版），『肥満とダイエットの遺伝学』（朝日選書・朝日新聞社），『ベジタリアンの健康学』（丸善・丸善ライブラリー），『ヒトはなぜ肥満になるのか』（岩波書店・岩波科学ライブラリー），『肥満遺伝子』（講談社ブルーバックス），『ときどきベジタリアン食のすすめ』（日本評論社）．

編著／監修：

『肥満症診療ハンドブック』（共編著，医学出版社），『最新サプリメントかんたん事典』『サプリメントかんたんBOOK』（監修，技術評論社）など．

主要原著論文：

Nature, 389: 374-377. *PNAS*, 92: 1077-1081. *Diabetes*, 48: 1264-1269. *Methods Inf Med*. 41: 202-8. *Free Radic Biol Med*. 35: 826-832. *Hum Mol Genet*, 16: 3017-26. *J Hum Genet*, 53: 546-53. *J Biol Chem*. 271: 26561-8. *Biochem J*. 315: 875-882. *Diabetes*. 44: 1081-1086. *J Biol Chem*. 268: 14523-6. *J Biol Chem*. 268: 7107-7. *J Biol Chem*. 267: 22575-80. など．

サプリメントと医薬品の相互作用 ハンドブック
─機能性食品の適正使用情報─

定価（本体5,000円＋税）

発行　2015年8月10日　第1版第1刷

© 著　　者　蒲　原　聖　可
編集協力　DHC医薬食品
　　　　　相　　談　　部
発 行 者　株式会社 医学出版社
　　　　　七　海　英　子
印刷・製本　株式会社 アイワード

発 行 所　株式会社 医学出版社
東京都文京区本郷3−16−6−802
TEL03-3812-5997　FAX03-3868-2430
http://igakushuppansha.web.fc2.com/

ISBN978-4-87055-132-9　C3047　￥5000E

JCOPY 〈（社）出版社著作権管理機構　委託出版物〉
本書の無断複写は著作権法上での例外を除き禁じられています．複写される場合はそのつど事前に，（社）出版社著作権管理機構（電話03-3513-6969，FAX 03-3513-6979, e-mail：info@jcopy.or.jp）の許諾を得てください．